고정성보철기공학(관교의치기공학)

Fixed Prosthodontic Technology

공동저자: 관교의치기공학교육연구회

권은자	혜전대학교
김기백	대전보건대학교
김민정	대구보건대학교
김병식	수성대학교
김장주	광양보건대학교
김태석	마산대학교
박남규	제주관광대학교
박원욱	진주보건대학교
박정현	부산과학기술대학교
심정석	신구대학교
오선미	동남보건대학교
이완선	부천대학교
이정환	광주보건대학교
전병욱	부산가톨릭대학교
정인호	김천대학교
조미향	원광보건대학교
최재우	충북보건과학대학교
황성식	경동대학교

(가나다 순)

(주) 대학서림

머리말

본 교재는 1972년 고려대학교 치기공과 윤창근 교수님께서 금관계속가공의치학 강좌에 필요한 강의록을 프린트 형태로 정리하신 것을 토대로 하여 "Laboratory Manual of Crown & Bridge", 그리고 1987년 "고정성 치과보철기공학"으로 이어져 발전하여 왔습니다. 1993년 고려대학교 치기공과 오세윤 교수님과 치기공과에 재직 중인 교수님들과 뜻과 노력을 함께하여 "관교의치기공학"을 펴내게 되었고, 2002년, 2008년, 2012년, 2016년, 2022년에 걸쳐 개정 6판까지 개정되었으며, "고정성 치과보철기공학", "관교의치기공학", "관교의치기공학 및 실습" 등으로 교재명이 변경되며 전국 치기공과의 교재로 사용되어져 왔습니다.

2025년 위의 자료들을 기반으로 전국 치기공과에 재직 중인 교수님들과 뜻과 노력을 함께하여 부족하다고 느꼈던 부분과 필요하다고 생각되는 부분들을 수정 보완하여 "고정성보철기공학"으로 교재명을 변경하여 출판하게 되었습니다.

고정성 보철기공학은 치과보철학의 핵심 분야로서, 손상되거나 상실된 자연치의 기능과 심미성을 회복하기 위해 고정성 보철물을 설계·제작하는 과학적이며 기술적인 학문입니다. 또한, 치과기공학 교육과정에서 가장 기본을 이루고 있는 핵심 직무역량으로 이론적 지식과 숙련된 기술의 균형 있는 습득이 요구됩니다.

최근 디지털 기술(CAD/CAM, 3D 프린팅 등)의 급속한 발전과 고기능성 생체 재료의 등장으로 인해 보철기공학의 실무 환경은 빠르게 변화하고 있으며, 이에 따른 새로운 교육 패러다임의 정립이 요구되고 있습니다.

본 교재는 이러한 시대적 흐름을 반영하여, 고정성 보철물 제작의 기초 개념부터 각종 보철물의 유형, 제작 과정, 사용 재료, 디지털 기공기술의 활용까지 포괄적으로 다루었으며, 향후 현장에서 요구되는 전문성과 창의적 문제 해결 능력을 배양하는 데 목표를 두고 있습니다.

본 교재의 내용은 치과보철학과 고정성 보철물 제작개요, 고정성 교의치, 특수보철, 디지털 치과보철학 등 총 21장으로 구성되어 있으며, 이번 출판에서의 큰 변화는 시의성이 떨어지는 교재의 내용 수정과 치과대학에서 사용하는 교재인 "고정성치과보철학"과 상이한 치과보철학 용어를 통일하는 데 중점을 두었습니다. 또한 고정성 보철물 제작에 관해 치과기공을 공부하고자 하는 누구나 쉽게 이해할 수 있도록 최근의 사진 자료를 추가하였습니다.

늘 부족하지만, 본 교재를 통해 치과기공을 전공하는 학생들이 고정성보철기공학의 학문적 기반과 임상 응용 능력을 균형 있게 습득하고, 전문 직업인으로 성장하는 데 도움이 되기를 바랍니다. 앞으로도 계속 수정 및 보완하여 여러분들에게 꼭 필요한 교재로 자리매김할 것을 다짐합니다.

또한 힘을 합쳐주신 모든 공동 저자분들께 감사드리며, 출판을 위해 도움을 주신 대학서림 윤진영 회장님과 편집을 위해 수고해 주신 출판관계자 여러분들께 감사드립니다.

2025년 8월

관교의치기공학교육연구회 저자 일동

차례 Contents

01 치과 보철학의 개요

02 고정성 보철물 제작개요

03 인상

04 작업모형과 다이

05 교합

06 납형

07 주입선 부착

08 매몰

09 소환

10 주조

11 연마 및 마무리

12 임시 수복물

13 부분 치관보철, 치근유지관

14 고정성 교의치

15 납착

16 복합레진전장관

17 접착성 교의치

18 이중치관보철

19 임플란트 보철

20 치과 세라믹

21 디지털 치과보철학

01 치과 보철학의 개요

치과의학의 역사는 인류 건강과 복지 증진을 위한 학문으로 인류 발생과 동시에 시작 되었고 의학의 역사와 그 맥락이 같지만, 현재는 의학으로부터 독립되어 있다. 치과의학은 치아 및 구강 조직의 질환을 진단, 예방, 치료하는 의학 분야로서 다양한 전문적인 분야로 구성되어 있는데, 그중 치과 보철학은 손상되거나 상실된 또는 기능적으로 문제가 있는 치아의 외형과 기능을 수복(restoration)하고 자연치아가 가지는 심미성을 회복하기 위한 치과 분야이다.

1-1 치과보철학(dental prosthetics)의 정의

보철(prosthesis)이란 인체 조직, 기관의 일부 또는 전부가 상실되었을 때 인공적으로 회복시켜주는 것을 의미하며 인공적 수복물로는 의안, 의수족, 의치 등이 있다.

인공적 수복물인 의치는 '치과 보철물(dental prosthesis)'로 분류하며, 치과 보철물은 손상되거나 상실된 또는 기능적 문제가 있는 치아와 관련된 조직을 복원하고, 환자의 구강을 기능적이고 심미적으로 개선하기 위해 다양한 보철물과 기술을 사용하는 분야이다.

치과 보철물을 다루는 학문인 치과 보철학은 인공 대체물을 이용하여 자연치의 결손부를 수복하거나 이에 관계되는 구강 및 악안면의 조직을 회복하여 줌으로써 환자의 저작, 발음 기능, 심미성 또는 얼굴 외관의 조화 등을 회복, 유지시켜주는 치과의학의 한 분야이다.

1-2 치과의학과 치과보철물의 역사

치과의학의 역사는 인류의 출현과 함께 시작되며 신·구석기 시대부터 구강병의 흔적은 유적과 인골의 치아 화석 등에서 발견된다. 1만 3700~1만 5000년 전 아프리카 북서부 지역에 살았던 원시인들의 유골들에 대한 조사에서는 치아 상태가 매우 부실했으며 극심한 치통과 구취에 시달렸음을 알 수 있고, 당시 원시인들은 사냥과 채집을 주로 하면서 견과류 등 고탄수화물 음식을 많이 섭취했는데 이것이 충치와 구취의 원인이 됐을 거라고 추측이 된다.

기원 전 2600년 고대 이집트에서는 헤시레(HesiRe)라는 인물이 치과의학자로 기록되어져 있다. 헤시레의 공식 직함은 "치아 관리자 중 우두머리"이며 파라오의 구강에 아름다움을 표현하기 위한 보석을 박아 넣었고, 미적 목적의 보철물 그리고 임플란트 등을 미라에 시술했다고 기록되어져 있다. 아시아 지역에서는 중국의 한나라 장중경(150~219)이 저서 구치론(口齒論)에서 치과의학이나 구강의학이라는 용어를 처음 사용하였고 동진 시대에 불교 문화유적으로 불설주치경이 전래되었는데, 치아의 통증을 일으키는 원인은 벌레로 화한 악령 때문이며, 이 벌레는 불의 힘을 빌어 치료할 수 있다는 주술적인 치료방법이었다. 1279년 일본인 무주 법사의 문집 사석집(沙石集)에 치취당인(齒取唐人)이라는 말이 있이 기록되어 있는데, 치취(齒取)는 치아를 뽑는 것을 의미하고 당인(唐人)은 한국인을 뜻하는 말로, 치취당인은 '고려의 치아 기술자'를 가르키고 13세기에 고려의 치과 기술자가 도일하여 일본에 체류하고 있었음을 알 수 있다.

북·남미 대륙의 문명은 지금의 중앙 멕시코 지역에 거주했던 호전적인 민족 아즈텍(aztecs)문명과 현재의 과테말라와 온두라스, 유카탄 반도에 정착했던 마야(mayas)문명 그리고 오늘날 페루 안데스 산맥의 잉카(incas)문명이다. 이들은 뛰어난 산술적 개념과 건축술을 지녔으며, 돌과 금속의 가공에도 탁월했지만 그런 기술을 구강 건강의 유지나 개선을 위해 사용하지는 않았고 다만 종교적 의식과 심미 기능의 목적으로 발달하였다. 특히 마야인들은 치아를 검게 하고, 아름답게 새겨진 돌을 상·하악 전치부 표면에 새겨 넣는 것에 능숙했으며 이들 수복물(inlay)은 경옥, 터키옥, 수정, 사문석 등으로 만들어졌는데 공간 확보를 위하여 빨대와 비슷한 모양의 둥글고 단단한 rope drill을 이용해 치아에 구멍을 뚫고 stone inlay를 삽입했다.

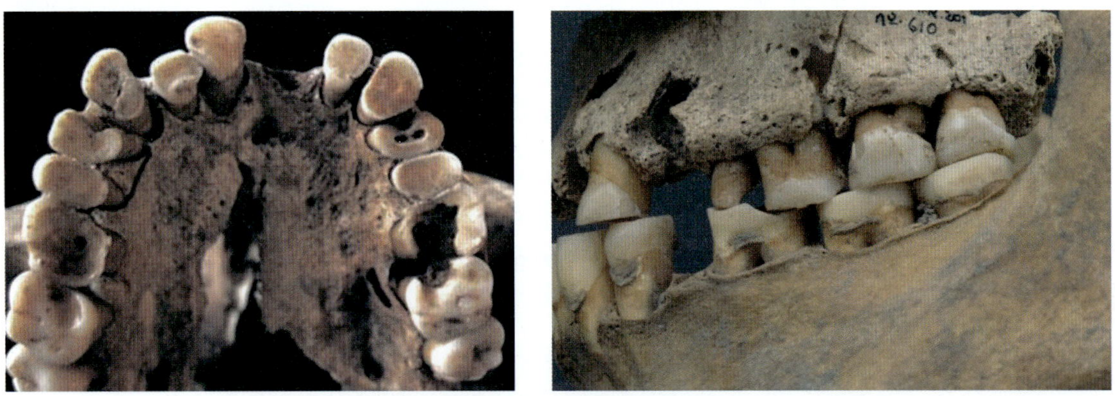

그림 1-1 오른쪽 어금니(상악 1, 2대구치)부위에 깊은 치아 우식으로 심각한 치통을 겪었으며, 거칠은 음식 등으로 치아의 심각한 마모와 구강병이 확인됨

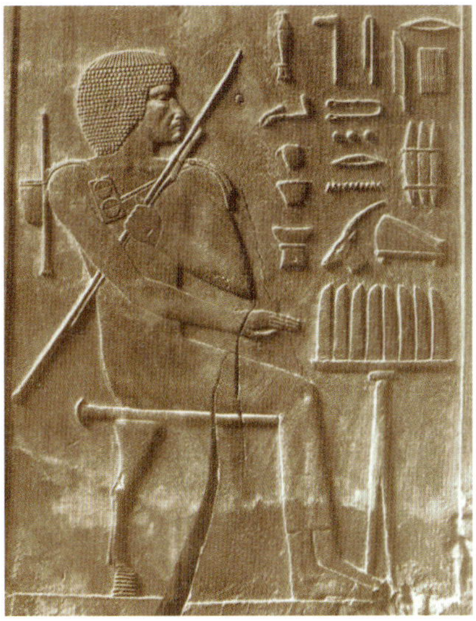

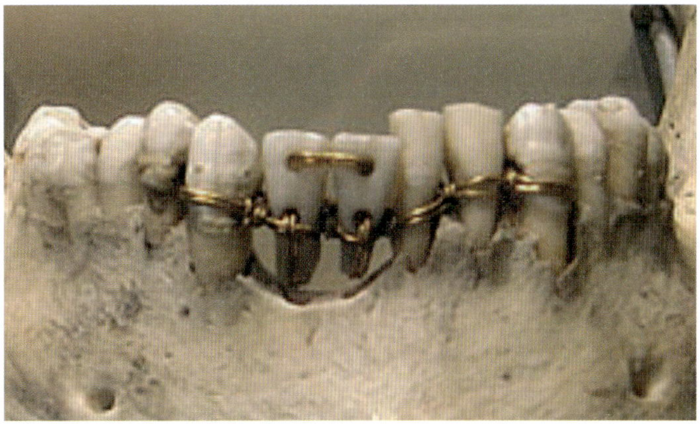

그림 1-2 Gold wire를 이용하여 환자의 치아로 치열을 복원한 보철물(기원전 2500년 고대 이집트)

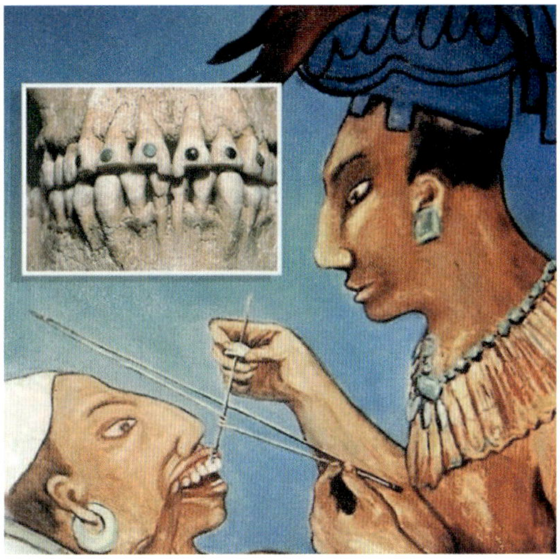

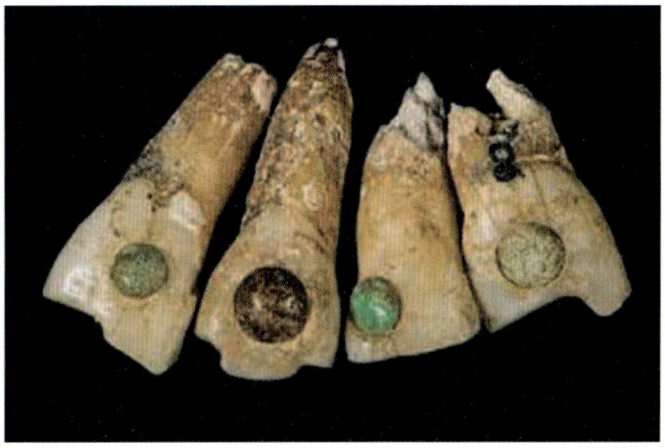

그림 1-3 경옥, 터키옥, 사문석 등의 다양한 광석으로 장식된 고대 마야인의 전치부 인레이(inlay)

또한 마야인과 더불어 지중해의 해상권을 장악했던 페니키아인(phoenicians)들도 금속 세공에 매우 능했는데 1862년 고대 Sidon시(현재의 레바논) 근처에서 대략 기원 300~400년 전의 것으로 추정되는 보철 장치(prosthetic appliance)가 발견되었다. 그 장치는 고정된 4개의 하악 치아로 구성되어 있었으며 소실된 절치(incisor teeth) 대신 2개의 조각된 상아 치아(ivory teeth)로 대치되어 있었고 인공 치아(artificial teeth)는 금 철사(gold wire)를 이용해 인접 치아와 결합되어 있었다. 또 1901년 고대 Sidon시에서 기원 500여 년 전의 것으로 추정되는 하악골이 발견되었는데 당시의 상태는 치주 질환에 의해 심하게 느슨해진 전방 치아를 금 철사(gold wire)를 이용해서 동일한 방법으로 복잡하게 얽어 논 고정성 교의치 형태였다. 그러나 이런 보철물 등은 치아의 주 기능이라 할 수 있는 저작 기능을 담당하지 못하고 단순히 치아의 빠진 자리를 메워주거나 가려주는 원시적 심미 기능에 그칠 뿐이었다.

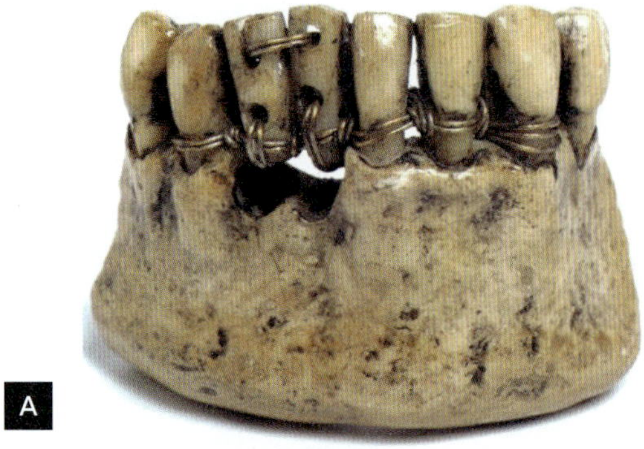

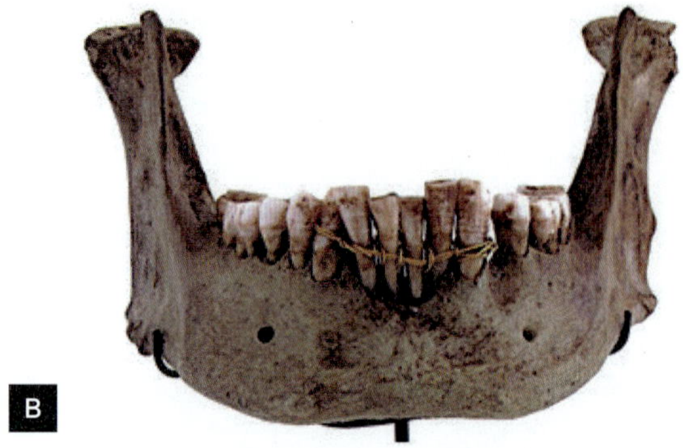

그림 1-4 A, B: 1862년 고대 Sidon시(현재 레바논) 근처 묘자리를 발굴하던 Charles Gaillardot에 의해 발견된 기원 300~400여 년 전의 것으로 추정되는 페니키아인의 보철 장치물. 현재 프랑스 루브르 박물관에 소장되어 있다.

충치로 인한 치통의 역사는 인류의 역사와 함께 한다. 고통의 역사가 길다 보니 이를 벗어나기 위한 노력 또한 끊이지 않았다. 고대에 걸쳐 중세시대까지 충치를 일으킨다는 치아 벌레에 대한 이야기는 세계의 거의 모든 문화권에서 발견되며, 충치 즉 치아 우식은 벌레에 의해 생기는 것으로 믿었다.

영국의 전성 시대를 연 여왕 엘리자베스 1세는 충치로 치아를 다 뽑아 버리면 죽만 먹고 살아야 하는 이유로 충치를 뽑지 않아 극심한 치통과 함께 여생을 보내며, 말년에는 치통 때문에 생긴 우울증으로 고통 받았다. 프랑스의 태양왕 루이 14세 역시 단 것을 워낙 좋아했던 습관으로 10대부터 잇몸에 염증이 생겼고, 30대에는 모든 치아를 발치해야 했고 평생을 고통스러운 구강질환에 시달렸다.

미국의 초대 대통령이자 독립 영웅 조지 워싱턴 역시 어려서부터 충치가 심하였고, 대통령이 당선된 이후에는 틀니를 끼고 살았는데 불분명한 발음과 고통으로 연설뿐만 아니라 일상 생활에서도 많은 불편함을 호소하였다고 한다.

우리나라 조선시대 왕조실록 기록을 살펴 보면 치통에 시달리던 많은 임금들의 기록도 볼 수 있는데, 성종 임금과 중종 그리고 연산군이 치통에 시달린 기록들이 남아있고 향약집성방(鄉藥集成方), 의방유취(醫方類聚),

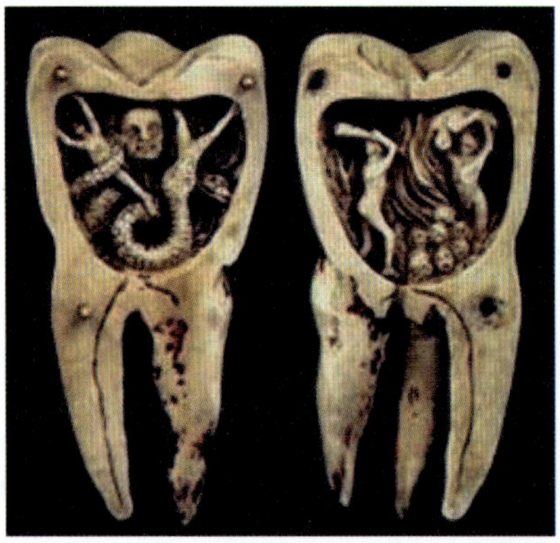

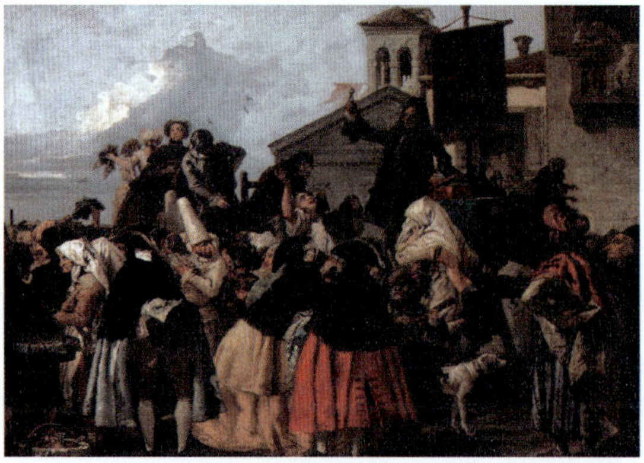

그림 1-5 치통의 원인으로 치아벌레를 표현한 상아 조각품, 조반니 도메니코 티에폴로, 이 뽑는 사람(1754~1755)

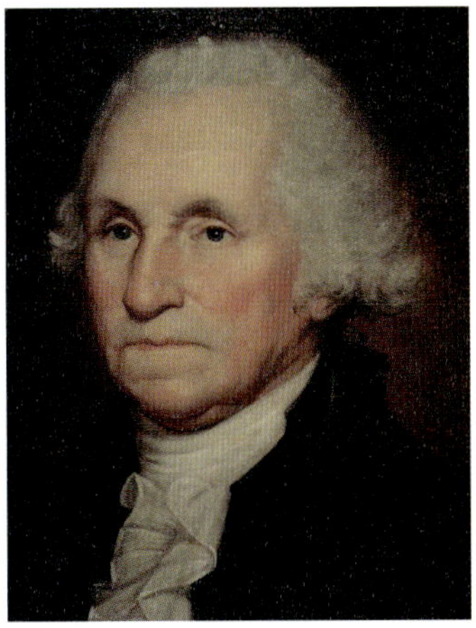

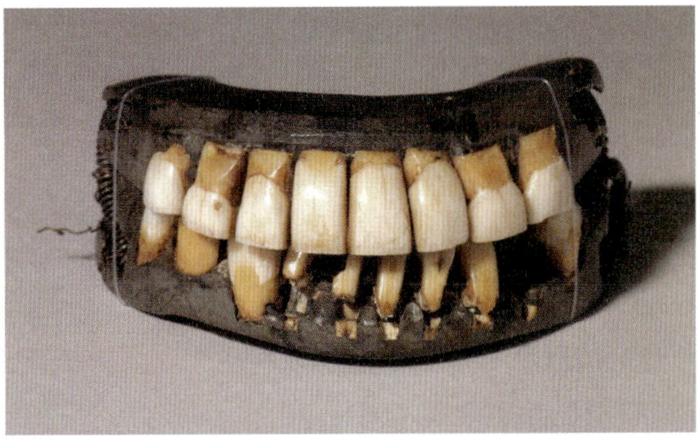

그림 1-6 미국 초대 대통령 조지 워싱턴의 초상화, 워싱턴의 틀니

동의보감(東醫寶鑑) 등에 치아 우식증 발생원인, 치통 치료법, 치아충전법 등 치과 치료에 관련된 기록이 남아있다. 태종 6년(1406)에는 허도의 건의로 의녀제도(醫女制度)가 실시되었으며, 조선 후기 정약용(丁若鏞, 1762~1836)도 저서 '노인일쾌사(老人一快事)'에서 생을 마감할 무렵 노인의 유쾌한 일 6가지를 주제로 시를 썼는데 두 번째 주제인 '이가 다 빠져 치통이 없는 즐거움'을 기록하였다.

근대 치과의학은 피에르포샤르(PierreFauchard)에 의해 많은 발전을 이루었는데 치과의학을 처음 과학적으로 기술한 서적을 발간한 선구자이다. 그는 1728년 치과 수술기구를 묘사한 《LeChirurgienDentiste》 책을 발간하였고, 충치의 원인과 치과용 충전재를 납, 주석, 금과 같은 아말감을 제안했으며, 환자가 앉아 있어야 하는 자세와 치과용 의자 조명에 대한 개념 등 새로운 이론들을 주장하였다.

1-3 현대 치과의학의 분류

의학이 질병으로 인한 인간의 고통을 제거하고 생명을 연장시키려는 의도에서 치료의학으로부터 발전된 바와 같이 치과의학은 구강병으로 인한 인간의 고통을 해결할 필요성에 따라 치료치과의학으로부터 발전되기 시작하였다. 치과의학은 의미에 따라 여러 가지로의 분류가 있으나 다음과 같이 분류한다.

1) 치료치학

① 보존치과의학(operative dentistry)
② 치주병과학(periodontology)
③ 소아치과(pedodontics)
④ 구강외과학(oral surgery)
⑤ 치과교정학(orthodontics)
⑥ 치과보철학(prosthodontics)
⑦ 치과방사선학(dental roentgenology)

⑧ 구강진단학(oral diagnosis)

⑨ 근관치료학(endodontia)

2) 구강보건학

① 예방치과의학(preventive d.)

② 치과역학(dental epidemiology)

③ 구강보건통계학(D. health statistics)

④ 공중구강보건학(public health dentistry)

⑤ 지역사회치과의학(community d.)

⑥ 구강보건교육학(D. health education)

⑦ 구강보건행정학(D. health administration)

⑧ 구강보건경제학(D. health economics)

⑨ 학교구강보건학(school dental health)

⑩ 산업구강보건학(industrial dental health)

3) 기초치학

① 구강해부학(dental anatomy)

② 구강생리학(D. physiology)

③ 구강생화학(D. biochemistry)

④ 구강약리학(D. pharmacology)

⑤ 구강병리학(D. pathology)

⑥ 구강미생물학(D. microbiology)

⑦ 치과재료학(D. materials)

4) 치과사회과학

① 법치학(D. jurisprudence)

② 치과의사학(D. history)

③ 치과의료관리학(D. practice administration)

1-4 치과 보철물(dental prosthesis)의 소개

치과보철학은 치아 및 인접 연조직이 결손되었을때 이를 인공적인 대체물로 수복하는 학문으로, 고정성 보철물(fixed prosthesis)과 가철성 보철물(removable prosthesis)로 분류된다. 이외 악안면 부위의 보철을 위한 악안면보철물(maxillofacial prosthesis)과 치과 임플란트 보철물(dental implant prosthesis), 교합의 부조화를 치료하는 교합학(dental occlusion) 등 다양한 분야로 나누어 진다.

1. 고정성 보철물(fixed prosthesis)

환자 임의대로 착탈이 불가능한 인공 대체물로써 치아를 수복하거나 결손 치아를 회복시키는데 중점을 둔 보철의 한 분야이다. 구강 내에서 손상되거나 상실된 부위를 인공적인 재료를 사용하여 수복하는 것을 의미하고, 1개의 치아를 수복해 주는 것부터 시작하여 전체적인 치아의 교합을 재구성하는 것 까지이며 본래 치아의 기능과 심미를 회복하여 환자에게 편안함을 제공한다.

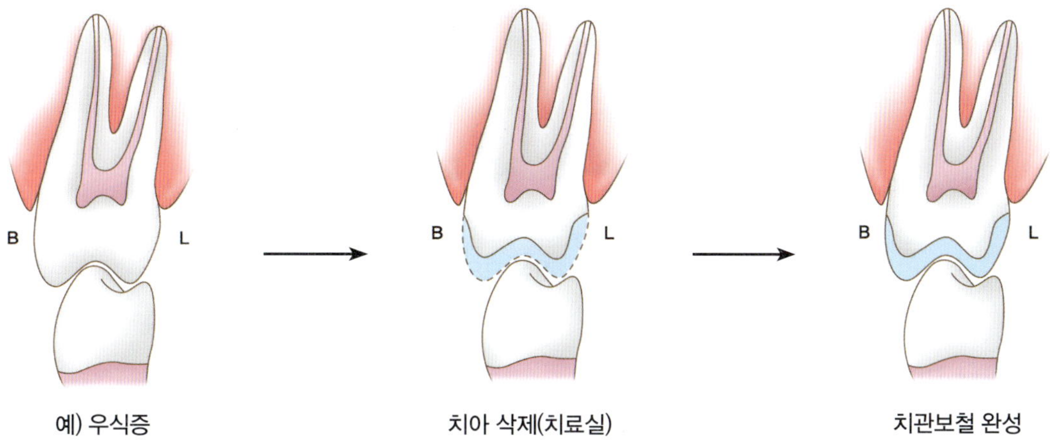

1) 치관보철 또는 인공치관(artificial crown)

치아 경조직부의 우식, 침식, 교모, 발육 부전, 변색, 기형 등의 이유로 형태학적, 기능적, 심미적 결함이 발생될 때 일부 또는 전부를 금속, 세라믹, 세라믹과 금속, 레진과 금속을 조합한 인공물로 보완하여 정상의 상태로 회복시켜주는 보철물을 말한다.

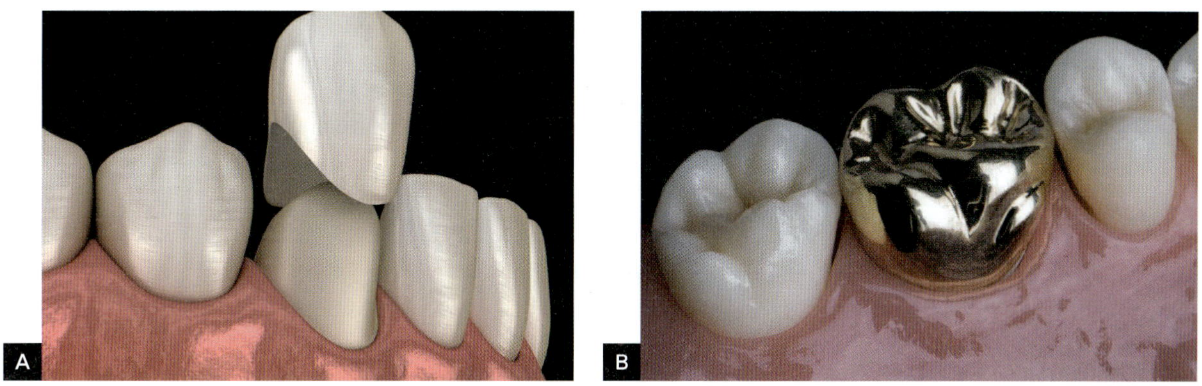

그림 1-7 A, B: 치관보철물 완전 세라믹관, 전부 주조관

2) 교의치 보철(fixed partial denture prosthesis–bridge prosthesis)

한 개 또는 그 이상의 치아가 결손(missing)되었을 때 이를 금속, 세라믹, 레진과 금속, 세라믹과 금속 등의 인공적 재료를 사용하여 형태학적 및 기능적으로 회복시켜 주는 보철을 말하며, 제작된 후 자연 치관이나 치근에 합착(cementation)하여 환자 구강 내에 고정시켜주는 보철물을 말한다.

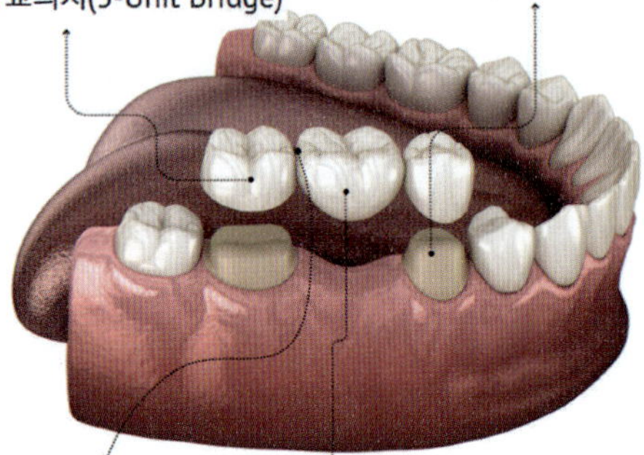

그림 1-8 고정성 교의치의 구조

3) 교의치 개념 및 용어(terminology)

하나 또는 그 이상의 결손된 치아 부위에(전악의 치아 결손은 아님) 고정성 회복물(fixed replacement)을 만들어 기능을 회복해주는 것으로서 결손된 부위는 가공치(pontic)로 회복하고 가공치의 전, 후방에 유지장치(retainer)를 제작, 연결하여 유지를 도모한다. 제작 방법은 유지장치와 가공치를 완성한 후 납착하는 방법과 유지장치와 가공치 납형을 왁스로 연결하여 한 번에 주조하여 완성하는 방법이 있다. 유지장치의 안쪽에는 잔존 자연치가 있는데 잔존 자연치의 위치와 개수에 따라 유지력이 달라지므로 설계와 회복시켜 줄 결손치의 수에는 한계가 있다.

지대치(abutment): 가공치의 전·후방 또는 중간에 있는 치아 또는 치근을 말하며 특수한 경우를 제외하고는 지대치는 가공치의 전방과 후방에 최소한 한 개씩 있어야 한다.

유지장치(retainer): 지대치 위에 결합된 금관장치를 말하며 가공치를 유지, 고정시킴으로써 지대치의 형태, 기능, 심미를 회복하고 지대치와 그 지지조직에 가해지는 하중을 완압시키는 역할을 한다.

가공치(pontic, dummy): 가공치는 인공치로써 결손치의 공간을 보완하여 악궁(dental arch)의 연속성을 회복시키고 자연치의 저작, 발음 및 심미 기능을 회복시키며 고정성, 반고정성의 연결부에 의해 양 유지장치와 연결되어 있다.

연결부(connector, joint): 유지장치와 가공치를 연결하는 고정성 국소의치의 한 부분으로 두 부분을 견고히 고정시키거나 어느 정도 동요할 수 있도록 고안되어 완압장치의 역할을 하면서 연결시킨다.

4) 고정성 보철물의 재료에 따른 분류

보철물 제작 재료와 제작 방법은 새로운 소재와 장비 그리고 공정의 개발이 이루어 지고 있다. 그러나 현재까지 개발된 모든 치과 소재와 제작 방법들도 자연치아의 특성을 100% 유사하게 재현하기는 많은 어려움이 있다. 치과 기공사는 보철물로 자연치아의 기능과 형태를 재현하기 전에 이러한 한계를 인식하고 적절한 재료와 특성을 이해하여야 한다.

(1) 금속 보철물(전부주조관, metal crown)

금속은 고정성 보철물 제작에서 가장 빈번하게 사용되어지는 보철물 제작 재료이다. 일반적으로 고정성 보철물중에서 단일치아의 회복에 주로 많이 사용되고 있으며, 심미적인 요인으로 인하여 주로 구치부에 제한되어 사용되고 있다.

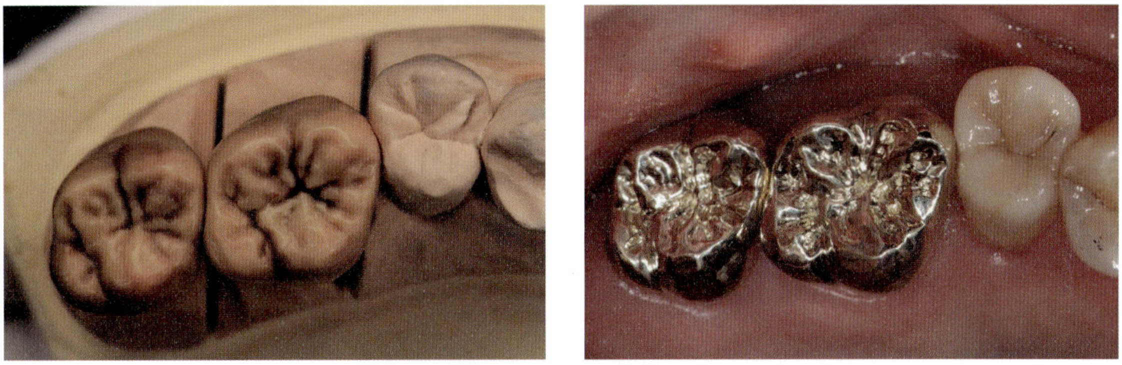

그림 1-9 **금속 보철물**

(2) 금속-세라믹 보철물(PFM, porcelain fused to metal)

금속-세라믹관은 금속 하부 구조물을 제작하고, 사용되어진 금속과 열 팽창계수가 비슷하고 융점이 낮은 세라믹을 약 820℃~980℃ 부근에서 소성하여 결합시킨 보철물이다. 금속-세라믹관은 금속 하부 구조물의 강도와 상부 세라믹의 심미성을 결합한 것으로 전치부와 구치부 모든 부위에서 폭 넓게 사용이 된다. 금속-세라믹 보철물을 제작하기 위해서는 치아의 삭제를 금속과 세라믹 두께만큼 해야하므로 충분한 양의 치질 삭제가 우선되어야 한다. 만약 충분한 치질삭제가 이루어지지 않으면 충분한 세라믹 두께를 제공할 수 없기 때문에 비심미적인 보철물이 만들어지거나, 혹은 과풍융된 보철물이 제작되어 치주질환을 유발할 수 있다.

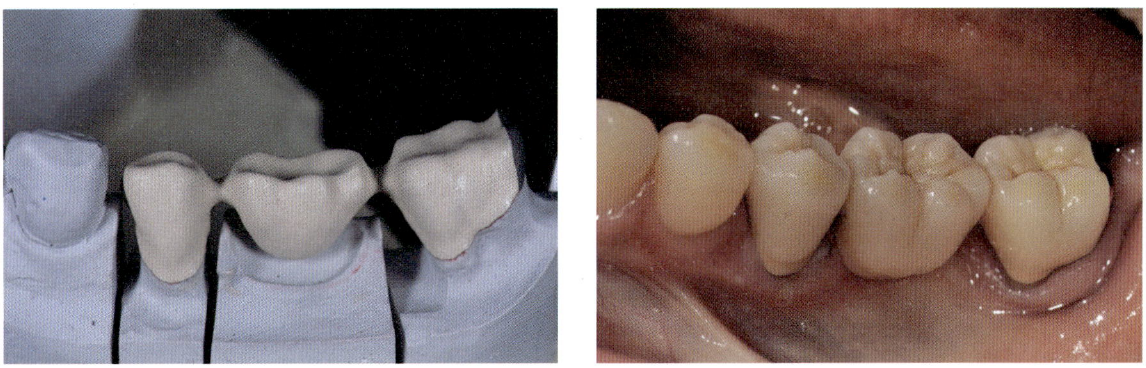

그림 1-10 **금속-세라믹 보철물**

(3) 전부세라믹 보철물(all ceramic)

전부세라믹은 보철물 제작에 금속이 사용되지 않는다는 점에서 매우 심미성이 뛰어난 장점을 가지고 있는 보철물이다. 자연치아는 빛에 대해 반 투과성과 산란의 특성을 가지고 있으며, 색에 있어서 자연스러운 색상(hue), 명도(value), 채도(chroma)의 특성을 가지고 있다. 이러한 자연치아의 특성을 유사하게 재현하는데 있어서 빛의 투과를 차단하는 금속-세라믹관은 한계를 가지고 있다. 전부세라믹관은 빛의 투과를 차단하는 금속이 없기 때문에 자연치아와 매우 유사하게 재현이 가능하나, 금속 하부 구조에 의한 강화(강도)의 결여로 파절의 위험성이 높은 단점이 있다.

근래에는 CAD/CAM과 3D 프린팅 등 치과보철물 분야의 디지털화와 새로운 소재 개발로 인하여 고강도 alumina, zirconia, spinel, lithium disilicate 등 전부세라믹 보철물의 사용이 점차로 확대되어 가고 있다.

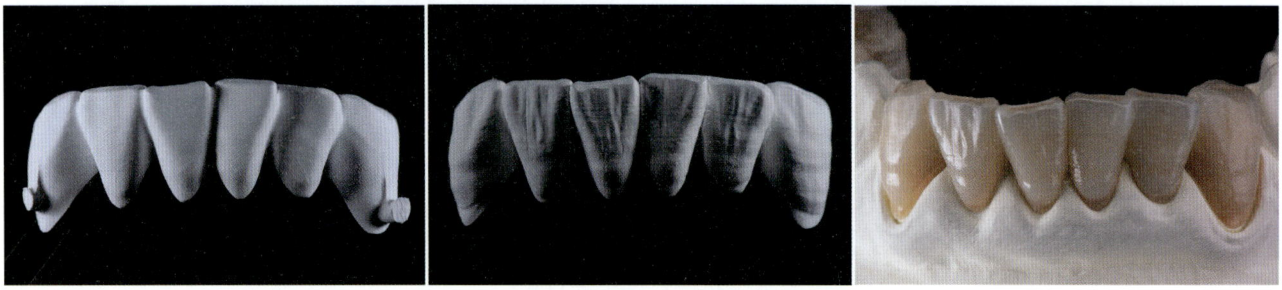

그림 1-11 **전부 세라믹 보철물**

(4) 섬유 강화형 복합레진(FRC, fiber reinforced composite)

섬유 강화형 복합레진은 금속-세라믹 보철물 시스템에 사용되는 금속 하부구조물의 단점을 극복할 수 있는 소재이다. 금속 하부 구조물은 강도와 내구성이 높지만, 어떤 환자들이게서는 알러지 반응을 일으키는 생물학적인 문제점을 가지고 있고, 빛을 투과시키지 못하는 심미적인 단점이 있다.

그에 비해 섬유 강화 복합레진 고정성 보철물은 우수한 굴곡강도(flexure strength)를 가지고 있는 섬유 강화 복합레진(fiberreinforced composite, FRC)으로 하부 구조물을 구성하고, 불투명층을 사용하지 않고 상부 인공치관을 형성하기 때문에 금속-세라믹관에 비하여 심미적으로 우수하다.

2. 가철성 보철물(removable prosthesis)

환자 임의대로 장착과 철거가 가능한 인공 대체물로써 전악 또는 부분 무치악 환자의 치아와 그 인접 조직을 회복하는 보철의 한 분야이다.

1) 국소의치(removable partial denture, partial denture)

부분적으로 치아가 상실된 환자의 치아 및 주위 조직을 수복해주는 보철물이며, 자가 구강 청소, 보철물 청소 및 수면 등을 취할 때는 철거가 가능하다.

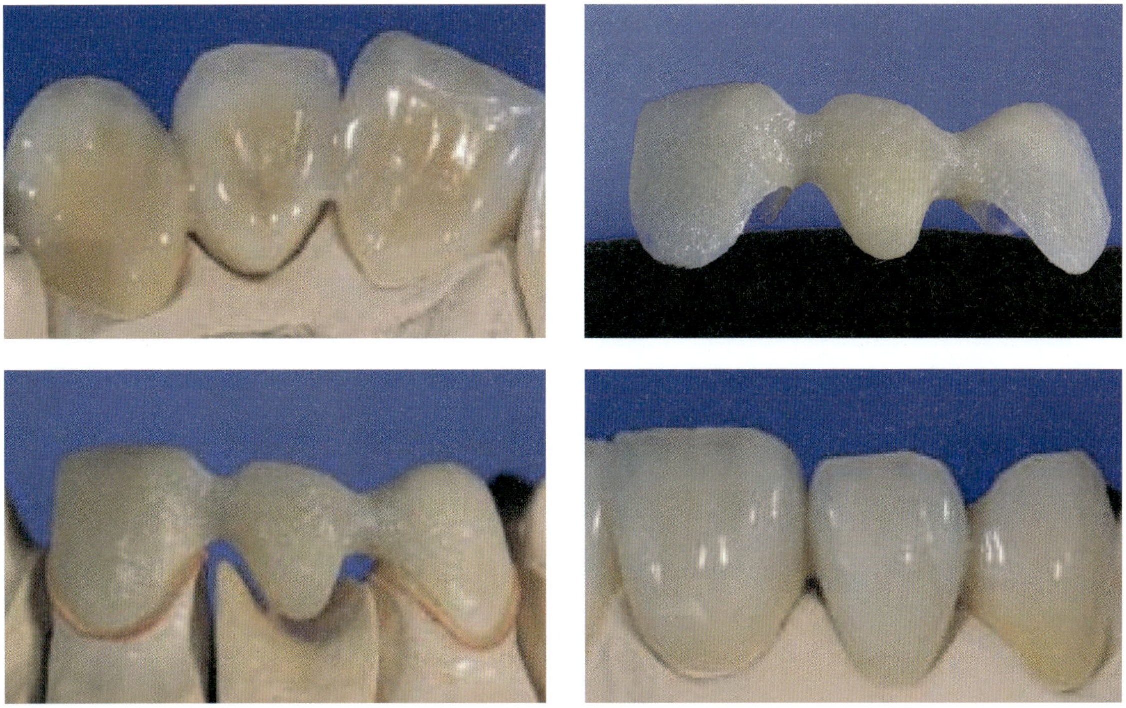

그림 1-12 섬유 강화 복합레진 보철물

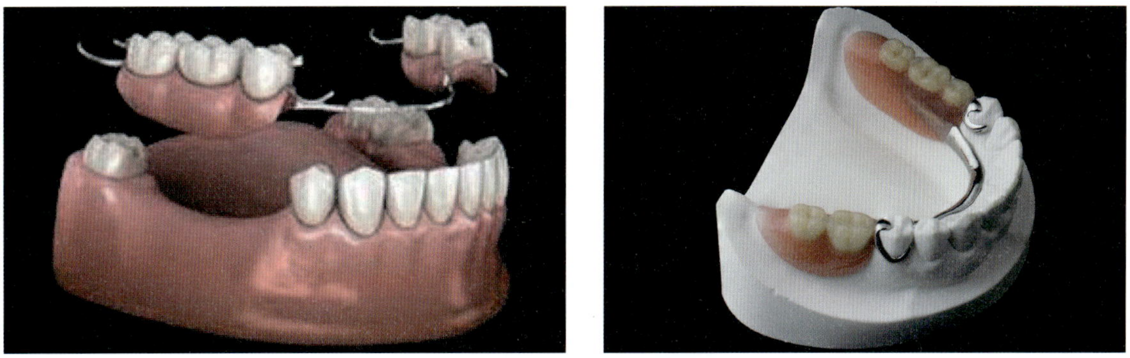

그림 1-13 가철성 국소의치 보철물

2) 총의치(complete or full denture)

상·하 전악의 치아가 모두 결손되었을 때 치열 및 주위 조직의 기능을 회복시켜주는 치과 보철물을 말하며 환자 임의대로 착탈이 가능하다. 전체 치아가 결손된 후 오랜 시간이 경과하면 치조골의 퇴축이 일어나고 이에 따라 의치상의 유지력도 약해지므로 치조골 내에 매식된 하부구조(매식체, fixture)로부터 유지, 지지 및 안정을 도모하는 방법도 이용된다.

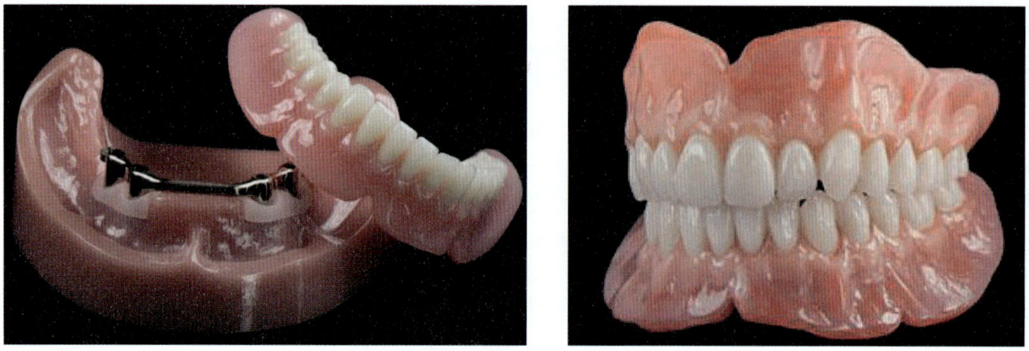

그림 1-14 가철성 총의치 보철물

3. 임플란트 지지 고정 보철(implant-supported fixed prosthesis)

고정성 치과 보철물의 일종으로 점막하에 의치의 토대를 심고 post를 첨가시켜 유지를 얻는 매식 치과 보철물이다. 임플란트의 종류는 크게 3가지로 분류하는데 전체 무치악 환자의 의치 지지 목적을 위한 ① 골막하(sub-periosteal), ② 골관통(transosteal, transmandibular)과 부분 무치악 환자를 위해 1개 또는 그 이상의 치조골이나 기저골내에 위치시키는 ③ 골내(endosteal) 임플란트로 분류되며 골내 임플란트는 형태에 따라서 판상형(blade)과 치근형(root)으로 다시 분류된다.

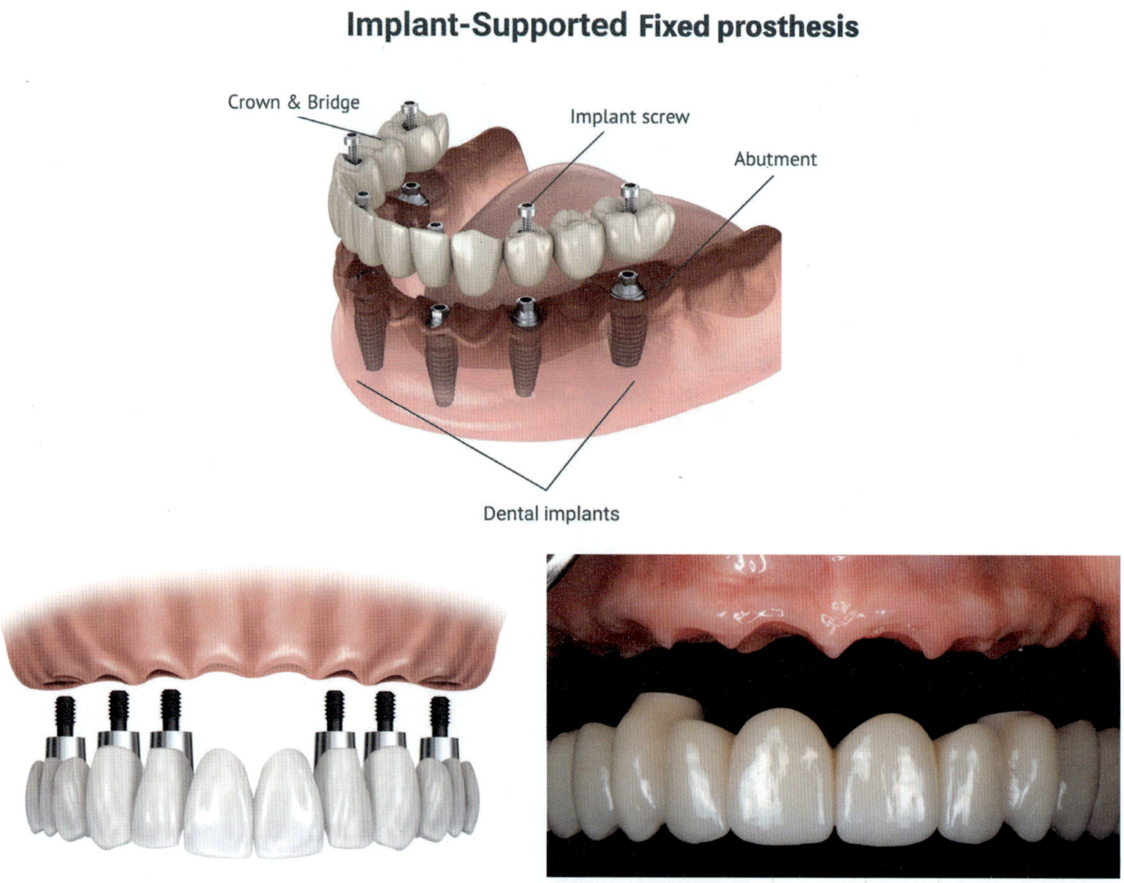

그림 1-15 임플란트지지 고정성 보철물

4. 악안면 보철(maxillofacial prosthesis)

암(cancer)이나 낭종(cyst), 기타 질병에 의해 턱과 얼굴 부위 등이 결손되었을 때 그 부위를 인공물로 대치하여 기능과 외관을 회복시켜주는 치과보철의 한 분야이다.

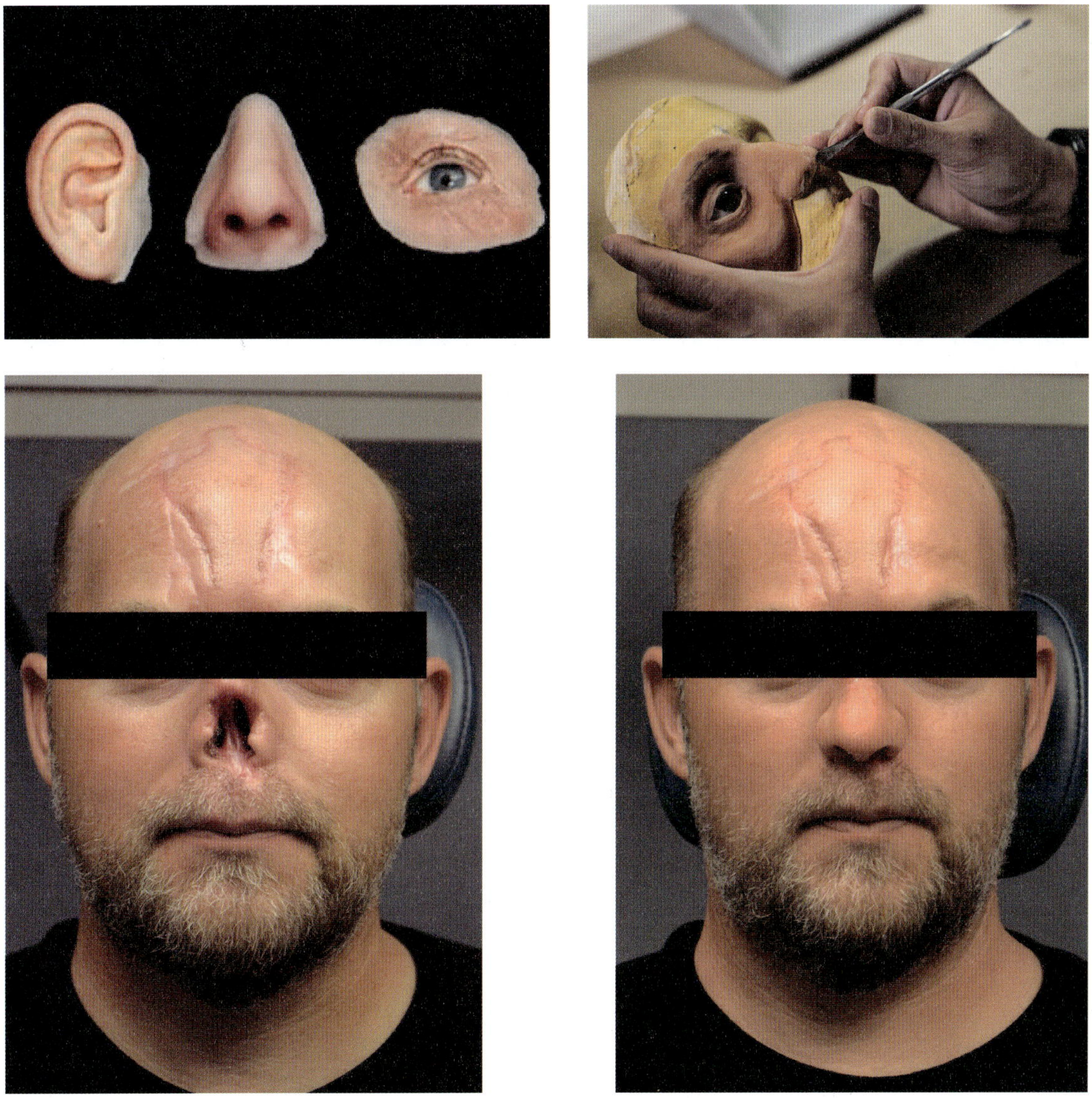

그림 1-16 악안면 보철 인공귀, 인공코, 인공 눈

1-5 치관보철의 적응증과 금기증

1. 적응증(indication)

1) 치아 경조직 질환[우식증(dental caries), 교모증(attrition), 마모증(abrasion), 부식증(corrosion), 침식증(erosion)]으로 형태학적 변형이나 기능이 상실되었을 때(morphologic transformation or functional loss)
2) 치아의 외상성 파절(tooth fracture)
3) 치아의 형태 또는 위치의 이상(malformation or malposition)
4) 치아의 심한 착색 또는 변색(coloration or discoloration)
5) 교의치의 유지장치로 사용하는 경우(retainer)
6) 부목(splinting)
   (1) 치아가 흔들리는 경우(movable tooth)
   (2) 치조골의 흡수가 심한 경우(severe alveolar bone loss)
   (3) 저작압의 분산이 필요한 경우(distribution of occlusal force)
   (4) 유지 및 저항의 보강(retention & resistance)
   (5) 다수의 지대치(multiple abutment)
7) 교합의 이상

2. 금기증(contra-indication)

1) 치아의 보존이 필요 없는 경우: 과잉치, 교환 시기의 유치, 치주 질환이 있는 치아
2) 완전히 치유되기 곤란한 치아
3) 지지 조직이 건강하지 못한 치아
4) 치수치료가 불완전한 치아
5) 치수를 개방해야 하는 치아

1-6 치과기공물 제작의뢰서(견양)

■ 의료기사 등에 관한 법률 시행규칙 [별지 제6호서식] 〈개정 2018. 12. 20.〉

발행번호 제　　호

치과기공물제작의뢰서

(치과명:　　　　　　　　　　　　　　　　　)

제작 의뢰 치과기공소	명 칭			
	소 재 지			
환 자	성 명		성 별	□ 남　　□ 여
	생년월일		납품 요구일	

부위

8 7 6 5 4 3 2 1 | 1 2 3 4 5 6 7 8

8 7 6 5 4 3 2 1 | 1 2 3 4 5 6 7 8

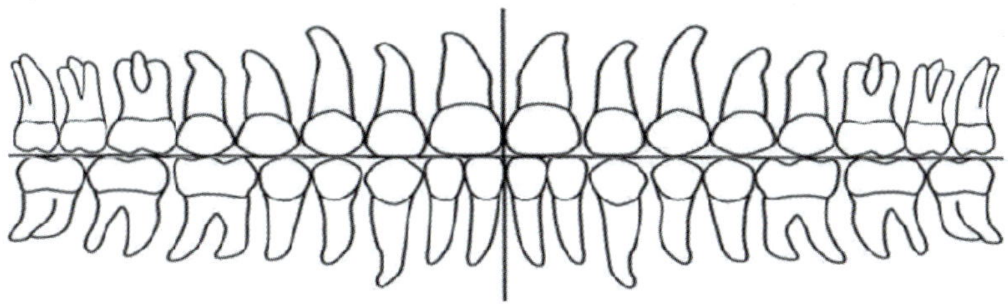

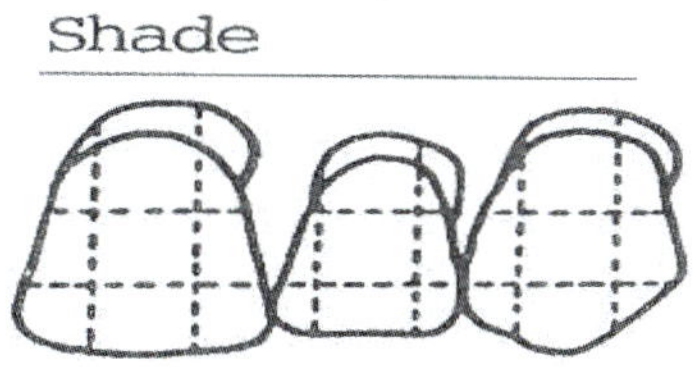

기록사항

「의료기사 등에 관한 법률」 제11조의3 및 같은 법 시행규칙 제12조의5제1항에 따라 위와 같이 제작을 의뢰합니다.

년　　월　　일

의뢰인　　　　(서명 또는 인)

치과기공소　귀하

※ 2부를 작성하여 의뢰인과 제작자가 각자 1부씩 보관합니다.

130 mm×190 mm[인쇄용지(2급) 60 g/m²]

02

고정성 보철물 제작개요

2-1 고정성 보철치료 진단 및 치료계획

고정성 보철물 제작을 위해서는 환자의 구강상태에 대한 진단과 치료 계획이 수립되어야 한다. 보철 치료를 위한 환자 구강은 치아를 포함하는 경조직 부위와 치은을 포함하는 연조직 부위에 대한 진단과 치료가 선행되어야 하고, 환자의 건강 상태와 보철치료에 대한 환자의 요구사항 및 기대 등 전반적인 상황들이 고려되어야 한다. 진료실에서는 고정성 보철 치료를 위한 진단과 치료계획을 수립하기 위해서 다섯가지 검사 및 평가를 시행한다.

- **병력검사:**
  개인의 치과치료 병력과 환자가 불편함을 느끼는 인자, 범위, 요구사항 등
- **악관절 및 교합평가:**
  환자의 교합상태 및 악관절(TMJ, temporomandibular joint) 검사
- **구강검사:**
  구강위생 상태 검사, 치태 침착 정도, 치아우식증, 치주건강 상태 확인
- **방사선 검사:**
  치아와 악골을 파악할 수 있는 파노라마 방사선 사진과 지대치로 사용하게 될 치아의 치근단 방사선 사진으로 진단 검사

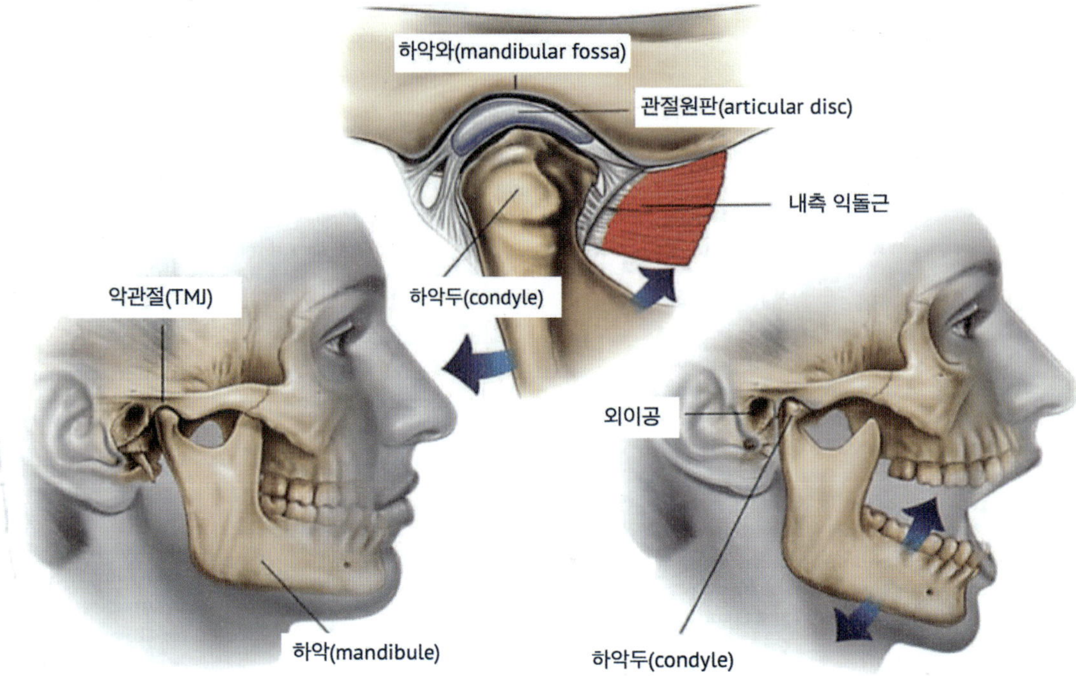

그림 2-1 측두하악관절(TMJ)의 구조

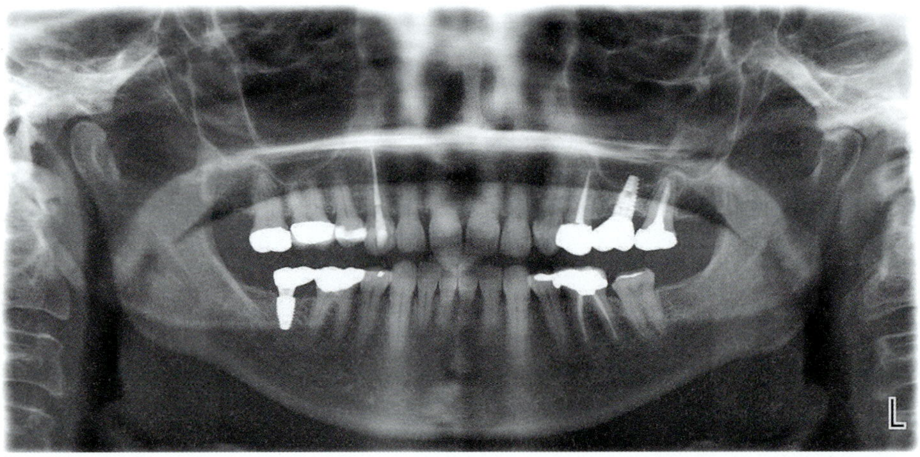

그림 2-2 파노라마 방사선 사진은 잔존치근 검사, 임플란트 식립 부위 파악 등 전반적인 치료계획 수립에 사용된다.

- 진단모형 평가:

치과 치료에 대한 구체적인 진단 도구로 개형 인상채득 후 진단 모형 제작 및 교합기 부착으로 진단 wax-up을 통해 환자와 최종 보철물의 형태 및 기능 예측과 임시보철물 제작

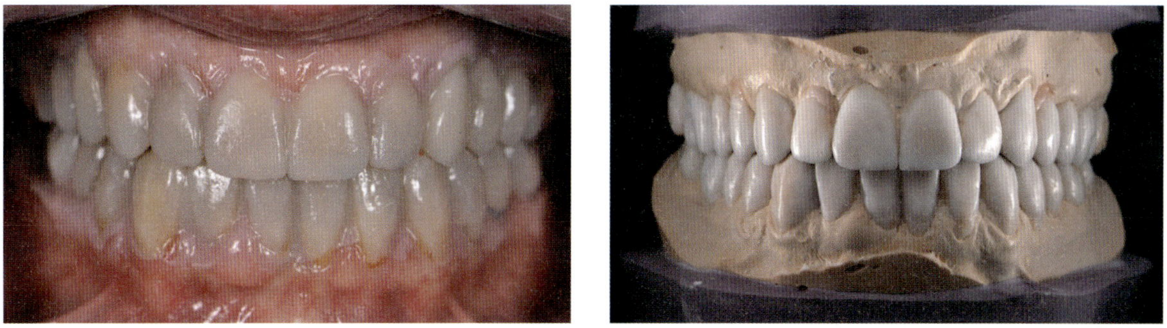

그림 2-3 구강검사 후 진단모형을 이용하여 환자의 구강상태를 정확히 관찰하고 진단 왁스업을 통해 최종 보철물의 형태를 예측해 볼 수 있다.

2-2 고정성 보철치료 보철물 제작개요

고정성 보철치료 시 보철물 제작은 환자의 구강 내에서 직접 조작하여 제작하는 직접법과 인상재를 사용하여 구강 내의 상태를 정밀하게 재현한 모형을 이용하는 간접법으로 나누어 진다. 최근에는 환자의 구강을 3D 스캐너(scanner)를 이용하여 전용의 CAD프로그램을 사용하는 디지털 덴티스트리 방식까지 보철물 제작은 발전하였다.

1. 고정성 보철물 제작과정(아날로그 방식)

1) 일차인상(1st impression) 채득:

- 진단 모형(diagnostic cast) 혹은 연구 모형(study cast)을 제작하기 위한 인상채득으로, 비가역성 수교질 인상재(알지네이트)를 많이 사용하여 인상을 채득한다.

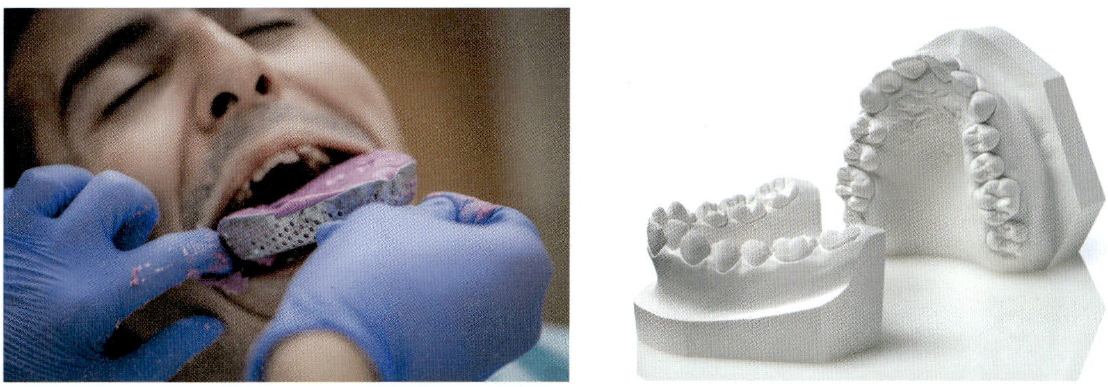

그림 2-4 초기 환자가 내원하였을때 진단 및 치료계획을 세우기 위한 인상 채득

2) 연구모형(study cast) 제작:

- 연구모형 제작의 목적은 환자의 교합 진단, 치아 교합면 상태, 치열 상태, 대칭성 등을 평가하고 개인 트

레이, 임시 치관 등의 제작을 목적으로 한다.

① 치료실(clinic): 지대치 형성(tooth preparation)

② 기공실(laboratory): 개인 트레이(individual tray) 및 임시치관보철(temporary crown) 제작

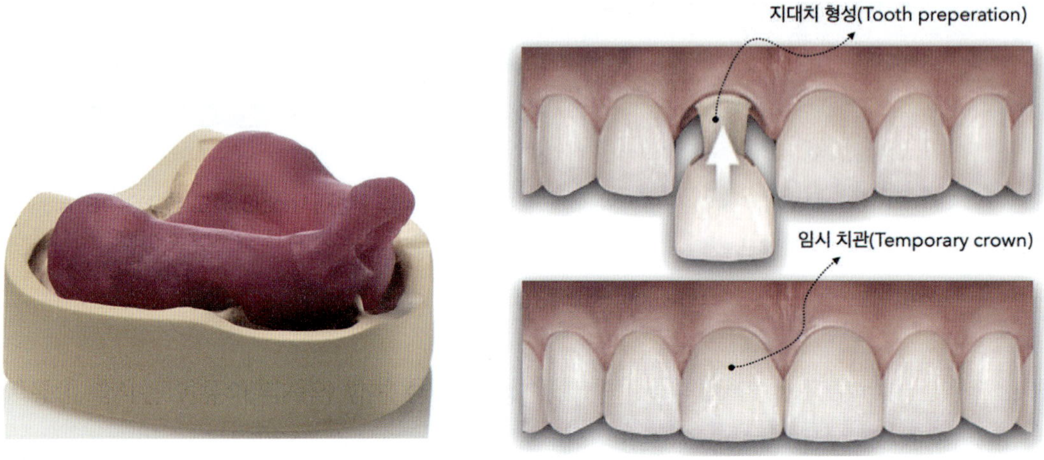

그림 2-5 정밀한 최종인상을 채득하기 위한 개인 트레이, 진료실에서 지대치 형성 후 최종 보철물 전에 장착하게 될 임시 보철물

3) 최종인상(final impression) 및 교합(wax-bite) 채득

- 보철물 제작을 위한 인상으로 작업모형(working cast) 제작을 목적으로 하고 상·하악 치아관계를 알기 위해 교합 채득을 한다.

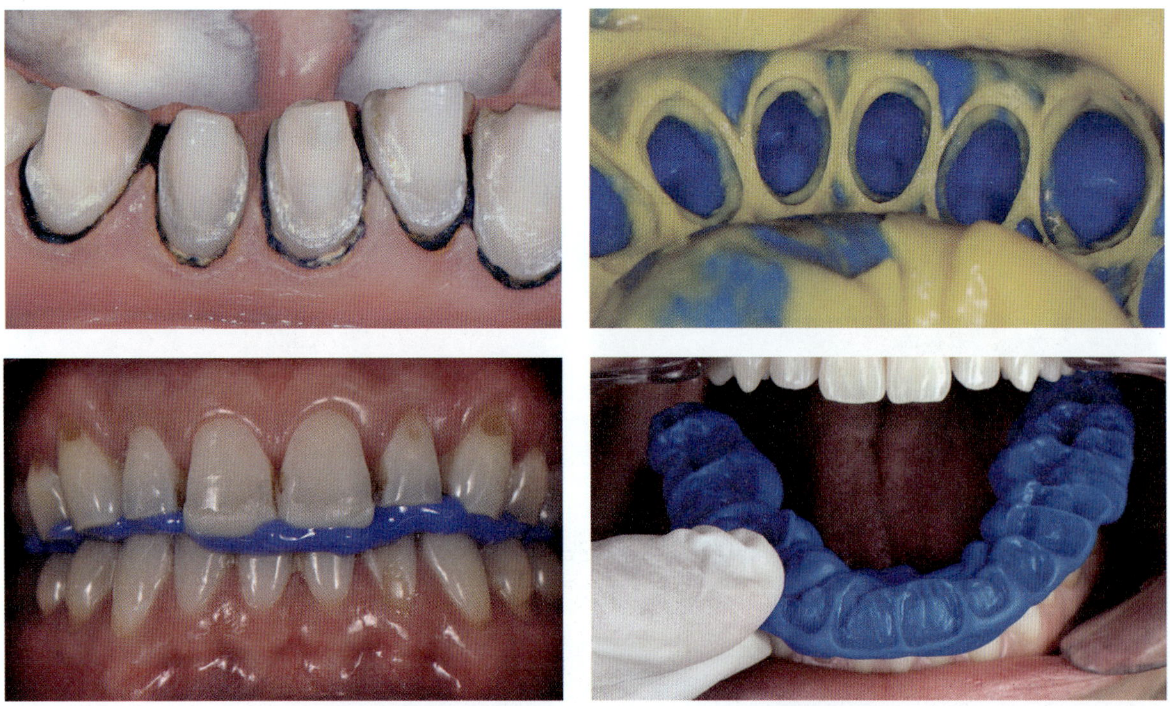

그림 2-6 최종인상(final impression) 및 교합(wax-bite) 채득

4) 작업모형(working cast) 및 대합치열 모형(opposing cast) 제작

- 작업모형은 치아와 치열, 그리고 교합상태 등을 고려하여 간접법으로 보철물을 제작하기 위한 모형을 말한다. 상·하악 모형의 정확한 교합 상태를 부여하기 위해 wax-bite를 사용하여 작업모형과 대합치열 모형은 교합기에 부착된다. 작업모형은 보철물 제작을 위해 다이(die), 인접치를 포함한다.

  ① 다이(die): 지대치 형성(tooth preparation)

  ② 다이를 포함하는 작업모형

  ③ 대합치열 모형

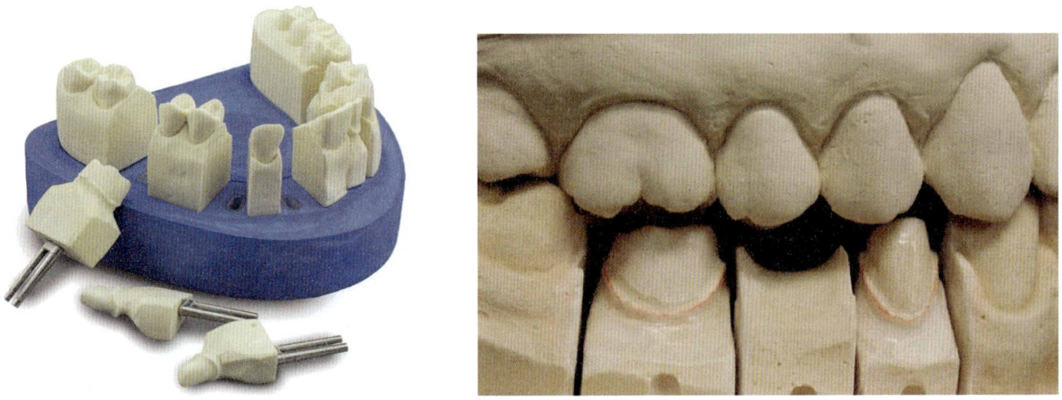

그림 2-7 다이를 포함하는 작업모형과 대합치열 모형

5) 교합기에 모형 부착(model mounting, articulating)

- 보철물이 구강 내에서 올바른 기능을 하기 위해서는 작업모형과 대합치열 모형을 3차원적으로 교합기에 부착(mounting)되어 환자의 하악운동을 재현할 수 있어야 한다. 보철물의 증례에 따라 평균치 교합기, 반조절성 교합기, 완전 조절성 교합기를 선택하여 사용한다.

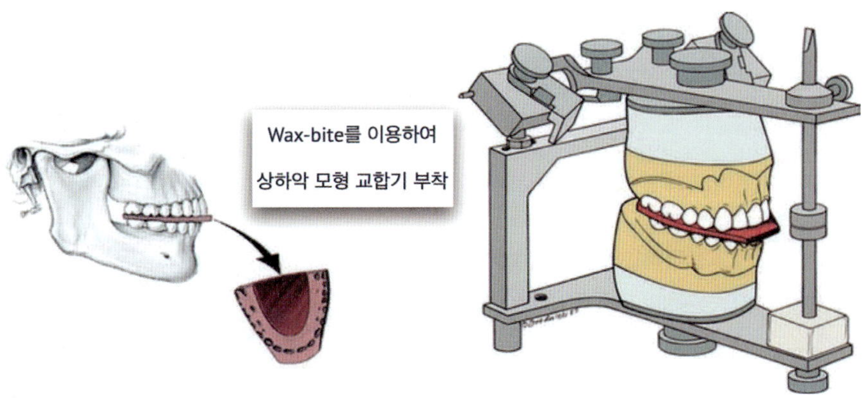

그림 2-8 환자의 wax-bite를 작업모형과 대합치 모형에 위치시키고 악간관계를 고정하여 교합기에 부착

6) 납형(wax pattern) 제작

• 납형은 최종 보철물의 형태로 제작되며 납형 형성에는 전용의 왁스가 사용되고, 왁스업(wax-up) 아날로그 방식과 디자인 프로그램을 이용하여 디자인하는 CAD(computer aid manufacturing) 방식이 있다. 납형 제작은 치아의 형태와 기능을 고려하여 제작되어야 한다.

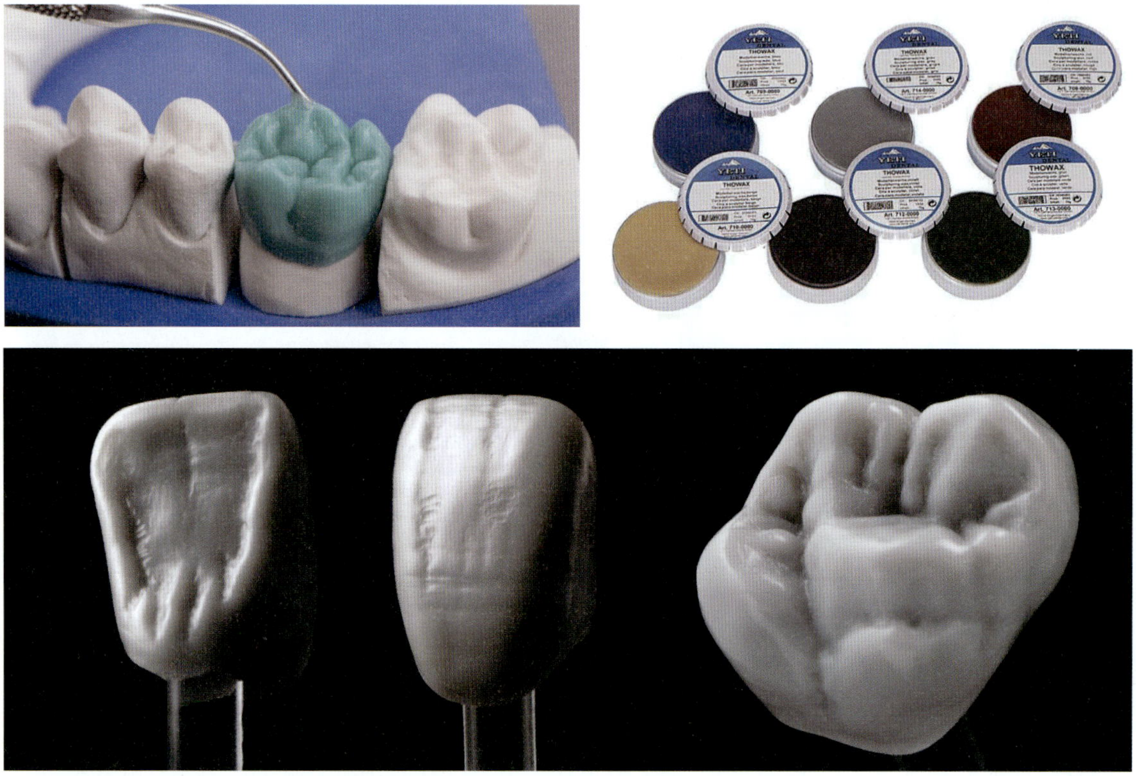

그림 2-9 아날로그 방식의 납형제작과 디지털 방식의 납형 디자인 제작은 치아의 해부학적 형태와 기능 고려

7) 주입선 설치(spruing)와 매몰(investing)

• 완성된 납형을 금속이나 세라믹으로 바꾸기 위하여 왁스 소환 주조방법(lost wax technique)을 사용한다. 주입선은 매몰링의 소환 초기에 납형이 녹아 흘러나오는 길이면서 주형안으로 용융된 금속이 흘러가는 통로 역할을 한다. 매몰은 주조하기 전 주조금속에 따라 적절한 매몰재를 선택하여 납형을 완전히 덮는 과정이다. 매몰재는 납형의 미세한 부분까지 재현하고 주입된 용융금속(주조금속)의 응고수축을 보상하기 위해 충분히 팽창해야 한다.

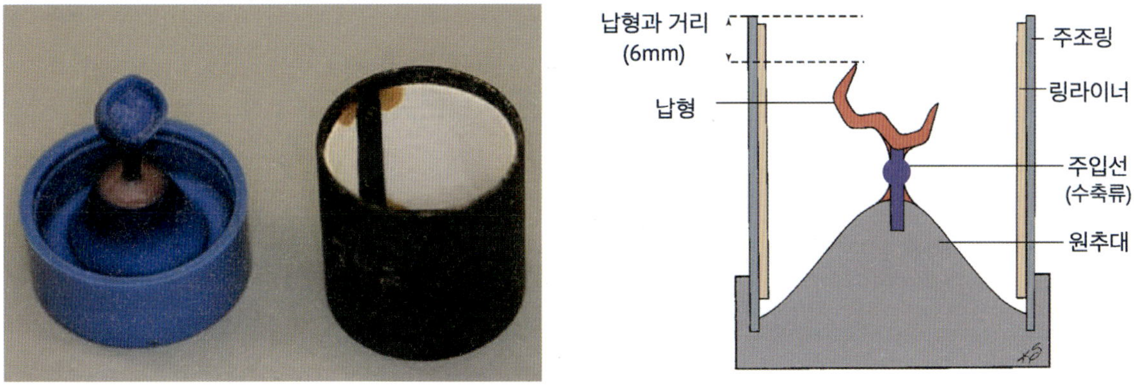

그림 2-10 납형에 주입선 연결, 납형이 원추대의 중앙에 위치하도록 조절한다. 매몰 준비가 된 납형과 주조링

8) 소환(burn out)과 주조(casting)

- 매몰된 주조링의 왁스와 주입선을 제거하기 위해 매몰재를 가열한다. 매몰재를 가열하는 과정(소환)에서 매몰재 안의 왁스와 주입선은 제거(burn-out)되고 빈 공간(주형)을 형성하게 된다. 주조는 치과용 합금을 용융하고 주형에 주입하는 과정이다.

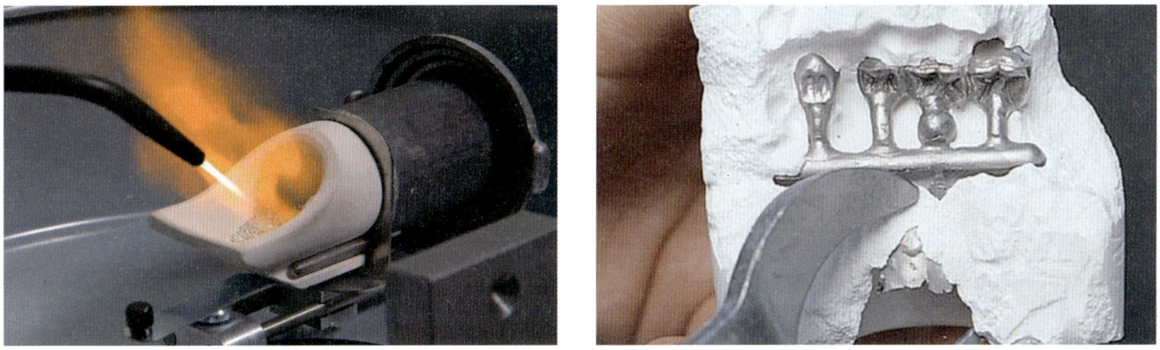

그림 2-11 치과용 합금을 용융하여 주조한다. 주조를 마친 후 열처리 과정을 거치고 매몰재를 제거한다.

9) 연마 및 마무리(polishing and finishing)

- 주조된 금속 보철물은 표면이 거칠고 일련의 마무리(finishing) 과정이 필요하다. 잘 연마된 보철물은 치태의 축적과 유지를 감소시키고 연조직의 상태를 건강하게 유지시킨다. 연마의 목적은 위생적, 생물·화학적, 심미적 이유로 보철물의 표면을 연마한다.

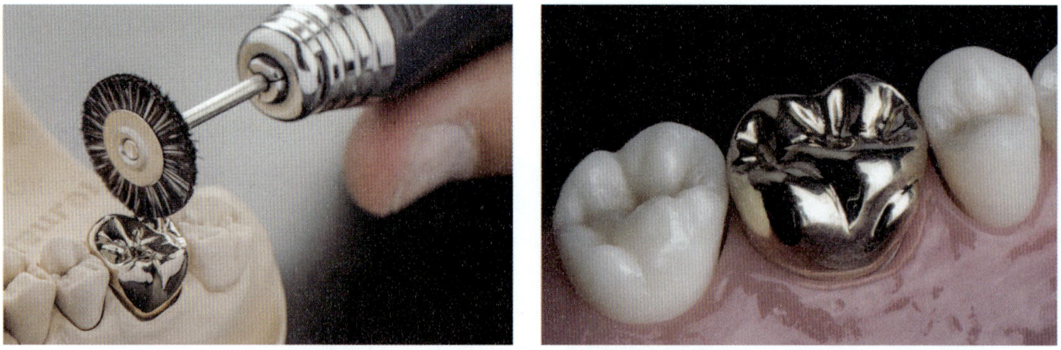

그림 2-12 보철물 표면을 부드러운 형태로 연마하여 치태 침착을 적게 하고 광택내기 및 세척

2. 고정성 보철물 제작과정(디지털 방식)

디지털 덴티스트리 시스템은 고정성 보철물 제작의 효과적인 질적 관리가 가능하고 제작공정과 제작시간, 표준화된 공정관리, 작업환경 개선 등의 많은 장점을 가지고 있다. 디지털 덴티스트리 시스템은 스캐너(scanner), 디자인 소프트웨어(design software: CAD), 프로세싱 디바이스(computer-aided manufacturing: CAM, 3D printing)으로 구성되어 있다.

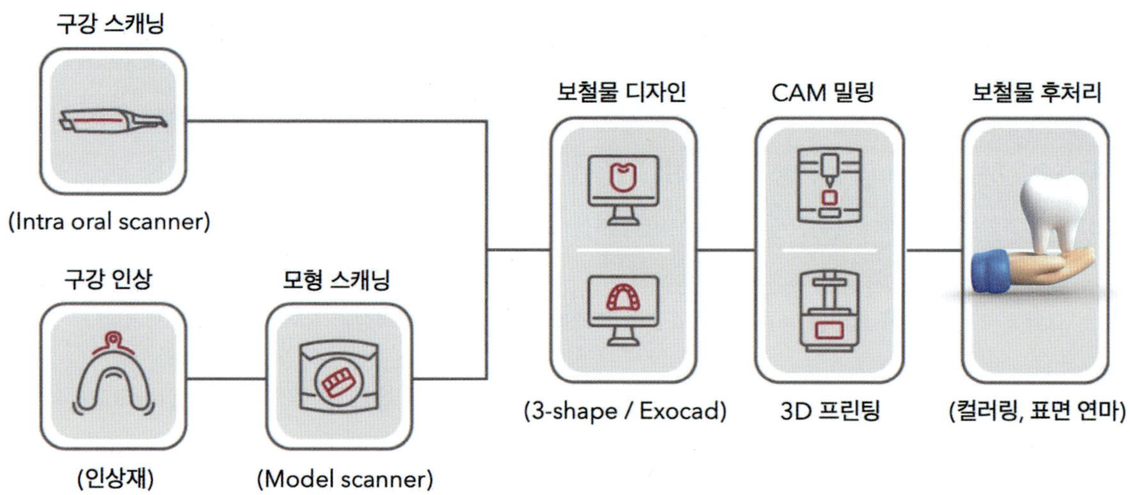

그림 2-13 디지털 덴티스트리 보철물 제작 과정

1) 구강/모형 스캐닝(Intraoral / working model scanning)

- 디지털 치과 인상(digital dental impression)은 디지털 영상 처리장비와 영상 처리 기술을 활용하여 환자의 구강정보를 영상 데이터로 만드는 과정으로, 디지털 영상 처리장비는 구강용 스캐너와 인상체와 모형용 스캐너가 있다.

① 구강스캐너(intraoral scanner): 환자의 구강을 3D 스캐너를 사용하여 환자의 치아, 잇몸 및 주변 조직을 영상 데이터로 확보하고 디지털 모델을 생성한다.

② 모형스캐너(model scanner): 인상체를 통하여 작업모형을 제작하고, 제작되어진 모형이나 인상체를 모형 스캐너를 사용하여 3D 디지털 모델로 변환시킨다..

- 디지털 치과 인상은 스캐너를 사용하여 정확한 3D 모델 영상을 생성할 수 있고 전통적인 인상체를 사용하는 방법에 비해 편의성이 높다.

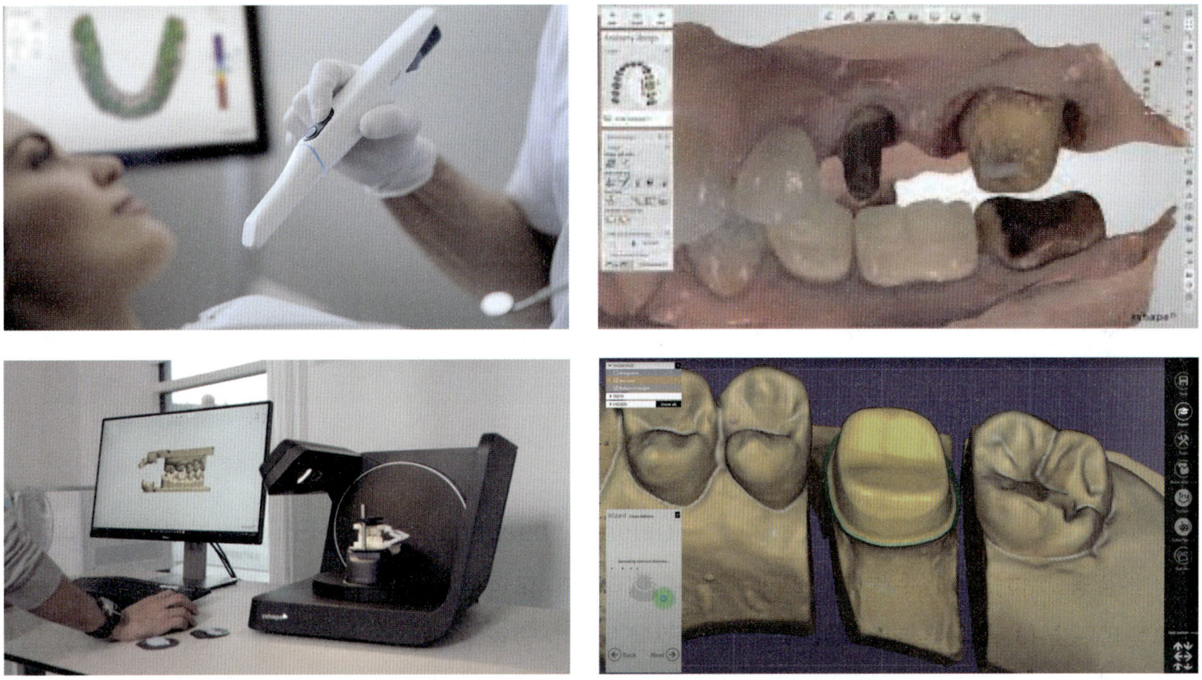

그림 2-14 구강용 스캐너와 모형용 스캐너, 환자의 구강영상 데이터를 확보하여 보철물을 디자인한다.

2) 디지털 방식 보철물 디자인(CAD)

- 디지털 치과 보철물 디자인은 전통적인 보철물 제작 방법 대신 디지털 기술을 사용하여 보철물을 디자인하는 과정으로 구강스캐너와 모형 스캐너로부터 만들어진 영상 데이터를 사용하여 전용의 소프트웨어로 보철물을 디자인하고 제작하는 과정이다.
- 보철물 디자인은 환자의 구강 상태에 따라 맞춤화 되게 디자인이 가능하고 고정성과 가철성 보철물을 포함하여 교정장치의 영역까지 디자인할 수 있으며, 아날로그 방식에 비해 보철물의 생산성과 품질의 향상을 높일 수 있다.

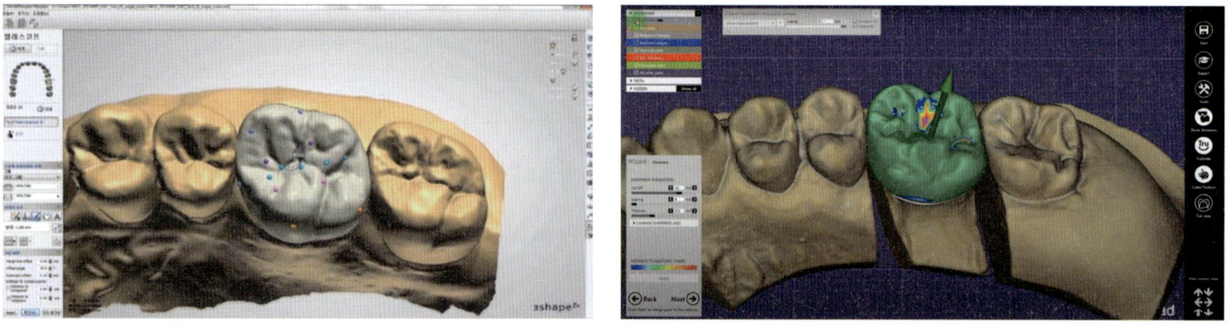

그림 2-15 3-shape design 소프트웨어와 exocad design 소프트웨어

3) 디지털 방식 보철물 출력(CAM / 3D printing)

- 디지털 치과 보철물 디자인은 전통적인 보철물 제작 방법 대신 디지털 기술을 사용하여 보철물을 디자인하는 과정으로 구강스캐너와 모형 스캐너로부터 만들어진 영상 데이터로 디지털 모형을 생성하고 전용의 소프트웨어를 사용하여 보철물을 디자인하고 제작하는 과정이다. 보철물 디자인은 환자의 구강 상태에 따라 맞춤화 되게 디자인이 가능하며, 아날로그 방식에 비해 보철물의 생산성과 품질의 향상을 높일 수 있다.

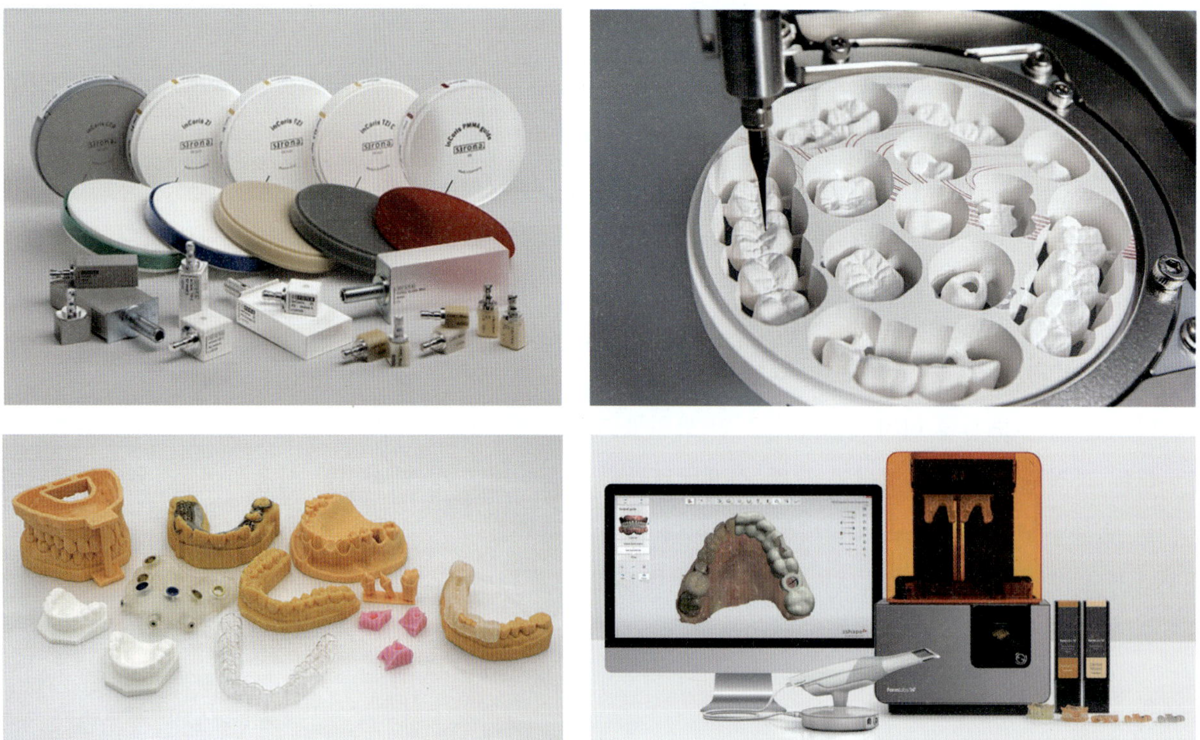

그림 2-16 CAM 방식의 소재와 가공기, 3D 프린팅 으로 만들어진 보철물과 모형 제작 소프트 웨어와 장비, 소재

4) 디지털 방식 보철물 후처리(coloring / polishing)

- CAM으로 가공된 보철물과 3D 프린팅으로 적층 제조된 보철물은 후처리/후공정을 통하여 완성이 된다. CAM 가공된 지르코니아 보철물은 자연치아의 색상에 가깝게 조절하는 coloring 과정과 소결(sintering) 그리고 글레이징(glazing) 과정을 통하여 완성된다.
- 3D 프린팅 방식으로 적층 제조된 보철물은 서포터(supporter) 제거와 표면의 잔여 레진 세척, 후경화 그리고 표면 연마(polishing)를 통하여 완성된다.

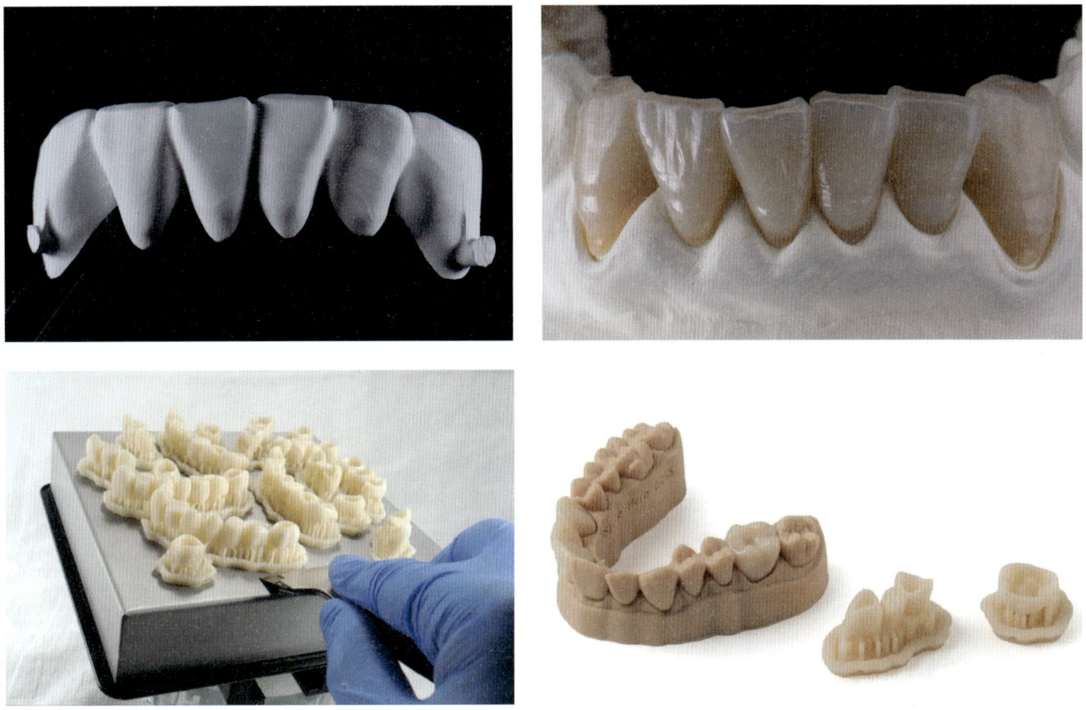

그림 2-17 지르코니아 coloring 과정을 통해 완성되어진 6-unit bridge와 3D 프린팅 모형과 보철물

보철물 제작 과정 중에 사용되는 장비의 다양한 조건들과 재료의 물리, 화학적 특성들로 인하여 각 과정 중에 발생될 수 있는 수축과 팽창의 변화를 최소한으로 줄일 수 있어야 한다. 정밀하게 제작되어진 보철물은 잔존 치질(finish line)과 보철물 변연(margin) 사이에 간격이 넓을수록 2차 우식의 가능성이 매우 높아지며, 치과적으로 허용 가능한 오차는 약 80~ 100 micron 정도로 보고되고 있다. 보철물과 잔존치질의 간격이 커질수록 부정확한 보철물을 의미하며 이곳으로 타액이 침투하고 이에 의해 점차적으로 보철물 밑의 접착제가 용해되어 음식물 잔사와 세균이 침입, 지대치의 이차적 우식증을 유발하는 결과를 낳게 된다.

2-3 고정성 보철물의 기능

1. 기능 회복(functional restoration)
   1) 저작 기능(mastication)
   2) 담화 기능(speech: pronunciation)
   3) 심미 기능(esthetics)
   4) 안모 형태 유지(maintenance of facial form)
2. 자정 작용(self-cleansing) 가능
3. 주위 조직의 건강 유지
4. 정상적인 접촉 관계(contact point)의 유지
5. 정확한 대합치와의 위치관계
6. 지대치의 우식증 조절 가능
7. 지대치의 치수 보호
8. 정상적인 해부학적, 기능적 형태 회복
9. 충분한 강인성(강도: strength)과 적합성(연성: ductility)
10. 생물학적 수용성(biologic acceptance)
11. 기계 공학적 원칙에 입각한 제작(engineering principle)
12. 구강 내 장착 시 편안감(comfort)
13. 제작 재료의 화학적, 물리적 안정성(stability)

2-4 치과기공사가 갖추어야 할 필요조건

치과기공사는 위와 같은 요구조건을 충족시킬 수 있는 보철물을 제작하기 위해서

1. 치아 형태와 그 기능 및 교합 개념에 대한 지식
2. 측두 하악 관절(temporo mandibular joint)과 하악 운동에 대한 지식
3. 치과기공소(기공실)에서 사용되는 치과 재료의 화학, 물리적 성질 및 사용법에 대한 숙지
4. 정확하고 숙련된 기공술
5. 치아의 천연 색조와 조화시킬 수 있는 예술적인 능력 등을 키워야 한다.

2-5 고정성 보철물의 제작재료

1. 금속(metal) – 1) 귀금속 합금(precious metal alloy or noble metal)
   2) 비귀금속 합금(non–precious metal alloy or base metal)
   3) 반귀금속 합금(semi–precious metal alloy)
2. 세라믹(porcelain or ceramic) – 전부세라믹(all porcelain)
3. 합성레진(resin) – 전부레진(all acrylic resin)
4. 위 재료의 연합 – 1) 금속+레진 전장
   2) 금속+세라믹 전장
   3) 금속과 세라믹의 용착

03 인상 (Impression)

3-1 인상재의 요구조건

인상(impression)이란 보철물 제작을 위해 구강안의 치아와 주위 조직을 모형으로 복제하기 위한 음형(negative form)이며, 환자의 구강이 채득 된 상태를 인상체(impression body)라고 한다. 채득 된 인상체에 모형재로 사용되는 석고 등을 주입하여 양형(positive form)의 모형을 만들고 모형작업 과정을 거쳐 만들어진 작업모형(working model)에 보철물을 제작하게 된다.

인상 채득 시 삭제된 지대치나 주위 조직의 형태가 정밀(accuracy)하게 인상으로 재현되어야 하며 이 과정에서 인상체의 변형(distortion)이나 기포(porosity), 찢어짐 등에 주의한다. 특히, 인상 채득 전 타액과 수분, 연조직의 출혈 등 치은 조직에 대한 처리가 필요하다.

인상재는 탄성(elastic) 인상재와 비탄성(inelastic) 인상재 그리고 물리적 반응(physical reaction) 인상재와 화학적 반응(chemical reaction)인상재로 나눌 수 있다. 고정성 보철학 분야에서는 탄성인상재를 사용하고 있으며, 인상은 연구 모형이나 개인 tray 제작을 위한 1차 인상(first impression, primary impression, snap impression)과 작업 모형을 제작하여 직접 보철물을 제작하기 위한 2차 인상(secondary impression, final impression, functional impression)으로 나눌 수 있다.

- 치아나 연조직을 정밀하게 채득할 수 있는 충분한 흐름성(fluidity)가 있어야 한다.
- 경화 되기전까지 가소성(plasticity)가 있어야 한다.
- 크기 정확성(dimensional accuracy)가 있어야 한다.
- 크기 안정성(dimensional stability)가 있어야 한다.

• 구강 내 조직에 젖음성(wettability)가 있어야 한다.
• 경화 후 탄력성(elasticity)가 있어야 한다.
• 적당한 굳음성(stiffness)가 있어야 한다.
• 모형재와 친화성(compatibility)이 좋아야 한다.

3-2 인상재의 분류

1. 경화 기전에 의한 분류

1) 화학적 반응(chemical reaction)에 의해 경화되는 인상재

① Impression plaster
② Zinc oxide eugenol impression paste
③ Rubber base impression material
　ⓐ Polysulfide rubber base
　ⓑ Silicone rubber base
　ⓒ Polyether rubber base
④ Alginate

2) 물리적 반응(Physical reaction)에 의해 경화되는 인상재

① Reversible hydrocolloid
② Impression compound
③ Impression wax

2. 성질에 의한 분류

1) 탄성 인상재(elastic impression materials)

① 수교성 인상재(hydrocolloids impression)
　ⓐ 가역성 수교성(reversible hydrocolloid): agar-agar
　ⓑ 비가역성 수교성(irreversible hydrocolloid): alginate
② 고무 인상재(rubber base impression materials)
　ⓐ Polysulfide
　ⓑ Silicone
　ⓒ Polyether

2) 비탄성 인상재(nonelastic impression materials)

① Impression plaster

② Zinc oxide eugenol paste

③ Modelling compound

④ Impression wax

3-3 인상전 처리

치은 압배는 정확한 인상을 채득하기 위하여 지대치 변연부의 치은을 처리하는 방법으로 치은압배사(gingiva retraction cord)는 치은 변위와 지혈 작용, 치아와 치은 사이의 공간을 만들어 정밀한 인상 채득을 가능하게 한다.

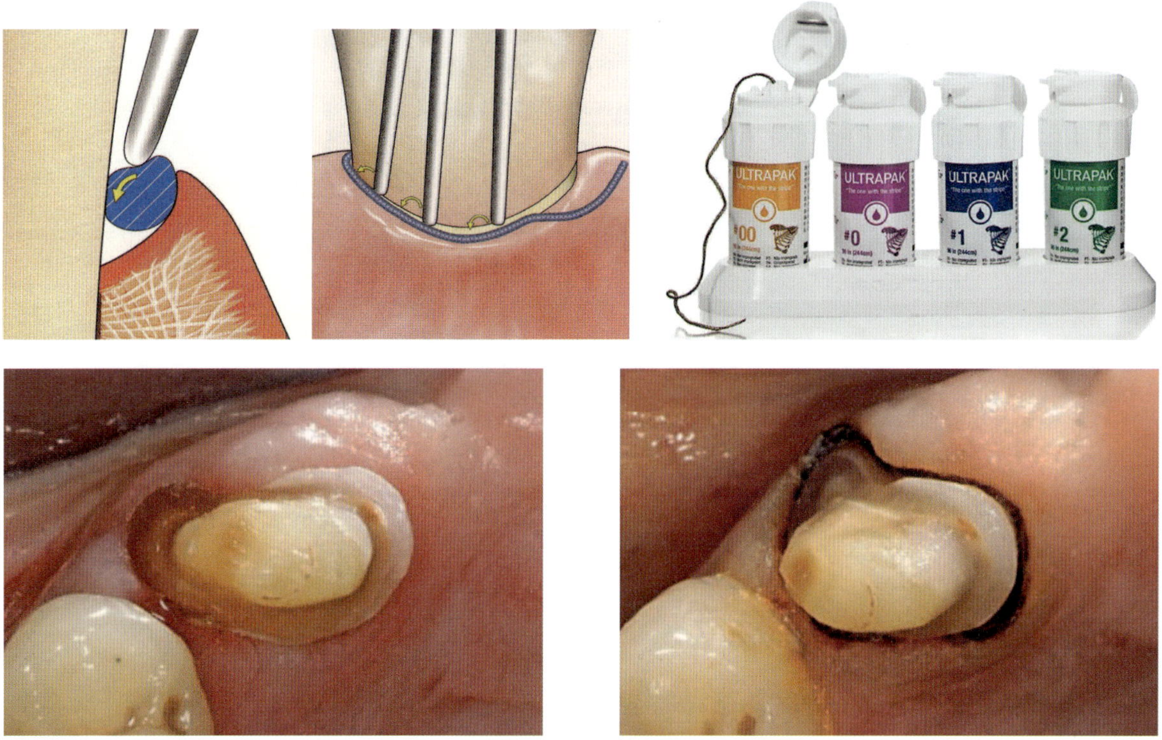

그림 3-1 지대치로 형성 후 인상 채득전 치은 압배사를 이용하여 인상재가 들어갈 공간을 확보한다.

1) 치은압배(gingiva retraction)

치은압배사(gingival retraction cord) 자체가 치은열구 내에 들어가서 기계적으로 치은을 밀어내므로 치은과 치아 사이에 공간을 만들어 준다. 즉, 화학 제재가 포함되지 않은 압배사를 사용하더라도 치은압배가 가능하다.

2) 기계-화학적 압배(mechanico-chemical)방법

기계-화학적인 압배 방법으로 화학약제를 포함한 치은 압배사를 치은열구(subgingival crevice) 내에 가볍게 밀어 넣고 5~10분 후에 제거하면 출혈이나 수분 누출을 막으면서 변연 주위의 치은열구가 공간을 가지게 되어 인상재는 지대치가 형성된 변연까지 쉽게 도달하게 되므로 정확한 인상을 채득할 수 있다. 만약 치은출혈이나 치은열구 내의 수분이 변연부에 있게 되면 인상재가 잘 들어가지 못하게 되어 기포가 생기게 된다.

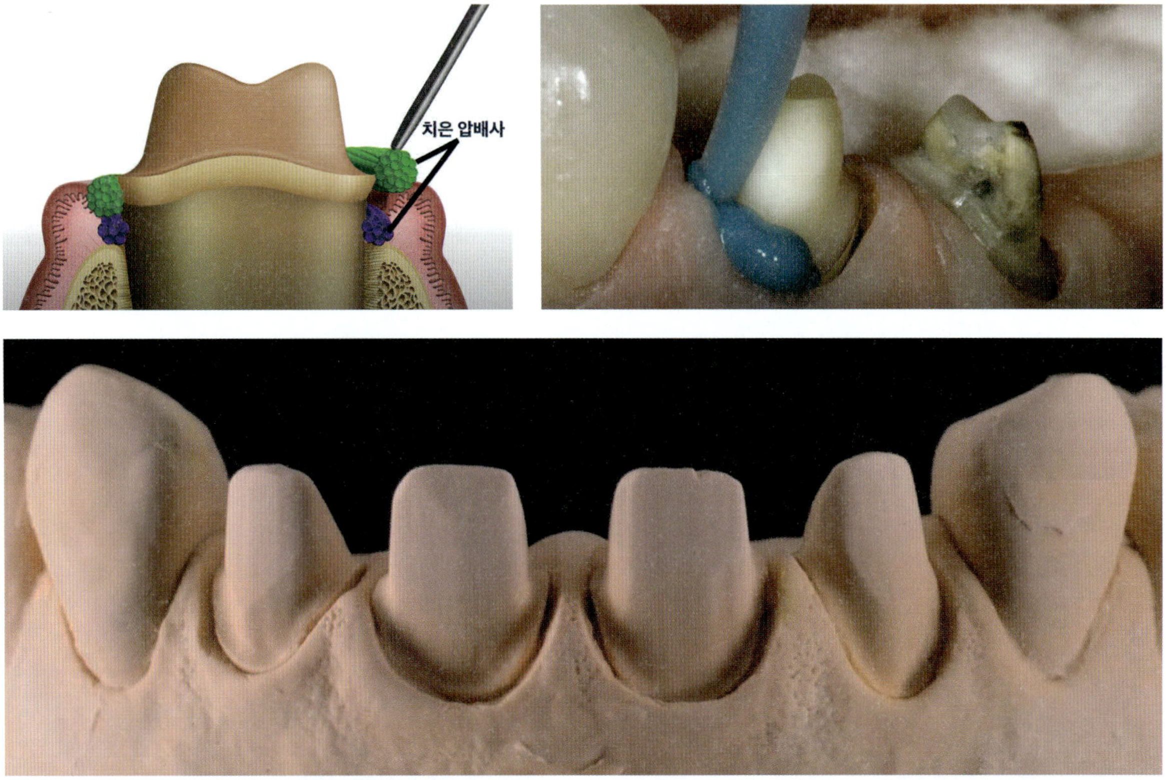

그림 3-2 치은 압배사는 치은 열구의 깊이와 넓이에 따라 사용하며, 치아와 치은 사이에 공간을 만들어 정밀한 인상 채득을 가능하게 하여 치아의 경조직과 연조직부의 경계(finish line)이 명확한 모형을 얻을수 있다.

3-4 인상용 트레이(Impression tray)

인상을 채득하기 위해 인상재를 담는 용기를 인상용 트레이(impression tray)라고 한다. 따라서 트레이는 인상을 변형시키지 않고 인상재를 유지시키기 위한 적절한 구조와 강도 및 크기가 필요하다.

트레이에는 기성 트레이와 개인 트레이가 있다.

1. 기성 트레이(ready made tray)

평균적인 유치악이나 무치악의 형태에 맞추어 제작되어진 트레이를 말한다.

트레이는 재질, 인상재의 종류, 인상채득 영역 및 치아의 잔존 상태 등에 따라 다양한 종류의 트레이가 있다.

1) 기성 트레이의 분류

① 악궁별

상악용과 하악용으로 나눌 수 있다.

② 영역별

전악용과 부분악용으로 나눌 수 있다.

③ 치아의 잔존, 결손 상태별

유치악용과 무치악용으로 나눌 수 있다.

2) 인상재를 유지하는 기구에 의한 분류

유지공에 의한 mesh나 유공(perforate) 트레이, 테두리 안쪽에 뚝 모양의 융기부가 있는 rim lock tray가 있다.

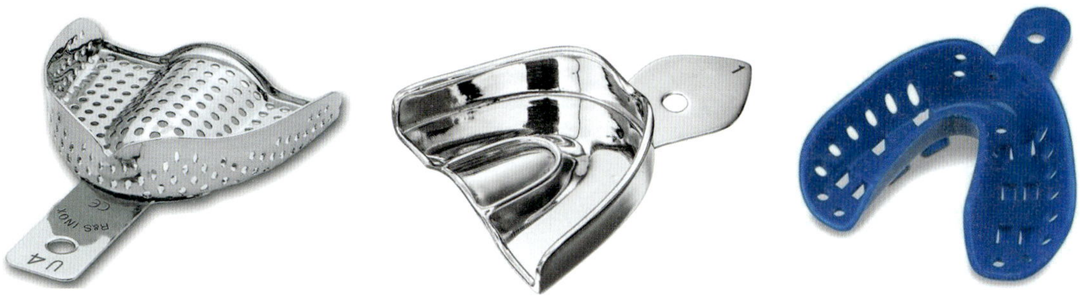

그림 3-3 금속 유공 트레이(perforate tray), 금속 무공 트레이(rim rock tray), 플라스틱 일회용 트레이

2. 개인 트레이(individual tray)

개인 트레이는 환자 개개인의 구강에 적합한 정확한 arch, size 등 구강 내 조건에 맞도록 제작한 트레이를 말한다. 개인 트레이는 대개 2차 인상을 채득하기 위해 사용되어진다. 개인 트레이는 탄성 인상재를 위한 인상채득에서 매우 중요하며 탄성 인상재는 경화시 중합 수축이 일어나게 된다. 이로 인하여 오차가 발생할 수 있으므로 인상 채득 시 정확한 인상재 양 조절이 필요하다. 인상재는 개인 트레이 안에 2~3㎜ 정도의 균일한 인상재가 들어갈 수 있도록 개인 트레이 제작 시 인상재가 들어갈 공간에 베이스 플레이트 왁스 2장을 사용하여 2.5㎜ 정도의 공간을 확보해야 한다.

일반적으로 개인 트레이는 아크릴 레진(acrylic resin)으로 제작되어지는데 레진 트레이(resin tray)는 적어도 인상 채득 24시간 전에 만들어 인상을 채득하여야 한다. 이유는 레진(resin)은 중합 반응을 거치면서 수축하기 때문이다. 따라서 인상 채득 바로 전에 트레이가 만들어지면 인상을 채득하는 동안 인상체의 변형을 초래하므로 부득이 급히 인상을 채득하게 될 경우에는 트레이를 뜨거운 물에 넣어 중합이 빨리 일어나도록 한 후 사용하여야 한다. 특히 인상 재료와 트레이의 접착은 매우 중요한데 인상 재료가 구강 안에서 트레이로부터 떨어져 나가면 변형이 일어나므로 트레이에 구멍을 뚫어 유지공을 만들어 주거나 인상 채득 7~8분 전에 접착제를 도포하여야 하고, 트레이와 인상재의 결합력을 증진시키기 위해서 트레이의 내면을 연마 기구로 약간 거칠게 해 주는 방법도 있다.

3. 개인 트레이(individual tray) 제작법

① 진단 모형에서 트레이의 외형형태를 표시한다.

② 트레이는 치은 변연에서 5mm, 최 후방 치아의 3mm까지 연장한다.

③ 인상재가 들어갈 공간을 부여하기 위해 연화시킨 베이스 플레이트 왁스(baseplate wax)를 적합시키는데 통상적으로 두 장의 두께로 사용된다(2~3mm).

④ 연필 선까지 spacer를 다듬는다.

⑤ Tray stopper를 형성하기 위해 왁스를 제거하는데 지대치로 사용하지 않는 치아에 정지부(stopper)를 만들어 준다.

⑥ 레진(resin)의 중합시 반응열이 발생하고 이 때 발생되는 열에 의해 왁스(wax)가 녹을 수 있으므로 주석박(tin foil)이나 은박지를 한 겹 깔아준다.

⑦ 자가 중합 레진(self curing acrylic resin)이 병상 단계(dough stage)에 이르면 모형상에 적합시키는데 레진의 두께는 1/8inch 정도로 일정한 두께가 되도록 한다.

⑧ 여분의 레진(resin)으로 손잡이를 만들어 준다. 손잡이는 인상 채득 시 입술의 움직임을 방해하지 않도록 부착시키는데 상악은 45° 하악은 90°로 부착하여 주는 것이 일반적이다.

⑨ 중합이 완료되면 트리밍 버(trimming bur)로 트레이의 가장자리를 부드럽게 다듬어 준다.

⑩ 인상 채득 후 구강 내로부터 제거할 때 인상재와 트레이의 분리를 방지하기 위해 트레이 내면에 접착제를 바르거나 #8 둥근 버(round bur)로 구멍을 뚫어 준다.

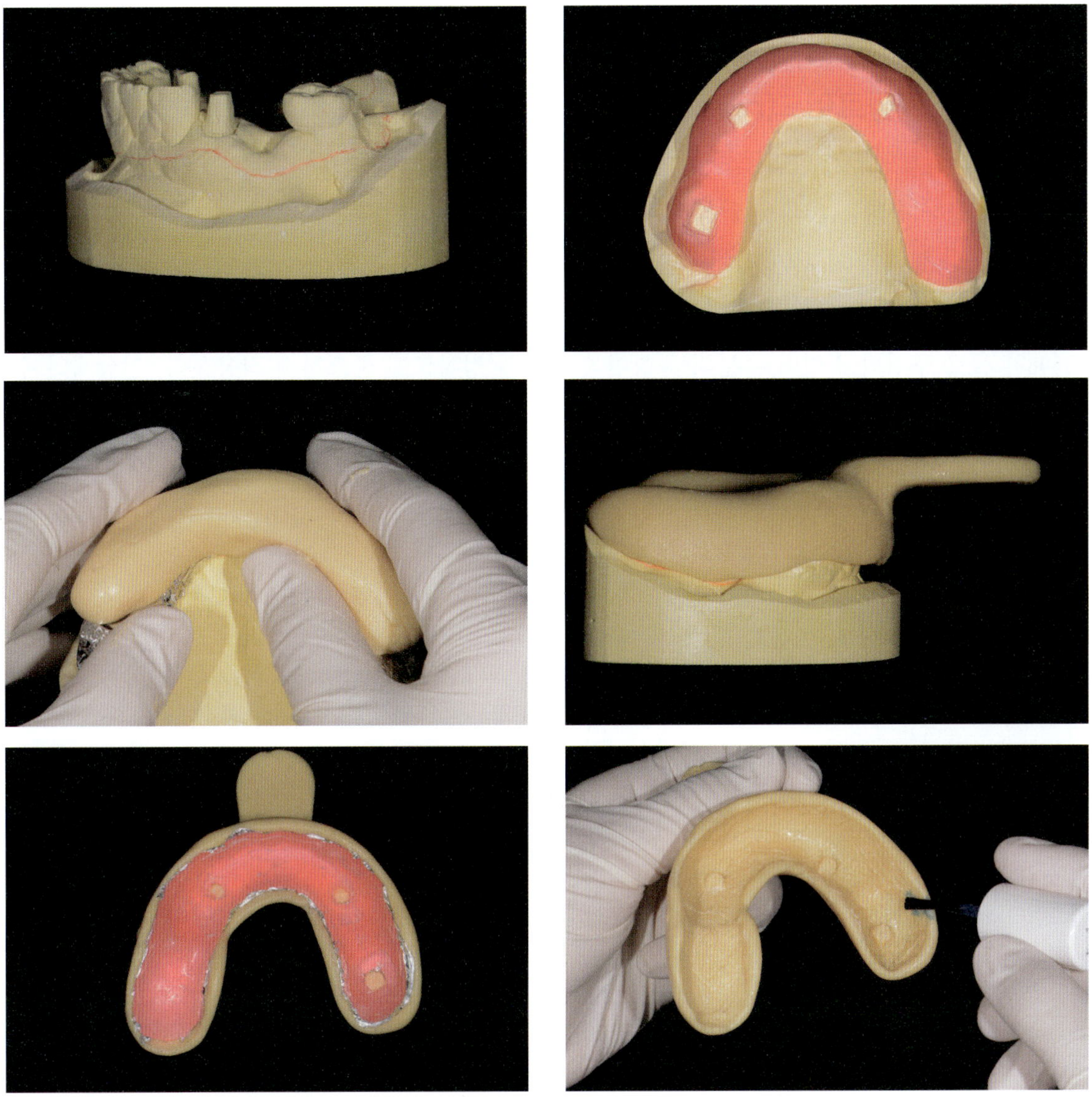

그림 3-4 개인 트레이 제작은 1차 인상에 석고 모형재를 부어 만들어진 연구모형에서 제작되고, 정밀한 2차 인상을 채득을 하기 위해 사용한다.

3-5 인상재의 특징

1. 가역성 하이드로 콜로이드(reversible hydrocolloid)

가역성 하이드로 콜로이드는 하이드로 콜로이드, 아가–아가(agar–agar)라고도 불린다. 아가(agar)는 해초로부터 뽑아낸 한천을 사용하는 치과용 인상재로, 치과 분야에서 사용된 최초의 탄성 인상재이다. 아가는 가열하면 액화되어 졸(sol) 상태가 되고, 냉각시키면 겔(gel) 상태가 되는 가역적(reversible) 인상재로 가격이 저렴하고 표면 재현성이 우수하며 인상 채득 후 즉시 모형재를 부으면 매우 정밀한 장점을 가지고 있다. 그러나 구성성분의 85%가 물로 구성되어 있어 수분의 균형이 인상재의 정확도에 중요하게 작용한다. 인상재의 수분 증발되면 이액(syneresis)이 일어나고 수분을 흡수하면 팽윤(imbibition)이 일어나므로 이액이나 팽윤 현상에 의해 인상체가 변형되지 않도록 인상 채득 후 즉시 모형재를 부어야 한다. 즉시 모형재를 주입할 수 없는 경우에는 휴미더(humider)나 젖은 수건, 2% 황산칼륨(K_2SO_4) 용액에 보관하는 방법 등이 있으나 인상체의 변형을 완전하게 방지할 수는 없다.

아가인상을 채득하기 위해서는 졸(sol) 상태의 인상재를 수냉식 트레이(tray)에 담아 인상을 채득하는데 아가인상재의 액화 보관용기와 주사기(syringe), 수냉식 트레이(Water cooled tray)가 필요하다.

하이드로 콜로이드(hydro-colloid)

콜로이드(colloid)는 분자들의 분산입자와 그 입자들을 포함한 분산 액으로 되어 있는데 하이드로 콜로이드란 분산액이 물인 경우이므로 하이드로 콜로이드 인상재는 물이 기본이 되는 인상재를 말한다.

콜로이드가 액상인 경우 졸(sol)이라 하고, 졸(sol) 상태에서 경화된 것을 겔(gel)이라고 하며, 이러한 현상을 겔(gel)화(gelation)라고 한다.

온도변화에 따라 졸(sol)에서 겔(gel), 겔(gel)에서 졸(sol)로 변화할 수 있는 재료를 가역성 하이드로 콜로이드라 하고 한천(agar) 인상재가 이에 속하며, 화학반응에 의해 졸(sol)에서 겔(gel)로 변화하지만 겔(gel)에서 졸(sol)로 되지 않는 재료를 비가역성 하이드로 콜로이드라 하고 알지네이트(alginate) 인상재가 이에 속한다.

1) 조성

아가는 우뭇가사리에서 추출한 천연 고분자 화합물인 한천이 기본성분이다. 겔(gel) 상태로 공급되는 아가(agar) 인상재의 조성은 제조회사에 따라 다소 차이가 있지만 일반적으로 〈표 3–1〉과 같다. 아가의 주성분은 물로써 80~85%이고 아가는 8~15% 정도이며, 붕사(borax)와 황산칼륨(potassium sulfate) 및 색제(coloring agent)들로 구성되어 있다. 졸 상태의 아가는 구강의 온도에서 겔 상태로 되며 탄성인상재의 사용이 가능하지만, 부서지기 쉬운 특성을 가지고 있어 아가 겔의 강도 증가를 위해 붕사와 같이 사용된다. 붕사는 석고의 경화시간을 지연시키고 석고 모형의 표면을 거칠게(chalk surface) 하므로 석고의 경화 촉진제나 경화제 역할을 하는 황산칼륨(potassium sulfate)과 함께 사용하여야 한다.

표 3-1 아가(agar)의 조성과 기능

성 분	함량(무게)	기 능
Agar(한천)	8~15%	기본성분, gel화 성분
Borax(붕사)	0.2%	gel의 강도 증가, 석고의 경화지연
Potassium sulfate(황산칼륨)	2%	석고경화 촉진
Alkyl benzoate	0.1%	방부제
Water(물)	80~85%	주성분
Color and flavors(색소와 향료)	극소량	외양과 맛 증진

2) 아가(agar) 인상 채득 방법

아가(agar) 인상재를 액화시키고 사용하기 위해서는 별도의 장비가 필요한데 아가(agar)의 온도를 조절하는 agar conditioner와 지대치 주입용 주사기(syringe), 인상재를 냉각시킬 수 있는 냉각용 tray(cooling tray)가 필요하다.

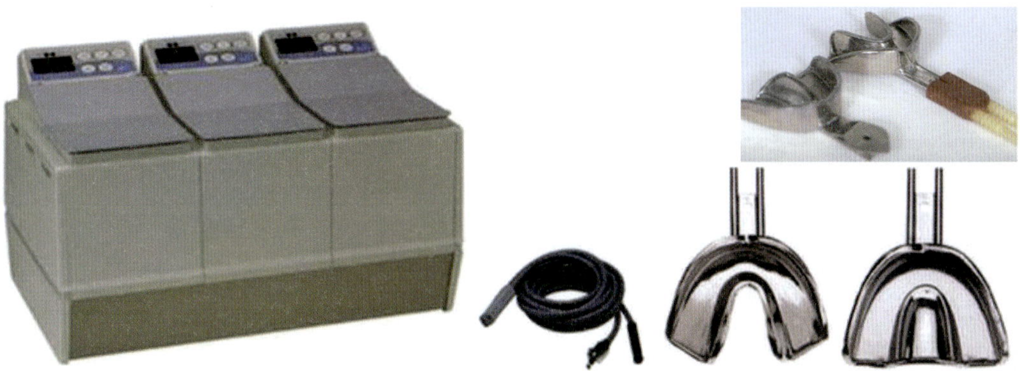

그림 3-5 3개의 bath를 가진 hydrocolloid conditioner(liquifying, storage, tempering)와 수냉식 트레이와 연결 호스

① Agar conditioner

Agar conditioner의 종류는 여러 가지가 있는데 물을 끓여서 중탕에 의해 액화시키는 boiling conditioner와 전기적 열에 의해 액화시키는 dry conditioner가 있다.

이들의 구조는 액화 칸(liquefying compartment), 보관 칸(storage compartment), 조절 칸(tempering compartment)으로 구분되어 있는 것과 액화 칸과 보관 칸만 있는 것, 또는 하나로 되어 있어 액화 후 자동으로 보존 상태를 유지하는 것이 있다.

Conditioner의 정확한 온도를 유지하기 위해 각각의 온도를 주기적으로 점검해야 한다.

ⓐ 액화 칸(liquefying compartment): 겔(gel) 상태의 아가(agar)를 졸(sol) 상태로 만들기 위해 물을 끓일 경우 100℃에서 10분 이상 끓인다. dry conditioner는 10~20분 동안 액화시킨다.

ⓑ 보관 칸(storage compartment): 액화된 재료는 너무 뜨거우므로 지대치나 트레이(tray)에 사용하기 적

당한 온도의 졸(sol) 상태로 보관이 필요하다. 보관 온도는 63~69℃가 적당하다.

ⓒ 조절 칸(tempering compartment): 보관 칸에 있는 인상재는 온도가 높아 흐름성이 좋으므로 트레이(tray)에서 흘러내리거나 치아나 주위 연조직에 화상을 입힐 위험성이 있다. 그러므로 보관 칸에 있는 인상재를 트레이(tray)에 담아 구강에 넣기 전에 46℃ 정도의 조절 칸에서 최소한 2분 이상, 보통 10분 정도 두어 인상을 채득하기 좋은 상태로 만든 후 구강 내에 넣어 인상을 채득한다.

② 지대치 주입용 주사기

지대치 주입용 주사기는 cartridge형 아가(agar)를 사용할 수 있는 것과 stick형의 아가(agar)를 사용할 수 있는 것 그리고 일회용으로 사용할 수 있는 plastic syringe가 있다.

③ 수냉식 트레이(water cooled tray)

아가(agar) 인상채득에 사용하는 트레이(tray)는 일반 트레이(tray)와는 달리 겔(gel)화의 촉진을 위해 냉각수가 순환하도록 되어 있다. 겔(gel)화는 트레이(tray)에 16~21℃ 물이 최소 5분 정도 순환되어야 변형이나 파절 없이 인상을 채득할 수 있다.

3) 아가 인상의 특징

① 정밀도가 우수하고 친수성이며 탄성이 풍부하다.
② 특수 장비가 필요하고 수냉식 트레이가 필요하다.
③ 이액현상과 팽윤현상이 있어 인상 채득 후 즉시 모형재를 주입해야 한다.
④ 아가 인상재의 과열시 치수나 구강연조직에 손상 위험이 있다.
⑤ 인상 채득 후 인상체는 습도가 100% 유지되는 정습기(humidor)에 보관한다.
⑥ 인상체는 2% K_2SO_4 용액에 5~10분간 고정 후, 모형재를 주입한다.
⑦ 석고모형은 인상체로부터 1시간 후에 제거한다. 완전히 경화되지 않은 상태에서 제거하면 모형이 파절되거나 표면이 거칠어진다.

2. 비 가역성 수교성 인상재(alginate)

19세기 말엽 갈색의 해초가 독특한 점액성 물질을 내는 것을 발견한 후 치과용 인상재로 개발되었는데 알지네이트(alginate)는 주로 진단 모형이나 대합치 모형의 제작을 위한 인상재로 현재까지 치과에서 많이 사용되는 인상재이다. 알지네이트(alginate)는 탄성 인상재로 분말 형태로 공급되며 적당량의 물과 혼합한 후 인상용 tray에 담아 구강 내에 위치시켜 인상을 채득한다.

1) 조성

알지네이트(Alginate)는 갈색 해초에서 추출한 천연물질인 알긴산(Algine)이 원료이고 졸(Sol)에서 겔(Gel)로 변화하며 반대의 변화는 일어나지 않는다. 알지네이트(alginate) 인상재 분말의 조성은 제조회사에 따라 차이가 있지만 〈표 3-2〉와 같다.

표 3-2 Alginate의 조성과 기능

성 분	함량(무게)	기 능
Potassium alginate(alginate 칼륨)	12~18%	반응체
Calcium sulfate dihydrate(이수황산칼슘)	8~16%	반응체
Sodium phosphate(인산나트륨)	2%	지연제
Diatomaceous earth(규조토) 또는 silicate powder	60%	강화충전재
Potassium sulfate or potassium zinc fluoride (황산칼륨 또는 불화 아연 칼륨)	3%	석고경화촉진제
Glycol	소량	무분진형으로 만듦
Wintergreen, peppermint, anise	소량	향기로운 맛을 부여
색소	미량	색소 색상 부여
소독제	미량	감염방지 역할

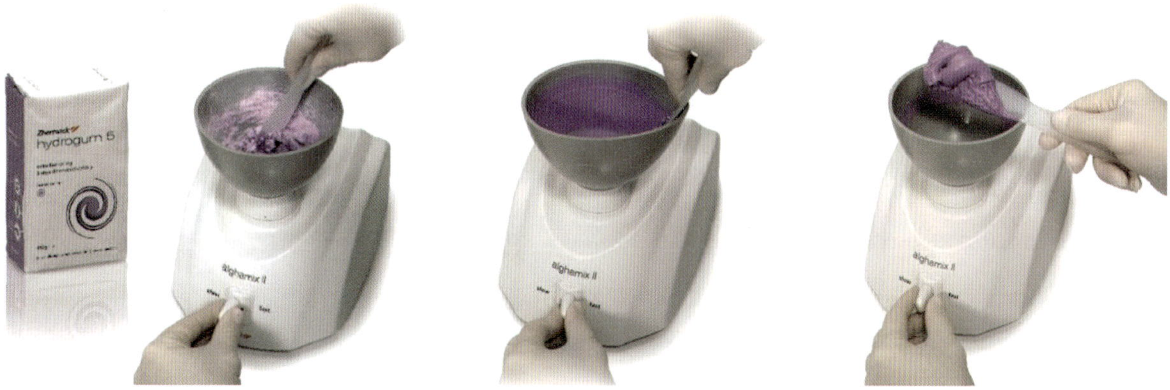

그림 3-6 semi-automixing type 알지네이트 인상재 혼합

2) 알지네이트 인상 채득 방법

① 계량한 물을 러버볼(rubber bowl)에 넣고 분말을 서서히 떨어뜨려 스파츌라(spatular)로 저어준 후 스파츌라를 팜 그랩(palm grasp)로 잡고 힘껏 누르면서 8자 모양으로 1분정도 혼합하고, 물에 분말을 넣어야 물에 분말이 스며들어 기포를 줄일 수 있다.

② 혼합이 끝나면 선택한 트레이(tray)에 빈곳이 없도록 알지네이트(alginate)를 채워 넣는다.

③ 가볍게 물을 적신 손가락으로 인상재의 표면을 문질러 주어 인상면이 활택해지도록 한다.

④ 알지네이트(alginate)를 손가락 끝에 묻혀 인상을 채득할 부위에 도포한 후 트레이(tray)를 구강 내에 삽입한다.

⑤ 경화하면 인상체를 제거하고 인상체에 묻은 혈액이나 타액 등을 물로 씻는다.

3) 알지네이트 인상의 특징

① 탄성인상재이며 비교적 우수한 정밀도를 갖고 있다.

② 아가(agar) 인상재에 비해 미세부 재현성이 낮다.

③ 다공성이 높으며, 석고 모형과 친화성이 낮다.

④ 혼합하는 물의 온도에 따라 인상재의 경화 시간 조절이 가능하다.

⑤ 가격이 저렴하고 사용이 간편하다.

⑥ 석고가 주입된 인상은 습도가 100% 유지되는 정습기(humidor)에 보관하여 모형을 경화하는 것이 석고 모형의 변형을 줄일 수 있다.

⑦ 석고모형은 인상체로부터 1시간 후에 제거한다. 완전히 경화되지 않은 상태에서 제거하면 모형이 파절되거나 표면이 거칠어진다.

3. 고무 인상재

고무 인상재는 대부분 기초제(base material)와 촉매제(accelerator)의 2개의 paste 형태로 공급되며 인상 채득은 기초제와 촉매제를 비율에 맞추어 혼합하고 인상재의 경화를 유도한다. 인상재의 경화시간은 기초제와 촉매제의 혼합비율과 혼합시 온도(mixing temperature), 습도(humidity) 등이며 다른 인상재와 비교하여 정밀하고 조작이 용이하며 안정도가 우수하다.

치과용 고무 인상재는 탄력성과 크기의 변화에 근거하여 polysulfide를 type Ⅰ, silicone를 type Ⅱ, poly-ether를 type Ⅲ로 분류하기도 하고, 흐름성에 따라 점성이 상당히 높은 putty와 같은 점조도를 갖는 인상재를 class Ⅰ, 점성이 비교적 높아 tray material 또는 heavy body로 불리는 인상재를 class Ⅱ, 점성이 중간 정도이어서 regular body로 불리는 인상재를 class Ⅲ, 점성이 가장 낮아 syringe material 또는 light body로 불리는 인상재를 class Ⅳ로 분류하기도 한다.

① Low viscosity(light body): 지대치 주입용

유동성이 좋아 미세 부위 재현성이 우수하며 syringe type 또는 injection type이라고도 한다.

② Medium viscosity(regular body): 지대치 주입용 또는 tray 용

중간 정도의 유동성을 갖고 있으며 syringe나 tray 용으로 모두 사용 가능하다.

③ High viscosity(heavy body): tray 용

밀도와 점성이 커서 이것만으로는 정밀 인상 채득을 할 수 없다.

④ Putty: tray 용

밀도가 가장 큰 반죽형의 재료이다.

대부분의 고무 인상재는 다양한 흐름성을 가진 상태로 공급되며 최종 인상은 두 가지 흐름성의 인상재를 연합하여 인상을 채득하는데 흐름성이 높은 것은 인상용 주사기에 넣어 지대치 부위의 인상을 채득하고, 흐름성이 낮은 것은 인상용 트레이에 담아 두 가지 재료를 중첩시켜 인상을 채득한다. 그러나 때에 따라서는 한 가지 흐름성을 가진 인상재(mono-phase)도 사용되고 있다. 이러한 고무 인상재를 선택 사용하는 것은 술자의 취향이나 이용 술식에 달라진다.

1) 폴리설파이드 러버(polysulfide rubber)

1950년대 중반에 소개된 인상재로 우수한 체적 안정성과 찢김 강도가 높은 인상재이다. 이 인상재는 티올기(−SH)가 이산화납($Pb(OH)_2$), 이산화 구리($Cu(OH)_2$) 또는 유기 과산화물(peroxide)에 의하여 반응이 시작되고 축합반응을 일으켜 인상재의 경화가 일어난다. 황(S)이 보조반응제(coreactant)로서 사용되고 가장 많이 사용되는 반응제(reactant)는 이산화납으로 진한 갈색의 초콜릿색 갈색 탄성체를 형성하며 이산화납 대신 이산화 구리를 사용하면 밝은 초록색 탄성체가 형성된다. 물과 황화납(PbS)은 경화반응의 부산물로 나오는데 물은 촉진제로 사용되며 물을 추가하면 반응이 빨라진다.

폴리설파이드 인상재는 반응중에 수분이 손실되는것과 지속적인 경화반응으로 인상채득 후 즉시 석고를 부어야 한다. 1시간 이상 지나서 석고를 붓게 되면 체적 변화를 일으킬 수 있으며 크기 안정성에서 약간의 수축이 있으므로 가능한 재료의 양을 줄이기 위해 개인 트레이를 사용하는 것이 바람직하다. 인상재의 값은 저렴하지만 긴 경화시간과 불쾌한 유황냄새가 나며 인상재가 옷에 묻으면 잘 지워지지 않는 단점을 가지고 있다.

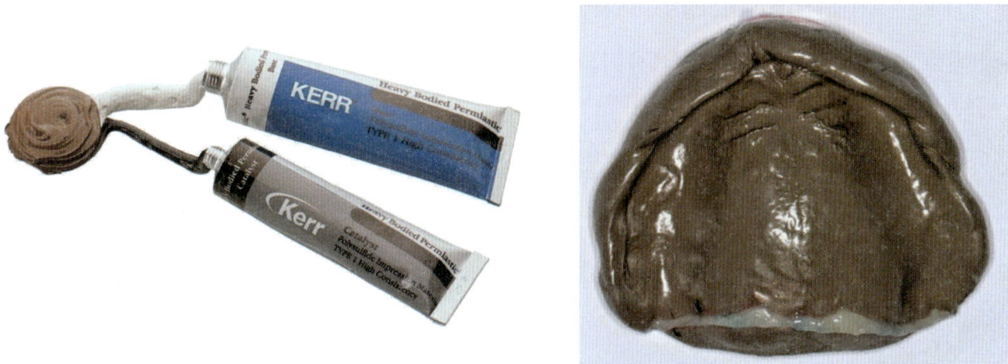

그림 3-7 폴리설파이드 인상재와 무치악 폴리설파이드 인상체

2) 축중합형 실리콘 인상재(Condensation silicone, Siliocone, Polysiloxane)

폴리설파이드 인상재의 문제점을 일부 극복한 인상재이다. 축중합형 실리콘 인상재의 경화반응에서는 보조반응제(coreactant)와 관계없이 기화성의 에틸알코올 부산물이 형성되고 기화되면서 인상재가 수축하므로 인상채득 후 즉시모형재를 붓도록 권장한다.

인상재의 기저재(base)와 촉매제(catalyst)의 비율을 조절하면 경화시간을 조절할 수 있다. 그러나 제조회사가 원하는 특별한 범위 내에서 비율이 조절되어야 경화실패나 불균일한 경화를 피할 수 있다. 이 인상재는 냄새가 없고 구강 내에서 비교적 짧은 경화 시간을 갖는 장점을 가지고 있으며 높은 온도와 습도에 비교적 영향을 덜 받는다.

그러나 큰 단점은 소수성(hydrophobic)으로 젖음성(wettability)이 떨어져서 치은 열구내에 수분이나 출혈이 조금만 남아 있어도 인상의 정확도가 떨어진다. 경석고를 부을 때에도 소수성이어서 미세한 부위에 기포가 생길 가능성이 많다. 여러가지 점주도(viscosity)를 가지고 개발되어 가장 큰 점주도의 putty로 부터 heavy body, regular body, light body 등으로 되어 있다.

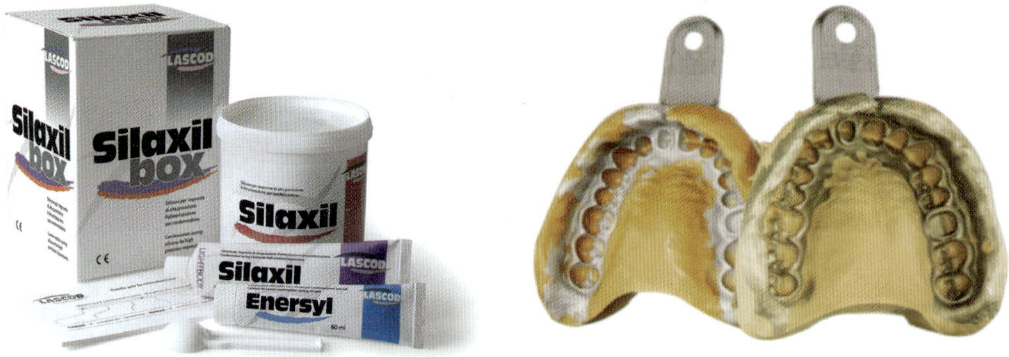

그림 3-8 축중합형 실리콘 인상재와 축중합형 실리콘 인상체

실리콘과 폴리 썰파이드는 축합반응을 하므로 알코올과 물이 부산물로 생기는데 이것의 기화에 의한 체적 수축이 일어나므로 하이드로 콜로이드보다는 좋지만 크기 안정성이 아주 우수하지는 못하다.

3) 부가형 실리콘(Addition silicone, Polyvinyl siloxane silicone, Vinyl polysiloxane silicone)

1970년대에 소개된 이 인상재는 축합형 실리콘에 비하여 여러 가지 장점을 가지고 있다. 인상재 체적 안정성이 우수하고 작업시간이 온도에 조금 민감한 것을 제외하고 모든 면에서 좋은 인상재이다. 연조직 부작용이 없으며 경화 후 polyether 보다는 덜 단단하다. 그러나 몇 제품에서 고무장갑을 끼고 재료를 혼합한 경우 고부장갑의 분말에 의해 인상재 경화가 지연되는 경향이 있다. 또한 장갑을 벗고 하더라도 깨끗이 씻지 않거나 장갑 낀 손으로 구강 내 조직을 만질 경우에도 잘 경화되지 않는다. 단점으로는 소수성이고 젖음성이 나쁘므로 모형재를 부을 때 주의해야 한다. 인상재 경화시나 경화 후에 부작용(side reaction)으로 생성되는 수소(H) 가스에 의해 모형재에 기포가 발생된다. 그러므로 수소가스를 발생하는 제품을 사용할 때에는 1~24시간 후에 경석고를 부어야 한다. 새로운 제품에는 수소흡수제로써 팔라디움(Pd)를 포함시켜 이러한 문제를 해결하는 방법도 추천된다.

인상재의 경화반응은 염화백금산(chloroplatinic acid) 실리콘에 의하여 반응이 일어나게 된다. 두 개의 Paste로써 포장되어 공급되는데 하나는 끝에 silane 수소기와 filler를 포함하는 paste이고 다른 것도 끝에 vingi기와 chloroplatinic acid catalyst, 그리고 filler가 포함된 paste이다.

이 두 paste를 혼합하면 vinyl 이중 결합에 silane 수소기가 부가반응을 일으켜 부산물없이 경화하게 되어 우수한 안정성을 갖는다.

4) 폴리에테르(Polyether, Epimine)

1980년대 중반에 독일에서 개발된 재료로써 다른 인상재와 다른 중합기전을 가지고 있다. 인상재 경화반응중에 기화성 부산물이 생성되지 않아 장기간 크기의 안정성이 우수하다(단, 단기간의 크기 안정성은 폴리썰파이드와 유사함).

폴리에테르 인상재의 장점은 짧은 작업시간과 경화시간이며 젖음성(wettability)이 좋아서 모형제작시 기포 발생이 적다. 단점으로는 경화 후에 너무 단단하여 undercut이 심한 경우, 치주조직이 나빠서 치은이 퇴축된 경우, 치아가 한 두개 떨어져서 남은 경우에는 구강 내에서 잘 제거되지 않거나, 모형재 경석고를 붓고 인상체로부터 모형 제거시 석고모형의 치아가 부러지는 경우가 많으므로 undercut를 utility 왁스로 블록아웃(block out)하여 석고 모형이 잘 제거되도록 한다. 또한 작업시간이 짧으므로 한꺼번에 너무 많은 치아의 인상은 어렵고, 습기에 의해 인상체의 체적변화가 발생하므로 가능한 건조한 상태에서 보관하여야 한다.

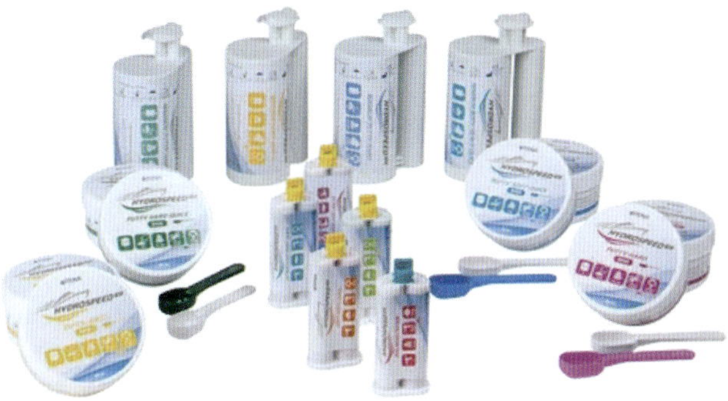
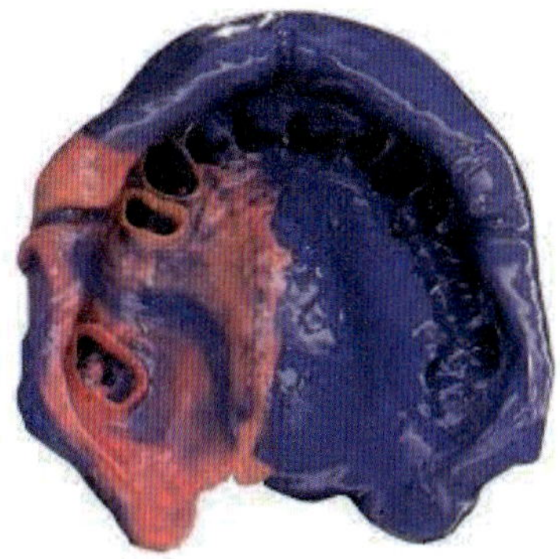

그림 3-9 **부가중합형 실리콘 인상재와 부가중합형 실리콘 인상체**

5) 고무인상재 인상 채득법

인상을 채득하는 방법에는 여러 가지가 있다.

① 단일, 단상 혼합법: 하나의 점도(viscocity)를 갖는 인상재를 혼합해 한 번에 주사기와 트레이에 넣고 인상을 동시에 채득하는 방법

ⓐ Single mix technique: single viscosity(mono-phase) 한 가지만 혼합하여 반은 주사기에, 나머지 반은 tray에 넣어 한 번에 인상을 채득하는 방법

② 이중상, 이중 혼합법: 각각 다른 점도의 인상재를 주사기용과 트레이용으로 나누어 혼합하는 방법

ⓐ Double mix technique: light body는 주사기에 넣어 지대치에 주입하고, medium이나 heavy body는 tray에 담아 한 번에 인상을 채득하는 방법

③ Putty/wash법

ⓐ 주로 실리콘 인상 시 putty용 인상재와 base catalyst를 혼합하고 기성 트레이에 넣어 1차 인상을 채득한 후 다시 구강 내에서 제거한 후, 지대치 부위에 주사기용 인상재를 다시 주입하여 정확한 인상을 채득하는 방법

④ 폐구 인상채득방법

ⓐ closed bite, double arch, bite tray: 한 번에 상하악의 관계와 지대치의 인상을 동시에 채득하는 방법이다. 어느 정도 점도가 있는 재료를 이용해야 한다. Light body를 사용하면 쉽게 흘려 버려서 좋은 결과를 얻을수 없다. 특별히 고안된 인상용 트레이가 필요하다.

ⓑ Double mix technique: light body는 주사기에 넣어 지대치에 주입하고, medium이나 heavy body는 tray에 담아 한 번에 인상을 채득하는 방법

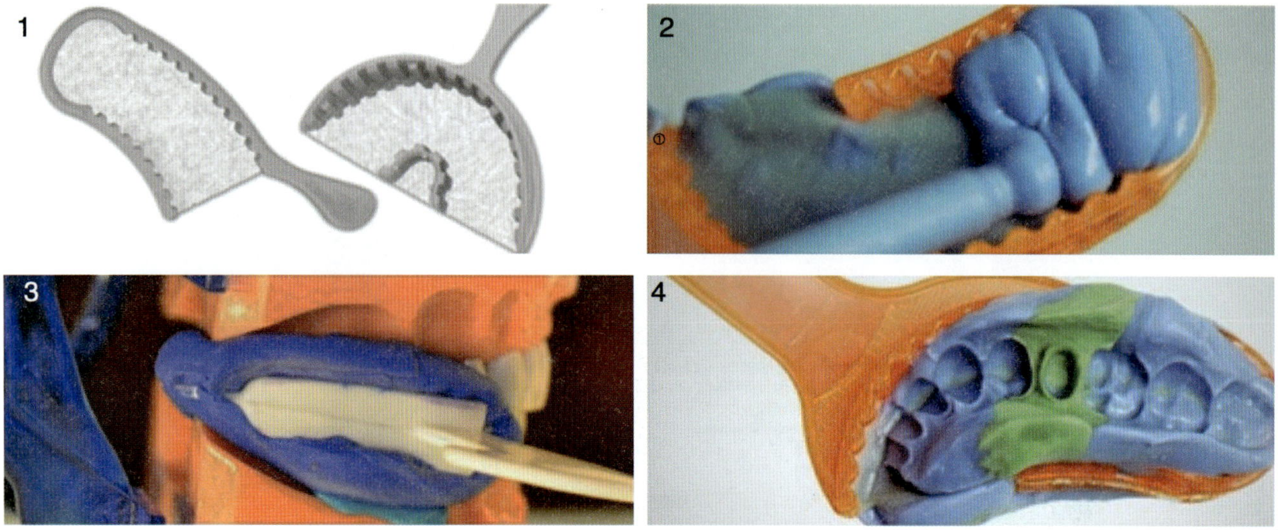

그림 3-10 Double arch 인상 트레이와 인상 채득 방법

인상재	장 점	단 점
가역성 하이드로 콜로이드	• 개인 트레이가 필요없다 • 열구내에 어느 정도의 수분은 무방하다 • 청결하다 • 경석고를 쉽게 부을 수 있다 • 경제적이다 • 장기간 보관할 수 있다(3~5년)	• 수조(conditioner)가 필요하다 • 즉시 부어야 한다 • Finish line을 보기 어렵다 • 깊은 열구내에서 찢어진다 • 잘못 다루면 환자에게 손상을 줄 수 있다
폴리 썰파이드	• 깊은 열구내에서 잘 찢어지지 않는다 • Finish line을 쉽게 알 수 있다 • 필요시 1시간 정도 후에 경석고를 부을 수 있다 • 전기도금이 가능하다 • 한 번이상 부을 수 있다 • 1년 정도 보관할 수 있다	• 개인 트레이가 필요하다 • 열구내에 수분이 있어서는 안된다(소수성-hydrophobic) • 온도와 습도에 민감하다 • 심한 undercut는 없애야 한다 • 좋지 못한 냄새가 난다 • 지저분하고, 옷에 묻으면 지워지지 않는다 • 석고를 부을 때 특별한 주의가 필요하다
축합형 실리콘 (이중혼합법)	• 깊은 열구내에서 어느정도 강도를 갖는다 • Finish line을 쉽게 알 수 있다 • 냄새가 좋다 • 1년 정도 보관할 수 있다	• 개인 트레이가 필요하다 • 제거 후 즉시 부어야 한다 • 열구내에 수분이 없어야 한다(소수성-hyrdrophobic) • 전기도금이 어렵다 • 석고를 부을 때 특별한 주의가 필요하다
축합형 실리콘 (putty-wash)	• 개인 트레이가 필요없다 • 열구내에서 적절한 강도를 갖는다 • Finish line을 쉽게 알 수 있다 • 냄새가 좋다 • 1년 정도의 보관기간을 갖는다	• 제거 후 즉시 부어야 한다 • 열구내에서 수분이 없어야 한다(소수성-hydrophobic) • 전기 도금이 어렵다 • 석고를 부을 때, 특별한 주의가 필요하다 • 쉽게 변형된다

인상재	장 점	단 점
부가형 실리콘 (이중혼합법)	• 크기의 안정성이 우수하다(석고를 늦게 부을 수 있다) • 한 번이상 부을 수 있다 • 냄새가 좋다 • 전기도금이 잘 된다 • 보관기간이 길다(1~2년)	• 개인 트레이가 필요하다 • 친수성 재료가 개발되어 열구내 어느 정도의 수분을 허용한다(소수성의 재료도 있다) • 석고를 부을 때 주의를 요한다 • 비싸다
부가형 실리콘 (putty-wash)	• 개인 트레이가 필요없다 • 크기의 안정성이 우수하다(석고를 늦게 부을 수 있다) • 한 번 이상 부을 수 있다 • 냄새가 좋다 • 전기 도금이 잘 된다 • 보관기간이 길다(1~2년)	• 친수성은 어느 정도의 수분을 허용하나 소수성은 허용하지 않는다 • 석고를 부을 때 주의를 요한다 • 가장 비싸다
폴리에테르	• Finish line을 쉽게 알 수 있다 • 경화가 빠르다 • 크기 안정성이 우수하다(석고를 늦게 부을 수 있다) • 한 번이상 부을 수 있다 • 냄새가 좋다 • 보관기간이 길다(2년)	• 개인 트레이가 필요하다 • 심한 undercut는 block out해야 한다 • 한번에 여러 개의 지대치 인상은 어렵다 • 비싸다

6) 인상체의 소독

인상을 채득하고 난 후 인상체의 내면에는 침과 혈액 등의 잔유물이 남아 있게 된다. 인상체는 채득한 즉시 흐르는 물로 세척하고 인상체의 재료에 알맞은 소독을 시행하여야 한다. 일반적으로 인상체 소독액은 글루탈알데하이드(glutaraldehyde) 용액이나 아이오도포르 분사액(iodophor spray)을 사용한다. 인상체의 소독은 치과의사, 치과위생사 치과기공사에게 교차감염의 가능성을 막아줄 수있다. 인상체에 소독에 사용하는 소독액은 재료에 따라서 추천되는 재료와 방법을 사용하여야 한다.

인상재	소독액 및 소독 방법
알지네이트	희석 표백, iodophor 분사
가역성 하이드로 콜로이드	희석 표백, iodophor 분사
폴리설파이드	Iodophor, 2% glutaraldehyde 침전
부가형 실리콘	2% glutaraldehyde 침전
축중합형 실리콘	2% glutaraldehyde 침전
폴리에테르	Iodophor 분사 또는 chlorine dioxide 침전

7) 인상체 검사

완성된 인상체는 작업 모형을 붓기 전에 조심스럽게 검사하는데 다음 사항을 검사한다.

① 인상체에 주름이 생기지 않았는지 여부

② 인상재를 적절하게 혼합하였는지 여부

③ 개인 tray가 비쳐 보이는 부위가 있는지 여부(적절한 인상재의 두께가 확보되었는지)

④ 인상체를 구강 내로부터 빼낼 때 찢어지지는 않았는지 여부

⑤ 삭제된 변연을 넘어서까지 연속적인 연장이 있는지 여부

⑥ 인상재가 tray로부터 분리되었는지 여부

⑦ 변연(finish line: margin) 부위가 혈액이나 타액으로 인해 밀리지 않았는지 여부

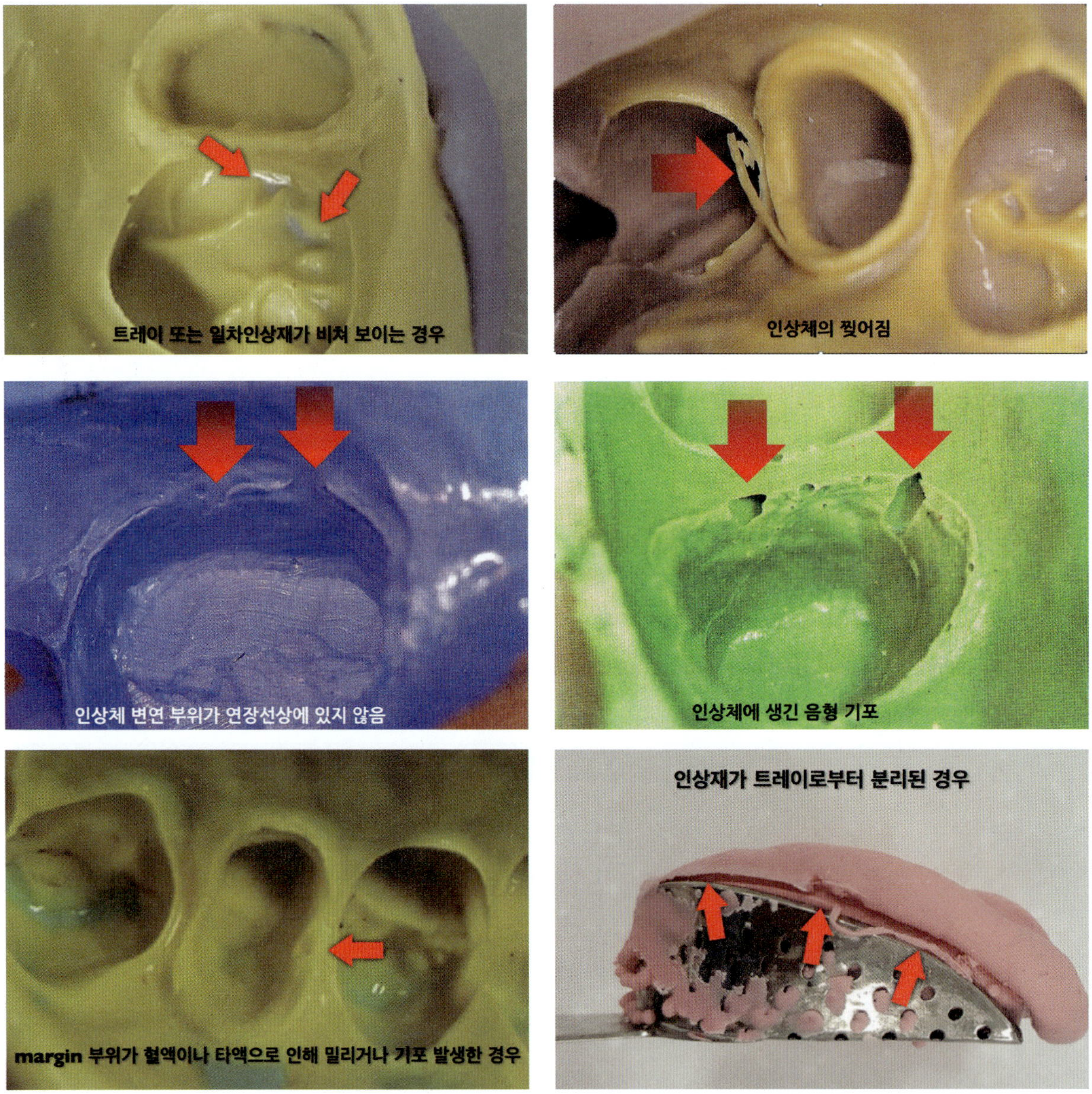

그림 3-11 인상체의 검사시 잘못된 인상체의 예시

4. 광학 인상(optical impression)

광학 인상은 디지털 기술의 발달로 인상재를 사용하지 않고 구강용 스캐너(intra-oral scanner)와 같은 광학 장비를 사용하여 환자 치아를 3차원 이미지로 스캐닝하고 3차원적인 모형을 생성하여 모니터에서 확인 할 수 있는 방법이다. 광학 인상은 환자에게 인상 채득으로 인한 불편감이나 이물감 없는 인상이 가능하고 환자간의 교차감염의 위험 가능성을 감소시킬수 있으며, 인상재가 가지고 있는 변형의 위험을 줄일수 있는 장점이 있다.

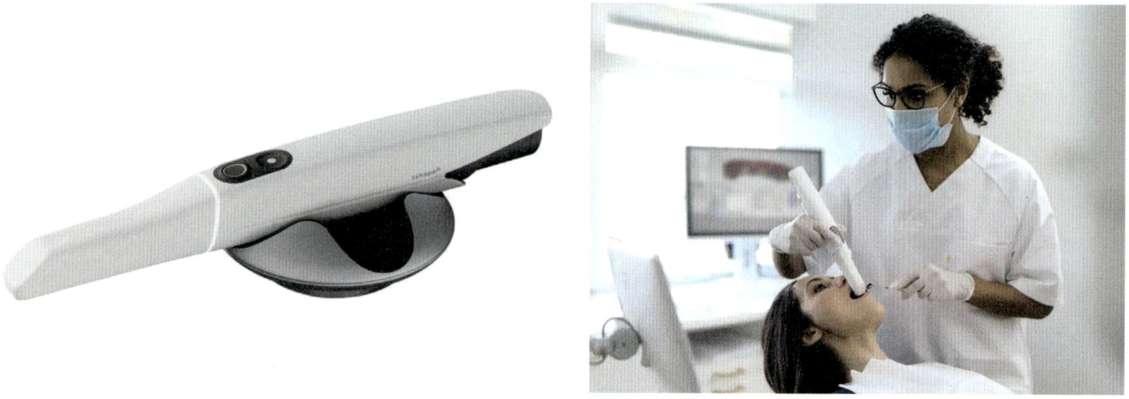

그림 3-12 광학 인상용 구강스캐너

04 작업모형과 다이 (Working cast and Die)

보철물 제작을 위해 구강 내에서 직접 납형을 제작하는 방법은 매우 어렵고 시간이 많이 소요되기 때문에 인상을 통해 환자 구강과 동일한 모형을 제작한 다음, 그 모형을 이용하여 납형을 제작하고 보철물을 완성하는 간접법의 방법들이 임상적으로 많이 사용된다. 간접법으로 보철물을 제작하기 위해서는 보철물 제작을 위한 작업모형(working cast)이 필요하며 모형은 삭제된 치아(die), 인접 치아, 대합치 그리고 연조직에 대한 정보가 있어야 한다.

작업모형은 치아와 치열, 치주조직 그리고 교합관계 등이 재현 가능해야 하며, 정확한 교합을 위해서 일반적으로 전악(full arch)을 인상 채득하여 모형으로 재현한다. 보철물을 제작하기 위해서는 삭제된 치아의 변연(margin)을 포함하고 있는 다이(die)와 다이를 포함하고 있고 석고와 같은 모형재를 이용하여 제작되어진 작업모형, 대합치 모형 그리고 교합기가 필요하다.

4-1 모형(cast, model)의 종류와 요구조건

1. 연구 모형 또는 진단 모형(study cast or diagnostic cast)

보철 치료전 치료 계획을 환자에게 설명하는데 편리하게 하고, 사례 분석(case analysis)과 진단(지대치의 지지력 관계, 결손부와 대합치와의 관계, clinical crown의 크기, 길이) 그리고 개인 트레이를 제작하기 위한 모형을 말한다.

2. 작업모형(working cast)

보철물 제작을 위한 모형으로 다이와 인접치 그리고 악궁을 포함하는 전악 또는 부분악의 모형을 말하며 삭제된 치아의 면을 정확히 재현해야 하고 인접 치아에 결함이 있으면 안되며, 교합면은 대합치 모형과 정확히 교합되어야 하는 요구 조건을 가지고 있다.

(1) 다이(die)

다이는 지대치를 재현한 것으로 지대치의 정확한 형태, 크기 그리고 정밀한 표면 상태를 가지고 있어야 한다.

(2) 다이를 포함하는 작업 모형

보철물의 인접치와 접촉관계나 치관 형태를 바르게 재현하기 위해서 구강 내의 지대치와 인접치의 관계가 정확하게 재현 되어야 한다.

3. 대합치열 모형(opposing cast)

작업모형과 대합되는 모형을 말하는 것으로 대합치간의 상호교합관계를 정확하게 재현시켜주기 위한 모형을 말하며, 보철물의 교합관계에 많은 영향을 주므로 모형제작에 주의해야 한다.

4. 모형의 요구조건

① 기포가 없어야 한다.

② 변형되지 않아야 한다.

③ 납형을 제작하기가 용이하여야 한다.

④ 적절한 교합기에 부착되어 대합치와의 교합 관계가 정확히 이루어져야 한다.

⑤ 모형의 표면 강도가 충분하여야 한다.

⑥ 다이는 베이스 모형과 정밀한 착탈관계를 가져야 한다.

5. 간접법의 장단점

(1) 장점:

① 구강 내 시술 시간을 단축할 수 있다.

② 조작을 하는데 있어서 시계성과 접근성이 좋다.

③ 실패할 경우 다시 만들 수 있다.

④ 다이에 장착하여 연마할 수 있어 편리하다.

⑤ 완성 후 검사하기가 쉽다.

(2) 단점:

① 작업모형을 제작하는데 시간과 경비가 든다.

② 조작 과정을 거치는 동안 팽창, 수축으로 인하여 변형이 온다.

③ 조작이 복잡하다.

4-2 모형 제작 재료의 종류

1. 석고

간접법으로 보철물을 제작하기 위해서는 모형 제작 재료의 물리, 화학적인 특성을 정확하게 파악하여 작업모형 제작과정에서 발생하는 오차를 줄이는 것이 매우 중요하다. 모형 제작 재료는 납형이 제작되는 과정에서 체적안정성과 마모에 대한 저항성 등이 필요한데 석고는 가장 일반적으로 사용되는 모형재료로 값이 싸고 사용하기 편리하며 일정한 결과를 얻을수 있는 장점을 가지고 있다.

치과용 석고는 미국 치과 의사 협회 규격에서 석고 제품을 Type Ⅰ, Ⅱ, Ⅲ, Ⅳ, Ⅴ로 나누는데 다음과 같이 분류한다.

Type Ⅰ: 인상용 석고(Impression plaster)
Type Ⅱ: 모형용 석고(Model plaster)
Type Ⅲ: 치과용 경석고(Dental stone)
Type Ⅳ: 치과용 경석고, 고강도(Dental stone, high strength)
Type Ⅴ: 치과용 경석고, 고강도, 고팽창(Dental stone, high strength, high expansion)

모형 제작에 사용되는 석고는 연구 모형이나 단순 코어(core)용으로 사용되는 보통 석고(dental plaster)와 표면 경도와 강도가 높게 처리되어 다이(die)나 작업용 모형(working cast)으로 사용되는 경석고(stone)가 있다. 석고 제조 방법에 따라 α형 또는 β형이 있는데 α형은 경석고와 초경석고, β형은 보통석고로 사용된다. α형 석고는 결정형이 비교적 균일하며 석고 경화에 필요한 물의 양이 적어 경도, 강도가 우수하다. β형 석고는 석고 결정형이 불균일하고 동시에 다공성이기 때문에 혼수비가 높으며 치밀한 석고 결정을 얻을수 없다.

각 석고의 성분은 화학적으로 동일하다. 경화반응은 calcium sulfate hemihydrate의 수화로 인한 것이다.

$$CaSO_4\frac{1}{2}H_20 + 1\frac{1}{2}H_20 = CaSO_4\ 2H_20$$

반수화물은 약간의 결정수를 제거하기 위해 조절된 조건 하에서 제 이수화물을 가열해서 제조된다. 이 과정을 석회소성이라고 한다. 각 치과용 석고의 차이점은 석회소성 방법의 차이에 의한다. 치과용 경석고 보다 다이용 경석고의 개선된 물리적 성질의 차이는 충분한 유동성 혼합을 얻기 위하여 필요한 물의 양이 더 적기 때문이다.

석고의 표면 미세 부위 재현성은 매우 중요한 요소로 미국치과의사협회 표준 No.19에 기준하여 20㎛ 폭의 선을 재현할 수 있어야 하지만, 모든 제품의 다이용 경석고가 모든 인상재와 조화되지는 않아 인상재의 표면 미세 부위가 잘 나오지 않을 경우 다른 석고 모형재를 선택해야 한다.

구강 내에서 인상체를 제거한 후에는 인상체에 남아 있는 타액, 혈액, 음식물 잔사 등을 세척하고 석고 모형재를 주입하여야 한다. 석고 혼합은 핸드 믹싱(hand mixing) 보다는 진공상태에서 기계적으로 혼합하는 것이 석고의 물성 증가와 더 높은 품질의 석고 모형을 얻을 수 있는데 30-45초 정도 진공 상태에서 기계적으로 혼합하면 기포 감소와 함께 강도가 증가한다.

석고 모형은 최소한 45분 이후에 석고의 적정 강도를 얻은 후에 인상체로부터 제거하는데 제품에 따라 다양하지만 보통 더 우수한 결과는 1시간 후에 얻는다.

① 인상체 내의 혈액, 타액, 음식물 잔사를 흐르는 물에 세척한다.
② 인상체 내부의 물기를 제거하되 건조시키지 않는다.
③ 석고의 혼합은 반드시 석고 제조회사의 설명서에 따라 시행하여야 한다.
④ 연화한 석고를 조금씩 진동시키면서 한쪽에서부터 인상체내에 흘려 넣는다.
⑤ 석고가 초기 경화하면 100%의 습도기(humidor) 내에 저장한다.
⑥ 석고 모형은 45분~1시간 후에 인상체로부터 제거한다.

석고 제품의 중요한 성질은 강도와 경화 시간이다. 이러한 것을 좌우하는 요소는 혼수비, 온도 및 습도, 기포, 저장 조건, 연화 시간 및 횟수, 연화 용기의 청결, 경화 촉진제나 지연제의 사용 유무 등이다.

반수석고를 혼합할 때의 물의 양은 경화된 이수 석고의 강도와 경도에 영향을 미친다. 물의 양이 많아질수록 강도와 경도가 감소되고 제한된 범위 안에서의 물의 양이 적어질수록 단위 부피당 석고 결정의 수가 늘어나 뒤엉킴이 심해지므로 이수 석고의 강도 및 경도는 높아지고 경화 시간은 단축된다.

그러므로 좋은 결과를 얻기 위해서는 물과 분말의 혼수 비율을 잘 맞춰 주어야 하며 물과 이수 석고의 양을 측정할 때에는 부피로 측정하는 것보다 무게로 평가하는 것이 좋다.

석고의 가장 큰 단점은 마모저항성이 비교적 약한 것이다. 이것을 극복하기 위해 석고의 표면에 아크릴레이트계 단량체와 같은 낮은 점도의 레진를 도포하고 스며들게 하여 중합시키면 모형의 경도가 증가한다. 이러한 방법에 의하여 마모저항성을 개선할 수 있지만, 레진 피막 두께가 너무 두꺼워지지 않도록 주의 하여야 한다.

2. 레진

레진계 모형 재료는 석고에 비해 강도와 마모저항성이 높은 모형용 재료로 에폭시 레진(epoxy resin)이나 폴리우레탄이 많이 사용된다. 레진은 체적 안정성이 높고 마모저항은 석고에 비해 몇 배 높으나 석고보다 비싸고 중합 과정에서 약간의 수축이 발생한다.

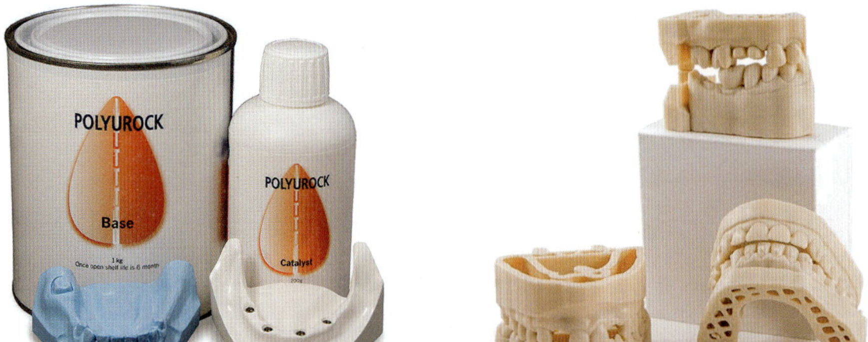

그림 4-1 인상체에 사용하는 폴리우레탄 레진(CM 社)과 3D 프린팅 모형제작용 레진

레진 모형의 특징은 기계적 강도가 크고, 내구성 및 내 마모성이 우수하고, 고무인상재와 접촉 시 활택한 면을 얻 을 수 있는 장점이 있으나, 중합 과정에서 수축 경향을 나타내고, 경화 시간이 길며, 기포 발생의 가능성이 있다. 레진계 모형 재료를 사용하기 위해서는 인상재의 선택이 중요하다. 폴리설파이드와 하이드로콜로이드와 같은 인상재는 레진과 함께 사용할 수 없고 폴리비닐실리콘 과 폴리에테르 인상재와는 좋은 결과를 얻을 수 있다.

최근들어 사용이 많아 지고 있는 3D 프린팅 모형용 재료 또한 레진계로 3D 프린팅 방식에 따라 아크릴로나이트릴(Acrylonitrile), 뷰타다이엔(Butadiene), 스타이렌(Styrene)의 ABS와, 폴리 락타이드(PLA)그리고 이들을 다양하게 혼합한 소재, 폴리프로필렌(PP)과 유연성이 있는 열가소성 폴리우레탄 탄성체(TPU)가 많이 사용되고 있다.

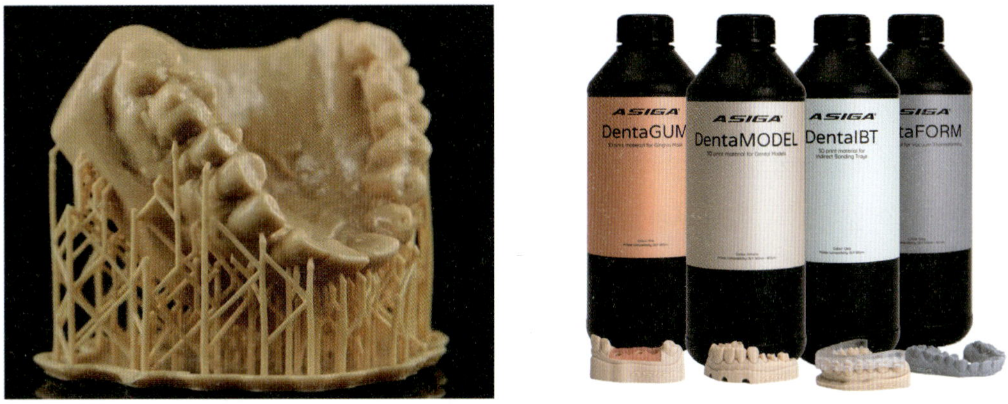

그림 4-2 3D 프린팅 방식으로 제작되는 모형과 3D 프린팅 레진

4-3 작업모형의 종류

1. 작업모형의 종류

1) 다이가철식 모형(complete cast with removable dies)

치열 모형으로부터 다이를 분리, 착탈할 수 있도록 만들어 작업을 용이하게 하기 위한 방법을 말한다.

다이는 다이가철식 작업모형의 한 부분으로서 보철물 제작의 편리성을 위하여 작업모형으로부터 분리될 수 있어야한다. 작업모형에 다이를 정확하게 재 위치시키는 것은 다이가철식 모형 제작 방법에 있어서 매우 중요한 요소이고 다이 핀(die pin)을 사용한다.

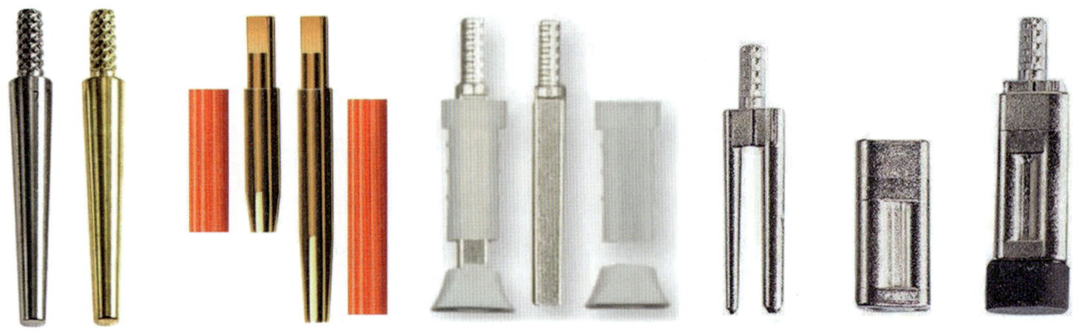

그림 4-3 여러 형태의 dental pin

다이가철식 다이 시스템을 사용하기 위해서 다음의 요구 조건을 만족시켜야 한다.

① 다이는 정확한 원래 위치로 돌아가야 한다.

② 다이를 작업모형에 위치시키고 모형을 뒤집거나 거꾸로 해도 쉽게 탈락되어서는 안된다.

③ 다이를 가진 모형은 교합기에 쉽게 부착시킬 수 있어야 한다.

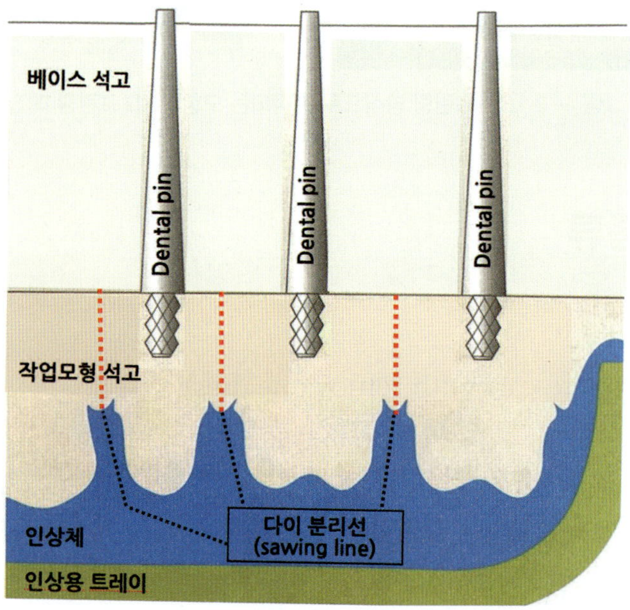

그림 4-4 Dental pin을 이용하는 다이가철식 모형 구조

2) 개별 다이가 있는 고형 모형(solid cast with extra individual dies)

개별 다이 다이(extra individual die)가 있는 고형 모형 방식은 인상체로 부터 2-3개의 복수 모형을 제작하는 방법이다. 고형 모형제작 방법은 하나의 고무 인상체에 IV형이나 V형 석고를 부어 2~3개의 모형을 제작하

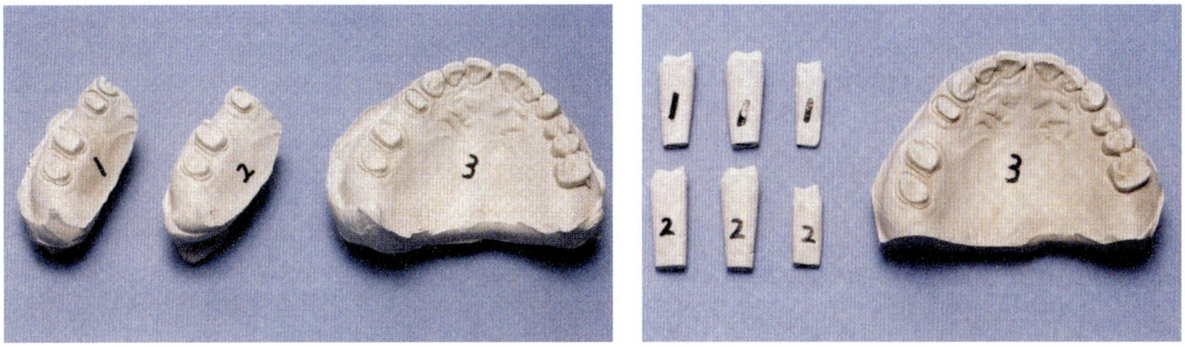

그림 4-5 개별 다이 모형(individual die)과 치열 모형 제작(wax pattern)을 위한 석고모형

는데, 모형은 치열 모형(solid cast)과 지대치로 사용될 개별 다이 모형으로 구분되고, 납형(wax pattern) 제작에는 개별 다이 모형과 치열 모형 모두를 이용한다.

일반적으로 인상체로부터 첫 번째 얻어지는 모형으로 개별 다이를 만들고 2, 3번째 얻는 모형은 치열모형으로 교합기에 장착한다. 납형은 개별 다이에서 코핑을 완성하여 치아의 외형과 교합 재구성을 위해 교합기에 부착된 치열 모형으로 옮겨서 납형의 외형을 완성한다. 교합면과 해부학적 외형이 완성된 납형은 개별 다이로 다시 옮겨서 마진부위의 적합을 확인한 다음, 매몰과정을 진행한다.

고형 모형과 개별 다이 체계의 장점은 다이가철식 다이 제작 방법에 비해 모형 제작 방법이 간편하고 모형에서 다이를 분리하지 않기 때문에 조금 더 정확할 수 있으며 치열 모형은 최소한의 다듬기로 완성이 가능하다. 이것은 삭제된 지대치 주변의 치은조직을 납형 형성시에 참고 할 수 있어서 보철물의 외형 형성에 도움을 준다.

고형 모형은 이러한 장점도 있지만 단점도 가지고 있다.

① 복잡하거나 깨지기 쉬운 납형을 모형으로부터 다이로 옮기기가 어려울 수 있다.
② 고형 모형에 납형을 장착하는 경우 많은 인상재에서 두 번째 부은 것이 처음 부은 것보다 약간 커서 교합평가 전에 납형의 장착을 위해서 경석고를 조정할 필요가 있다.
③ 탄성고무 인상재에서만 사용할 수 있다. 탄성고무 인상재로부터 첫 번째 부은 석고 모형이 가장 정밀하므로 납형을 매몰하기 전에 첫 번째 부은 개별 다이상에서 납형의 변연을 재적합시켜 보는 것이 필수적이다. 만약 가역성 하이드로콜로이드를 사용할 경우에는 고형 모형과 개별 다이를 위한 각각의 인상이 필요하다.

3) 분할복위식 모형(split cast with fixed dies)

Di-lok tray, accu-trac tray, channel tray 등을 사용하여 내면의 요철을 이용하고 착탈이 가능한 작업모형을 만드는 방법이다.

인상체로부터 작업 모형을 만들 때 특별히 고안된 Di-lok tray와 인상체에 석고를 주입하고 작업모형을 제작한다. 작업모형은 완전 경화 후 인상체와 Di-lok tray에서 제거하여 전용 톱(saw)이나 디스크를 사용하여 개개 다이와 치열 모형을 분리한다. Di-lok tray 내면의 요철구조는 개개 다이나 치열 모형의 분리와 장착을 가능하게 한다.

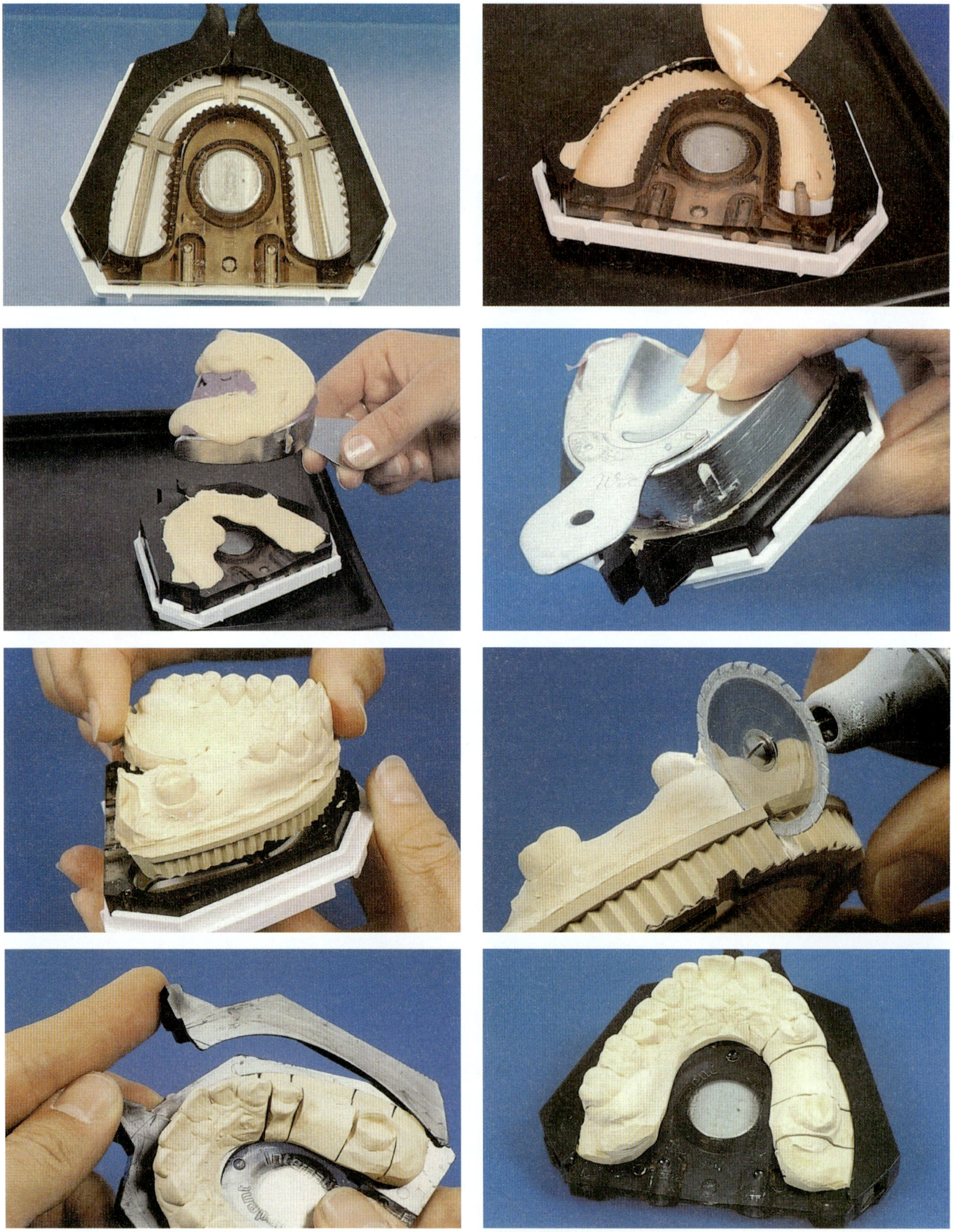

그림 4-6 Di-lok 트레이를 사용하는 작업 모형 제작 과정

2. 작업모형의 제작법

1) Pindex system에 의한 제작법

모형이 경화한 후 최종 인상체로부터 분리하고, 경화된 모형상에서 dowel pin을 식립하는 방법이다. 핀(pin)을 식립하기 위한 핀 홀은 pindex를 이용하고, 작업모형 기저부에 레이저 포인트를 이용하여 정확하게 핀 홀(pin hole)을 뚫는다. dowel pin은 접착제를 사용하여 핀 홀에 수직방향으로 부착 식립하는 방법으로 모형을 관찰하며 식립 위치를 결정할 수 있는 장점이 있어 일반적으로 모형 제작 시 가장 많이 사용되어지고 있는 방법이다.

① 1차 초경석고를 주입한 후 경화하면 인상체에서 모형을 분리한다.

② 모형의 기저면은 교합 평면과 평행이 되도록 모델 트리머(model trimmer)로 적정 두께인 12~15mm 정도로 교합평면과 평행하게 다듬는다(그림 4-7). 핀이 식립되는 작업모형의 기저부는 위치에 따라 15~20mm 정도가 되게 삭제한다(그림 4-8).

③ 다이의 분리를 위해 작업 모형에 다이(die) 분리 기준선을 표시한다(그림 4-9).

④ 지대치의 근·원심 부위를 연필로 분할선을 표시하고 dowel pin의 식립 위치를 정한다(그림 4-10).

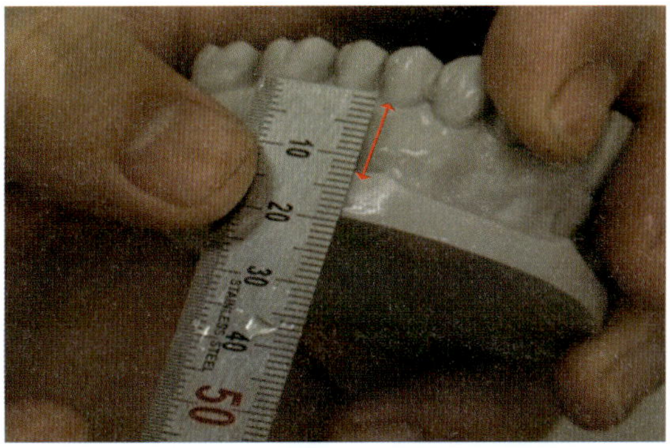

그림 4-7 인상체에 분리된 모형

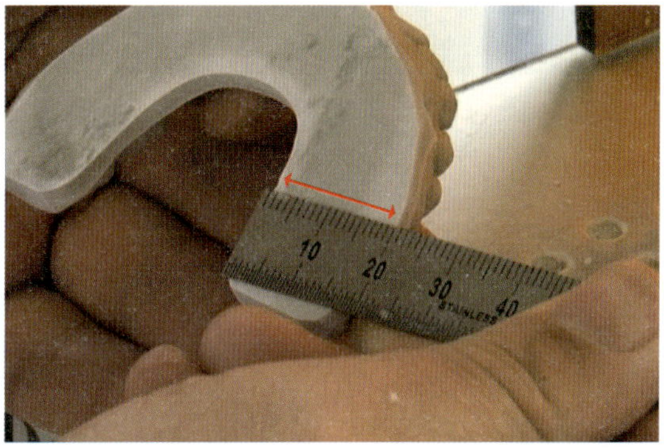

그림 4-8 모형의 기저면을 교합 평면과 평행이 되도록 다듬는다.

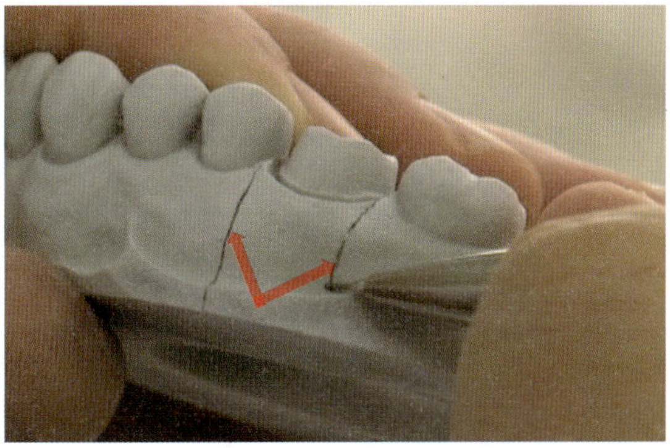

그림 4-9 다이 분리 기준선을 표시한다.

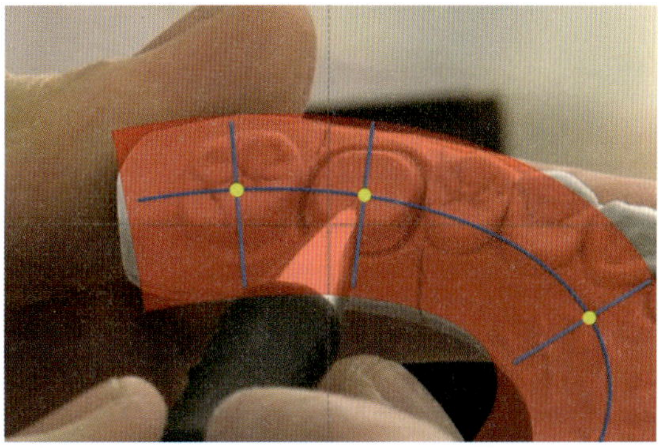

그림 4-10 작업모형 기저부 중앙에 핀 홀을 뚫고 핀을 식립할 기준점을 표시한다.

⑤ 천공할 부위와 pindex의 불빛을 일치시켜 작업 모형의 기저부에 핀 홀을 뚫고(그림 4-11), 핀 홀이 정확하게 천공되었는지 확인한다(그림 4-12).

⑥ 모형을 건조시킨 후 dowel pin의 유지 부분과 핀 홀에 접착제를 도포한 다음 dowel pin을 식립한다(그림 4-13).

⑦ 석고 분리제를 도포한 후 dowel pin의 반복적인 착탈로 인해 모형이 손상되는 것을 방지하기 위해 pin sleeve를 장착하고 작업모형의 기저부에 회전 방지 구(groove)를 half round form으로 dimple을 형성한다(그림 4-14).

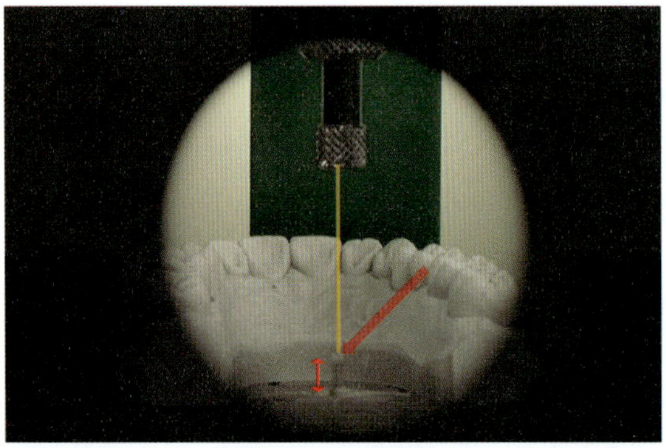

그림 4-11 라이트 빔으로 드릴 위치를 정확히 맞추고 천공(drilling)한다.

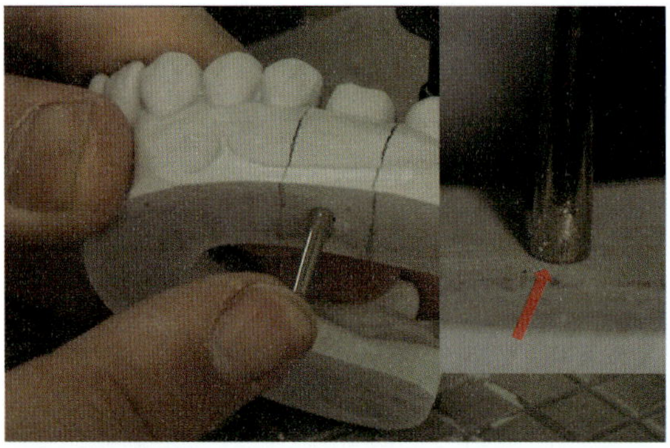

그림 4-12 접착제를 바르고 핀을 장착시킨다.

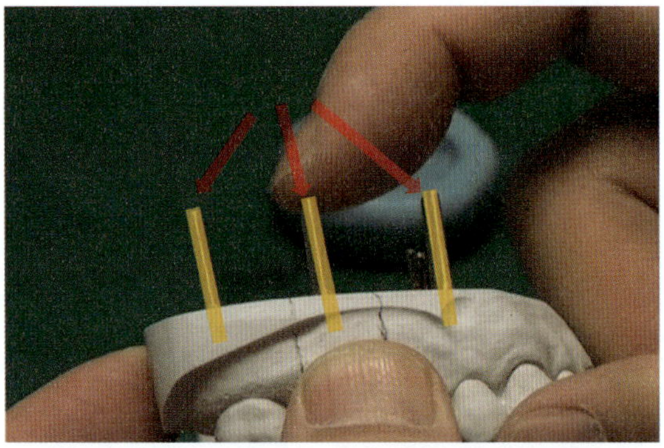

그림 4-13 dowel pin이 단단히 접착되었는지 확인하고 sleeve를 끼운다.

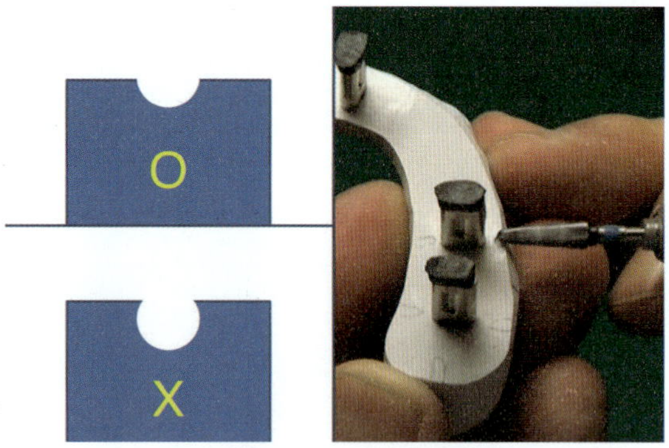

그림 4-14 다이의 회전 방지구를 형성하고 석고분리제를 도포한다.

⑧ Dowel pin 주위와 회전 방지구 주변에 기포가 생기지 않도록 붓이나 조각도를 사용하여 베이스 석고를 주의하여 도포한 다음 작업 모형 기저부의 가상의 기준선에 맞추어 베이스 석고를 주입한다(그림 4-15).

⑨ 작업모형의 기저부가 경화되면 작업 모형 기저부와 모형 베이스의 경계면이 구분이 되게 다듬고(그림 4-16), 다이 분리 기준선을 따라 지대치와 인접치가 손상되지 않도록 석고 톱으로 모형을 절단한다(그림 4-17).

⑩ 다이 분리시에 발생되는 석고 찌꺼기 등을 깨끗하게 제거한 다음 다이와 베이스 모형이 정확하게 일치하는지 확인한다(그림 4-18).

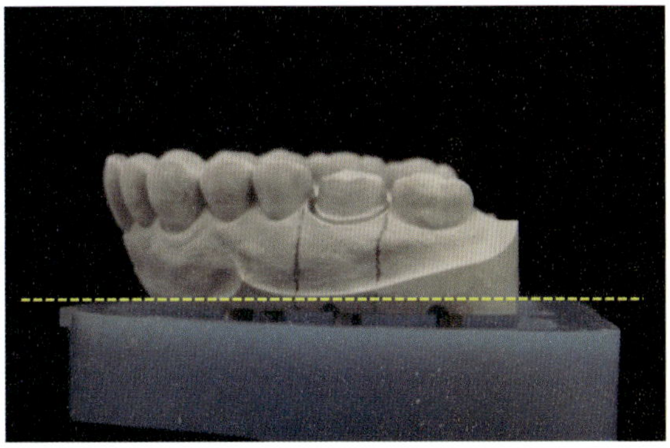

그림 4-15 작업모형의 기저부의 높이에 맞추어 모형 베이스 석고를 주입한다.

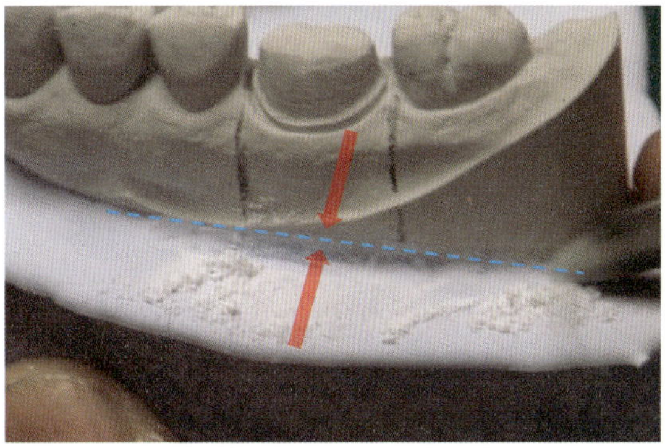

그림 4-16 모형 베이스 석고와 작업모형 기저부의 경계가 구분이 되게 다듬는다.

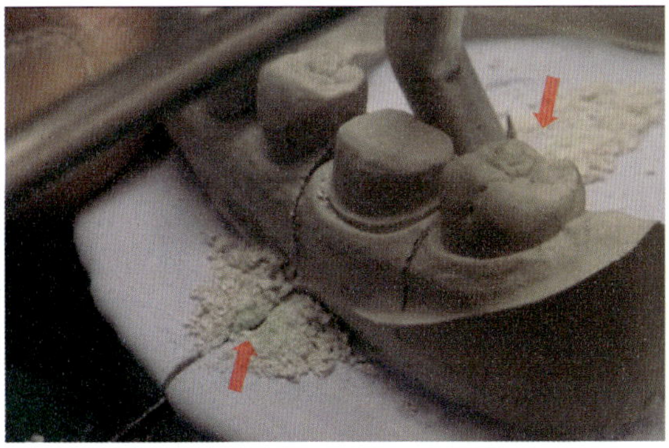

그림 4-17 다이의 분리를 위하여 지대치의 근, 원심 부위를 톱으로 자른다.

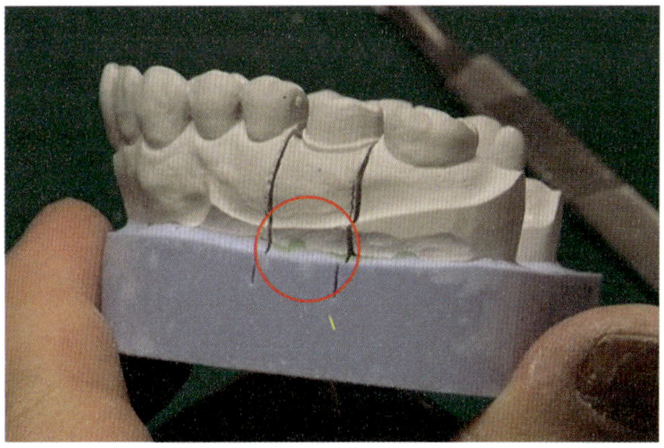

그림 4-18 다이와 베이스 모형이 정확히 일치하는지 확인한다.

⑪ 지대치 다이 인접면에 남아있는 석고 찌꺼기는 제거하고(그림 4-19) 지대치의 변연(finish line)과 테크니컬 키(technical key)가 손상되지 않도록 주의하면서 변연조정(margin trimming)을 한다(그림 4-20).

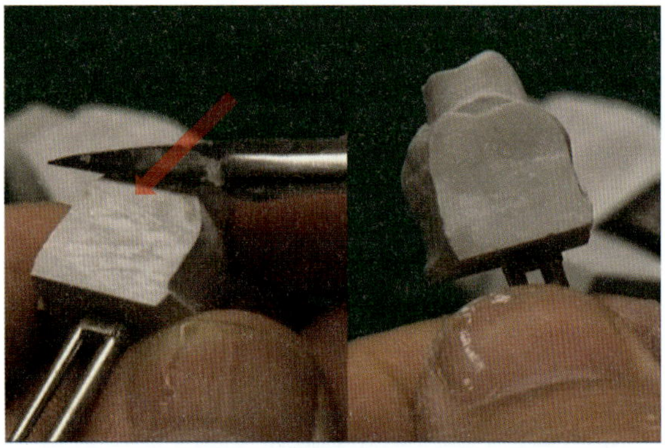

그림 4-19 지대치 다이에 남아 있는 석고 찌꺼기 를 제거한다.

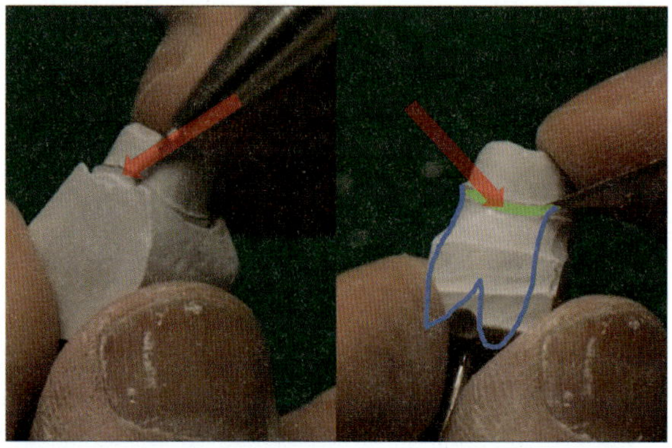

그림 4-20 지대치의 변연(finish line)과 technical key가 손상되지 않도록 주의한다.

2) Double pour saw-out technique

① 인상체의 지대치 부위에 협, 설 방향으로 dowel pin의 식립 위치를 지워지지 않는 펜으로 표시를 한다(그림 4-21).

② 1차 경석고를 혼합하여 기포가 생기지 않도록 인상체 내에 주입하는데 유리치은 변연에서 5mm 상방까지 주입시킨다(그림 4-22).

③ 경석고가 초기 경화되면 지대치 부위에 dowel pin을 식립하는데 펜으로 표시한 중앙 부위에 dowel pin의 유지부가 묻히도록 식립시키고 지대치 이외의 부위에는 적당히 유지핀(retention Pin)을 식립한다.

④ 경석고가 경화한 후 dowel pin이 회전되는 것을 방지하기 위해 dowel pin 주위에 홈(dimple)을 형성하고 다이의 분리를 위해 dowel pin 주위의 경석고 면에 석고 분리제를 도포한다(그림 4-23).

⑤ Dowel pin 끝에 유틸리티 왁스 볼(utility wax ball)을 부착시키고 2차 경석고를 혼합하여 주입한다(그림 4-24). 그리고 모형의 기저부를 형성한다.

⑥ 경석고가 완전히 경화하면 인상체로부터 분리하고 모형에 기포와 잘못된 부분은 없는지를 세심하게 관찰한다. 다이를 모형으로부터 분리하기 위해 절단할 부위를 연필로 표시한 후 톱으로 조심스럽게 절단한 후 나무망치로 dowel pin의 끝을 가볍게 때려 분리시킨다.

⑦ 변연(finishing line)을 연필로 표시하고 다이 스페이서(die spacer)와 다이 경화제(die hardener) 처리를 하여 완성한다(그림 4-25).

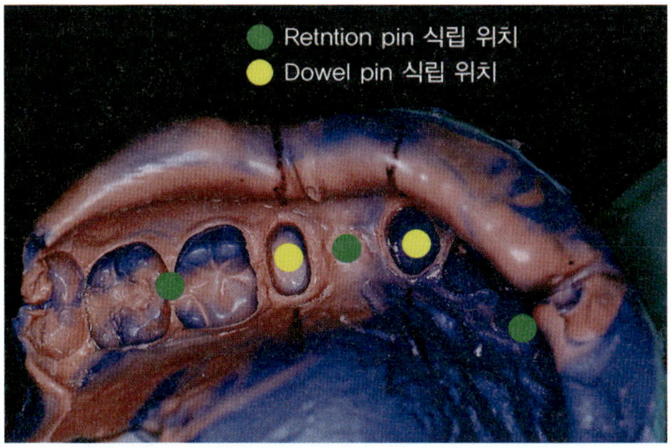

그림 4-21 Dowel pin의 식립 위치를 표시한다.

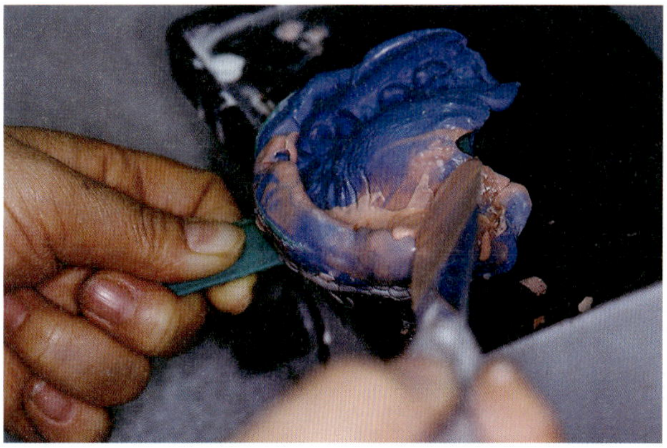

그림 4-22 1차 경석고 주입

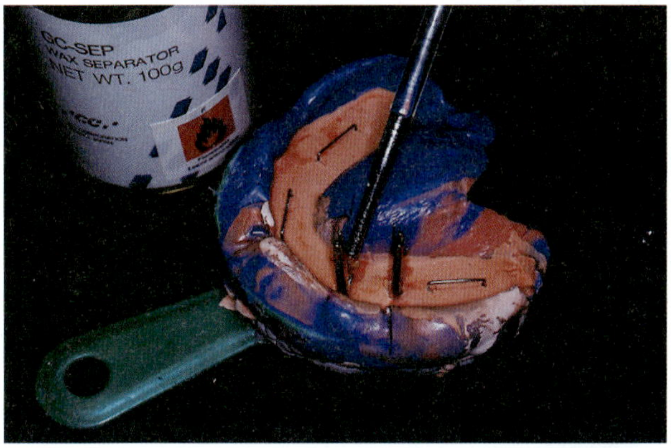

그림 4-23 Dowel pin과 유지핀(retention pin)을 식립한 후 dowel pin 주위에 석고 분리제를 도포한다.

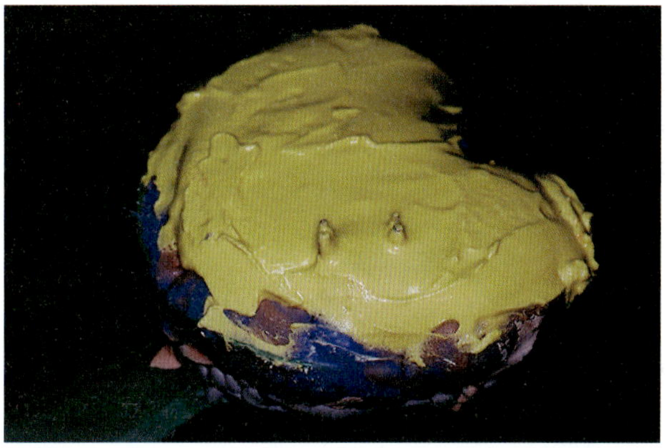

그림 4-24 2차 경석고를 주입한다.

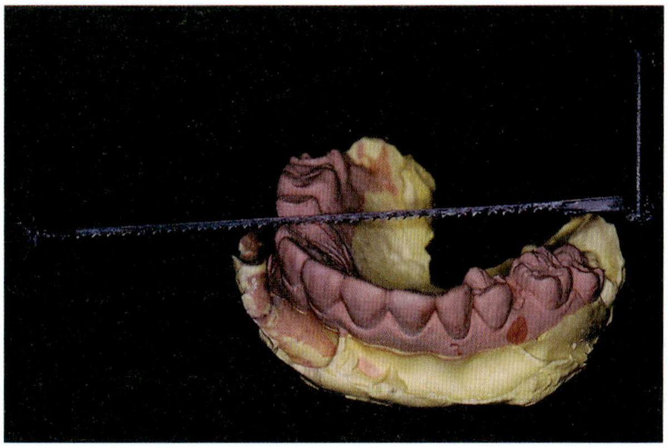

그림 4-25 톱질은 dowel pin을 향해 약간 경사지도록 한다. 그렇지 않으면 undercut으로 인해 쉽게 분리되지 않는다.

3) Smartbase를 이용한 작업모형 제작법

Smartbase를 이용한 작업 모형 제작법은 우리나라에서 개발된 방법으로 이미 제작되어진 모형 베이스를 사용하여 쉽고 빠르게 작업모형 제작이 가능하다.

Smartbase는 전악과 부분악용으로 제공이 되며 인상체로부터 얻어진 작업모형의 기저부(베이스)를 트리밍한 뒤 Smartbase와 접착제로 고정하는 방법이다.

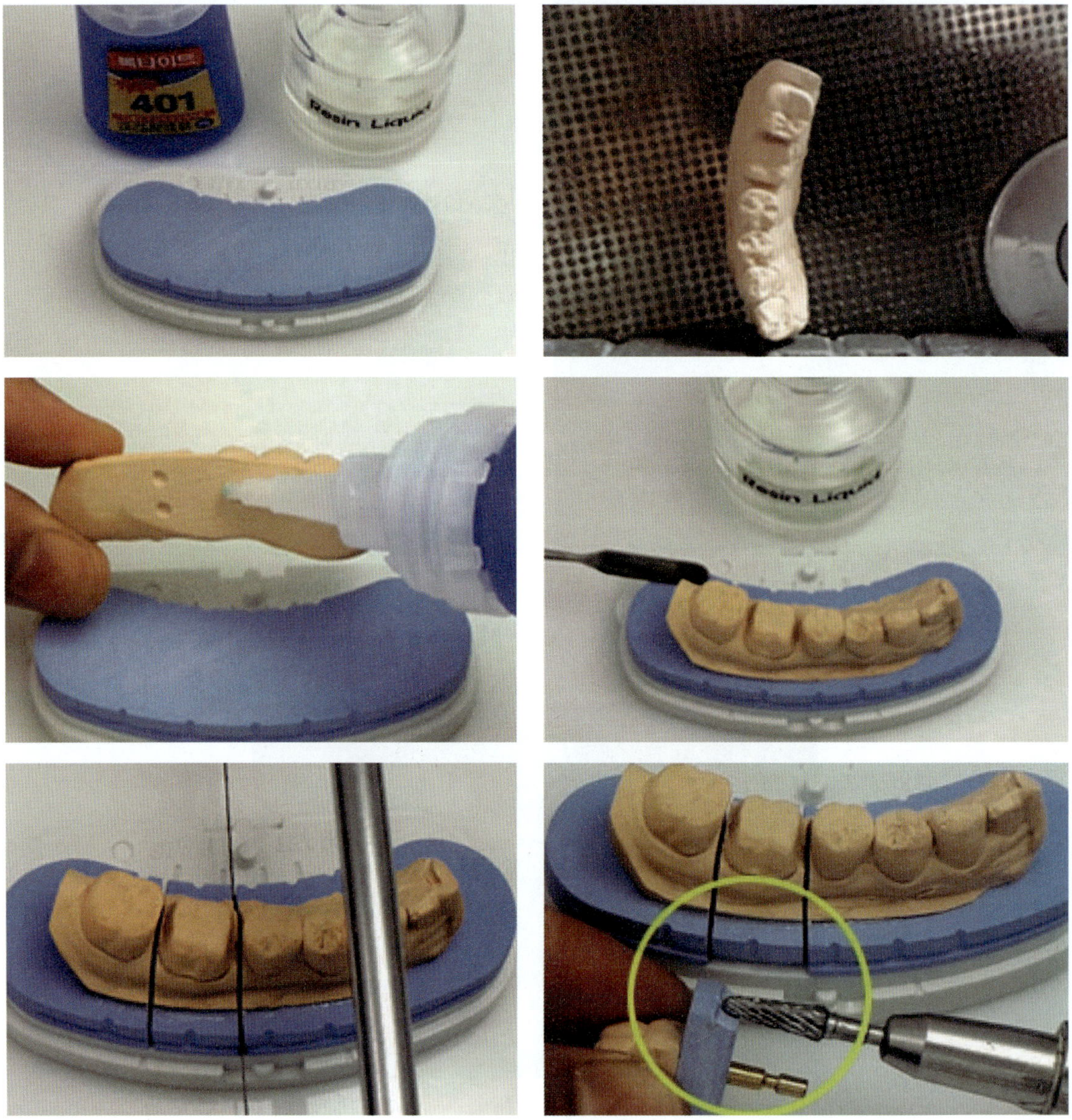

그림 4-26 Di-lok 트레이를 사용하는 작업 모형 제작 과정

4-4 지대치 변연(Abutment finishing line, margin)

변연이란 치아의 삭제되지 않은 면(uncut surface)과 보철물이 이행되는 부위 또는 지대치의 삭제되지 않은 면(uncut surface)과 삭제된 면(cut surface)이 이행되는 부위를 말한다.

보철물의 종류에 따라 지대치 형성이 다르게 결정되는데, 제작하고자 하는 보철물의 종류와 재료의 특성에 따라 적절한 변연의 종류를 선택하여야 한다. 변연 형성에 있어서 중요한 점들은 보철물을 어디까지 연장할 것인가 하는 문제와 그 보철물이 어디에서 유지되는가가 결정을 한다.

부정확한 변연은 보철물 변연과 치아의 이행부에서 합착재의 용해와 표면의 거칠기 문제를 발생시키고 이로 인하여 이차우식의 결과를 가지고 온다. 보철물이 치아에 정밀하게 적합될수록 이차우식증이나 치주 질환의 발생 가능성이 낮아지므로 삭제된 치아는 매끄럽고 고른 변연이 형성되어야 한다. 거칠거나 불규칙한 치아삭제 형태는 변연의 길이를 증가시키고 부정확한 변연 적합의 원인이 된다. 매끈한 변연은 치은압배, 인상채득, 다이 형성, 납형 조각 그리고 마무리 등 보철물 제작과정을 원활하게 하여 장기간 유지되는 보철물이 되게 한다.

1. 지대치 변연의 분류

변연의 형태는 보철물 소재와 구강 내 위치에 따라 다양한 형태가 있으며 다음과 같은 기준이 고려되어야 한다.

① 과도한 연장 없이 매끄러운 형태이어야 한다.
② 인상체와 다이상에서 쉽게 확인이 되어야 한다(치은 압배).
③ 납형의 마무리가 가능하도록 명확한 변연을 가져야 한다.
④ 재료의 충분한 두께를 부여하여야 한다(납형을 다룰 시 변형이 없게 하고 보철물의 강도를 확보하며, 세라믹이 사용되는 경우에는 심미성을 부여한다).
⑤ 가능한 한 치질을 보존하여야 한다.

변연의 형태 중 일정한 경사를 부여하는 사면 변연(beveled margin)이 있다. 사면 변연은 금속으로 주조되는 보철물에 적절하며, 치아우식, 치경부 부식, 기존의 보철물 등으로 인하여 변연에 ledge나 shoulder가 있는 경우 Bevel을 형성한다.

Bevel 형성의 목적은 다음과 같다.

① 치아삭제면 쪽으로 주조 금속의 변연을 구부리거나 burnish를 하기 위하여
② 전부관의 정확한 장착의 실패로 인한 변연 불일치를 최소화하기 위하여
③ 삭제하지 않은 치질이 깨지는 것으로부터 보호하기 위하여

사면 변연은 지대치와 주조체의 적합 상태를 양호하게 하는 목적으로 주조체를 변형시키는 힘에 대한 저항성이 증가되므로 인레이(inlay)나 온레이(onlay)에도 사용된다.

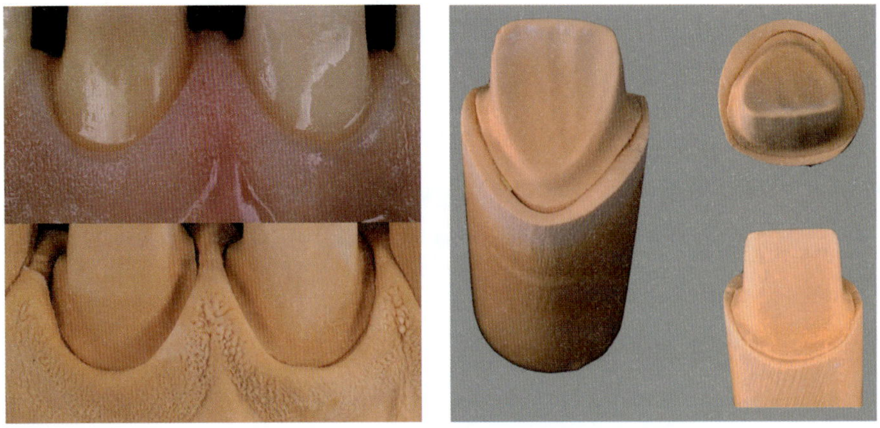

그림 4-27 이상적인 지대치 변연 형성과 석고 모형

1) 형태에 따른 변연의 종류

(1) Feather or knife edge

Feather edge나 knife edge는 지대치 형성이 쉽고 치질의 삭제량이 최소이므로 치아 보존에 좋은 형태이고 변연 적합도가 비교적 높으나, 납형 변연이 얇아 변형되기 쉽고, 과풍융과 변연이 불명확할 가능성이 높은 단점이 있다. 이 형태의 변연은 전부 주조관 제작에 많이 사용된다.

(2) Chamfer

Chamfer는 곡선의 경사를 갖는 변연의 형태로 명확하고 재료의 충분한 두께를 부여할 수 있으며, 납형 제작이 용이하고 보철물의 변연이 다른 변연의 형태보다 정확하게 위치시키는데 양호하며 응력의 집중이 적은 장점을 가지고 있으나 "U"의 형태의 변연 형성이 어려운 단점이 있다. 주조 금속관과 금속-세라믹관의 금속 부분에 적절하다.

(3) Shoulder

Shoulder 변연은 지대치의 치은 부분에 선반이나 일정한 폭을 갖는 계단 형태로 형성되는 형태로 세라믹을 위한 공간을 부여하고 치질의 삭제량이 많기 때문에 치질의 보존에 문제가 있지만 보철물 변연의 두꺼운 두께 때문에 정확하다. 이 변연은 세라믹관이나 레진관의 제작에 사용된다.

(4) Shoulder with bevel

이 변연은 Shoulder 변연에 Bevel을 부여한 형태로 보철물의 변연 적합도와 유지력이 높은 장점을 가지고 있다. 단점으로는 변연 형성이 비교적 어렵고 치질 삭제량이 많으며 보철물 변연이 금속으로 마무리 되기 때문에 만족스럽지 않은 심미성을 가지고 있다. Shoulder with bevel 변연은 금속-세라믹관의 순측 변연의 형태로 이용된다.

(5) Sloped shoulder

Sloped shoulder는 변연이 명확하며 변연 적합도가 양호한 장점을 가지고 있다. 120~135° 경사의 shoulder 변연이 금속-세라믹관의 순측변연에 쓰이는 90° shoulder의 변형으로 쓰인다. 경사진 shoulder는 심미성을 높이기 위해 금속 하부 구조를 얇게 하도록 하면서 충분한 두께를 부여하므로 금속 collar가 사용되는 금속-세라믹 보철물의 순측변연에 추천된다.

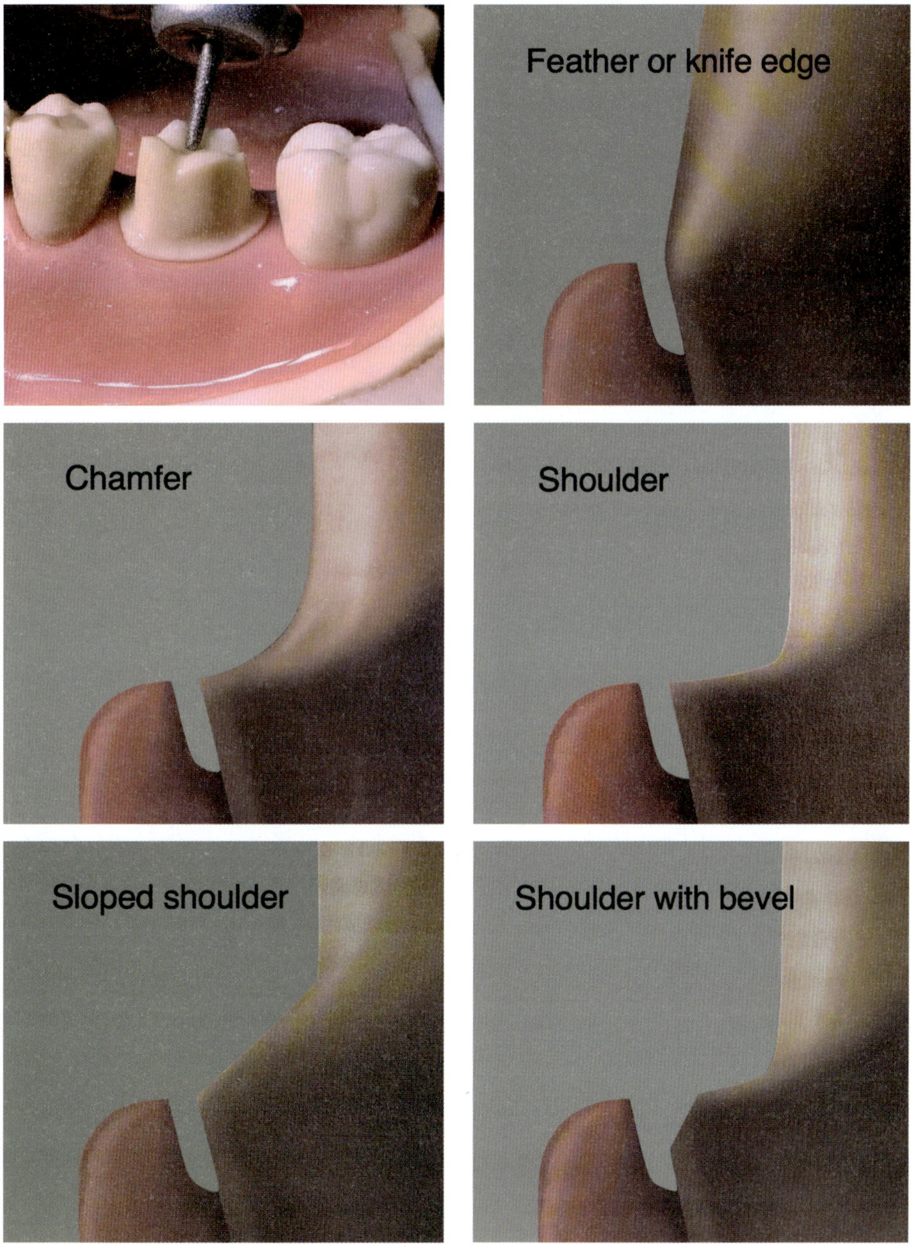

그림 4-28 지대치 변연의 종류와 형태

2) 위치에 따른 gingival margin의 종류

변연의 형성은 생물학적인 관점에서 치주 질환 발생 가능성에 많은 영향을 미친다. 변연은 가급적이면 치은 연상에 위치하는 것이 청결을 유지하기 쉽고 연조직에 대한 손상이 적어 인상 채득이 용이한 장점이 있으나, 치아우식, 치경부 부식, 부가적인 유지나 저항 형태가 필요한 경우에는 치은 연하 변연을 설정한다.

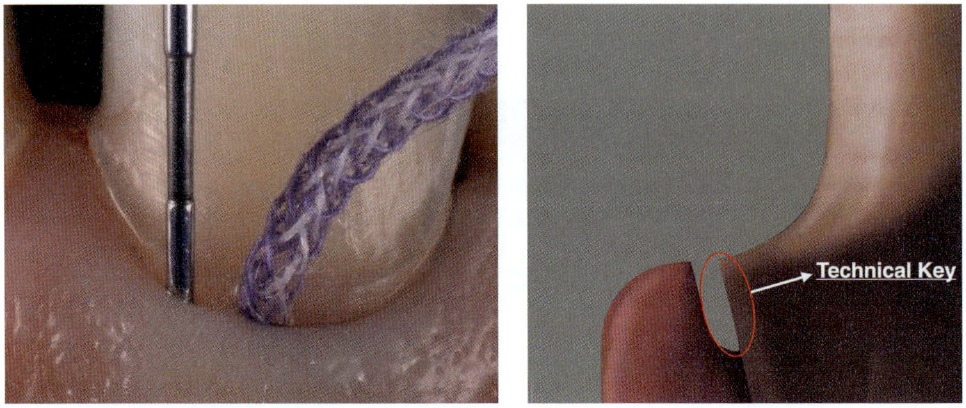

그림 4-29 지대치 마진의 위치는 인상과 보철물의 심미성에 영향을 미친다.

(1) 치은 연하 변연(subgingival finishing margin)

치경부에 우식이나 마모가 있는 경우, 치경부 과민성을 조절할 필요가 있는 경우, 치아의 길이가 충분하지 않을 경우, 세라믹용착주조관 or 세라믹소부금속관(PFM) 제작시 심미적인 요구 등에 의하여 치은 연하 0.2~0.5mm에 설정하는 것으로써, 특히 심미적인 이유로 치은 연하 변연을 형성할 경우 충분한 삭제 및 정확한 인상을 통해 과풍융되지 않도록 하여야 하며 치경부 외형(emergence profile)이 자연치의 모양과 일치하도록 제작하여야 한다.

(2) 치은 연상 변연(supragingival finishing margin)

치은 연상부에서 1.0~1.5mm에 위치하는 형태로써 변형이나 찢어짐 없이 쉽게 인상을 채득할 수 있고, 변연의 위치가 치은(gingival) 상방에 있으므로 청소하기가 쉬워 치경우식증(cervical caries)을 예방하기 쉽고 변연 적합이 쉬워 위생적이나 변연이 노출되기 쉽고 유지력이 약하다.

(3) Equigingival margin(gingival crest margin)

변연을 치은정(gingival crest)과 동일선상에 위치시킨다.

4-5 다이(die)

형성된 개개 지대치의 정확한 인상을 채득하여 강도가 높은 다이(die) 제작용 재료로 만든 지대치의 양형을 말한다. 다이는 지대치의 정확한 형태, 크기, 표면 상태가 재현 되어야 하며, 납형을 형성하고 주조체의 적합도를 확인하고 보철물을 연마하기에 충분한 강도를 가진 재료로 만들어야 한다.

1. 다이 다듬기

작업모형에서 지대치 다이 부분을 분할하기 위한 가이드선을 표시한 다음, 치경부나 인접치에 상처를 입히지 않도록 조심하면서 절삭 도구를 사용하여 분리한다. 분리된 다이는 납형제작을 원활하게 하기 위해 치은연부위를 삭제하는데 지대치 삭제 후 치은연 부위에 남아있는 삭제되지 않은 치아 부위(technical key)를 표시한다. 이것은 보철물 외형을 결정하는 지침으로 쓰인다.

치은연부위의 삭제는 다이 변연에 상처를 입히지 않도록 주의하며 예리한 날이 있는 도구나 의치용 버(denture bur; 주로 Pear-shaped)나 피셔버(fissure bur) 등으로 치조부를 고려해서 삭제한다. 치조부의 과도한 삭제는 납형 제작시 납형 외형을 과풍융 시킬수 있는 가능성이 매우 높으므로 다이의 변연부 하부 형태는 치근의 형태와 유사하게 다듬는다.

2. 다이 스페이서(die spacer)

다이 스페이서는 지대치 다이에 도포한다. 일반적으로 다이 스페이서는 주조체 완성 후 구강 내 접착시 치과용 접착제의 공간의 확보를 목적으로 하며, 다이 스페이서가 도포된 석고 다이 표면이 부드럽게 처리 되어 납형 제작시 내면 적합도에 도움이 되고, 납형 매몰 후 주조 시 주조금속의 수축을 보상해 주는 역할도 한다. 다이 스페이서는 치경부 상방 0.5~1.0mm까지 도포하는데 통상 25~40㎛ 정도 두께로 도포하며 다이 스페이서의 도포 두께는 제품에 따라 조금씩 다르다.

보철물 내면과 삭제된 지대치 사이에서 변연을 제외하고는 치과용 접착제(시멘트)를 위한 공간이 있어야 된다. 이 공간은 보철물을 지대치에 접착할 때, 접착재를 위해 필요한 공간 부여와 접착재와 보철물의 완전한 장착을 위해 필요하며 삭제된 변연에서 접착재의 용해를 막기 위해 긴밀한 접합의 부위(변연으로부터 약 1mm 넓이)가 필요하다.

각 축벽의 적절한 접착재 공간(cement space)은 20~40㎛가 일반적이며, 접착제 공간이 너무 좁으면 보철물을 장착할 때 보철물과 치아 사이의 좁은 공간을 통해 접착재가 빠져나올 수 없어 수압이 발생하므로 합착 중 주조체가 적절히 장착되지 않는다. 또 접착제 공간이 너무 넓으면 주조체가 지대치에서 너무 느슨하게(헐겁게) 장착 되어 보철물 유지가 감소되므로 쉽게 탈락이 일어나게 된다. 주조체는 시적과 교합조정을 위해 지대치에 정확하게 장착되어야 하며 적절한 양의 시멘트 공간을 얻는 것이 중요하다.

접착재 공간을 증가시키는 요소로는 인상재 중합수축, 개별 경석고 다이와 고형 모형 사용, 부드러운 왁스의 초기(내부)층 사용, 다이 공간 부여재(die spacer) 사용, 매몰재 몰드의 팽창 증가, 주조체 연마, 공기 분사(alumina-oxide blasting) 등의 있다. 접착재 공간을 감소시키는 요소로는 레진 소재 작업모형, 높은 용융점의 합금 사용(합금의 부가 수축 발생) 그리고 매몰재 팽창 감소의 요인이 있다.

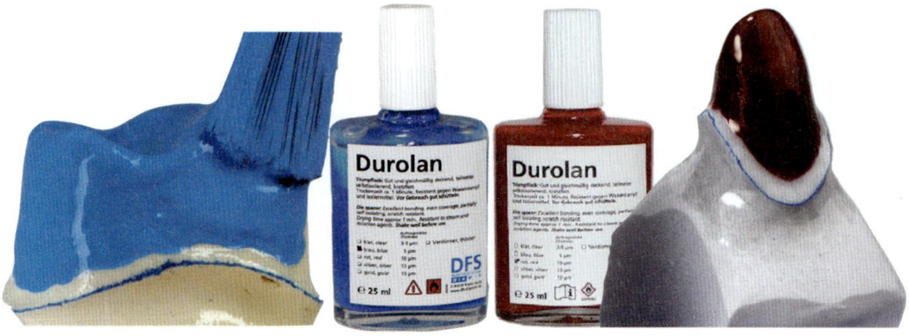

그림 4-30 지대치 마진 상방 1㎜ 위로 균일한 두께가 되도록 도포한다.

3. 다이 경화제(die hardener)

다이의 정확도는 보철물 제작 시 매우 중요한데 경석고 다이는 마모에 취약하므로 납형을 제작하는 과정이나 기타 과정에서 금속으로 된 조각도나 도구에 의해 다이의 표면이 손상되는 것을 방지할 목적으로 사용한다. 다이 경화제는 다공성 표면을 가진 석고의 내부에 스며들어 석고 표면이 단단히 경화되는 원리로 spray 도포 방법과 brush 도포 방법이 있다.

과도한 경화제 도포는 석고 다이의 표면에 필림을 형성하여 두꺼워지게 되어 최종 주조 보철물의 변연이 맞지 않고 들뜨게 되는 결과를 가져올 수 있으므로 주의해야 한다. 다이 경화제의 성분은 cyanoacrylate로 석고 표면에 스며들도록 흐름성이 좋아야 하며 고점도 레진은 피해야 한다.

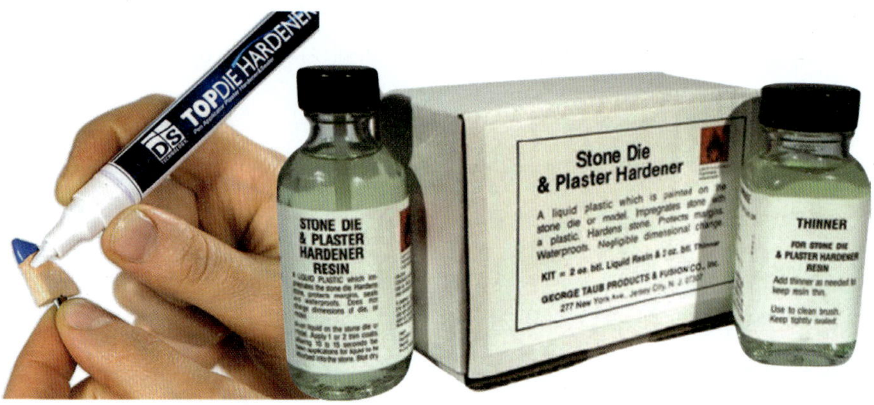

그림 4-31 다이의 표면에 균일한 두께가 되도록 도포하여 석고로 제작된 다이 표면을 단단하게 경화시킨다.

05

교합 (Dental occlusion)

5-1 교합의 정의

교합의 개념은 시대의 변천에 따라 변화되었는데, Websters collegiate dictionary에서는 교합을 상·하악 치아의 교합면이 서로 접촉되도록 하는 것이라 하였고, 치과의학에서는 하악 운동 시 상·하악이 기능적 접촉상태에 있는 경우를 교합이라고 정의하였다. 즉 교합이란 상·하악 치아가 접촉되어 있는 상태에서 상·하악골이 폐쇄되어 정지되어 있거나, 하악골이 운동하는 과정에서의 접촉관계를 모두 포함하는 것으로 정의하였다.

교합은 기능적 교합(functional occlusion)과 기능장애적 교합(parafunctional or dysfunctional occlusion)으로 나뉘며, 또는 생리적 교합(physiologic occlusion), 외상성 교합(traumatic occlusion), 불안정 교합(unstable occlusion)과 치료적 교합(therapeutic occlusion)으로도 나눌 수 있다.

교합의 개념은 기능적 교합(functional occlusion) 혹은 생리적 교합(physiologic occlusion)의 최종 목표인 "하악골의 원활한 활주운동과 폐구운동을 방해하는 교합간섭이 없는 상태에서의 치아 접촉관계", 즉 구강악계의 건강과 기능에 생리적으로 위해하지 않는 악간 치아접촉관계를 재현해 주는데 있다.

교합간섭이 있으면 기능장애가 발생한다. 따라서 교합간섭이 없는 보철물을 제작할 수 있고, 자연 치열에서도 교합간섭을 제거하여 기능장애를 치료할 수 있는 능력을 키우기 위해서는 기능적 교합을 이해해야 한다. 기능적 교합을 이해하기 위해서는 하악골의 위치와 운동, 하악골 운동과 교합과의 관계, 치아 간 접촉관계 등을 이해하여야 한다.

교합의 개념을 이해하고 정상적인 기능 교합을 유지하게 하는 이론적 근거와 그 방법들을 숙지함으로써 치과의사는 단순한 교합 부조화를 진단하고 치료할 수 있는 능력을 갖게 되며, 치과기공사는 교합 장애가 없는 회복물을 제작할 수 있는 능력을 갖출 수 있다.

5-2 하악운동의 특징

하악운동은 좌·우측에 있는 측두하악관절(temporomandibular joint, TMJ)의 운동에 의해 상악 치열과 하악 치열이 교합됨으로써 저작이나 발음 등의 기능이 수행된다. 측두하악관절은 신체에서 가장 복잡한 관절 중 하나로 한쪽 관절운동이 다른 관절운동에 직접적인 영향을 주는 양측성 관절로 되어 있으며, 하악골에 연결되어 상·하악 치아의 교합과 밀접한 관계를 유지하며 하악운동을 수행한다. 그러한 이유로 하악운동은 근신경계, 악관 절, 인대와 근육, 교합 요소 등에 의해 영향을 받게 되며 이러한 영향 요소들은 사람마다 상이한 특성을 보이므로 그 운동 양상 또한 다양하다.

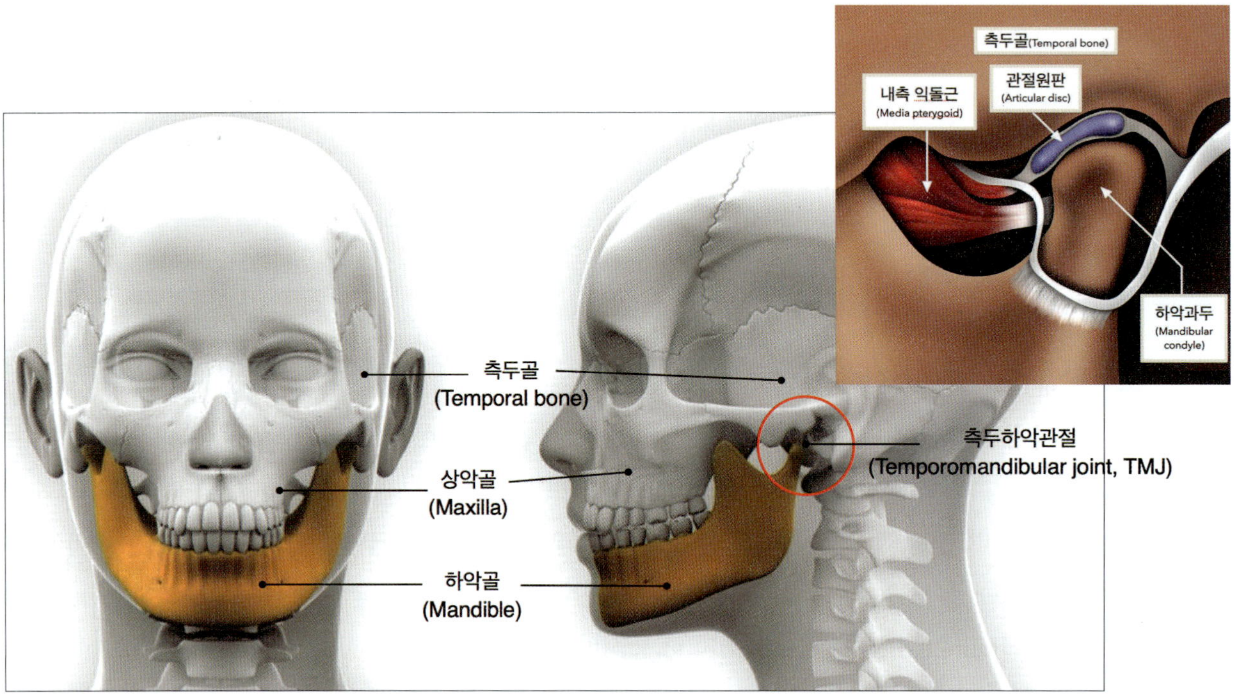

그림 5-1 상악골과 하악골, 측두골과 TMJ

1. 하악운동의 분류

1) 기능적 운동(Functional movement)

하악의 기능운동이란 생리적 운동으로 치아, 악 관절, 저작근과 인대에 의해 유도되는 생리적 한계 내에서 일어난다.

(1) 저작(Mastication)

저작은 악관절과 저작근과 인대, 신경계 그리고 상하악의 치아 접촉에 의해서 음식물을 잘게 부수는 행위로 하악 운동을 통하여 이루어 진다.

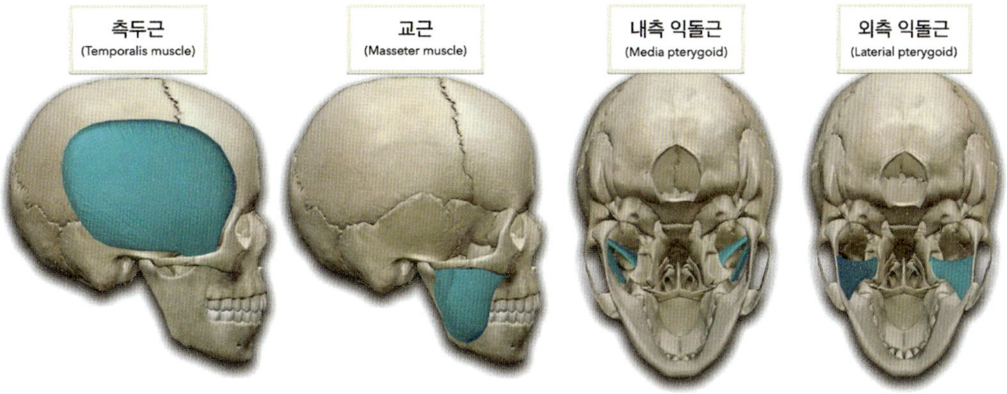

그림 5-2 저작에 관여하는 저작근(교근, 측두근, 내측익돌근, 외측익돌근)

(2) 연하(Swallowing)

연하는 음식물이나 타액을 삼키는 것을 말하며 음식물이 구강에서 식도를 통해 위로 전달되는 과정에서 일어나는 운동이다.

(3) 발음(Speech)

치아, 혀, 입술, 구강저, 경구개, 연구개는 발음에 영향을 주는 요소이다. 상·하악의 전치가 접촉하지 않고 가까이 되면서 'C, S, Z'의 발음이 되며, 마찰음 F'는 아랫입술이 상악 전치의 절단연에 닿아 발음된다. 'S는 상·하악 전치 간의 공극이 약 1mm 정도로 가까이 되면서 발음되며 구강 구조와 치아는 발음과 매우 밀접한 관계가 있다.

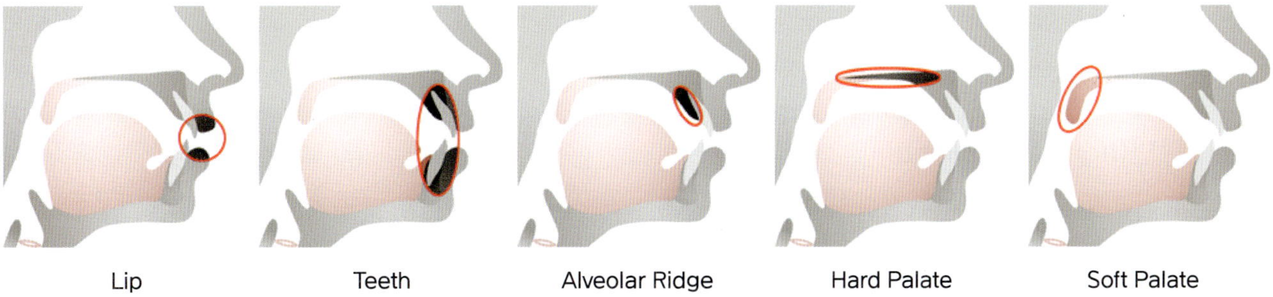

그림 5-3 Speech anatomy

2) 비기능 및 부기능 운동(Nonfunctional or Parafunctional movement)

하악의 비 기능적 운동은 저작, 연하, 그리고 발음 등의 정상기능을 초과해서 발생한다. 이갈이, 이 악물기, 손톱 물기, 연필 씹기 등 여러 형태의 비 기능적 운동으로 장기간의 근수축과 과도한 교합압과 지속적인 치아접촉이 발생하는데 장기간에 걸쳐서 나타난 비 기능적 운동들은 마모, 치주인대의 손상 그리고 치아의 동요, 이동 또는 파절을 야기한다.

(1) 이갈이(Bruxism)

이갈이는 모든 억제가 사라진 상태에서 정신적인 스트레스나 근육의 스트레스가 전면적으로 유출되어 일어난다. 이갈이는 비정상적일 정도의 강한 힘으로 치아를 마찰시키게 되며 주로 밤에 일어나지만 낮 에 일어날 수도 있다. 환자는 긴장, 육체적 피로 등으로 비 기능적 활성을 보일 수 있고 대합치와 하악운동 사이의 부조화에 의해 촉발(trigger)될 수 있다. 또한 구치부 간섭을 피하기 위해 저작 형태가 변화되어 전치부에 심한 마모를 일으킬 수도 있다. 이러한 힘의 대부분은 측방 성분으로, 구치에 협·설로 작용하는 힘은 치주인대강의 빠른 확대와 동요를 가져 온다.

(2) 이 약물기(Clenching)

이 악물기는 정적인 관계에서의 악골의 강력한 악물기로 정의된다. 심한 경우 수 초 혹은 그 이상 지속되는데 보통 신경성 긴장의 표현으로 나타나며 육체적 피로나 감정적인 반응을 동반하여 결과적으로 치열과 주위 조직에 가해지는 하중이 증가되어 치아파절을 야기하거나 치주조직, 저작근 또는 악관절에 문제를 야기한다.

5-3 하악골 운동

1. 기하학적 기준면(geomatric reference plane)

하악골의 기본운동은 서로 수직적인 시상평면, 수평면, 전두평면에서 관찰할 수 있다.

1) 시상평면(sagittal plane)

두개골의 시상봉합과 평행하거나 정중면과 평행한 면이며, 인체를 좌·우로 나누는 면이다. 수평면과 전두면에 수직이고 전후방과 상·하로 연장된 수직면이다.

2) 수평면(horizontal plane)

수평선에 평행한 면으로 치아나 인체의 장축과 직각을 이루는 평면이다. 인체를 상·하로 나누는 면으로 시상면과 전두면에 수직이며, 전후방과 내측방으로 연장된 면이다.

3) 전두평면(관상면, frontal plane, coronal plane)

두개골의 관상봉합과 평행하며 인체를 전후로 나누는 면이다. 수평면과 시상면에 수직인 면이며, 내측방과 상하로 연장된 수직면이다.

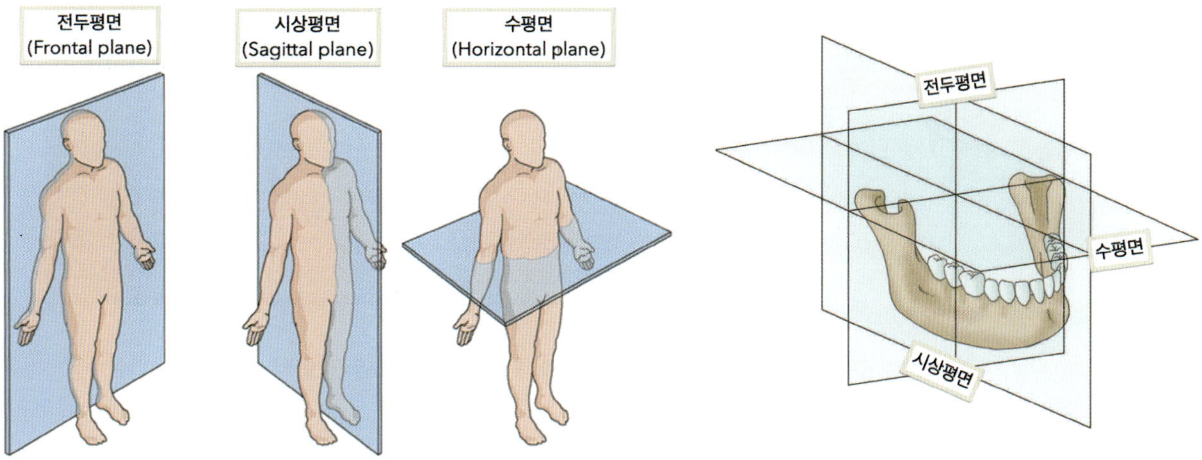

그림 5-4 하악 운동이 일어나는 평면(수평면, 시상평면, 전두평면)

2. 하악위(Mandibular position)

구강악계의 건강과 기능에 조화를 이루는 악간관계나 교합을 이해하기 위해서는 먼저 하악의 기본위인 최대 교두감합위(maximum intercuspal position; MICP), 중심위(centric relation), 중심교합위(centric occlusion position), 안정위(rest position)에 대하여 숙지하여야 한다. 하악위는 고정된 상악에 대한 가동성 하악의 임의적인 위치관계를 나타내는 것으로 치과보철치료에서 중요한 기준이 된다.

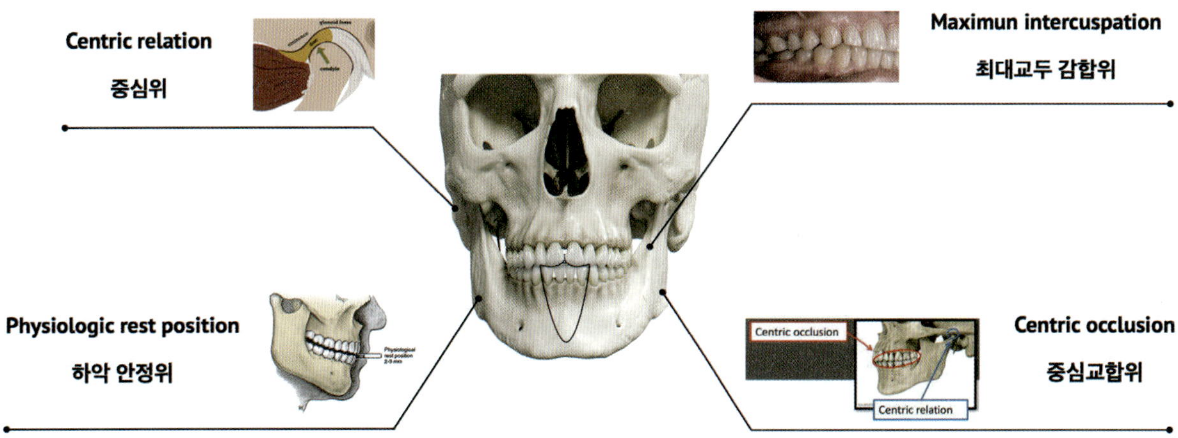

그림 5-5 상・하악 치아의 최대 접촉이 일어나는 최대교두 감합위

1) 최대 교두감합위(maximum intercuspal position; MICP)

최대 교감합위는 상·하악 치아 교합면이 하악골의 편위 없이 최대로 상호 접촉되어 있는 위치로 환자에게 구치부로 강하게 깨물라고 하였을 때의 상·하악 구치의 교두가 대합치의 교합면 와나 변연융선에 최대의 면적으로 접촉되는 치아와 치아 사이의 관계(teeth to teeth relationship)를 말한다. 그러므로 유치악의 경우에만 존재하고 무치악 환자에서는 존재하지 않으며, 치아를 회복하여 주면 다시 얻을 수 있다.

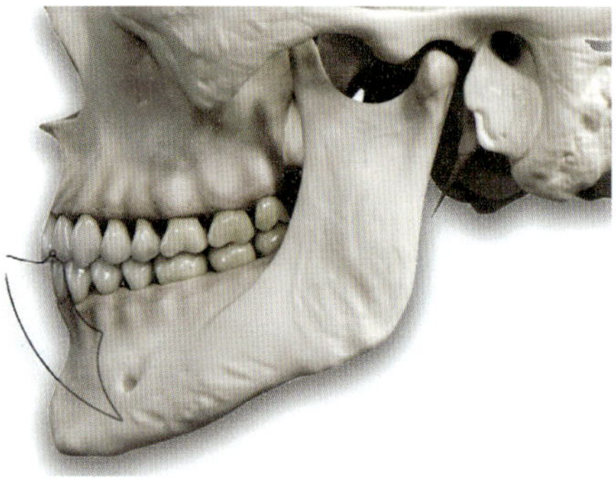
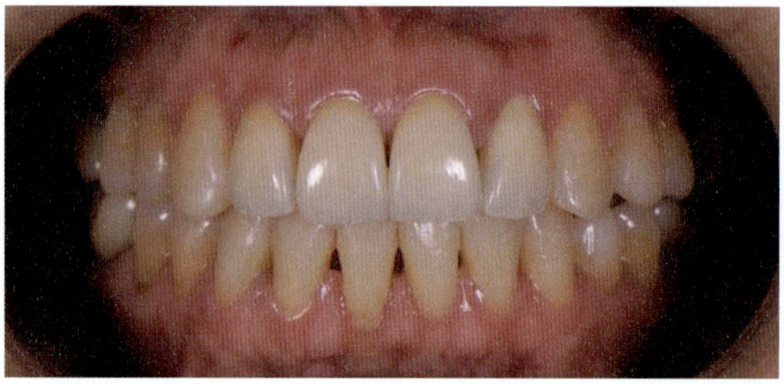

그림 5-6 상・하악 치아의 최대 접촉이 일어나는 최대교두 감합위

2) 중심위(Centric relation; CR)

중심위는 악관절에서 하악 과두가 관절결절내에서 안정적 위치에 대한 것으로 중심위는 치아의 위치와 수직고경에 관계없이 적절히 배열된 과두와 관절원판 복합체가 관절결절에 대하여 최상방의 위치에 있을 때의 상악에 대한 하악의 중심 위치라고 정의하고 있다.

이러한 개념은 상악은 고정되어 있고, 하악은 가동성이므로 가동성 하악이 상악의 어느 위치에 있는 것이 위치적으로 중앙이며 생리적으로 적절한 위치인가에서 부터 시작된다. 과거에는 최후방위치(most retruded position)와 일치한다고 하였으나, 점차로 과두 위치가 최후방(rearmost), 최상방(uppermost), 정중앙(mid-most)에 위치한 RUM position으로 변화하였다.

근래에는 측두 하악 관절(TMJ)에서 과두가 관절원판의 가장 얇은 부위를 개재하고 하악와의 최전상방(most anterior & superior)에 위치한(anterior & superior position) 과두와 하악와의 관계(condyle to fossa relationship)라 정의하고 있다.

중심위에서의 관절와에 대한 하악과두의 위치에 관해서는 학자들 간에 의견이 분분하며 실제 미국 치과보철학회 용어집(Glossary of Prosthetic Term 7, 1999)에서도 각 주요 학자들의 의견을 중심으로 일곱 가지의 의미로 정의하고 있다.

따라서 중심위를 어떠한 특정 위치로 한정하기보다는 다음과 같은 조건을 만족시키는 위치로 정의해야 한다.

- 과두-과절원판 복합체(disc-condyle assembly)의 배열이 관절와 내에서 정상적으로 위치되어야 한다.
- 저작근의 긴장이 최소이어야 한다.
- 이 위치에 true hinge axis가 존재해야 한다.
- 모든 하악골운동이 이 위치에서 긴장 없이 시작되어야 한다.
- 임상적으로 반복 재현성이 있어야 한다.

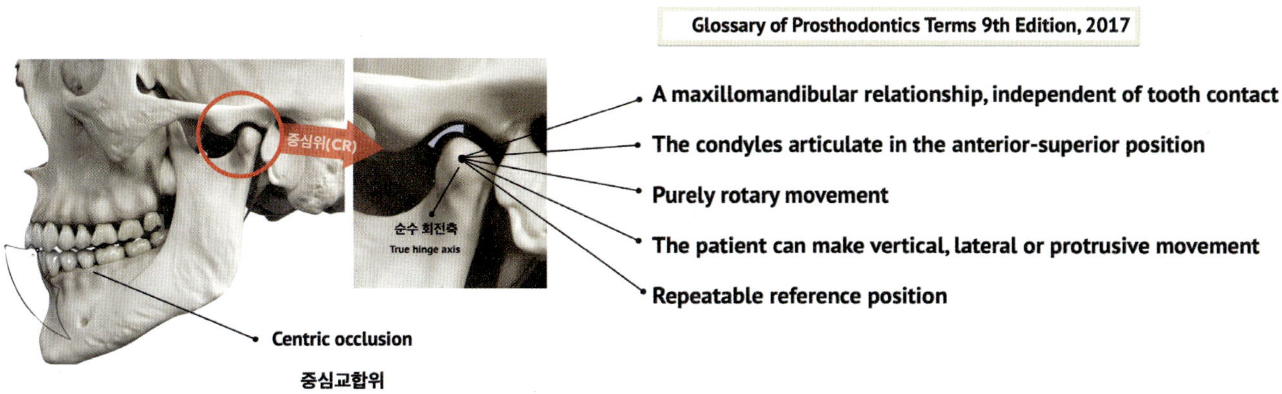

그림 5-7 중심위를 만족시키는 하악 과두의 위치 조건

중심위는 과두와 하악와의 관계이지만, 중심위 상태일 때 상악과 하악의 치아를 관찰해 보면 인대나 근육의 허용 범위 내에서 하악이 상악의 최후방에 위치하게 되므로 중심위를 하악 후퇴위(retruded contract position)라고도 부른다. 이 상태에서 하악 치아의 위치를 중심교합과 비교해 보면 중심위일 때 하악 치아가 중심교합보다 약 1~1.25mm 정도 후방에 위치한다.

과두가 중심위에 있을 때 좌우 과두를 연결한 가상 개폐축을 종말개폐축(terminal hinge axis)이라 하고 중심위 관계를 종말접번위(terminal hinge position, THP)라 부르기도 하는데 중심위는 치아에 대한 기준이 아니라 악관절의 위치에 대한 관계이므로 재현성이 높고 안정된 위치이다. 그러므로 무치악 보철 임상에 대단히 중요한 기본위일 뿐만 아니라 악교합학(gnathology)에서 교합 재구성을 위한 이개교합(disclusion)을 부여해 줄 경우에도 아주 중요하다.

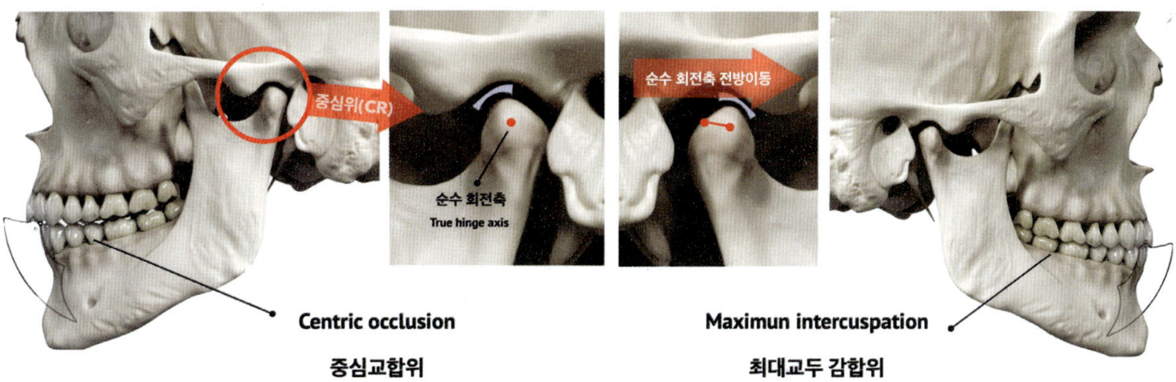

그림 5-8 교두감합위와 중심위 상태에서 하악 과두의 위치 이동

3) 중심교합위(Centric occlusion; CO)

하악의 과두가 중심위로 유도 되었을때 상·하악 치아의 교합 상태를 의미하며, 하나 혹은 그 이상의 교합접촉점이 상·하악 치아 교합에서 발견된다. 하악이 폐구운동시 중심교합위로 이동할 때 근력이 가해지면 상전방 운동이나 편위가 있을수 있고, 중심위와 중심교합위 사이의 활주에는 측방 요소가 발생하게 된다. 중심교합위는 전악수복의 보철치료에서 중심위에서 의도적으로 상·하악 치아의 최대 교두감합위를 유도하여 얻는 경우 교두감합위와 중심교합위의 일치를 확인 할 수도 있지만 대부분의 경우에서는 일치하지 않는다.

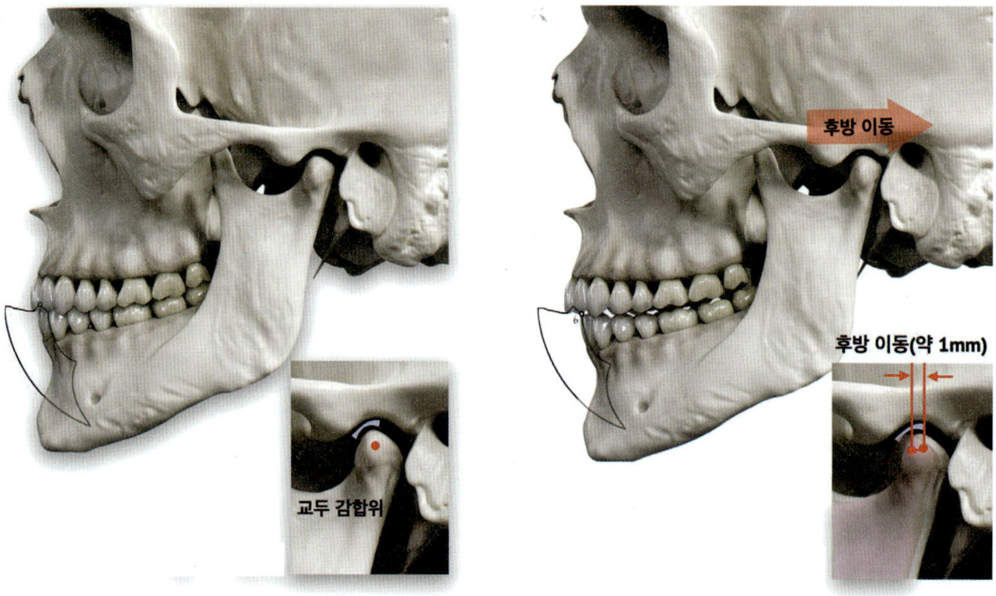

그림 5-9 교두 감합위과 중심위의 차이

4) 하악 안정위(Rest position)

환자가 직립하여 있고 과두가 관절와 내에서 긴장없이 위치한 상태에서 편안하게 있을 때 하악의 거상근이 중력을 견디며 하악의 위치를 유지할 정도의 최소 수축을 하고 있는 습관성 체위성 위치(postural position)를 말한다. 이때 상·하 치아 간에 정상적으로 간격이 생기는데 이를 교합간안정간격(interocclusal rest space) 또는 자유로 간격(free way space)이라고 한다(자유로 간격은 상·하악 중절치 사이에는 2~3mm, 구치부는 0.4~0.5mm). 자유로 간격을 포함한 안면 하방 1/3의 고경을 안정상태의 수직고경(rest vertical dimension)이라 하고 치아가 중심교합으로 교합했을 때의 고경을 중심교합시 수직고경(contact vertical dimension)이라고 한다. 이 둘을 총칭하여 수직고경(vertical dimension)이라 한다.

중심교합이 상실된 무치악의 경우에도 안정위가 존재하므로 총의치를 제작할 때는 일반적으로 안정위가 사용된다.

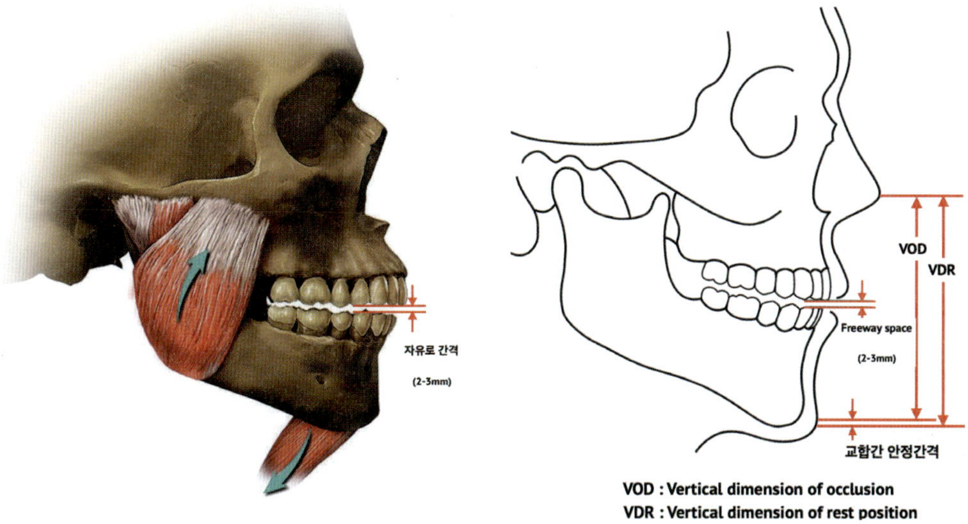

그림 5-10 안정위

5) 교두감합위와 중심위의 관계

중심위는 치아의 접촉 없이 상하악 위치 관계를 가르키는 개념이다. McCollum은 1939년 중심위는 재현 가능한 최후방에 존재하는 한 점으로 보철 수복을 위한 유일한 재현 가능한 점으로 주장하였는데, 이는 Gnathology point centric의 중심위 개념으로 발전한다. 그 이후 Posselt's은 하악을 인위적으로 최후방에 위치시켰을 때 hinge axis를 축으로 폐구하는 경로와 사람들이 습관적으로 폐구하는 경로(habitual axis of closure: 최대 감합위)는 다르다 라고 주장하였다. Posselt's diagram에서 중심위와 중심교합 사이의 일정한 자유공간(freedom)을 주장하였고 중심위와 중심교합 사이에 존재하는 약 1mm 가량의 자유공간은 당시까지 의문 없이 받아들여지던 hinge axis가 습관적으로 가장 환자가 편안하게 폐구하는 위치가 정확한 point centric여야 함을 표방했던 Gnathology의 주장을 정면으로 반박한 것이다.

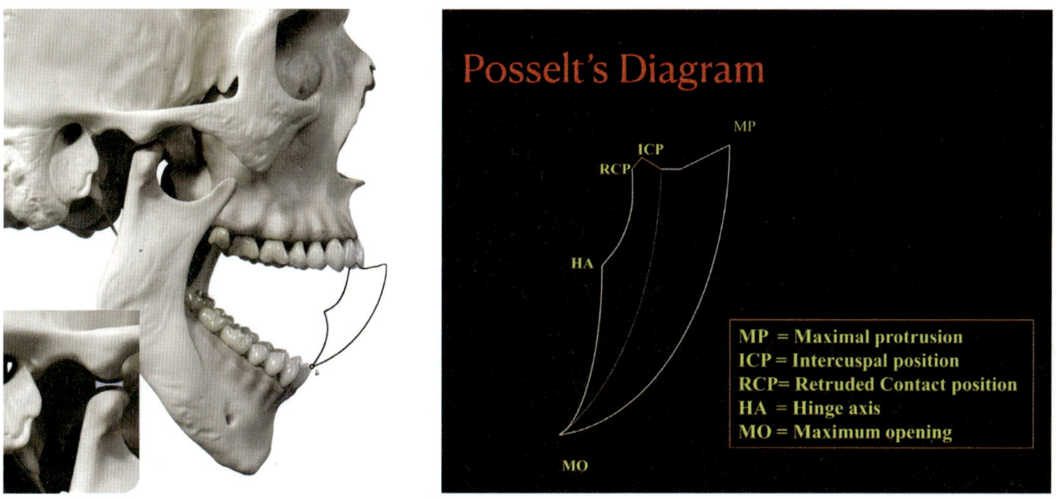

그림 5-11 중심위를 만족시키는 하악 과두의 위치 조건

Posselt의 보고는 Schuyler에 의해 수용되어 2개의 centric(중심위, 중심교합)과 두 centric 사이의 일정한 자유공간을 정상적인 것으로 허용하는 long centric 개념으로 발전하게 된다.

(1) Slide in centric

대부분의 사람에게서 중심위와 최대 교두감합위는 일치하지 않는다. 이 때 치아 접촉은 접촉되는 치아의 사면에서 이루어지며 전치부의 유도 치아는 접촉되지 않으나 계속 다물게 되면 slide in centric이 일어나게 된다. 이 slide in centric의 방향은 일정하지 않으며 여러 치아와 접촉이 일어나기도 한다.

(2) Freedom in centric(Long centric, Intercuspal contact area;GPT-6)

중심위와 최대 교두감합위의 사이에 교합고경의 변화가 없는 전후적인 자유역(Freedom)을 갖는 centric으로 치아 접촉시 치아 접촉부위 사면의 미끄러짐을 제거하여 중심위에서 안정된 접촉관계를 부여 하며, 어느 정도 치아접촉 유격을 허용하기 때문에 freedom in centric라고도 부르고 좌우적으로 유격을 허용하는 wide centric도 포함되어져 있다. GPT-6에서는 교두접촉역(intercuspal contact area)이라고 명칭이 변경되어져 있으며 교두감합위에 있어서의 교합접촉범위라고 정의되어 있다

(3) Point centric

하악을 중심위로 폐구시킬때 최대교두감합위와 일치되는 교합으로 교두감합위가 자유역을 갖지 않고 한 점을 기준으로 결정되는 교합형태이다. 이는 Gathology 학파에서 주장하는 이론으로 최대 교두감합위와 중심위를 일치시키는 교합접촉 개념이다.

중심위-최대 교두감합위의 형성에서 중요한 사항은 환자에 맞는 교합을 형성하는 것이다. 이를 위하여서는 진단 모형상에서 진단용 wax-up이나 디지털 장비들을 이용하여 환자의 교합 분석을 진행하고 적절한 교합양식을 선택하여야 한다.

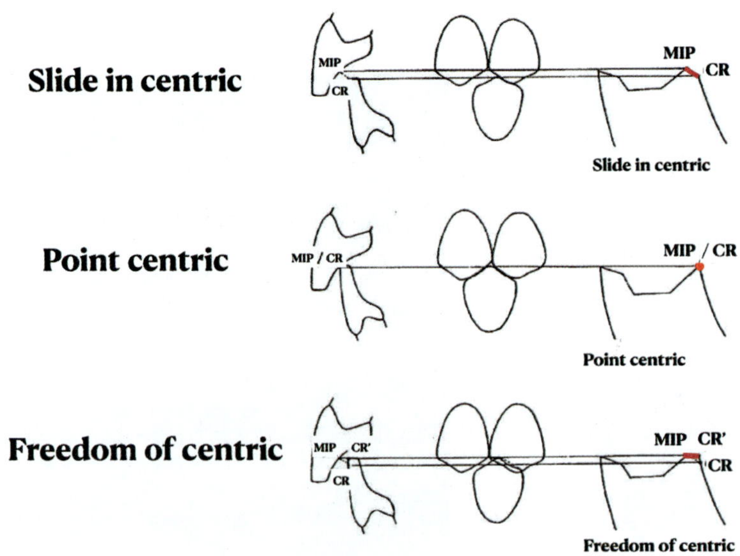

그림 5-12 교두 감합위와 중심위의 관계

3. 하악골의 한계운동(Envelop of border movement)

하악운동은 치아 형태와 배열상태, 교합면 형태 그리고 악관절, 근육과 인대 등에 의한 일정한 반복운동이다. 하악골의 일정한 반복운동의 범위 내에서 하악골이 움직일 수 있는 최대 운동영역을 하악골의 한계운동이라고 하며, 하악골 기능운동은 한계운동 내에서 이루어진다.

하악골의 한계운동은 3차원 운동으로 1952년 스웨덴의 Posselt씨가 묘기법, X-선 사진법 등의 방법을 사용하여 절치부에서 악운동의 시상면 기록과 수평적인 운동기록을 조합하여 알려졌고, 이를 하악골의 한계운동이라고 명명하였다. 이 한계운동은 임상적으로 반복 기록되며 재현할 수 있는 장점을 갖고 있어서 교합기에서 재현될 수 있으며 교합기 상에서 하악운동과 조화된 치아나 보철물 제작을 가능하게 한다. 하악골 기능운동시 각 운동 평면에서의 한계운동을 분석하면 다음과 같다.

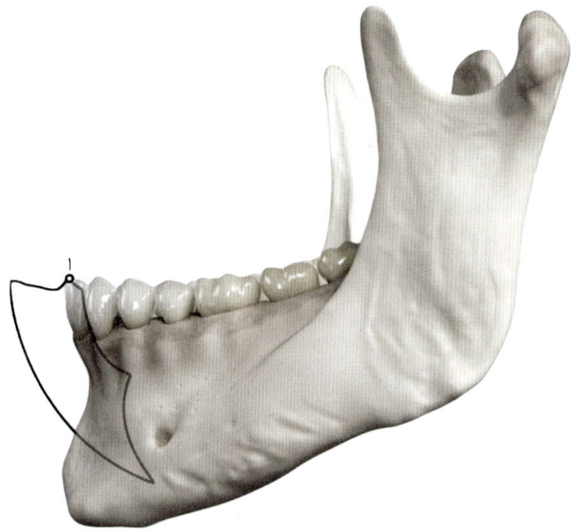

그림 5-13 하악 운동이 일어나는 평면(수평면, 시상평면, 전두평면)

1) 시상면상의 한계운동

(1) 후방 개구 한계운동(Posterior border opening movement)

시상면상 후방 개구 한계운동은 하악골의 접번운동과 활주운동 형태로 일어난다. 하악골의 개구시 첫 번째 단계에서 하악골 과두는 관절와내 최상방 위치에서 접번운동을 하고, 하악골 과두는 활주운동 없이 수평축 주위로 20~25mm 정도 회전하며 하방으로 움직이는 반복 가능한 순수 회전운동이 일어나게 되며, 계속해서 하악골을 개구운동하게 되면 하악골 과두는 전하방으로 활주운동을 하게 된다. 과두가 활주운동을 하기 시작하면 하악골 과두 회전축은 하악체로 이동하고 두 번째 단계인 후방 개구 한계 운동이 일어나게 되며 이때 상 하악 절치 절단면 사이의 거리는 40~60mm인 운동 범위를 갖는다.

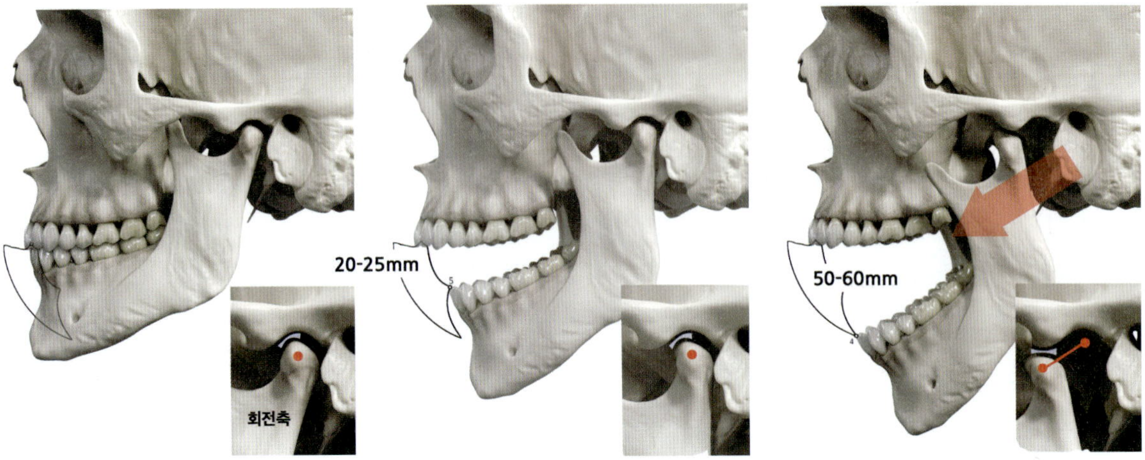

그림 5-14 후방 개구 한계운동(시상평면)

(2) 전방 개구 한계운동(Anterior border opening movement)

하악을 최대한 개구한 상태에서 과두를 전방 위치시키는 외측익돌근의 수축으로 하악골이 폐구되면 전방 개구 한계운동이 일어난다. 하악골의 최대 전방위는 폐구 시 인대의 수축으로 인해 하악골 과두가 후방 이동이 일어나게 되므로 순수 접번운동은 아니다.

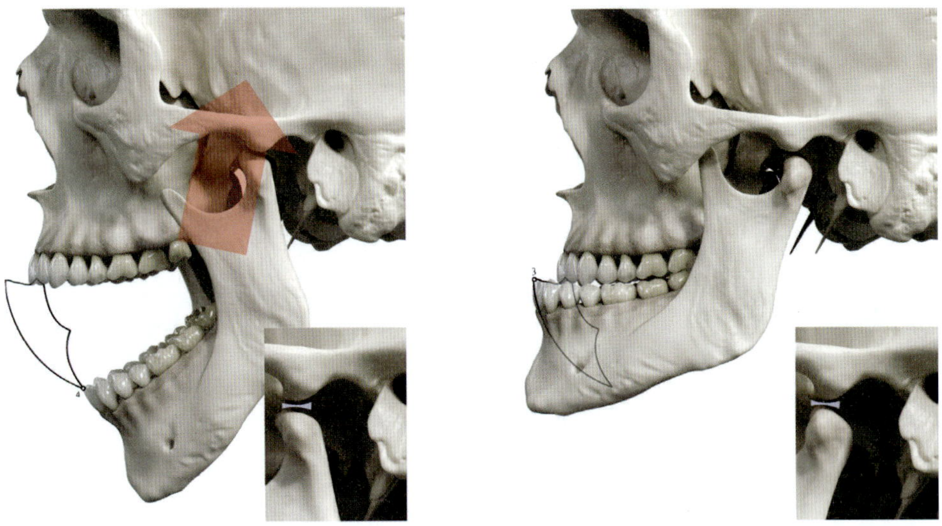

그림 5-15 전방 개구 한계운동(시상평면)

(3) 상방 접촉 한계운동(Superior border contact movement)

하악골의 상방 접촉 한계운동은 치아 교합면의 해부학적 특징에 의해 한계운동이 결정되며, 운동의 전과정에서 치아접촉이 발생한다. 이 운동의 모양은 중심위와 교두감합위 사이의 변이량, 후방 치아 교두경 사면의 경사도, 전치의 수평 및 수직피개도, 상악 전치의 설측 외형 등에 의하여 한계운동은 변화를 가진다.

중심위와 교두감합위 사이의 편위는 인구의 90%에서 존재하며, 그 평균 거리는 1.25±1mm 정도 이다. 교두감합위에서 하악이 전방으로 움직일 때 하악 전치 절단연과 상악 전치 설측경사면 사이에 접촉이 일어나게 되며, 하악이 전방으로 움직이고 상·하악 전치 절단연이 맞닿을 때까지 계속된다. 상·하악 전치 절단연이 맞닿는 상태에서는 수평경로를 따라 하악 치아 절단연이 상악 치아 절단연 전방으로 이동하고, 이때 하악은 후방 치아의 접촉이 발생 할 때까지 움직이면서 최대 전방 한계운동까지 경로는 후방 치아 교합면에 의해 조절된다.

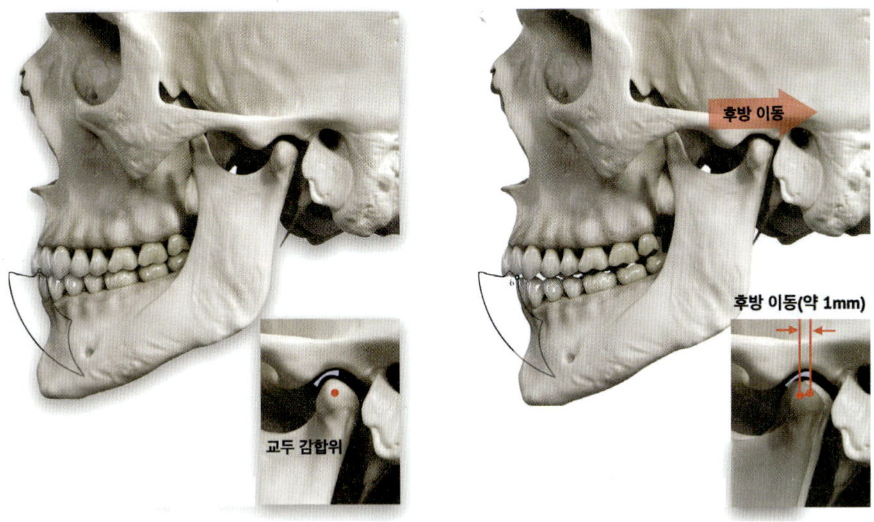

그림 5-16 상방 접촉 한계운동(시상평면)

(4) 교합 기준면(occlusal reference plane)

① FH plane(Frankfort horizontal plane)

안와의 좌하점과 외이도의 상연을 연결한 평면을 말하며, 안이평면(eye-ear plane)이라고도 부른다. 이 평면은 직립 시 두개골의 수평면과 가장 일치하는 평면으로 하악의 위치나 운동 측정 시 기준이 되는 면이다. 이 평면은 안정적인 자세를 취했을 때 지평면에 평행된다고 말하며, 재현성이 높고, 연령증가에 따른 변화가 적으며, 안정되어 있다는 점에서 보철학적으로 널리 응용되고 있다. 이 평면은 악운동의 계측과 분석을 할 때의 기준면으로 뿐만 아니라 안궁(facebow)을 사용하여 상악모형을 교합기에 장착할 때 기준면으로 사용된다.

② AO plane(Axis orbital plane)

횡주접번축(transverse hinge axis)과 안와점을 지나는 수평선을 말한다. 평면은 신체가 직립하였을 때 상면과 거의 평행을 이루어 FH plane과 거의 같은 평면이나 일치하지는 않는다. 임상에서는 거의 같은 뜻으로 사용되고 있다.

③ CE plane(Camper's plane)

비익(ala nasi)의 하단과 이주(tragus)의 상연을 연결한 평면을 말하며, 해부학적 평면과 거의 평행하기 때문에 보철학적 교합평면이라고도 한다. 이 평면은 총의치 제작 시 수평기준면으로도 사용된다.

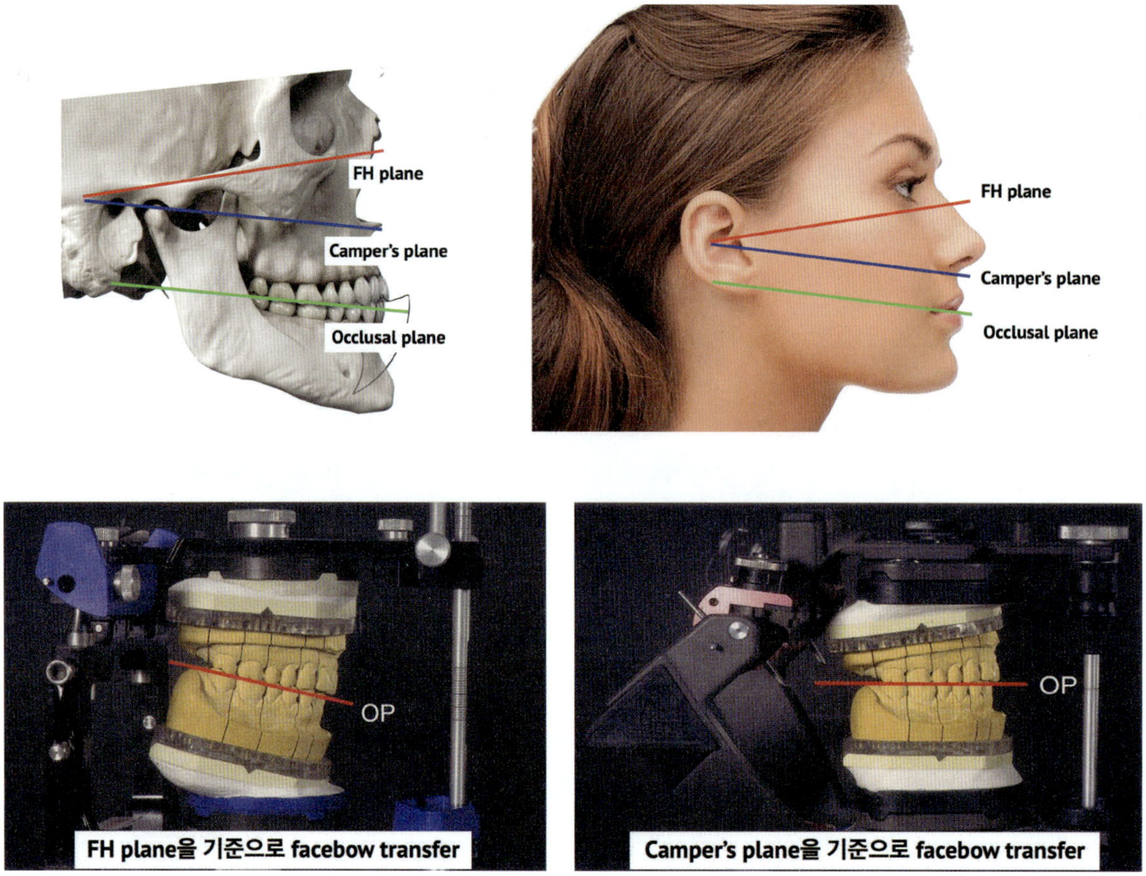

그림 5-17 교합 기준면

2) 전두면상 한계운동

전두면에서 절치점의 움직임은 4가지 종류의 운동을 가진 방패모양의 형태를 나타낸다.

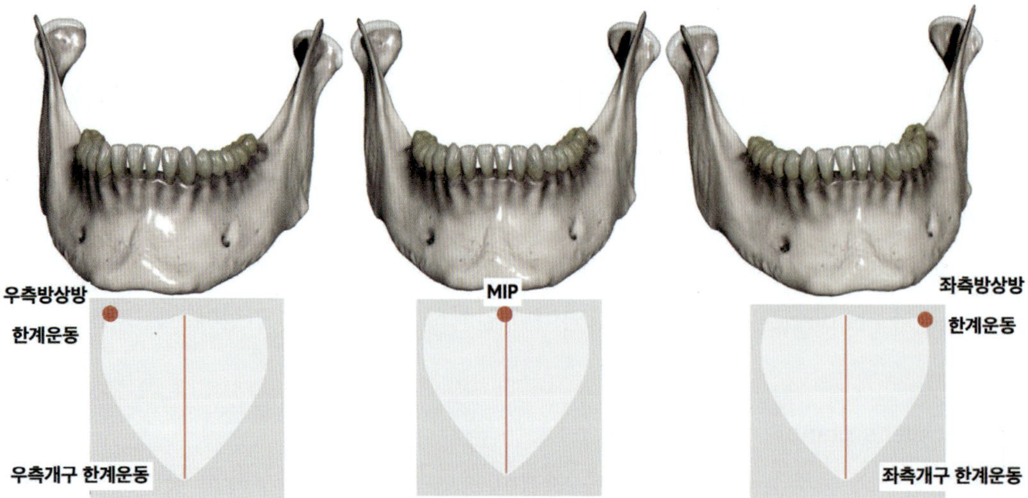

그림 5-18 전두면상 한계운동(전두평면)

(1) 좌측방 상방 한계운동(Left lateral superior border movement)

하악이 중심위 상태에서 좌측으로 측방 운동을 하면 측방 운동으로 만들어지는 하방으로 오목한 경로가 나타난다. 이 경로의 모양은 1차적으로는 작업측 접촉되는 상. 하악 치아 형태와 악간관계에 의해서 결정되고 2차적으로는 회전측 악관절의 과두–원판–관절와 사이의 관계와 형태에 의해 영향 받으며, 최대 측방 범위는 회전 관절의 인대에 의해 결정된다.

(2) 좌측 개구 한계운동(Left lateral opening border movement)

최대 좌측 상방 위치로 개구운동을 하게 되면 외측으로 볼록한 경로가 생기게 된다. 최대 개구가 가까워지면 인대가 긴장되어 내측으로 향한 운동을 일으켜 하악은 정중선과 다시 일치된다.

(3) 우측방 상방 한계운동(Right lateral superior border movement)

좌측 전방 한계운동이 끝나고 하악은 중심위로 다시 돌아오고 이 위치에서 우외측으로 측방 운동 을 하게 되면 좌측방 한계운동과 비슷한 우측방 상방 한계운동의 경로가 만들어 진다. 이 때 만들어지는 경로는 치아의 접촉에 의해 영향을 받는다.

(4) 우측 개구 한계운동(Right lateral opening border movement)

최대 우측 상방 위치에서 개구운동을 하게 되면 좌측 개구운동과 비슷하게 외측으로 볼록한 경로가 생기게 된다. 최대 개구가 가까워지면 인대가 긴장되어 내측으로 향한 운동을 일으키고 하악은 정중선과 다시 일치되게 된다.

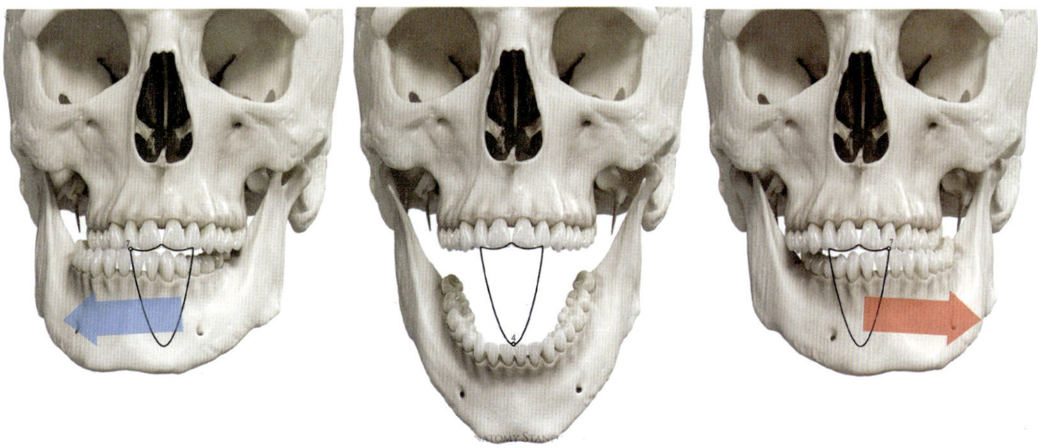

그림 5-19 전두면상 한계운동(전두평면)

(5) 기능운동(Functional movement)

다른 면에서와 같이 전두면 기능운동도 교두감합위 근처에서 시작되고 끝난다. 저작 시 하악은 적절한 개구가 이루어질 때까지 직하방으로 내려가 음식물이 놓여 있는 쪽으로 이동해서 올라오게 되고 교두감합위에 가까워지면 음식 물은 치아 교합면 사이에서 저작되어 부서진다. 폐구 시 마지막 1mm 부위에서 중심교합으로 재 위치된다.

(6) 측방운동(lateral movement)

하악골이 좌측 또는 우측으로 움직이는 운동으로 측두하악관절에서는 작업측과 비작업측 과두가 비대칭적인 운동을 한다.

① 작업측 과두(working side)

하악골이 측방운동을 할 때 하악골이 움직인 방향에 있는 과두를 작업측 과두 또는 기능과두라 하고 작업측 과두는 회전하므로 회전과두라고도 한다.

회전과두는 외측으로 작은 회전운동을 하는데 이 회전운동은 전개각 60°, 높이 3mm의 원추형 범주에서 움직인다. 이 움직임을 베네트 운동(bennett movement)이라 한다.

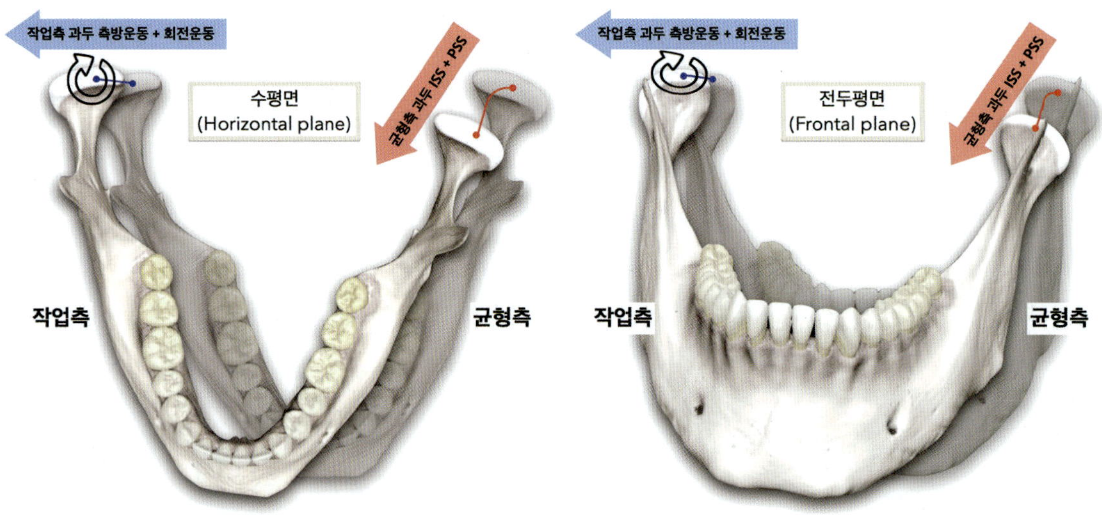

그림 5-20 Bennet movement(전두평면)

② 비 작업측 과두(balancing side, non-working side)

하악골이 측방운동을 할 때 하악이 움직인 쪽의 반대편에 있는 과두를 비 작업측 과두 또는 균형과두라고 부르며 회전과두의 주위를 궤도운동하기 때문에 궤도과두라고도 부른다. 베네트 각(bennett angle)은 비작업측 과두가 관절와 내에서 전내하방으로 움직인다. 이 과두의 움직임은 처음에는 정중방향으로 약간 움직인 후 관절와의 내측벽을 타고 따라 내려오게 된다. 이때 처음의 이동을 ISS(immediate side shift)라고 하고, 그 후 내측벽을 따라 내려오는 것을 PSS(progressive side shift)라고 한다. ISS의 양은 사람에 따라 다르지만 0~3mm 내에서 개인차가 있으며, PSS와 시상면과 이루는 각도는 7.5° 정도이며 과두가 관절와의 내측벽을 따라 내려오는 것과 시상면과 이루는 각도가 베네트 각(bennett angle)이다. 베네트 각(bennett angle)은 개인에 따라 다르며 평균치는 15°이다.

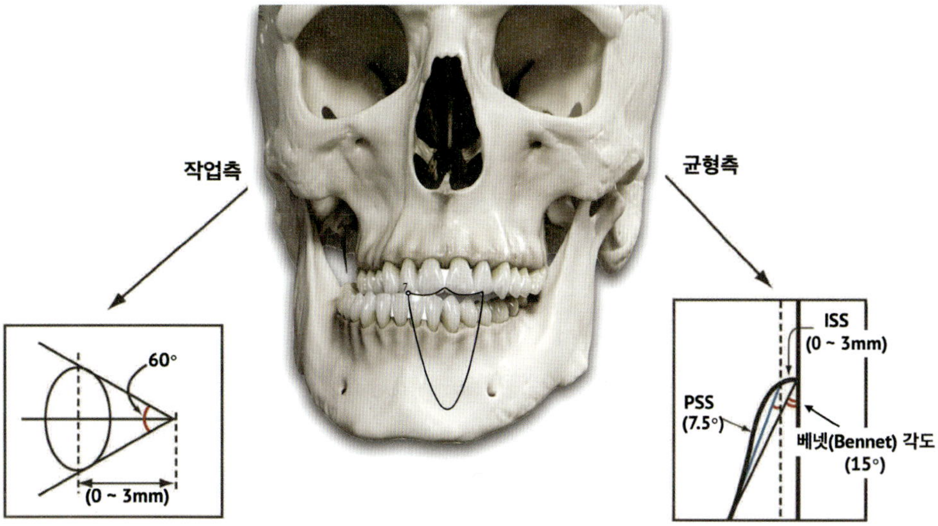

그림 5-21 Bennet movement(전두평면)

3) 수평면상 한계운동

수평면의 한계운동을 관찰하면 네 가지 형태의 운동요소와 기능적 요소를 관찰할 수있고, 하악 운동의 움직임은 고딕아치 묘기도(gothic arch tracer, intra or extra-oral tracer)로 기록할 수 있는데 마름모꼴 형태로 기록된다.

(1) 좌측방 한계운동(left lateral border movement)

좌측측방운동을 할 때 좌측과두는 중심위에서 회전운동을 하고 우측과두는 전내하방으로 움직이게 된다. 이 때 절치점의 움직임이 좌측방 한계운동로를 기록하게 된다. 이 좌측방 한계운동은 실제로 순수 회전운동을 못하고 회전과 활주운동이 동시에 일어나는데 이 활주부분을 베네트 운동(bennett shift)이라고 한다. 이 베네트 운동은 보철물 제작에 있어서 중요한 운동으로 특히 그 방향 이동거리(운동량), 발현시기 등은 교합면 형태에 지대한 영향을 준다.

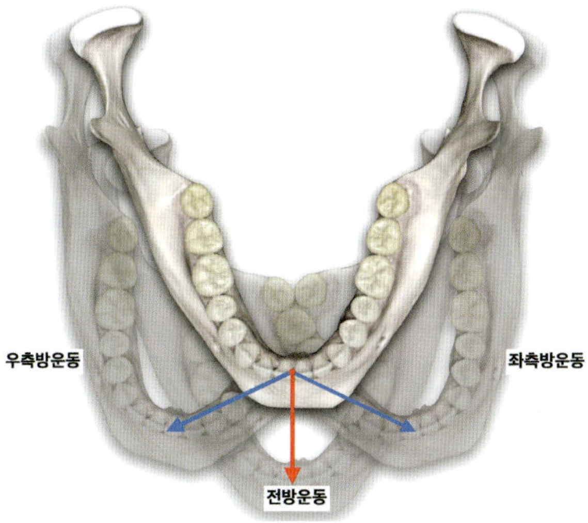

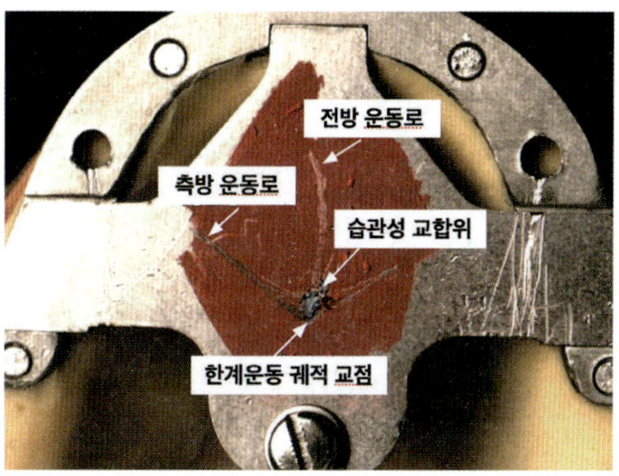

그림 5-22 전두면상 한계운동(전두평면)와 고딕 아치 트레이싱

(2) 전방운동과 동시에 일어나는 좌측방 한계운동(continued left lateral border movement)

하악 좌측방 한계에서 좌측과두가 전방과 우측으로 움직이면, 우측과두는 좌측방 한계운동에서 이미 최전방에 있으므로 절치점은 정중선 부위에 오게 된다.

(3) 우측방 한계운동(right lateral border movement)

우측방운동을 할 때 우측과두는 중심위에서 회전운동을 하고 좌측과두는 전내하방으로 움직인다. 이때 절치점의 움직임이 우측방 한계운동로를 기록하게 된다.

(4) 전방운동과 동시에 일어나는 우측방 한계운동(continued right lateral border movement)

하악이 우측방 한계에서 우측과두가 전방과 좌측으로 움직이면, 좌측과두는 우측방 한계운동에서 이미 최전방에 있으므로 절치점은 정중선 부위에 오게 된다.

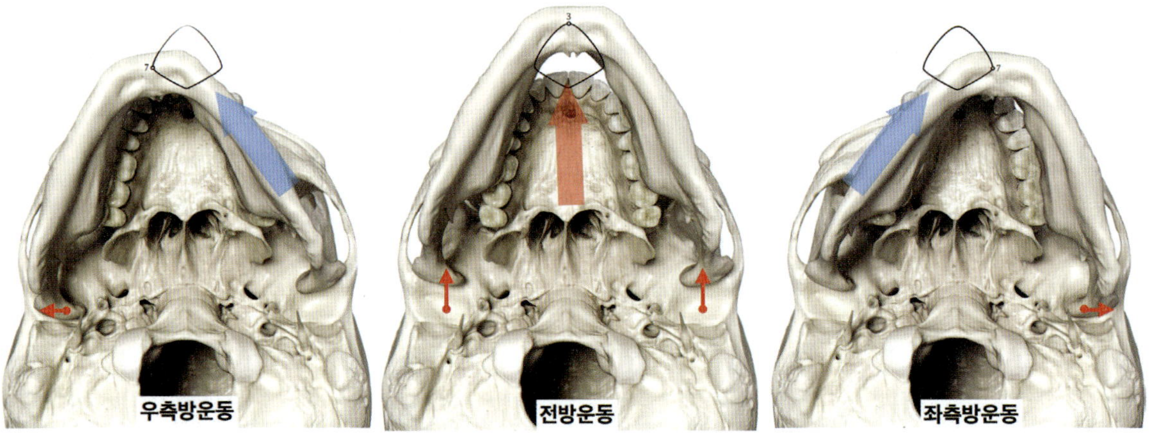

그림 5-23 수평면상 한계운동(수평면)

4. 하악운동의 조절 요소

하악운동은 두 개의 측두하악관절과 접촉되는 상·하악 치아들의 형태학적 특성으로 인해 전·후방 조절 요소, 기능적으로는 고유수용성 근신경계로 인하여 조절된다.

측두하악관절은 후방 조절 요소이고 전치부는 전방 조절 요소이지만 구치부는 이러한 조절 요소 사이에 존재하므로 두 가지 요소에 의해 다양한 영향을 받게 된다. 하악운동은 근 신경계, 악관절, 인대와 근육, 교합면 형태 등에 의하여 조절이 되며 임상적으로 매우 다양한 운동 양상이 관찰된다.

1) 후방 조절 요소

측두하악관절은 조절하거나 변경시킬 수 없는 하악 운동의 후방 조절 요소이다. 악관절은 과두유도에 의해 후방에서 하악운동 특성을 대부분 결정하는 고정된 조절 요소로 하악 운동에 영향을 미치며, 치아의 교합면에도 영향을 미치게 된다. 과두가 중심위에서 관절융기의 경사도를 따라 하방으로 이동하게 되면 관절융기의 경사에 따라 과두는 이동하게 되고 관절융기의 경사 각도에 따라 이동 경로가 수평적이고 수직적 경로를 가지게 된다.

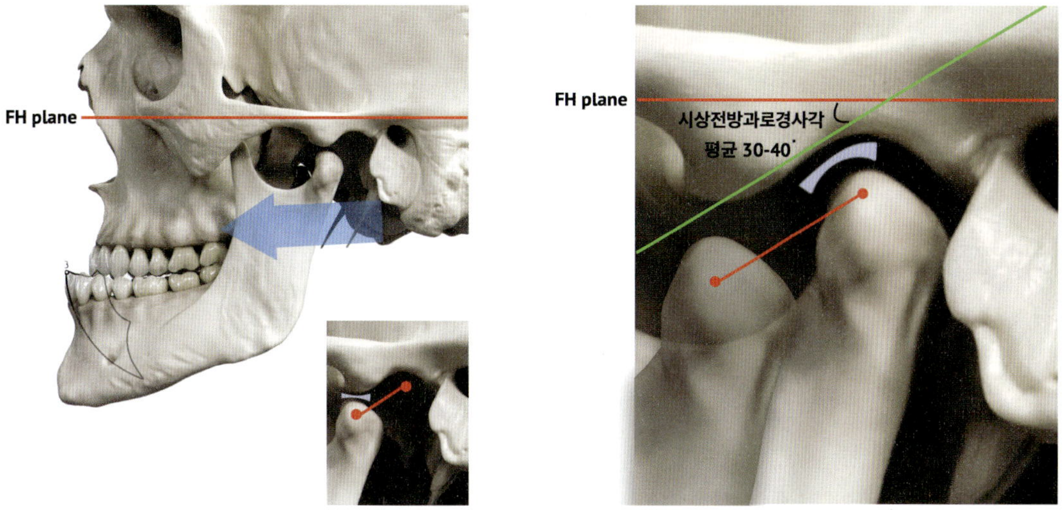

그림 5-24 관절 융기의 경사도에 따른 하악 과두의 전방이동

2) 전방 조절 요소

측두하악관절의 하악운동 후방결정요인과 같이 상·하악 치아는 하악 운동의 전방 결정요인으로 작용한다. 치아는 후방결정요인과는 달리 자연적인 마모나 보철물, 선택삭제, 교정, 발치, 치아우식, 습관 등에 의해 변화할 수 있다. 전치는 전방이나 측방운동 시 하악을 유도하고, 구치는 하악이 폐구 시 수직정지(vertical stop)를 제공할 뿐만 아니라, 하악을 최대교두감합위로 유도한다.

전치부에 가까이 위치한 치아는 절치유도각(anterior guidance)에 의해 더 많은 영향을 받으며, 아주 적은 양만 측두하악관절에 의해 영향을 받게 된다. 후방의 치아는 측두하악관절에 의해 일부는 절치유도각(anterior guidance)에 의해 영향을 받게 된다.

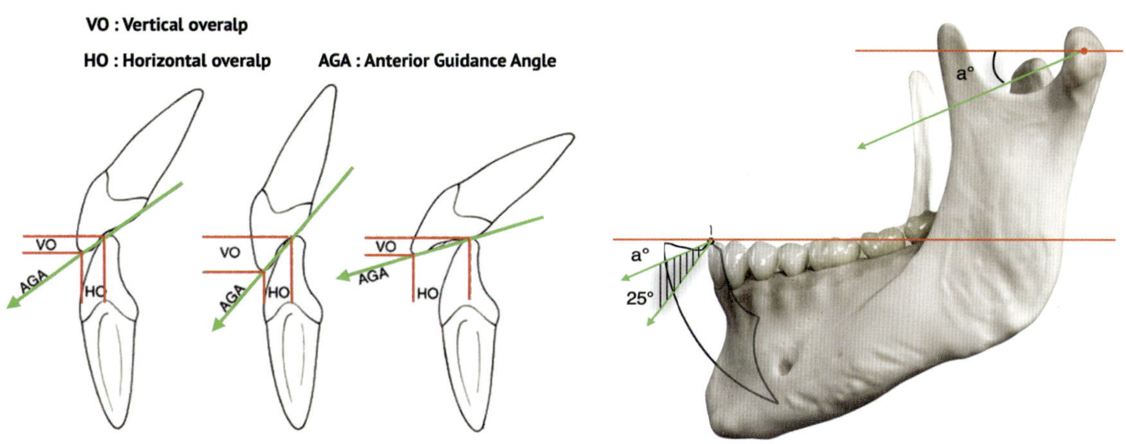

그림 5-25 전치부 절치 유도각과 수직·수평 피개에 따른 전방 조절 요소

(1) 전방 유도(Anterlor guidance)

전방 유도는 하악이 전방 또는 측방으로 움직일 때 하악 치아의 절단면은 상악 전치의 설면과 긴밀한 접촉을 한다. 하악 전치 절단연과 상악 전치 설측 경사면의 경사도는 하악운동의 방향을 결정하는 유도작용을 하게 되는데, 전치부의 수직피개(vertical overlap)와 수평피개(horizontal overlap)의 양에 따라 전방유도 형태는 달라지게 되고, 이 요소로 인하여 구치부 교두경사가 변화될 수 있다.

전방유도는 후방조절요소인 시상전방 과로경사각과 함께 조화로운 하악운동로를 형성하여 완전한 균형교합을 목표로 한다.

(2) 교합평면(occlusal plane)

하악 중절치 절단연과 하악 좌우측 제2대구치 원심 협측교두정을 연결한 가상평면을 말하며, 무치악 환자의 교합 평면을 결정하는 기준으로 중요하다.

(3) Spee 만곡(curve of spee)

측방에서 보았을 때 치아의 치아의 교합면과 절단연에 의하여 결정되는 전후만곡으로 발견자의 이름을 따서 'Spee 만곡'이라고 한다.

(4) Willson 만곡(측방만곡, curve of willson)

자연치열의 전두면에서 좌우 구치들의 협설교두정을 연결하여 생기는 만곡을 'willson 만곡(측방만곡)'이라고 한다.

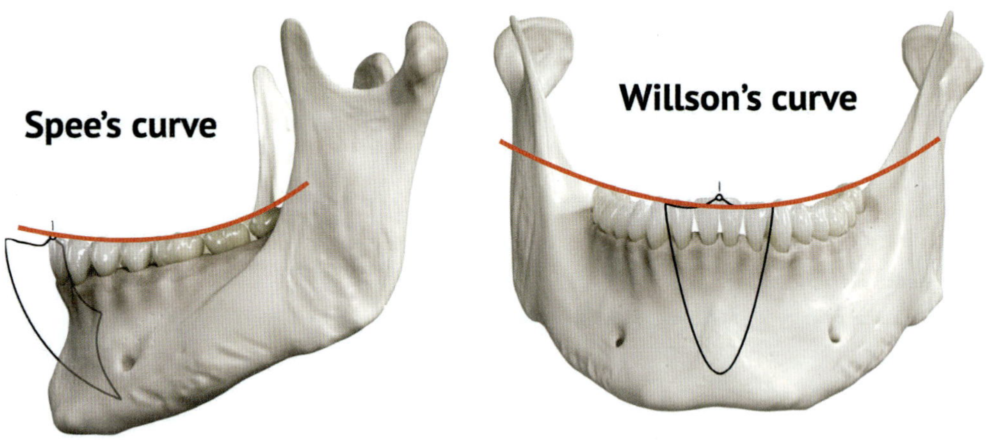

그림 5-26 spee 만곡과 willson 만곡

(5) 하악삼각(mandibular triangle, Bonwill triangle)

하악 중절치 절단 또는 하악 정중선과 좌우 과두를 연결하는 한 변이 4inch인 삼각형을 의미하는 것으로 이는 양 과두간의 거리를 10.315cm로 하는 초기 해부학적 교합기 설계에 기본이 되었다. 1805년 Bonwill은 측방운동 시 작업측 과두는 회전만하고 균형측 과두는 활주운동만 하는 것으로 가정하였고 이를 바탕으로 초기 양측 과두가 움직이는 최초의 기능교합기가 개발되었다.

(6) 바크빌각(Balkwill angle)

바크빌각은 Bonwill triangle과 교합평면이 이루는 각으로 가상의 교합평면에 대해 약 26°의 평균값을 보이며 기능적 교합기의 설계에 응용되고 있다.

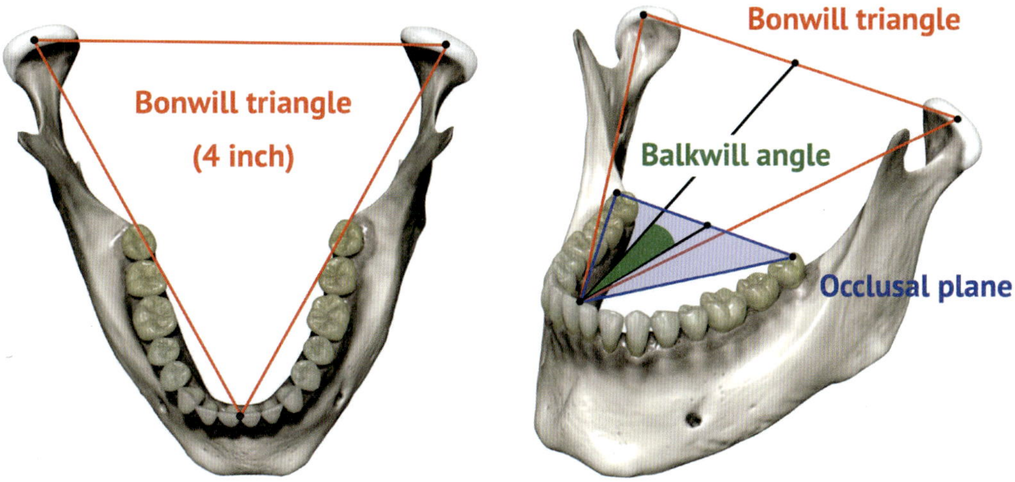

그림 5-27 Bonwill triangle과 Bakwill angle

5. 교합장애

교합장애(occlusal interference)란 최대교두감합위로 폐구 시 정상적인 치아 접촉을 방해하는 모든 교합 간섭을 말하며, 중심위 교합장애, 작업측 교합장애, 비작업측 교합장애, 전방 교합장애 등 4가지 형태가 있다.

1) 중심위 교합장애(centric interference)

하악을 폐구 시 과두가 관절와(glenoid fossa)의 최적위치에 있을 때 발생하는 조기접촉을 말하며, 흔히 하악 폐구 시 상악교두의 근심사면과 하악교두의 원심사면 사이에서 발생한다. 이것은 하악을 후방, 전방 또는 측방과 그 복합방향으로 빗나가게 하는 원인이 된다.

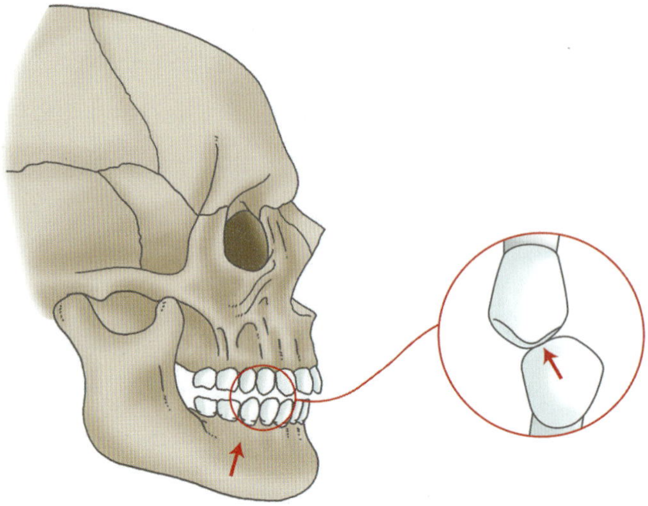

그림 5-28 중심위 교합장애

2) 작업측 교합장애(working interference)

측방운동 시 하악이 움직여가는 방향과 같은 쪽의 상·하악 구치부 사이에서 교합이 될 때 발생할 수 있는 것으로 작업측의 상악교두의 설측사면과 하악교두의 협측사면 사이에서 발생한다.

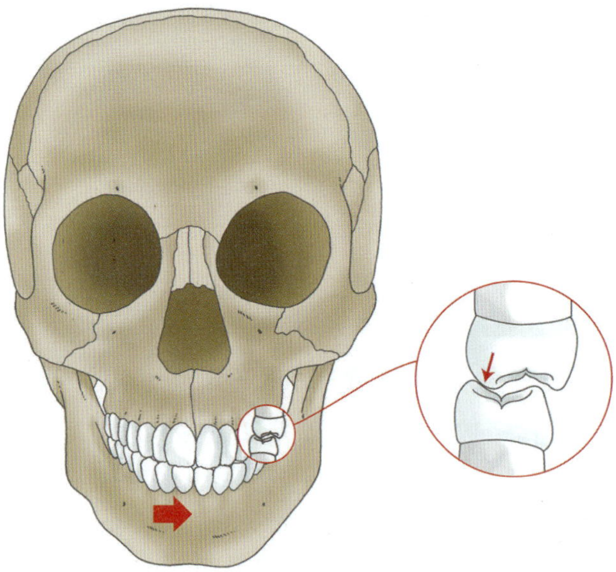

그림 5-29 작업측 교합장애

3) 비작업측 교합장애(non-working interference)

하악이 측방운동을 하였을 때 그 운동방향과 반대편의 상·하악 구치부 사이의 교합접촉을 말하며, 비작업측에 있는 상악교두의 협측사면과 하악교두의 설측사면 사이에 접촉이 있을 때 일어난다.

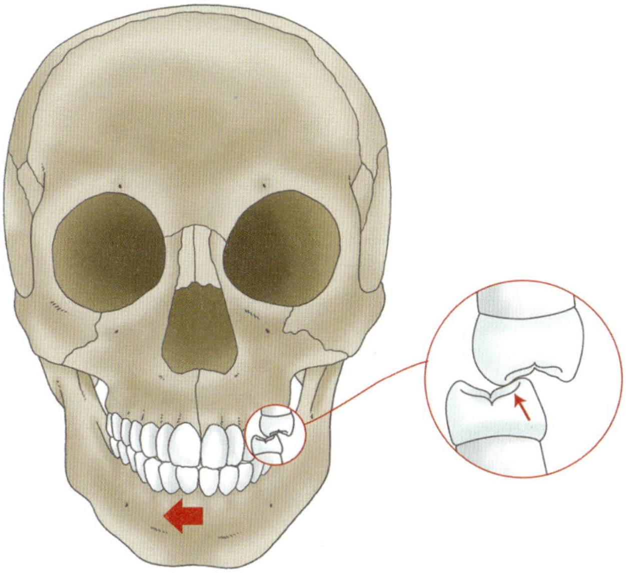

그림 5-30 비작업측 교합장애

4) 전방교합장애(protrusive interference)

하악구치의 근심사면과 상악구치의 원심사면 사이에 있는 조기접촉을 말하며, 전방운동 시 상악교두의 원심사면이 하악교두의 근심사면과 접촉 시 발생한다.

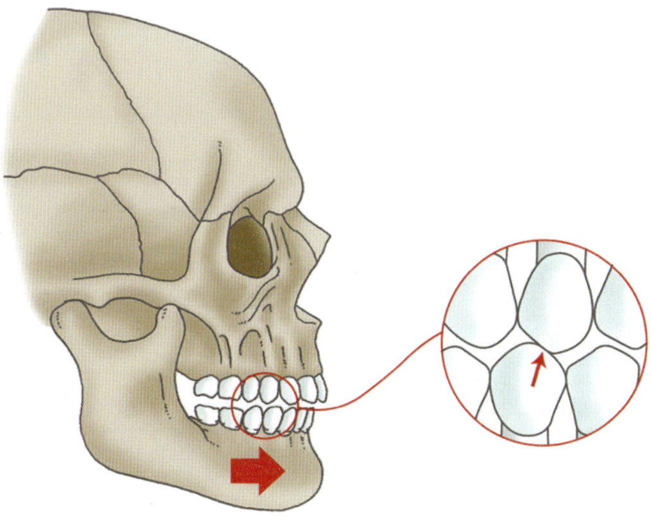

그림 5-31 전방 교합장애

5-4 교합면 형태와 교합면 형태 결정 요인

1. 교합면 형태

구치부의 치관의 교합면을 관찰하면 협면과 설면이 만나서 이루는 능각이 선명하다. 이런 협측교합면 능각과 설측교합면 능각은 구치의 교두를 내사면과 외사면으로 나눈다. 협설측교두의 내사면은 치아의 교합면을 형성하며 교합압을 받는 부위로 보통 협설경의 50~60%를 차지한다. 정상적인 배열에서 기능교두인 하악의 협측교두와 상악의 설측교두는 대합치의 교합면 중앙에 위치하며 대구치의 경우 기능교두는 협설폭경의 약 60%를 차지한다.

1) 기능교두와 비기능교두(centric cusp/non centric cusp)

하악의 협측교두와 상악의 설측교두가 대합치의 중심와에 교합하여 음식물을 저작하는 역할을 하므로 기능교두(functional cusp), 작업교두(working cusp), stamp cusp라고 하며, 교두감합시에 교합고경을 유지하기 때문에 지지교두(supporting cusp, centric holding cusp)라고도 한다.

상악의 협측교두와 하악의 설측교두들은 저작기능이 없으므로 비기능교두(nonfuntional cusp), 비작업교두(nonworking cusp), 비중심교두(noncentric cusp)라 하며, 하악 활주운동의 안내 역할을 하므로 유도교두(guiding cusp), 음식물이 흘러 떨어지지 않게 또한 혀나 협점막이 씹히지 않도록 보호해줌으로 shearing cusp이라 부른다.

(1) 기능교두의 특성

① 기능교두는 대합치의 교합면과 교합접촉되고, 교두감합위에서 상·하악 교합고경을 유지한다.
② 기능교두는 비기능교두보다 넓은 외사면을 갖고 있다.
③ 기능교두의 외사면은 대합치와 교합접촉을 한다.
④ 기능교두는 비기능교두보다 대체적으로 둥근편이다.

(2) 비기능교두의 특징

① 비기능교두는 하악이 측방운동을 할 때만 접촉을 하고 대합치 교합면의 외사면과 교합한다.
② 비기능교두는 기능교두보다 좁은 외사면을 갖고 있다.
③ 비기능교두와 외사면은 대합치와 교합접촉을 갖고 있지 않다.
④ 비기능교두와 기능교두보다 대체적으로 뾰족한 편이다.

2) 점접촉 교합(point contact occlusion: centric stop-corresponding point)

교두감합 시 대합치간의 접촉은 면과의 접촉보다는 점상태로 접촉하는 것이 이상적이다. 점상태로 접촉되기 때문에 접촉면적이 감소되어 치아가 교합압을 적게 받게 되고, 치주조직의 부담도 감소되며, 편심교합 시에도 접촉하는 면이 적기 때문에 쉽게 이개할 수 있어 치아의 무리한 마모가 일어나지 않는다. 그러나 면접촉보다

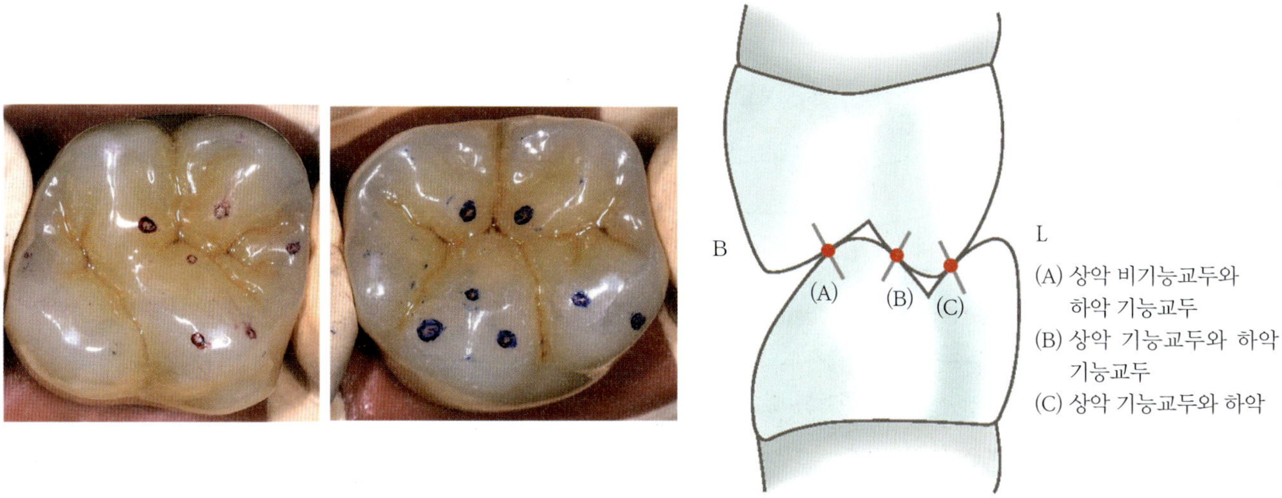

그림 5-32 Tripodism & ABC contact

는 접촉면적이 적어 안정성이 부족하다. 그래서 고안된 것이 세 점접촉이다. 세 점접촉에는 구치의 기능교두가 대합치의 와에 교합하여 생기는 세 점접촉인 tripodism과 교합하는 치아를 협설적으로 볼 때 생기는 세 점접촉 ABC contact가 있다.

Tripodism은 교두 대 와 교합에서 상하악의 교합관계를 안정시키고 저작효과를 증가시키기 위한 것이며, ABC contact은 상하악 구치가 교합된 것으로 협설적으로 보았을 때 세 부분의 접촉관계로 이를 협측에서부터 ABC라고 부른다. ABC contact에서는 B contact는 꼭 이루어져야만 교합압을 치아의 장축방향으로 전달할 수 있어 좋은 안정성을 얻을 수 있다.

2. 기능적 교합면 형성

하악 기능운동시 상·하악 치아의 각 교두는 대합치아 교합면에 접촉되는 부분에 따라 교합 유형이 몇 가지로 나누어진다.

1) 교두 대 와 접촉(cusp-tripod fossa contact)

기능교두가 대합치의 교합면 와(occlusal fossa)에 접촉되는 상태이고 모든 기능교두는 대합이되는 치아의 와(fossa)에 접촉되어 1치대 1치의 교합관계를 형성한다.

2) 교두 대 변연융선 접촉(cusp-marginal ridge contact)

기능교두가 대합치의 교합면 와나 변연융선(margknal ridge)에 접촉되는 상태이고 하악중절치와 상악 최후방치아를 제외하고 1치대 2치의 교합관계를 형성한다.

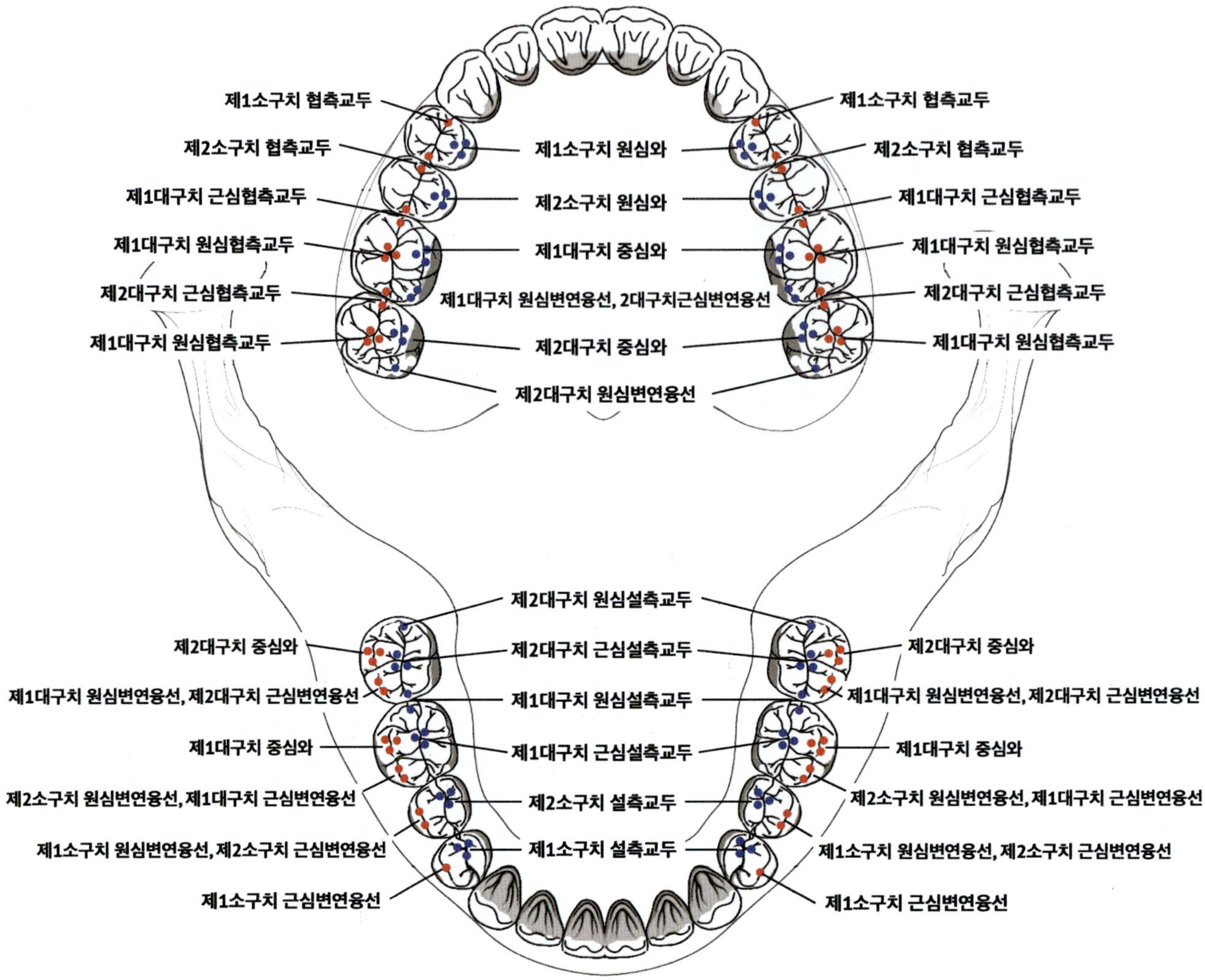

그림 5-33 교두 대 변연융선 접촉(cusp-marginal ridge contact)

3. 교합면 형태 결정요인

하악골 운동은 교합면 형태에 영향은 주는 요소로 후방 조절 요소인 양측 과두의 해부학적 특성과 전방 조절 요소인 전치부의 해부학적 특성으로 인하여 영향을 받는다. 후방 조절요소에 가까운 치아일수록 후방조절요소에 의하여 영향을 많이 받게 되고 전방조절요소에 가까운 치아일수록 전방조절요소에 영향을 많이 받게 된다.

보철물을 제작할 때 특히 교합면 형성 시 교두의 위치나 높이, 융선과 구의 방향과 위치, 상악견치 설면와의 깊이 등은 하악의 기능 운동과 조화를 이루도록 하여야 한다. 교합면 형태에 관여하는 요인은 수직적 결정요인, 수평적 결정요인과 상악전치 설면와의 관계 등이 있다.

1) 수직적 결정요인

교합면에서 교두의 높이나 교합면 와의 깊이에 영향을 미치는 요인을 수직적 결정요인이라 한다.

(1) 수평피개

전치의 수평피개가 감소하면 운동할 때 하악이 하방으로 이동하기가 용이하므로 구치가 이개되기 쉽다. 그러므로 구치교두의 길이는 높아지고 절치유도각은 커진다. 반대로 수평피개가 증가하면 편심운동 시 하악이 수평으로 이동하므로 구치는 이개하기가 쉽지 않다. 그러므로 구치의 교두는 낮아지고 절치유도각은 작아진다.

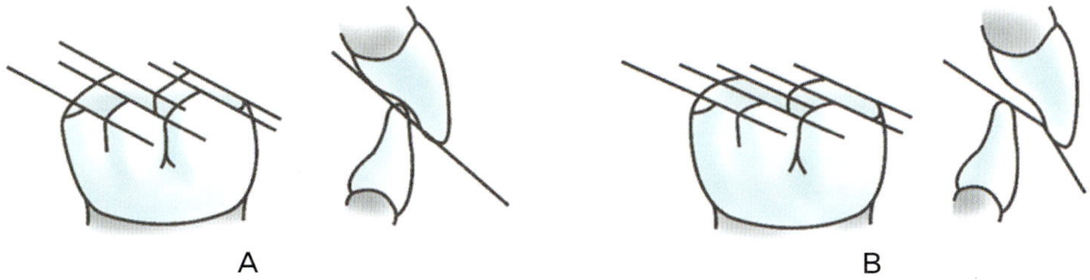

A : 수평피개가 작을 때 : 교두는 높아지고 절치유도각은 커진다.
B : 수평피개가 클 때 : 교두는 낮아지고 절치유도각은 작아진다.

그림 5-34 수평피개와 교두와의 관계

(2) 수직피개

전치의 수직피개가 감소하면 구치의 교두는 낮아지고 절치유도각도 작아진다. 반면에 수직피개가 증가하면 구치의 교두는 높아지고 절치유도각도 커진다.

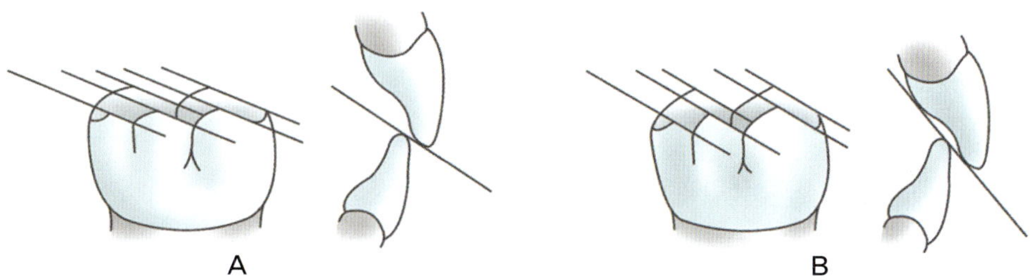

A : 수직피개가 작을 때 : 교두는 낮아지고 절치유도각은 작아진다.
B : 수직피개가 클 때 : 교두는 높아지고 절치유도각은 커진다.

그림 5-35 수직피개와 교두와의 관계

(3) 베네트 운동(Bennett movement)의 운동량(회전과두의 측방전이량)

하악의 측방전이가 작으면 구치 교두의 길이가 높아지고, 측방전이가 크면 구치 교두의 길이가 낮아진다.

(4) 베네트 운동(Bennett movement)(회전과두의 운동방향)

① 측상방

회전과두가 측상방으로 움직이면 작업측 비기능교두의 내사면에 간섭이 일어나므로 구치 교두는 낮아진다.

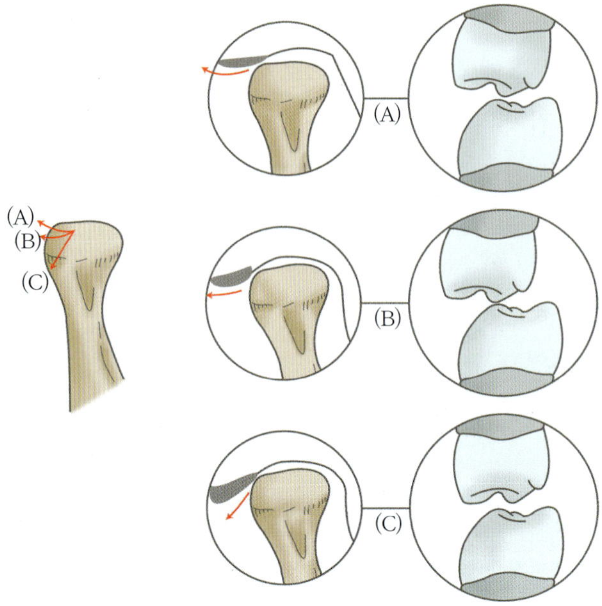

(A) 외측상방으로의 운동 시 – 완만한 교두경사
(B) 외측으로의 운동 시 – 보통인 교두경사
(C) 외측하방으로의 운동 시 – 급한 교두경사

그림 5-36 작업측과두의 Bennett movement와 비기능교두경사의 상관관계(수직면)

② 측하방

회전과두가 측하방으로 움직이면 비기능교두 내사면의 경사가급하게 되어 구치 교두는 높아진다.

(5) 관절결절의 각도

하악이 전방운동 시 과두는 하악와는 면을 따라 관절결절 부위까지 전하방으로 움직이게 된다. 이 관절결절의 각도가 작으면 상악 설측교두의 협측사면과 하악 협측교두의 설측사면의 경사도가 완만해져서 구치교두가 낮아지고, 교합면와도 얕아지며, 절치유도각도 작아진다. 반면에 관절결절의 각도가 크면 구치교두는 높아지고, 교합면 와도 깊어지며, 절치유도각도 커진다(그림 5-36).

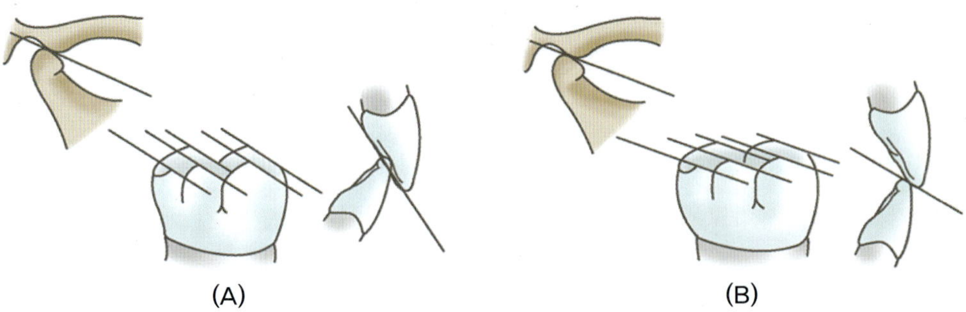

A : 관절결절의 각도가 작을 때 : 교두는 낮아지고 절치유도각도 작아진다.
B : 관절결절의 각도가 클 때 : 교두는 높아지고 절치유도각도 커진다.

그림 5-37 관절결절이 각도와 구치 교두 경사, 절치유도각의 관계

(6) Spee 만곡

시상면에서 하악 견치의 첨두와 소, 대구치의 협측교두정을 연결한 spee 만곡의 반경이 작으면 교합평면이 오목하여 상악에 대한 하악의 운동이 작으므로 전방운동 시 구치가 이개되기 어렵고 그 결과 구치 교두가 낮아진다. 반면에 spee 만곡의 반경이 크면 교합평면이 편평하여 하악의 운동이 커져 전방운동 시 구치가 이개되기 쉬우므로 교두는 높아진다.

(7) 교합평면과 시상전방과로

시상면에서 관찰하였을 때 교합평면과 시상전방과로가 평행에 가까우면 전방운동 시 구치가 이개되기 어려우므로 구치교두는 낮아진다. 또 교합평면과 시상전방과로가 평행해서 어긋날수록 구치는 이개되기 쉬우므로 구치교두는 높아진다.

(8) ISS(Immediate Side Shift)

하악이 측방운동을 할 때 균형측 과두가 처음에 정중방향으로 움직이는 양에 따라 교두의 높이가 달라진다.

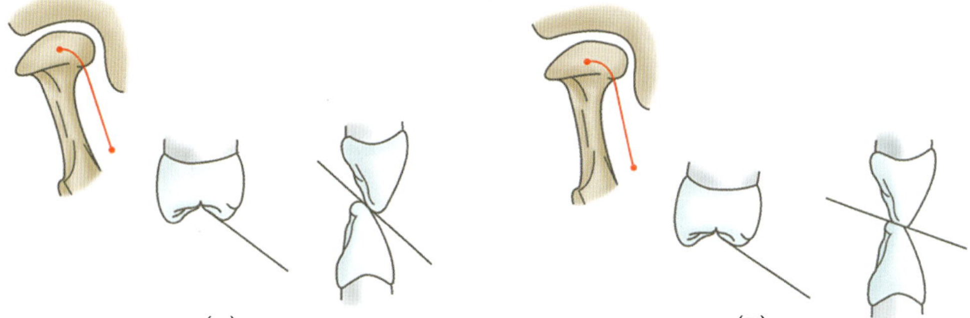

A : ISS가 작을 때 교두는 높아지고 절치유도각은 커진다.
B : ISS가 클 때 교두는 낮아지고 절치유도각은 작아진다.

그림 5-38 ISS와 교두길이, 절치유도각의 관계

ISS가 작으면 교두가 중심교합에서 균형측으로 움직이면서 밀리는 위치, 즉 상악 설측교두의 내사면과 하악 협측교두의 내사면에 큰 영향이 없으므로 구치의 교두는 높아지고 중심구의 폭은 좁아지고, 절치유도각은 커진다. 그러나 ISS가 크면 균형측 치아가 서로 접촉하는 위치가 용이하게 이동하기 위해서 구치교두는 낮아지고 중심구의 폭은 넓어지고 절치유도각은 작아진다.

2) 수평적 결정요인

교합면에서 융선과 구의 방향에 영향을 미치는 요인을 수평적 결정요인이라 한다. 하악이 편심운동을 할 때 기능교두는 대합치의 구를 따라 지나가는데 이때 과두가 작업측 방향으로 움직이면 교두는 대합치의 교합면상의 구를 따라 이동하는데 이 길을 작업측 운동로, 작업측 구 또는 내측방 구라 한다. 반면 반대로 교두가 비작업측 방향으로 이동될 때 통로가 되는 길이 비작업측 운동로, 비작업측 구 또는 외측방 구라 부른다. 이 작업측 구와 비작업측 구가 서로 교차하여 이루는 각은 gothic arch의 전개각과 유사한 형태를 이루는데 이것을 arrow point angle이라 한다. 이 arrow point angle이 작다는 것은 상악 교합면에서 작업측 구와 비 작업측 구가 좀 더 근심에 위치한다는 것이고 하악 교합면에서는 좀더 원심에 위치한다는 것이다. 반면에 이 각이 크다는 것은 상악 교합면에서는 좀더 원심에 하악 교합면에서는 좀더 근심에 위치한다는 것이다.

(1) 회전과두로부터의 거리

회전과두, 즉 작업측 과두로부터 치아의 거리가 가까울수록 arrow point angle이 작아지고, 거리가 멀수록 arrow point angle은 커진다. 회전과두에 가까운 대구치는 각이 작고 먼 소구치는 각이 커진다.

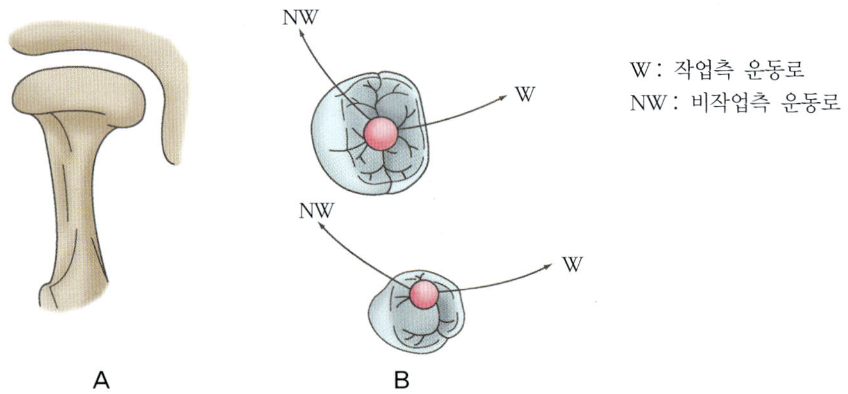

A : 거리가 가까우면 arrow point angle이 작다.
B : 거리가 멀면 arrow point angle이 크다.

그림 5-39 회전 과두로부터의 거리와 arrow point angle과의 관계

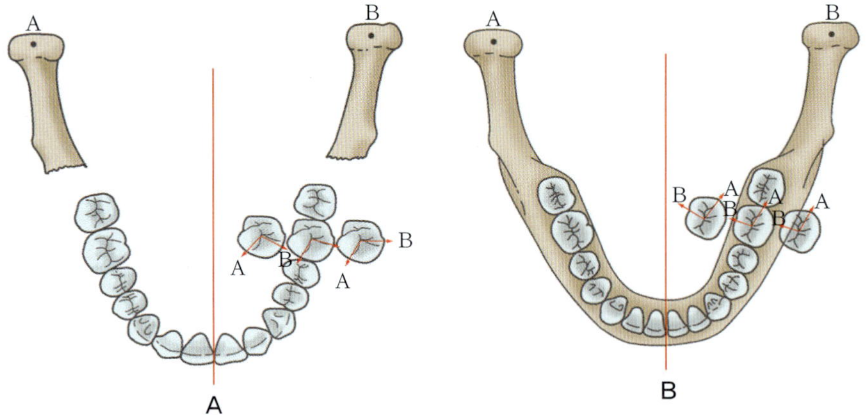

A : 상악 (거리가 가까우면 arrow point angle이 작고, 멀리 있으면 arrow point angle이 크다)
B : 하악 (거리가 가까우면 arrow point angle이 작고, 멀리 있으면 arrow point angle이 크다)

그림 5-40 정중 시상면에서의 치아의 위치와 Arrow point angle과의 관계

(2) 정중시상면에서의 치아위치

치아가 정중시상면에 가까이 있으면 arrow point angle이 작고 멀리 있으면 arrow point angle이 커진다. 즉 치열궁이 좁은 사람은 넓은 사람보다 arrow point angle이 작아진다.

(3) 과두간 거리

좌우측 과두간의 거리가 차이가 난다는 것은 회전중심의 위치에 변화를 주므로 교합면의 운동경로에 영향을 미친다. 과두간의 거리가 가까우면 arrow point angle이 커지고, 거리가 멀면 arrow point angle이 작아진다.

(4) 베네트 운동(Bennett movement)의 운동량

하악이 측방운동할 때 작업측 과두의 측방전이가 작으면 arrow point angle이 작아지고, 반대로 측방전이가 크면 arrow point angle은 커진다.

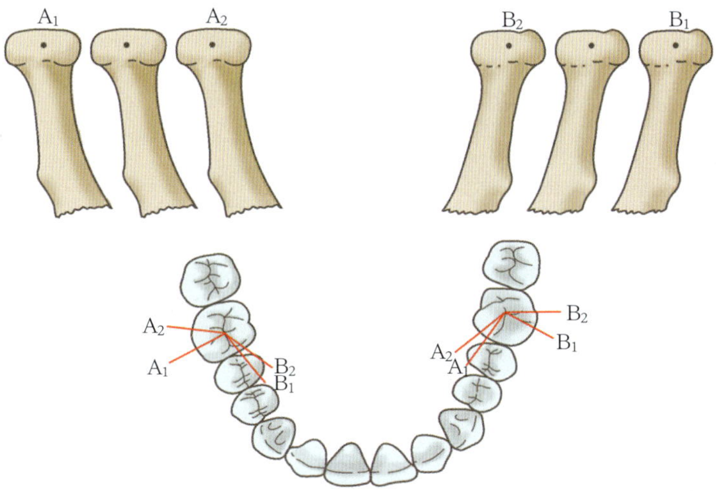

그림 5-41 양측 과두간의 거리와 arrow point angle
거리가 멀면 arrow point angle이 작아지고, (A_1–B_1)
거리가 가까우면 arrow point angle이 커진다. (A_2–B_2)

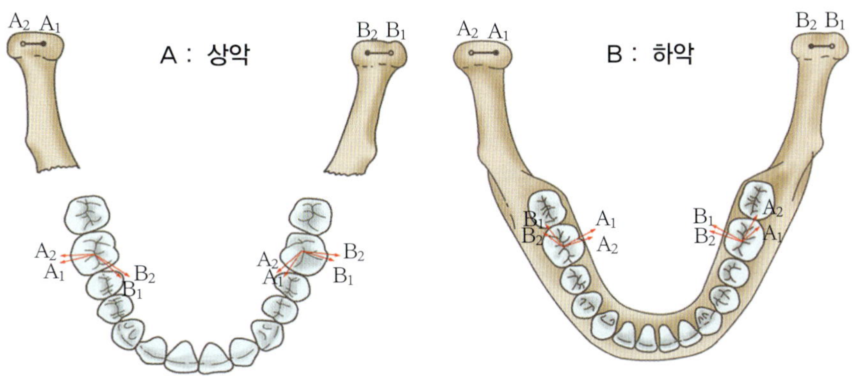

그림 5-42 베네트 운동(Bennett movement)의 양과 arrow point angle의 관계
측방전이가 크면 arrow point angle이 커지고,
측방전이가 작으면 arrow point angle이 작아진다.

(5) Bennett movement의 방향

하악이 측방운동할 때 작업측 과두가 측전방으로 움직이면 arrow point angle이 작아지고 측후방으로 움직이면 arrow point angle이 커진다.

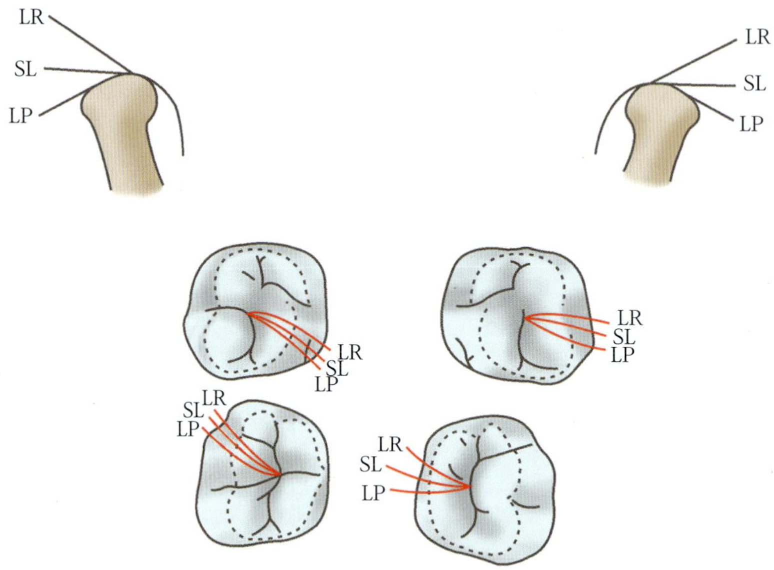

그림 5-43 수평면에서 회전과두의 방향과 arrow point angle의 관계
회전과두가 측전방으로 움직이면(LP) arrow point angle이 작아지고, 측후방으로 움직이면(LR) arrow point angle이 커진다.

(6) 측방과로각

측두하악관절에서 과두가 측방운동을 할 때 생긴 측방과로각이 커지면 arrow point angle도 커진다.

5-5 치과보철학적인 이상교합

교합연구는 개념의 변화를 겪어 왔다. 하악운동 시 대합치와의 교합 상태는 양측성 균형교합, 편측성 균형교합, 상호적인 보호교합이 있다.

1. 편측성 균형교합(Unilateral balanced occlusion), 집단기능교합(group functioned occlusion)

측방운동 시 작업측에서는 교두는 서로 접촉이 일어나고 균형측 교두는 이개되는 교합양식이다.

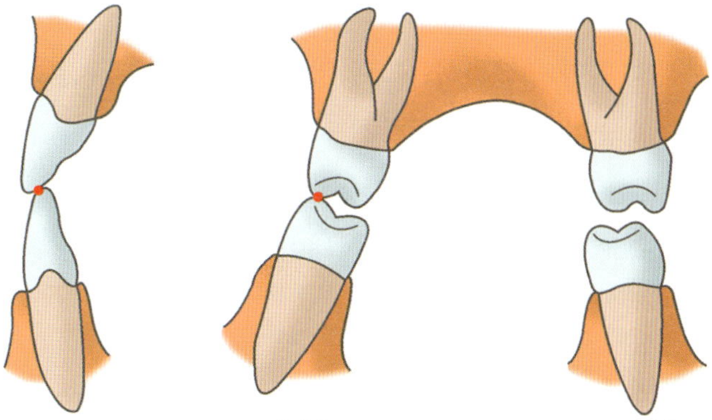

그림 5-44 **편측성 균형교합**

편측성 균형교합의 이론적 특징으로는,

① long centric 이론의 도입

② 측방운동 시에 있어서 작업측 치아에 의한 측방압의 부담

③ 측방운동 시에 있어서 균형측 치아의 접촉방지

등이 있다.

편측성 균형교합은 모든 편심 접촉은 작업측의 구치에서만 나타난다. 비작업측에서는 하악이 교두감합위에 이를 때까지 접촉이 없다. 이 교합양식에서 작업측의 모든 구치부의 치주에서 모든 부하를 감당한다. 특히 견치의 치주상태가 안 좋으면 이 교합양식은 유리하다. 편심운동을 하는 동안에 교합부하는 작업측에서 고루 분산되며 비작업측에서는 접촉이 일어나지 않는다. 전방운동 시에는 모든 구치가 이개된다.

Long centric(slide centric, wide centric, freedom in centric, area of centric): 편측성 균형교합의 개념이 퍼지면서 전후방으로 어느 정도의 자유를 허용하는 것이 유리하다는 개념으로 Schuyler가 최초로 주창하였으며, 하악이 중심위에서 전방접촉까지 이동할 때 구치가 조화를 이루면서 미끄러져 접촉하는 것이 중요하다고 생각했다. 주어진 교합고경에서 long centric의 범위는 0.5~1.5mm라고 주장한다. 편측성 균형교합의 이론은 과두가 하방으로 움직이기 전에 균형잡힌 궤도 위로 관절와 내에서 수평의 활주를 전체 조건으로 한다. 그것은 구치이개에 앞서 수평적 움직임을 허용하도록 상악 전치부 설면함몰이 더 클 것을 요구한다.

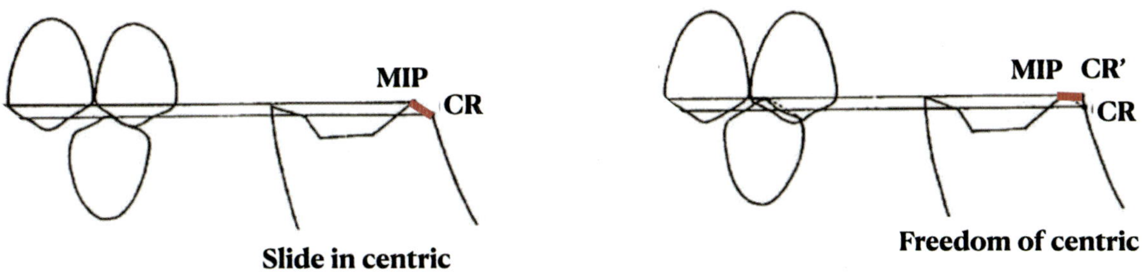

그림 5-45 slide in centric, freedom of centric

2. 양측성 균형교합(Bilateral balanced occlusion)

측방운동 시에 상·하악 대부분의 치아가 접촉하는 교합양식으로 최대교두 감합상태에서 작업측 방향으로 치아를 접촉 활주시킬 때에 작업측과 균형측에서 균등하게 교두의 접촉이 일어나기 때문에 양측성 균형교합이라고 부른다. 측방운동 시 교두의 대합관계는 작업측에서는 상·하악 치아의 같은 측 교두가 균형측에서는 다른 측 교두(상악 설측교두와 하악 협측교두)끼리 접촉하는 형태이다.

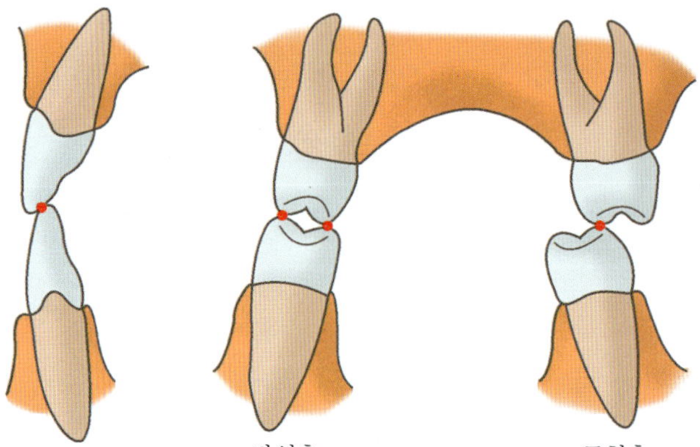

그림 5-46 양측성 균형교합

3. 상호적인 보호교합(Mutually protected occlusion, organic occlusion)

Stallard와 Stuart는 예전에 양측성 균형교합의 지지자였지만, 양측성 균형교합을 재현한 증례가 최종적으로는 마모에 의해 실패한다는 것을 발견하고부터는 D'amico에 의해 연구되고 있는 새로운 교합이론을 지지하게끔 되었다.

Shaw D'amico가 연구한 보철학적 이상교합은 상호적 보호교합이라 이름 붙여졌으며, 이 교합은 중심교합을 할 때는 구치가 접촉하고 전치는 이개되어 보호되며, 전방운동 시는 전치만 접촉되어 구치가 보호된다. 또한 측방운동 시에는 견치만 접촉되어 절치와 구치가 견치에 의해 유도되므로 견치유도교합(canine guided occlusion) 또는 견치보호교합(canine protected occlusion)이라 부르기도 한다. 또한 보호되는 부분이 교합되지 않고 이개되므로 이개교합(disclusion)이라고도 하며, 일명 organic occlusion이라고도 한다. 이 교합은 치아의 접촉이 적으므로 치아가 최소한으로 마모되고 치주조직에 부담이 적어 건강한 치주조직을 갖게 하는 자연치의 이상적인 교합형태이다.

이 교합을 다시 정리하면 다음 세 가지 사항으로 요약할 수 있다.

① 중심위 교합에서는 구치부가 전치부를 보호한다.

② 전방에서는 절치가 견치와 구치를 보호한다.

③ 측방운동에서는 견치가 구치와 절치를 보호한다. 이와 같은 교합상태는 균형교합에서는 얻을 수가 없다.

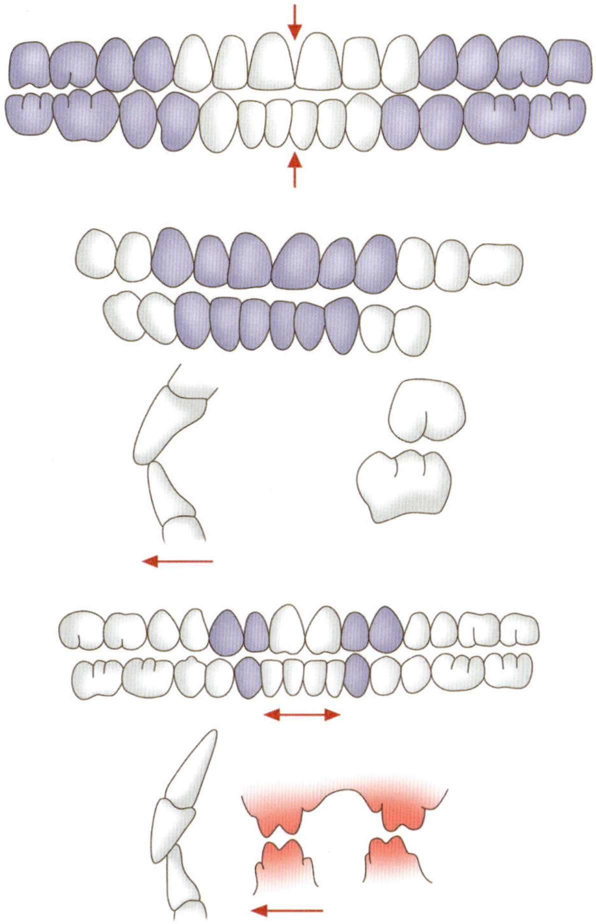

그림 5-47 상호보호교합 시의 접촉상태

Lucia는 상호적인 보호교합의 장점은 다음과 같다고 하였다.

① 균형교합과 같이 교두가 적절하게 대합치와 접촉하여 교두간섭이 적어 이개작용이나 장축작용이 일어날 수 없다.

② 중심위에 있어서 치열이 일정한 감합위(勘合位)를 이루고 그 때에 발생하는 교합압은 치아의 장축방향에 향한다.

③ 전치가 구치와 기능적으로 균형을 이루고 있기 때문에 절단력이 우수하다.

④ 이 교합에서는 이갈기를 하는 경향이 적다.

⑤ 치아의 접촉이 최소이기 때문에 절단효과가 높다.

⑥ 교두정이 대합치와 접촉하지 않기 때문에 마모가 적다.

⑦ 견치가 갖는 중요성이 바르게 표현되고 있다.

⑧ 저작효과를 높이기 위해서 변연융선, 횡주융선과 사주융선이 가위로 자르는 듯한 작용을 하도록 배려되어 있기 때문에 저작운동 시에 요하는 교합압이 적게 된다.

⑨ 이 교합을 사용할 경우는 한 쪽의 보철물을 제작한 뒤 다른 쪽의 보철을 완성할 수 있다. 균형교합에서는 이와 같은 조작은 불가능하다.

이외에 상호적인 보호교합의 쪽이 균형교합 보다도 심미적이란 점도 있다.

상호적인 보호교합의 단점은 다음과 같다.

① 견치가 결손되거나 그 치주조직이 파괴되거나 위치의 이상이 오거나 하는 경우에는 상호적인 보호교합을 줄 수 없다.

② 견치가 인접치와 결합되어 있는 경우도 자기자극의 반사가 저하하기 때문에 그 가치가 감소한다.

③ 견치가 결손하여 인공치(pontic)에 의해 회복되어 있는 경우도 같은 상태가 발생한다.

Luica는 위와 같은 경우에 만약 전치가 견고하면 상호적인 보호교합을 사용할 수 있으나, 전치가 결손되어 구치가 견고한 경우에는 양측성 균형교합을 사용하도록 지시하고 있다. 이외에도 양측성 균형교합은 치료기간 중에 이용하고 최종보철의 단계에서는 상호적인 보호교합을 사용하는 것도 권장하고 있다.

5-6 교합기

1. 교합기의 정의

두개골의 측두하악관절 구조와 하악골 운동을 재현하기 위한 장치이며, 상·하악 모형을 교합기에 고정하고 인체와 같은 3차원적인 위치 관계 재현이 가능하며 전체 혹은 부분적인 하악 운동 재현이 가능하다.

2. 교합기 사용 목적과 선택

교합기는 간접법으로 보철물을 제작하기 위해 구강 밖에서 인체의 하악운동을 재현하여 하악골의 기능에 조화된 보철물을 제작하기 위해서이다. 이를 위하여 모형은 3차원적인 구강의 공간적 위치관계 재현이 가능해야 하며 고정된 모형은 하악골의 한계운동 재현이 가능해야 한다.

특히, 보철물 제작의 고려사항 중 교합은 매우 중요한 사항이므로 보철물 증례와 보철물 종류에 따라 가장 적절한 교합기의 선택이 필요하다. 하악골 운동은 일정 한계 내에서 이루어지며, 보철물 제작에 선택한 교합기가 한계운동을 더 유사하게 재현할수록 조화로운 교합과 하악운동을 재현이 가능한 보철물 제작이 가능하다.

3. 교합기의 역사와 분류

최초의 교합기는 접번, 개폐 운동만을 재현할 수 있는 상·하악 모형을 부착하기 위한 두 개의 금속구조부와 이 두 부분을 연결하는 접번 관절로 된 간단한 평선 접번교합기인 gariot 교합기(1805)이다. 수평적 과두운동을 재현할 수 있는 교합기로 evans교합기(1840년)가 개발되었다. 해부학적 계측결과(과두간거리 10cm, 수평과두운동재현)로 Bonwill의 삼각형 개념을 도입한 해부학적 교합기인 bonwill 교합기(1859년)가 고안되었다. 하악의 크기에 기본적인 수치를 측정한 Balkwill(1866년)은 balkwill각(26°)을 측정해 오늘날에도 모형을 교합기에 부착 할 때 기준으로 이용되고 있다. 1890년경부터 어떤 측정장치를 상·하악에 붙여 하악운동의 경로를 얻어내어 교합기상에 재현시킬 수 있는 조절장치도 연구개발하게 되었다. 이와 같은 과정은 역사적, 내용적으로 볼 때 제 1기: 하악운동의 측정기(1889~1919년), 제 2기: 하악운동양식의 발표시기(1920~1929년), 제 3기: Gnathology이론 이후(1930년 이후)로 나눌 수 있다.

1) 제 1기: 하악운동의 측정기(1889~1919년)

하악운동의 연구가 해부학적 연구로부터 기능적 연구로 발전하여 하악운동의 기본 개념이 이 시기에 해명되었다. Walker(미국)의 anatomical 교합기, Snow(미국)의 안궁(face bow), new century 교합기, Christensen(덴마크)의 rational 교합기, Gysi(독일)의 adaptable 교합기(1908), wippunkt 교합기, simplex 교합기가 있다.

2) 제 2기: 하악운동양식의 발표시기(1920~1929년)

계측된 하악운동 상으로부터 비교적 단순한 운동양식의 교합이론을 얻어 내 교합기에 재현시키는 경향과 하악운동의 실측치로부터 우선 운동양식을 재현시킬 수 있는 교합기를 만들고 그 후 실제운동과 차이점을 개선하려고 하는 경향이 있다.

Monson의 몬슨 교합기(1920년대), Hall의 automatic anatomical 교합기(1920년대), Eichentopf의 tripod 교합기(1921), Wustrow의 교합기(1921년대), Fehr의 stansbery 교합기(1932년), Hanau Model H 교합기(1926년), Hanau Kinoscope 교합기(1926년)가 있다.

3) 제 3기: Gnathology이론 이후

McColum의 Gnathology학파로부터 연구되었다. 또한 1926년 Califonia Gnathogical Society에 의해 pantograph의 원형이나 할 수 있는 gnatholograph를 제작하여 정밀한 하악운동을 기록할 수 있게 되었다. McCollum의 gnathoscope 교합기(1984년), Granger가 Gnatholator(1955년), Stuart의 gnathological computer(1955년)가 있고 Denar의 D4A 교합기(1968년), Swanson의 TMJ 교합기(1967년), Granger의 simulator 교합기(1969년) 등이 개발되었다.

의학이나 치과의학의 궁극적 목적이 인간의 rehabilitation에 있다고 볼 때 하악운동의 여러 가지 요소를 생체공학적 입장에서 해명하고 이를 다시 하악운동과 교합기의 관계로 연결시켜 연구해 보는 과정이 필요하다고 생각된다.

4. 교합기의 분류

1) 조절성에 의한 분류

(1) 비 조절성 교합기(non-adjustable articulator)

① 접번 교합기(hinge type articulator)

이것은 hinge axis를 중심으로 pure hinge opening & closing movement만이 가능한 교합기로써 측두하

악관절(TMJ)의 구조가 없는 가장 단순한 교합기이다. 다른 명칭으로 plain line articulater 또는 일차원 교합기라고 부르기도 하는데 아주 간단한 보철물 제작 시 사용된다.

Simple hinge articulator, straight line articulator, fixed articulator 등이 있다.

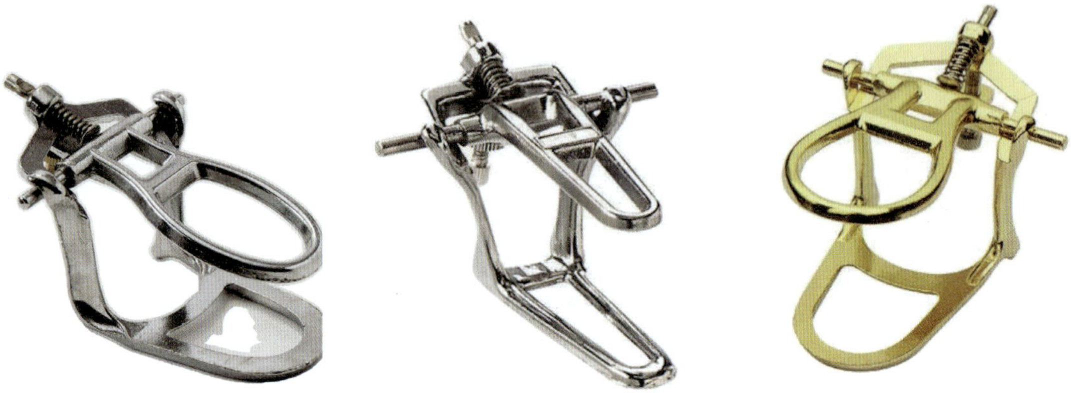

그림 5-48 Simple articulator

② 평균치식 교합기(average movement articulator)

이미 결정되어 고정된 평균 과로경사각(condylar inclination 30°)에 따라 straight linear movement를 시키면서 교합관계를 회복시켜 주는 교합기이다. 그러나 개인차가 있는 과로경사각과 평균 과로경사각이 일치하기는 매우 어려우므로 측방운동이 필요없는 단순한 보철물 제작시 필요하다.

주로 전치의 full crown, short span anterior fixed partial denture, posterior onlay 제작시 사용된다.

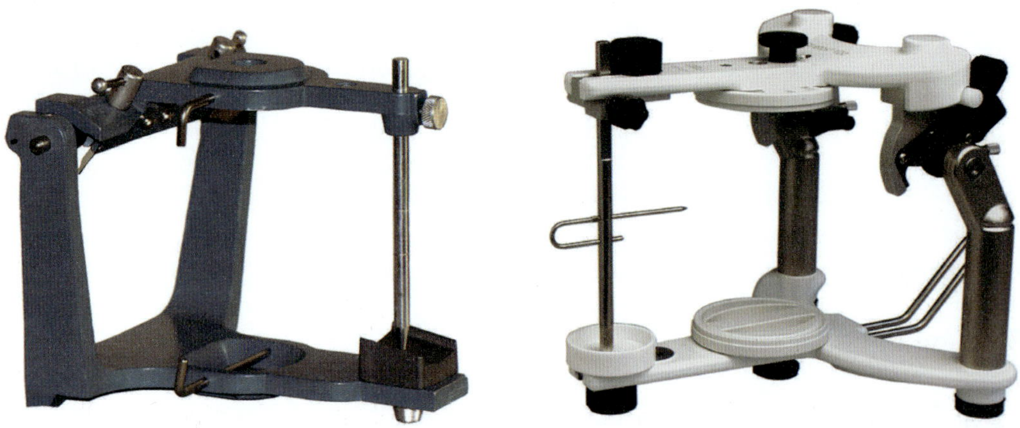

그림 5-49 average movement articulator

(2) 반조절성 교합기(semi-adjustable articulator)

반조절성 교합기는 교합기의 균형측 시상과로각, 측방과로각, 절치로유도각 등을 측두하악관절의 경사각에 가깝게 조절할 수 있고 작업측 과로경사각은 조절을 할수 없는 것이 일반적이다. 반조절성 교합기의 양측 과두간의 거리는 4inch로 인체의 크기와 비슷하며, 교합기상에 부착된 모형의 하악운동 운동경로는 인체와 유사하여 비조절성 교합기에 비해 조화로운 보철물의 교합 형성이 가능하다.

반조절성 교합기는 환자의 구강상태를 보다 더 정확히 재현할 수 있고 완전조절성 교합기에 비해 사용방법이 간편하여 임상에서 많이 사용되고 있다.

반조절성 교합기는 측두하악관절의 재현 형태에따라 arcon형 교합기와 non-arcon형 교합기로 구분된다.

① Arcon type articulator

Arcon이란 articulator와 condyle의 합성어로써 인체의 측두하악관절과 마찬가지로 교합기의 하부구조(lower part)에 condylar element의 형태를 재현한 하악과두가 위치하고, 상부구조(upper part)에 glenoid fossa의 위치와 유사하게 mechanical fossa가 위치하는 교합기이다. 이 교합기는 개폐운동시 과로경사가 변하지 않고 교합기의 상·하부 분리가 쉽게 되어 주로 정확한 고정성 보철물 제작에 많이 사용한다.

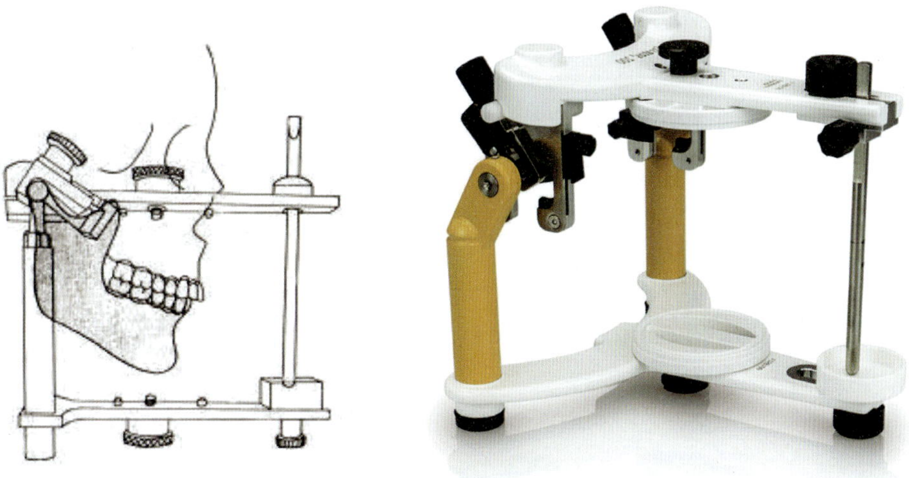

그림 5-50 Arcon type articulator(Stratos 200)

② Non-arcon type articulator

교합기의 상부구조에 condylar element가 있고 하부구조에 mechanical fossa 형태의 condylar path가 부착되어 있다. 개폐운동 시 과로경사가 계속해서 변화하게 되어 보철물 교합면 형태에 오차 발생 가능성이 있다. 최근에는 arcon형 교합기의 centric latch와 같은 잠금 장치의 개발로 non-arcon형 교합기의 사용이 점차로 줄어들고 있다.

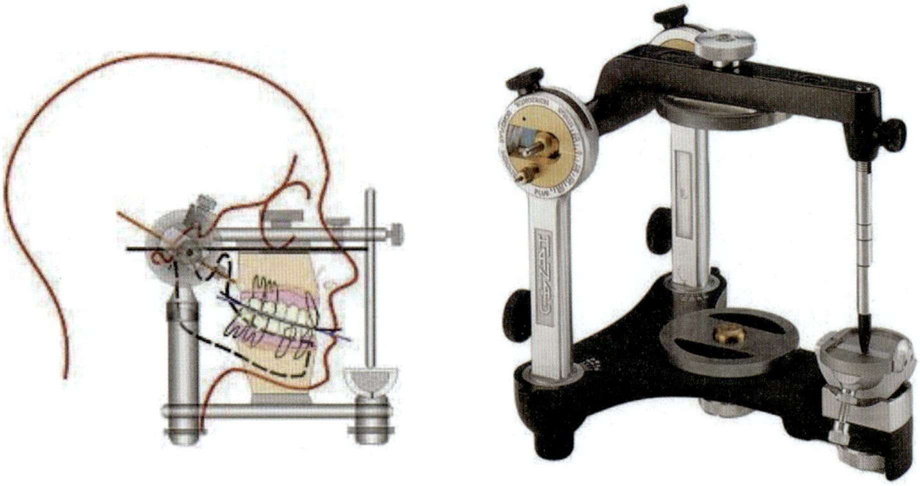

그림 5-51 Non-arcon type articulator(Hanau② 96H2)

(3) 완전조절성 교합기(full adjustable articulator)

측두하악관절(TMJ) 관절융기의 만곡에 따른 하악운동이 교합기에 대부분 재현되는 삼차원적 교합기로 하악운동을 가장 인체와ㅏ 가장 유사하게 재현할 수 있다. 완전조절성 교합기는 immediate lateral translation 및 progressive lateral translation과 과두경사로의 굴곡과 방향을 포함한 하악의 한계운동 특징을 재현할 수 있으며, 과두간의 거리도 조절 가능하고 하악운동의 중심축을 재현하여 위치시키고, pantograph를 사용하여 하악운동을 기록하므로 아주 정확하게 하악운동을 재현이 가능하다.

반면에 구조가 복잡하고 사용방법이 까다로우므로 사용 시에는 반드시 하악운동과 교합에 관한 충분한 사전 지식과 고도의 기술을 필요로 한다.

이 교합기는 주로 전악 수복 보철물(full mouth reconstruction)시와 같이 광범위한 교합치료시에 사용되며, 기록 방법은 check-bite method와 pantograph method가 있다.

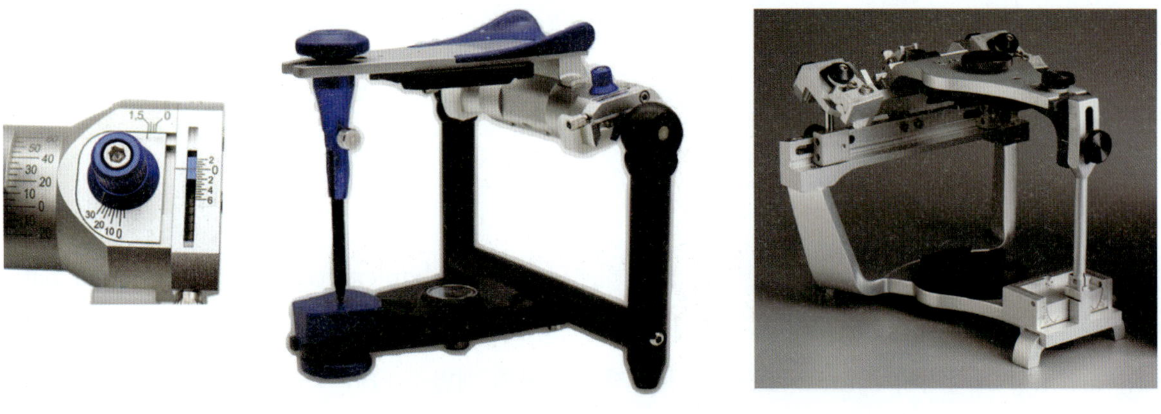

그림 5-52 Fully adjustable articulator(Artex, Denar D5A)

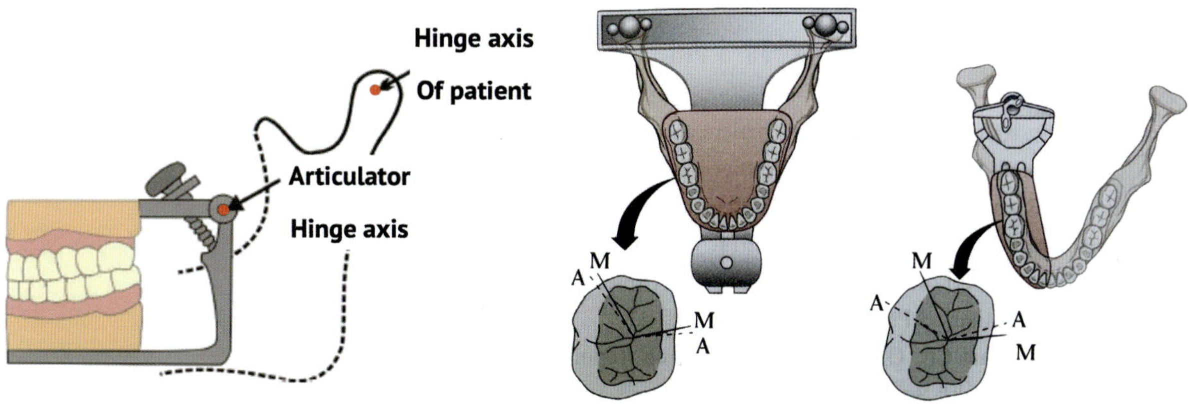

그림 5-53 과두 회전축의 차이와 교두 운동로 차이로 인한 교합 오차

5. 교합기의 선택

교두감합위에서 하악운동이 시작될 때 상·하악 치아 교두는 회전과두 운동에 따라 일정한 운동로를 가지게 되는데 이러한 회전운동의 중심은 과두를 통과하는 transverse horizontal axis상에 있다. 회전축 즉, 회전 과두의 위치가 인체와 교합기가 서로 다르다면 교두 운동로는 실제 구강에서 일어나는 운동로와 다른 형태의 운동로를 가지게 되므로 교합 오차가 발생할 것이다.

모형이 부착된 교합기와 환자의 하악운동 폐구 시 양측 과두간 거리 차이와 같은 문제로 인하여 작업측 과두 회전반경으로 인해 운동로의 크기가 다르게 되고, 교합면상의 교두, 융선 및 구와 같은 형태학적 특징이 다르게 나타날 수 있다. 또한 하악의 측방 운동 시 균형측에서 교합간섭이 생길 가능성이 높아 진다.

모든 보철물 제작을 전조절성 교합기만을 선택하는 것은 쉽지 않다. Single crown이나 Inlay와 같이 단순한 보철물의 제작에는 비조절성 교합기 등이 선택될 수 있고, 고정성 교의치와 같은 다수치의 수복에는 반조절성 교합기의 사용이 추천되며, 전악 수복 보철물(full mouth reconstruction)시와 같이 광범위한 교합치료시에는 전조절성 교합기의 사용이 추천된다.

06

납형 (Wax Pattern)

6-1 치아의 생리적인 형태와 기능

이상적인 관교의치 보철물은 저작기관의 건강과 그 조직 간의 기능적 조화를 유지시켜 주어야 하는데 이를 위해서는 치아의 생리적인 형태와 기능 및 대합치아와의 기능적인 교합관계를 알아야 한다.

이외에도 측두하악관절(TMJ)의 구조, 하악골의 운동, 저작근육 및 이들의 상호관계 등을 이해하고, 관교의치 보철물이 구강 내 기능을 할 때 서로 생리적인 모순을 일으키지 않고 조화를 이루도록 회복시켜 주어야 한다.

따라서 관교의치 보철 제작을 위한 치아의 생리적인 형태를 다음과 같이 기술하고자 한다.

첫째, 축면외형(axial contour)
둘째, 치간공극(embrasures)
셋째, 변연융선(marginal ridge)의 관계
넷째, 접촉부(contact area)의 형태, 크기 및 위치
다섯째, 상하악 치아의 교합면 형태
여섯째, 상하 치궁(齒弓)의 관계
일곱째, 하악골의 기능운동과 상하악 치아의 교합관계

1. 축면외형(axial contour)

개개 치아는 그 축면에 최대 풍융부가 있고 이를 중심으로 상하 좌우로 만곡을 이룬다.

이 최대 풍융부와 그 만곡도는 개개 치아마다 특징이 있으며 특히 상하 방면의 만곡은 생리적으로 어떤 기능을 갖고 있다.

1) 순(협)설면

(1) 전치부

모든 전치의 순·설면 최대 풍융부는 치은 1/3 부위에 위치하고 있다.

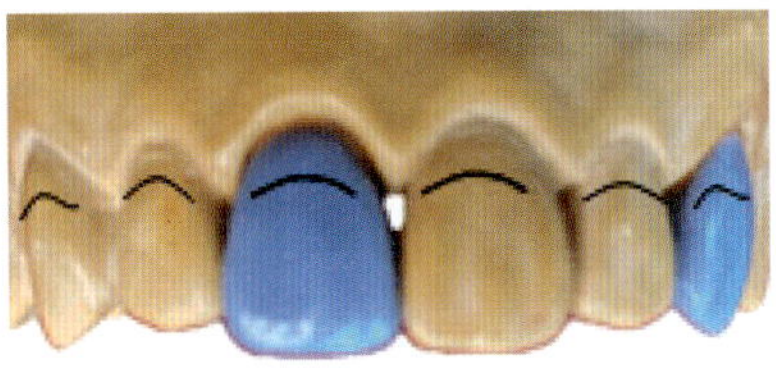

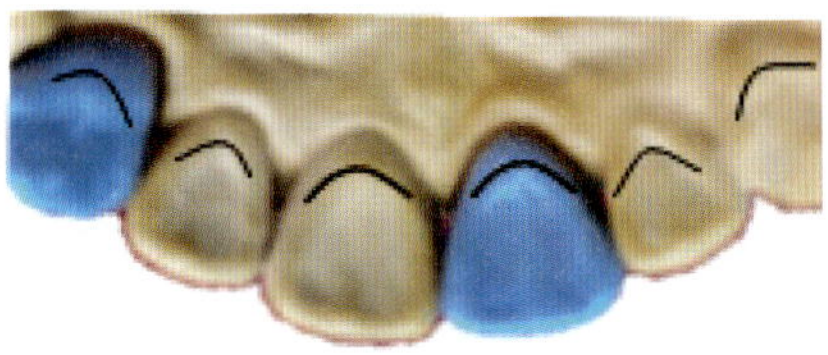

(2) 상악 구치부

협·설면은 모두 치은 1/3 부위에 위치하며 협면보다 설면에서 풍융도가 더욱 높은데 이는 설측 교두정의 위치가 교합면에서 보았을 때 협측 교두정보다 교합면 중앙에 가까이 위치하고 있기 때문이다.

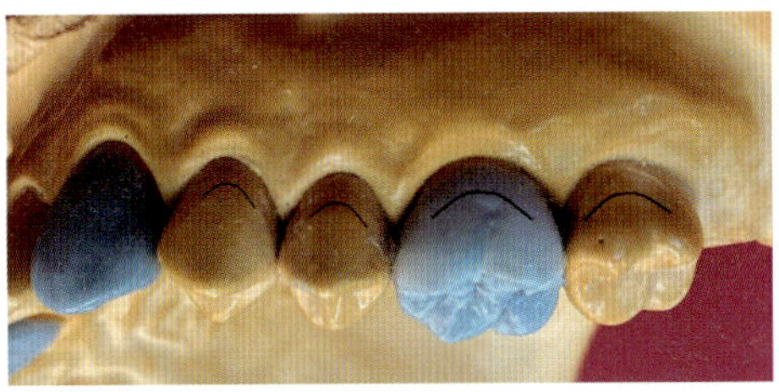

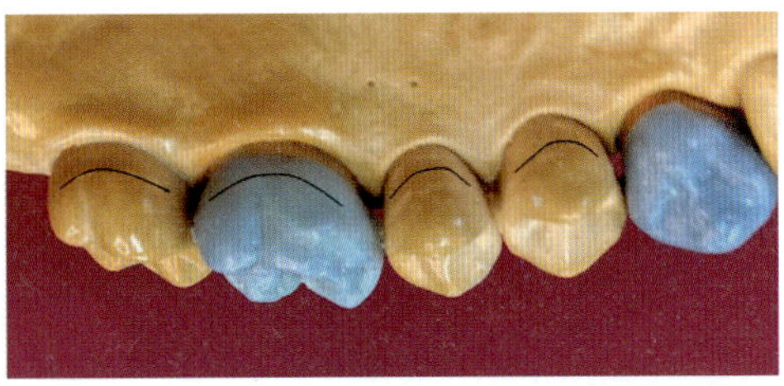

(3) 하악 구치부

협면의 최대 풍융부는 1/3 부위에 위치하나 설측에서는 중앙 1/3 부위에 위치하고 풍융도는 협측이 높다. 이는 협측 교두정이 설측 교두정보다 교합면 중앙에 가까이 위치하고 있기 때문이다.

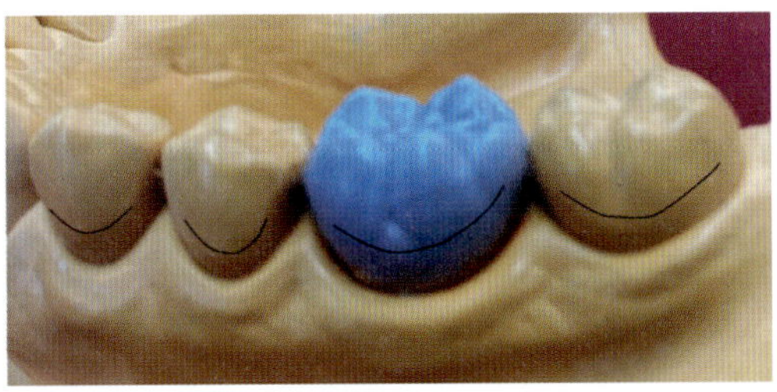

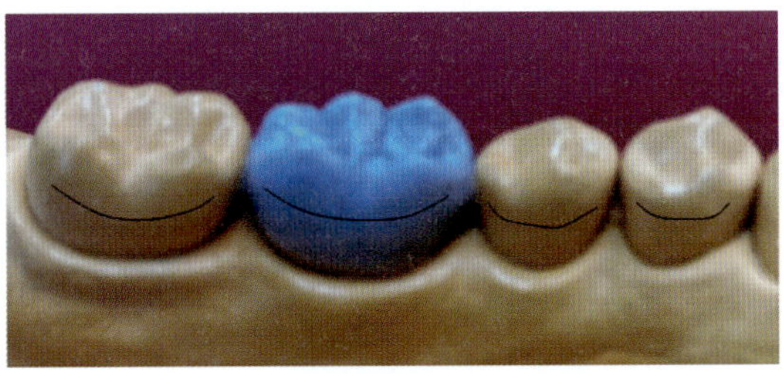

모형상에서 협·설측 각 교두의 근·원심 융선에 연필을 교두에 수직이 되게 잡고 표시한 뒤 협면 및 설면의 만곡도를 비교해 보면 하악에서는 협측이 더욱 풍융하다. 이는 협측 교두는 교합면으로 치우쳐있고, 설측교두는 설면에 가까이 위치해 있기 때문이다.

상악에서는 하악의 반대 모양을 볼 수 있을 것이다.

치아의 만곡도는 개치 및 치아 간에 따라 다르며 때로는 치경융선(cervical ridge)이 그 치관의 최대 풍융부와 일치하고 이들은 모두 다음과 같은 기능을 갖고 있다.

첫째, 음식물 저작 시에 음식물과 직접적인 충돌로 인한 손상을 막음으로써 치은을 보호하고
둘째, 치은의 자연적 마사지(massage)로 조직의 건상상태를 유지시키는 역할을 한다.

그러므로 납형 제작 시에 이 생리적 만곡도를 적절히 재현하여야 한다. 과풍융(over contouring)이 될 경우는 치경부에 음식물 잔사의 저류와 생리적 마사지(massage)의 결여로 인한 유리 치은연에 염증을 유발한다. 저풍융(under contouring)의 경우는 유리 치은연과 음식물의 외상적 충돌로 인한 염증이 발생하게 된다고 하나 최근 연구 보고에 의하면 작은 외형보다 큰 외형이 유해하므로 작은 외형을 부여하는 것이 좋다고 한다(그림 6-1).

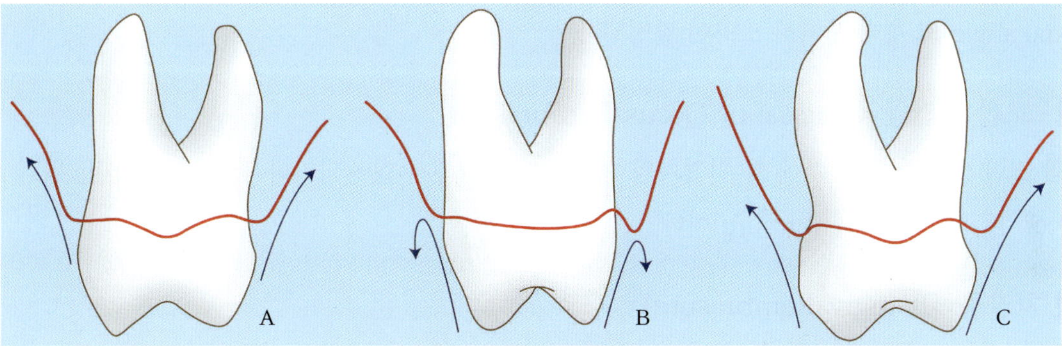

그림 6-1 만곡도의 외형(A: 정상 B: 저풍융(under) C: 과풍융(over)

2) 인접면(proximal surface)

변연융선(marginal ridge)과 백악질-법랑질 경계(cemento-enamel junction) 사이의 면으로 협·설 방향으로는 평면 또는 오목(concave) 한 형태를 이루고 상하 방향으로는 중앙 1/3 또는 교합면 1/3 부위에 풍융부가 있다.

인접면과 접촉점 사이에는 치간유두(interdental papillae)와 치은(gingiva)이 존재하고 있다. 그러나 이 부위는 치태의 저류가 용이하여 조직의 건강을 약화시킬 수 있으므로 조직의 건강을 유지하기 위해서는 오목(concavity)하거나 과풍융(over contour) 부위가 있으면 안 된다.

3) 축면능각(Axial transitional line angles, mesiobuccal; distobuccal; mesiolingual; distolingual)

지대치 형성 시 근심설측(mesiolingual)과 원심설측 능각(distolingual line angle)이 인접 접촉점에서 치경선까지가 오목하므로 이 부위에 함몰부위(undercut)가 생기지 않도록 주의해야 하며 조각시에는 능각(line angle)의 만곡도를 유의하여 과풍융(over contour)이 되지 않게 해야 한다. 과풍융은 치간공극(embrasure)을 폐쇄하게 되므로 치주조직 건강을 해롭게 한다.

2. 치간공극(embrasures)

개개 치아들 사이에는 만곡된 인접면과 접촉부에 의하여 삼각형 형태의 공간을 형성한다. 이를 축면간 치간공극(interproximal embrasure)이라 하고 두 개의 인접면 사이에는 4개의 치간공극이 있다.

1) 협·순측 치간공극(Buccal or labial embrasures)

접촉부를 중심으로 해서 협측 또는 순측에 있는 치간공극(embrasure)을 말하고 이는 인접면과 순면 또는 협면에 의해서 생기는 치축각(axial angle)의 형태에 따라 모양이 결정된다.

2) 설면 치간공극(Lingual embrasures)

접촉부를 중심으로 해서 설면에 있는 치간공극(embrasure)을 말하고 이는 인접면과 설면에 의해서 생기는 치축각(axial angle)의 형태에 따라 모양이 결정된다.

3) 절단·교합 치간공극(Incisal or Occusal embrasure)

접촉부와 절단 또는 교합면 쪽에 양 인접치의 변연융선에 의해서 형성되거나 전치의 경우 근·원심 우각의 형태에 따라 생기는 치간공극(embrasure)이다.

4) 치경 치간공극(Gingival embrasure)

접촉부에서 치은쪽으로 치아의 만곡된 양 인접면에 의해서 형성된 공간을 말한다.

일반적으로 설면 치간공극(lingual embrasure)은 협측 치간공극(buccal embrasure)보다 넓은데 이는 설면의 볼록함(convexity)과 치축각(axial angle)의 특징 때문이다. 또 치경 치간공극(gingival embrasure)은 교합·절단 치간공극(occlusal or incisal embrasure)보다 큰데 이는 개개 치아의 형태, 배열, 크기 및 접촉부의 위치 또는 크기에 의해서 달라진다.

이들의 기능은 인접치공간(interproximal area)의 자정작용(自淨作用), 음식물과의 마찰로 인한 외상(frictional trauma)으로부터 치간유두(齒間乳頭)의 보호 및 치아에 가해지는 응력(stress)의 감소 등이다.

치아의 치축각(axial angle)과 인접면의 만곡도 및 변연융선의 형태 및 위치는 이들 치간공극(embrasure)의 형태를 좌우하므로 납형 제작 시 이들을 잘못 형성하면 치간공극(embrasure) 본래의 형태가 변화되어 치주 조직에 염증성 병변이 일어날 수 있다(그림 6-2).

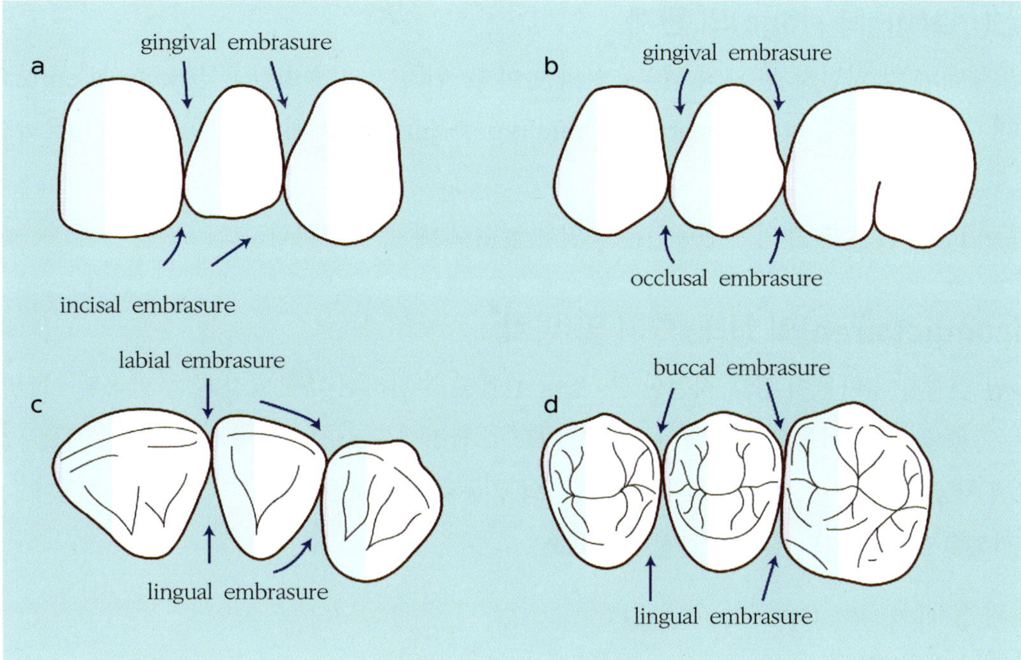

그림 6-2 4가지 치간공극

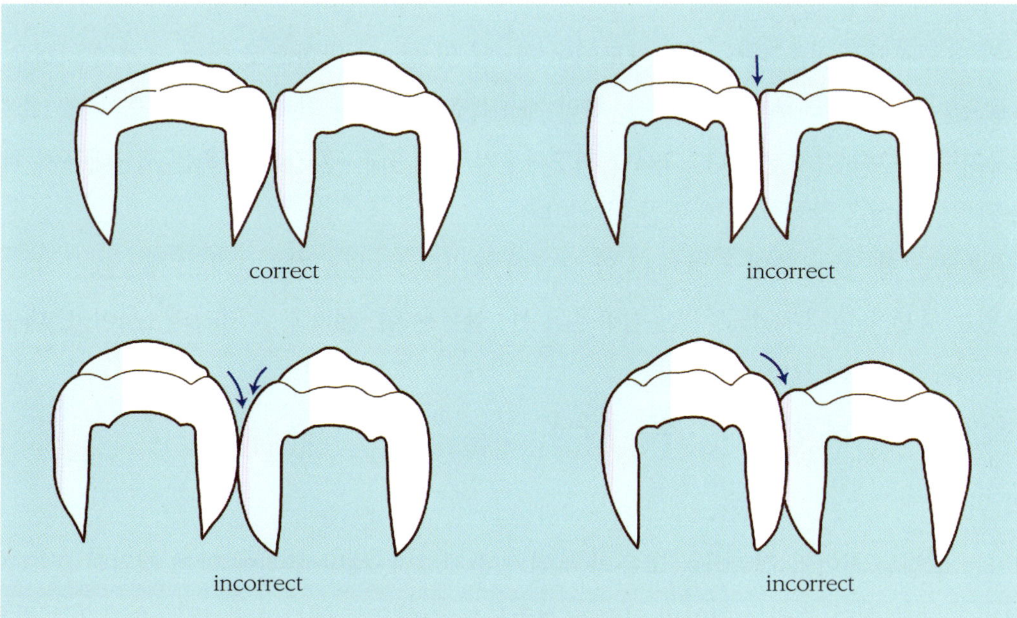

그림 6-3 변연융선 관계

3. 변연융선(marginal ridge)의 관계

변연융선의 형태와 양 인접치 두 개의 변연융선의 높이 및 위치는 교합 치간공극(occlusal embrasure)의 형성에 관여하며 교두 대 변연융선 접촉(marginal ridge type occlusion)에서 저작 및 음식물의 효과적인 배출로 역할을 한다.

조각 시에는 인접해 있는 두 개의 변연융선은 동일한 높이로 해 주어야 한다(그림 6-3).

4. 접촉부(contact area)의 형태, 크기 및 위치

새로 붕출 된 인접한 치아들이 상호 적절한 근·원심 관계를 수립하여 마모되지 않은 만곡된 인접면끼리 접촉하는 점 또는 면을 말한다. 이들은 정상적인 생리적 마모로 점진적으로 접촉면이 넓어진다. 이들은 개개 치아의 연합 지지로써 치궁을 안정시키고 치간유두를 음식물의 충돌로부터 보호한다.

접촉점을 회복할 때의 크기와 위치를 결정하는 요소

첫째, 치아의 형태(square, tapering, ovoid)
둘째, 접촉부의 마모 정도
셋째, 치주조직의 상태 등이다.

1) 구치부 접촉의 크기

새로 붕출 된 영구치의 점접촉 형태는 곧 마모되어 협·설 및 상·하 방향으로 어떤 크기의 직경을 갖는 알 모양의 접촉부로 된다. 이들 접촉부의 크기는 상·하악 제 1소구치의 근심 접촉이 가장 적으며 제 1소구치의 원심쪽에서 후방구치로 갈수록 점차 커진다. 그러나 제 2대구치와 제 3대구치간의 접촉은 제 3대구치 치관(齒冠)의 크기가 작고 원추의 외형을 갖기 때문에 약간 적어진다.

구치부의 접촉부는 협·설 방향의 직경이 큰 알 모양의 형태를 보인다. 접촉부의 크기는 정상적인 치간(齒間) 마모를 갖고 있는 중년층의 경우 소구치 간 접촉부의 협·설폭은 협·설측교두 거리의 1/4이고, 대구치 간 접촉부는 협·설폭이 위의 거리의 1/3의 크기이다.

또, 상·하 길이는 협·설 폭경의 1/3-1/2로 해준다.

2) 접촉의 위치

개개의 치아는 인접된 치아와 접촉하는 고유의 부위가 존재하며, 해당 부위에 맞게 적절히 회복 시켜주는 것은 매우 중요하다. 회복하여 주려는 치아의 인접치 접촉부를 중심으로 해서 협측 또는 설측으로 치우쳐 접촉부를 형성하여 주었을 때는 설측 또는 협측으로 치아의 회전운동이 일어나며, 교합면 또는 치은 쪽으로 치우쳐 형성하여 주었을 때는 치아의 수직적인 이동을 일으키게 한다.

3) 접촉부와 치간공극(embrasure)의 관계

접촉부를 중심으로 해서 상·하·협·설방향에 4개의 치간공극이 형성되므로 접촉부의 정확한 위치 및 크기를 재현시켜주는 것은 정확한 치간공극을 재현하는 것이다. 치아의 접촉부의 위치 및 형태의 확인은 치궁 내 치아들을 절단측 또는 교합측과 순측 또는 협측에서 보는 것이 편리하다.

(1) 상악 치아

절단면에서 볼 때 모든 상악 전치의 접촉부는 절단면에서 치관의 중앙에 위치한다. 그러나 전치부에서 설면결절(cingulum)이 설측으로 돌출되어 있어 설면 치간공극(lingual embrasure)이 순면 치간공극(labial embrasure)보다 넓고 깊다(그림 6-4).

인접면 마모가 생긴 후에는 전치부의 접촉부도 절단에서 치경으로 직경이 큰 알 모양의 형태로 된다. 순면에서 볼 때 전치의 절단 치간공극(incisal embrasure)과 치은 치간공극(gingival embrasure)은 접촉부의 위치와 순면의 근·원심연의 만곡 형태로 인하여 치은 치간공극(gingival embrasure)이 현저히 깊고 넓으며 절단 치간공극(incisal embrasure)은 절단근심 우각의 형태에 따라 후방으로 갈수록 그림과 같이 넓고 길어진다(그림 6-5).

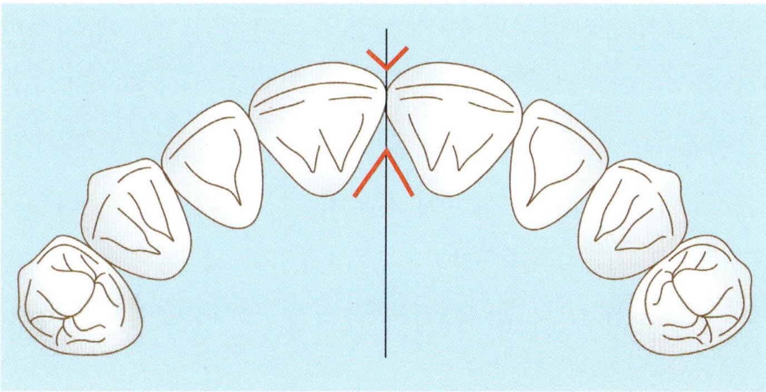

그림 6-4 절단면에서 본 상악 전치의 접촉부와 치간공극의 관계

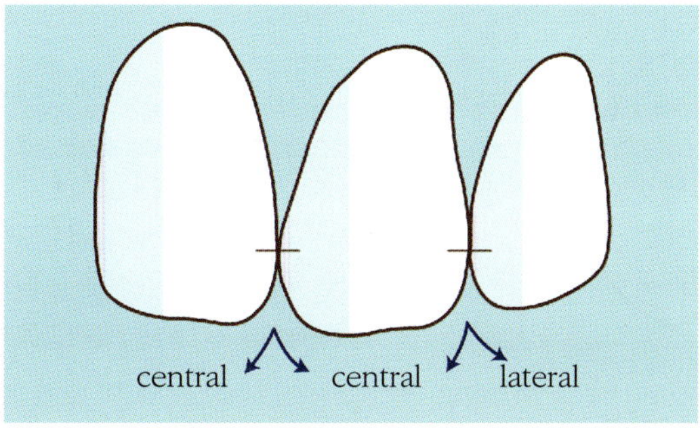

그림 6-5 상악 좌우 중절치 접촉부와 치간공극의 관계

① 상악 좌우 중절치의 접촉부는 치관 절단 1/3에 있다(그림 6-5).

② 상악 중절치와 측절치의 접촉부는 이들 치아의 절단 1/3과 중앙 1/3경계에 있다(그림 6-6).

③ 상악 측절치와 견치의 접촉부에 있어서 측절치의 원심 접촉은 치관 중앙 1/3, 견치의 근심 접촉은 절단 1/3과 중앙 1/3의 경계에 있다(그림 6-7).

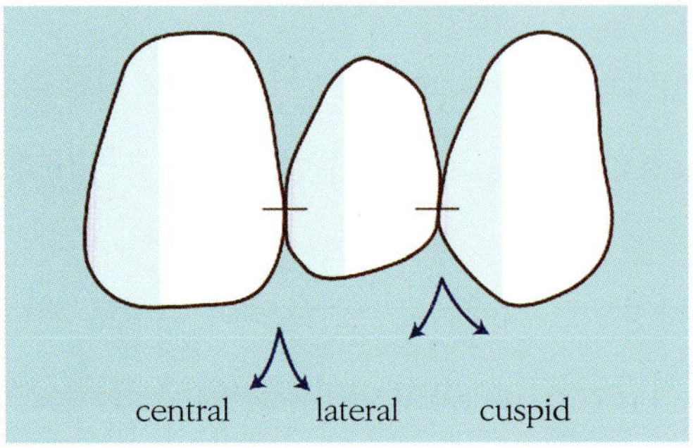

그림 6-6 상악 중절치와 측절치의 접촉부와 치간공극의 관계

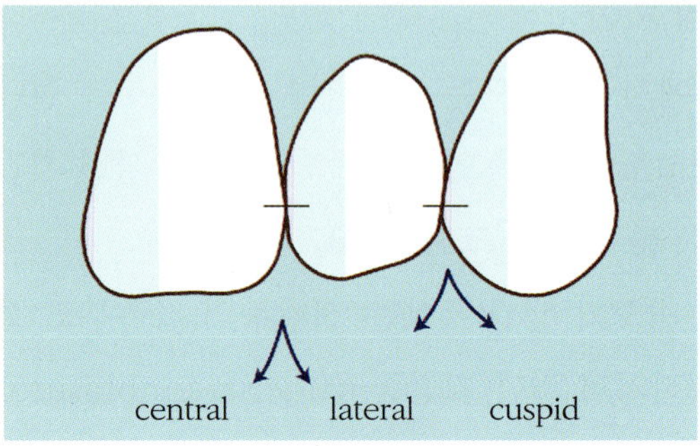

그림 6-7 상악 측절치와 견치의 접촉부와 치간공극의 관계

④ 상악 견치와 제 1소구치: 순면에서 볼 때 견치의 원심절단연이 근심절단연보다 길고, 우각도 원심이 근심보다 치은 쪽으로 가깝다. 그러므로 견치의 원심 접촉은 치관 중앙 1/3에 위치한다. 제 1소구치의 근심 접촉은 교합면 쪽 1/3과 중앙 1/3의 경계에 위치한다. 교합 치간공극(occlusal embrasure)은 다른 구치부 사이보다 더 깊고 넓다(그림 6-8).

교합측에서 제 1소구치의 근심 접촉은 협면에 치우쳐 있고 원심 접촉보다 근심 접촉부는 적다. 설면 치간공극(lingual embrasure)은 견치의 설면결절(cingulum)이 설측으로 돌출되어 있기 때문에 제 1,2소구치 사이의 설면 치간공극(lingual embrasure)보다 넓고 깊다. 협측 치간공극(buccal embrasure)은 상악 구치들과 유사하다(그림 6-9).

⑤ 상악 제 1,2소구치 및 제 1대구치: 협측에서 접촉부는 이들 치아의 교합 1/3에 있고, 교합 치간공극(occlusal embrasure)은 견치와 제 1소구치의 그것보다 넓고 깊지 않다.

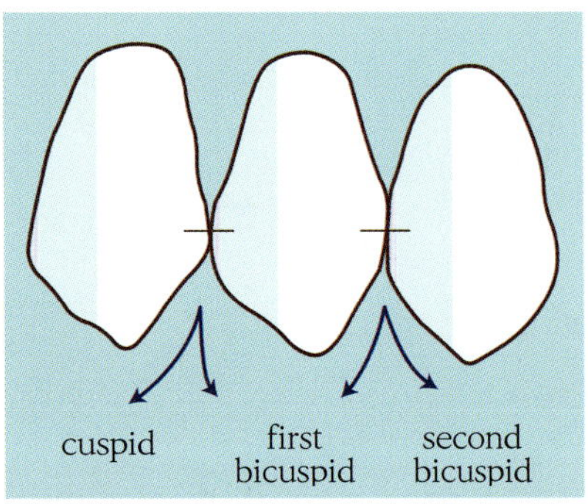

그림 6-8 상악 견치와 제 1,2 소구치의 접촉부와 치간공극의 관계

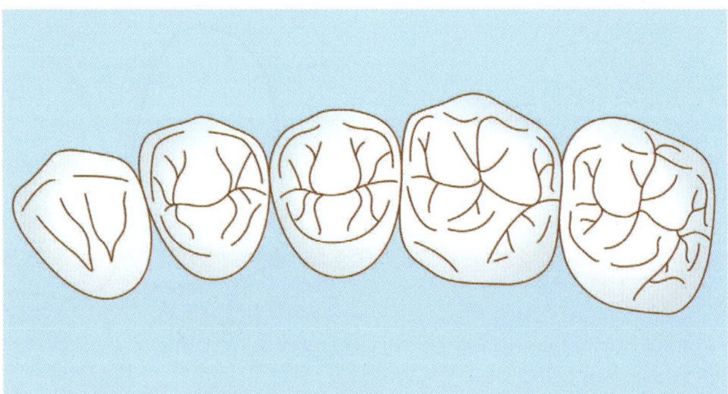
그림 6-9 협측 치간공극(buccal embrasure)은 다른 상악구치와 유사

치경 치간공극(gingival embrasure)은 교합 치간공극(occlusal embrasure)보다 현저히 넓고 깊으며 이들 치아 사이의 치경 치간공극(gingival embrasure)은 일률적인 크기를 갖고 있다. 교합면관(occlusal view)에서 소구치의 접촉 중앙은 소구치의 협·설 중앙에서 협측으로 치우쳐 있고 제 1대구치에서는 거의 중앙에 있다.

소구치와 대구치들의 근심협면과 원심협면의 능각이 현저히 볼록(convex)하며 이들 치아의 설면은 일률적으로 점점 좁아지는 형태를 보이므로 협측 치간공극(buccal embrasure)은 설측 치간공극(lingual embrasure)보다 좁고 작다(그림 6-10).

⑥ 상악 제 1, 제 2 및 제 3대구치: 협면에서 볼 때 접촉은 중앙 제 1, 제 2대구치의 교합면쪽 1/3과 중앙 1/3에 있다. 이들 치아의 형태는 차이가 심하며 치관도 제 1대구치에서 제 3대구치로 갈수록 짧아진다(그림 6-11).

교합면에서 보았을 때 접촉은 보다 넓으며 교합면 협·설방향 중앙에 있다.

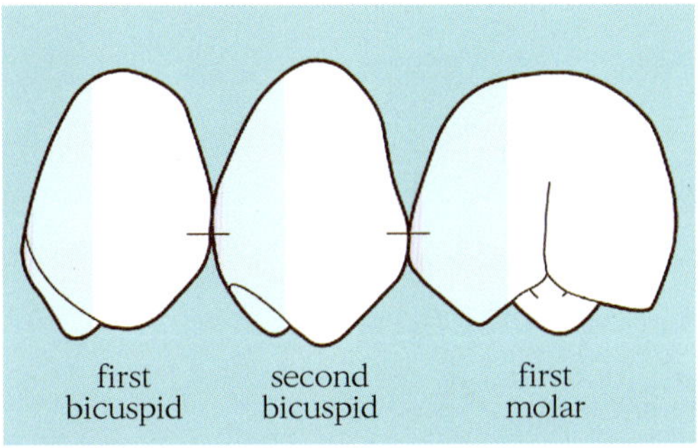

그림 6-10 상악 제 1, 2 소구치 및 제 1 대구치를 협측에서 본 접촉부와 치간공극의 관계

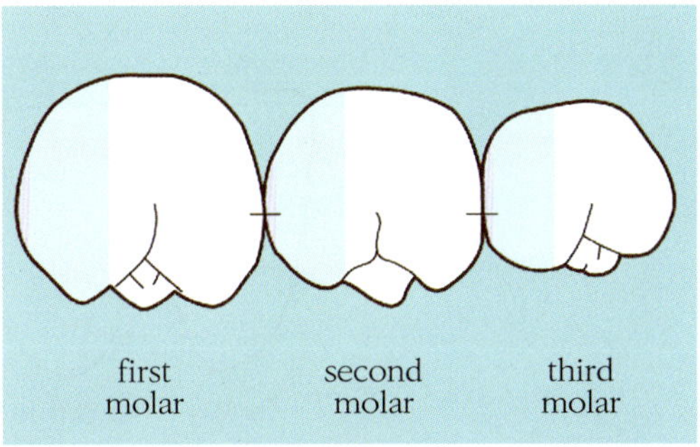

그림 6-11 상악 제 1, 제 2 및 제 3 대구치를 협측에서 본 접촉부와 치간공극의 관계

(2) 하악 치아

① 하악 6전치: 절단면에서 볼 때 모든 하악 전치의 접촉은 순설(脣舌) 방향에서 치관의 중앙에 위치한다. 인접부 마모가 일어난 후 접촉부는 절단에서 치경으로 직경이 큰 알 모양의 형태가 되는 경향이 있으며 전치의 설면결절의 위치(cingulum portion)가 설측으로 좁아지기 때문에 설측 치간공극(embrasure)이 순측 치간공극(labial embrasure)보다도 더 넓어진다. 그러나 치아의 크기가 적기 때문에 상악에 비해 적다(그림 6-12).

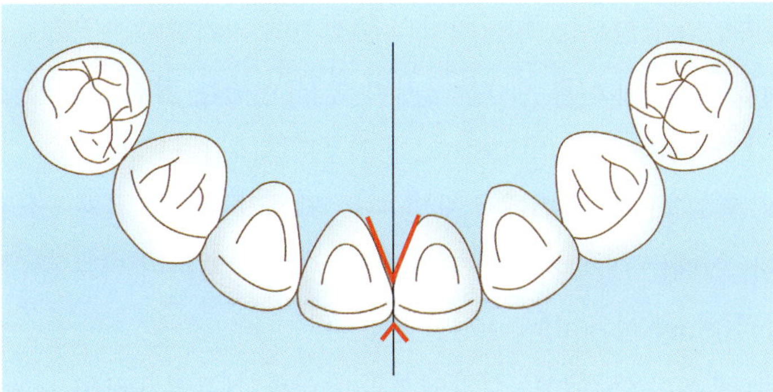

그림 6-12 설측 embrasure가 순측 embrasure보다 넓다.

순면에서 보면 하악 전치의 접촉의 형태상 동일하여 치관 절단면 1/3상에 위치한다.

붕출시부터 이들 치아의 절단각(incisal angle)은 근·원심 쪽으로 약간 둥글고 크기는 적으나 일정한 절단 치간공극(incisal embrasure)을 만든다. 절단마모가 일어남에 따라서 근·원심 절단우각은 점점 직각으로 되어 절단 치간공극(incisal embrasure)의 크기는 감소한다.

하악 견치의 근·원심 우각은 둥글어서 보다 큰 절단 치간공극(incisal embrasure)이 견치의 측면에 존재하며 이것은 절단의 마모로서는 감소되지 않는다. 모든 하악 전치의 치경 치간공극(gingival embrasure)은 절단 치간공극(incisal embrasure)보다 더 깊고 넓으며 훨씬 더 일정하다.

하악 전치의 가늘고 긴 형태 때문에 치경 치간공극(gingival embrasure)은 상악 전치 사이의 치경 치간공극(gingival embrasure)보다 더 좁고 길다(그림 6-13).

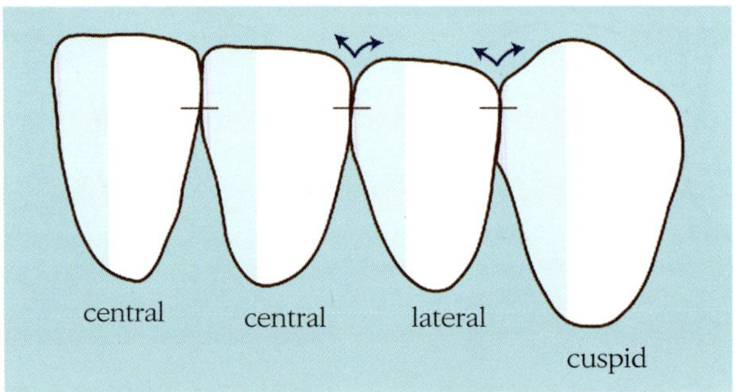

그림 6-13 하악 전치의 접촉부와 치간공극의 관계

② 하악 견치와 제 1소구치: 협면에서 보면 긴 원심절단 경사를 갖고 있는 견치의 원심 접촉부는 치관의 중앙 1/3에 위치한다.

제 1소구치의 협측교두들은 견치보다 더 짧으면 일반적으로 접촉은 중앙과 교합면 1/3 경계부에 위치한다.

견치와 제 1소구치 사이의 교합 치간공극(occlusal embrasure)은 제 1소구치와 제 2소구치 사이의 교합 치간공극(occlusal embrasure)보다 더 뚜렷하다(그림 6-14).

교합면에서 보면 접촉부의 중앙부는 거의 치아의 중심선에 위치한다.

견치의 좁은 설면결절(cingulum)과 제 1소구치의 둥근 설면은 협면 치간공극(buccal embrasure)보다도 훨씬 넓은 설면 치간공극(lingual embrasure)을 이룬다(그림 6-15).

③ 하악 제 1, 2소구치 및 제 1대구치: 협면에서 보면 이들 치아의 접촉부는 제 1소구치의 근심에서 보다도 좀 더 높은 곳에 위치한다. 이때는 대개 치관의 교합면쪽 1/3에 존재하며 다른 구치부 사이에서 보다 더 크게 갈라지는 치경 치간공극(gingival embrasure)을 이룬다.

교합 치간공극(occlusal embrasure)은 상악에서와 유사하다(그림 6-16).

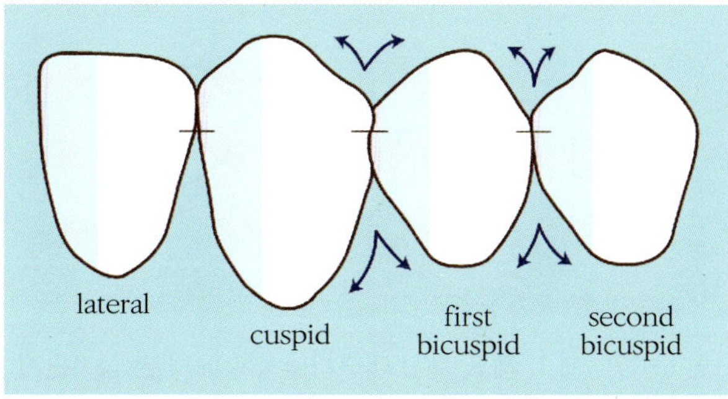

그림 6-14 하악 견치와 제 1 소구치를 협면에서 본 접촉부와 치간공극의 관계

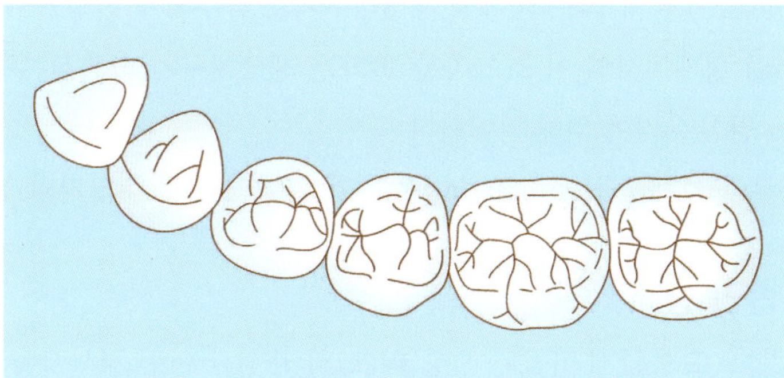

그림 6-15 교합면에서 본 접촉부의 중앙부는 거의 치아의 중심선에 위치한다.

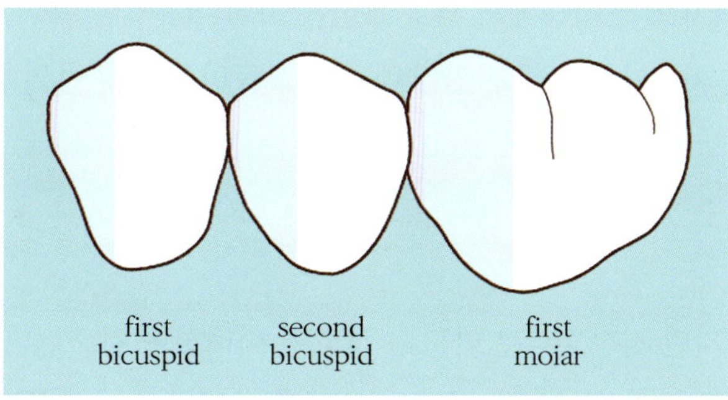

그림 6-16 하악 제 1, 제 2 소구치와 제 1 대구치를 협면에서 본 접촉부와 치간공극의 관계

교합면에서 보면 접촉부는 제 1소구치 원심에서 제 2대구치로 갈수록 점진적으로 더 넓어진다.

접촉부의 중심은 치아의 중심선에서 협측으로 위치하여 이들 치아의 설측 치간공극(lingual embrasure)은 협측 치간공극(buccal embrasure)보다 더 깊고 넓으며 상악 치아의 치간공극(embrasure) 형태와 유사하다.

④ 하악 제 1, 제 2 및 제 3대구치: 협측에서 보면 이들 치아 사이에서 접촉관계는 아주 일정하다. 접촉부는 치관의 중앙과 교합 1/3의 경계부에 위치하며 치경 치간공극(gingival embrasure)이 교합 치간공극(occlusal embrasure)보다 더 크고 더 확실하지만 소구치들 사이의 치간공극(embrasure)만큼 넓거나 명확하지는 못하다(그림 6-17).

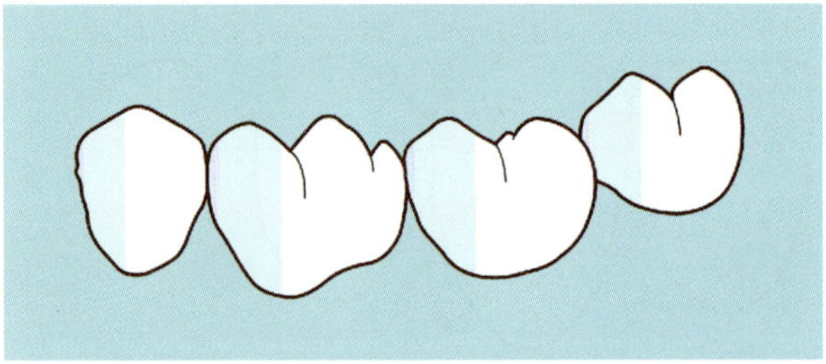

그림 6-17 제 1, 제 2, 제 3 대구치를 협측에서 본 접촉관계

교합면에서 보면 접촉부는 협측으로 위치하는 경향을 띄며 치관의 중앙 근처에 위치한다. 협·설측(頰·舌側) 치간공극(embrasure)은 제 1대구치에서 제 3대구치로 갈수록 점진적으로 더 커진다.

치간공극(embrasure) 형태에서의 이 조그마한 변화는 제 1대구치의 원심 우각의 둥근 외형선과 제 2, 제 3대구치의 둥근 근·원심 우각에 의해 일어난다.

이들 치아에서 접촉부와 치간공극(embrasure)은 개개 치아의 치관의 크기와 형태에 따라 결정된다.

5. 상·하악 치아의 교합면 형태

치아의 작업면은 모든 방향으로 둥글게 만곡된 선상(線狀)의 융선과 어떤 경사각을 갖는 교두 및 깊고 좁은 V자형의 발육구(發育溝) 또는 보조구(溝) 등으로 나타낸다.

교합면이나 절단면이 평편한 경사를 이루었을 경우 이는 마모나 외상에 의하여 나타나는 결과이다.

상·하악 치궁의 치아가 마모되지 않는 상태에서 서로 교합을 하면 그들의 만곡된 면은 하나의 점에서 또는 극히 제한된 면에서 교합점을 갖는다. 치아가 서로 움직임에 따라서 그들의 만곡된 면은 절단하는 칼날의 작용을 한다.

발육구(developmental groove or supplemental groove)는 음식물의 배출로가 되고 교합면의 삼각융선과 함께 섬유성 음식물을 잘 부술 수 있게 하며 구(溝; groove)는 하악골 운동 시 융선이나 교두정의 활주로 역할을 한다.

마모가 되어 교합면이 평편해지면 저작효과는 마모의 정도에 비례하여 감소된다. 교합면을 회복해 줄 때는 반대 악(顎)의 대합치가 허용하는 범위에서 기능적 형태를 부여하는 것이 술자의 목적이다.

이것을 성취하기 위해서 때로는 대합치를 재형성해 주거나 회복해서 교합면을 변경시켜 줄 필요가 있다.

6. 상·하악 치궁의 관계

상·하악의 치궁은 대칭적인 만곡을 형성하는데 상악 치궁의 만곡은 하악 치궁의 만곡보다 약간 크다. 이런 치궁의 관계 때문에 수평피개[over jet(horizontal overlap)]와 수직피개[over bite(vertical overlap)]가 상·하악 치아 사이에 존재하게 된다.

상악 치아의 협측 교두와 하악 치아의 설측 교두 사이의 수평피개(overjet)는 폐구 시 입술, 볼, 혀의 교상(咬傷)을 방지하고 하악의 전진 또는 측방 운동 시에도 치아의 교합관계를 이루도록 한다.

중심교합 위치 시 하악 치아의 작업면은 상악 치아 교합면에 대응하는 교합점이나 그 주위에 교합한다. 그러나 치궁의 크기는 일정하지 않으므로 대합치의 일정한 부위에 교합하지 않으나 정상 치궁에서 하악의 중절치와 상악의 제 3대구치를 제외하고는 한 치궁의 치아들은 대합 치궁의 두 개의 치아와 접촉하고 있다.

7. 하악골의 기능운동과 상·하악 치아의 교합관계

하악골의 운동궤도에서 마지막 단계의 운동은 회전운동을 한다. 전두(前頭)=수직, 시상(矢狀) 및 수평(횡단) 면상에서의 모든 회전운동은 회전운동 평면에 직각을 이루는 축을 중심으로 일어난다. 그러므로 모든 치아는 악골(顎骨)의 마지막 단계의 기능운동 시 원호궤도(圓弧軌導)를 형성한다. 이러한 원호궤도 또는 궤도궁(軌導弓)은 축의 중심으로부터 개개 치아까지의 직경의 거리에 의해서 결정된다. 이것은 특히 접번운동에서 중요하다. 그러나 측방운동시에는 측두하악관절(TMJ)의 구조적 제약, 즉 양측이 비대칭성이고 볼 인대에 의하여 운동평면 중 하나 또는 세 개 평면상 운동이 복합적으로 일어날 수가 있다(그림 6-18).

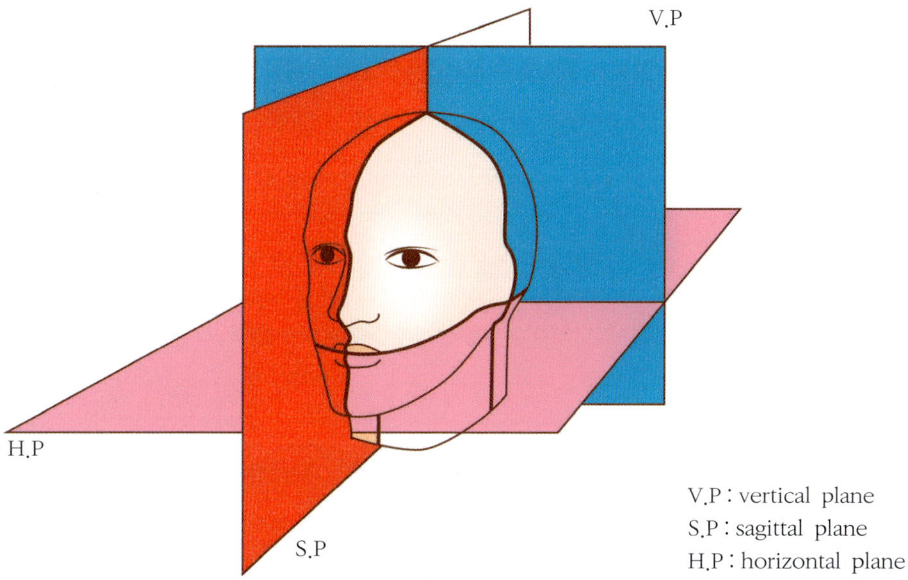

그림 6-18 기준면(reference plane)

이러한 부운동(副運動)을 베네트 운동(bennet shift)라고 한다. 이 베네트 운동(bennet shift)의 운동범위는 제한된 적은 범위의 운동이지만 보철물의 제작에 있어서 중요하다.

이러한 하악골의 기능운동과 치아의 교합평면과는 일정한 생리적 조화를 이루고 있다.

시상 및 전두운동 평면에서 상·하악궁과 치궁에 보상성만곡이 있고 이들은 하악골 운동시에 상·하대합치간의 기능적 교합관계를 이루는데 중요하다는 것을 Monson씨(구면설)가 이미 기술한 바 있다.

시상운동 평면상의 치궁의 만곡(curve of Spee)과 견치에서부터 대구치까지 각각의 치아들에 근심경사를 이루는 것은 물론 개개 치아 치은의 만곡은 교합압에 잘 적응할 수 있는 개개 치아의 치아 장축을 이어줄 뿐만 아니라 악궁을 안정시키는데도 중요한 역할을 한다(그림 6-19).

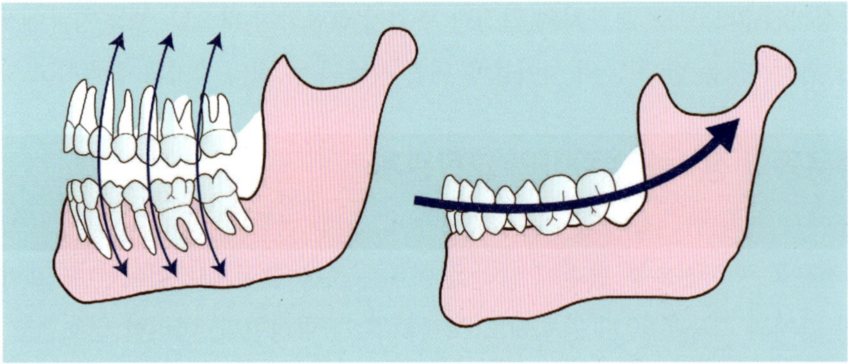

그림 6-19 치궁의 만곡(curve of spee)과 견치에서부터 대구치까지 치아들은 근심경사를 이룬다.

하악 구치는 내측경사되어 있다. 따라서 협측교두가 설측교두보다 높이 위치하므로 전두운동 평면에 측방 보상성 만곡(lateral compensating curvature)을 이루며 이것과 함께 상악 협측교두의 수직피개[vertical overlap(over bite)]는 측방 기능운동시에 상·하악 협측교두간의 교합 균형을 이루어 주는 역할을 한다.

이 교합 균형은 한 악궁의 치아들이 대합치아와 동시에 일률적으로 교합이 되는 것을 말하며 작업측의 설측 교두들은 교합이 일어나지 않아야 한다. 이러한 치아의 배열은 외상 교합의 가능성을 배제해 준다.

그러므로 조각 시 설측 교두를 길게 해주는 것은 이 측방 보상성 만곡을 감소시켜 외상 교합이 될 가능성이 커지게 되는 것이다(그림 6-20).

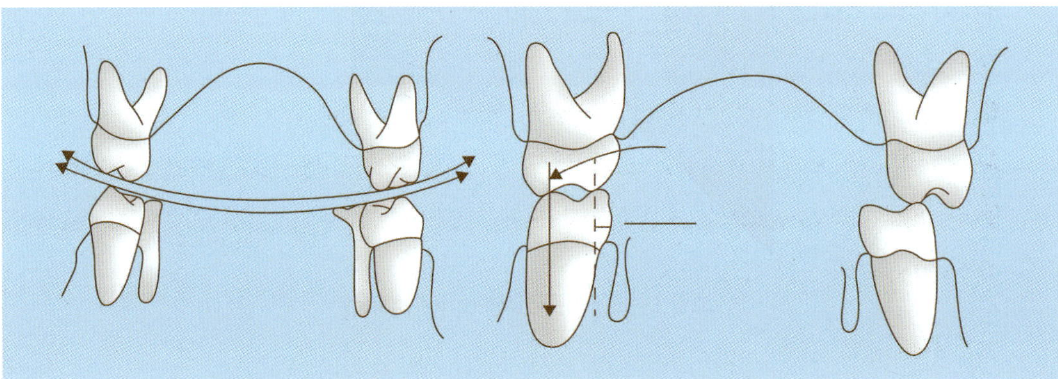

그림 6-20 측방 보상성 만곡과 하악 협측교두의 Vertical overlap

통상의 교합관계에서 이를 측방 보상성 만곡과 하악 협측교두의 수직피개(vertical overlap)는 비작업측에서 완전히 교합이 되지 않게 해주는데 이것도 이들의 중요한 역할의 하나이다. 이러한 비작업측의 무교합은 비작업측의 불필요한 치아의 교모를 방지해 주기 위함이다.

반대로 총의치에서의 교합원칙은 의치상의 안정을 좋게 해주기 위해서 양측성 균형교합이 필요하다. 자연 치궁에서의 이러한 양측성 균형교합이 될 경우 상악 견치의 심한 마모와 측두하악관절(TMJ)의 이상을 초래할 소지가 생긴다.

악궁에 정상적인 위치로 붕출되어 마모가 되기 전의 상악 견치는 측방 기능 운동시 비작업측에 있는 구치가 교합이 되지 못하게 한다. 이러한 것을 '견치보호교합(cuspid protection occlusion)' 또는 '상호보호교합(mutually protected occlusion)'이라 하고 완전 구강 회복(full mouth reconstruction)에서는 이를 충분히 재현시켜주어야 한다. 즉, 상호보호교합에서는 1~2mm 정도의 제한된 범위 내에서의 측방 운동시 작업측에서는 상하 협측교두는 접촉을 이루어야 하나 이 범위를 지나면 모든 구치는 교합관계에서 이탈하고 비작업측의 모든 치아는 측방운동 초기부터 교합에서 이탈한다.

더욱이 이 견치의 긴 치근과 치조골의 구조 및 외상성 자극에 대한 자기자극감수 반응 등은 이들 견치가 외상성 교합압에 충분히 견딜 수 있는 기전이 된다.

6-2 납형(wax pattern) 제작 시의 고려사항

납형이란 앞으로 만들 주조치관보철의 원형을 인레이 왁스(inlay wax)로 재현한 것을 말한다.

납형의 제작법에는 직접법(direct method), 간접·직접법(indirect-direct method or combination method) 및 간접법(indirect method)이 있는데 직접법은 형성된 지대치에서 직접 납형을 채득하는 방법으로 치료시간이 길어지나 정확한 것이 장점이고 간접·직접법은 모형상에서 납형을 만든 다음 이것을 형성된 지대치에 다시 시적한 뒤 수정하는 것을 말한다.

간접법은 환자 구강상태와 똑같은 모형을 교합기에 부착한 뒤 납형을 채득하는 방법을 말하는데 이 방법의 장점으로는 치료 시간이 짧고, 제작 도중 관찰이 편리하다. 또한 제작에 실패할 경우 재제작이 용이할 뿐만 아니라 연마시 편리하고 보철물의 적합도 및 교합검사가 용이한 점 등이 있다. 반면에 단점으로는 작업 모형 제작을 위한 인상재 또는 모형재 등을 사용하는데 있어서 시간과 경비가 소요되며, 여러 단계의 제작과정 중에서 재료의 수축, 팽창 등으로 인한 치수 변화가 크고 조작과정이 복잡하여 기술상 실수가 발생되는 점 등이 있다.

1. 이상적인 납형

이상적 납형을 제작하기는 치아 형태와 그 생리적 기능을 숙지하여야 한다.

1) 치아의 생리적 외형(axial contour) 회복; 최대풍융부(위치와 크기)
2) 접촉점(contact point) 회복; 크기와 위치
3) 치간공극(embrasure) 회복
4) 교합면 해부(occlusal anatomy), 교합(occlusion)의 회복
5) 변연융선 관계(marginal ridge relationship)
6) 치경부 변연의 적합

2. 인레이 왁스(inlay wax)의 선택

한국산업표준 KS P 5302에서 치과-주조용 왁스는 경도에 의한 유동성에 따라 제I형(Type I)과 제II형(Type

II)으로 분류한다.

제I형(Type I)은 연질왁스로 모형에서 납형을 제작하는 간접법에 사용하며 30℃에서 최대 유동성이 1%이다. 40℃에서 최소 50%의 유동성을 가져야 하며, 성형온도인 45℃에서는 70~90%의 유동성을 가져야 한다.

제II형(Type II)은 경질왁스로 구강내에서 납형을 채득하는 직접법에 사용하며 구강온도인 37℃에서 최대 유동성이 1%이다. 40℃에서 최대 20%의 유동성을 가져야 하며, 성형온도인 45℃에서는 제I형(Type I)과 동일하게 70~90%의 유동성을 가져야 한다.

표 6-1 인레이 왁스의 유동성(KS P 5302:2017)

온도(℃)	제I형(Type I, 연질)		제II형(Type II, 경질)	
	최소(%)	최대(%)	최소(%)	최대(%)
30	–	1	–	
37	–	–	–	1
40	50			20
45	70	90	70	90
용도	간접법		직접법	

또한 주조용 왁스는 ISO 15854:2023 기준에 의하면 Type 1은 로스트 왁스 테크닉(lost-wax technique)에 사용되는 주조용 왁스로 Class 1(Soft), Class 2(Hard), Class 3(Milling CAD/CAM 밀링용 추가)으로 구분되며, Type 2는 베이스 플레이트 왁스로(baseplate wax) Class 1(Soft), Class 2(Hard), Class 3(Extra hard)로 분류할 수 있다.

표 6-2 주조용 왁스 Type 1의 플로우(Flow) 규격(ISO 15854:2023)

시험 온도	Class 1 (Soft)	Class 2 (Hard)	Class 3 (Milling)
23 °C ± 2 °C	≤ 1%	≤ 1%	≤ 1%
30 °C ± 2 °C	≤ 1%	≤ 1%	≤ 1%
37 °C ± 2 °C	≥ 70%	≥ 50%	≤ 1%
45 °C ± 2 °C	≥ 90%	≥ 70%	≤ 1%

3. 인레이 왁스(inlay wax)의 조성

1) 파라핀 왁스(Paraffin wax)가 주성분이며 40~60%가 함유된다. 가열 시 용융되고 냉각 시 응고되는 특성을 가지며 융점이 비교적 낮고 연성이 높아 다른 성분을 추가하여야 한다.
   (1) 형태유지(mold ability)
   (2) 용융–응고 특성(melting–solidification properties)
2) 검대머(Gum dammar)는 소량 첨가되며 강도증가와 표면의 활택성을 증가시키는 역할을 한다.
3) 카나우바 왁스(Carnauba wax)는 25%정도 첨가되며 유동성 감소와 용융온도 증가의 역할을 한다.
4) 색소(coloring agent)는 색 대조를 통하여 명확한 경계를 찾기 위하여 추가된다.

4. 인레이 왁스(Inlay wax)의 물리적 성질

1) 유동성(flow): 직접법용 왁스는 구강 내 온도에서 경화되고 조금 높은 온도에서 유동성을 보여야 하며, 간접법용 왁스는 작업모형상에서 납형을 형성하므로 경화온도가 낮은 왁스를 사용하는 것이 실온에서 조작 중 변형이 적다.
2) 열적 특성: 치과용 재료 중 열전도도가 낮으며, 열팽창이 가장 큰 재료이다. 직접법용 왁스는 25~37℃까지 가열 시 0.6% 이하의 선팽창률이 요구되며, 간접법용 왁스는 열팽창률에 대한 요구사항이 포함되어 있지 않다.

5. 인레이 왁스(Inlay wax)의 요구조건

1) 쪼개짐(갈라짐), 벗겨짐(flasking) 또는 표면 활택성의 상실 등이 없으며 연화시 흐름성이 좋아야 한다.
2) 냉각 후 견고해야 한다.
3) 번지지(smearing) 않으며 정교히 조각할 수 있어야 한다.
4) 변형이 최소이어야 한다.
5) 다이 색과 대조되는 색깔을 가져야 된다. 이는 조각 시 왁스의 얇은 면이 조각 중 쉽게 다이와 구별되어 주조체의 구멍 뚫림을 방지할 수 있도록 하기 위함이며, 또한 납형의 정확한 변연(margin)을 맞추어 주기 위해서이다.
6) 균일하게 연화되어야 한다.

6. 왁스 변형의 발생요인

왁스 변형은 납형 내부의 응력 발생으로 인해서 오는데 이 원인은 다음과 같다.

1) 냉각 중 수축하는 왁스의 고유성질: 0.56℃(1°F) 낮아짐에 따라 인레이 왁스(inlay wax)는 평균 0.02% 수축하므로 38℃에서 실온의 20℃로 하강함에 따라 0.3~0.8%의 수축이 온다.
2) 응력 감소: 납형을 가열하거나 조작하면 내부응력이 발생되는데 왁스(wax)는 가소성(thermoplastic properties)이 있으므로 시간과 온도의 변화에 따라 이 응력이 감소되면서 변형이 온다.
3) 납형 제거(pulling or removal): 납형 제거 시 함몰부위(undercut)가 있거나 치아 장축에 평행하게 제거하지 않을 경우에 변형이 온다.
4) 납형을 부분적으로 재용융 시키거나 교합면 인기를 위하여 용융 상태로 할 경우에도 변형이 온다.

7. 왁스 취급 시의 주의점

1) 51℃(125°F) 정도의 건열(heat dry)에서 균일하게 가열한다[불꽃 상에서 왁스(wax)를 빨리 회전시키면서 충분한 유동성을 갖게 함].
2) 납형 분리 시 치아 장축에 평행하게 분리한다.
3) 납형분리 후 온도의 변화와 외부의 힘을 배제하고 단시간 내에 매몰한다.

4) 납형에 동일한 압력 또는 압박을 가한다.

5) 왁스의 구조와 조성을 정확히 한다.

6) 납형 매몰 시 매몰재를 혼합할 때 물의 온도는 실온수를 사용한다.

8. 납형 조각방법의 종류

1) 압접법: 적절한 온도에서 왁스를 연화하여 가소성을 부여한 뒤 다이에 압접하는 방법

2) 침적법: 다이를 용융된 왁스에 침적하여 왁스를 부착시키는 방법

3) 적층법: 가열한 조각도 등으로 소량의 왁스를 떠내어 다이에 쌓아 올리는 방법

9. 납형 제작과정의 개요

1) 변연(finishing line) 확인 및 표시(identifying finishing line: pencil marking)

다이 위에서 변연(finishing line)을 확인하고 색연필로 표시하여 확실하게 한다. 이때 색연필은 변연에 직각으로 가볍게 접촉시킨다(그림 6-21).

2) 다이의 함몰부위(undercut) 메우기

언더컷트 왁스(undercut wax)나 블록아웃 왁스(blockout wax)를 이용하여 다이의 함몰부위(undercut)를 메운다(그림 6-22).

3) 다이 스페이서(die spacer)의 도포

다이 스페이서(die spacer)의 사용목적은 지대치면과 주조체 사이에 공간을 형성하여 보철물 합착제의 두께를 허용함으로써 보다 완전한 장착을 얻고 비금속합금(base metal alloy) 사용시 주조 수축을 보상하기 위함이며 또한 다이 표면을 활택하게 한다. 따라서 다이 스페이서(die spacer)를 다이 표면에 도포하여 얇은 막이 형성되도록 하는데 치경부의 적합도를 높이기 위해 변연(finishing line)에서 1mm 상방까지만 도포한다.

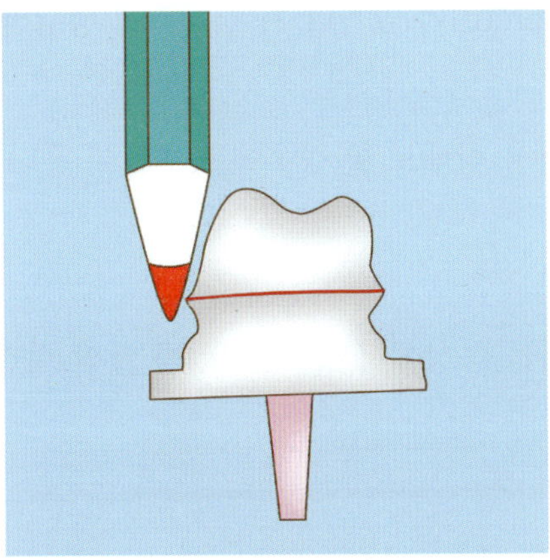

그림 6-21 변연(finishing line) 표시

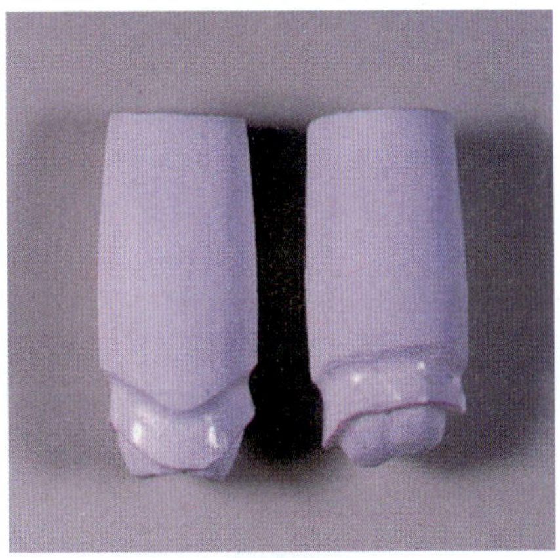

그림 6-22 다이의 함몰부위(undercut) 메우기

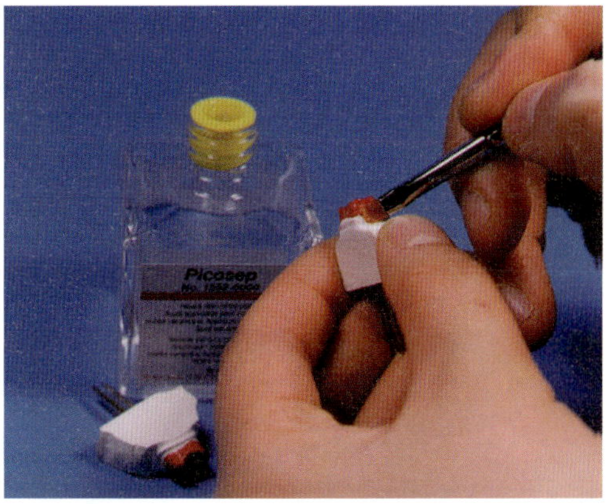

그림 6-23 분리제 도포

4) 분리제 도포

왁스가 경석고 다이에 접착됨을 막기 위해 왁스 분리제(wax lubricant)를 도포한다(과잉의 분리제는 제거한다)(그림 6-23).

5) 1차 왁스 축성(initial wax build up)

1차적으로 왁스를 다이 표면에 얇게 입혀주는 과정인데 다음 두 가지 방법이 있다.

(1) 적층법(addition method)

조각도 등을 이용하여 빠른 속도로 첨가해 나가는데 치축면에 1차적으로 첨가하면서 왁스를 축성한 다음에 변연(margin) 부위에 첨가하면서 먼저 축성한 왁스와 연결시킨다.

(2) 침적법(dipping method)

다이를 용융된 왁스(molten wax)에 침적시켜 코핑(coping)을 형성한다. 조각의 1차적인 방법으로 가장 좋다(그림 6-24).

적층법은 겹치는 선(flow line)이나 기포(void)가 생길 수 있고 첨가할 때마다 응력 발생이 많아지는 단점이 있지만 침적법은 균일한 응력이 발생되는 장점을 가지고 있다.

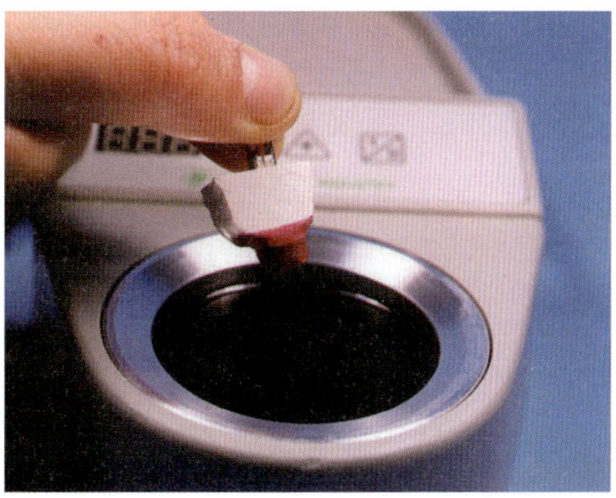

그림 6-24 침적법(dipping method)

6) 축면 외형 조각(waxing the axial contour)

근·원심면은 인접치와 적절한 접촉을 갖도록 하기 위해서 근·원심 방향으로 크기가 더 크게 축성을 해주고 협·설면은 인접치 협·설면을 참고하여 형성한다. 이때 최종 수복물에서 긴밀한 접촉을 부여하기 위해 인접치 모형의 접촉부를 연필로 표시하고 칼로 긁어내어 약간 over contour가 되도록 해준다(그림 6-25).

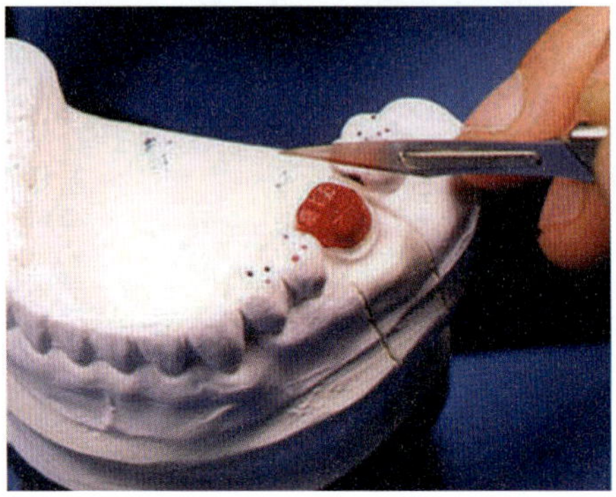

그림 6-25 인접치 모형의 접촉부를 연필로 표시하고 칼로 긁어낸다.

7) 1차 변연부 다듬기(initial margin finishing)

8) 1차 납형의 제거(removal of initial wax pattern)

기포 등 내면의 결합 유무를 검사한다.

9) 다이에 분리제 재도포(relubricating of die)

10) 교합면 조각(waxing occlusal surface)

11) 축면 외형의 완성(finishing the axial surface contour)

12) 변연부 완성(margin finishing)

변연부 형성 시에는 (1) over margin, (2) short margin, (3) ripples, (4) thick margin, 그리고 (5) open margin이 생기지 않도록 주의하여야 한다.

10. 납형이 갖추어야 할 조건

1) 변연부 적합도가 우수해야 한다.
2) 생리적인 축면 외형과 정확한 치간공극을 부여해야 한다.
3) 적절한 접촉점을 부여해야 한다.
4) 조화를 이루는 교합면 형태 및 교합 관계를 부여해야 한다.

5) 주름이나 결손이 없는 완벽한 내면을 부여해야 한다.

6) 소와(pit)나 흠이 없는 활택한 외면을 부여해야 한다(wax polishing 실시).

7) 긁힌 자국이 없는 구를 부여해야 한다.

8) 자연치와의 유사성을 재현해야 한다.

11. 교합면의 형성방법

1) Cone technique(NAT)

- 자연에서의 원형을 따라 생체 역학 원리를 바탕으로 형성하는 방법으로 교합 나침반의 이해가 필요

2) Wax bite technique

- 납형의 교합면을 용융시킨 후 대합치의 교합면을 인기하여 인기된 기록을 토대로 형성하는 방법

3) F.G.P technique

- 기능적인 활주 운동로를 구강 내에서 납형에 인기하여 인기된 기록을 토대로 형성하는 방법

6-3 납형의 제작(NAT 기반)

1. NAT (Naturgemäß Aufwachs Technique): 자연에 부합하는 납형제작법

NAT란 Naturgemä ß Aufwachs Technique의 약어로서 자연에 부합하는 납형 제작 기술을 말한다. NAT에 의한 납형 형성은 치아의 구성요소를 기본적으로 대합치와의 상호관계를 고려하여 제작한다. 특히 구치의 경우 교합 나침반에 근거하여 자연스럽고, 기능적인 교합면을 형성하게 된다. NAT를 토대로 제작된 납형은 자연치와 동일한 형태의 교합면을 갖으며, 기능적으로도 매우 훌륭한 결과를 보인다.

2. 교합 나침반

치관보철물을 포함한 모든 보철물의 목표는 구강 내에서 기능 시 장애가 없는 자연스러움을 회복하는 것이다. 관교의치 납형 제작에서 자연스러운 기능 회복이 매우 중요하다. 이를 위해 환자에게 알맞는 상악과 하악의 관계를 회복시켜줄 필요가 있으며, 이것은 매우 복잡한 기계적인 운동을 하고 있다. 하악골이 기능 과정에서 치아가 자연스럽게 움직일 때 대합치가 움직이는 형태가 있음을 알 수 있다. 대합치가 움직이는 형태를 분석한 것을 "교합 나침반"이라고 부른다(그림 6-26). 교합 나침반은 치아들이 서로 움직이는 방향에 대해 수평면에 표시한 것을 말하며, 이를 통해 기능 운동 시 발생되는 방향에 대한 시각화가 가능하다.

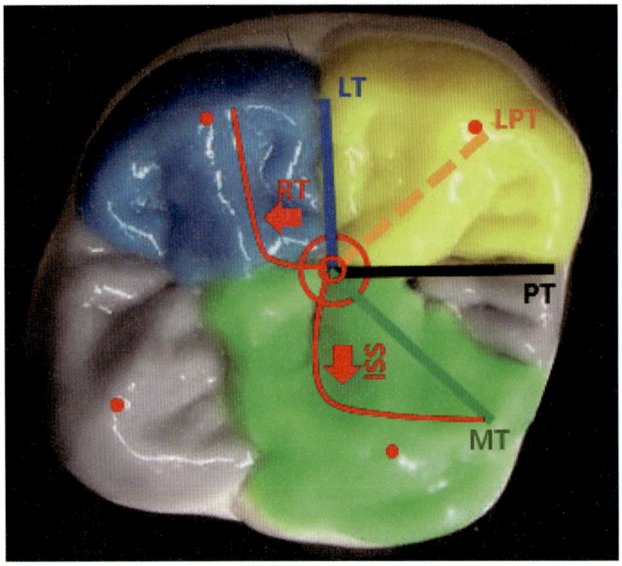

그림 6-26 상악 제1대구치 납형 위에 표시된 운동 기록 및 색상 부호화
– 초록: 내측방운동(MT; mediotrusion), 파란: 측방운동(LT; Laterotrusion),
노란: 전측방운동(LPT; Lateroprotrusion), 빨간: 조기측방변위(ISS; Immediate Side Shift),
후퇴운동(Retrusion), 검정: 전방운동(PT; Protrusion)

3. NAT의 교합점

자연에 부합하는 납형 형성 시 교합면 형태에서 안정적인 지지 확보를 위해 9개의 접촉점(stop)이 필요하다(그림 6-27). 물론 자연치열에서는 치아 맹출 후 치열이 기능하면서 마모도 일어나므로 보통의 임상에서는 9개의 접촉점이 모두 발견될 확률은 적다. 때문에 임상에서 개인에게 부합하는 접촉점을 추가함으로써 충분한 안정성을 확보하는게 중요하다.

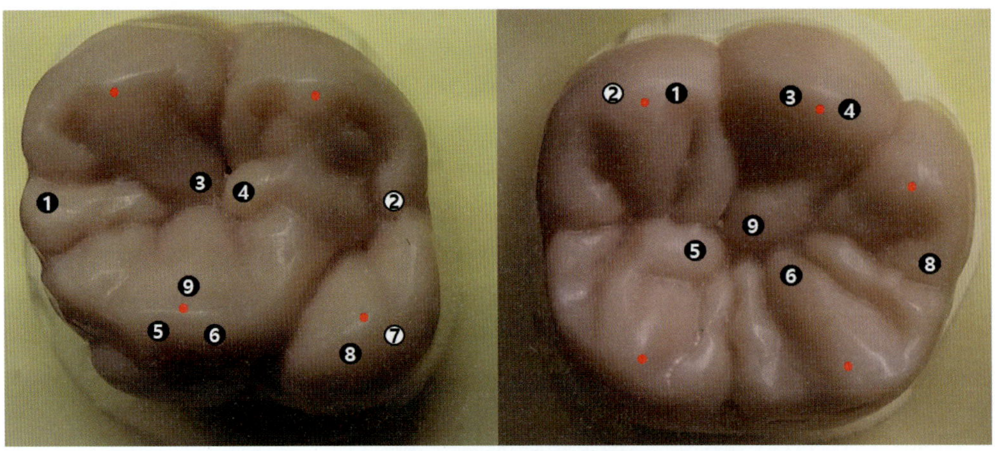

그림 6-27 상·하악 제1대구치의 교합 접촉점(stop. 1~9)

4. NAT를 활용한 상악 1대구치 납형 제작

1) 준비된 지대치와 방향 표시가 그려진 모형을 올려놓고 한 개의 cone에 교두정을 위치시키기 위해 먼저 왁스를 올린다(녹색은 상악에서 근심설측교두, 그리고 하악에서는 원심설측교두, 파란색은 상악에서 원심협측교두, 그리고 하악에서는 근심설측교두, 노란색은 상악에서는 근심협측교두와 하악에서는 원심설측교두)(그림 6-28, 29, 30).
2) 상악 구치에 표시된 교합 나침반을 그려 놓는다(그림 6-30).

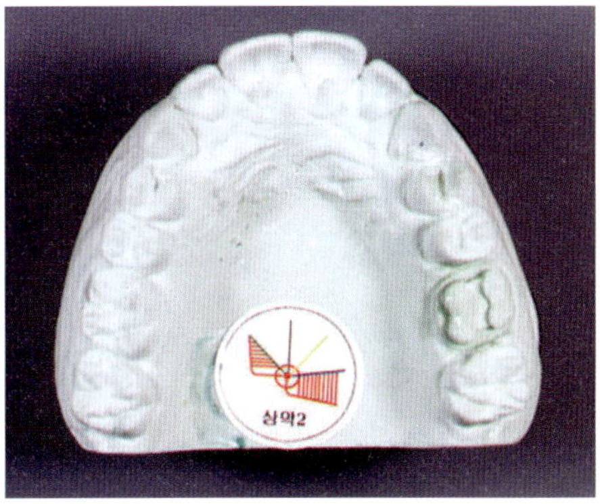

그림 6-28 제작시에 교합 나침반을 모형상에 그리거나 붙인다(상악).

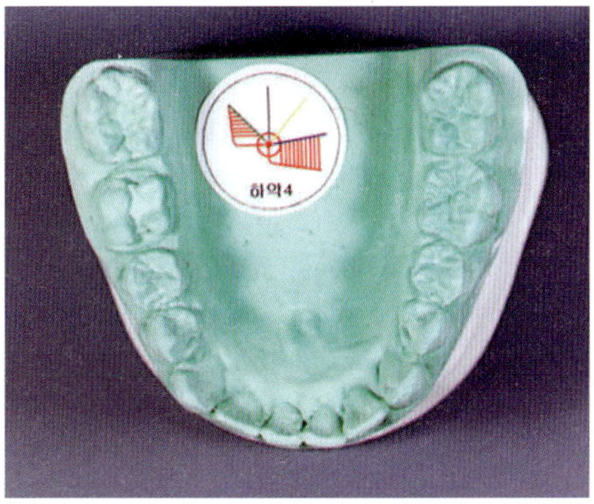

그림 6-29 제작시에 교합 나침반을 모형상에 그리거나 붙인다(하악).

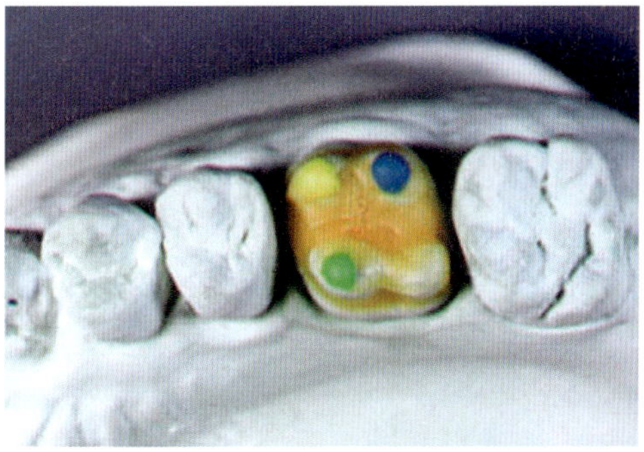

그림 6-30 상악 구치에 표시된 교합 나침반

3) 상악 근심설측교두와 하악 원심협측교두부터 시작한다. 교합기에서 첫 번째 교합점을 얻었다면 교합점을 조금 삭제한다. 그 후 개개의 wax cone들은 정상적인 교두로 형성한다(그림 6-31~33).
4) 상악의 원심협측교두, 그리고 하악의 원심협측교두의 작업과정도 이와 같은 방법으로 반복 형성한다(그림 6-34).
5) 상악에서는 근심협측, 하악에서는 원심협측교두는 노란 cone으로 형성한다(그림 6-35).
6) 상악 구치 근심설측교두의 삼각융선을 완성하려면, 근심설측교두의 wax cone상에 하악 구치의 stop No.9를 만들어야 한다(그림 6-36). - 근심과 원심의 부융선은 교두정을 향하도록 형성한다.

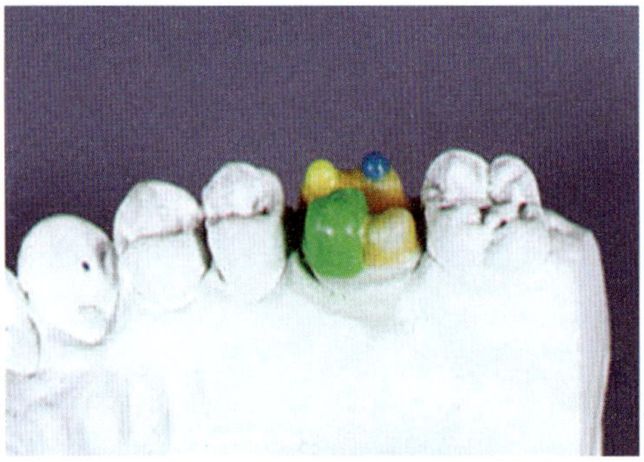

그림 6-31 상악 근심설측교두의 설측모습

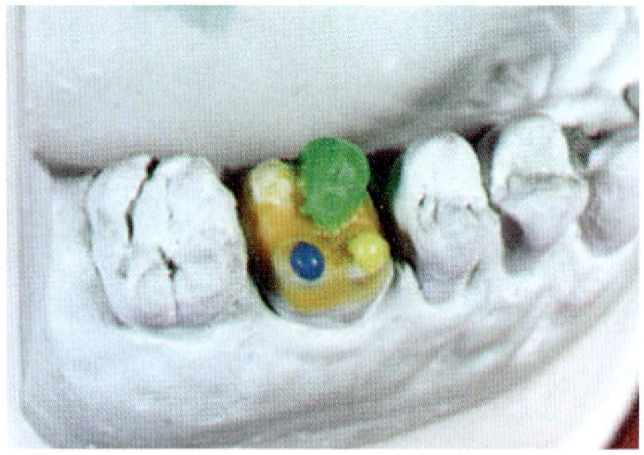

그림 6-32 근심설측교두의 협측모습

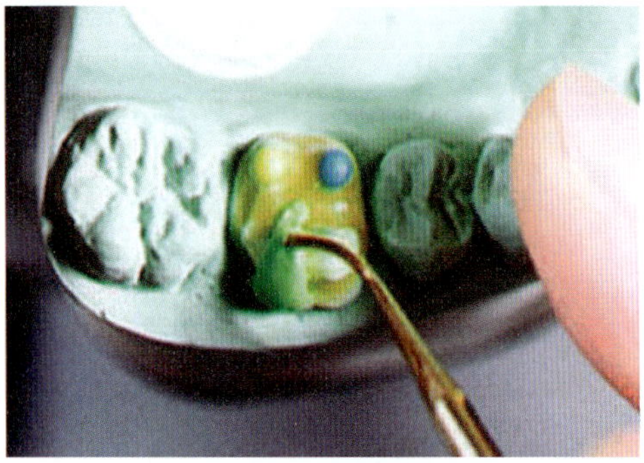

그림 6-33 하악 원심협측교두

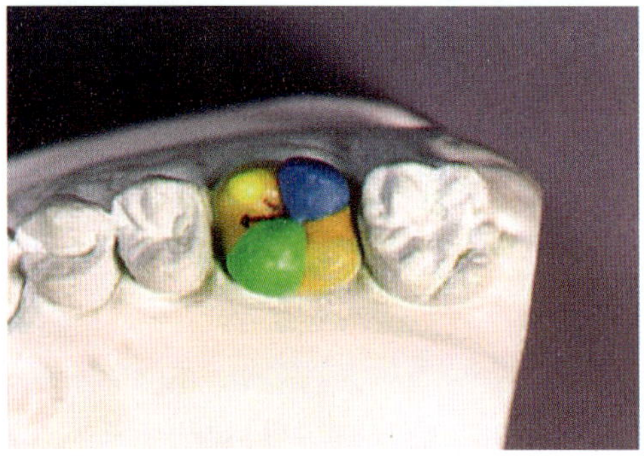

그림 6-34 상악 원심협측교두

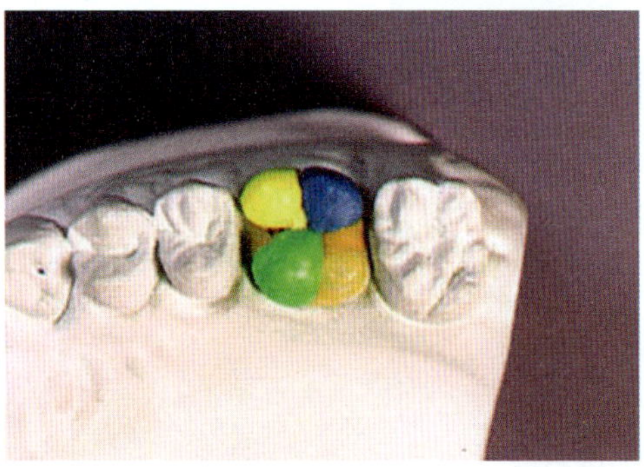

그림 6-35 근심협측교두를 올려서 세 개의 교두를 형성

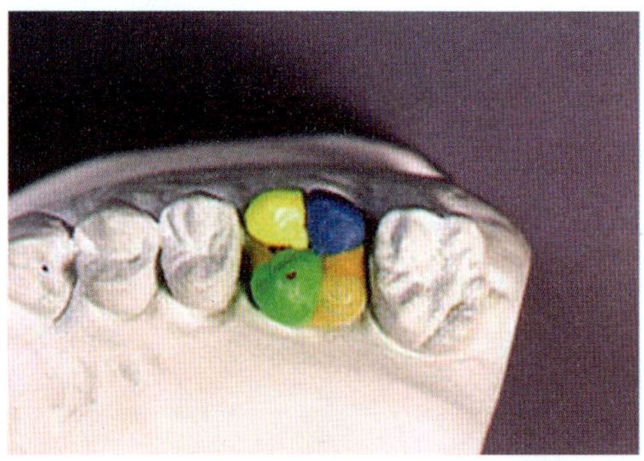

그림 6-36 상악 근심설측교두의 삼각융선상의 stop No.9의 설측모습

8) 근심설측반부상에서 우리는 stop No.5를 발견하게 되는데, 이 stop이 하악 구치부에서는 근심설측교두의 설측삼각융선 상에서 보여지도록 한다(그림 6-37).

9) 상악구치의 원심부 융선은 교합면 중심에서 원심협측방향으로 거의 원심협측교두 정상까지 향한다. 이것은 사주융선을 이루게 된다. 원심설측반부 cone에서 stop No.6를 보게 되는데 이 stop은 하악구치의 원심설측교두의 협측 삼각융선에 나타난다(그림 6-38).

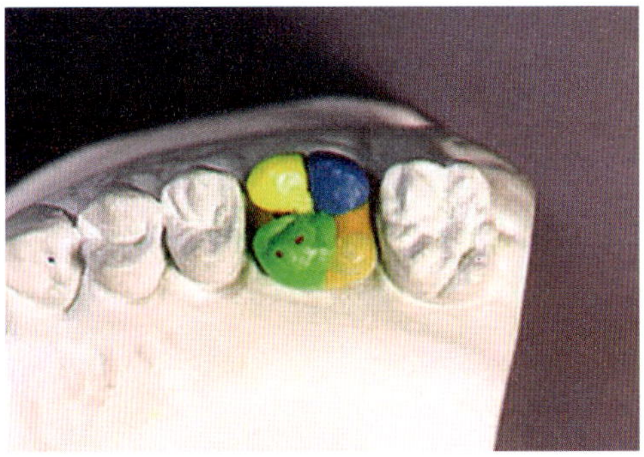

그림 6-37 Stop No.5는 상악 근심설측교두의 근심설측반부에 위치한다.

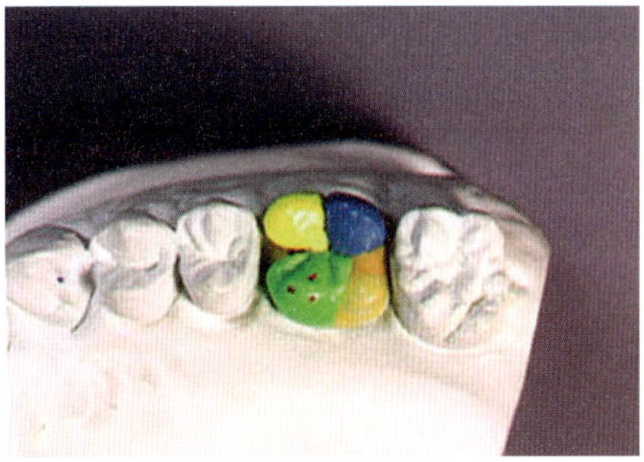

그림 6-38 Stop No.6은 상악 근심설측교두의 원심설측반부에 위치하며 사주융선의 원심부 융선위를 지나간다.

10) 상악 원심협측교두 형성은 상악의 근심설측교두의 세밀한 부분이 완성되었으므로 상악구치의 원심협측 교두(파랑)를 함께 완성해 나간다. 교두정에서 삼각융선을 설측을 향해 위치시키며 이것을 근심설측교두로 연결시킨다(그림 6-39).

11) 중심와에서 원심협측 방향으로 하나의 위치를 정하여 이곳에 stop No.4를 만든다.

12) 상악 근심협측교두형성을 하게 되는데 여기서 중심와 방향으로 삼각융선을 형성한다. 근심협측교두의 형성으로 삼각융선상에서 stop No.3를 얻을 수 있다(그림 6-40).

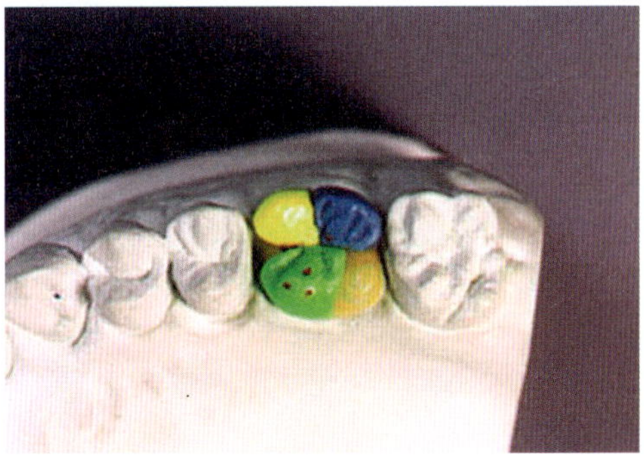

그림 6-39 상악구치 원심협측교두의 설측삼각융선이 완성되었다. 이 융선은 근심설측교두의 협측삼각융선과 연결되어 사주융선이 된다.

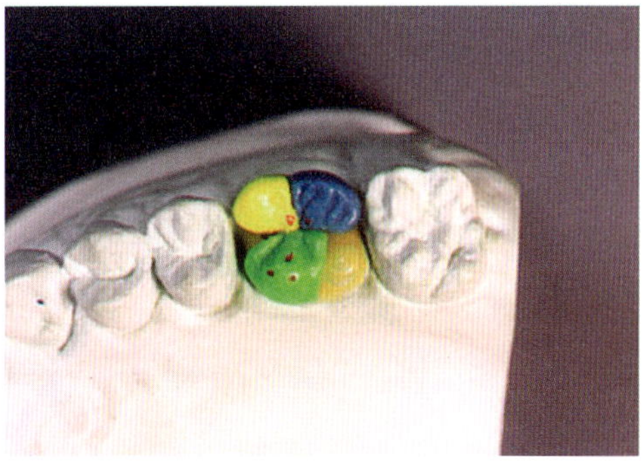

그림 6-40 상악 근심협측교두의 설측삼각융선 형성 때에 Stop No.3를 만든다.

13) 상악의 근심변연융선과 원심설측교두사이의 자유공간(free space)을 만들어야 한다.
여기서 근심변연융선이 형성되는데 그 위에 폐구운동시 stop No.1이 나타난다(그림 6-41).

14) Stop No.1은 하악에서 근심협측교두의 교두정 가까이에 있는 원심교두융선상에 나타나도록 한다.

15) 같은 작업과정으로 상악 원심 설측교두를 회색 왁스로 형성한다.

16) 원심설측교두의 교두정에서 삼각융선을 향해 근심협측방향으로 형성하며 이 끝은 사주융선의 원심반부

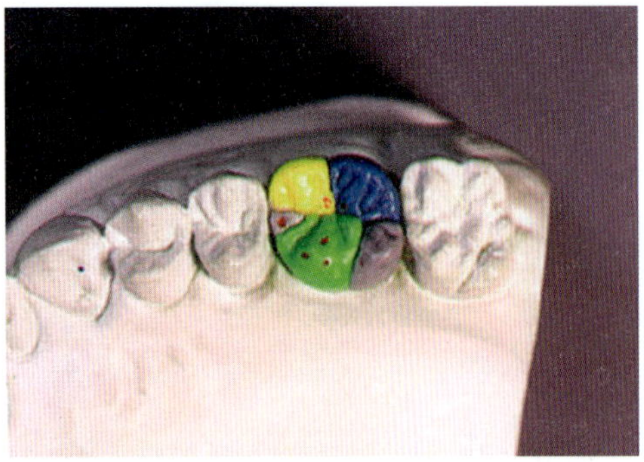

그림 6-41 상악 근심변연융선상에 stop No.1을 얻는다.

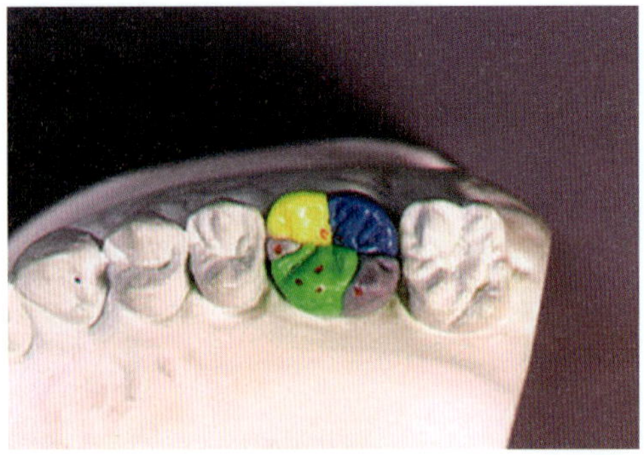

그림 6-42 상악 원심설측교두의 근심교두융선상의 stop No.8 상악 설측교두에서 부융선은 그렇게 강하게 나타나지 않는다.

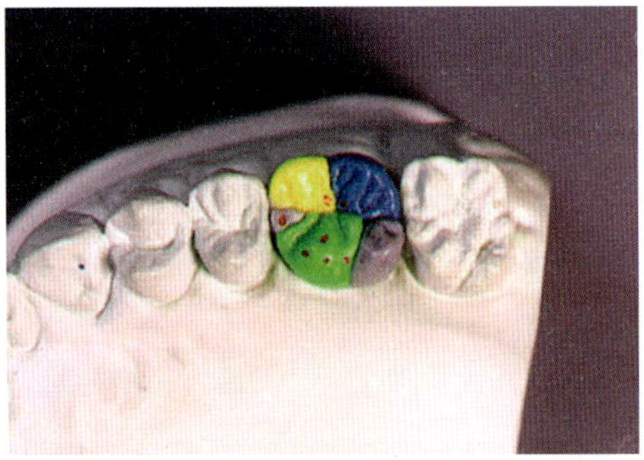

그림 6-43 교두정의 원심상에 stop No.7이 나타난다.

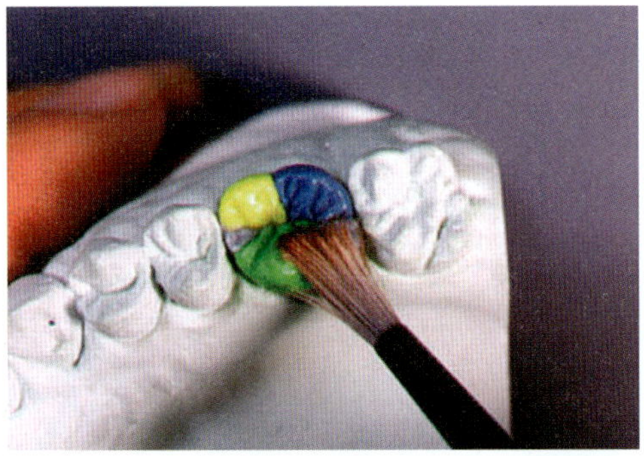

그림 6-44 완성되면 붓을 사용하여 연마한다.

에서 보이도록 한다. 교두정의 근심교두융선에 stop No.8이 형성된다(그림 6-42). 이것은 하악 원심교두의 원심변연융선 상에 위치한다.

17) 상악 구치의 원심설측교두가 원심변연융선의 형성으로 완전한 모양을 갖추게 된다. 여기서 보통 교두정의 원심상에 stop No.7이 나타나도록 한다(그림 6-43, 44).

07

주입선 부착 (Spruing)

주입선은 소환 후 용융금속을 주형(mold cavity) 내로 주입시키는 주로(鑄路)로 형성하며 납형(wax pattern)을 완성한 직후 부착하는 것이 일반적이다.

7-1 주입선(sprue former or sprue pin)의 역할

1. 주로 형성, 용융금속이 주형 내로 주입될 수 있는 주로를 형성
2. 용융 왁스와 가스 배출로, 소환초기에 왁스의 배출로 역할
3. 금속의 응고 수축을 보상하여 다공성의 발생을 방지
4. 지주역할, 납형을 매몰하는 과정에서 주조링(ring) 중앙에 고정시키기 위하여 원추대에 연결시키는 역할

7-2 주입선의 종류

1. 직접법(Direct sprue method)

납형(wax pattern)과 주입선이 일직선으로 직접 연결된 형태로 주입선 설치 방법 중 가장 기본이 되는 방법으로서 비기능교두의 가장 두터운 곳에 45° 각도로 용융금속이 잘 흘러들어 갈 수 있도록 주입선을 형성하는 방법이다.

그러나 교의치의 경우는 각각 따로 주입선을 형성하기 때문에 서로 다른 힘으로 용융금속이 흘러들어감으

로 용융금속의 흐름이 덜 균일하며, 충분한 양의 금속을 용융시키지 않을 경우 주조실패를 가져올 수 있다(그림 7-1 a, b).

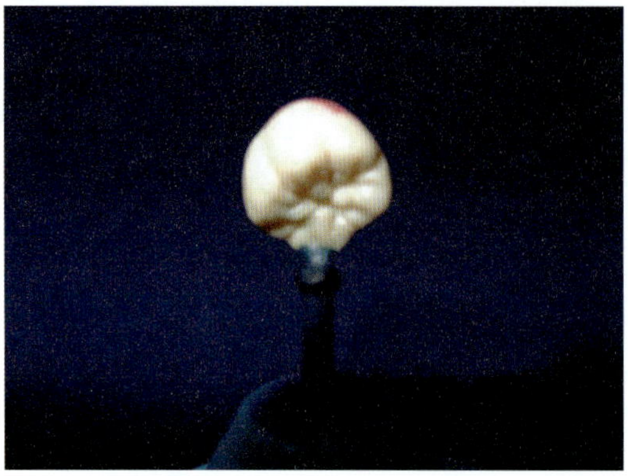
그림 7-1a direct sprue

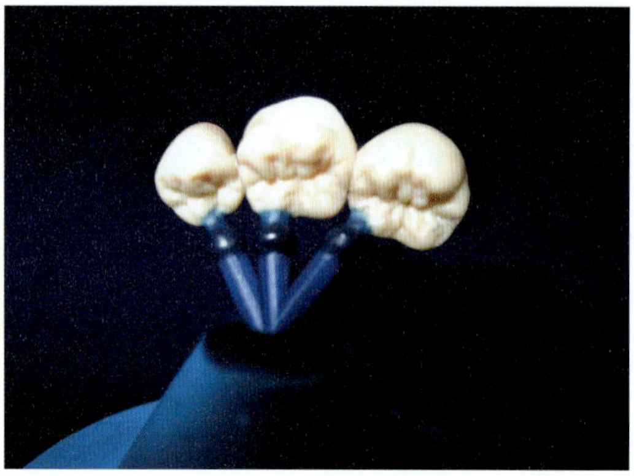
그림 7-1b direct sprue

2. 간접법(Indirect sprue method or runner bar sprue method)

납형과 러너바(runner bar)로 연결된 형태로 runner bar는 수축류(reservoir) 역할과 납형의 안정성을 부여해 주며 주조시 동일한 압력으로 인해 용융금속의 흐름을 균일하게 할 수 있다. 또한 주조시 용융금속이 부족하다 할지라도 runner bar에 모여진 금속이 주형(mold cavity)내로 진입되기 때문에 주조 실패를 줄일 수 있는 방법이다. 그러나 leader bar를 통해 진입된 용융금속이 매몰재의 후방벽을 치게 되어 매몰재 가루가 용융금속과 섞여 들어 갈 수도 있다. 이 상태는 육안으로 관찰할 때는 나타나지 않지만 현미경 상태에서는 주조체면이 거칠고 변연(margin)이 정밀하게 주조되지 않은 결과를 얻을 수도 있다(그림 7-2).

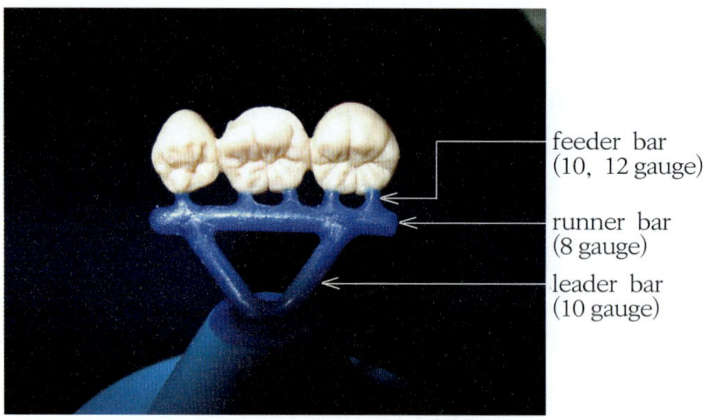

그림 7-2 Indirect sprue

3. Curved bar sprue method

금속이 주입되는 방향을 고려한 곡선형 주입선 부착방법으로 납형과 S자 곡선의 주입선에 연결된 형태이다. 로 Loma Linda대학의 실험연구로서 금속의 유동성은 원심주조기 방향의 반대 방향으로 생긴다는 연구결과에 의해 주입선부착시 납형이 금속의 유동성에 따른 위치에 놓여질 때 아주 정밀하고 정확한 변연(margin)을 얻을 수 있는 방법이다(그림 7-3).

형태는 S자의 곡선을 이루며 납형은 회전력의 반대방향, 즉 힘의 합력 방향으로 위치시킨다(그림 7-4).

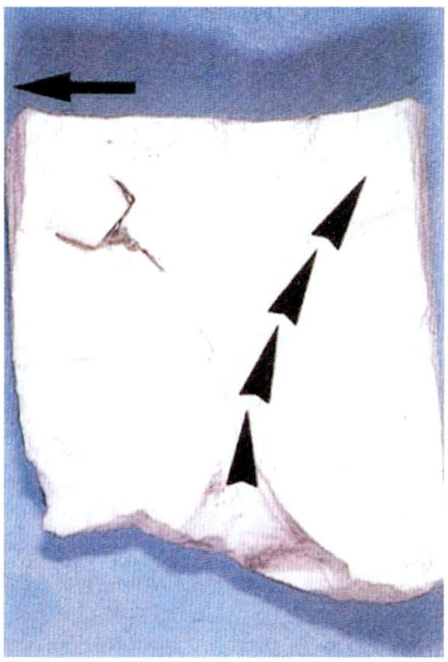

그림 7-3 금속 흐름의 방향

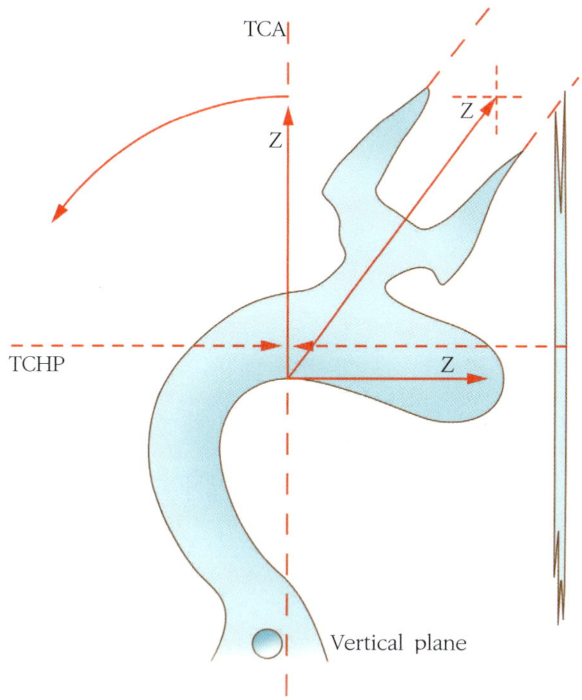

그림 7-4 S자의 curve를 이루며 납형은 회전력의 반대방향, 즉 힘의 합력 방향에 위치시킴

그림 7-5와 같이 납형(wax pattern)이 위치된 곳의 각도는 TCHP와 VP가 만나는 점에 위치된 바를 1/2로 나누는 점이 0°축이 된다. 이 세 점이 합쳐지는 중심점의 직각방향이 90°가 된다.

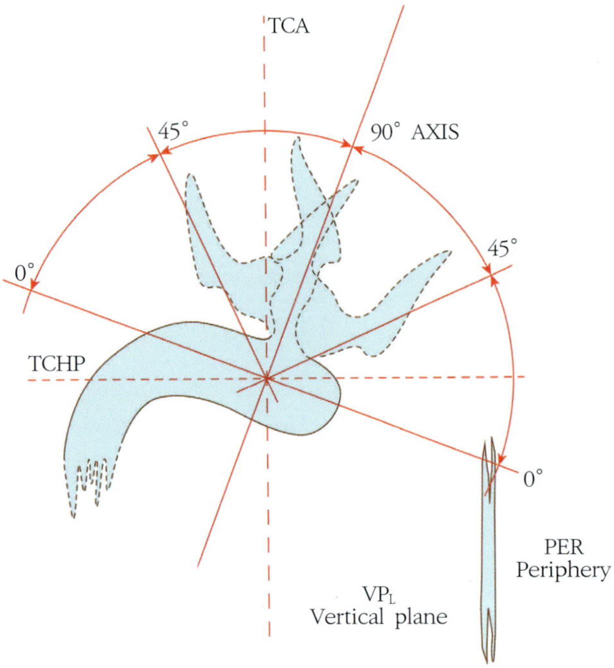

그림 7-5
SP(sagittal plane) : 주조링의 좌·우를 나눈면
VP(vertical plane) : 주조링의 전·후를 나눈면(FP)
HP(horizontal plane) : 주조링의 상·하를 나눈면
TCHP(thermal center on the horizontal plane) : 수평면 상의 열중심 지대(주조링을 삼등분 했을 때 링 상단의 1/3 부위와 다시 주조링을 1/2등분 했을 때의 그 사이)
TCA(thermal center axis) : 열중심축

이 90°의 좌우로 45°의 범위 내에 위치시키는 것이 preferential sector, 즉 선호구역이 되는 것이다. 그러므로 납형 하나만을 위치시킬 때는 이 세 점이 모여진 곳의 90° 방향에 위치시키게 되지만 두 개 내지는 세 개 이상의 납형을 위치시키게 되는 경우에는 좌우로 45°의 선호구역 내에 위치시키면 된다(그림 7-5).

바(bar)는 고무 원추대를 향해 휘어져 있으며 이 휘어져 있는 상태가 결과적으로 용융금속을 모아 45° 방향에서 주형내로 잘 흘러들어 갈 수 있게 하는 것이며, 금속의 흐름은 곡선을 이룬 바(bar)에 의해서 속도가 느려지면서 유도(guiding)하는 역할을 하여 주입방향에서 저항없이 와류를 일으키지 않고 원활하게 잘 흘러 들어간다. 그러므로 이 방법은 주조체 내에 매몰재조각이 유입될 가능성을 상당히 감소시켜 변연(margin)이 정밀하게 주조될 수 있으며 주조체의 면 자체도 아주 정밀한 것을 얻을 수 있는 방법이다(그림 7-6, 7).

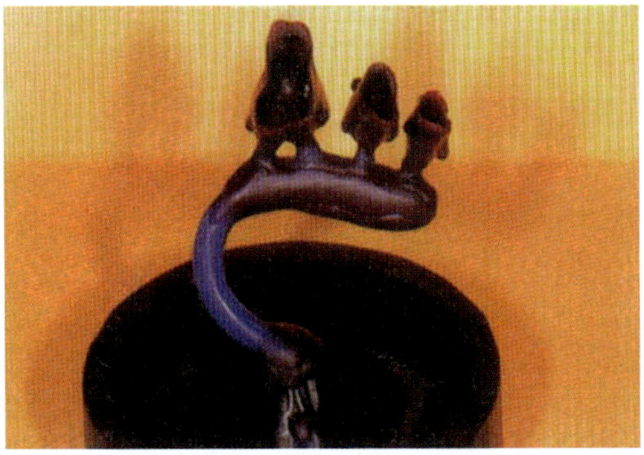
그림 7-6 Curved bar system의 실행 예

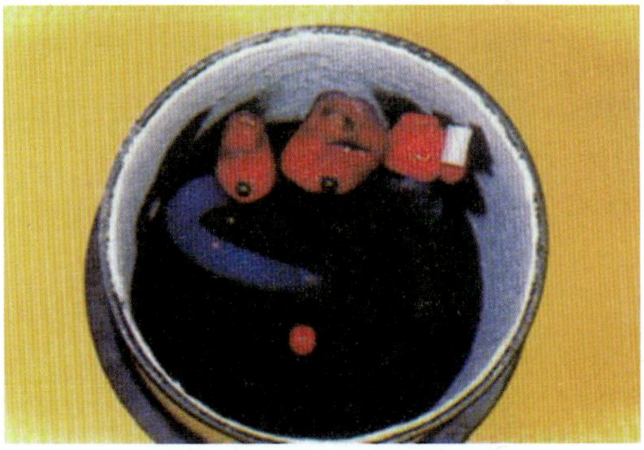
그림 7-7 Ring 내에 위치된 상태

7-3 주입선의 부착방법

1. 납형의 종류, 크기에 따라 주입선 선택

1) 주입선 재료

주입선 재료는 소환(burn out) 후에 공간(주로)를 확보할 수 있는 재료로서, 주입선 재료의 종류는 왁스(wax), 금속(metal pin), 플라스틱(plastic), 나무(wood stick) 등이 있으며 치관보철물 제작 시 왁스를 가장 많이 사용한다.

2) 주입선의 형태

(1) 표면 – 활택하게 하여 기포 발생을 억제한다.

(2) 길이 – 주조법에 따르나 원심력에 의하면 짧고 두꺼운 것을 사용한다.
일반적으로 6~10mm (1/4~3/8inch)를 사용한다.

(3) 굵기 – 주입선의 굵기는 납형의 크기, 주조방법, 사용금속의 종류에 따라 좌우되며 일반적인 주입선의 직경은 다음과 같다.

① Large crown: 2.5mm(10 gauge)

② Small crown, MOD inlay: 2.0mm(12 gauge)

③ Small inlay: 1.6mm or 1.2mm(14 or 16 gauge)

④ Curved bar sprue method인 경우는 3.2mm(8 gauge)

2. 납형에 주입선 부착 과정 및 주의사항

1) 부착시기: 납형(wax pattern)의 변형을 방지하기 위해 다이에서 납형을 제거하기 전에 부착한다(그림 7-8).

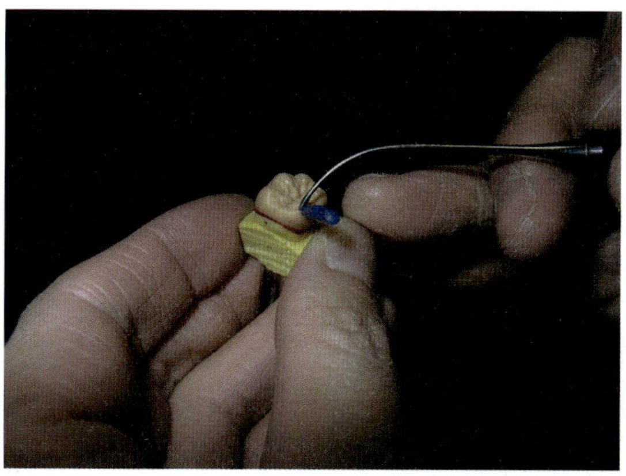

그림 7-8 주입선 부착

2) 주입선 형태: 주입선은 납형의 가장 두꺼운 부분보다 더 두꺼워야 주입로나 button보다 주조체가 먼저 고형화될 수 있다(그림 7-9). 가는 주입선을 사용하면 주입선이 먼저 굳어서 주조체에 수축다공성(shrinkage porosity)이 발생한다(그림 7-10). 대개의 경우 2.5mm(10 gauge)의 주입선이 적당하며 작은 납형에서는 작은 주입선을 사용해야 주입선을 붙일 때 생기는 변형을 적게 할 수 있다.

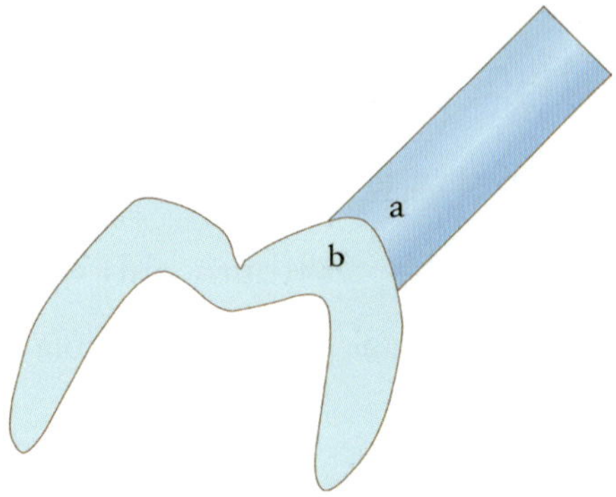

그림 7-9 주입선(a)이 납형(b)의 두꺼운 부분보다 더 두꺼워야 한다.

아주 두꺼운 납형은 3.2mm(8 gauge) 정도의 큰 주입선을 사용한다. 납형이 너무 두꺼우면 기포 없는 치밀한 주조체를 얻기가 아주 어렵다. 가능하면 이러한 경우 지대치를 수복할 때 납형이 너무 두껍게 되지 않도록 하는 것이 좋으며 이런 방법이 불가능할 경우 냉각을 유도하는 장치(chill set)를 사용해서 정확한 주조체를 얻을 수 있다. 냉각장치는 1.0mm(18gauge) 주입선 왁스를 이용하여 굵은 주입선의 반대편에 붙인다(그림 7-11).

냉각장치를 사용하면 녹은 금속이 냉각장치로 들어가(작고, 주형의 가장 차가운 부위인 외면과 가깝기 때문에) 먼저 고형화 된다. 이렇게 되면 주조체의 두꺼운 부분에 고형화를 유도해서 주입로보다 먼저 굳게 된다.

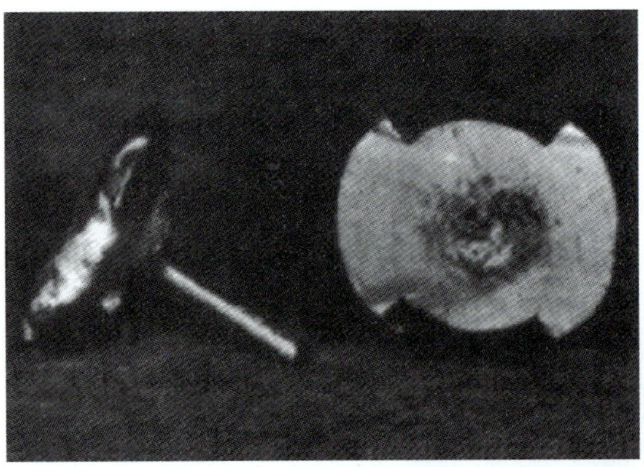

그림 7-10 가는 주입선을 사용하게 되면 수축 기포 발생

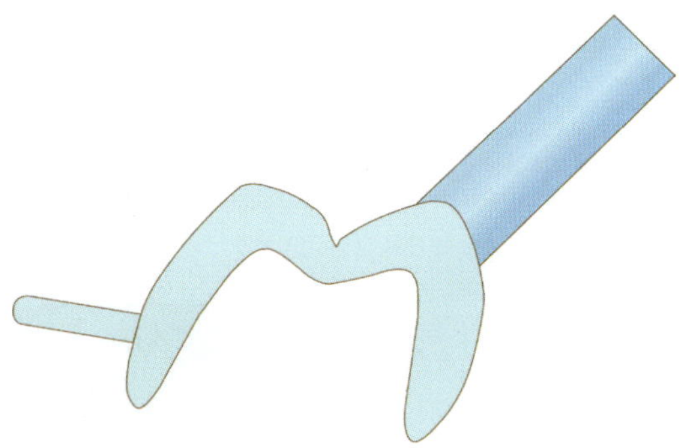

그림 7-11 1.0mm(18gauge)의 냉각장치를 붙여서 두꺼운 납형에 고형화를 유도

3) 금속핀 사용: 금속핀(metal pin)을 사용할 경우에는 왁스를 조금 첨가해서 변형을 방지하고 견고하게 부착시키며 뜨거운 핀을 너무 깊이 넣어 부착시키면 납형의 변형을 가져올 수 있으므로 주의해야 한다. 또한 금속주입선은 주조 전에 반드시 제거해야 하며 금속주입선의 표면에 왁스로 한 겹 도포하면 소환시 왁스의 제거로 인해 금속 핀의 제거도 쉽게 이루어진다.

4) 납형과 연결: 납형과 주입선의 연결부위는 좁아지지 않도록 플레어(flare)하게 형성한다.

5) 주입선의 두께: 용융금속은 제일 먼저 용융표면에서부터 안쪽으로 막을 형성하면서 주형과 주입선의 외면에서부터 안쪽으로 식어 고체화하면서 이막을 향하여 수축한다, 이때 마지막으로 고체화되는 부분에 기포를 형성한다. 이것을 수축다공성(shrinkage porosity)이라 하며 이 수축다공성(shrinkage porosity)을 방지하기 위해서는 주입선을 짧고 굵은 것으로 사용하거나 수축류(reservoir)를 납형에서 1.5~3mm(1/16~1/8inch) 거리에 부착시켜주며 주조체가 완전할 때까지 이 수축류(reservoir)에서 용융금속이 계속해서 흘러 들어가므로 수축다공성은 주입선이나 수축류에 생긴다(그림 7-12).

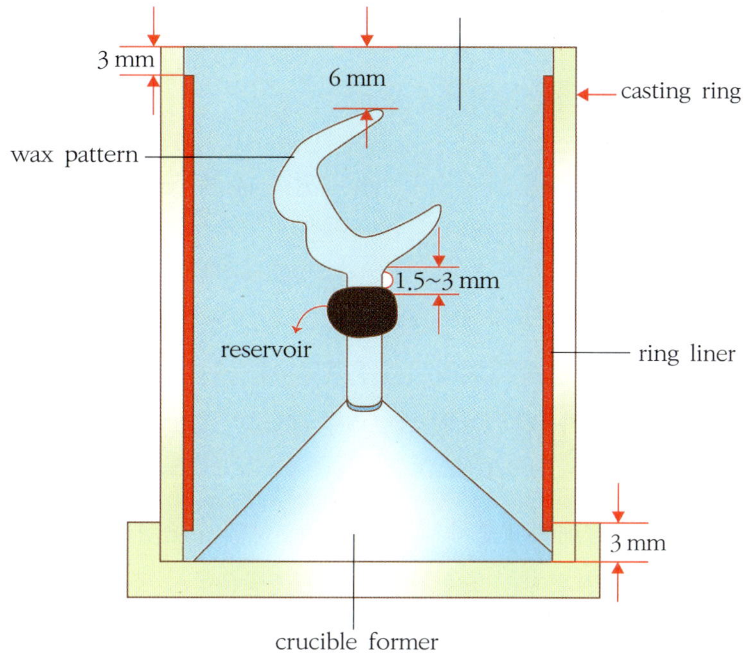

그림 7-12 수축류

6) 주입선 길이: 주입선의 길이는 6~10mm 정도가 적당하다. 너무 길거나 짧은 주입선은 양질의 주조체를 얻는데 문제를 야기하기 때문이다. 너무 짧은 주입선은 주입선이 부착된 부위에 기포를 형성한다.

그 이유는 가장 나중에 고형화되는 주입로에 남아있는 단추모양의 여분의 금속(button) 부위와 가깝기 때문이다. 또한 주입선이 짧으면 주형 공간이 링의 바닥부분에서 너무 멀어 소환하는 동안 가스가 매몰재를 통해 쉽게 빠져 나가지 못하고 남아있게 된다. 이것이 반대압에 의한 다공성(back-pressure porosity)을 야기한다. 따라서 주입선에서 가장 멀리 떨어진 납형부분이 링의 바닥 부분에서 6mm 정도 되는 곳에 위치해야 한다. 반면에 너무 긴 주입선을 사용하게 되면 주입로가 먼저 고형화되어 주조체에 수축성 기포를 야기한다(그림 7-13).

7) 주입선 수: 주입선의 수는 두 개의 두꺼운 부위가 얇은 부위에 의해 연결되어 있다면 두개의 주입선을 쓰는 것이 좋다(그림 7-14). 두꺼운 부위당 한 개의 주입선을 부착하면 얇은 부위가 먼저 굳어도 두꺼운 부위에

는 용융된 금속이 계속 공급되어 수축성 기포를 줄이기 때문이다.

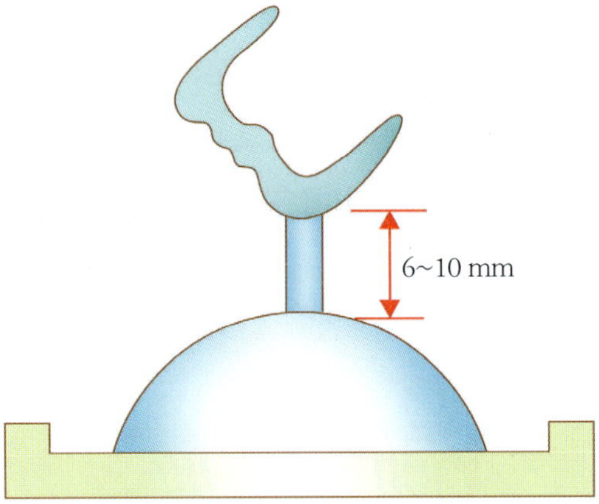

그림 7-13 주입선의 적절한 길이

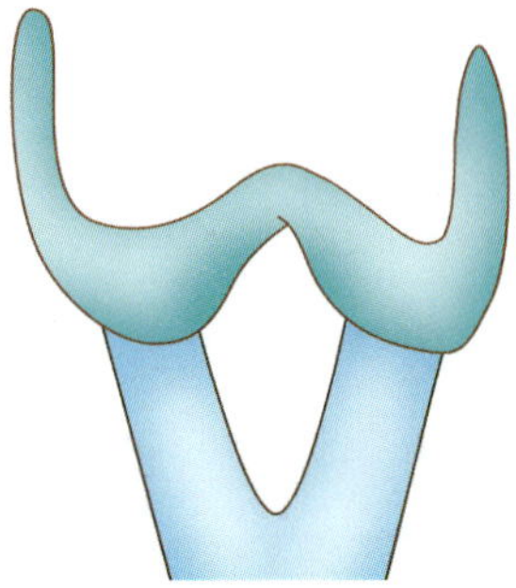

그림 7-14 두 군데의 두꺼운 납형이 얇은 납형에 위에 연결되어 있으면 두 개의 주입선을 이용한다.

8) 주입선 부착 위치

(1) 두꺼운 부위에 부착: 주입선은 납형의 가장 두꺼운 부분에 붙인다(그림 7-15a). 납형의 얇은 부분에 붙이게 되면 두꺼운 부위에 기포가 생길 수 있다(그림 7-15b).

왜냐하면 주조한 금속은 얇은 부위부터 먼저 굳기 때문에 굳어버린 금속이 주조체의 두꺼운 부위에 녹은 금속이 공급되는 것을 방해해서 주조체의 두꺼운 부분에 수축성 기포가 발생하기 때문이다.

(2) 기능부위를 피한다: 주입선의 위치는 중심교합점이나 측방운동시 조절이 필요한 부위는 피해야 한다. 그래서 비작업측 교두인 상악협측교두나 하악설측교두에 형성하고 부분 치관보철에서는 지대치를 완전히 감싸는 교두중 하나에 부착한다. 이것은 납형의 변연에 가까운 교두에 부착시키면 납형에 변형이 생길 수 있고 주형내로 녹은 금속이 흘러들어 가는 것을 방해할 수 있기 때문이다(그림 7-16).

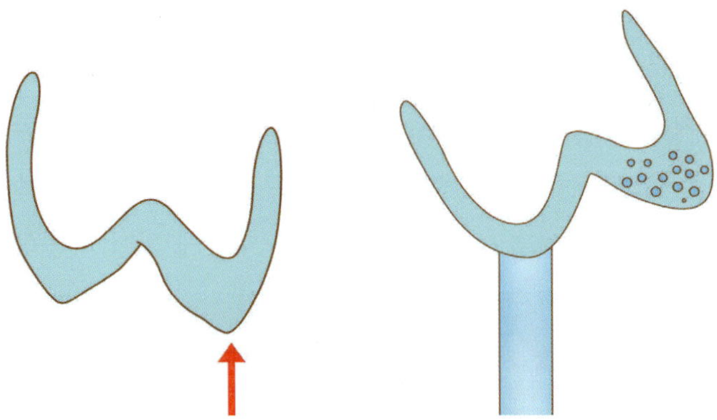

그림 7-15 a : 납형의 가장 두꺼운 부위 부착
b : 얇은 부위에 주입선을 부착하면 두꺼운 부위에 기포발생

가능한 한 기능교두(functional cusp), 구(groove), 와(fossa), 인접면 접촉부(contact point)와 같은 위험한 부위는 피해야 한다.

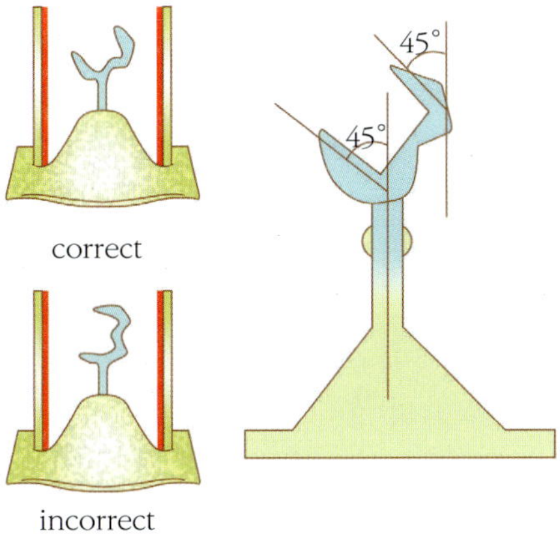

그림 7-16 주입선의 부착위치

(3) 저항 최소위치 선택: 주입선의 가장 좋은 부착 위치는 지대치의 형태에 의해 녹은 금속이 나뉘어 들어갈 수 있는 위치에 부착시킨다(그림 7-17a). 즉, 주조장애(casting turbulence)가 적게 일어나는 방향 즉 용융금속이 역류되지 않고 자연스럽게 들어갈 수 있는 위치를 말한다.

만일 주입선을 납형의 평편한 부분에 직각으로 부착시키면 과도한 와류현상이 생겨 기포가 발생할 수 있다(그림 7-17b).

9) 가능한 한 기능교두(functional cusp), 구(groove), 와(fossa), 인접면 접촉부(contact point)와 같은 위험한 부위는 피해야 한다.

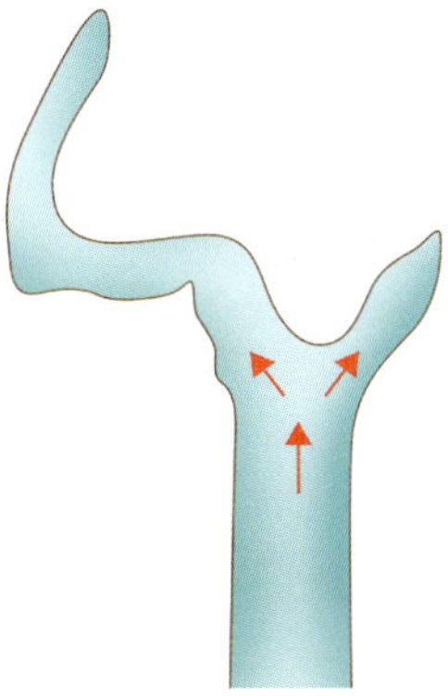

그림 7-17a 주입선을 비스듬히 부착하여 합금이 주형 내로 쉽게 들어가도록 한다.

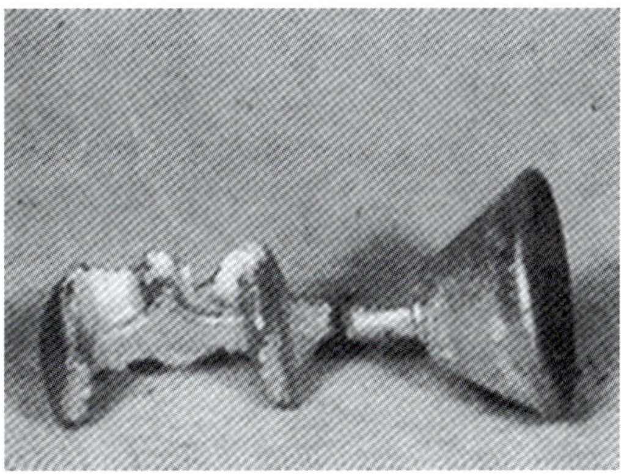

그림 7-17b 주입선의 위치가 녹은 금속의 와류를 일으켜 주입선의 기포가 생겨 부러진 모양

10) 미세부위 주입: 주조체가 크거나 또는 주입선 설치부위에서 먼 곳에 아주 얇은 부위가 있을 경우에는 보조 주입선(auxiliary sprue)을 세워주며 반드시 주 주입선(main sprue)선과 연결되도록 해주어야 한다(그림 7-18).

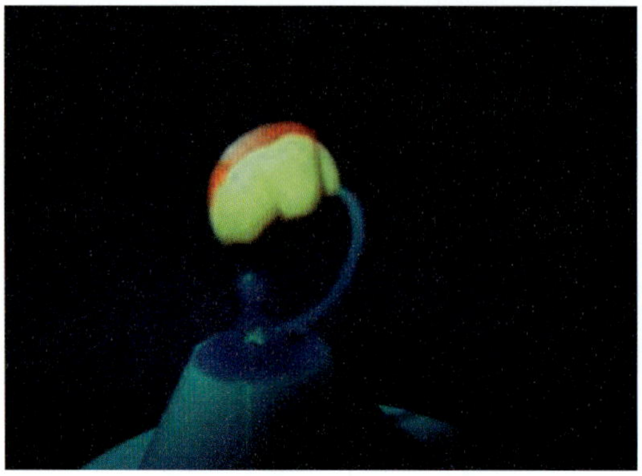

그림 7-18 보조 주입선

11) 통기성 확보: 원활한 통기성을 확보하기 위해서는 특수한 경우에는 통기구(air vent)를 달아준다.

(1) 연결된 통기구(Open vent): 용융금속이 주형에서 마지막으로 흐르는 부분에 부착하며 주조시 용융금속이 통기구 속으로 들어가지 못하도록 원추대 중앙에서 가능한 멀리 부착한다.

(2) 숨겨진 통기구(Blind vent): 굵고 둥근 왁스로 만들며 링 벽의 끝에 부착한다. 이 통기구는 용융금속이 빠져나가는 것을 막기 위해 납형과 기구 사이에 매몰재의 두께를 2mm 정도 확보해야 하며 가능한 한 주조체의 중앙에 가깝도록 위치시킨다(그림 7-19).

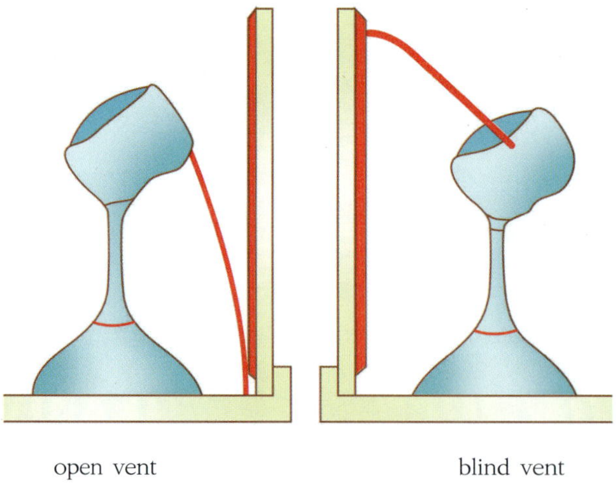

그림 7-19 공기통기구(air vent)

12) 원추대(crucible former, sprue base)는 단면 경사각이 90°인 것이 좋다. 재료로는 금속, 고무, 합성레진, 나무 등이 있다. 원추대는 주입선을 붙이기 전에는 이물질이나 매몰재 등이 붙어있지 않고 깨끗해야 한다. 매몰재가 붙는 것을 막기 위해 와세린을 얇게 도포해 준다. 또한, 분리제를 바르지 않은 원추대를 굳은 매몰재에서 제거하면 매몰재면이 거칠어진다. 그렇게 되면 녹은 금속이 주형내로 들어갈 때 작은 입자의 매몰재가 함께 들어가 주조체에 기포나 함유물(inclusions)을 형성한다.
13) 다이에서 납형을 제거하여 원추대에 고정시킨다. 원추대에 납형을 고정시킬 때는 납형과 링 상단간에 6mm(1/4inch) 정도의 공간을 갖도록 하며 균일하고 최대의 팽창을 얻을 수 있는 위치에 고정시킨다(그림 7-20).

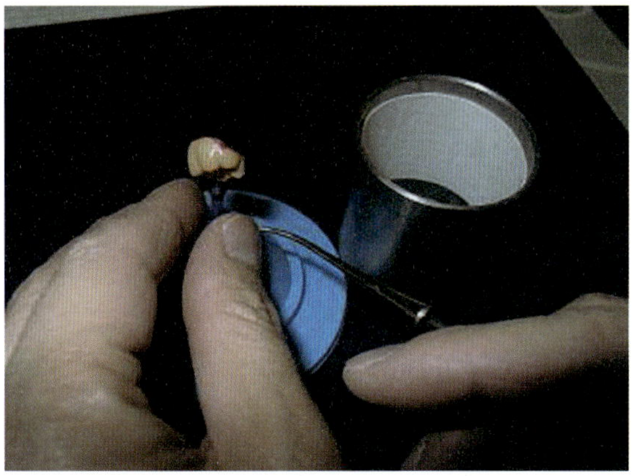

그림 7-20 원추대에 고정시킨다.

08 매몰 (Investing)

매몰이란 원추대에 부착된 납형을 주조링 내에 위치시켜 납형과 주조링 내면을 내화재로 채우는 과정을 말하며, 이때 사용되는 내화재를 매몰재라 한다. 매몰재로 둘러싸인 납형은 소환(burn out)시 열에 의해 제거되고 남은 공간에 채워진 매몰재에 의해서 주형(mold)이 만들어진다. 이 때 정확히 맞는 주조체를 만드는 것이 매몰과 주조과정에서 가장 중요한 목표가 되는 것이다.

8-1 매몰의 목적

1. 주형(mold for casting)의 형성
2. 활택한 표면(smooth surface)의 형성(납형표면의 정교한 재현)
3. 납형과 주조금속의 수축을 보상
4. 주조압에 지탱할 수 있는 강도(strength)를 주기 위함
5. 주조 후 금속의 급랭을 방지하기 위한 hot mold 형성
6. Hot gas의 탈출을 돕기 위함

8-2 매몰재의 요구조건

1. 조작이 용이하여 혼합(mixing)이 쉽고 활택한 표면(smooth surface)을 형성해야 한다.
2. 매몰재는 활택한 표면을 형성하고 미세부위 정밀성과 변연을 재생할 수 있어야 한다.
3. 고온에서 가열시킬 때 매몰재는 가스를 발산하지 않아야 하며, 합금표면에 작용하여 부식을 일으키지 않도

록 화학적으로 안정되어야 한다.

4. 주형의 내면은 고온에서 파절되어서는 안 된다.
5. 주형 내에서 공기 및 가스방출이 용이하도록 통기성이 좋아야 한다.
6. 주조압에 지탱할 수 있는 강도를 유지해야 한다.
7. 납형과 금속의 수축을 보상하기 위해 충분한 팽창력을 가져야 한다.
8. 주조 후 매몰재의 제거가 용이해야 한다.
9. 경제성이 있어야 한다.

8-3 매몰재의 조성

매몰재는 내화재와 결합재를 기본 성분으로 하며 여기에 다른 성분이 첨가된다.

1. 내화재는 실리카로 이루어진 석영(quartz), 홍연석(cristobalite)을 이용한다.
2. 결합재는 내화재만으로는 형태의 유지가 불가능하기 때문에 사용한다.
   금합금 주조용 매몰재에는 반수화물인 황산칼슘(α-calcium sulfate hemihydrate)을 이용한다.
   금속세라믹관용 합금이나 비귀금속용 매몰재에는 주형의 온도가 700℃보다 높아야 되기 때문에 높은 온도에서 견딜 수 있는 인산염(phosphate)이나 규산염(silicate)이 이용된다.

8-4 매몰재의 종류

저온 주조용 매몰재는 석고 결합 매몰재(gypsum bonded investment)를 사용하며 700℃ 이하에서 안정을 가지므로 주로 금합금 주조에 이용된다. 고온 주조용 매몰재는 인산염 결합 매몰재와 이산화규소 결합 매몰재를 사용하며 금속세라믹관용 합금과 국소의치 제작에 사용되는 대부분의 비귀금속 합금(base metal) 주조에 사용된다.

1. 석고 결합 매몰재(gypsum bonded investment)

석고 결합 매몰재는 내화재로 석영(quartz)과 홍연석(cristobalite)이 65~75%이며, 결합재로는 α형 반수화물인 황산칼슘(α-calcium sulfate hemihydrate)이 25~35% 정도 혼합되고 기타 성분이 조금씩 첨가된다. 700℃ 이상에서는 심하게 수축이 되어 석고의 분해나 유황가스(SO_2)의 발생 때문에 고온용용 귀금속 및 비귀금속에서는 사용할 수 없다. 일반적으로 제작되는 치과용 금합금의 수축에 대한 보상방법은 납형의 열팽창과 더불어 매몰재의 팽창으로 필요한 보상을 얻는 방법이 있으며, 매몰재 팽창방법에 따라 다음 세 가지로 나눈다(by A.D.A No.2).

1) Type Ⅰ(gold crown용): 인레이(inlay)나 치관보철(crown)의 주조에 사용되는 것으로서 합금의 주조 수축을 주로 열팽창으로 보상한다. 이 공간에 팽창량은 석영은 약 0.75~1.3%, 홍연석은 약 1.3~1.5%의 팽창이 생긴다.
2) Type Ⅱ(inlay용): 인레이(inlay)나 치관보철(crown)의 주조에 사용되며 합금의 주조수축을 주로 수화팽창(hygroscopic expansion)으로 보상한다. 즉, 매몰 후 외부에서 수분을 공급하여 흡수된 물의 표면장력

으로 생긴 팽창과 매몰재 입자의 팽창으로, 팽창량은 약 1.2~2.2% 정도이다.

3) Type Ⅲ(금합금으로 주조되는 국소의치 금속구조물 제작용): 합금의 주조수축을 주로 열팽창으로 보상한다. 팽창량은 약 1.0~1.5% 정도이다. gray investment라고도 한다.

또한 석고결합 매몰재의 분류는 ANSI/ADA분류 방식으로 Type 1(인레이/크라운) 제작용과 Type 2(가철성 의치 금속 구조물) 제작용으로도 분류할 수 있다.

표 8-1 석고결합 매몰재의 분류

분류 기준	명칭	특징 및 용도
ANSI/ADA 유형	Type 1: 인레이/크라운 Type 2: 덴처 베이스	용도 기준
팽창 방식 유형	Type I: Thermal 팽창 (인레이/크라운) Type II: Hygroscopic 팽창 Type III: 덴처용	팽창 방식 기준

2. 인산염 결합 매몰재(phosphate bonded investment)

인산염계 매몰재는 석고계 매몰재에 비해 고온(800~950℃)에서 더 안정화 되고 매몰재의 경화 팽창량은 물로 혼합하는 것보다 액상 이산화규소로 혼합하는 것이 더 크다.

고온주조용 매몰재로 Ni-Cr 합금 또는 금속세라믹관용 금합금 매몰에 이용되고, 매우 단단하여 매몰재 제거가 어려운 것이 단점이다.

3. 규산염 결합 매몰재(ethyl silicate bonded investment)

고온용융 비귀금속 합금으로 국소의치 금속구조물의 주조에 사용된다.

8-5 매몰과정 및 주의사항

1. 주조링 내면에 링 라이너(ring liner)를 내장(lining)한다. 링 라이너는 주조링 상단에서 약 3~4mm(1/8 inch) 짧게 깔아 준다. 링 라이너를 짧게 깔아주는 이유는 주조 시 주조링과 매몰재가 분리되는 것을 막기

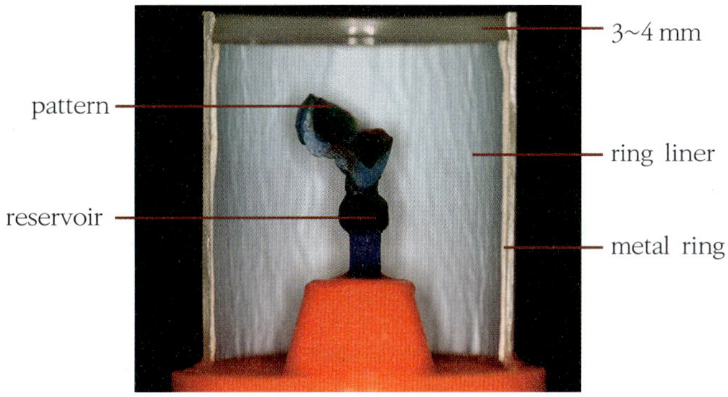

그림 8-1 매몰될 주조링의 단면도

위함이며 또한 주조 후 링에서 매몰재를 용이하게 제거하기 위해서이다.

링 라이너는 매몰재의 경화팽창(setting expansion), 수화팽창(hygroscopic expansion), 열팽창(thermal expansion)을 할 수 있는 완충대(cushion) 역할과 주조(casting) 후 실온에 방치할 때 열발산을 차단한다. 이 링 라이너를 사용할 때는 다음의 상태에 따라 팽창에 영향을 미친다.

1) 젖은 상태에서는 수화팽창(hygroscopic expansion)이 추가로 일어난다.
2) 2겹의 링 라이너 사용 시는 팽창이 증가한다.
3) 마른 석면대는 팽창이 감소한다.

링 라이너(ring liner)의 재료는 한동안 석면이 사용되었으나 이 재료는 인체에 해(발암물질)를 줄 우려가 있으므로 최근에는 다른 재료 fibrous ceramic aluminium silicate가 추천되고 있다.

2. 주입선 부착이 끝나자마자 원추대에 납형을 고정한다(그림 8-2).
3. 납형의 최상연과 주조링 상단과의 사이에는 6 ~7mm(1/4inch)의 거리가 있도록 원추대에 고정한다. 그 이유는 주조 시 주조압에 의한 매몰재의 파괴를 방지할 뿐만 아니라 주형(mold) 내의 가스가 잘 배출될 수 있도록 하기 위해서이다(그림 8-2).

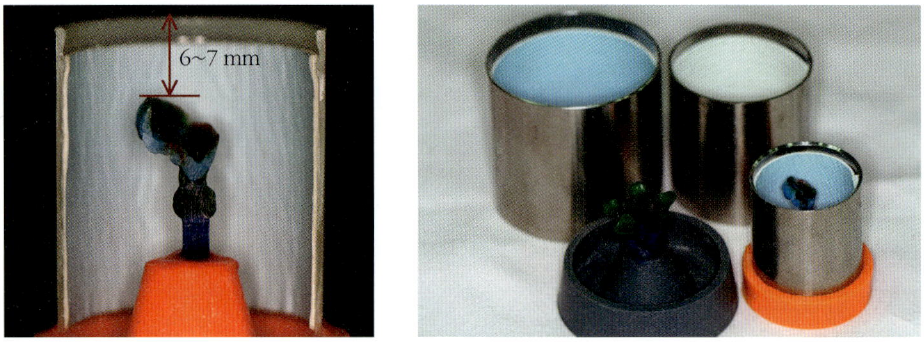

그림 8-2 납형과 주조링 상단 사이의 거리

주조링(casting ring) 상단과의 거리가 6~7mm 이상이 될 경우에는 다음의 세 가지 방법을 사용하여 조정해 준다.

1) 원추대를 왁스나 molding clay로 높여 준다.
2) 납형이 링 안에서 고열대의 외곽에 위치해야 하므로 수축류(reservoir)가 고열대에 위치하도록 주입선의 길이를 조절한다.
3) 6~7mm 되는 거리의 주조링 내면에 연필 표시를 하여 주어(삭제) 매몰재를 부을 때 이 표시한 부위까지 채워 준다.

4. 납형을 과산화수소(H_2O_2)와 비눗물 혼합 용액으로 세척한 후 물로 씻어 납형 내면의 왁스 분리제 및 불순물을 제거한다.
5. 납형을 건조시킨 후 납형의 전체면에 습윤제(wetting agent)를 도포하고 과잉 부위는 입으로 불어(삭제) 제거한 후 건조시킨다.

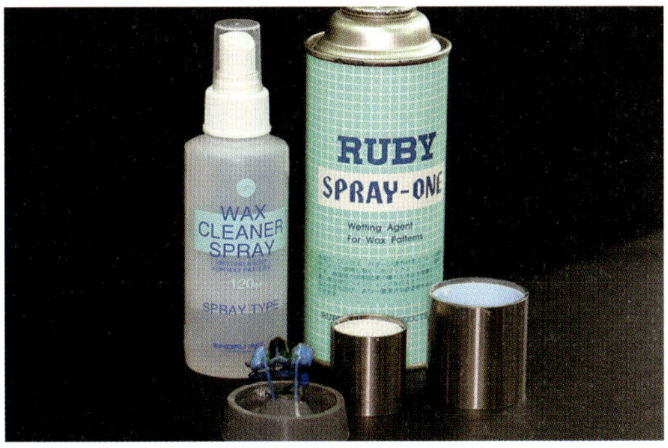

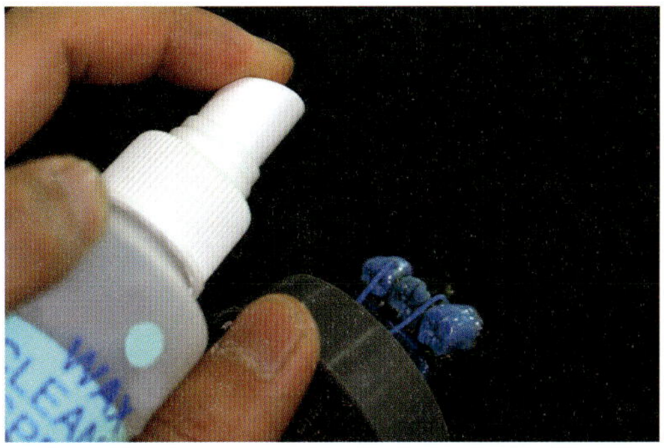

그림 8-3 **습윤제 도포**

습윤제를 도포하는 목적은 매몰재와 납형 간의 접촉성을 좋게 하여 납형에 매몰재가 밀착되도록 하기 위해서이다(그림 8-3).

6. 치과용 매몰재를 제조회사에서 설명하는 혼수비로 혼합한다. 혼합시간은 진공 혼합기를 이용할 경우에는 15초, 손으로 혼합을 할 경우에는 30초가 적당하다.
7. 석고 결합 매몰재는 매몰 과정에서 20~24℃의 실온수를 사용한다.
주조용 매몰재의 팽창범위는 0.3~3.0%이며 주조 금합금의 종류에 따라 이 범위 내에서 조절한다. 일반적인 금합금의 수축률은 1.25%이다. 이것은 일차적으로는 주로 혼수비(W/P ratio)를 조절하여 보상해주며 반드시 제조회사의 설명에 따라야 한다.
8. 매몰재 주형(investment mold)의 팽창에 영향을 주는 요인
 1) 매몰재의 혼수비는 매몰재 팽창을 조절하는 방법 중 일반적으로 가장 많이 사용하는 방법으로써 혼수비가 낮을수록 수축에 대한 보상 작용이 커지며, 혼수비가 높을수록 매몰재의 경화팽창량, 수화팽창량, 열팽창량은 감소한다. 그러나 수축에 대한 보상 효과를 높이기 위해 지나치게 혼수비를 낮추면 매몰재 혼합물의 유동성이 감소되므로 매몰 시 납형이 외력으로 인해 변형되기 쉽고 기포가 생기기 쉬우며, 혼수비를 너무 높이면 묽어서 주조체 표면이 거칠어진다.
 2) 매몰재 혼합시간이 증가하면 경화 팽창량과 수화팽창량이 증가하며 열팽창량은 무관하다.
 3) 매몰재 혼합횟수 증가 시 경화팽창량과 수화팽창량이 증가하며 열팽창은 무관하다.
 4) 링 라이너(ring liner)의 두께를 증가시키거나 두 겹으로 사용 시 매몰재 팽창이 증가한다.
 5) 매몰 시 물의 온도가 높아질수록 경화팽창량과 수화팽창량이 증가하며 열팽창은 무관하다.
 6) 오래된 매몰재일수록 경화팽창량과 수화팽창량은 감소하고 열팽창량은 무관하다.
 7) 소환 및 계류시키는 온도와 시간은 열팽창량과 관련이 있으며, 수화팽창(hygroscopic expansion)용 매몰재인 경우 소환 시 최고온도는 482~538℃를 유지하며 60~90분간 충분히 계류시킨다. 석고 결합 매몰재의 경우는 700℃를 넘지 않아야 하며 부족 시에는 수축에 대한 보상이 부족하고 과열 시에는 주조체가 거칠어지는 원인이 된다.
 8) 금속의 수축 보상 방법의 하나로 부드러운 왁스일수록 팽창량이 높아 부드러운 왁스가 이용되기도 한다.
 9) 수화팽창

(1) 물의 온도가 높을수록 경화팽창과 수화팽창량이 증가한다.

(2) 물속에 담아 놓는 시간이 길수록 일정한 부분까지는 수화팽창량이 증가한다.

(3) 첨가하는 물의 양이 많을수록 일정한 부분(임계점)까지는 수화팽창량이 증가한다.

(4) 혼수비가 높아 물의 양이 많으면 수화팽창 뿐만 아니라 열팽창량도 감소한다.

(5) 매몰재 구성성분 중 결합재 종류에 따라 수화팽창이 다르며 경석고(α –hemihydrate calcium sulfate)가 매몰재로 사용될 경우 석고(β –hemihydrate calcium sulfate)보다 더 많은 수화팽창을 일으킨다.

(6) 매몰재 혼합 후 물에 담글 때까지 시간 경과가 늦어질수록 수화팽창량은 감소한다. 즉, 초기경화 이전에 물속에 담그면 초기경화 후에 담그는 것보다 팽창량이 크다.

(7) 석고 결합 매몰재의 수화팽창량은 이산화규소의 양이 많을수록, 입자크기가 작을수록 팽창량이 증가한다.

9. 혼합된 매몰재 내의 기포를 제거하고 붓으로 소량의 매몰재를 떠서 납형의 내면에 도포한 다음 입으로 불어 기포를 제거하고 매몰재를 다시 도포한다(그림 8–4).

10. 링 라이너를 내장한 주조링에 매몰재로 1차 도포한 납형과 원추대를 위치시키고 기포가 발생되지 않도록 진동을 주며 주조링에 매몰재를 부어 완성시킨다(그림 8–5).

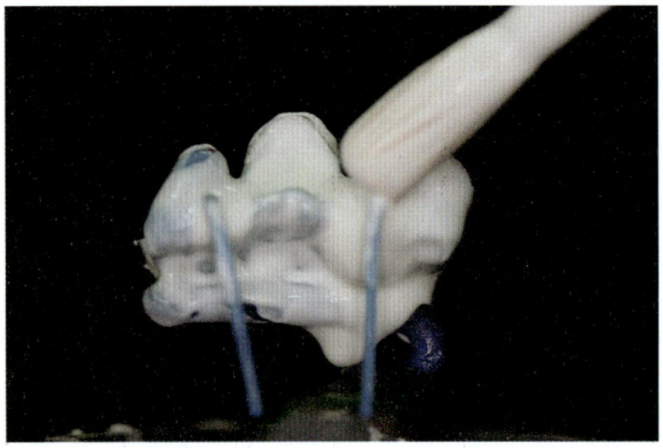

그림 8–4 납형에 매몰재 1차 도포

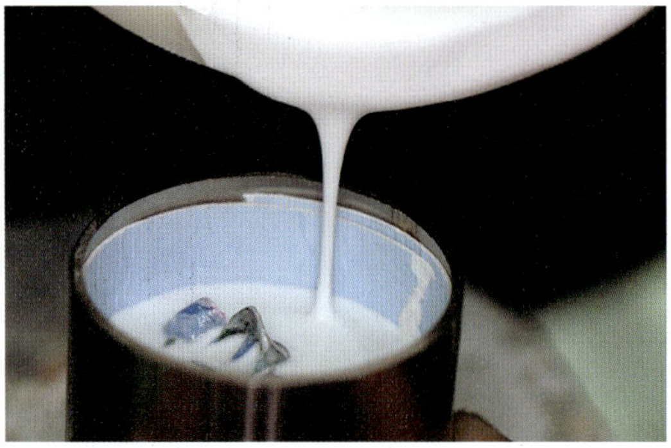

그림 8–5 진동을 가하며 매몰재를 채운다

11. 30~60분 경과 후 매몰재가 경화되면 원추대를 제거한다. 만일 금속 주입선을 사용한 경우 주조하기 전에 반드시 금속 주입선을 제거해야 한다. 이 때에는 반드시 주조링을 거꾸로 들고 하여 매몰재 가루가 내부로 들어가는 것을 방지하도록 한다(그림 8–6).

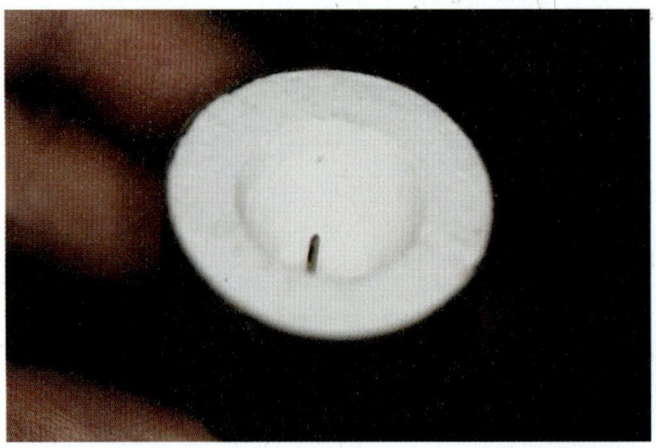

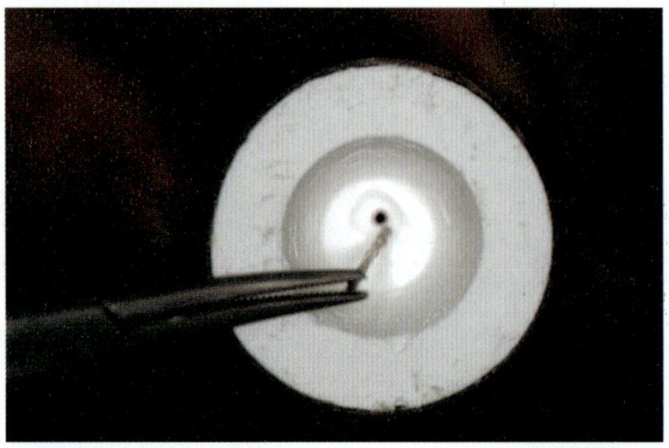

그림 8–6 금속 주입선을 제거한다.

8-6 진공 매몰법

진공매몰을 할 경우에는 진공매몰기(vacuum investing machine)를 사용한다. 이를 사용하면 가늘고 미세한 변연부가 정확하게 재현되고 매끈한 표면의 주조체를 얻을 수 있다. 가장 만족스러운 진공매몰 장비는 매몰재의 혼합과 매몰과정이 모두 진공상태에서 이루어지는 것이다. 이것은 주로 혼합 후 유동성이 좋은 석고 결합 매몰재 사용 시 적합하다. 반면 인산염 결합 매몰재는 매몰재의 점도가 커서 납형의 예리한 구석에 기포가 생길 수 있으므로 일반적으로 사용되지 않으며, 주로 진공 혼합 후 손으로 매몰하는 방법을 활용하고 있다.

진공 매몰기를 사용하는 방법은 매몰재의 분말과 실온수(또는 특수 혼합액)를 측정하여 혼합용기에 넣고 1차적으로 혼합용 주걱(spatula)로 혼합 후 혼합용기의 중심축을 진공펌프의 회전 중심축에 끼워 모터(motor)를 작동시키고 동시에 진공 펌프와 혼합용기 사이에 튜브(tube)를 연결함으로써 혼합 용기안의 공기를 빼낸다.

매몰재를 혼합할 때 혼합용기 안의 공기가 빠져 나가면 기포발생의 가능성이 현저히 감소된다.

혼합이 끝나면 혼합용기의 중심축과 진공 펌프에 붙어 있는 회전 중심축을 분리한 후 진공상태인 혼합용기를 거꾸로 하여 진동기에 올려놓고 혼합용기 안에 있는 매몰재를 주조링 안으로 흘려 넣는다. 이렇게 되면 붓을 사용하지 않아도 납원형이 자동적으로 매몰된다. 그 후 매몰재를 경화시킨다(그림 8-7).

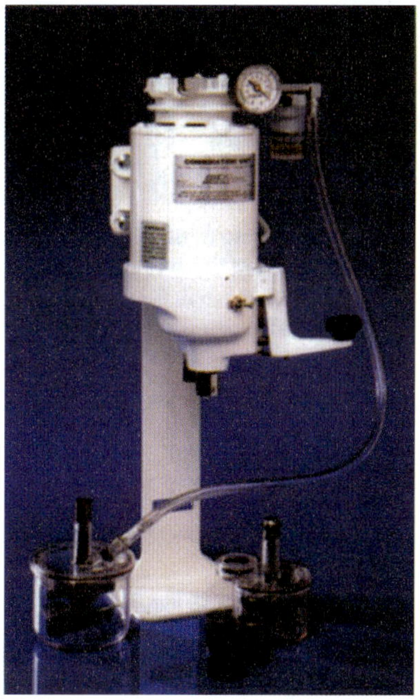

그림 8-7 혼합혼합기

8-7 진공 혼합 후 수동적 매몰과정 (vacuum mixing & hand investing technique)

매몰재 혼합만 진공 하에서 하고, 혼합된 매몰재를 붓으로 직접 납형에 도포해서 매몰하는 방법으로 어떤 매몰재에서도 사용될 수 있으며, 특히 점도가 큰 인산염 결합 매몰재를 사용할 때 주로 사용한다.

8-8 가압 매몰법

진공 혼합 후 수동적 매몰과정(vacuum mixing & hand investing technique)으로 매몰을 완성한 후 가압매몰기 내에 매몰을 완성한 주조링을 위치시켜 가압상태로 만들어 매몰재 내의 기포 등을 1/5 정도로 축소시키고 적합도를 증진시키는 방법이다(그림 8-8).

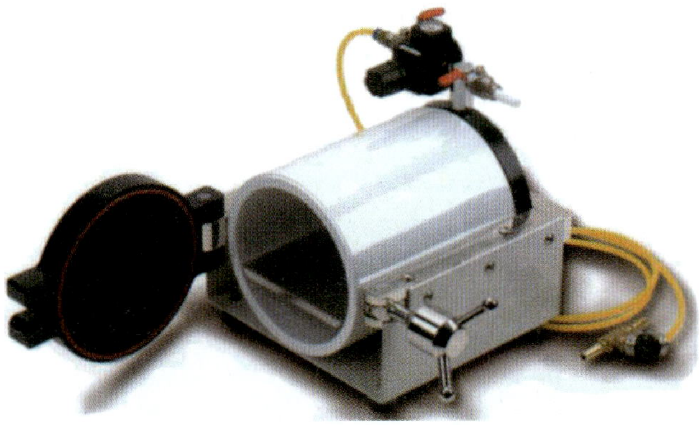

그림 8-8 가압 매몰기

8-9 특수 매몰법

수화팽창법을 이용하여 매몰을 하고자 할 경우에는 지수법(water-immersion technique)과 가수법(water-added technique)의 방법을 이용할 수 있다. 지수법은 매몰 직후 ring을 38℃의 수조에 약 30분간 담그어 수화팽창을 시키는 방법이다. 이 때 납형의 흐름이 정지하는 온도보다 약 1.1℃ 낮은 온도에 달하고 왁스는 연하여져 매몰재의 경화팽창을 완전히 해줄 수 있다. 가수법은 제한된 양의 물을 매몰이 되어 있는 주조링 위에 첨가하는 것이다. 이것은 주로 가수법(water-added technique)이라고 하며 전통적인 금속링 대신 부드럽고 탄력 있는 고무링이 사용되며 수화팽창의 정도는 매몰재 표면에 첨가하는 물의 양에 의해 약간 조절된다.

이 때 소환 시 최고온도는 482~538℃이며 1시간 30분 정도 계류시켜 준다. 저온 소환을 하는 이유는 경화팽창, 수화팽창, 열팽창을 동시에 모두 얻으면 너무 많은 팽창량으로 인해 부적합한 보철물을 얻게 되기 때문이다.

09 소환 (Wax elimination, burn out)

소환(burn out)이란 열로 납형 제작에 사용된 왁스(wax)나 플라스틱(plastic) 및 습기(moisture)를 제거하는 과정을 말한다. 소환 과정에서 매몰재 내에 있는 습기나 왁스(wax), 플라스틱(plastic) 등에서 산출된 탄소 잔유물(carbon residue) 등이 완전히 제거되어야 주조 시 주형 내에 있는 가스가 잘 배출될 수 있게 되며, 매몰재의 열팽창으로 주형이 커짐으로써 용융 금속의 수축을 보상할 수 있게 된다. 소환 과정은 매몰재가 완전히 경화(setting)한 후에 시행되어야 한다. 일반적으로 매몰재가 완전히 경화되는 시간은 약 45분이며, 매몰된 주조링(ring)을 소환로(burn out furnace)에 넣는 시간은 매몰 후 약 1시간 후에 넣는 것이 이상적이다.

9-1 소환로(burn out furnace)

소환 시 사용되는 기구를 소환로(burn out furnace)라 하며, 이 소환로는 가열강(muffle), 온도계(pyrometer), 온도표시계(temperature indicator), 전류조절장치의 구조로 되어 있다(그림 9-1). 가열강의 전열선은 니크롬(nichrome) 선으로 되어 있으며 가열강 속에는 열전대(thermocouple)가 있어 가열강의 온도가 온도표시계에 나타난다. 그러나 사용하다 보면 가열강의 온도와 온도표시계의 온도가 실제온도와 다르게 되므로 소환온도에 영향을 줄 수가 있다. 그러므로 주기적으로 온도교정(calibration)을 해야 하며 사용되는 시편은 순은(pure silver)과 순금(pure gold)이다. 온도 교정방법은 제조회사의 설명을 참고한다.

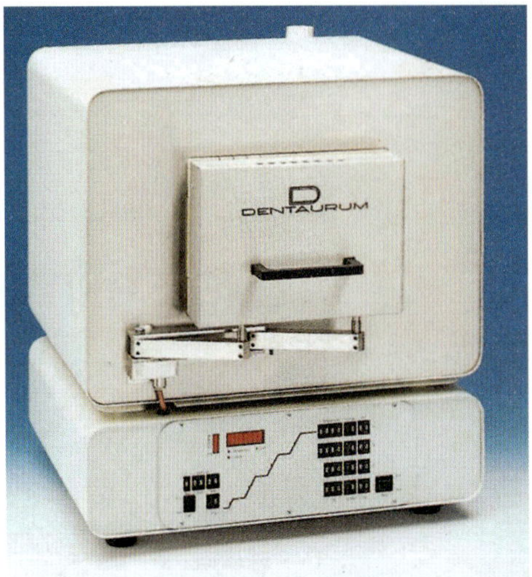

그림 9-1 소환로

9-2 소환의 목적

1. 주조링(ring) 내의 모든 습기를 제거하여 매몰재를 건조시킨다.
2. 납형에 사용된 납형재를 소각해서 주형(mold)을 만든다.
3. 납형재 소각 시 생기는 탄소잔유물(carbon residue) 등을 제거한다.
4. 매몰재의 열팽창으로 인한 주형의 팽창으로 용융금속의 응고 수축을 보상한다.
5. 용융된 금속이 주형 내로 주입되는 도중에 빨리 냉각 응고되는 것을 방지한다.

9-3 소환 방법

소환 방법은 매몰재의 종류, 매몰 방법, 매몰재의 조성성분에 따라 영향을 받는다. 또한 가열 개시 시기, 가열 시간, 가열 속도, 가열 온도, 가열 최종온도, 계류시간, 재가열의 유무에 따라서도 열팽창, 강도, 표면성상(표면 거칠음, 균열)에 영향을 미친다.

매몰재를 팽창시키기 위한 가열은 단지 고온 가열하는 것만으로는 안 된다. 매몰재의 팽창은 고온에서만 이루어지는 것이 아니며 저온에서 시작하여 중간에 충분한 계류시간을 거쳐 서서히 고온으로 상승속도를 조절해 주어야 충분한 팽창을 얻을 수 있다. 만일 가열이 불균일하거나 급가열이 되면 균열이 발생되기 때문에 가열 속도(분당온도 상승률), 가열 시간에 주의해야 한다. 이러한 이유 때문에 온도가 조절되는 소환로를 사용해야 한다.

온도계(pyrometer)가 있고 소환 스케줄을 설정할 수 있는 전자장치 또는 기계식 온도 조절장치를 갖춘 소환로를 사용하면 온도 조절이 간편하고 정확하다.

1. 가열 개시 시기

가열 개시 시기는 매몰재의 완전한 경화가 이루어진 후에 행하여야 한다. 경화가 안된 매몰재를 가열하면 주조체 표면이 거칠어지며, 유리수(free water)나 결정수(water of crystallization)의 증발에 의해서 매몰재에 균열(cracking)을 일으키거나 반응에 필요한 수분을 빼앗겨서 불완전한 주조체가 되기 쉽다. 매몰작업이 끝나고 최소한 1시간 이상 실온에서 경화시킨 후에 가열을 해도 주조체에 아무런 영향이 미치지 않는다.

인산염계 매몰재는 반응 종결시간이 석고 결합 매몰재에 비해 시간이 걸리므로 1~2시간 더 방치해도 열팽창에 관계는 없으나 너무 오래 방치하는 것은 좋지 않다.

만약 매몰된 주조링(ring)을 1시간 이내에 소환과정으로 이행되지 못할 경우에는 과도한 건조를 방지하기 위하여 매몰된 주조링(ring)을 습도유지장치(humidor)에 보관하는 것이 바람직하다. 매몰재가 완전히 건조된 상태로 소환하면 용융된 왁스가 건조된 매몰재에 흡수되어 주형(mold cavity)표면으로부터 왁스를 완전히 제거하기가 어려워지기 때문이다.

주조링(ring)을 소환로에 넣을 때는 원추대(crucible former)가 부착되었던 부위가 아래로 향하도록 하여 가열을 시작해야 한다. 그 이유는 가열하는 동안 용융된 탄화물이 잘 흘러내릴 수 있게 하고, 이물질이 주형 내부로 들어가지 못하게 하기 위해서다.

이 때 주조링(ring)의 한쪽 면을 들리게 받쳐두면 용융된 왁스가 가스로 변화되는 것을 촉진시킬 수 있다.

2. 가열 속도(가열 상승 온도) 및 시간

일반적으로 물질에 열적인 변화를 주는 것은 가급적 서서히 하는 것이 좋다. 그 이유는 납형 소환 시 재료가 주형 내에서 비등되거나 부풀어 오르지 않게 소환해야 하기 때문이다. 가열 속도(가열상승 온도) 및 시간은 제조사의 설명서에 따르지만, 이 중 가열 속도는 주조체의 표면 활택도에 영향을 미치는 요소이다.

가열 속도가 빠르면 매몰재 내부로부터 수증기가 빠른 속도로 증발되어 나오므로 주형의 벽이 거칠어지고, 심

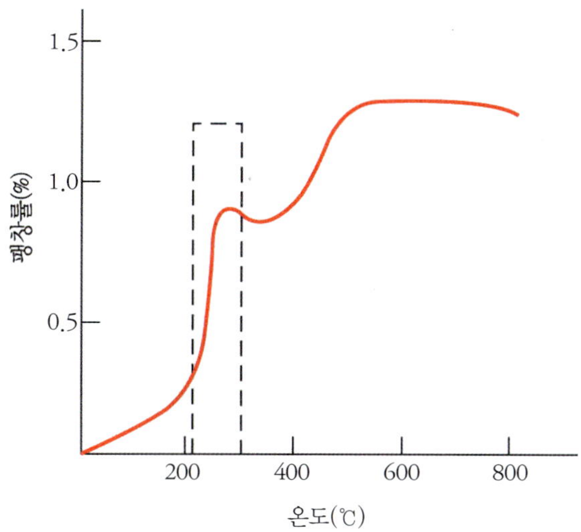

그림 9-2 석고결합매몰재(cristobalite계)의 가열팽창 곡선

한 경우에는 파열될 수 있으므로 주의해야 한다.

매몰재는 가열 온도가 상승하는 중에 열팽창 속도가 급상승하는 온도가 있다. 주로 사용되는 매몰재는 홍연석(cristobalite)계 매몰재로 석고 결합 매몰재의 한 종류이다. 이 매몰재의 특징은 열팽창이 가장 많이 증가하는 온도(변태점)가 200~300℃ 부근이다(그림 9-2). 홍연석(cristobalite)계 매몰재는 200℃ 전에는 균일한 팽창을 보였으나 200℃ 후에는 팽창량이 0.5%에서 1.2%로 급격히 증가되었고, 250℃ 이후에는 다시 일정한 팽창량을 보인다.

이 온도대에 가열 온도가 급상승하면 주조링(ring) 주변의 매몰재와 중앙부 매몰재의 열팽창량이 차이가 생겨 매몰재에 균열이 생길 우려가 있다. 또한이 온도대에서는 매몰재의 팽창이 급상승하기 때문에 적절한 속도로 온도를 올려주거나 계류하여 주조링(ring) 중앙부까지 충분한 팽창을 얻을 수 있도록 한 후 최고온도까지 상승시키는 것이 좋다.

주형(mold cavity) 내의 탄소 잔유물이 없어지고 열팽창이 충분해지면 가열 시간의 길고 짧은 것이 본질적인 조건은 아니다. 가열 온도가 결정되면 그 시간은 저절로 결정되어 버린다. 따라서 가열 시간에 관해서 특히 중요한 것은 주형을 최고온도에서 어느 정도 계류시키면 좋은가 하는 것이다.

3. 가열 온도 및 계류시간

일반적인 가열 최고온도는 석고 결합 매몰재가 700℃, 인산염 결합 매몰재는 800℃가 적당하지만, 납형의 크기나 매몰재의 종류, 합금의 종류, 주조 시 온도에 따라 결정이 된다.

예를 들면 인산염 결합 매몰재를 사용했을 경우 간단한 납형의 가열 최고온도는 800℃, long bridge인 경우는 875℃로 설정한다. 이와 같이 여러 결정 요인들을 생각해서 가열 온도를 결정해야 한다.

계류시간은 주조링(ring)의 크기에 따라 다르지만 최고 소환온도에서 약 20~30분 정도 계류시키면 된다. 그러나 주조링(ring)의 크기가 크면 클수록 계류시간을 연장시키고, 주조링(ring)이 1개 추가될 때마다 계류시간을 5~10분씩 연장시킨다. 주조링(ring)을 가열하면 용융된 왁스가 매몰재에 스며들어 연소에 의해 생긴 탄소 잔유물이 매몰재 입자 사이에 끼어든다. 그러나 주형을 충분히 가열하면 많은 양의 탄소가 일산화탄소나 이산화탄소로 산화되어 날아간다. 그러나 소환의 말기에 나타나는 산화는 공기 중에서 더 잘 일어나므로 주조링(ring)의 한쪽을 들어올려 주거나 주입로를 상방으로 향하게 함으로써 주입선과 주형 내에 공기 유통이 잘 되게 하여 왁스의 산화를 도와 소환 시 탄소 찌꺼기에 의한 주조체의 결함을 줄여줄 수 있다(그림 9-3).

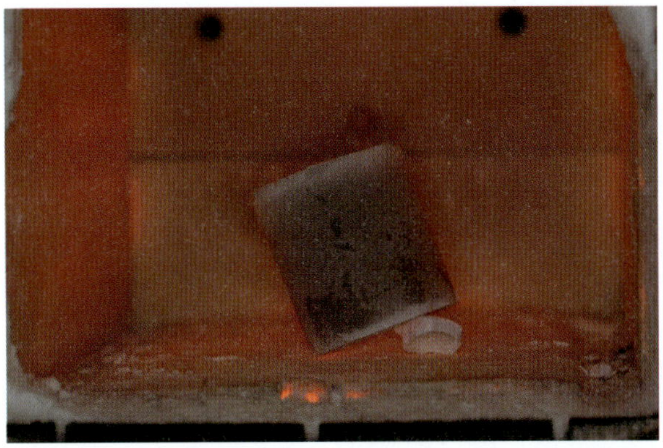

그림 9-3 소환 방법

4. 소환 방법의 분류

소환방법은 일반소환(slow burn out) 과정과 급소환(rapid burn out) 과정으로 분류할 수 있다.

1) 일반소환(Slow burn out) 과정

(1) 실온의 소환로 중앙 부위에 주조링(ring)을 주입로(sprue hole)가 밑으로 향하도록 하고 한쪽이 들리게 하여 위치시킨다.

(2) 소환로의 온도를 200℃로 맞춘 후 변태점에 이르면 약 20~30분간 계류시킨 후 석고 결합 매몰재인 경우에는 650~700℃, 인산염 결합 매몰재인 경우에는 사용될 합금의 종류에 따라 최대 온도인 700~1030℃까지 서서히 가열한다.

(3) 700℃까지 걸리는 시간은 약 1시간 30분 정도이며 700℃에 이르면 약 30분간 계류시킨다.

2) 급소환(Rapid burn out) 과정

(1) 매몰재를 1시간 동안 경화시킨다.

(2) 원추대와 금속 주입선을 제거한다.

(3) 5분간 끓는 물에 넣어 왁스를 녹여낸다.

(4) 420~480℃까지 미리 예열된 소환로(burnout furnace)에 주조링(ring)을 넣고 한쪽을 들리게 한 후 약 20~30분간 계류시킨다.

(5) 700℃까지 1시간 내에 오르게 온도상승 속도를 맞춘다.

(6) 소환로의 온도가 700℃에 이르면 약 30분간 계류시킨다.

급소환 전용 인산염결합 매몰재를 사용하는 경우 최대 발열 경화반응 온도까지 걸리는 시간(15분간)까지 경화시키고 미리 최종소환온도까지 예열된 소환로에 링을 넣고 15분간 왁스를 소환할 수 있다.

5. 수화팽창(hygroscopic expansion)법으로 매몰했을 경우 소환 방법

실제 주조체를 얻고 나면 수축보상이 충분치 못하고 부족한 경우가 많다. 이러한 경우에 많은 수축보상을 얻기 위해서는 많은 팽창이 요구된다. 금합금을 예로 들면 응고 수축량이 1.25%이므로 보상해야 하는 팽창량도 1.25%이다. 그러나 치과 주조물은 응고 수축만 일어나는 것이 아니고 다른 요인들에 의해서 수축도 일어나고 팽창도 일어난다. 그렇기 때문에 이러한 요인들을 예상하여 팽창의 효과를 극대화해야 할 것이다.

이러한 요인 때문에 수화팽창(hygroscopic expansion)법은 효과적인 방법이다.

수화팽창(hygroscopic expansion)법으로 매몰했을 경우 소환 방법은 일반적인 소환 방법보다 낮은 온도(약 480~540℃)에서 소환하기 때문에 매몰재에 균열이 생기는 위험이 적고 소환시간이 단축되며 과열되지 않는다. 그러나 소환온도가 낮아 잔류 탄소량이 많으므로 약 1시간~1시간 30분 정도 충분히 계류시켜야만 한다.

석고 결합 매몰재 중 수화팽창용 매몰재의 소환 방법은 다음과 같다.

1) 매몰된 주조링(ring)을 끓는 물에 약 5분간 넣어 왁스를 녹여낸다.

2) 실온의 소환로에 주조링(ring)을 원추대(crucible former)가 밑으로 향하도록 하고 한쪽이 들리게 하여 주형내의 잔여 왁스 찌꺼기를 연소시킨다.
3) 1시간에 걸쳐 480~540℃까지 온도를 상승시킨다.
4) 480~540℃에서 약 60~90분간 계류시킨다.

참고로 매몰재의 평균 팽창량은 경화팽창 0.4%, 수화팽창 1.4% 및 열팽창 1.3%를 나타내고 있다.

6. 주형(mold cavity)의 요구조건

1) 적당한 강도가 있어야 한다.
2) 적당한 통기성이 있어야 한다.
3) 적당한 열적 팽창이 있어야 한다.
4) 적당한 내열성이 있어야 한다.
5) 잔류강도가 낮아 매몰재 제거가 쉬워야 한다.

7. 주의할 점

1) 소환온도를 너무 높게 하지 말아야 한다. 소환온도가 너무 높을 경우에는 매몰재 내의 결합재가 분해되어 아황산가스(SO_2)가 발생되어 금속을 오염시키고, 주조체 표면이 거칠어지며, 산욕(pickling)을 곤란하게 한다.
2) 소환온도를 너무 낮게 하지 말아야 한다. 소환온도가 너무 낮을 경우(under heat)에는 다음과 같은 경우가 발생한다.
   (1) 습기제거가 불충분하게 된다.
   (2) 주형 내의 온도가 용융된 금속보다 낮아 피막이 형성되며 유동성이 낮아져 불충분한 주조가 된다.
   (3) 탄소잔유물(carbon residue)에 의한 주조 실패가 야기된다.
3) 매몰한 주조링(ring)은 너무 장시간 방치하지 말아야 한다. 매몰한지 24시간이 지난 주조링(ring)을 소환할 때는 약 5~10분간 실온수에 담갔다가 소환한다. 그 이유는 왁스가 흘러내릴 때 매몰재 내로 흡수되는 것을 방지하고, 열전도를 좋게 하기 위해서이다.
4) 재 가열은 되도록 피해야 한다. 가열을 되풀이하게 되면 실질적인 장시간 가열에 의한 표면상태의 악화와 냉각 시 강도가 약해져서 작은 외력에도 주형의 파괴가 일어나기 쉽고, 균열이 생기며, 주형 내에 이물질의 흡입 등이 일어날 가능성이 많기 때문에 가급적이면 피하는 것이 좋다. 그러나 재 가열에 의한 팽창률은 재 가열 전과 비교해서 거의 차이가 없다.

10 주조 (Casting)

주조란 용융된 금속을 주형(mold cavity) 내로 주입시키고, 응고시키는 과정을 말한다. 관교의치 기공과정에서 사용되는 주조 수복물은 왁스 소환법(lost wax technique)를 이용하고 있다. 즉, 왁스 소환법(lost wax technique)이란 완성된 납형(wax pattern)을 매몰(investing)하여 왁스를 태우고 주형(mold cavity)이 만들어 용융된 금속을 주형 내로 주입시켜 주조체(casting body)를 얻는 방법이다.

주조의 최종 목표는 적합성이 높은 이상적인 주조체를 얻는 것이다. 이상적인 주조체란 내부 및 외부의 결함이 없고 주조 정밀도가 우수한 주조체를 말한다. 즉, 이론적으로 서술하자면 납형이 정확히 복제(duplication)된 주조체를 의미한다. 그러나 이와 같은 주조체를 제작한다는 것은 불가능하며, 주조의 정밀도에는 한계가 있다. 그 이유로는 납형을 금속으로 제작하는 과정에서 일어나는 물리적 현상(수축 및 팽창)은 주조체의 적합 정밀도에 영향을 줄 뿐만 아니라, 합금의 종류, 주조방법, 주조기의 종류, 주조시간, 용해열원, 소환방법, 주조압력, 주입 온도, 융제의 사용 유무 등에 따라서 많은 영향을 받기 때문이다.

최근에는 주조의 정밀도 향상에 대한 요구가 점점 높아져서 납형 채득에서 주조까지 모든 과정에서 정밀도에 대한 검토가 이루어지고 있다. 특히 주조의 정밀도는 적합성에 영향을 미치는 가장 큰 요인으로 대두되고 있으므로 이에 대한 많은 연구가 필요하다.

10-1 치과용 주조 합금의 종류

1. 귀금속 함유량에 따른 분류

일반적으로 치과주조용 합금은 귀금속의 함유량에 따라 세 가지로 구분한다.

1) 고귀금속(High noble)으로 40% 이상의 순금을 함유하거나 60% 이상의 귀금속성분(Au, Pt, Pd, Rh, Ru, Ir, Os)을 함유한 합금
2) 귀금속(Noble)으로 25% 이상의 귀금속 성분(Au, Pt, Pd, Rh, Ru, Ir, Os)을 함유한 합금
3) 비귀금속(predominantly base metal)으로 25% 미만의 구금속 성분(Au, Pt, Pd, Rh, Ru, Ir, Os)을 함유한 합금

2. 기계적 성질에 따른 분류

기존의 미국 치과의사 협회 규격 제 5 호(A.D.A specification No.5)에 보면, 치과 주조용 금합금을 경도 및 기능에 따라 Type Ⅰ, Ⅱ, Ⅲ, Ⅳ로 분류하였으며, 나중에 ISO 규격 제 22674호의 기준이 되었다.

ISO 22674(한국산업표준 KS P ISO 22674: 2022)에서는 치과-고정식 및 가철식 수복물과 장치용 금속 재료를 치과주조용 금합금 뿐 아니라 비귀금속 합금에 이르기까지 성분과 관계없이 기계적 특성에 따라 6가지 유형 번호로 분류하고 있다.

이 유형들의 사용 목적에 따른 적용 사례는 다음과 같다(표 10-1).

- 제0형: 낮은 응력을 받는 단일 치아 고정성 보철물, 예: 베니어된 또는 베니어되지 않은 단면 인레이, 베니어 크라운(전기 주조 또는 소결로 제작한 금속-세라믹 크라운용 금속 재료는 제0형에 속한다.)
- 제1형: 낮은 응력을 받는 단일 치아 고정성 보철물, 예: 베니어된 또는 베니어되지 않은 단면 인레이, 베니어 크라운
- 제2형: 단일 치아 고정성 보철물, 예: 크라운 또는 표면 수에 제한이 없는 인레이
- 제3형: 다수 유닛의 고정성 보철물
- 제4형: 매우 강한 힘을 받는 단면이 얇은 장치, 예: 가철성 국소의치, 클래스프, 얇은 베니어 단일 크라운, 전악 고정성 치과 보철물 또는 작은 단면, 바, 어태치먼트, 임플란트 상부구조물
- 제5형: 높은 강직성과 내력이 동시에 요구되는 부품들로 구성된 장치, 예: 얇은 가철성 국소의치, 얇은 단면의 부품, 클래스프

표 10-1 치과 주조용 합금의 기계적 특성에 따른 분류(KS P ISO 22674:2022)

유형	0.2 % 항복 강도 $R_{p0.2min}$ MPa	파절 후 최소 연신율 %	최소 탄성계수 GPa
0	-	-	-
1	80	18	-
2	180	10	-
3	270	5	-
4	360	2	-
5	500	2	150

3. 색과 주성분에 따른 분류

1) Yellow gold alloy: 금의 함유량이 60% 이상으로 황금색을 나타낸다.
2) White gold alloy: 금의 함유량이 50% 이상으로 팔라듐(palladium)이나 은(silver)의 성분 때문에 색이 희게 나타난다.
3) Low gold(economy gold): 금의 함유량이 60% 이하(약 42~55%)로서 황금색을 띤다.
4) 은-팔라듐(Ag-Pd)계 합금: 은(silver)이 약 70% 팔라듐(palladium)이 25%를 함유하고 있으며, 변색에 대한 저항성을 증가시키기 위해서 팔라듐(palladium)을 첨가하여 흰색을 띤다.
5) 팔라듐-은(Pd-Ag)계 합금: 팔라듐(palladium)이 주성분인 금속으로 흰색을 띠며, 세라믹용 합금으로 사용한다.

금의 함유량이 적은 합금(economy alloy)과 은-팔라듐(Ag-Pd)계 합금은 반귀금속(semi-precious, semi-noble) 합금이라고도 한다.

이러한 금의 함유량이 적은 합금(economy alloy)은 금합금과 유사한 기계적 특성을 가지고 있으며, 취급방법이나 매몰재의 사용, 주조방법도 금합금과 유사하다.

은-팔라듐(Ag-Pd)계 합금의 용융점은 1,093℃ 이상이므로 인산염결합 매몰재(phosphate-bonded investment)를 사용하며, 불대는 gas-oxygen torch를 사용한다.

4. 귀금속 합금의 성분별 역할

(1) 금(Au): 변색과 부식에 대한 저항성을 증가시키고, 연성(ductility)과 전성(malleability)을 증가시키며, 동과 함께 사용하면 열처리를 가능하게 하며, 황금색을 띤다.

(2) 백금(Pt): 변색과 부식에 대한 저항성을 증가시키고, 강도 및 경도를 높여주며, 용융점을 증가시킨다. 동과 함께 반응하여 경화열처리를 가능하게 하며, 흰색을 띤다.

(3) 팔라듐(Pd): 변색과 부식에 대한 저항성, 강도 및 경도, 용융범위를 증가시키지만 금이나 백금보다는 떨어진다. 가격이 저렴하므로 주로 백금 대용으로 사용된다.

(4) 동(Cu): 합금의 강도와 경도를 증가시키고, 열처리를 가능하게 하며, 용융범위를 낮춘다. 금합금의 색이 붉게 변하고 부식이나 변색에 대한 저항성이 낮아지는 단점이 있다.

(5) 은(Ag): 합금의 색을 희게 하고, 연성을 약간 증가시킨다. 그러나 유황에 변색이 되며, 용융될 때 산소를 흡수하는 단점이 있다.

(6) 아연(Zn): 산화 방지제로 주조 시 주조성을 증가시킨다.

(7) 이리듐(Ir): 금합금에 극소량(0.005%)을 첨가하여도 결정립의 크기를 감소시키고, 연성 및 강도의 균일성을 개선시킨다.

5. 비귀금속 합금(non-precious, base metal alloy)

국소의치나 총의치의 금속 구조물로 주로 사용되고 있으며, 최근에는 관교의치용으로도 개발된 비귀금속합금도 있다. 이 합금의 장점은 무게가 가볍고 기계적 성질이 우수하며, 부식에 대한 저항성이 금합금보다 높을 뿐만 아니라 값이 저렴하다. 그러나 단점은 융점이 높아 gas torch로 용융하기가 힘들며, 강도가 강하여 연마하기가 어렵다.

비귀금속 합금의 종류는 물리적인 성질과 용도에 따라 두 가지로 분류한다. 그 중 하나가 국소의치나 총의치의 금속 구조물용 비귀금속 합금이며, 다른 하나는 관교의치용 비귀금속 합금이다. 국소의치나 총의치의 금속 구조물용 비귀금속 합금의 종류는 코발트-크롬(Co-Cr)계 합금, 니켈-크롬(Ni-Cr)계 합금, 코발트-크롬-니켈(Co-Cr-Ni)계 합금, Fe-Cr alloy 등이 있으며, 관교의치용 비귀금속 합금의 종류는 크롬-코발트(Cr-Co)계 합금과 철-크롬(Fe-Cr)계 합금이 있다.

1) 물리적 성질 및 특성

(1) 경제적이다.

(2) 금속면에 산화크롬(chromium oxide)의 일률적인 막을 입혀 구강 내에서 부식에 대한 저항을 증가시킨다.

(3) 니켈(nickel)에 예민한 환자는 사용할 수 없다. 그 이유는 니켈(nickel)이 알레르기성 피부질환인 피부구내염(allergic dermatitis) 발생 원인 중 하나이다.

(4) 항복강도: 37,000~100,000psi, 대부분 75,000psi 이상

(5) 신장률: 2.5% 이상

(6) 높은 소환온도(815~982℃)가 요구되므로 인산염결합 매몰재(phosphate bonded investment)를 사용해야 한다.

(7) 주조 수축량은 합금의 종류에 따라 차이가 있지만 대략 Co-Cr alloy는 약 2.3%, Ni-Cr 합금은 약 2.0% 정도 수축한다.

(8) 용융범위가 높으므로 용해열원이 높은 것을 선택해서 용융시킨다.

(9) 불대(gas torch)를 사용하여 합금을 용융시키는 경우, 구멍이 여러 개인 불대(multi-orifice gas-oxygen torch)를 사용해야 한다.

(10) 주조 후 주조링(ring)을 급냉시키지 말고 공기 중에서 서랭시킨 후, 작은 망치나 석고가위 등을 이용하여 주조체 외면의 매몰재를 대략 제거한 후(그림 10-1), 주조체 내면의 매몰재는 둥근 버(round bur) 등을 이용하여 제거한다(그림 10-2). 그 후 주조체의 잔류 매몰재와 산화 막을 제거하기 위하여 산욕(pickling)은 하지 않고 alumina sand로 분사하여 제거한다(그림 10-3).

(11) 연마는 높은 경도(rockwell hardness number: 30~50)로 인하여 고속엔진(high speed spindle)을 사용한다.

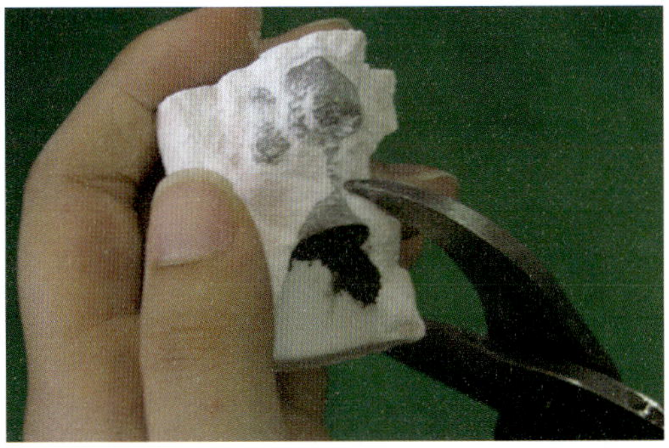
그림 10-1 주조체외면의 매몰재를 석고가위로 떼어 낸다.

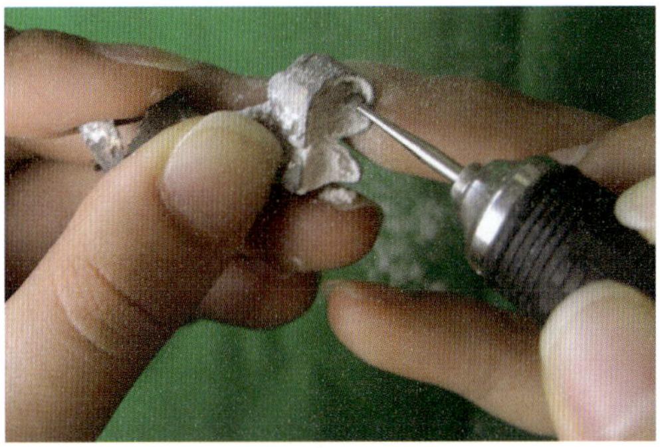
그림 10-2 주조체 내면의 매몰재는 bar로 제거한다.

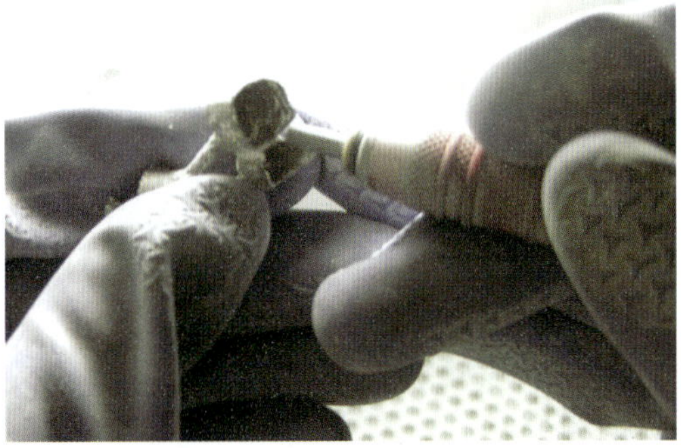
그림 10-3 Alumina sand blasting

2) 비귀금속 합금의 성분별 역할

(1) 크롬(Cr): 부식에 대한 저항성을 증가시킨다.

(2) 코발트(Co): 강도, 경도, 탄성계수 및 융점이 낮아지며 연성을 증가시킨다.

(3) 니켈(Ni): 강도, 경도, 탄성계수 및 융점이 낮아지며 연성을 증가시킨다.

(4) 탄소(C): Co와 Cr 안에 형성된 물체 내에서 용해되어 탄화물을 형성한다.

(5) 몰리브덴(Mo): 강도 및 경도를 증가시킨다.

(6) 베릴륨(Be): 용융점을 낮추고 주조성을 증가시키며, 독성이 있다.

(7) 망간(Mn): 산화 방지제 역할을 한다.

(8) 알루미늄(Al): 산화 방지제 역할을 한다.

(9) 텅스텐(W): 경도를 증가시킨다.

6. 치과 주조용 합금의 조건

1) 적당한 강도 및 경도(adequate strength and hardness)를 가져야 한다.

2) 부식 및 마모에 저항성(high tarnish and corrosion resistance)을 가져야 한다.

3) 구강 내 타액에 의한 변색이 되지 않아야 한다(no discoloration in mouth fluid).

4) 적절히 낮은 용융범위(sufficient low melting range)를 가져야 한다.

5) 적절한 주조 수축(acceptable casting shrinkage: 1.25~1.4% in liner measurement)이 있어야 한다.

6) 경제성(economic)이 있어야 한다.

10-2 주조 방법

주조(casting)를 하기 위해서는 주조기를 사용해야 하는데, 주조기란 용융된 합금을 주형(mold cavity) 내로 주입시키는 기계이며, 주조기는 주조압력의 종류에 따라 여러 종류의 주조기가 제작되고 있다. 또한 주조기에 사용되는 주조 압력의 종류도 증기압, 가스(gas)압, 대기압, 원심력 등이 다양한데 이것들을 복합적으로 이용해서 제작된 주조기가 많이 제작되고 있다(그림 10-4).

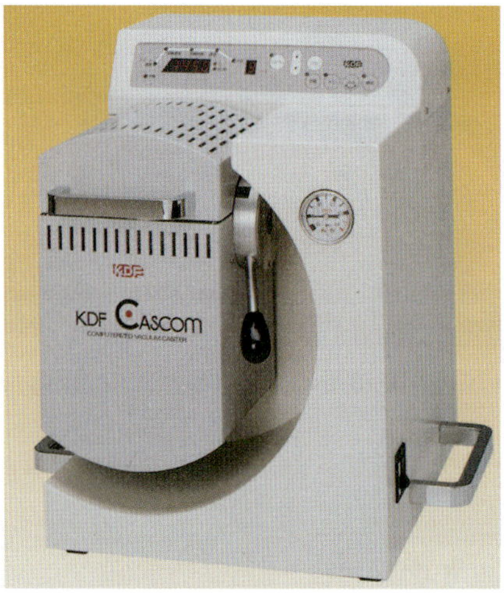

그림 10-4 KDF사의 진공음압주조기

1. 원심주조(centrifugal casting)

이 방법은 원심력을 이용한 주조방법으로서 현재 이 방법이 주로 사용되고 있다. 이 방법을 사용하기 위해서는 원심 주조기가 필요하다.

이 원심주조기는 원심력의 종류에 따라 수동식 원심 주조기(hand driven type centrifugal casting machine), 스프링식 원심주조기(spring driven type centrifugal casting machine), 전동식 원심주조기(motor driven type centrifugal casting machine)로 구분한다.

1) 수동식 원심주조기(hand driven type centrifugal casting machine)

수동식 원심주조기의 종류는 여러 가지가 있다. 이 형태의 주조방법은 다음과 같다. ring crucible에 합금을 통법대로 가열해서 용융시킨 다음, 수동식 원심주조기의 손잡이(handle)를 돌리면 주조되는 것이다(그림 10-5).

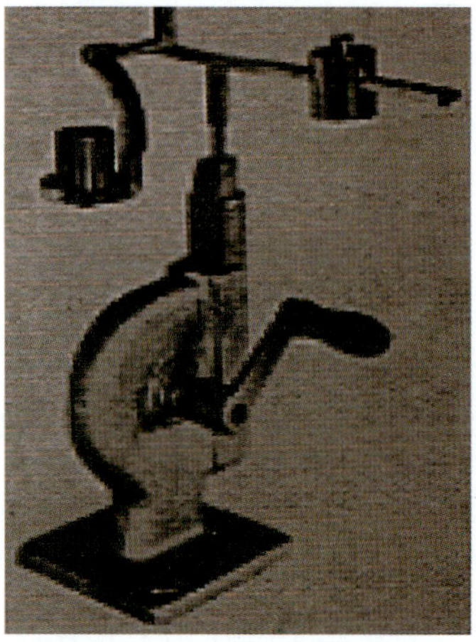

그림 10-5 수동식 원심주조기

2) 스프링식 원심주조기(spring driven type centrifugal casting machine)

스프링의 힘(Spring tension)을 이용하는 방법으로 근래에 주로 이용되고 있다(그림 10-6).

3) 전동식 원심주조기(motor driven type centrifugal casting machine)

모터(motor)의 회전에 의해서 원심력을 얻는 원심주조기로서(그림 10-7) 합금을 용융하는 방법에 따라 gas torch로 용융하는 주조기와 주조기에 electric melting furnace가 달려 있어서 이 장치에서 합금을 용융시켜서 주조하는 주조기가 있으며, 주조기에 고주파 용융장치가 장착되어 있는 것도 있다. 원심력을 이용한 주조기의 장점은 주조 시 같은 주조기에서 작은 주조링(ring)이나 큰 주조링(ring)도 모두 행할 수 있다는 것과 편리한 작동능력과 설계가 단순한 것이 특징이다.

최근에 여러 회사에서 제작되고 있다. 그러나 사용방법은 제조회사마다 약간 차이가 있다.

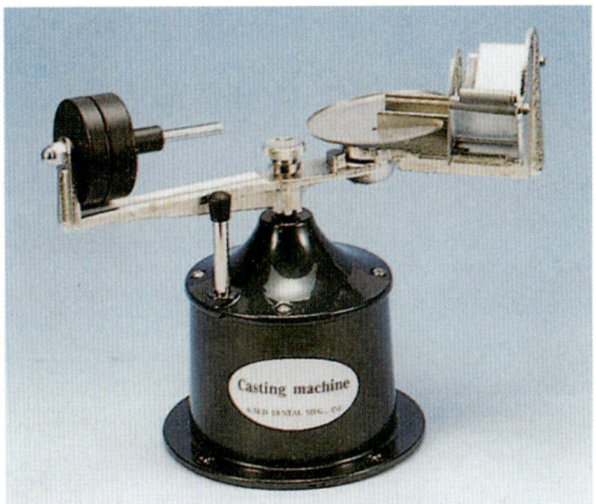

그림 10-6 스프링식 원심주조기

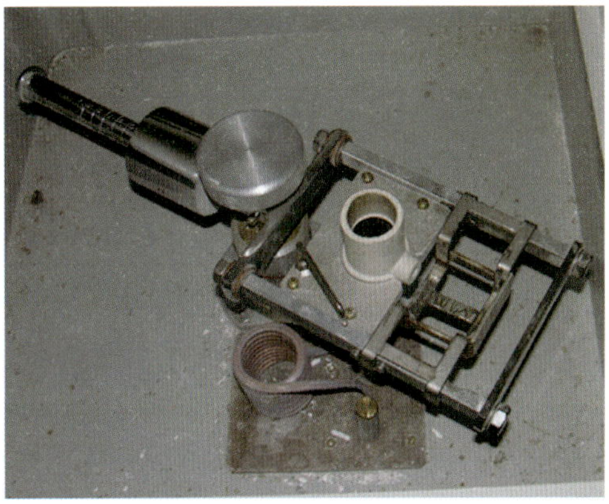

그림 10-7 전동식 원심주조기

2. 진공주조(vacuum casting)

합금을 용융시킬 때, 오염을 방지할 목적으로 용융된 합금이나 주조링(ring)의 주형을 진공상태로 만들어 주조하는 방법을 말한다.

이 방법은 대기 중의 유해가스(수소, 산소, 질소)나 불순물 원소들을 용융된 합금으로부터 제거할 수 있고, 산화발생도 적게 할 수 있다.

또한 용해는 대기압 하에서 하고, 주조는 진공상태에서 할수도 있고, 반대로 용해는 진공 하에서 하고, 주조는 대기상태에서도 할 수 있다.

진공 매몰법(vacuum investing)의 원리와 같은 음압에 의해서 주조(casting)하는 방법이다(그림 10-8).

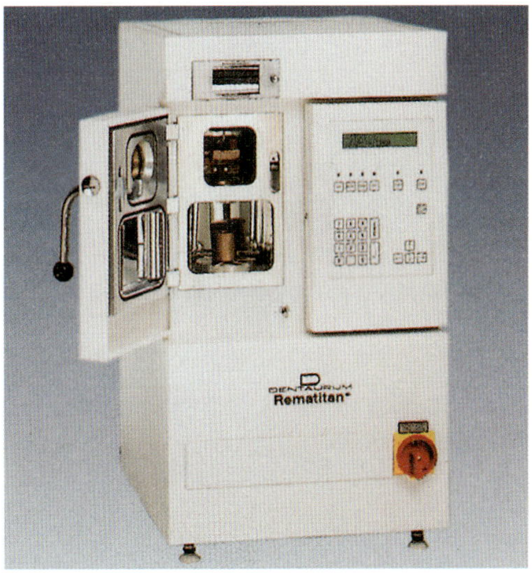

그림 10-8 DENTAURUM사의 진공음압주조기

진공음압 탱크에 소환된 주조링(ring)을 올려놓고 합금을 용융시킨 다음 cock 내의 공기를 빼는 장치에 의하여 주조하는 것이다. 즉, 주형(mold cavity) 내부를 진공상태로 만들면 대기압에 의해서 용융된 합금이 주형 내로 진입하게 된다.

10-3 용해 열원

주조에서 합금은 반드시 용해되어야 한다. 합금의 용해를 옳게 하고 충분히 하는 것은 양질의 주조체(casting body)를 얻기 위한 기초 단계이다. 순 금속에는 일정한 용융점이 있지만, 합금에는 각기 용융범위가 있다.

치과보철용으로 사용되는 금속은 거의 합금으로 된 금속을 사용하기 때문에 용융범위에 대한 숙지가 필요하다. 합금의 용해열원은 산소 + 아세틸렌, 프로판가스 + 산소 등을 혼합한 열원을 주로 사용하고 있으나 사용 합금의 다양화와 더불어 용해열원도 여러 가지 것들을 사용한다.

용해열원은 표 10-2와 같다. 사용하는 합금의 용융범위에 따라 적절한 열원을 선택하여야 한다. 또한 용융온도는 주조 작업을 하는데 있어서 주조 기술이나 장비 못지않게 열원의 이용에 따른 용융조건에 따라서 주조기의 선택에 중요한 요소로 작용한다.

표 10-2 용해열원

일반적 용해열원	통상 이용온도
전기(nichrome)	800~1,100℃
도시gas + 공기	800~1,100℃
Propane + 공기	800~1,200℃
전기(백금)	1,000~1,400℃
도시gas + 산소	1,100~1,600℃
Propane + 산소	1,100~1,700℃
산소 + acetylene	1,200~2,500℃
산소 + 수소	1,200~2,500℃
Arc	1,100~2,500℃
고주파유도	1,100~2,500℃

10-4 주조시간

주조링(ring)의 완전한 소환이 이루어지면 주조링(ring)을 소환로(burn out furnace)에서 꺼내는 순간부터 주조를 완료할 때까지 빠른 시간 내에 주조해야 한다. 그 이유로는 주조링(ring)이 냉각 수축되는 시간을 단축시키기 위해서다. 즉, 소환로에서 꺼낸 주조링(ring)의 온도는 시간이 경과할수록 떨어지게 된다(그림 10-9). 이것은 주조체의 수축을 보상하기 위한 매몰재의 열팽창 감소를 의미하게 된다.

석고 결합매몰재의 석영(quartz)계는 냉각 시 급격한 열팽창이 떨어지고 있다는 것을 알 수 있다. 여기에 주조시간을 더 늦게 하여 주조한다면 정밀도가 우수한 주조체를 얻는다는 것은 상상도 할 수 없게 된다. 석고 결합

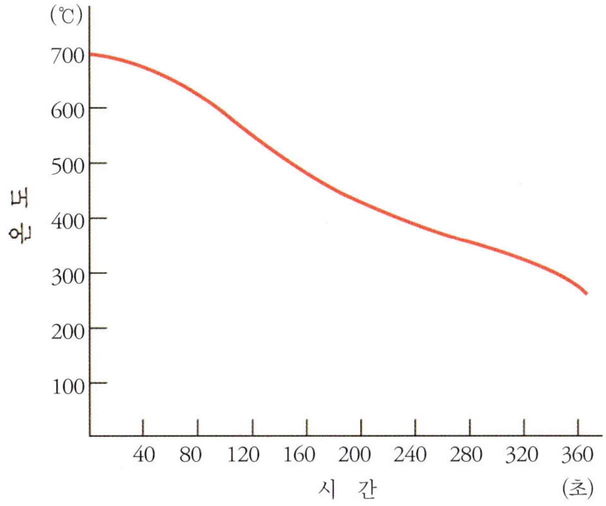

그림 10-9 주조링(ring) 온도의 하강곡선

매몰재 중 홍연석(cristobalite)계의 매몰재나 인산염 결합 매몰재의 경우는 열팽창의 감소가 급격하게 이루어지지 않으므로 취급하기가 다소 쉽다. 그렇다고 해서 이러한 매몰재 들은 주조시간을 끌어도 된다는 것은 절대 아니다. 어떤 매몰재를 사용하든 간에 소환로에서 꺼낸 주조링(ring)은 될 수 있는 대로 즉시 주조를 하지 않으면 기대한 만큼 매몰재의 열팽창을 얻을 수 없고, 정밀도가 우수한 주조체를 얻을 수 없다. 열팽창 뿐만 아니라 매몰재 온도 저하는 주조성을 약화시키고 이것은 주조체와 주형의 재현성, 기계적인 성질에도 영향을 주게 된다. 따라서 소환온도와 주조 시 주입 온도와의 관계를 잘 이해해야 한다.

10-5 주입 온도

주입 온도는 합금의 용융온도와 용융시간에 의해서 결정되는데, 합금의 종류, 합금의 사용량, 주조온도, 용융방법에 의해서 영향을 받는다. 주조온도는 주조성, 주조체의 표면 거칠기, 주조체의 강도 및 경도, 신장률, 밀도에 영향을 준다. 그러므로 주입 온도는 매우 중요하다. 주조성을 좋게 하기 위해서는 주입 온도를 높게 하면 되지만, 그러나 주입 온도를 너무 높게 하면 용융된 합금이 과열되어 주형 내로 들어가 매몰재를 과열시키고, 매몰재에서 아황산가스를 배출하여 합금을 오염시키게 되고, 이 외에도 합금의 가스 흡수, 합금 내의 아연(zinc) 등의 저용융 원소(low fusing element)가 기화하여 합금의 변질을 가져온다. 반면에 주입 온도가 낮을 경우에는 주형 내에 완전 진입하기 전에 용융된 합금이 고체화되므로 역시 주조 실패를 가져온다. 그렇기 때문에 적절한 주입 온도가 합금별로 정해져야 한다. 그러나 합금의 종류가 다양하기 때문에 주입 온도를 정한다는 것은 어려운 일이다. 어느 정도 높은 온도에서 주입 온도를 설정하는 것이 좋은가 하는 것이 문제가 된다. 이에 대해서는 여러 논의가 있었지만, 일반적으로 합금의 용융범위의 온도보다 약 50~150℃ 정도의 높은 온도가 좋다. 이 주입 온도는 실제 주조에 있어서 주형이 크면 더욱 고온으로 설정하고, 작으면 약간 저온으로 설정하여 주조한다. 즉 주형의 크기, 주형의 주조온도에 따라 조절되어야 한다. 그러나 최적의 주입 온도를 어떻게 측정하고, 제어하는 가에 대해서는 어려운 문제다. 특히 gas torch로 합금을 용융시키는 경우가 더욱 그렇다. 눈으로 보고 결정해야 하기 때문이다. 따라서 합금별로 경험하는 것 외에는 다른 방도가 없다. 예를 들어 설명하자면, 금합금인 경우, 용융시키면 둥그런 모양으로 되면서 연한 황백색이 되고, 거울 같이 맑아지면서 spin 현상이 일어나는 단계에서 주조하는 것이 일반적이다. 또한 Ni-Cr계 합금의 경우는 용융시키면 ingot가 둥글게 되고, 형태가 무너질 때 주조한다. 이와 같이 gas torch를 사용할 경우에는 기술적, 경험적으로 해결할 수밖에 없다. 이러한 문제점의 해결을 위해 온도 측정 및 제어가 가능한 주조기를 선택해서 사용하는 것이 좋다.

10-6 환원 융제(reducing flux)

합금으로서의 우수한 성질을 가지고 있더라도 주조를 하게 되면 그 우수한 성질이 나빠지는 경우가 있다. 그 이유는 주조기구, 주조방법에서 그 원인을 찾을 수가 있지만 합금 용융 시에 그 화학적인 성질의 악화를 방지하는 예방책의 하나가 융제를 사용하는 것이다.

융제는 일반적으로 합금의 표면을 얇은 피막으로 덮음으로써 합금의 산화를 방지한다. 즉 용탕과 공기가 직접 접촉하는 것을 차단하여 가스(산소나 수소)가 용탕 속으로 들어가 생기는 기포, 작은 구멍(pinholes) 등의 결함을 방지할 뿐만 아니라 비점이 낮은 성분(Zn이나 Cadmium)이 증발하는 것을 융제 피막이 형성되어 차단하게 한다. 또한 가열에 의해서 생성된 산화 막을 용탕 속으로 말려들지 않게 함으로써 결국에는 산화 막을 제거하는 역할도 한다. 그리고 합금의 유동성(flow)을 증가시켜 주조성을 좋게 한다. 경우에 따라서는 합금 속에 불순물이나 가스를 제거하는 청정제 역할도 한다.

융제를 사용하는 경우는 주조기의 종류, 주조방법, 사용되는 합금의 종류에 따라 달리한다.

귀금속 합금(precious alloy)이나 준 귀금속 합금(semi-precious alloy)인 경우에 융제가 사용이 되고, 금속 세라믹관으로 사용되는 합금이나 비귀금속 합금(non-precious alloy)은 사용하지 않는다. 사용하는 시기는 금속이 완전히 녹은 후 사용하는 것이 좋다. 사용량을 조금 사용하면 완전히 산화막을 제거하지 못하고, 과다 사용할 경우에는 융제의 입자들이 용융된 합금 내로 들어가 합금에 강도를 떨어뜨리고 주조체가 거칠어진다. 그러므로 융제를 사용할 때는 적당량 사용해야 한다.

융제는 붕사(borax)가 일반적으로 사용되는데 융점은 약 740℃이고 760℃에서 유동성을 갖는다. 그러므로 금합금이나 은-팔라듐(Ag-pd)계 합금과 같이 융점이 높은 합금에 적당하고, 융점이 낮은 은-비귀금속 합금계에는 무의미하다. 이런 경우에는 다음과 같은 융제를 사용하는 것이 좋다. 염화물이나 플로르화물이 사용되고 있으나 NaCl, KCl, $ZnCl_2$, $MgCl_2$, KF, NaF, LiF 등을 혼합하여 융점을 낮추어서 사용하면 좋다.

10-7 주조압력

주조할 때 주조압력(원심력)은 실험적으로 너무 커도, 너무 적어서도 안된다는 것이 증명되었다. 너무 적을 경우에는 주형 내의 가스와 공기를 외부로 배출시키는 힘이 약하여 변연 결함(round margin or back pressure porosity)을 가져오며, 너무 크게 하면 주입되는 합금에 의한 충격, 유동에 의한 마찰 저항에 의해서 주형의 표면을 거칠게 하거나 부서지게 하는 경우가 있다. 따라서 적당한 주조압의 크기는 주조기마다 차이가 있으나, 수증기압 주조의 경우에 0.25~0.42 kg/ cm^2, 원심주조의 주조압은 0.3~0.4kg/cm^2, 가스압의 주조압은 0.72~2.0 kg/cm^2 정도이다. 주조 압력은 용해열원을 제거하는 순간에 가해 주는 것이 이상적이다. 주조 압력이 주형 내에 완전히 주입되기 전에 해제시키면 합금 내의 밀도는 작고, 불안전한 주조체가 되기 쉽다. 그러므로 주조 압력은 용융된 합금이 주형 내에 완전히 주입될 때까지 지속되어야 한다.

10-8 합금의 반복사용

귀금속 합금(precious alloy)인 경우, 주조체를 제작하고 남은 나머지(rest)나 주입선(sprue) 부분을 반복 사용할 수 있다. 원칙적으로는 올바른 것은 아니다. 특히 비귀금속 합금(non-precious alloy)인 코발트-크롬(Co-Cr)계 합금, 니켈-크롬(Ni-Cr)계 합금, 금속세라믹용 합금은 반복사용이 안 된다.

귀금속 합금인 경우에는 반복사용이 가능하다. 그 이유는 비교적 조성이 열적으로 안정되어 있고 경제적인 이유 때문이다.

그러나 비귀금속 합금은 반복사용 시 아래와 같은 성질이 나타나기 때문이다.

첫째, 합금을 용해시킬 때 산소, 수소, 질소, 유황 가스를 흡수하여 변화한다.

둘째, 합금 중에 성분이 산화되어 여러 성질이 변화한다.

셋째, 합금 중에 함유된 저융점원소가 기화하고, 합금의 본래 성질을 악화시킨다.

넷째, 합금 중에 다른 합금이나 이물질을 혼입시켜 성질을 변화시킨다.

치과용 합금의 성분 중에는 Sn, Cu, Zn, Co, Cr, Ni, Ir 등은 쉽게 산화가 되고, Au나 Ag은 산화가 쉽게 되지 않는다.

고온에서 용해되는 비귀금속 합금인 경우 위와 같은 성분이 함유된 원소들은 산화가 점점 더 쉽게 된다.

특히 아연이나 카드늄은 융점이 낮기 때문에 고온에서 용해시키면 쉽게 기화가 된다. 그러므로 비귀금속 합금은 반복사용을 해서는 안 된다.

10-9 원심주조기를 사용한 주조

일반적으로 많이 사용되는 주조기로서 원심력(centrifugal force)을 이용하여 주조한다. 이러한 원심력은 주조기에서 얻어진다. 형태는 수직형 원심주조기와 수평형 원심주조기로 제작되고 있다. 그러나 대부분 수평형 원심주조기가 주로 사용되고 있다. 이 주조기는 수직 shaft 위의 회전축에 cross arm이 달려있다. 이 cross arm은 무게를 맞추는 balancing arm과 주조하는 casting arm으로 구성되어 있다. casting arm은 합금을 용해시키는 도가니(crucible)를 올려놓는 bracket와 소환된 주조링(ring)을 올려놓는 cradle로 구성되어 있다. cradle은 ring의 크기에 따라 선택하여 사용한다. 이 주조기의 회전 방향은 시계 방향과 같고, 주조압은 cross arm의 길이에 정비례한다(그림 10-10).

이 주조기를 사용하기 위해서는 가스 화염(gas torch)의 사용법, 합금의 종류에 따른 융제의 사용 유무, cross arm의 균형을 맞추는 방법, 합금의 종류에 따른 주조압의 크기, crucible sheet의 사용유무 등에 대해서 기초 지식이 요구된다.

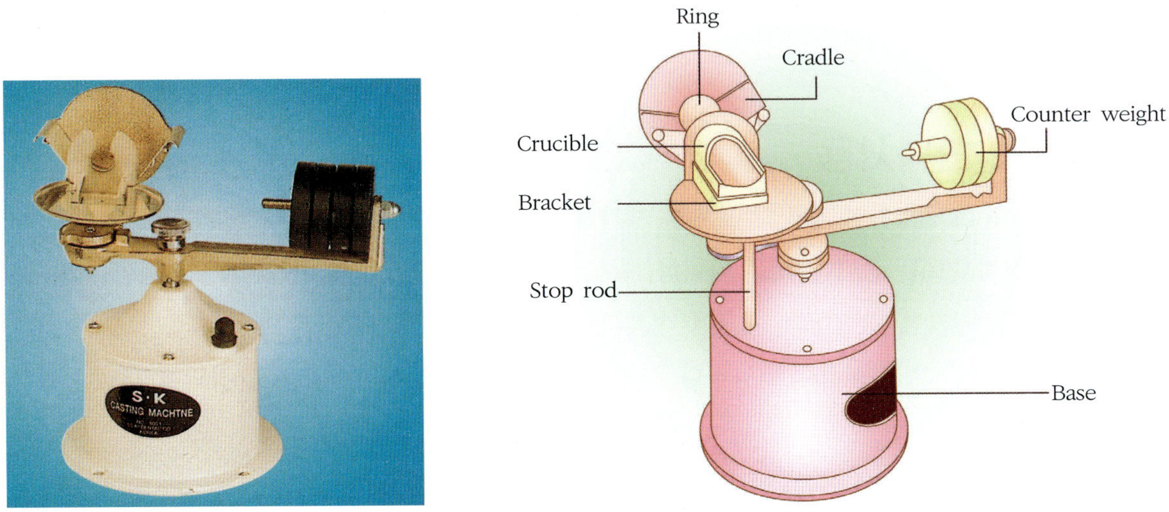

그림 10-10 원심주조기의 구조

1. 가스 토치(Gas torch)의 사용법

1) 가스 화염을 이용하여 합금을 용해할 때는 여러 종류의 가스 토치(gas torch)가 있는데, 특히 분사구(nozzle)의 상태는 용해성능에 큰 영향을 미치므로 선택을 신중히 해야 한다. 금합금은 구멍이 하나인 single orifice tip을 갖는 가스 토치(gas torch)를 사용하며, 비귀금속 합금은 구멍이 여러 개인 multi-orifice tip을 갖는 가스-산소 토치(gas oxygen torch)를 사용한다(그림 10-11).

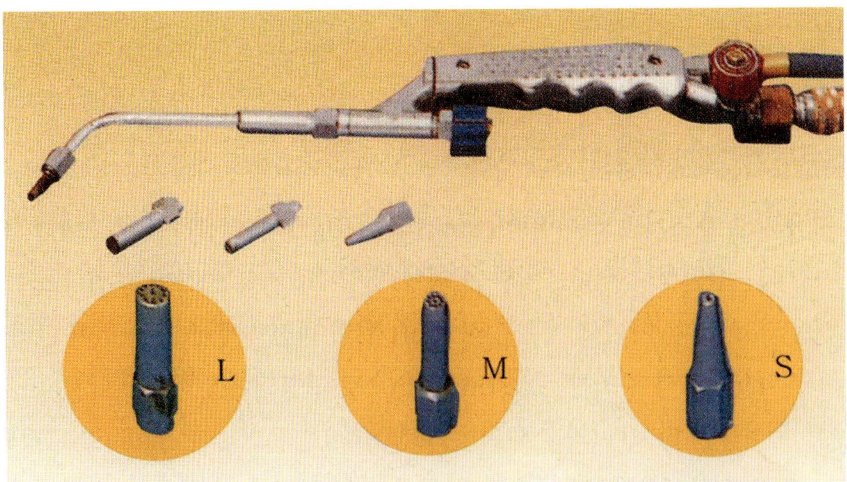

그림 10-11 S : Single orifice tip, L.M : Multi-orifice tip

2) 불꽃 점화 시는 가스를 켜고 점화한 후, 산소를 서서히 공급하여 불꽃을 조절한다.

3) 합금을 용융시키기 위해서 불꽃은 적당히 조절하고 사용한다. 불꽃층은 네 부분으로 구분하는데, 가스 토치 분사구(gas torch nozzle)에서 가장 가까운 부분은 열이 나지 않고 흰색 또는 검은색을 띤다. 이 부분을 공기층(air blast zone)이라 하고, 그 다음 부분을 연소층(combustion zone)이라 하며 불꽃의 색상은 녹색을 띤다. 연소층 바깥쪽에 있는 불꽃을 환원층(reducing zone)이라 하며 가장 고온을 내면서 밝은 푸른색(blue light)을 띤다, 환원층 바깥쪽에 공기와 직접 맞닿는 부분은 빨강색을 띠며 이 부분을 산화층(oxidizing zone)이라 한다(그림 10-12).

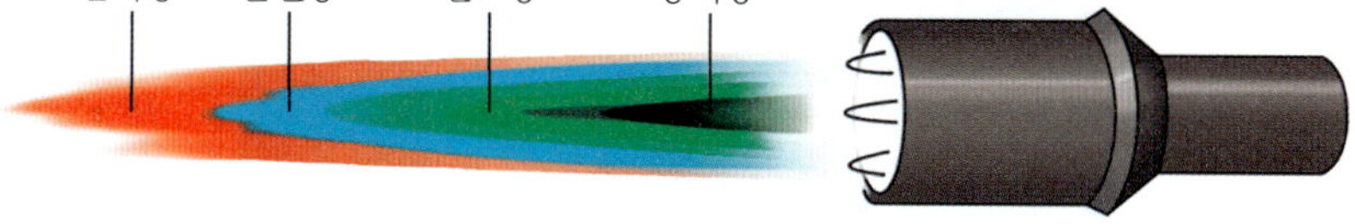

그림 10-12 불대의 불꽃층

4) 합금을 용해시킬 때는 환원층(reducing zone)의 불꽃으로 해야 한다. 그 이유로는 환원층의 불꽃이 가장 높은 온도를 내며 합금을 용해시킬 때 산화 발생이 낮기 때문이다. 이런 상태의 불꽃을 조절하기 위해서는 산소보다 가스(propane, acetylene)를 더 많이 공급해야 한다. 이때 불꽃의 모양은 붓과 같은 모양으로 형성되어야 한다. 그러나 환원층이 아닌 다른 불꽃층으로 합금을 용융시킬 경우 다음과 같은 현상이 발생되기 쉽다. 첫째, 비금속 불순물이 형성된다. 둘째, 강도가 저하된다. 셋째, 응고 시 많은 양의 수축이 발생된다. 넷째, 구강 내에서 부식이 발생된다.

5) 가스 토치(gas torch)를 사용하고 불꽃을 끌 때는 점화시킬 때와는 반대로 산소를 먼저 잠그고 가스를 서서히 소화시킨다.

2. 귀금속 합금의 주조 과정

1) 도가니(crucible)는 주조 약 30분 전에 소환로(burn out furnace)에 넣어 미리 예열을 해 놓아야 한다. 이때, 도가니는 코팅(coating)을 해 둔다. 도가니는 소모품이지만 코팅재를 도포해서 사용하면 5~6배나 오래 사용할 수 있고 비용이 적게 든다. 그러나 더 중요한 것은 도가니의 내면을 강화시키는 것이다. 주조 시 도가니의 파편이 주조체 내에 말려 들어가는 것을 방지하고, 용융된 합금의 잔해가 도가니의 내면에 눌러 붙는 것도 방지할 수 있다(그림 10-13). 코팅재가 없을 경우에는 crucible sheet을 깔고 사용한다(그림 10-15). crucible sheet 효과로는 첫째, 열 상승효과가 있으며, 둘째, 용해시간이 단축되고 셋째, 미끄러움이 좋으므로 주조가 빠르고, 주조효과가 증가된다. 또한 사용되는 도가니는 각각의 주조기 전용의 것을 사용해야 한다(그림 10-14).

2) 원심주조기의 cross arm 평행을 맞추기 위해 추를 조절한다. 조절하는 방법은 다음과 같다. retaining nut

를 풀고 매몰된 주조링(ring)이나 모조품 링(dummy ring)을 올려놓고 balancing arm에 있는 추를 조절 후(첫째 추를 내외로 위치를 옮겨 조절하거나, 둘째 추를 추가해서 한다) retaining nut를 잠근다.

3) 원심주조기의 cross arm을 시계 방향으로 약 2~3바퀴 정도 감고, stop rod(stop pin)를 올려 원심력을 고정시킨다.

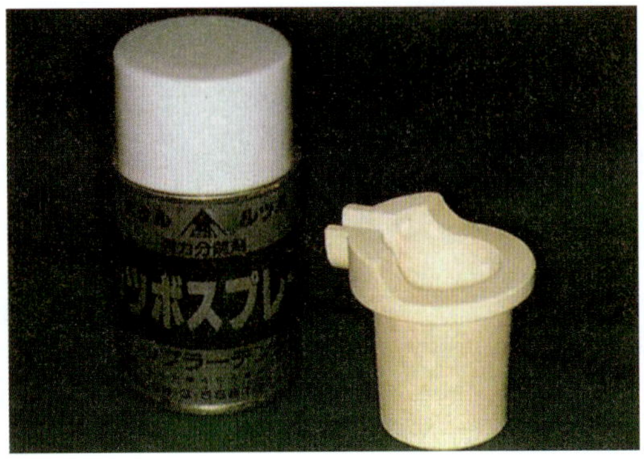

그림 10-13 Topradental사의 코팅재

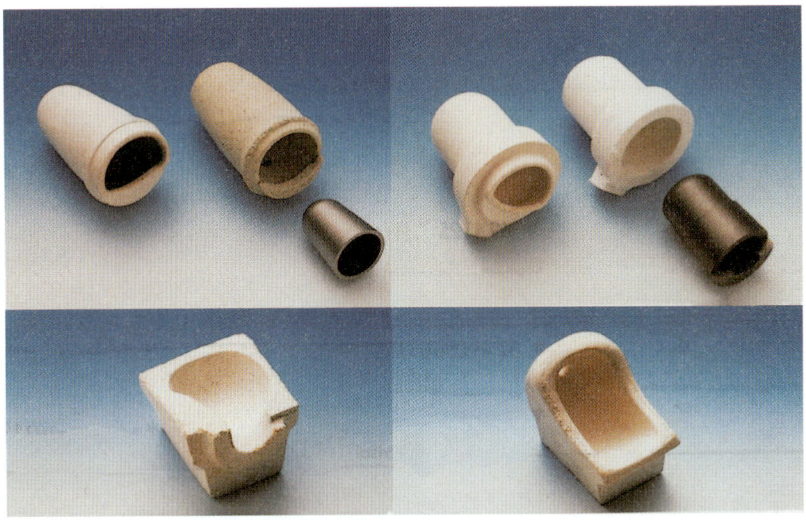

그림 10-14 다양한 형태의 도가니

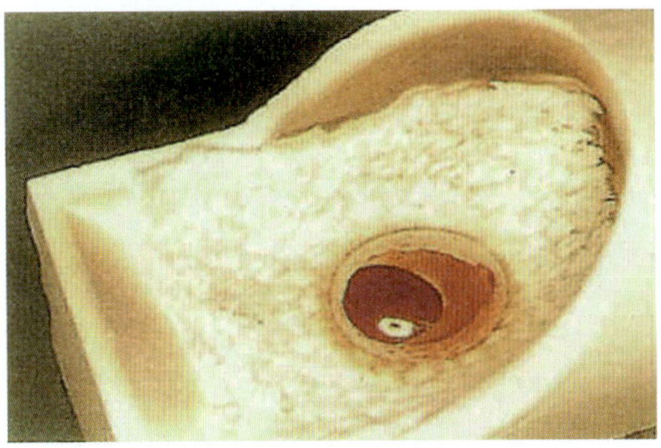

그림 10-15 금합금 주조시기의 용융 상태

4) Cradle로 주조링(ring)의 위치를 조절한다. 용융된 합금이 도가니에서 투사(投射)되어 주조링(ring)의 주형 내로 들어 갈 수 있도록 도가니의 입구를 맞추기 위해서 주조링(ring)의 크기에 따라 cradle을 선택하여 사용한다.

5) 예열된 도가니를 bracket에 올려놓고, 계량된 합금의 주괴(ingot)를 도가니에 놓은 다음, 합금을 용융시킬 준비를 한다. 일반적으로 주조합금의 량은 중량비로 볼 때 주조체 무게에 약 1.5~2.0배의 합금을 사용해야 한다. 또한 사용했던 금합금(old gold alloy)을 재사용할 경우에는 50%의 새로운 금합금 첨가하여 사용한다. 사용했던 금합금(old gold alloy)을 재사용할 경우에는 매몰재와 산화 막을 제거하고 사용해야 하기 때문에 산욕(pickling) 처리를 해야 한다.

6) 불꽃의 환원층을 사용하여 합금을 용융시킨다. 이때 환원융제(reducing flux)를 사용한다. 환원 융제를 조금 사용하면 완전히 산화 막을 제거하지 못하고 과다 사용할 경우는 융제의 입자들이 용융된 합금 내에 들어가 소와(pit)를 형성하며 강도를 저하시킨다. 환원융제를 사용하는 시기는 합금이 용융되기 시작할 때와 주조 직전에 사용한다. 또한 불꽃이 도가니(crucible former)에 대해 90°가 되게 하여 용융시킨다. 그 이유는 강한 불꽃이 합금에 잘 전달될 뿐만 아니라 합금을 빠른 시간 내에 용융시킬 수 있기 때문이다. 그리고 금합금(gold alloy)을 주조하기 위해서는 주조시기를 알아야 하고, 주조시기를 알기 위해서는 금합금의 용융단계를 알아야 한다. 금합금의 용융단계 가스 화염(gas torch)을 사용하여 용융시킬 경우)는 다음과 같이 나눈다.

(1) 단추 모양의 둥그런 고체(button like shape)

(2) 앵적색(cherry red); 700℃

(3) 명적색(light red); 815℃

(4) 적황색(orange); 900℃

(5) 구형으로 되면서 연한 황백색(light yellow; 1,050℃)을 띠고, 회전(spin)현상이 발생되는 단계이다. 바로 이 단계가 주조 시기이다(그림 10-15).

(6) 백열색(white)을 띠고 아주 적은 입자들이 튀어나오는 단계로, 이 단계는 합금의 용융이 과열된 상태이다.

7) 추가 달린 balancing arm을 손으로 잡고 앞쪽으로 약간 당겨 stop rod를 내리고 손이 앞으로 딸려가 는 듯하면서 놓는다. 주조기가 회전을 멈출 때까지 그대로 둔다.

8) 가스 화염(gas torch)의 불꽃을 소화시킨다.

9) 주조기의 회전이 멈추면 주조링(ring)을 주조기로부터 분리해 낸다.

10) 주조된 주조링(ring)은 완전히 식을 때까지 방치하거나, 급냉시켜 주조체를 매몰재로부터 추출한다.

3. 비귀금속 합금의 주조

비귀금속 합금의 주조 과정도 금합금의 주조 과정과 크게 다른 것은 없다. 금합금과 마찬가지로 비귀금속 합금의 종류에 따라 오염 방지를 위해 도가니를 구별해서 사용해야 하며, 도가니에 crucible sheet을 깔지 않고 용융시킨다. 왜냐하면 합금의 용융온도가 높으므로 오히려 crucible sheet가 먼저 타서 합금을 오염시키기 때문이다. 그리고 주조 전에 도가니를 미리 예열해서 사용해야 한다.

금합금과는 달리 비귀금속 합금은 주조 직후 급냉과 같은 열처리를 하지 않는다. 또한 한 번 사용된 비귀금속 합금은 금합금과는 달리 재사용해서는 안 된다. 그러므로 소비를 줄이기 위해 주조 전에 주조에 필요한 양 만큼 계량하는 습관을 가져야 한다.

비귀금속 합금의 용융 상태는 매우 다양하다. 금속 종류에 따라 여러 가지 상태를 띄게 되므로 합금 제조회사의 설명서를 충실히 참조해야 할 것이다. 일반적인 비귀금속 합금의 주조 시기는 금속을 용융시키면 합금이 푹 주저앉으면서 피막이 형성되거나 두 개의 합금이 한 덩어리로 되면서 밝은 적색을 나타난다(그림 10-16). 이때 원심주조기를 잡고 흔들어서 피막사이로 용융되었던 합금 보이면 바로 주조한다(그림 10-17).

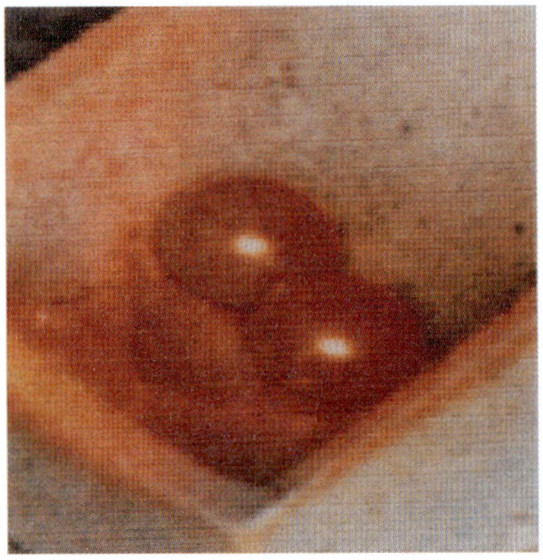

그림 10-16 두 개의 ingot가 한 덩어리로 되기 직전의 모습

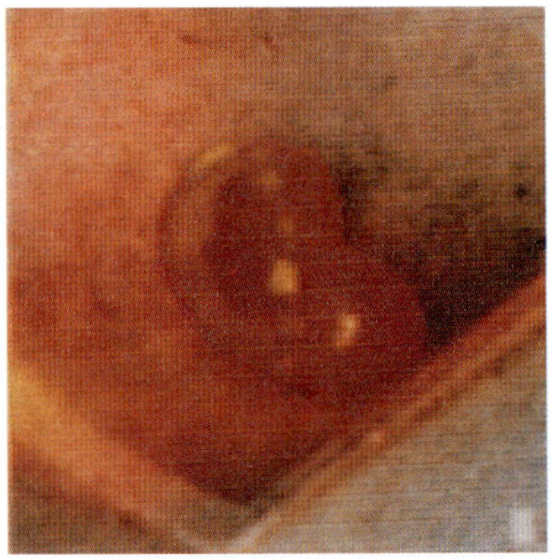

그림 10-17 두 개의 ingot가 한 덩어리로 뭉쳐진 모습

이 시기를 놓치게 되면 주조합금이 과열되어 부적절한 주조체를 얻게 되므로 많은 경험과 노력으로 이 시기를 맞추어야 한다. 주조 압력은 금합금의 주조 압력보다 높은 압력이 요구되므로 원심주조기의 cross arm을 4~5 바퀴 정도 감는다.

4. 주조체의 후처리

주조가 끝나면 매몰재에서 주조체를 분리해야 한다. 이 과정에서 대개 금합금인 경우, 급냉을 시켜 분리한다. 즉 급냉을 하면 합금의 기계적 성질을 변하게 할 수가 있다. 합금은 주조 시 수축하므로 이로 인하여 주조체에는 내부 응력이 존재한다. 이 응력의 잔존은 급냉에 의해서 더 커지고, 그 응력의 크기가 부위에 따라 달라진다. 이렇게 되면 주조체를 분리한 후에 서서히 응력이 완화되고, 주조체에 변형이 발생되고, 심한 경우 주조체에 균열(crack)이 생길 수 있다. 특히 석고결합 매몰재는 인산염 결합 매몰재에 비해 강도가 약하기 때문에 매몰재를 제거하는 데는 특별한 기술이 요구되지 않는다. 금속 주조링(ring)은 주조링(ring) 제거기를 이용하여 제거한 다음(그림 10-18), 석고 가위로 외부의 매몰재를 떼어내고, 주조체의 내면에 존재하는 매몰재는 흐르는 물에 brush로 문지르면 쉽게 제거된다. 금속표면의 산화 막은 산욕(pickling)처리를 한다. 인산염 매몰재인 경우는 위와 같은 방법으로 금속 주조링(ring)을 제거하고, 주조체 내면의 매몰재는 알루미나 모래(alumina sand)를 사용한 모래분사에 의해 제거한다(그림 10-19).

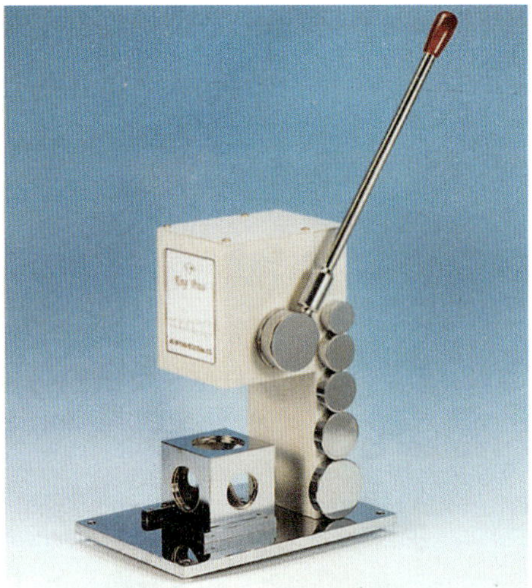

그림 10-18 주조링(ring) 제거기

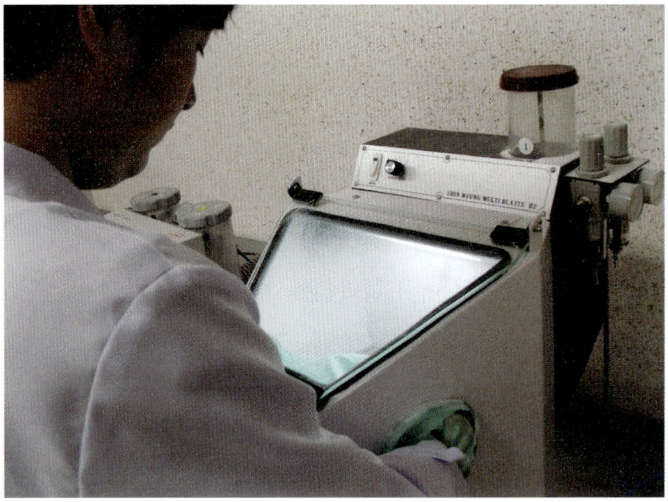

그림 10-19 모래분사(sandblasting) 하는 모습

5. 주조체 실패의 원인과 해결 방법

1) 주조체에 다공성(porosity)이 발생된 경우 (그림 10-20)

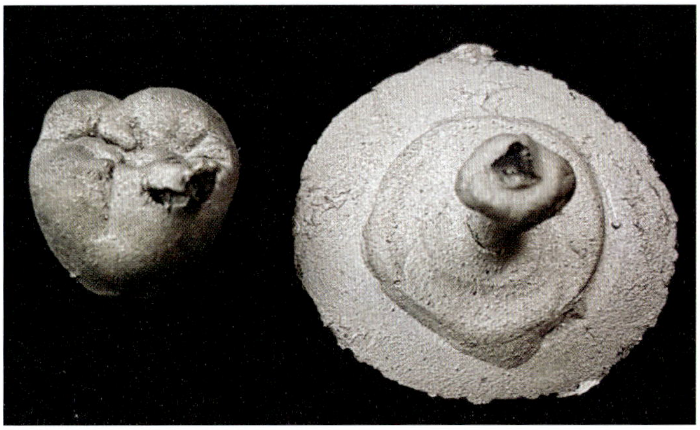

그림 10-20 다공성(porosity)이 발생된 주조체

(1) 발생원인

① 주입선이 너무 가늘고 길어 주조체가 고체화되기 전에 주입선에서 먼저 고체화하여 용융된 합금이 주형 내로 충분히 흘러 들어가지 못한 경우

② 주입선이 일률적인 직경을 갖지 않고 어느 부위가 bottle neck 모양으로 되어 용융된 합금이 주형 내로 들어가지 못한 경우

③ 주입선의 위치를 얇은 부위에 부착했을 때 다른 두꺼운 부위가 완전히 주조되기 전에 고체화되어 버린 경우

④ 수축류와 납형과의 거리가 너무 멀어 그 사이에서 먼저 고체화된 경우

⑤ 매몰재 입자들이 주형 내로 들어갔을 경우

⑥ 매몰재 혼합 시 너무 묽게 혼합했을 경우

⑦ 매몰 시 주조링(ring)을 과하게 진동을 줄 경우

⑧ 1차 매몰 시 부적절한 도포(painting)와 매몰법

(2) 해결방법

① 적당한 굵기의 주입선을 선택한다.

② 주입선은 납형의 최 후경부에 부착한다.

③ 수축류의 위치는 납형에서 1.5~3mm(1/8~1/16inch) 거리에 부착한다.

④ 매몰된 주조링(ring)을 소환할 때 원추대 부위가 밑으로 향하도록 하여 불순물이 주형 내로 들어가지 않도록 해야 한다.

⑤ 매몰과정을 정확히 시행한다.

2) 주조체가 잘 맞지 않을 경우 (부분적인 적합 결여)

(1) 발생원인

① 납형에 심한 온도 변화를 주어 변형이 되었을 때

② 다이나 치아에서 납형을 뺄 때 변형이 된 경우

③ 주입선을 부착하는 동안 열을 가할 때

④ 매몰 시간이 지연된 경우

(2) 해결방법

① 일정한 온도에서 납형을 조각해야 한다.

② 납형은 치아 장축에 평행하게 빼내고, 다시 다이에 맞추어 확인한다.

③ 납형은 다이 상에서 주입선을 부착한다.

④ 주입선 부착 후, 즉시 매몰한다.

3) 주조체가 크게 제작된 경우

(1) 발생원인

① 매몰재의 혼수비를 적게 하여 팽창량이 크게 되었을 경우

(2) 해결방법

① 혼수비는 매몰재의 종류에 따라 정확히 한다(매몰재의 혼수비는 제조회사의 설명서에 따른다).

4) 주조체가 작게 제작된 경우

(1) 발생원인

① 매몰재의 혼수비를 높게 하여 팽창량이 적게 되었을 경우

(2) 해결방법

① 혼수비는 매몰재의 종류에 따라 정확하게 한다(매몰재의 혼수비는 제조회사의 설명서에 따른다).

5) 주조체에 fin이 생긴 경우 (그림 10-21)

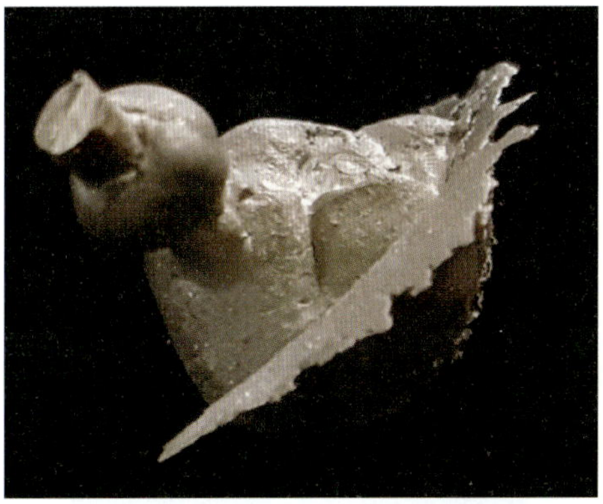

그림 10-21 Fin이 발생된 주조체

(1) 발생원인

① 매몰제가 완전히 경화되기 전에 급히 소환한 경우

② 매몰재 연화 시 너무 묽게 혼합하여 주조온도에서 저항하지 못한 경우

③ 소환온도를 급히 올려 매몰재 팽창을 급속히 시켰을 경우

④ 링 라이닝(ring lining)이 잘못되어 매몰재 팽창의 완충(cushion) 역할이 잘 안되었을 경우

⑤ 소환온도를 너무 높이 올려 매몰재가 파괴된 경우

⑥ 주조압이 너무 강해 매몰재가 깨진 경우

(2) 해결방법

① 소환하기 전에 완전히 매몰재를 경화시킨다.

② 정확한 혼수비를 사용한다.

③ 실온에서부터 서서히 소환한다.

④ 건조한 링 라이너(ring liner)를 깔고 물에 적시되 압박이 가해지지 않도록 한다.

⑤ 정확한 온도에서 소환한다.

⑥ 적당한 주조압으로 주조한다.

6) 주조체를 산욕(pickling)할 때 산화막이 잘 제거되지 않는 경우

(1) 발생원인

① 소환할 때 과열시켜 아황산가스(sulfur gas, SO_2)가 발생하여 합금이 오염되었을 경우

② 합금의 용융온도가 높은 경우

(2) 해결방법

① 700℃의 정확한 온도에서 소환한다.

② 적당한 용융범위에서 용융한다.

7) 주조체가 거칠어진 경우 (그림 10-22)

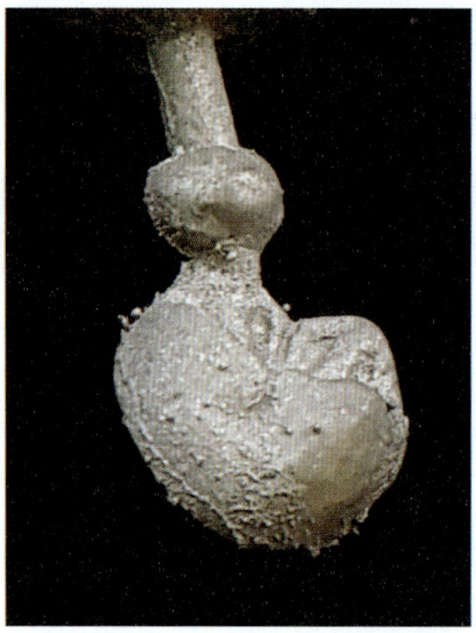

그림 10-22 표면이 거친 주조체

(1) 발생원인

① 습윤제(wetting agent)를 너무 많이 사용한 경우

② 소환온도를 과열시킬 때 아황산가스(sulfur gas, SO_2)로 인한 합금의 오염이 심한 경우

③ 매몰재의 혼합을 묽게 했을 때

④ 매몰 시 지나치게 진동을 주었을 경우

⑤ 융제를 과량 사용한 경우

(2) 해결방법

① 습윤제는 도포 후 건조시켜 매몰한다.

② 정확한 소환온도

③ 정확한 혼수비(w/p ratio)

④ 매몰재가 흐를 정도의 진동

8) 주조체가 합금 고유의 색을 나타낼 경우

(1) 발생원인

① 소환이 덜되어 일산화탄소가 있어 환원제의 역할을 했을 경우

(2) 해결방법

① 정확한 온도계가 있는 소환로를 사용하여 소환한다.

9) 변연(margin)이 둥글고(round) 짧게 주조되었을 경우(short rounded margin) (그림 10-23)

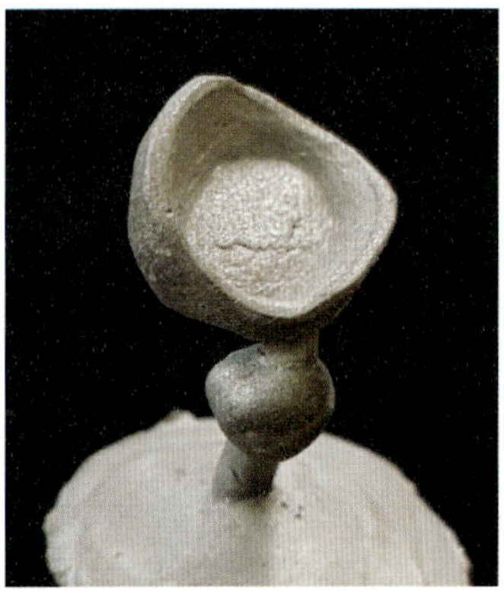

그림 10-23 변연부가 둥근 주조체

(1) 발생원인

① 일산화탄소로 인하여 주형 내에서 용융합금의 유입을 차단하여 예리한 변연까지 도달하지 못한 경우(불완전한 소환)

② 매몰재 층이 너무 두꺼워 공기나 가스가 주조 시 빠져나가지 못한 경우

③ 부족한 주조압

④ 합금의 용융이 불충분 했을 경우

⑤ 주형(mold cavity) 내 온도가 낮은 경우

(2) 해결방법

① 납형 위의 매몰재 층을 6mm(1/4inch) 정도로 조절

② 적당한 주조압

③ 소환 후 즉시 주조한다.

10) 불완전 주조체

(1) 발생원인

① 매몰 시 강한 진동을 주어 주입선에서 납형이 분리되었거나 납형이 깨진 경우

② 용융된 합금의 온도가 낮아 주형에 도달하기 전에 고체화된 경우

③ 공기압박 주조 시 주입선이 너무 굵은 경우

(2) 해결방법

① 적당한 진동을 준다.

② 합금을 충분히 용융시킨다.

11 연마 및 마무리 (Polishing and Finishing)

11-1 열처리

합금을 냉각시키는 방법에 따라 물리적 성질이 변화한다. 이 과정을 열처리라고 한다. 치과 주조용 금 합금에 동(Cu)이 충분히(15~20%) 함유되어 있는 경우, 용융 온도보다 약간 낮은 온도에서 급랭(quenching)하면 연화되며, 실온에서 서서히 식히면 경화된다. 경화되는 이유는 합금에 포함된 금(Au), 백금(Pt), 팔라듐(Pd), 은(Ag) 등이 동(Cu)과 함께 반응하여 초격자 구조를 형성하기 때문이다.

1. 연화 열처리(softning heat treatment)–용체화 열처리(solution heat treatment)

연한 주조체를 얻기 위하여 주조 합금의 용융 온도보다 약간 낮은 온도의 물속에서 급랭시키는 열처리 방법을 말한다. 합금의 강도, 경도, 비례 한도가 감소하고, 연성은 증가한다. 연화되면 연마가 쉽지만, 저작압에 의하여 변형될 수 있기 때문에 보철물을 구강 내에 장착하기 전에 경화 열처리하여 금속의 고유 강도를 갖도록 한다. 연화 열처리 방법에는 급랭법(急冷法)과 전기로 이용법이 있다.

1) 급랭법

고온의 주조 과정 후, 주조 금속이 검붉은 색이 되었을 때 실온수에 넣어 냉각시킨다.

2) 전기로 이용법

700℃로 가열된 전기로에 주조체를 넣어 10분간 유지한 후, 실온수에 넣어 냉각시킨다.

2. 경화 열처리(hardening heat treatment)–시효경화(age hardening)

강도와 경도가 강한 주조체를 얻기 위하여 주조 후, 링을 실온까지 서서히 냉각시키는 열처리 방법을 말한다. 합금의 강도, 경도, 비례 한도는 증가하고, 연성은 감소한다. 경화 열처리는 방냉법(放冷法)과 전기로 이용법이 있다.

1) 방냉법

고온의 주조 과정이 끝나면, 일정 시간(15~30분) 동안 서서히 냉각시키며, 실온수에 넣는다. 서냉시키는 시간은 금속제조회사의 설명을 따르는 것이 좋다.

2) 전기로 이용법

① 200℃와 450℃의 온도에서 15~30분 간 방치한 후, 급랭시킨다.

② 700℃에서 서서히 냉각시킨다.

③ 450℃에서 30분에 걸쳐 250℃로 냉각시킨 후, 급랭시킨다.

11-2 세척 및 산욕

1. 세척

주조체에 부착된 매몰재 잔유물과 이물질을 제거하는 과정을 말한다. 실험실용 솔, 칫솔, 초음파세척기, 증기세척기(steam cleaner), 모래분사기를 사용하거나, 증류수가 담긴 비이커에 넣어 끓이는 방법 등을 사용한다(그림 11–1).

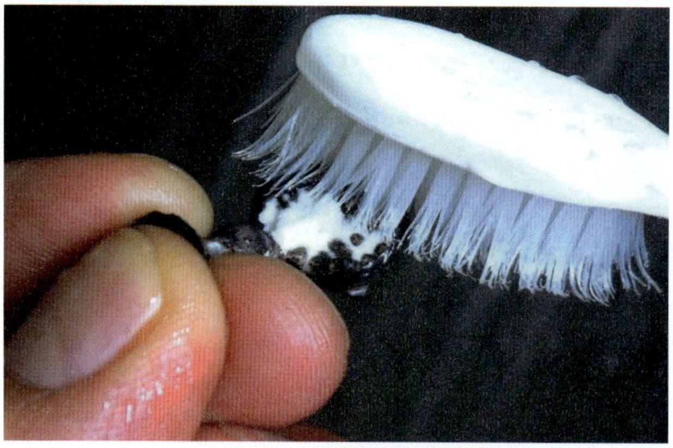

그림 11-1 주조체의 세척과정

2. 산욕(pickling)

매몰재를 제거한 금합금 주조체의 표면은 산화로 인하여 검게 변하며 산용액에 넣어 산화막을 제거하여 금속 고유의 색을 띠게 하는 과정을 산욕이라 한다.

산욕에 사용하는 용액으로는 1) 염산 용액(hydrochloric acid), 2) 황산 용액(sulfuric acid), 3) 부식 제거 혼합물(corrosion removing compound) 등이 있다.

3. 산욕 방법

주조체가 금합금인 경우, 50%의 염산 용액이 담긴 용기에 넣어 가열하면 산화물이 제거된다. 주조체 표면의 산용액은 흐르는 물에 세척한다. 염산 용액을 가열하는 이유는 산욕의 효과를 높이기 위함이며, 산용액이 끓어 과다한 산증기가 발생하지 않도록 주의한다. 가열되지 않은 염산 용액에서도 증기가 발생하며 금속 기구들이 부식되기도 한다. 그러므로 산욕 과정 중에는 국소 배기 장치를 가동하여 충분히 환기시켜야 한다. 산욕을 쉽게 하기 위하여 주조체를 가열하는 방법은 주조체의 변형과 약화, 변연의 용융, 표면 연마의 어려움을 초래하므로 시행하지 말아야 한다. 산용액은 물에 희석된 50% 염산이나 황산 용액, 상품화된 산성염(부식제거 혼합물)을 사용하는 것이 유리하다(그림 11-2).

4. 산욕 시 주의사항

산욕 시 주의사항은 다음과 같다.

1) 산 용액은 밀폐된 합성레진이나 유리용기에 보관하여야 한다.
2) 산욕 시 발생하는 산증기는 가스 배출 장치를 통하여 배출시켜야 한다.
3) 산을 희석할 때는 물에 산을 넣어야 한다.
4) 주조체를 꺼낼 때, 금속 집게를 사용해서는 안 된다. 산 용액 내에 용해되어 있던 Cu^{++}가 정전기 현상에 의해 금속 표면에 침착되었다가 구강 내에서 변색되는 현상이 발생한다.
5) 팔라듐 합금은 50%의 염산에 녹기 때문에 찬 산욕 용액에서는 1시간, 뜨거운 산욕 용액에서는 10분 이상 방치해서는 안 되고, 20초 이내에 시행하는 것이 좋다.

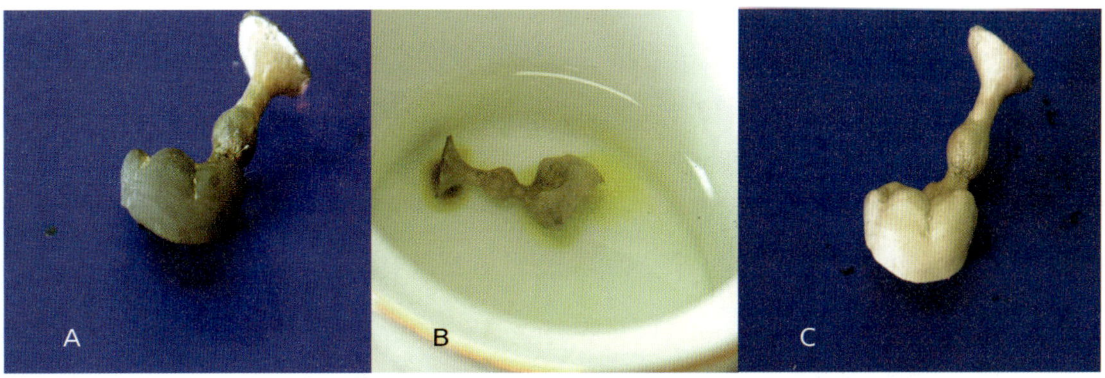

그림 11-2 산화물이 덮인 주조체(A)를 50% 염산 용액에 넣어(B) 산화물을 제거한다(C).

6) 산용액은 깨끗해야 하며, 오염되었거나 변색이 발생하였으면 폐기하여야 한다.
7) 황산은 염산보다 작용이 약하므로 중크롬산 칼륨(potassium dichromate)을 1숟가락 첨가하여 사용하면 효과적이다.
8) 서로 다른 종류의 금속을 한 용액에서 산욕하지 않는다.

11-3 연마 및 마무리(polishing and finishing)

연마는 보철물의 조정과 표면에 부착되어 있는 이물과 소돌기 등의 삭제를 위해 행해지는 조작이다.

연마와 마무리는 주조체 표면을 거친 연마제에서 고운 연마제 순으로 연마하여 표면의 흠집을 현미경 크기로 줄이는 과정으로 구강의 건강, 기능, 심미성을 도모하기 위함이다. 연마와 마무리가 된 주조 수복물은 총 표면적이 감소하고, 표면 거칠기가 감소되어 주조체 표면의 음식 찌꺼기와 세균의 축적, 변색이나 부식 저항성을 향상시킨다. 또한 음식물이 주조체 주위에서 원활하게 미끄러지고, 인접치와 대합치 마모율을 최소화하고, 수복물의 강도를 증가시킴으로 수복물의 기능을 향상시키는 역할을 한다. 제대로 연마된 표면은 환자와 치과의사의 심미적 요구를 충족시킬 수 있다.

1. 다듬질과 관련된 용어

1) 절삭(cutting): 재료를 자르거나 깎아내는 과정으로 날이 있는 버(bur)나 연마재가 포함된 디스크를 사용한다. 재료가 큰 조각으로 떨어지며 표면에 깊은 골을 남긴다.
2) 연삭(grinding): 마모에 의해 재료를 제거하는 과정으로 거친 입자의 연마기구를 사용한다. 표면에 연삭 흔적과 스크래치를 남긴다.
3) 마무리(finishing): 절삭이나 연삭으로 윤곽을 만드는 과정에서 생긴 표면 결함이나 긁힌 자국을 제거하는 과정이다.
4) 연마(polishing): 표면 입자를 제거하여 재료 표면에 광택 또는 윤기를 제공하는 과정이다. 러버 포인트, 미세 입자 디스크, 연마 페이스트(펠트, 가죽, 러버 등의 비마모성 기구 사용) 등으로 마찰 접촉을 일으켜 제거한다.
5) 벌크 삭제(bulk reduction): 과잉의 재료를 절삭 또는 연삭하는 과정이다.
6) 윤곽 형성(contouring): 과잉의 재료를 절삭 또는 연삭을 통하여 해부학적 형태를 만드는 과정이다.
7) 마모(abrasion): 표면이 서로에 대하여 미끄러질 때 발생하는 재료의 제거 과정으로 2체 마모와 3체 마모가 있다. 2체 마모는 연마제가 포함된 연마기구로 수복물의 표면을 연마하는 것이며, 3체 마모는 연마제 입자가 연마기구와 수복물 사이에서 자유롭게 이동하여 수복물의 표면을 연마하는 것이다.
8) 침식(corrosion): 표면을 깎아내는 방법으로 압축 공기로 모래 분사하는 물리적 침식과 산으로 표면을 부식시켜 제거하는 화학적 침식이 있다.

2. 절삭, 연삭, 연마, 마무리에 영향을 미치는 요인

1) 연마제 입자의 경도, 모양, 크기, 농도에 의하여 연마 능력에 차이가 있으며 경도가 높은 재료, 날카로운 모양, 큰 입자, 연마제 입자의 농도가 높을수록 연마 능력이 향상된다.
2) 회전 연마 기구의 속력은 분당 회전 속도(revolutions per minute, rpm)로 나타내며, 회전 속도가 빠를수록 연마 능력이 향상된다.
3) 접촉 압력이 높을수록 연마 능력이 향상된다.

3. 연마 및 마무리 재료

1) 마모제(abrasive materials)와 광택제(polishing materials)

마모제는 연삭을 통하여 표면을 제거하는 극히 단단한 재료이며, 광택제는 연삭을 통하여 표면에 생긴 흠집을 제거하고 광택을 내는 마모제보다 입자가 작거나 무른 재료이다. 통상적으로 마모제와 광택제를 통틀어 연마제라고도 한다.

2) 사용 재료

연마제는 천연 연마제와 합성 연마제로 나누며, 천연 연마제로는 광물인 아칸소 스톤, 초크, 강옥, 다이아몬드, 금강사, 석류석, 경석, 석영, 모래, 트리폴리, 지르코늄 실리케이트와 생체 잔유물인 오징어뼈, 규조토 등이 있으며, 합성 연마제로는 탄화규소, 산화알루미늄, 합성 다이아몬드, 루즈, 산화주석 등이 있다.

(1) 천연 연마제(광물)

① 아칸소 스톤(arkansas stone): 반투명의 밝은 회색이며, 규토질 퇴적암이다. 미세 결정 석영을 포함하며, 법랑질과 금속 합금의 미세한 연삭에 사용된다.
② 초크(chalk): 흰색이며, 방해석에서 추출한다. 탄산칼슘으로 구성되며, 법랑질, 금박, 아말감, 레진 등의 연마용 페이스트로 사용한다.
③ 강옥(corundum): 흰색이며, 산화 알루미늄이 주성분이다. 금속 합금의 연삭에 사용되며, 화이트 스톤으로 제작된다.
④ 다이아몬드(diamond): 무색이며, 탄소가 주성분이다. 세라믹과 컴퍼짓의 연마에 사용되며, 다이아몬드 디스크, 다이아몬드 포인트, 그 밖에도 여러 가지 연마 기구 및 재료에 포함된다.
⑤ 금강사(emery): 회색 또는 검은색의 강옥이며, 금속 합금이나 레진의 마무리에 사용된다.
⑥ 석류석(garnet): 암적색이며, 알루미늄, 코발트, 철, 마그네슘, 망간의 규산염이다. 금속 합금, 레진의 연삭에 사용되며, 디스크나 아버 밴드에 부착하여 사용한다.
⑦ 경석(pumice): 밝은 회색의 규산질 광물로 아크릴 레진의 연마에 사용되며, 물과 혼합하여 사용한다.
⑧ 석영(quartz): 무색 투명하며, 탄소가 주성분이다. 금속 합금의 마무리에 사용된다.
⑨ 모래(sand): 혼합된 색상이며, 실리카가 주성분이다. 금속 합금, 아크릴 레진의 연마에 사용되며, 매몰재

제거할 때에 공기 분사용으로 사용하거나 페이퍼 디스크에 부착시켜 사용하기도 한다.

⑩ 트리폴리(tripoli): 회색 또는 적색의 규토질 퇴적암에서 추출한다. 금속합금과 아크릴 레진의 미세한 연마에 사용된다. 왁스와 혼합하여 막대 형태로 제작하며, 비연마성 기구에 묻혀 사용한다.

⑪ 지르코늄 실리케이트(zirconium silicate): 회색 또는 백색의 무기질이며, 치면 세마용 페이스트로 사용된다.

(2) 천연 연마제(생체 잔유물)

① 커틀(cuttle): 흰색의 석회질이며, 뼈오징어의 안쪽 껍데기를 제분하여 제작한다. 금속변연부, 아말감의 연마, 세밀한 마모 작업에 사용된다.

② 규조토(kieselguhr): 수생 식물의 규토질 잔유물이며, 부드러운 연마제로 사용된다.

(3) 합성 연마제

① 합성 산화 알루미늄(aluminum oxide): 흰색의 합성된 강옥이다. 합성 시 크기와 형태의 조절이 가능하다. 결합된 연마제인 화이트 스톤 또는 코팅된 연마제로 제작되며, 비결합된 연마제로 제작되어 분사용으로 사용한다. 금속 합금, 컴퍼짓 레진, 세라믹의 마무리에 사용되며, 크롬 화합물을 첨가하여 분홍색 스톤으로 제작되어, 세라믹용 합금의 소성면 마무리에 사용한다.

② 합성 다이아몬드 : 무색이며, 탄소가 주성분이다. 합성 시 크기와 형태 조절이 가능하며, 치아, 세라믹, 컴퍼짓의 연마에 사용한다.

③ 탄화 규소(silicon carbide): 녹색 또는 검청색의 합성 연마제로 카보런덤(carborundum)이라고도 한다. 코팅된 디스크, 유리질 결합 또는 러버 결합 연마 기구 형태로 제공되며, 금속 합금, 세라믹, 아크릴 레진의 절삭에 사용한다.

④ 루즈(rouge): 적색의 산화철로 왁스와 혼합하여 막대 형태로 제작된다. 비연마성 기구에 묻혀 귀금속 합금의 연마 및 광택 내기에 사용한다.

⑤ 산화 주석(tin oxide): 미세한 연마제로 물, 알코올, 글리세린과 혼합하여, 치아와 금속 수복물의 연마에 사용한다.

⑥ 연마 페이스트 : 산화 알루미늄(알루미나)과 다이아몬드 등의 연마제를 글리세린 등에 섞어 제작하며, 최종 연마 시에 합성 발포제, 러버, 펠트 등과 같은 비연마성 기구와 함께 사용한다. 치간 공극에는 접근이 어렵고, 페이스트가 비산하며, 과도한 열이 발생할 수 있다.

4. 연마 장비 및 연마 기구

1) 연마 및 세척용 장비

(1) 레이드(lathe): 금속을 깎거나 구멍을 파는 선반을 말한다. 치과용 레이드는 모터의 양쪽의 축에 연마 기구를 장착하여 사용하며, 치과용 레진 혹은 합성레진 의치의 연마에 주로 사용한다.

(2) 고속 삭제기(high speed grinder): 고속 모터가 장착된 연마 기계 장치로 비귀금속의 연마 혹은 국소의치

금속 구조물의 연마에 사용한다.

(3) 마이크로 모터(micro motor): 소형 모터가 핸드피스에 내장된 기계 장치로 절삭 및 연마에 사용한다.

(4) 기공용 벨트 엔진(laboratory belt engine): 모터의 회전력을 벨트를 이용하여 핸드피스로 전달하는 기계 장치로 절삭 및 연마에 사용한다. 벨트의 탈락과 끊어짐, 소음 등의 단점이 있어 사용 빈도가 줄어들고 있다.

(5) 에어 터빈(air turbine): 압축 공기를 회전 운동으로 변환시키는 회전형 기계로 회전력과 안정성은 우수하나 한곳에 무리한 압력을 가하면 멈추는 단점이 있다. 세라믹 혹은 컴퍼짓 레진의 절삭 및 연삭에 사용한다.

(6) 초음파 세척기(ultrasonic cleaner): 진동 효과를 이용하여 미세한 부위의 오물을 세정하는 기계 장치로 진동자가 부착된 금속 용기에 액체를 담고 초음파 진동을 주면, 미세한 기포가 발생한다. 연마의 중간 혹은 최종 단계에 사용하며, 세제를 사용하거나 가열하면 효과를 향상시킬 수 있다.

(7) 증기 세척기(steam cleaner): 밀폐된 용기에 담긴 물을 가열하여 발생한 수증기를 노즐에서 분사시켜 보철물 혹은 모형, 기구 등의 세정에 사용한다.

(8) 핸드피스(handpiece): 핸드피스 잡는법은 pen-grasping 방법과 palm-thumb grasping 방법이 있다.

2) 금속 주조체 연마용 기구

(1) Separating disc: 탄화규소(silicon carbide, carborundum)나 산화알루미늄(aluminum oxide, alumina) 등을 압착하여 원반 형태로 제작한 기구로 디스크의 측면과 끝으로 절삭할 수 있다. 주조체에서 주입선과 가공의치를 자를 때, 치간 공극을 다듬을 때 사용한다.

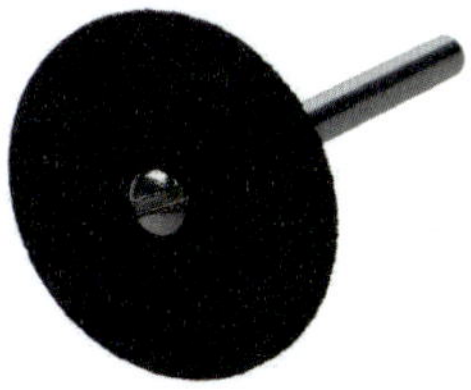

Separating disc

(2) Tungsten carbide bur: 탄소 분말과 텅스텐 분말을 탄화시킨 0.5~0.8 μm의 가루와 1~2 μm의 코발트 분말로 성형체를 만들어, 진공에서 가압 소결한 뒤 가공하여 정해진 형태로 제품화한다. 초경합금이라고도 하며 금속의 절삭에 사용한다. 여기에는 fissure bur, round bur, bud bur, denture bur, inverted cone bur 등이 있다.

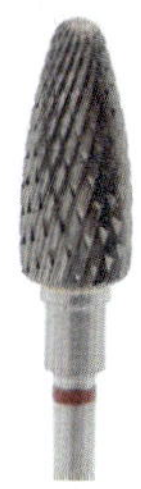

Tungsten carbide bur

(3) Sandpaper disc: 한 면이 sand로 코팅된 휘어질 수 있는 paper disc로 금이나 레진의 볼록한 면을 연마할 때 사용한다. 석류석, 금강사, 커틀 등의 연마제를 코팅하여 사용하기도 한다.

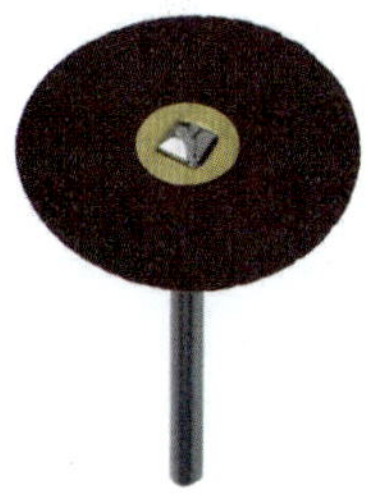

Sandpaper disc

(4) Green stone wheel과 point: 탄화규소를 압착하여 제작하는 연마 기구로 휠, 포인트 등 여러 형태로 제조된다. 금속이나 세라믹의 형태를 다듬는데 사용한다.

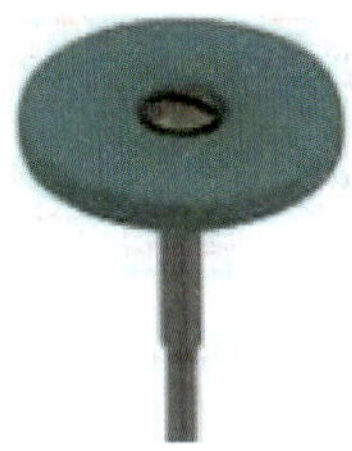
Green stone wheel

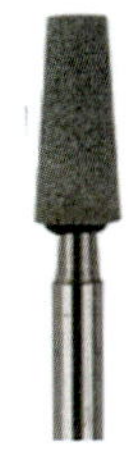
Green stone point

(5) Pink stones point: 알루미나를 유리질로 결합하여 제작하며, 세라믹이 올라갈 금속면을 다듬는데 사용한다.

(6) White stones point: 미세 입자의 알루미나를 함유하며 green stone을 사용한 후 부드럽게 다듬는데 사용한다.

(7) Rubber wheel과 point: 연마제를 라텍스 또는 실리콘 러버와 결합하여 여러 형태로 제작하며 금속과 세라믹을 연마할 때 사용한다.

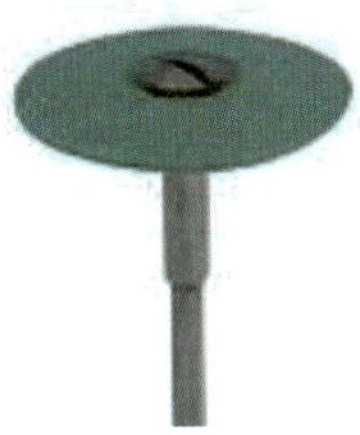
Rubber wheel

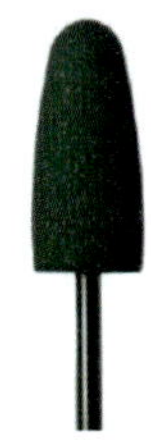
Rubber point

그 밖에 연마와 마무리에 사용하는 기구와 재료로는 앞에서 언급한 비결합성 연마제를 묻혀 사용할 수 있는 비연마성 기구인 코튼 휠(cotton wheel=felt wheel), 브러쉬 휠(brush wheel), 직물 휠(rag wheel), 세미 가죽 휠(chamois wheel), 합성 발포제, diamond point, diamond disk, robinson brush, felt cone, buffer wheel, rouge, tripoli, pumice 등이 있다. 또한 주조체의 시적과 교합 조절 등에 사용하는 보조 재료로는 articulating paper, mylor strip, 내면 인기재 등이 있다.

5. 주조 수복물의 부위별 연마와 마무리

석고겸자, 에어 치즐(air chisel), 둥근 버(round bur) 등을 이용하여 매몰재를 제거한 주조체는 환자의 구강에 정확히 장착하기 위하여 연마와 마무리 과정을 시행한다.

주조체의 내면은 다이에 완전하게 장착되고, 합착재를 위한 공간이 부여되어야 하며, 합착재와 결합하기 위한 표면으로 형성되어야 한다. 주조체의 변연은 삭제된 잔존 치아의 마무리선(finish line)에 밀착되고 걸리지 않아야 하며, 주조체의 외면은 고도로 연마된 매끈한 표면으로 정확한 교합 접촉과 인접 접촉이 유지되어야 한다.

연마 시 발생한 미세한 수복물 재료 입자는 마찰열로 인하여 녹아 표면의 미세한 흠집 내로 채워진다. 이렇게 생긴 광택층을 미세 결정 표면층(microcrystaline surface layer)이라 하며 'beilby layer'라고도 한다.

1) 내측 변연(internal margin)

내측 변연의 상방 1mm는 삭제된 치아에 정확하게 맞아야 한다(그림 11-3).

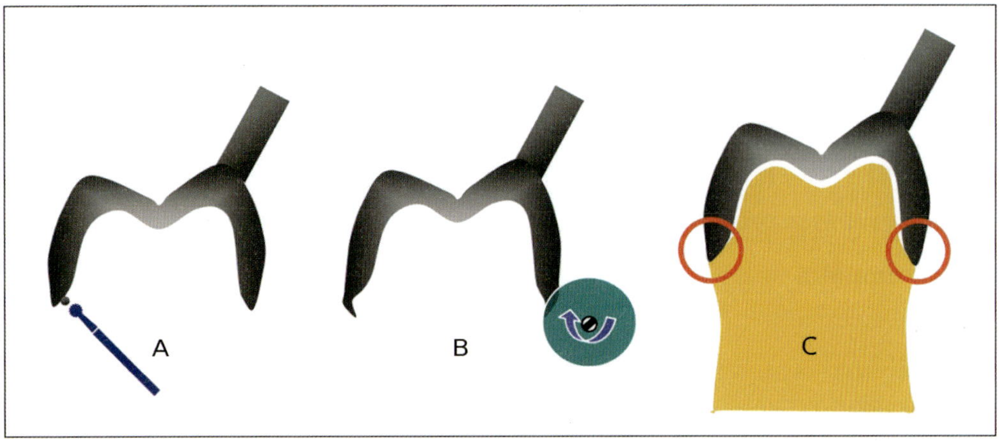

그림 11-3 변연 주위의 결절은 작은 둥근 버(round bur)로 제거하며(A), 긴 변연은 러버 휠로 조절할 수 있다(B). 내측변연 1mm는 다이에 긴밀하게 접촉하여야 한다(C).

• 기공용 현미경으로 관찰하여 작은 결절이 변연에 붙어 있다면, 둥근 버(round bur)로 반드시 제거한다. 작은 결절을 제거하지 못하면 다이의 변연을 파괴하고 구강내 장착시 치아 변연을 뜨게 만드는 원인이 된다. 주조체의 변연이 긴 경우에는 다이의 변연 파괴를 초래할 수 있으므로 기공용 현미경을 이용하여 정확히 조정하여야 한다. 그러므로 납형형성 시 변연을 재용융하고, 마진을 정확하게 조각하여야 하며, 결절이 생기지 않도록 조심스럽게 매몰을 시행하여야 한다.

2) 내면(internal surface)

삭제된 치아와 주조체 내면 사이에는 합착재 공간을 위한 25~35 μm의 균일한 공간이 필요하며 내면이 접촉되지 않아야 한다(그림 11-4).

• 기공용 현미경으로 관찰하여 결절이 발견되면 적당한 크기의 둥근 버(round bur)로 제거한다. 결절이 남아

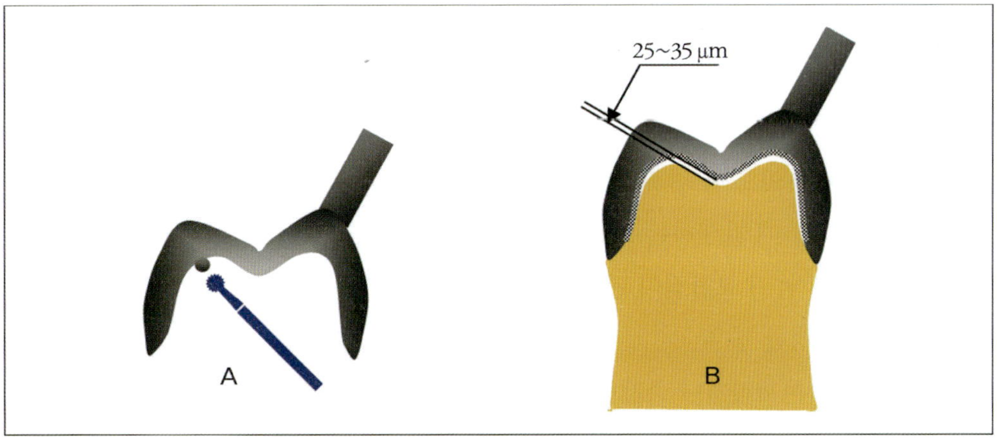

그림 11-4 주조체 내면의 결절은 적절한 크기의 둥근 버로 완전히 제거하며(A), 내면은 거칠게 하여 접착력을 높이고, 합착재를 위한 25~35 μm의 공간이 있어야 한다(B).

있는 경우는 주조체가 다이에 정확히 적합되지 않으며, 결절을 제거하지 않은 상태의 주조체를 다이에 장착하면 작은 힘으로도 다이의 마모나 손상을 초래하여 구강내 최종 보철물의 정확도를 저해한다. 그리고 주조체 내면의 합착재와 결합력을 높이기 위하여 50 μm 산화알루미나를 분사하여 거친 면을 만든다. 과도한 분사는 주조체의 헐거움을 초래할 수 있고 주조 후 결절이 크거나 많다면 재제작하여야 한다. 주조체에 자주 결절이 생긴다면 매몰 방법을 검토하여야 하며 매몰재는 진공 혼합하고, 내면에 공기가 갇히지 않도록 주의하여 매몰하여야 한다.

3) 주입로(sprue)

주입선을 절단한 부위를 치아의 외형에 맞도록 조절한다.

- 세퍼레이팅 디스크(separating disk)로 주입선 주위를 자르고, 중앙 부위는 비틀어서 제거한다. 디스크 혹은 스톤 포인트를 이용하여 주조체의 절단 부위를 외형과 조화되도록 다듬는다.

4) 인접면 접촉(proximal contact)

인접면 접촉 정도를 약간 강하게 형성하여 구강 내에서 조절할 수 있는 여유를 확보한다.

- 모형 상의 인접 접촉부에 인기재나 교합지를 사용하여 과도한 접촉 부위를 확인하고 러버 휠이나 포인트로 조절한다.

5) 연결부(connectors)

교의치의 연결부는 포물선 모양으로 마무리한다(그림 11-5).

- 연결부 치은측은 얇게 조절한 러버 휠로 주조체의 변연이 손상되지 않도록 주의하면서 연마한다.
- 연결부위의 치관공극은 치간 칫솔이나 자정작용이 가능한 위생적인 형태로 형성한다.

6) 교합면(occlusal surface)

중심 교합에서 접촉하며 편심 교합에서 조기 접촉되지 않도록 조절한다.

- 교합지를 이용하여 과도한 교합 접촉을 확인하고 스톤 포인트로 조절한다. 구(groove)는 날이 무딘, 작은 직경 라운드 버로 연마하고, 교합면의 돌출 부위는 러버 포인트를 사용하여 교합점이 손상되지 않도록 연마한다.
- 주조체의 교합 접촉이 납형의 교합 접촉보다 높은 원인
  ① 모형을 교합기에 부착할 때 발생하는 오류
  ② 납형 형성 시 대합치에 눌린 교합점이 탄성으로 올라온 경우
  ③ 교합점을 과도하게 형성한 경우
  ④ 주조체 내면에 결절이 존재하거나 존재하는 결절을 정확히 조절하지 못한 경우
  ⑤ 매몰재가 과도하게 팽창하여 주조체가 커진 경우
  ⑥ 매몰재의 부족한 팽창으로 주조체가 다이에 덜 들어간 경우

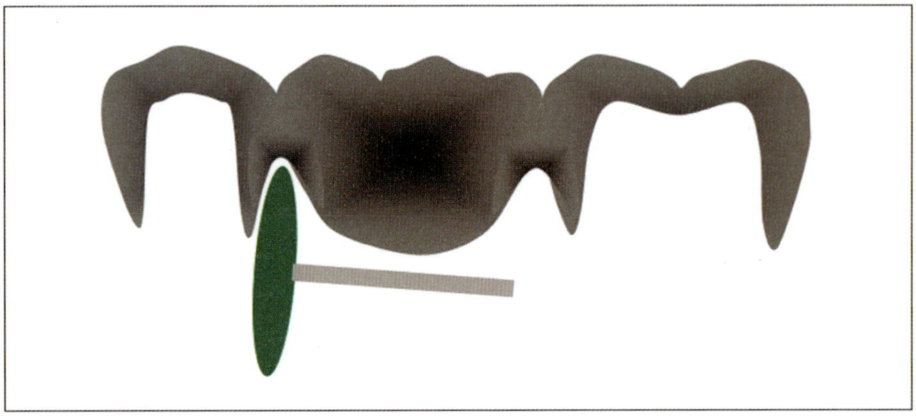

그림 11-5 연결부 치은측은 둥글고 얇게 조절한 러버 휠로 연마한다.

그러므로 납형조각 시에 작은 교합 접촉점을 형성하고 매몰재의 적절한 팽창을 부여함으로써 교합 접촉 조절 시간을 최소화할 수 있다.

교합 접촉의 조절에 사용되는 연마 기구에는 flame shaped finishing bur, 다이아몬드 버, 스톤 포인트, 스톤 휠 등이 있다. 너무 거칠거나 큰 연마 기구의 사용은 불필요한 함몰부를 만들어 교합 접촉의 상실을 초래하고 교합 접촉을 조절한 후, 과도하게 연마하면 교합 접촉점이 상실된다.

거친 교합면 형성을 위하여 알루미나를 분사할 경우, 작은 입자의 알루미나(25~50 μm)로 단시간(약 1초)분사하는 것이 좋다. 광택 형성 시 브러쉬 휠이나 코튼 휠에 루즈를 묻혀 광택을 내면 5 μm 정도의 마모가 발생한다.

7) 축면(axial wall)

음식물이 주조체 주위에서 원활하게 미끄러져 치태가 부착되지 않도록 매끈하고 활택한 표면을 형성한다.

- 표면에 형성된 흠집을 제거하기 위하여 거친 연마기구에서 부드러운 연마기구 순으로 연마하며, 처음부터 부드러운 연마 기구를 사용하면 흠집을 제거하기 어렵다. 회전 연마 기구를 사용할 때에는 한 곳이 과도하게 연마되지 않도록 가벼운 압력으로 회전시키면서 연마한다. 코튼 휠이나 브러쉬 휠은 루즈를 묻혀 고속으로 회전시켜 광택을 낸다.

8) 외부 변연(external margin)

외부 변연은 삭제된 마무리선에 정확하게 맞아야 하며 활택한 표면으로 형성한다. 수복물과 치아 사이 이행부의 결함이 있으면 치태가 침착하여 치아의 수명에 직접적인 영향을 주므로 특별한 주의가 필요하다.

- 러버 포인트와 실리콘 러버 포인트를 사용하여 조심스럽게 표면의 흠을 제거하며, 다이에 장착시킨 상태에서 코튼 휠이나 브러쉬 휠에 루즈를 묻혀 고속으로 회전시켜 광택을 낸다. 변연부의 연마는 매우 조심스럽게 시행되어야 하며 납형형성 시, 매끄럽고 정확한 변연을 형성하는 것이 중요하다. 50 μm 정도 변연이 뜨는 경우 치과용 탐침의 끝에 걸리게 되며, 변연부가 이개되었다고 한다. 미세한 틈새라도 치아 우식증을 발

생시키는 구강 미생물(streptococcus mutans, 직경 0.6~1.0 μm인 연쇄구균)이 전분, 당분과 함께 저류하여 2차 우식증을 발생시킨다. 통상적인 스톤 모형은 삭제된 치아보다 약 25 μm 넓으므로 연마와 광택 형성 시, 한쪽에 12.5 μm 정도의 연마가 가능하다.

- 변연의 결함의 유형으로는 변연이 긴 경우, 짧은 경우, 두꺼운 경우, 얇은 경우, 열린 경우, 지저분한 경우 등이 있다(그림 11-6).

  ① 긴 변연은 납형조각 시에 발생하며, 삭제된 치아의 마무리선에 맞도록 정밀하게 변연부를 다듬는다.

  ② 짧은 변연은 납형 변연의 결함, 주조 결함, 주조체 내면 결절의 불충분한 제거나 변연 결절의 과도한 수정, 매몰재의 불충분한 팽창 등이 원인이다. 부분적으로 변연이 짧은 경우는 납형조각 시 변연이 짧아진 것이며, 정밀하게 변연을 형성하여야 한다. 변연이 나오지 않았거나, 주조 금속이 과용융되었거나 주조할 때 매몰재 입자가 섞여 들어가서 불완전하게 주조되면 변연이 짧아지며, 재제작하여야 한다.

  ③ 두꺼운 변연은 납형에서 과도하게 형성된 경우이며 잔존치아의 치면과 부드럽게 이행되지 못하므로 연마 시에 조절하여야 한다. 과도하게 수정하면 변연이 얇아지거나 손상되므로 주의한다.

  ④ 얇은 변연은 과도하게 연마한 경우로써 최소한의 연마로 매끈하고 광택나는 변연으로 마무리한다.

  ⑤ 열린 변연은 납형이 수축된 경우, 납형을 제거할 때 변연이 벌어진 경우, 매몰할 때 변연에 무리한 힘을 가한 경우 등으로 발생한다. 그러므로 납형 변연의 재형성과 정밀한 조각, 치아장축 방향으로 납형 제거, 적절한 온도로 납형을 용융, 매몰 시 변연에 무리한 힘을 가하지 않아야 한다.

  ⑥ 지저분한 변연은 금속의 과열 또는 매몰재의 파괴 등이 원인이며, 심한 경우 재 제작한다.

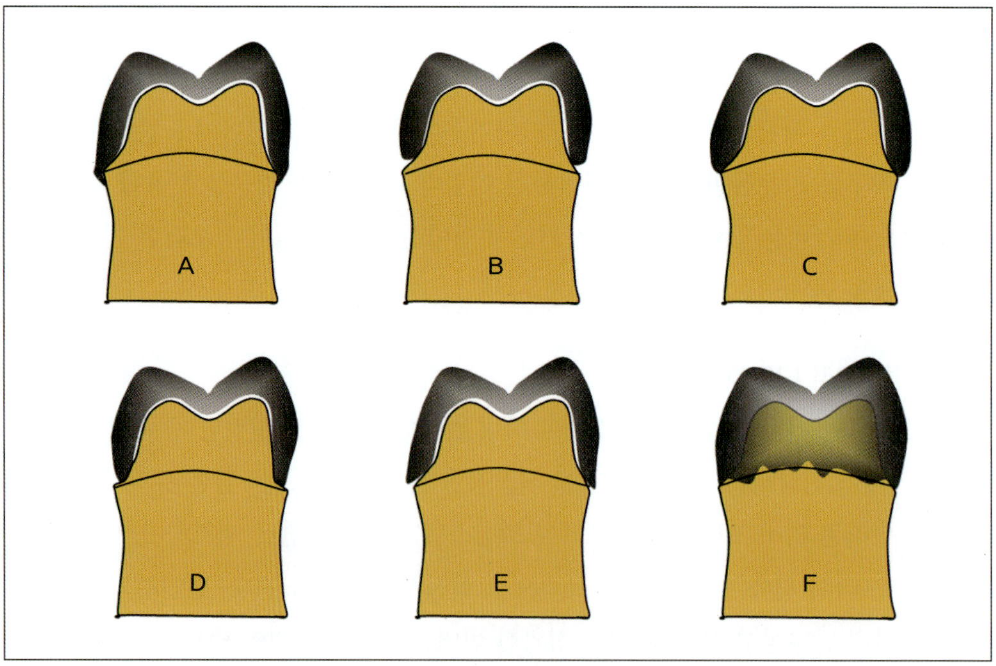

그림 11-6 변연결함의 유형(A : 긴 변연, B : 짧은 변연, C : 두꺼운 변연, D : 얇은 변연, E : 열린 변연, F : 지저분한 변연)

6. 귀금속 합금의 연마와 마무리 순서

1) 주입선 절단

(1) 카보런덤 디스크를 사용하여 주조체가 손상되지 않도록 최대한 짧게 자른다(그림 11-7).

(2) 자른 부위는 텅스텐 카바이드 버나 스톤 포인트로 다듬는다(그림 11-8).

(3) 내면 조절 과정에서 주조체를 잡기 쉽도록 다이에 적합한 후, 절단하기도 한다.

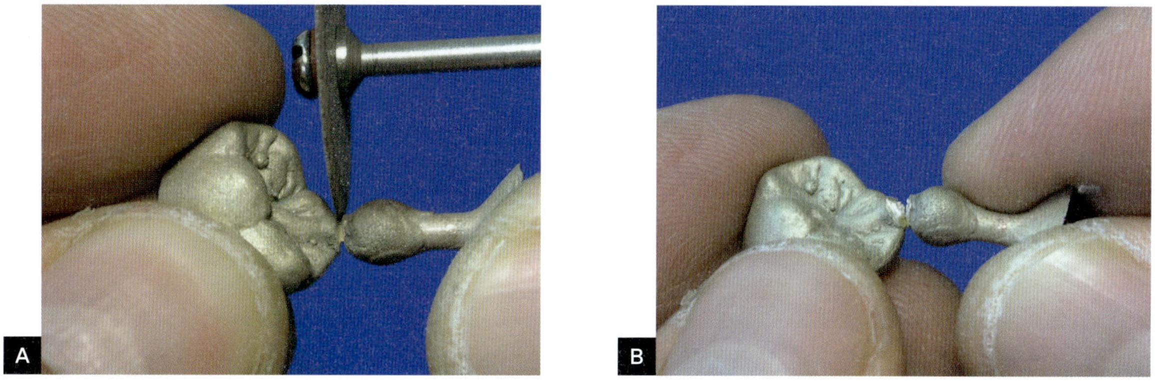

그림 11-7 카보런덤 디스크로 주입선 주위를 삭제하고(A), 손으로 떼어낸다(B).

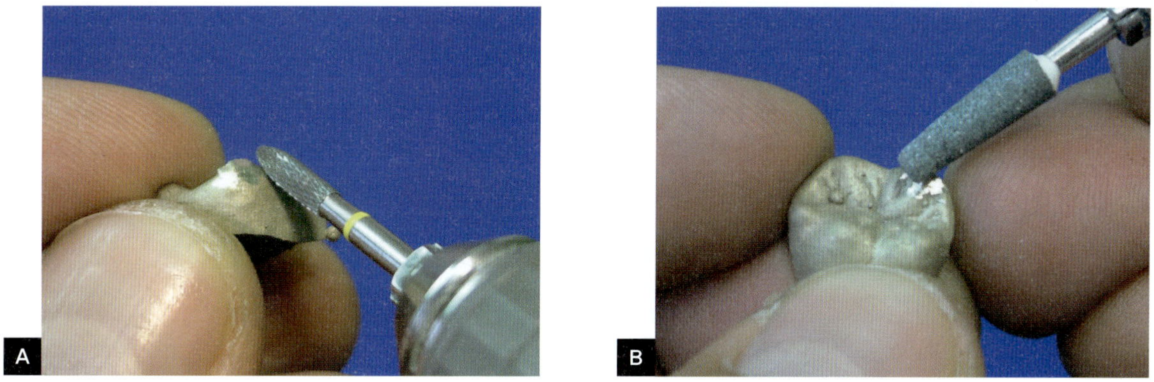

그림 11-8 주입선 절단 부위는 텅스텐 카바이드 버나 스톤 포인트로 다듬는다.

2) 주조체 적합(다이)

(1) 고배율의 확대경이나 기공용 현미경을 사용하여 주조체 내면에 부착된 결절이나 결함을 점검한다.

(2) 발견된 결절은 라운드 버나 피셔 버로 제거한다(그림 11-9).

(3) 주조체를 다이에 넣어 완전히 들어가는지 확인한다. 무리한 힘을 가하여 다이가 손상되지 않도록 주의한다(그림 11-10).

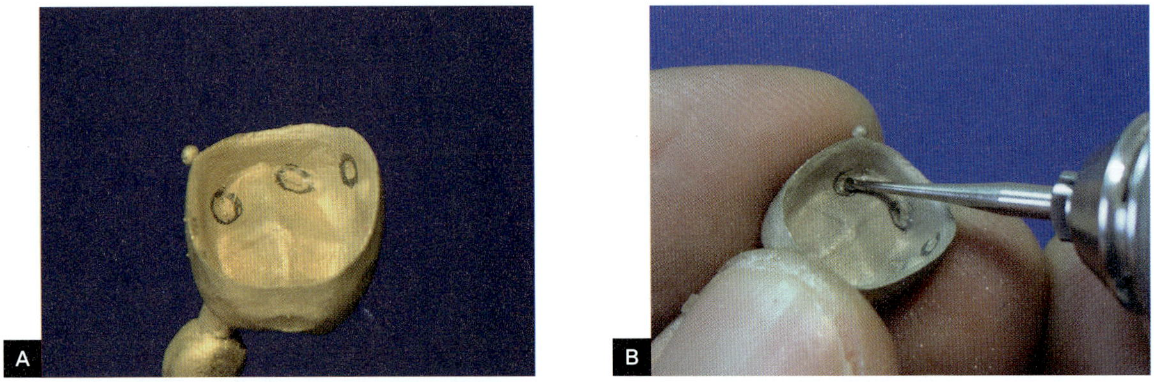

그림 11-9 내면의 결절을 확인하고(A), 라운드 버로 제거한다(B).

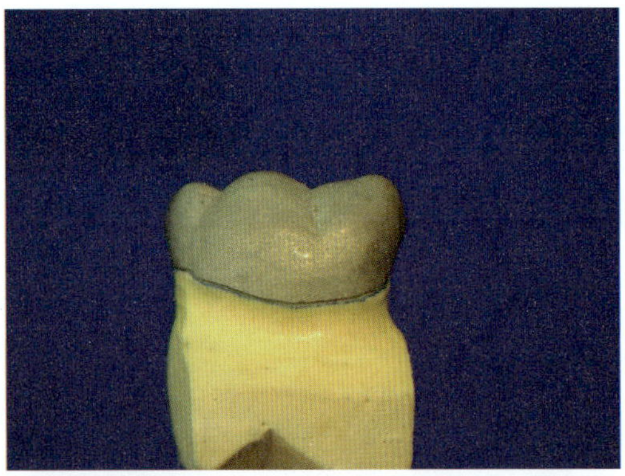

그림 11-10 다이에 넣어 변연을 확인한다.

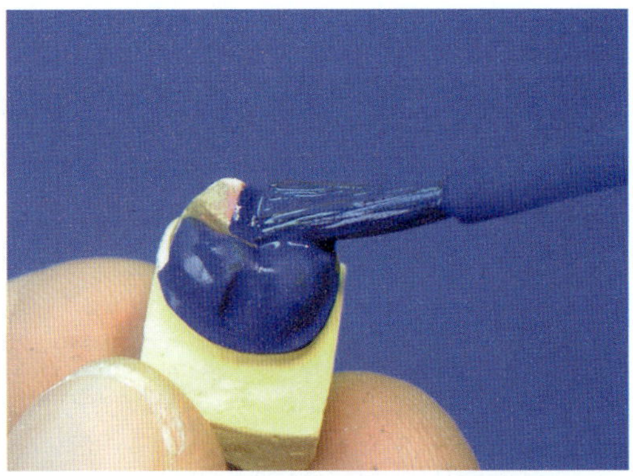

그림 11-11 내면 인기재를 바르고 말린다.

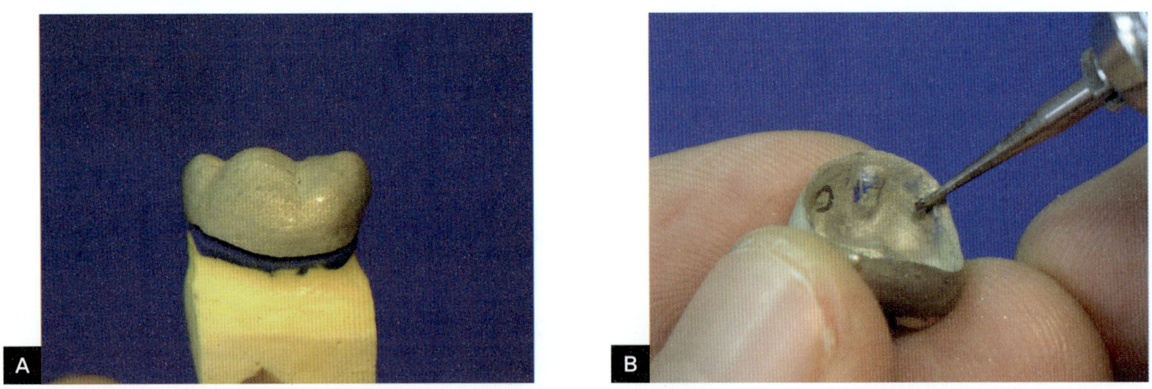

그림 11-12 주조체를 다이에 맞추어 먼저 닿는 부위를 표시한 후(A), 삭제한다(B).

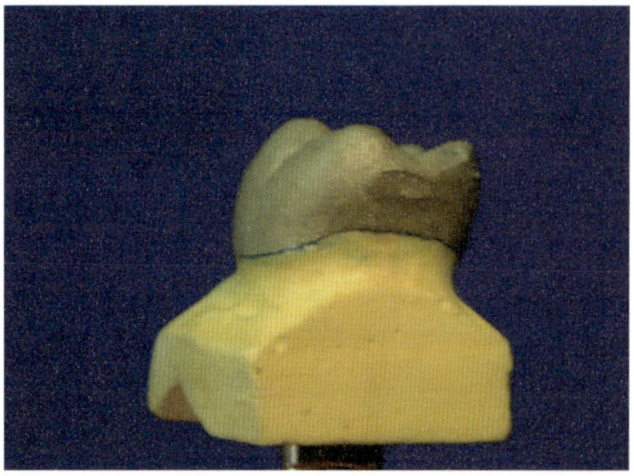

그림 11-13 주조체의 변연이 다이의 마무리선과 일치하는지 확인한다.

(4) 주조체가 다이에 맞지 않는 경우 다이에 인기재(rouge를 크로르포름에 녹인 용액 혹은 전용의 내면 인기재)를 바르고 건조시킨 후, 주조체를 다이에 넣어 인기된 부위를 라운드 버나 피셔 버로 제거한다. 주조체의 변연이 다이의 마무리선에 일치할 때까지 조절한다(그림 11-11~13).

(5) 수정이 완료되면 다이에 묻은 인기재를 세척한다.

3) 인접면 접촉부의 조절

(1) 주조체를 작업 모형에 맞추어 본다.

(2) 교합지를 이용하거나, 인접치 접촉부에 인기재를 바른 후, 주조체를 넣어서 닿는 부위를 표시한다(그림 11-14).

(3) 주조체의 접촉부에 표시된 부위를 러버 휠로 제거한다(그림 11-15). 구치부 접촉면은 교합·치경으로 1mm, 협·설로 2mm의 크기가 되어야 한다.

(4) 접촉부는 긴밀하게 접촉하여야 하며, 치실을 이용하여 접촉 정도를 확인한다(그림 11-16).

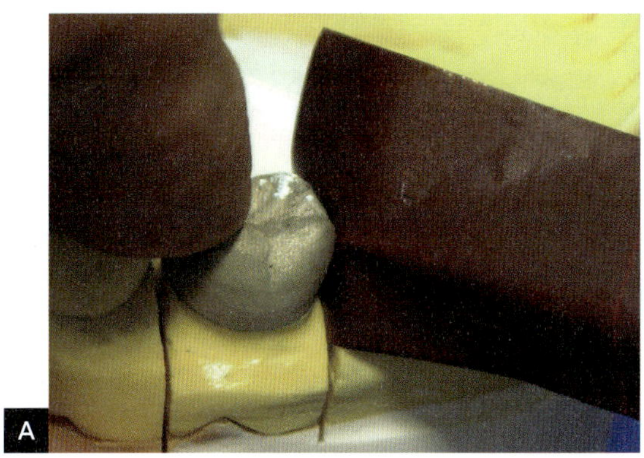

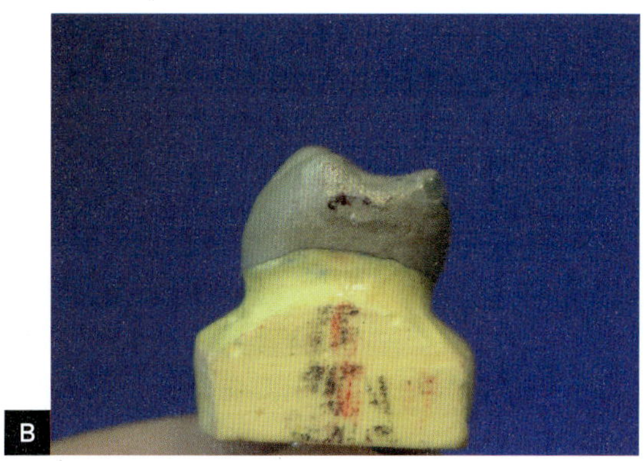

그림 11-14 교합지를 사용하여 닿는 부위를 표시한다.

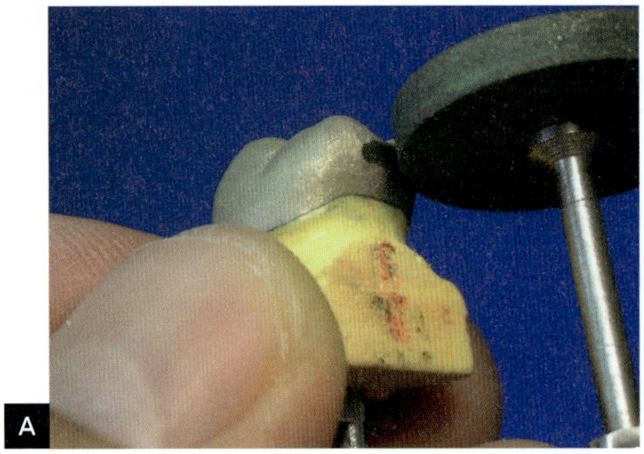

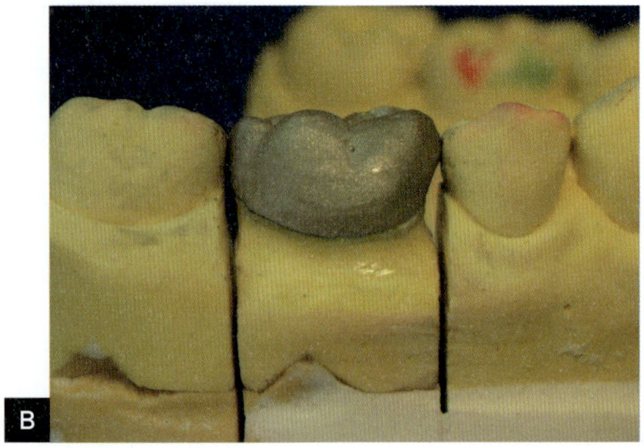

그림 11-15 러버 휠로 접촉부를 조절하여(A) 작업 모형에 맞춘다(B).

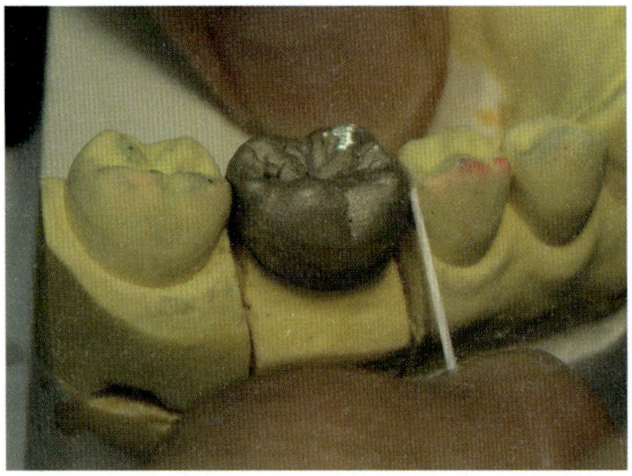

그림 11-16 치실을 인접면에 넣어 접촉 정도를 측정한다. 약한 힘으로는 인접면 아래로 치실을 관통시킬 수 없다.

4) 교합접촉의 조절

(1) 주조체를 모형에 장착한 상태에서 교합을 검사한다. 교합지로 인접치의 교합을 검사한다. 인접치에서 교합지가 빠져 나오고, 주조체에서 교합지가 물리면, 주조체의 교합이 높은 것이다(그림 11-17).

(2) 교합지로 중심 교합에서 닿는 점을 표시하고, 스톤 포인트로 삭제한다. 적절한 교합을 달성할 때까지 반복한다(그림 11-18).

(3) 작은 러버 휠로 중심 교합 접촉을 최종 조절한다. 조절된 교합 접촉은 교합 검사용 스트립(두께 8 μm)을 잡아야 하며, 교합기를 닫은 상태에서 세게 잡아당길 때, 빠져 나오는 정도가 좋다(그림 11-19).

(4) 작업측, 비작업측, 전방운동 시에 조기접촉 부위를 중심 교합 조절 방법과 동일한 방법으로 제거한다. 이미 조절한 중심 교합점은 손상되지 않도록 주의한다.

5) 교합면 구의 재조절 및 연마

(1) #1/2 라운드 버로 구에 있는 작은 결절을 제거한다(그림 11-20).

(2) #1/2 라운드 버를 이용하여 교합면 구를 재조절한다. 중심와에서 바깥쪽으로 당겨가며 조절한다. 버가 좌·우로 벗어나지 않도록 뉘어서 시행한다(그림 11-21).

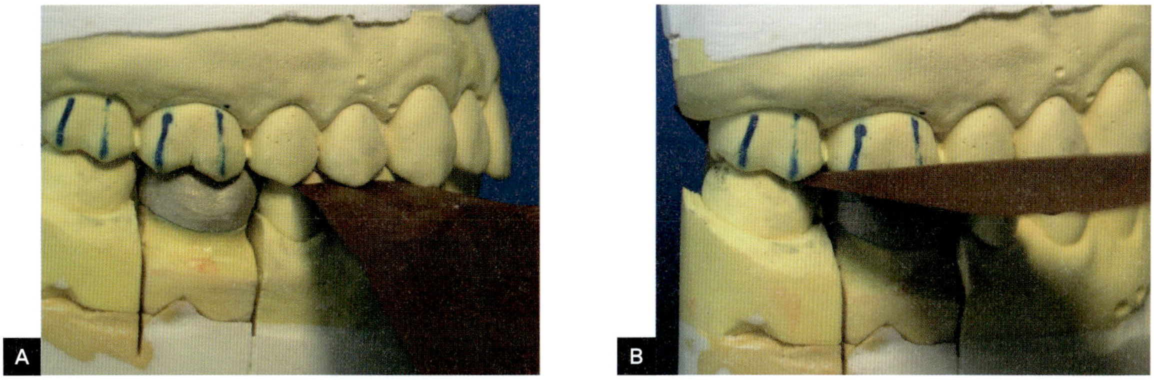

그림 11-17 교합지로 인접치 교합을 확인하고(A), 주조체의 중심 교합점을 표시한다(B).

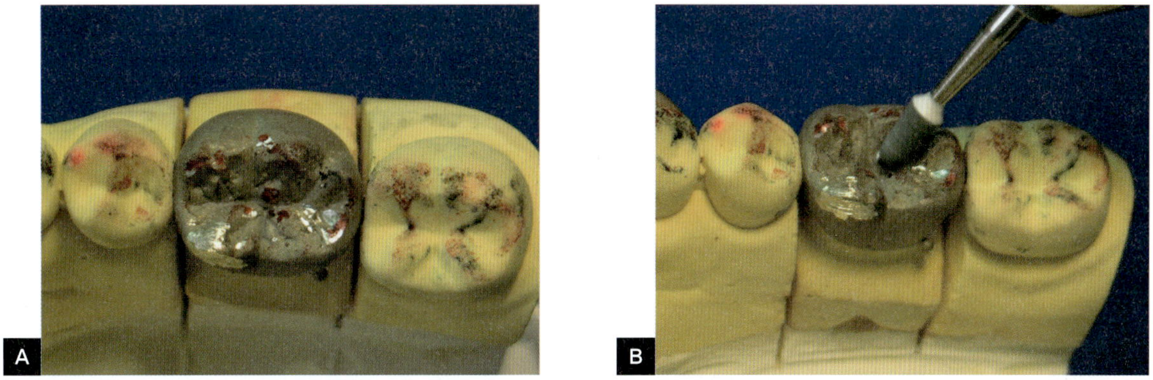

그림 11-18 표시된 교합점(A)을 스톤 포인트로 삭제한다(B).

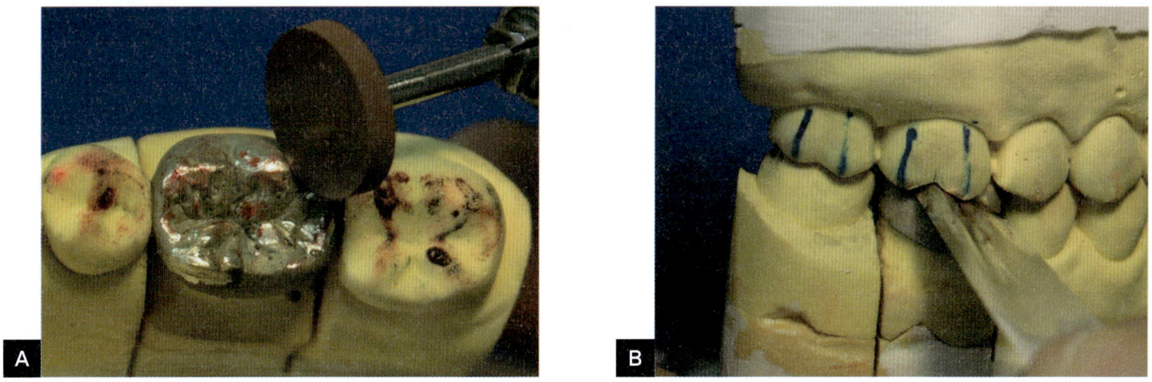

그림 11-19 러버 휠로 최종 교합 조절을 시행하고(A), 교합 검사용 스트립(shimstock)으로 검사한다(B).

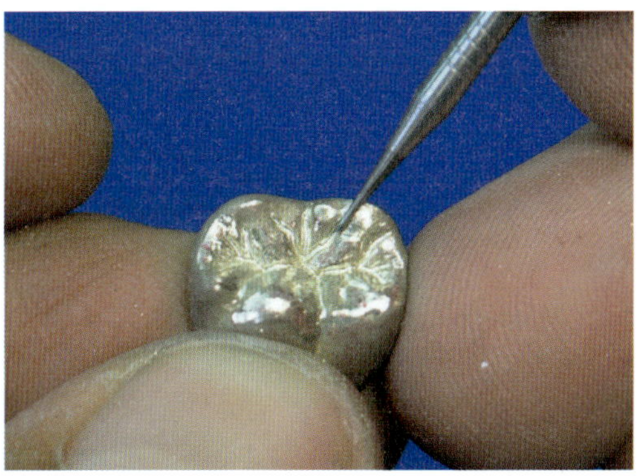

그림 11-20 #1/2 라운드 버로 구에 있는 작은 결절을 제거한다.

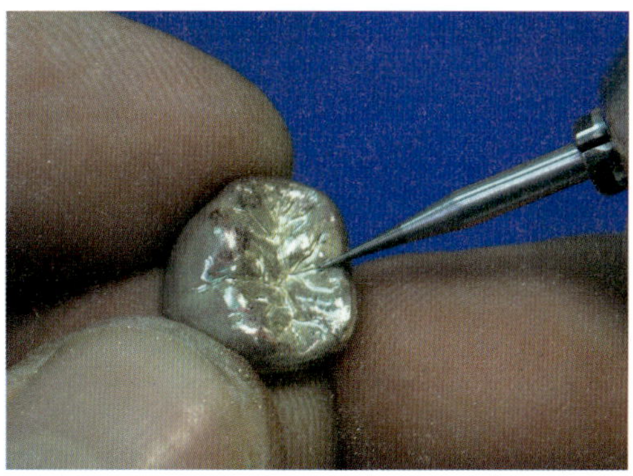

그림 11-21 #1/2 라운드 버로 구를 연마한다.

6) 주조체 표면의 연마

(1) 러버 휠로 변연부를 제외한 축면을 연마한다. 과도하게 삭제되지 않도록 약한 힘으로 회전시켜가며 연마한다(그림 11-22).

(2) 러버 포인트로 교합면과 축면을 연마하고, 뾰족하게 갈아 접촉점과 변연부를 조심스럽게 연마한다(그림 11-23, 24).

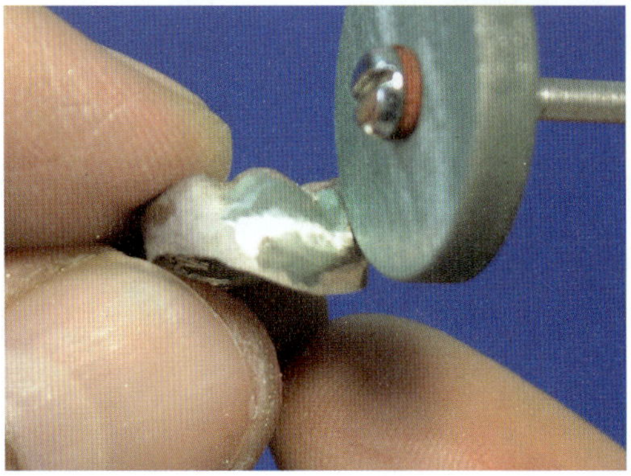

그림 11-22 러버 휠을 가볍게 회전 접촉시켜 축면을 연마한다.

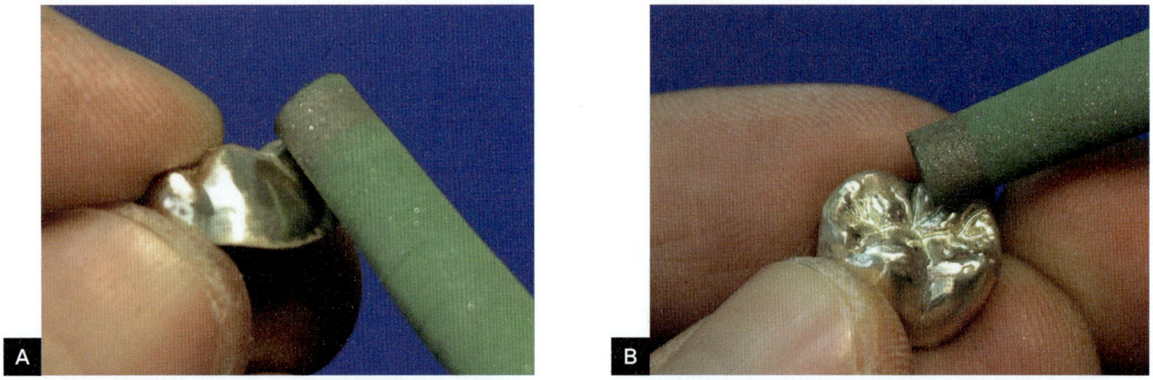

그림 11-23 러버 포인트로 축면과 교합면을 연마한다.

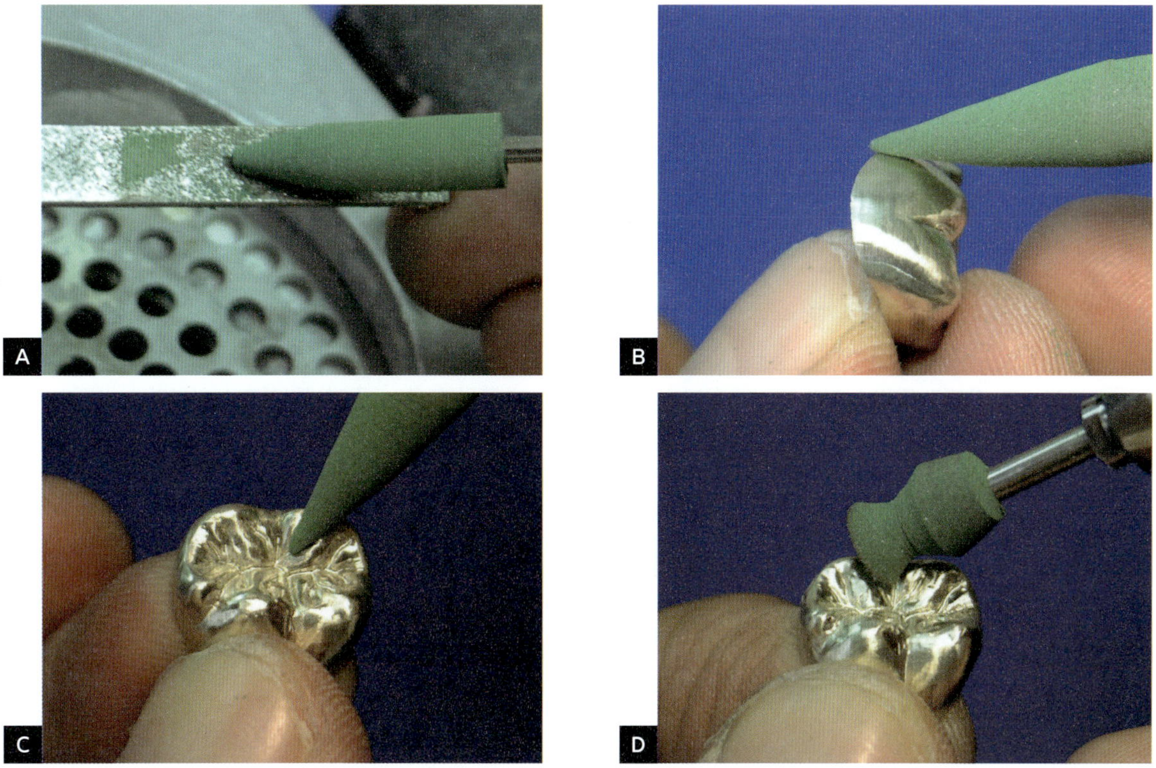

그림 11-24 러버 포인트의 끝을 뾰족하게 갈아서(A) 변연과 교합면의 오목한 부위를 연마한다(B,C). 구 주변을 연마하기 위하여 러버 포인트의 끝을 컵 모양으로 다듬어 사용하기도 한다(D).

7) 광택 내기 및 세척

(1) 부드러운 브러쉬 휠에 트리폴리와 루즈를 묻혀 광택을 낸다(그림 11-25). 이 과정에서 주조체의 변연부는 보호되어야 한다. 직물 휠, 세미가죽 휠, 코튼 휠에 루즈를 묻혀 최종 광택을 낸다(그림 11-26).

(2) 세제가 담긴 용기에 넣어 초음파 세척하거나, 증기세척기(steam cleaner)로 세척한다(그림 11-27, 28)

(3) 주조체의 외면은 거울과 같이 매끄러운 표면이어야 하며, 주조체의 내면은 알루미나로 공기 분사된 거친 면이어야 한다(그림 11-29).

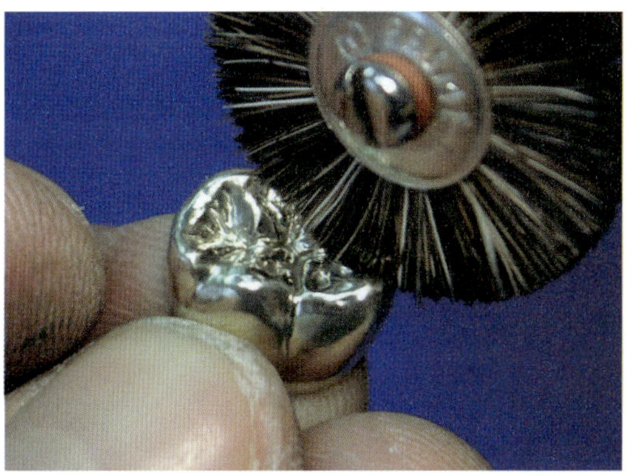

그림 11-25 브러쉬 휠에 트리폴리와 루즈를 순차적으로 묻혀 광택을 낸다.

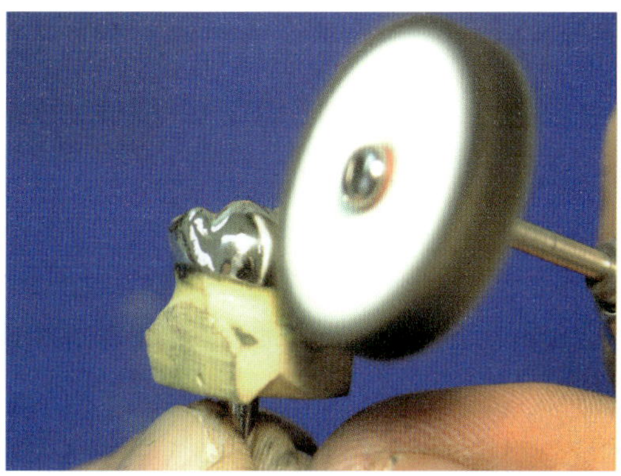

그림 11-26 코튼 휠에 트리폴리와 루즈를 순차적으로 묻혀 광택을 낸다.

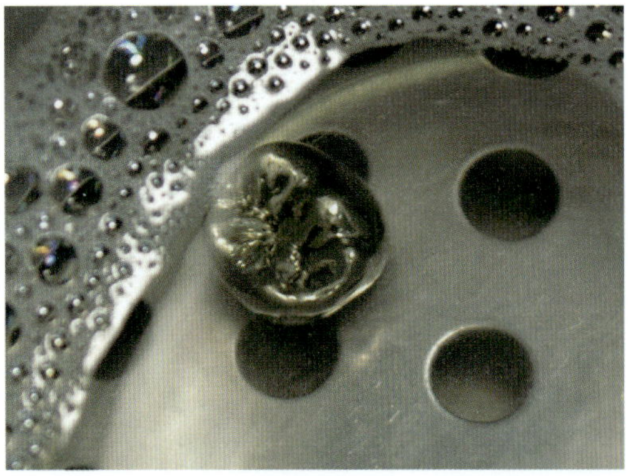

그림 11-27 세제가 담긴 용기에 넣어 초음파 세척한다.

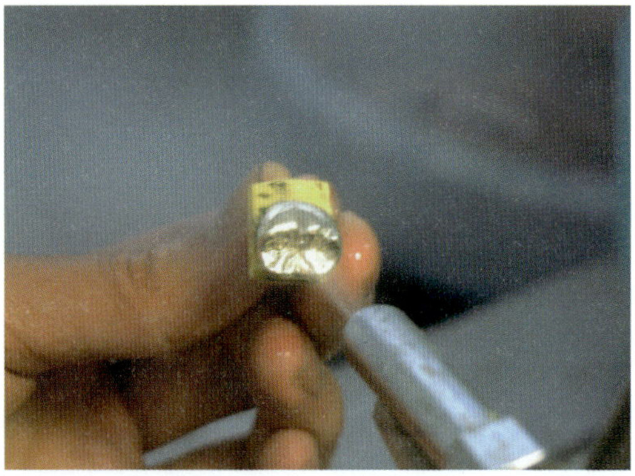

그림 11-28 증기세척기로 세척한다.

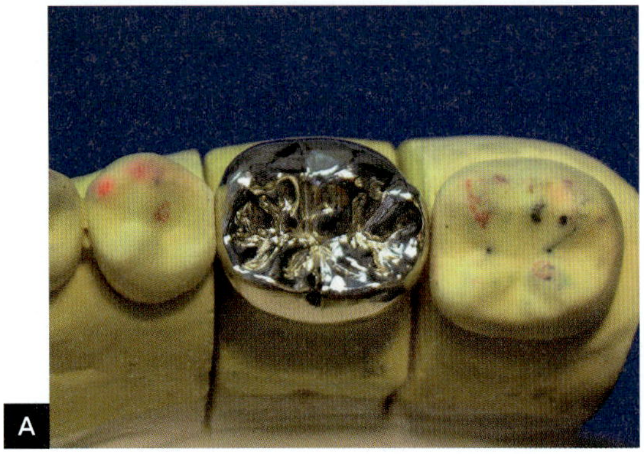

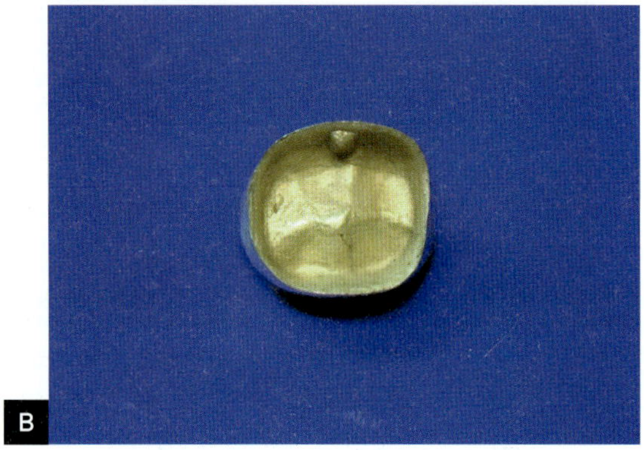

그림 11-29 광택내기가 완료된 크라운 외면(A)과 양호한 접착을 위하여 50 μm 알루미나로 내면 삭제 처리된 크라운 내면(B).

7. 비귀금속 합금의 연마와 마무리 순서

비귀금속 합금의 연마 방법은 귀금속 합금에 사용된 방법과 유사하다. 그러나 비귀금속 합금이 귀금속 합금보다 표면 경도가 강하므로, 절삭 능률이 뛰어난 절삭 기구로 연마한다.

1) 매몰재 제거

주조 후 실온에서 서서히 냉각시킨다(그림 11-30). 주조체가 손상되지 않도록 매몰재의 가장자리부터 석고 겸자로 제거한다(그림 11-31). 석고 결합 매몰재보다 강하여 쉽게 제거되지 않으며, 물에 넣으면 좀 더 쉽게 제거할 수 있다.

주조체에 붙은 매몰재를 떼어내고, 내면의 매몰재는 주조체가 손상되지 않도록 주의하며 라운드 버로 제거한다(그림 11-32). 주조체에 붙은 작은 양의 매몰재는 50 μm의 알루미나를 분사하여 제거한다(그림 11-33).

2) 주조체 적합 : 귀금속과 동일한 방법으로 시행한다.

3) 인접 접촉의 조절 : 귀금속과 유사한 방법으로 시행하며, 인접면을 삭제할 경우에는 스톤 포인트 사용 후, 러버 휠을 사용한다(그림 11-34).

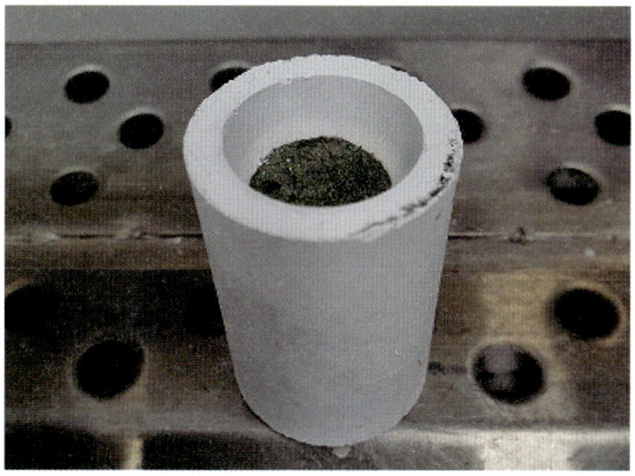
그림 11-30 주조 후 방냉한다.

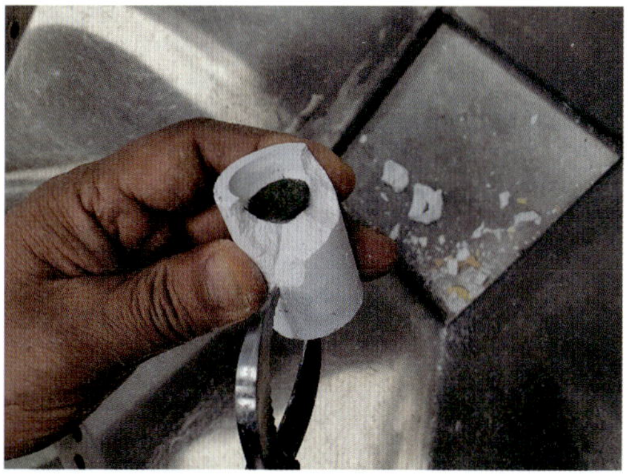
그림 11-31 석고 겸자로 가장자리 매몰재를 제거한다.

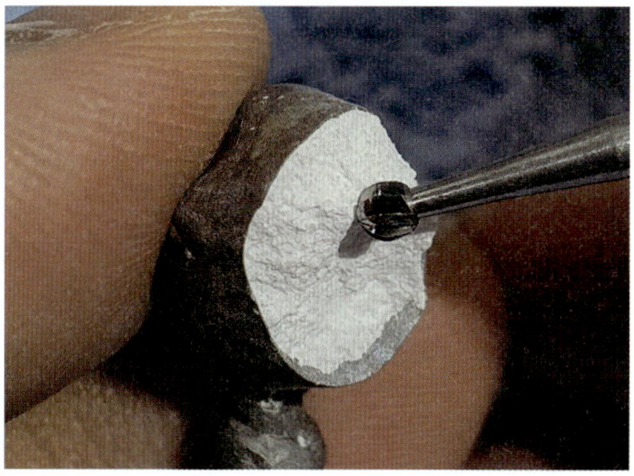
그림 11-32 내면에 남아있는 매몰재는 라운드 버로 제거한다.

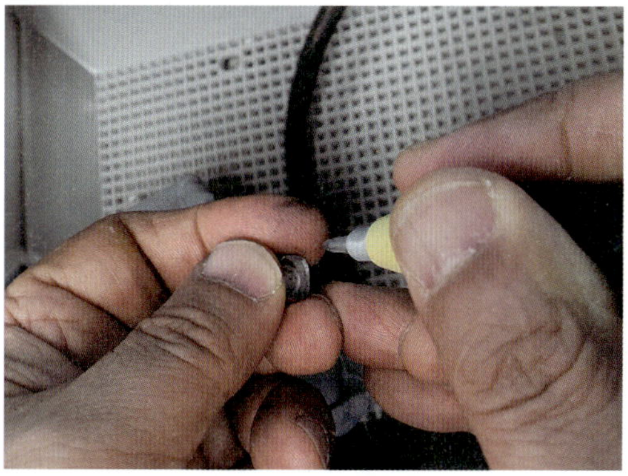
그림 11-33 주조체에 붙은 매몰재는 50 μm의 알루미나를 분사하여 제거한다.

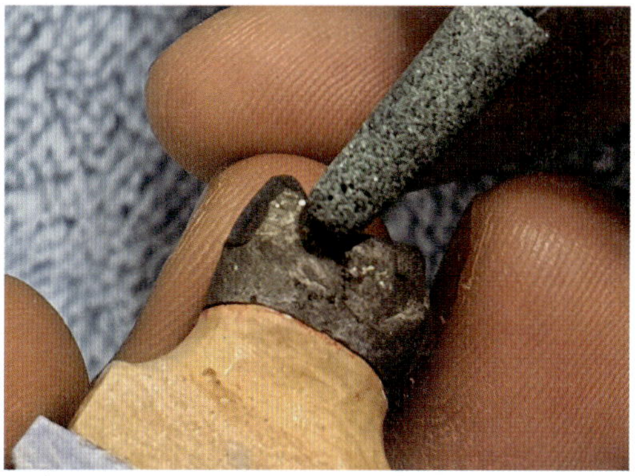
그림 11-34 과도한 인접 접촉은 스톤 포인트로 삭제한다.

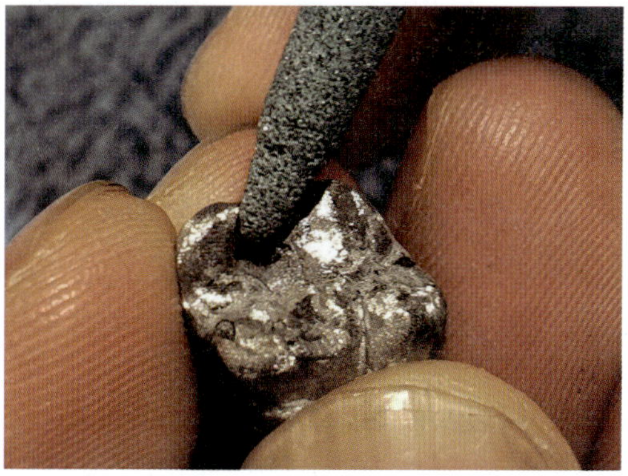
그림 11-35 과도한 교합 접촉을 스톤 포인트로 삭제한다.

4) **교합 접촉의 조절** : 교합지를 사용하여 조기 접촉 여부를 검사한다. 조기 접촉 부위가 있으면 스톤 포인트를 사용하여 수정한다(그림 11-35). 교합을 시켰을 때 인접치와 주조체가 모두 교합지를 잡을 때까지 반복하여 수정한다.

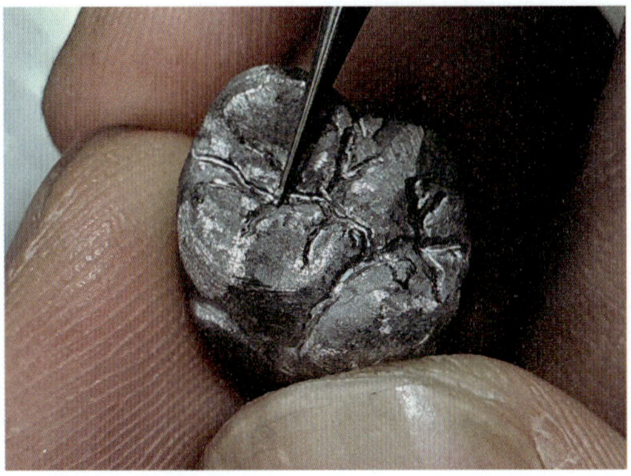

그림 11-36 교합면 구는 피셔 버로 재조절하고 #1/2 라운드 버로 연마한다.

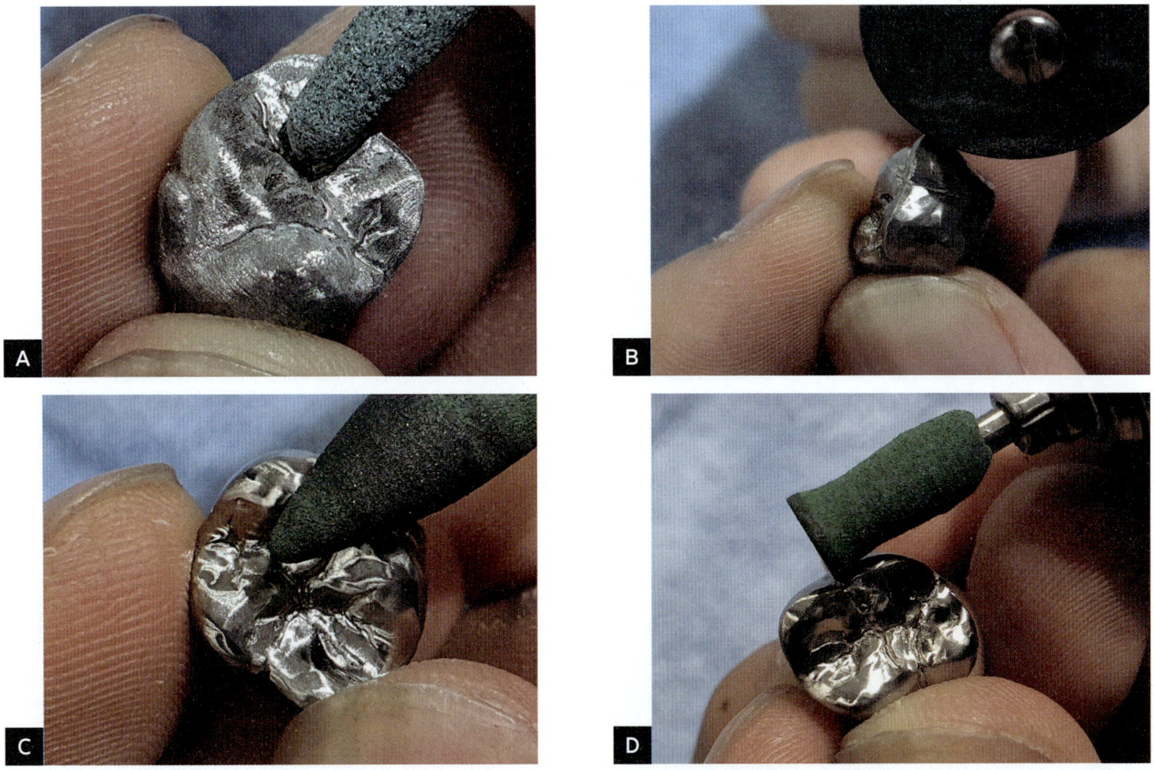

그림 11-37 스톤 포인트로 거친 부위를 연마한 후 러버 휠, 러버 포인트 순서로 표면을 연마한다.

5) **교합면 구(溝, sulcus)의 재조절 및 연마** : 비귀금속 합금 주조체의 구(溝)를 연마할 때에는 절삭 능력을 높이기 위하여 피셔 버를 사용하기도 한다. 라운드 버보다 절삭 능력이 뛰어나므로 힘을 지나치게 주지 않도록 주의한다(그림 11-36).

6) **주조체 표면의 연마** : 주조체 표면이 거친 경우에는 먼저 스톤 포인트를 사용하여 연마한 후, 귀금속과 유사한 방법으로 연마한다(그림 11-37).

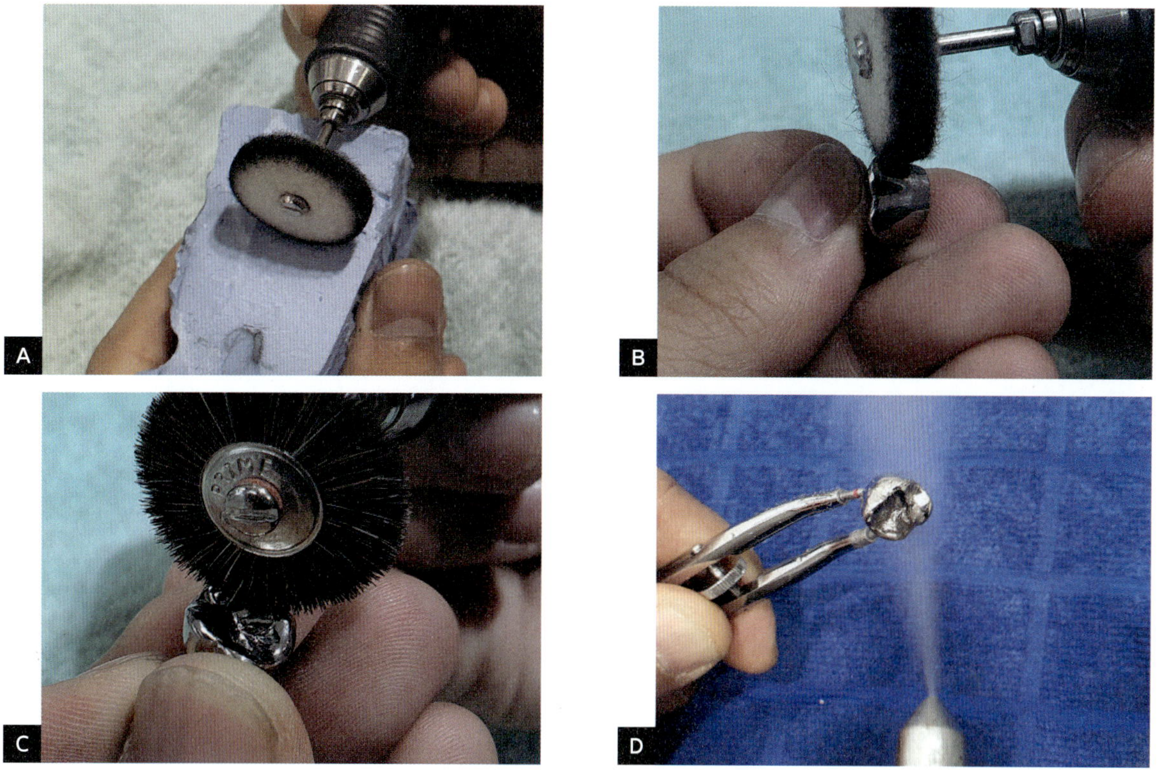

그림 11-38 코튼 휠과 브러쉬 휠에 비귀금속용 루즈를 묻혀 광택을 내고 증기세척기로 세척한다.

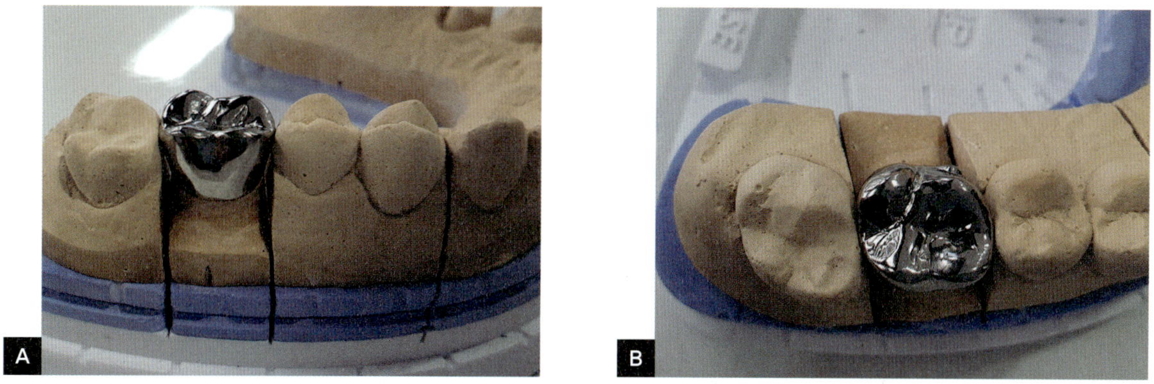

그림 11-39 광택 내기가 완료된 크라운 협면(A)과 교합면(B).

7) **광택 내기 및 세척** : 코튼 휠과 브러쉬 휠에 비귀금속용 루즈를 묻혀 광택을 내고 주조체를 세제가 담긴 초음파 세척기에 담아 세척하거나, 증기세척기로 마무리 한다(그림 11-38). 세척이 끝난 주조체의 외면은 거울과 같이 매끄러운 표면이어야 한다(그림 11-39).

12 임시 수복물 (Provisional Restorations)

12-1 임시 수복물의 기능

임시 수복물은 치아를 삭제하고 최종 수복물을 합착할 때까지 임시로 장착하여 사용하는 보철물을 말한다. 이러한 임시 수복물은 temporary restorations라 불리우기도 하며 일반적으로 사용 기간이 짧아 제작 과정을 소홀히 하는 경우가 있으나, 영구 보철물을 제작하기 위한 전체 과정 중에 중요한 일부분이라 생각해야 하며 시간과 노력이 투자되어야 한다.

임시 수복물은 예기치 못한 상황이나 치료 목적으로 사용할 때에는 장기간 사용할 수 있어야 한다. 임시 수복물은 지대치 보호나 안정성, 저작 효율의 유지, 심미적 만족감 및 진단상의 정보를 얻기까지 다양한 기능을 가지고 있다. 그러므로 임시 수복물을 제작하기 위해서는 영구 보철물 만큼의 시간과 정성을 드려야 하며, 정확한 임시 수복물의 기능에 대한 이해가 필요하다.

1. 보호

삭제된 치아의 치수 보호, 치주 조직 보호, 혀·볼 등을 교상으로부터 보호, 법랑질 파절로부터 보호하며, 치아의 위치 이동을 방지하는 기능을 한다.

삭제된 치아의 치수는 섭취한 음식물로 인하여 열적·화학적으로 자극될 수 있으므로 임시 수복물을 제작하여 지대치를 보호한다. 또한 임시 수복물은 정확한 변연 유지, 표면의 활택 형성, 적절한 외형을 형성하여 치주 조직을 보호하고, 저작 시 혀·볼 등이 보호를 받아야 하며, 치아의 위치 이동 및 법랑질 파절을 방지하는 보호 기능이 필요하다.

2. 저작

임시 수복물은 인접 치아와의 적절한 접촉 관계 및 교합 관계를 형성하여 저작의 효율성을 유지해야 한다.

3. 심미성

치아의 결손된 부위가 전치부와 소구치부인 경우 심미적인 기능 회복이 매우 중요하며, 자연 치아와 유사한 색상과 외형 그리고 색의 안정성 등은 매우 중요한 요소들이다.

4. 진단 정보

임시 수복물을 통하여 최종 수복물의 치아 형태나 배열 조건 등을 사전에 알 수 있으며, 입술의 유지 형태나 발음에 영향을 미치는 전치의 설측 형태 등을 관찰할 수 있으므로 임시 수복물은 만족스러운 최종 수복물을 만드는데 유익한 정보를 제공한다.

이상과 같이 임시 수복물은 다양한 기능이 요구되므로 이러한 기능을 만족시켜 주기 위해서는 치수, 치주 건강 유지를 위한 생물학적인 조건과 교합력에 대한 파절 저항성, 탈락에 대한 저항성의 기계적 조건, 심미적 조건, 대합치의 이동 방지, 저작 등 다양한 요구조건을 만족시키는 임시 수복물을 제작해야 한다.

12-2 임시 수복물 제작 재료

1. 기성품

전치에 주로 사용하는 폴리카보네이트(polycarbonate), 셀룰로스아세테이트(cellulose acetate)와 구치에 주로 사용하는 금속(stainless steel crown, aluminum shell crown, Ni-Cr crown) 등이 있다. 치아의 다양한 크기 및 형태에 맞추어 인접 치아와 유사한 조건의 치아를 선택하여 임시 보철물을 제작하므로 제작 시간을 절약할 수 있으며, 외형 형성 시간이 단축되는 장점이 있다. 그러나 이러한 기성품은 단일치 임시 치관 제작 시에 치료실에서 주로 사용한다.

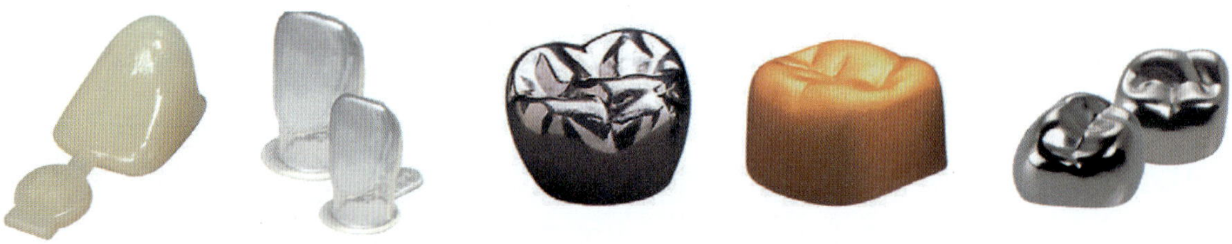

Polycarbonate, cellulose acetate, Tin-silver alloy, Gold Anodized, Stainless Steel
〈3M™ Prefabricated Crowns Reference Chart에서 인용〉

2. 맞춤형

구강 또는 모형에서 환자의 상태에 맞도록 제작하며 교의치 제작에 주로 사용한다. 자가중합레진인 PM-MA(Poly methyl methacrylate), Poly(R' methacrylate)를 사용하거나, 장기간 사용할 경우 광중합 복합레진를 사용한다. 디지털 재료로는 CAD/CAM 이용한 PMMA block 가공 방법, 3D 프린팅 레진 등이 사용된다.

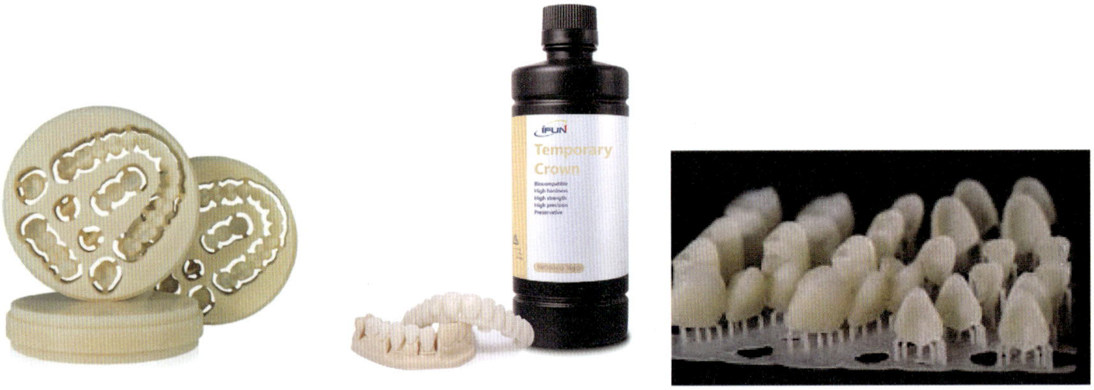

〈CAD/CAM PMMA block, 3D Printing Resin & 결과물〉

12-3 임시 수복물 제작 방법

임시 수복물을 제작하는 방법은 다음과 같이 구분할 수 있다.

1. 기성품을 사용하는 방법과 맞춤 제작하는 방법

기성품을 사용하면 제작 시간을 단축시킬 수 있으며 단일치에 사용된다. 교의치는 자가중합레진나 복합레진 또는 치과용 합금을 사용하여 맞춤 제작한다.

2. 복제된 음형을 사용하는 방법과 임의로 외형을 형성하는 방법

치아의 외형이 온전하거나 약간의 결손이 있는 경우, 수정하여 구강 내에서 인상재로 복제할 수 있으며, 모형에서 왁스나 레진치 등으로 수정하여 복제할 수 있다. 수정을 가하는 경우 작업시간과 작업과정이 길어지며, 진공성형기 등의 장비를 사용하고 복제 모형을 제작하기도 하므로 제작 과정이 복잡한 단점이 있다. 임의로 외형을 형성하는 경우 제작 과정이 단축되는 장점이 있으나, 술자의 경험과 숙련된 기술을 필요로 한다.

3. 구강 내 삭제된 치아에서 제작하는 직접법과 모형 상에서 제작하는 간접법

구강 내에서 임시 관교의치를 직접 제작하면 자가 중합레진의 발열 반응으로 인하여 치수에 열적 자극을 주게 되며 레진의 잔류한 모노머가 치수에 화학적 자극을 줄 수 있으므로 주의해야 한다.

이와 같이 다양한 임시 관교의치 보철물 제작 방법은 서로 간에 장점, 단점을 가지고 있으므로 제작하고자 하는 사람의 개인적 조건에 따라 제작 방법을 선택할 수 있다.

4. 디지털 임시 수복물 제작법

최근 다양한 치과용 캐드캠이 사용되며 구강 또는 모형을 스캔하고 캐드캠 소프트웨어로 디자인한 후 밀링기로 PMMA 블록을 밀링하거나 3D 프린터로 출력하여 임시수복물을 제작할 수 있다.

PMMA 블록을 밀링하여 제작한 임시 수복물은 최종 수복물에 근접한 심미성과 기능을 제공할 수 있으며, 최종 수복물의 디자인을 수정하는데 사용할 수 있다.

5. 임시 수복물 제작 방법

이 장에서는 치료실에서 인상체를 이용하여, 구강 내에서 제작하는 직접법을 제외한 모형 상에서 제작 가능한 간접법을 중점으로 설명하고자 한다.

1) 자가 중합레진 블록을 제작하여 외형 형성하는 방법

장비나 재료 등이 최소로 사용되어 간편하며, 가장 많이 이용되고 있는 방법이다. 작업모형 상에서 자가 중합레진 블록을 제작한 후 연마 도구를 이용하여 외형을 형성하는 방법으로 다양한 조건하에서도 제작이 가능하나, 술자의 경험과 지식에 따라 심미적으로 큰 차이가 발생하므로 제작자의 숙련된 치과 기공 기술이 필요하다.

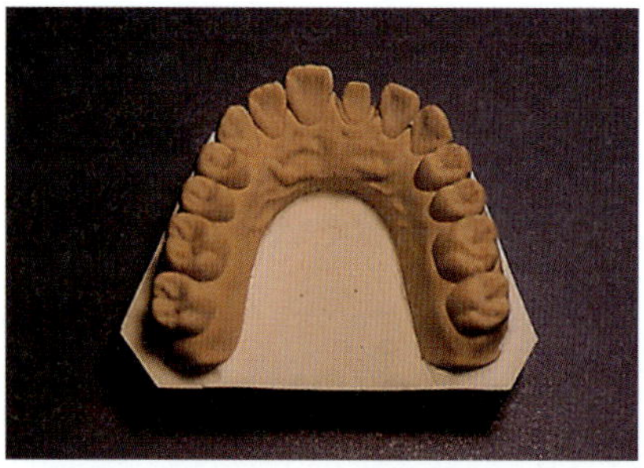

그림 12-1 치관 작업모형 조건

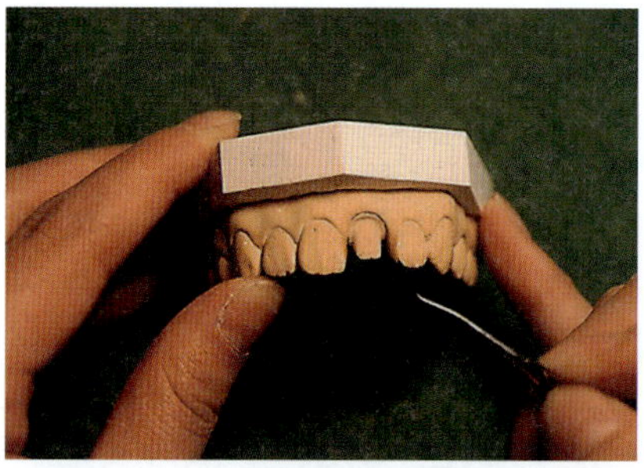

그림 12-2 인접치 함몰부위를 아이보리 왁스(ivory wax)를 이용하여 블록아웃(blockout)

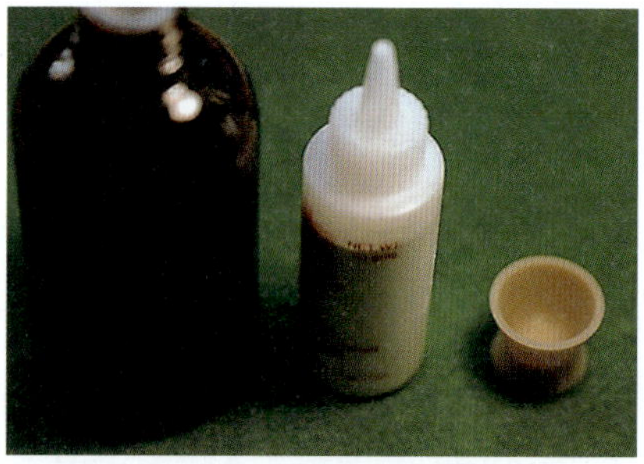

그림 12-3 자가 중합 레진 분말, 액

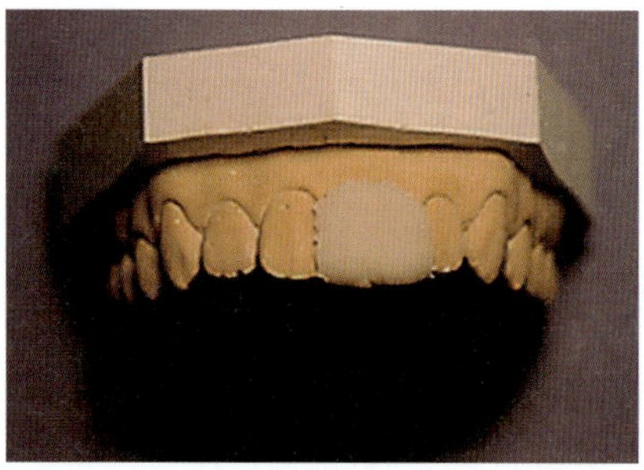

그림 12-4 작업 모형에 자가 중합 블록 형성

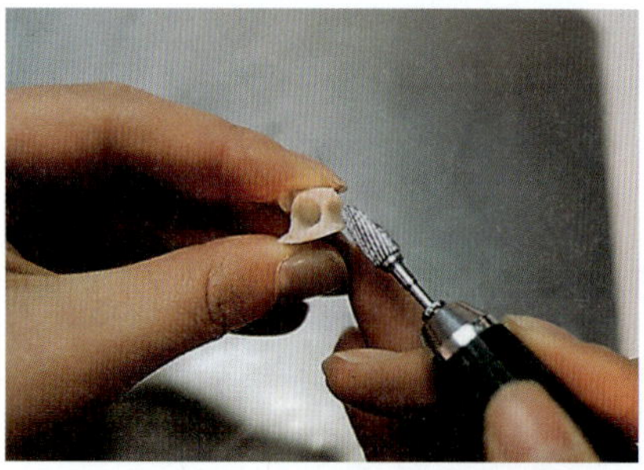

그림 12-5 연마 도구를 이용한 외형 형성

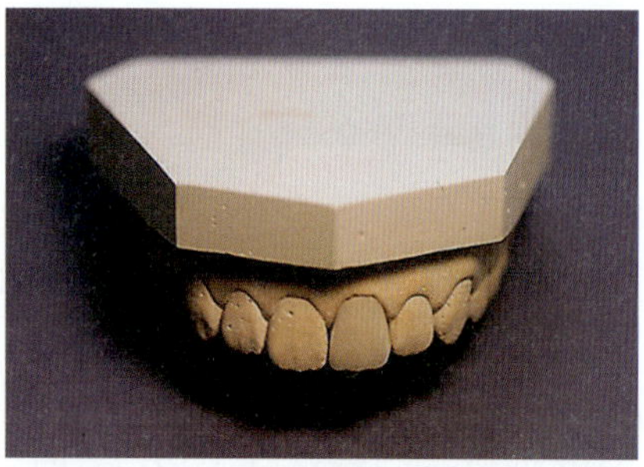

그림 12-6 완성된 임시 수복물

2) 복제한 인상체를 사용하여 외형 형성하는 방법

미리 형성한 치관 외형의 음형을 사용하므로 임시 치관이나 임시 교의치의 외형을 정확하게 제작할 수 있는 유용한 방법으로 구강이나 진단모형 상에서 임시 의치를 제작할 수 있다. 구강 내에서 인상 채득하는 방법은 치아의 원형이 그대로 유지된 경우에 사용하며 치아를 삭제하기 전에 인상을 채득하고, 치아를 삭제한 후 인상체 내에 자가 중합 레진을 주입하고, 구강 내에 재적합시켜 임시 의치를 제작하는 방법으로 이 모든 과정이 치료실에서 행해진다. 교의치 경우에는 자가 중합 레진의 발열량이 많아 치수에 열적 자극을 줄 수 있으므로 작업모형 상에서 제작하는 것이 좋다. 왁스 등으로 외형을 형성하므로 치아의 결손 조건에 영향을 받지 않고 만족스러운 형태를 얻을 때까지 외형 수정이 용이하며, 영구 보철물을 제작하기 전에 치아의 형태를 숙지할 수 있다. 납형 형성에 의한 시간이 소요되며, 인상 채득을 위한 알지네이트, 고무 인상재 사용이 요구되는 단점이 있다.

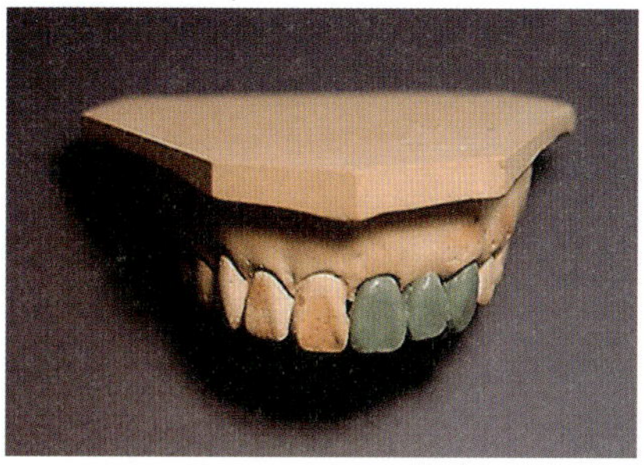

그림 12-7 진단 모형 상에 납형 형성

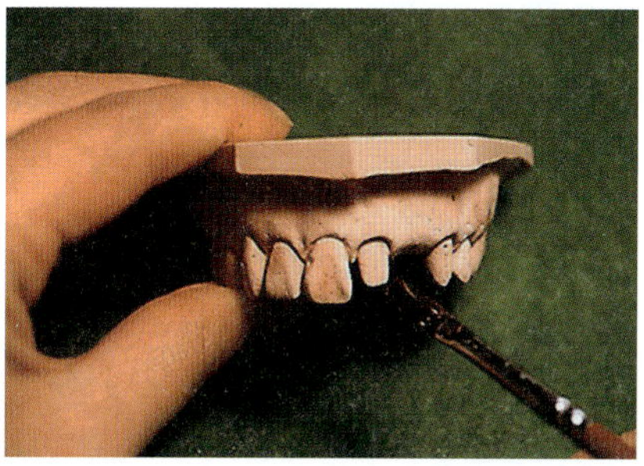

그림 12-8 납형 제거한 후 레진 분리제를 모형에 칠한다.

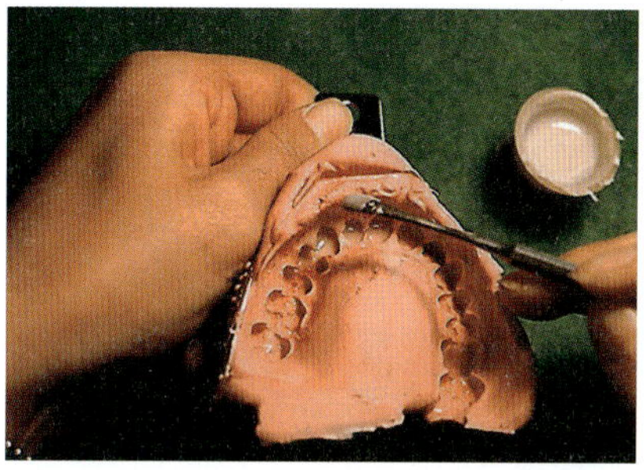

그림 12-9 자가 중합 레진을 인상체 내면에 주입

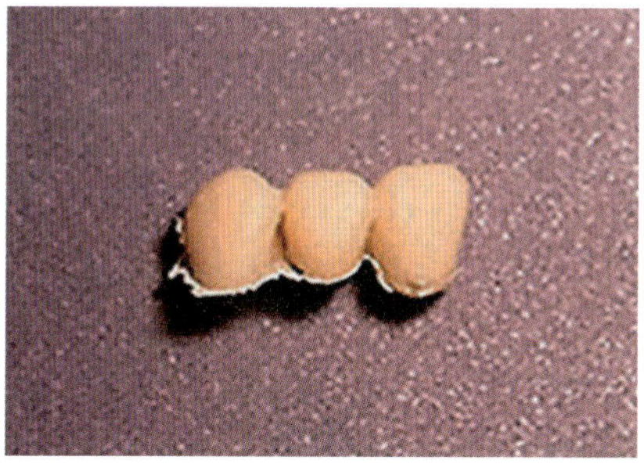

그림 12-10 모형에서 분리한 임시 교의치

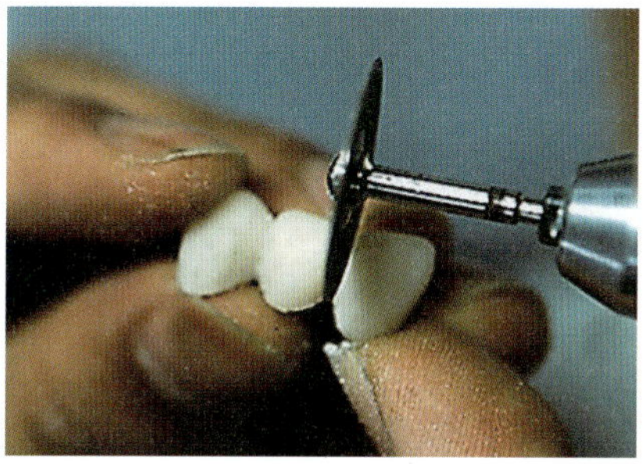

그림 12-11 과잉된 부위를 제거

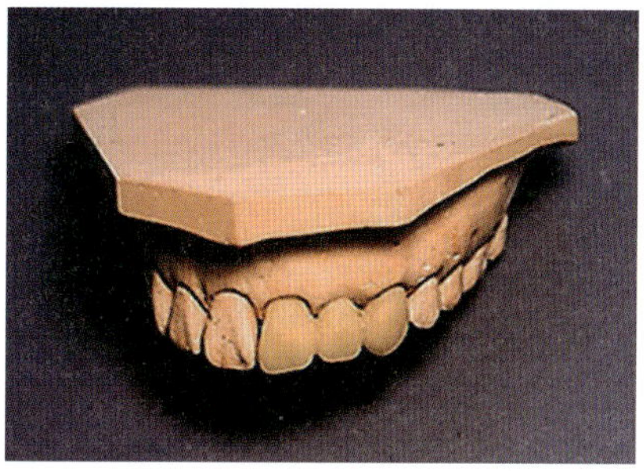

그림 12-12 외형 형성 완료

3) 수정한 모형을 진공 성형기(vacuum molding machine)로 복제한 후 외형을 형성하는 방법

진공 성형기를 이용한 임시 수복물 제작 방법은 임시 치관보철보다 임시 교의치보철 제작 시 유용하게 사용할 수 있다. 임시 교의치보철은 외형 형성이 어려우며 형태를 재현하는데 숙련된 기술이 필요하다. 그러나 진공성형기를 이용하여 제작하면 외형의 음형을 사용할 수 있으므로 숙련 기술을 요하지 않는다. 진공성형기와 같은 기구를 구입해야 하는 단점이 있다.

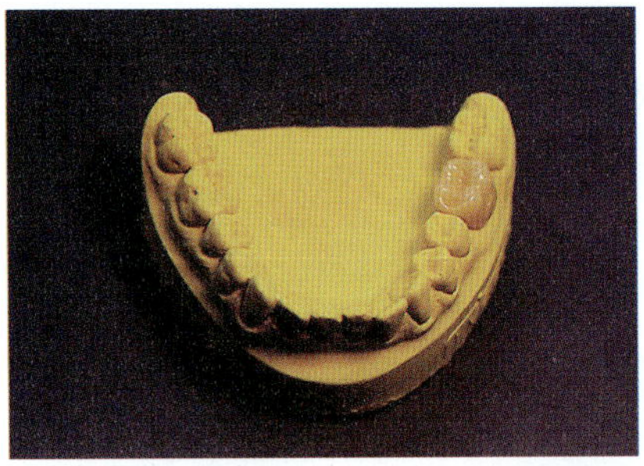
그림 12-13 결손 부위에 인공치를 배열한다.

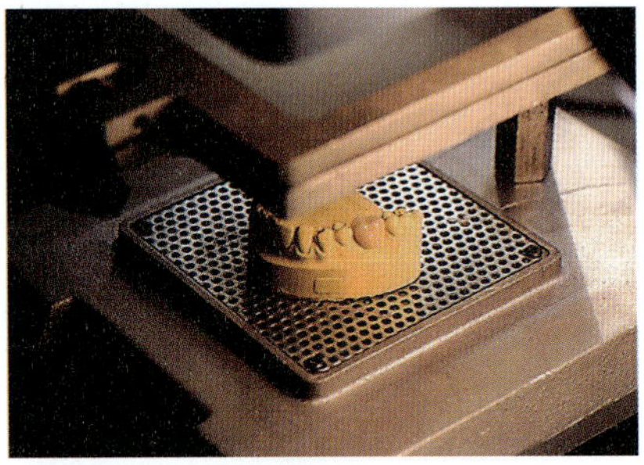
그림 12-14 진공성형기에 플라스틱 시트를 장착한다.

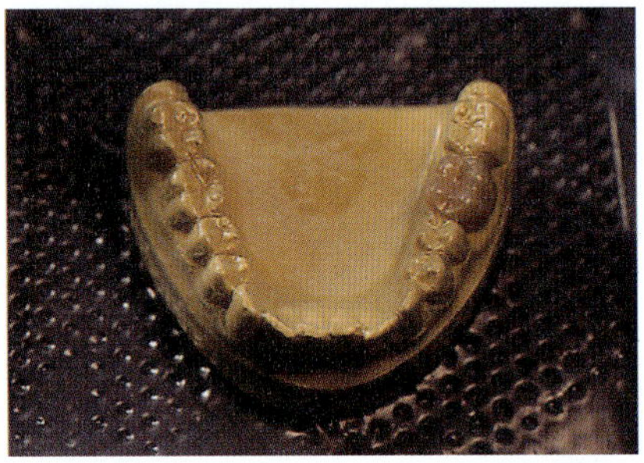
그림 12-15 가공치 및 인접치 부위 음형 제작

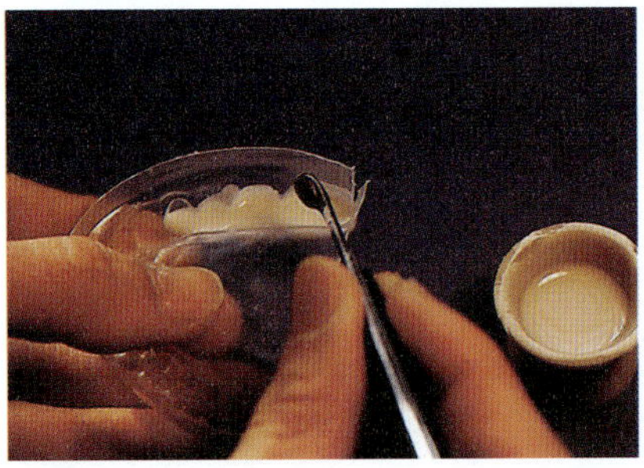
그림 12-16 플라스틱 시트 내면에 자가중합 레진 주입

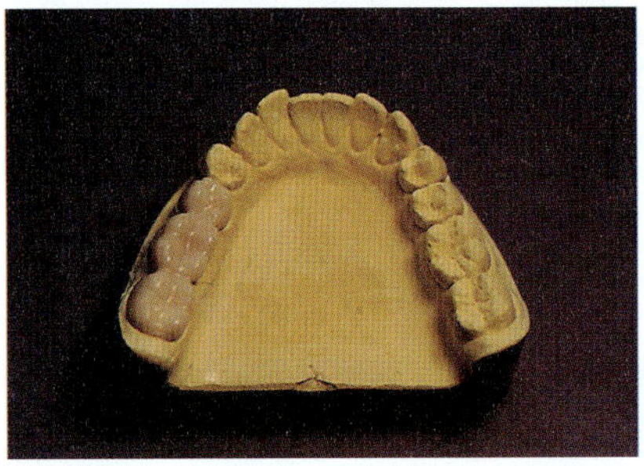
그림 12-17 연마 후 완성된 임시 교의치 수복물

4) 기성품 레진관을 이용한 제작 방법

심미적으로 중요한 전치부나 소구치 임시 치관에는 적절한 크기와 형태를 갖는 얇은 두께로 만들어진 폴리카보네이트 임시치관(polycarbonate temporary crown)이나 셀룰로스아세테이트 임시치관(cellulose acetate temporary crown)을 이용하여 임시 치관을 제작할 수 있다. 폴리카보네이트는 모든 기성 치관 중에서 가장 자연스러운 외형을 가지며, 치밀하고 단단한 표면을 갖는다. 셀룰로스아세테이트는 얇고 투명한 플라스틱 시트로써 외형 형성을 위한 음형으로 사용된다.

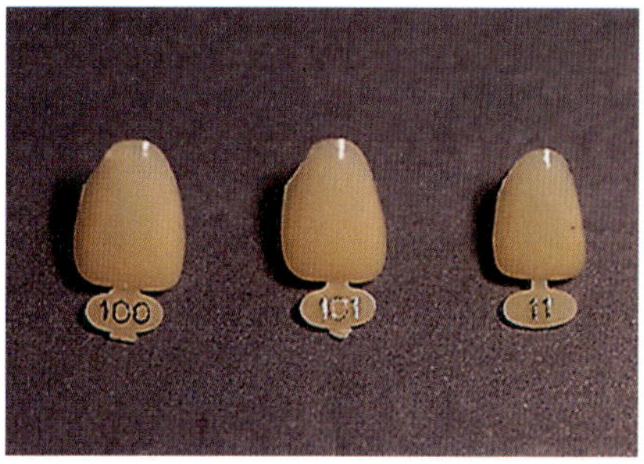

그림 12-18 다양한 인공치 종류

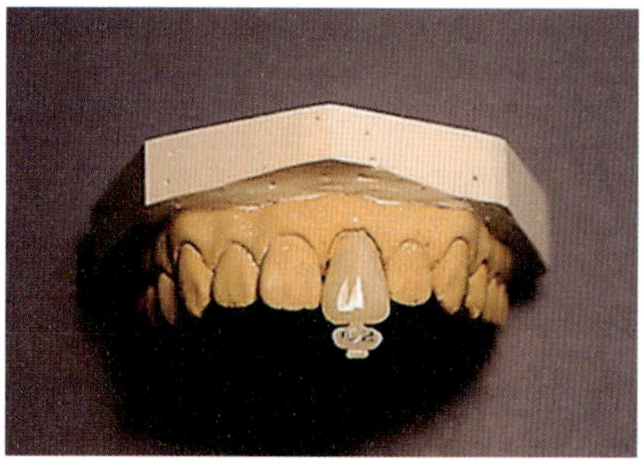

그림 12-19 인공치 선택

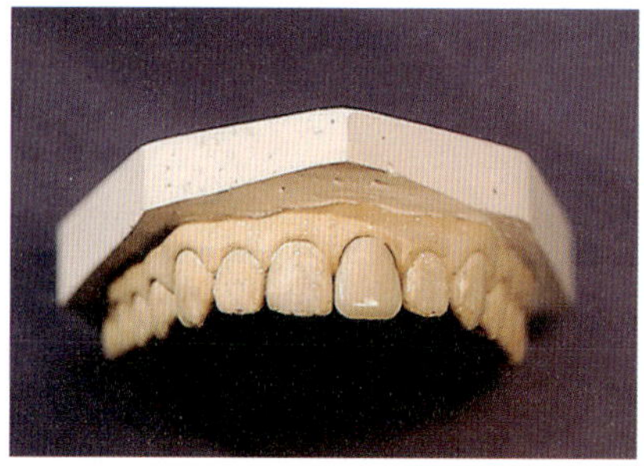

그림 12-20 치관 내면에 자가 중합 레진 주입한 후 완성된 임시 치관

5) 기성품 금속관을 이용한 제작 방법

알루미늄관, 주석-은관, 니켈-크롬관 등이 있으며 파절된 구치를 급하게 보호해야 하는 경우나 혼합 치열기의 유구치에 많이 이용된다. 니켈-크롬관(stainless steel crown)은 알루미늄 치관에 비해 내구성과 교합면의 형태가 해부학적으로 형성되어 있어 저작 효율성이 높다. 제작이 간단하고 특별한 장비가 요구되지 않으며 구강 내에서 제작 시 인상이나 모형이 필요없는 장점이 있다. 알루미늄관이나 주석-은관과 같이 비교적 무른 금속관의 미세한 교합 불일치는 대합치에 의해 자동 조절된다.

6) 기성 레진치와 자가 중합 레진를 이용한 제작 방법

기성 레진치와 자가 중합 레진을 이용하는 방법은 결손된 부위에 인공치를 조절하여 배열하고 지대치 부위는 만족스러운 색과 크기의 인공치를 선택하여 지대치에 맞도록 조절하여 맞춘 후 나머지 부위를 자가 중합 레진으로 채워 연결하는 기성레진치를 자가중합레진로 연결하는 방법이다. 순측은 기성 레진치를 이용하므로 표면의 기포가 없고 표면 활택도가 높아 심미성이 좋으며 외형 형성에 있어 특별한 기술이 요구되지 않은 장점 등을 가지고 있다.

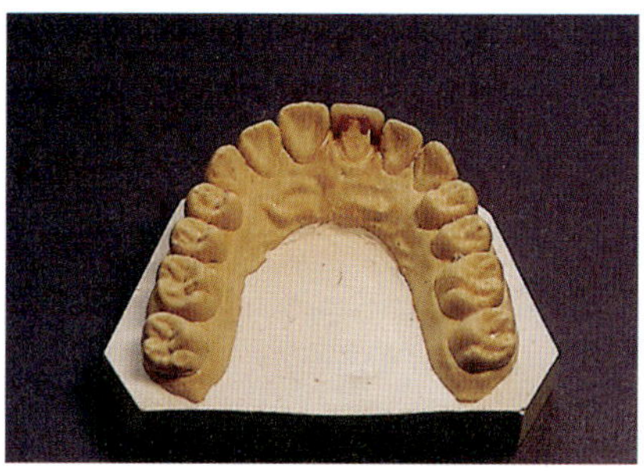

그림 12-21 인공치 설측을 삭제하고, 모형에 배열 및 고정

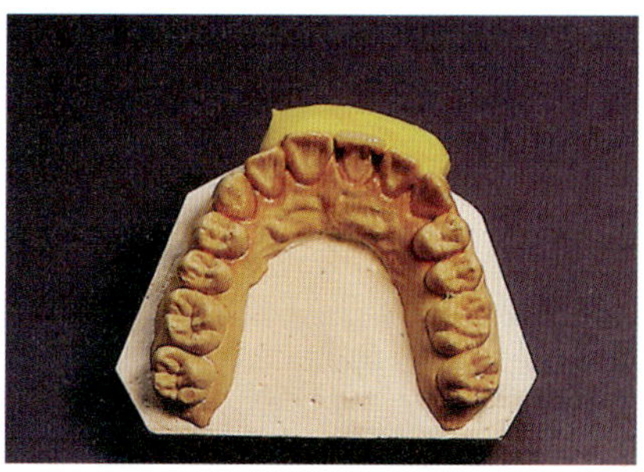

그림 12-22 순면에 경석고를 이용한 인덱스 (index) 제작

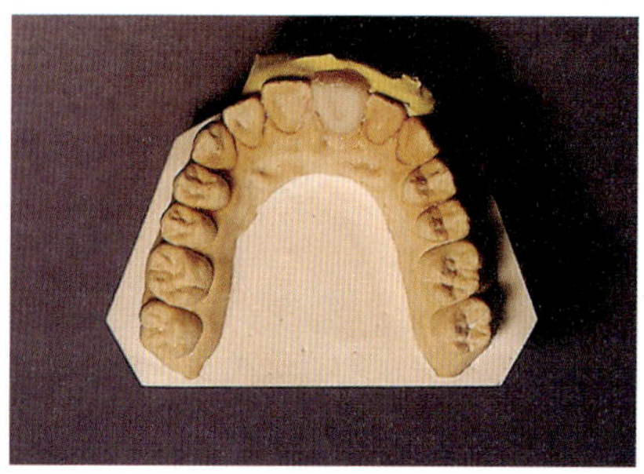

그림 12-23 설측 축성 완료

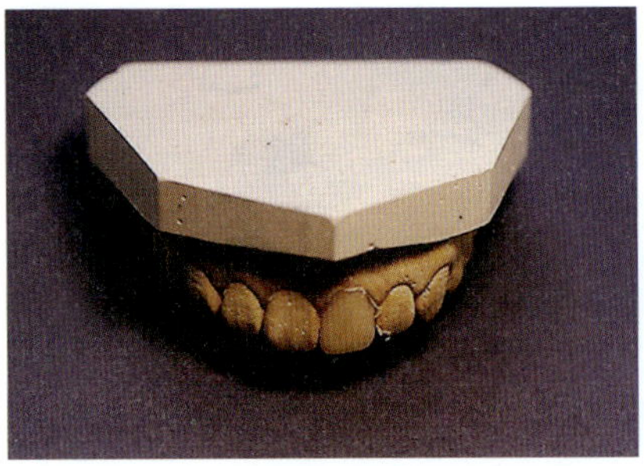

그림 12-24 경석고 인덱스(index)가 제거된 상태

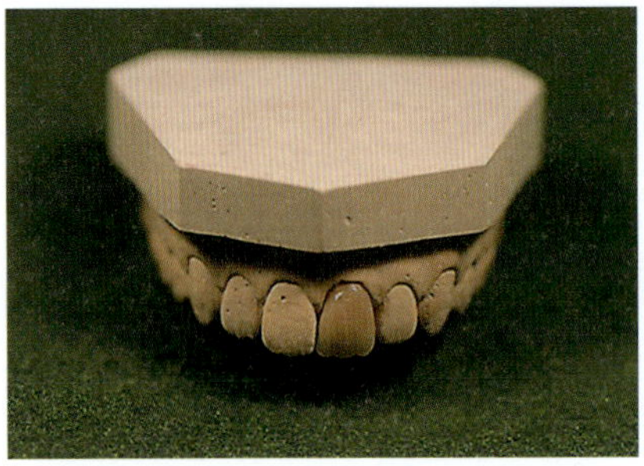

그림 12-25 완성된 최종 임시치관

13 부분 치관보철, 치근유지관 (Partial Veneer Crown, Post Crown)

13-1 부분 치관보철(partial veneer crown)

1. 부분 치관보철의 정의

강도와 유지에 영향을 주지 않는다면 지대치 형성 시 한 면이라도 보존하는 것이 이상적이다. 자연치질을 일부 건전하게 보존하고 나머지를 삭제하여 보철물을 피복하는 것을 부분 치관보철이라고 하며, 적용되는 범위는 협면이나 순면이 양호하거나 지지구조가 좋은 치아, 치아의 길이가 정상이거나 길고 튼튼한 치아, 상아질의 양이 충분한 치아 등이며, 금기되는 범위는 짧은 치아, 너무 작거나 순설의 두께가 너무 얇은 치아, 심한 우식증, 무수치, 치아장축(long axis relationship)이 나쁜 경우, 정확한 인접 구(groove) 형성이 어려운 치아 등이다. 부분 치관보철의 종류로는 3/4 crown, pinledge crown, 1/2 crown(onlay), MacBoyle retainer 등이 있다.

현재는 재료의 발전과 제작 방식의 디지털화로 금속을 이용한 전치부 부분 치관보철은 금속의 비심미성이 순측과 협측으로 나타나 제작 빈도의 감소로 나타나고 있다. 일부 치료를 시행하는 경우에는 컴퍼지트 레진으로 직접 filling하여 치료하거나 컴퍼지트 레진, 리튬다이실리케이트와 지르코니아를 이용한 접착성 보철로 치료 방법을 변경하기도 한다.

2. 부분 치관보철의 장단점

1) 장점

(1) 치질을 보존할 수 있다.

(2) 치은경계선(gingival finishing line)이 전부피복치관보다 적기 때문에 치주자극이 적다.

(3) 직접 볼 수 있는 시각변연(visible margin)이 있기 때문에 보철물의 완전장착 여부를 확인할 수 있다.
(4) 순면을 피복하지 않으므로 심미적인 보철물이 이루어진다.
(5) 피복되지 않는 면의 만곡을 원형대로 유지할 수 있다.
(6) 치수에 대한 자극이 적다.

2) 단점

(1) 전부피복이 아니므로 전부치관보다 유지력이 약하다.
(2) 노출된 변연의 길이가 길기 때문에 2차 우식증의 가능성이 많다.
(3) 변연이 길기 때문에 변연의 정확성을 기하기 어렵다.

3. 3/4 crown

1) 개 요

부분 치관보철의 가장 일반적인 형태이다. 정상적으로 3/4 crown은 순면을 제외한 모든 면을 금속으로 덮는다. 이 명칭은 전치에서는 절단연을 면으로 생각지 않으므로 4면이 되며 금관에 의해 3면이 피복되므로 3/4 crown이라 하고, 구치에서는 치아의 치관이 5면이므로 4/5 crown이라고도 한다. 3/4 crown은 전치와 소구치에만 국한해서 제작되며, 대구치에서는 극히 드물게 적용된다. 3/4 crown은 양쪽 인접면에 치축과 평행하게 유지구(retention groove)를 형성하여 유지를 얻게 된다.

2) 제작과정

통상적인 제작과정은 전부주조관(full cast crown)과 동일하므로 3/4 crown의 제작과정 중 유의할 점만을 설명하도록 한다.

(1) 지대치의 변연을 연필로 표시한다(그림 13-1). 3/4 crown의 변연 위치는 치은 상방에 존재하는 치은 연상 변연(supragingival finishing margin)이므로 정확하게 표시해야 한다.
(2) 분리제 도포 후 조각도로 인접면과 설면에 왁스업(wax up)을 행한다(그림 13-2). 유지구에 확실히 왁스가 첨가되도록 유의해야 한다. 근·원심 변연융선의 높이는 인접치와 같은 선상에 있어야 한다(그림 13-3).
(3) 변연은 매우 조심스러운 곳이므로 변연 왁스(margin wax)로 재형성하여 준다(그림 13-4).
(4) 외형이 형성되면 엄지손가락과 검지로 러버 밴드(rubber band) 등을 이용하여 다이에서 납형을 분리한다(그림 13-5).
(5) 주입선을 부착하고(그림 13-6) 통법에 의해 매몰과 주조를 행한다.
(6) 통법에 의해 다듬기와 연마를 행한다.
(7) 다이에서 러버 포인트(rubber point)로 변연을 연마할 때 다이가 삭제되지 않도록 주의한다.
(8) 광택을 내고 세척하여 완성한다(그림 13-7).

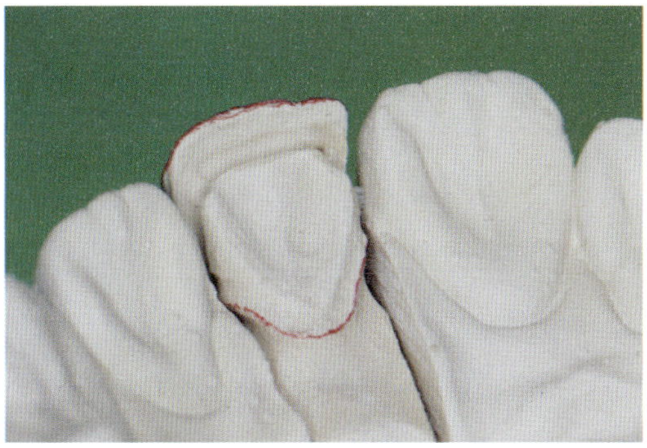

그림 13-1 변연(margin)을 연필로 표시

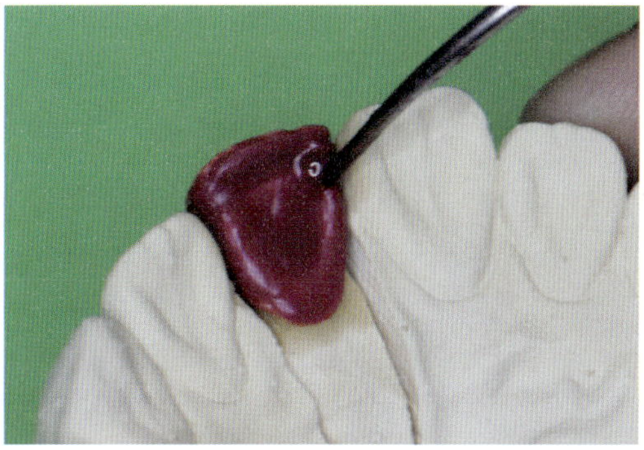

그림 13-2 분리제 도포 후 왁스업

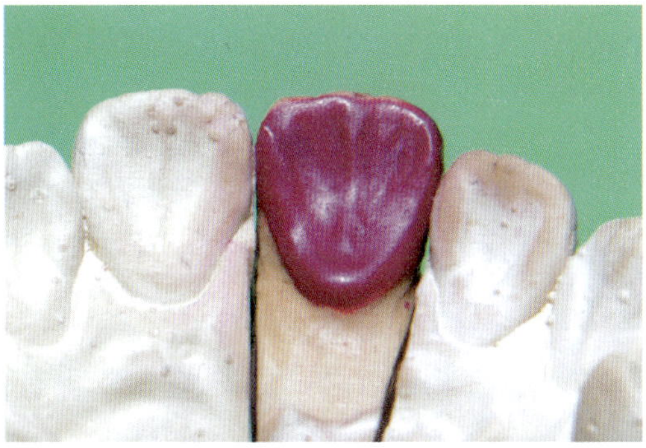

그림 13-3 인접치의 변연융선과 동일한 높이의 변연융선

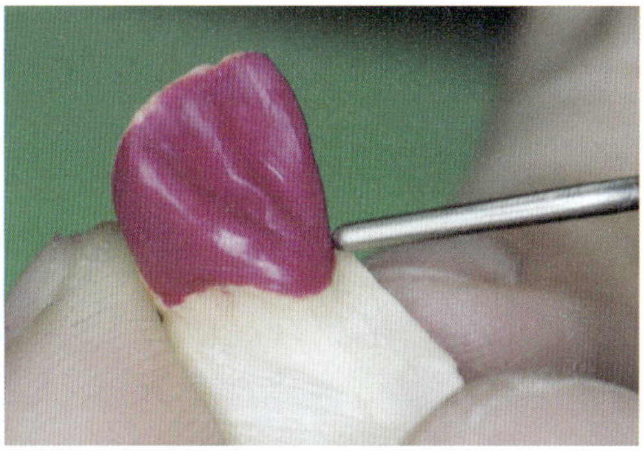

그림 13-4 변연(margin) 재형성

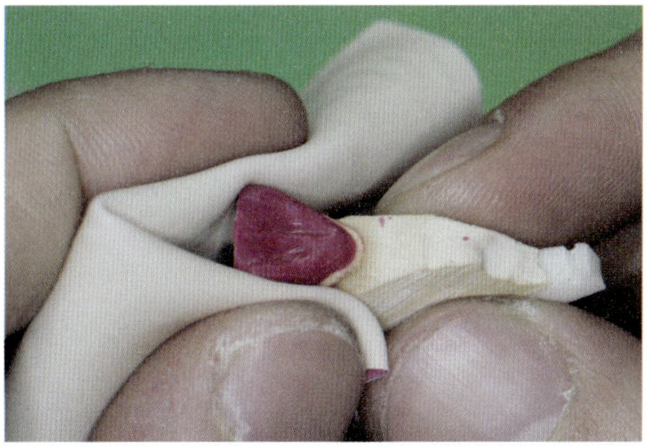

그림 13-5 러버밴드(rubber band)를 이용하여 납형 분리

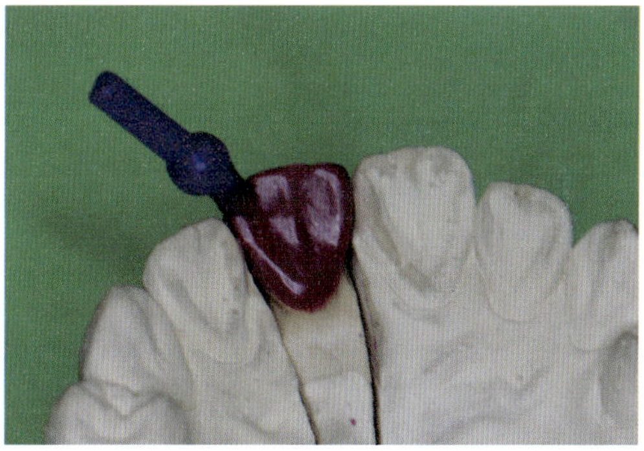

그림 13-6 주입선 부착

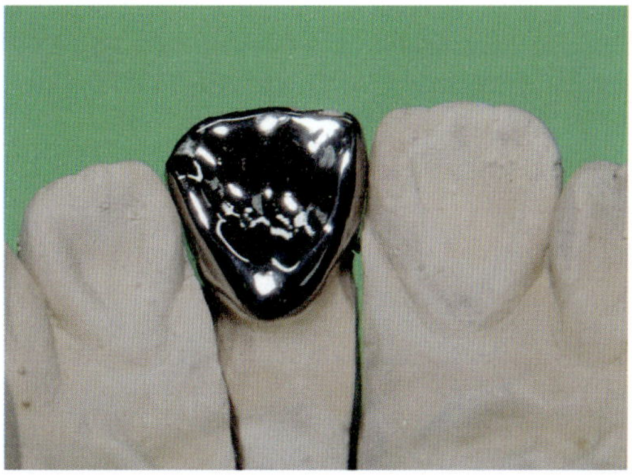

그림 13-7 완성된 3/4 crown

4. Pinledge crown

1) 개 요

Pinledge crown의 유지는 치아 내면의 넓이에 의해서가 아니라 깊이에 의해서 얻게 된다. pinledge crown은 전치의 설면과 인접면의 한쪽만을 피복한다. Pinledge crown의 지대치를 형성할 때 치질의 삭제가 매우 적다. 유지는 설면에 있는 3개의 pin에서 얻으며 pin들은 근심 순면각, 원심순면각, 치은 가까이에 있는 설면결절(cingulum) 부위에 존재한다. 이 pin hole의 깊이는 1.5~2.0mm로 모든 제작과정은 전부주조관 또는 3/4 crown의 제작과정과 동일하나 납형형성 시 pin hole을 납으로 재현시켜 주기가 어려우므로 드릴(drill)의 직경에 따라 크기가 맞는 플라스틱(plastic) 또는 왁스 핀(wax pin)이나 기성금속 핀을 사용하여 제작한다.

그러나 홀의 깊이가 깊지 않기 때문에 인레이 왁스(inlay wax)로 형성하는 것이 hole 안을 정확히 인기 할 수 있기 때문에 유지력 측면에서 바람직하다.

장점으로는 부분치관보철의 유지 장치로 금속의 노출이 적어 심미적이며 치질의 보존이 유효하나, 유지를 얻기 위하여 pin hole이 치수에 위해를 줄 수 있으며, 회전력에 대한 저항력이 약하고 제작이 복잡하며 3개의 pin hole을 서로 평행하게 지대치에 형성해야 하는 단점이 있다.

사용용도는 상악의 경우 결손 된 중절치 수복 시, 중절치와 측절치에 적용하며 측절치 결손시 견치와 중절치에 우식범위가 적을 경우, 인접구를 형성하기에 불충분한 치아를 지대치로 사용할 경우이며 금기사항으로는 보철물의 길이가 긴 경우, 회전력을 많이 받는 치아, 우식범위가 큰 치아, 순면에 우식이 발생된 경우, 절단교합 등이다.

2) 제작과정

(1) 지대치의 변연을 연필로 표시한다(그림 13-8). pinledge crown의 변연 위치는 치은 연상 변연(supragingival finishing margin)이므로 정확하게 표시해야 한다.

(2) 분리제 도포 후 끝이 뾰족한 조각도를 이용하여 인레이 왁스(inlay wax)를 충분히 녹여 hole의 밑 부분까지 채울 수 있도록 한번에 삽입한다(그림 13-9). 왁스가 녹기 전에 조각도를 빼낸다.

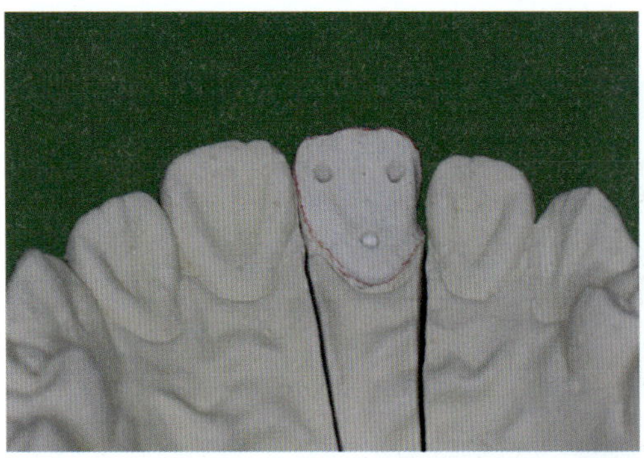

그림 13-8 변연(margin)을 연필로 표시

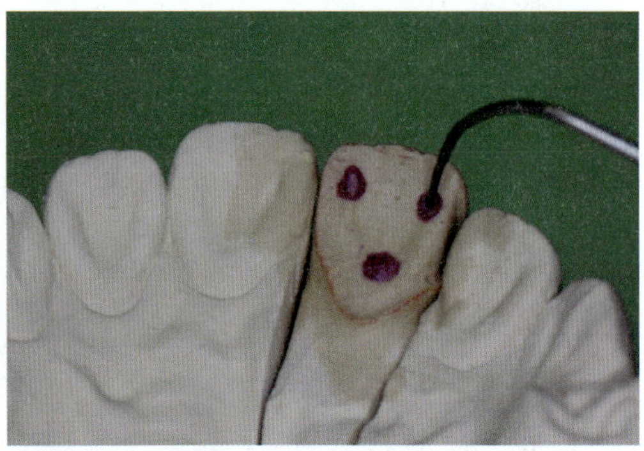

그림 13-9 분리제 도포후 hole의 밑 부분까지 한번에 왁스 삽입

(3) 인접면과 설면에 왁스업(wax up)을 행한다(그림 13-10). 근원심 변연융선의 높이는 인접치와 같은 선상에 있어야 한다(그림 13-11).

(4) 변연은 매우 조심스러운 곳이므로 변연 왁스(margin wax)로 재형성하여 준다(그림 13-12).

(5) 외형이 형성되면 엄지손가락과 검지로 러버밴드(rubber band) 등을 이용하여 다이에서 납형을 분리한다(그림 13-13).

(6) 통법에 의해 매몰하여 주조 후 연마하고 광택을 내어 완성한다(그림 13-14).

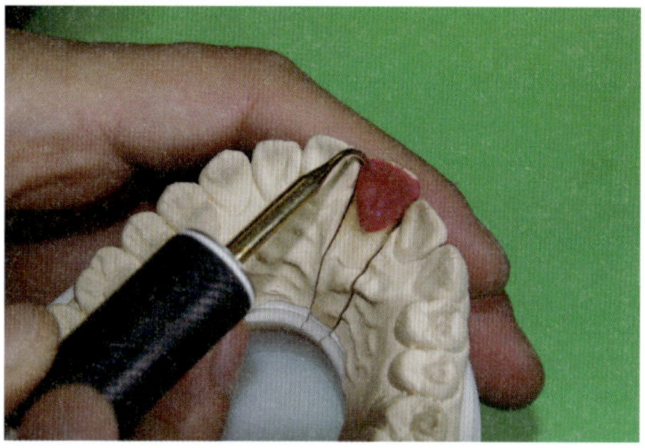

그림 13-10 왁스업(wax up)

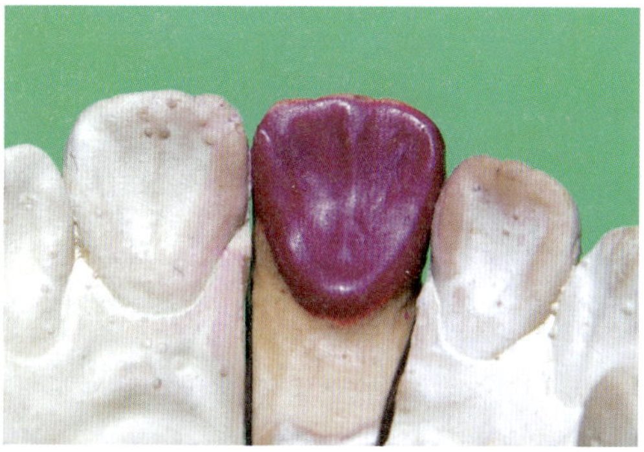

그림 13-11 인접치의 변연융선과 동일한 높이의 변연융선

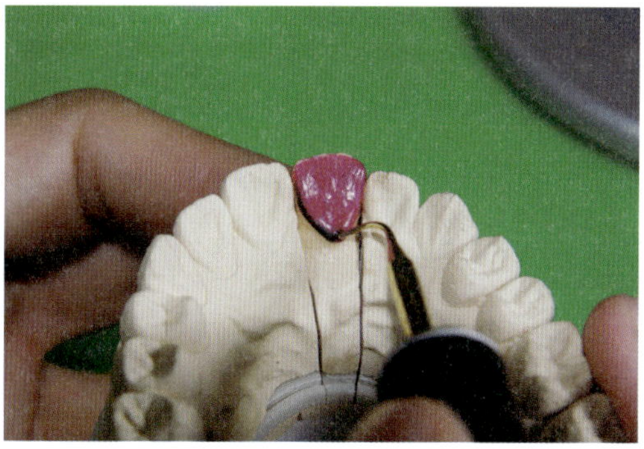

그림 13-12 변연(margin) 재형성

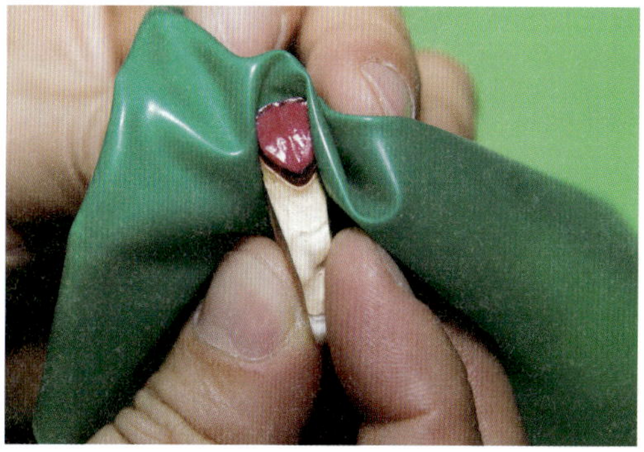

그림 13-13 다이에서 납형을 분리

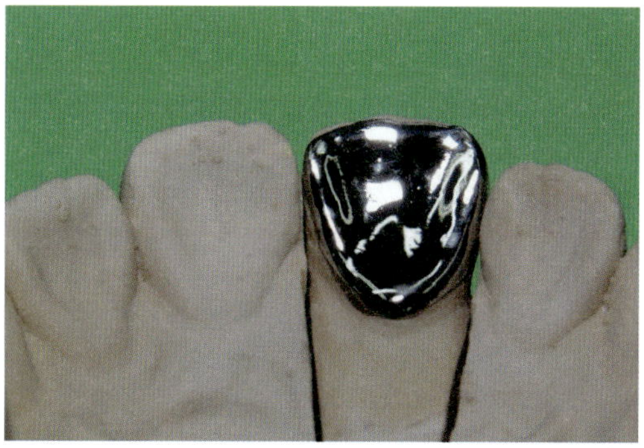

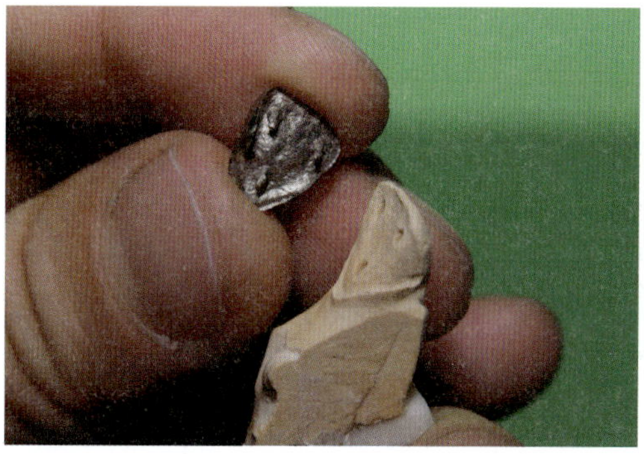

그림 13-14 완성된 pinledge crown

5. Macboyle retainer

모든 제작과정은 전부피복치관과 같으나 유의해야 할 것은 치관의 변연이 치은변연 외에 한 개의 절단과 두 개의 순면변연이 있어 그 부위는 우식 침해 부위이므로 정확도가 생명이다. 하악 4전치나 상악 측절치 에서는 인접면 구(groove) 대신에 순면 능각(line angle)에 구를 부여하여 여기서 유지를 얻는 일부치관의 일종이며 적응범위로는 치질을 많이 삭제할 수 없는 치아, 인접면 구를 줄 수 없을 때, 임시 교의치의 유지 장치, 유치, 미붕출 치아, 치수강(pulp chamber)이 큰 치아, young adult tooth 등이다. 금기사항으로는 치아가 아주 작아 삭제를 할 충분한 공간이 없을 때, 절단연이 얇을 때, 우식범위가 높은 치아, 절대적인 심미적 요구가 있을 경우 등이며 금속의 노출이 많다.

13-2 치근유지관 또는 합정치관(post crown or dowel crown)

1. 치근유지관의 개요

치아의 치질 결손이 많고 치수는 정상일 때 치수를 제거하고 완전히 근관치료(endodontic)한 후 근관(root canal)에 post hole을 형성하여 합정(post, dowel)으로 유지를 얻어 치관부의 형태 및 기능을 회복시켜주는 것으로 이와 같이 포스트(post)를 이용하여 제작하는 치관을 치근유지관(post crown) 또는 합정치관(dowel crown)이라 한다. 치근유지관(post crown)은 치근 내에서 유지를 얻으므로 강도가 높은 합금으로 제작되어야 한다. 교합압이나 외상적 힘이 가해질 경우 포스트post는 치근을 세로로 갈라지게 하는 원인이 될 수 있다. 이런 이유에 의해 치과의사는 치아를 삭제하여 지대치를 형성할 때 잔존하는 치아의 외면을 감싸는 금속의 collar를 얻을 수 있도록 형성을 해야 한다. 이 collar는 테를 두른 통 같은 역할을 하여 결합하는데 도움을 준다.

기저부와 치관 유지부를 금속으로 제작하는데 치관 유지부를 금속의 지대치 형태로 제작하여 이 위에 세라믹을 소성 용착시켜 만드는 방법도 이용되고 있다.

2. Two-piece의 장점

본래의 치근유지관(post crown)은 치관보철과 합정이 통합된 one-piece로 이루어진 보철물이지만 현대의 치근유지관(post crown)은 일반적으로 two-piece로 이루어져 있다.

Two-piece는 post와 치관보철을 분리하여 제작하므로 치근관에 의해 치관보철의 삽입로가 영향 받지 않는다. 근관치료를 한 치아를 지대치로 하여 제작하는 교의치의 경우 치근관의 방향과 교의치의 삽입로가 일치하지 않을 때가 흔히 발생한다. 이런 상황에서 one-piece로 치근유지관(post crown)을 제작하면 치근관의 방향에 대해 삽입로를 평행하게 변경해야 하고 또는 치근관의 방향을 교의치의 삽입로와 평행하게 변경시켜야 한다. 이런 경우 가장 효과적인 해결은 two-piece로 치근유지관(post crown)을 제작하는 것이다. 이렇게 되면 post의 방향이 교의치의 삽입로와 일치할 필요가 없다.

Two-piece로 이루어진 치근유지관(post crown)의 또 다른 장점은 치관보철을 어렵지 않게 post에서 철거하여 재 제작할 수 있다는 것이다. two-piece로 이루어진 치근유지관(post crown)의 세번째 장점은 보철물을 시적하고 시멘트로 합착하는 것이 용이하다. 치근관에 one-piece로 이루어진 치근유지관(post crown)을 장착할 때 힘에 대한 감각이 무디게 되어 너무 무리한 힘으로 삽입하여 치근이 파절되는 경우가 있다. 그러나 분리된 post는 저항에 대한 촉감이 예민하므로 위험성 없이 장착시킬 수 있다.

최근 post & core의 수복 재료는 다양하게 사용되며, 1- Custom made posts (gold or base metal alloys) 2- Prefabaricated posts(Metal (gold, stainless steel or titanium posts), Carbon fiber, Glass fiber, Quartz, Zirconia) 등이 존재한다. 일부에서는 지르코니아를 이용한 Custom made post를 제작하기도 한다.

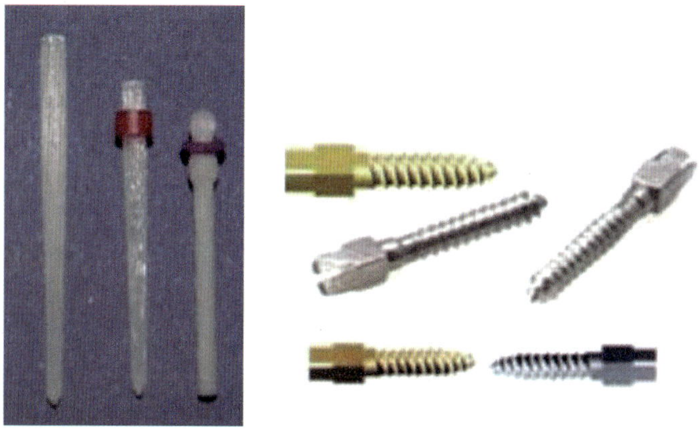

3. 적응사항

1) 우식이나 외상(trauma)에 의해 치관부위에 결함이 심한 경우
2) 지지구조가 좋은 잔여치근(root rest)
3) 기형치(malformed tooth)
4) 변색치(discolored tooth)
5) 전위치(displacement tooth)

4. 치근유지관의 설계

치근 유지관은 합정과 치관보철이 one piece(그림 13-15)로 되어 있는 것과 합정과 치관보철이 따로 제작되어지는 two piece(그림 13-16)로 설계된 2가지 형태가 있다.

One piece 설계 시는 post와 치관을 한번에 제작하고 two-piece 설계 시는 post와 치관을 따로 따로 제작한다. 치근 유지관은 치은 끝선과 같은 높이로 지대치를 삭제하고 치근관에 접착시켜 유지를 얻게 된다. 어느 경우이든 전부주조관 또는 금속세라믹관으로 제작한다.

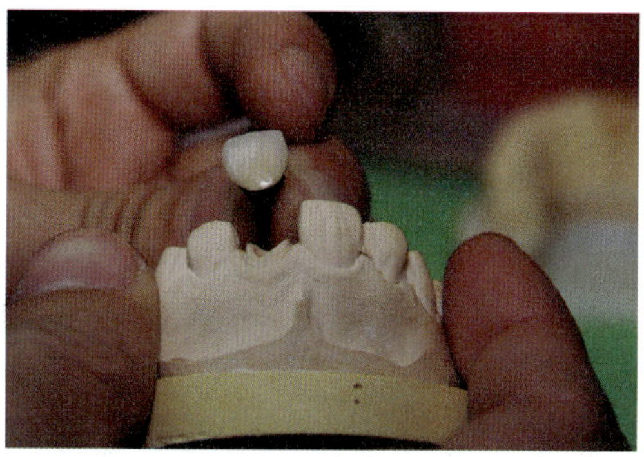

그림 13-15 합정과 치관이 one piece로 된 치근유지관

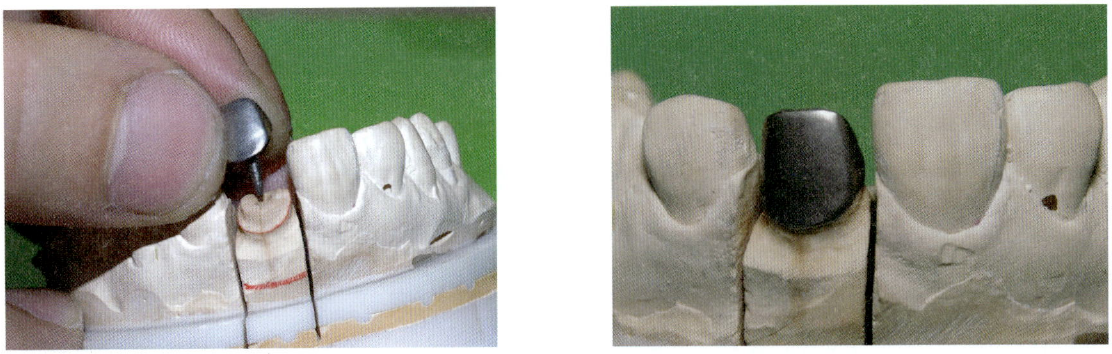

그림 13-16 합정과 치관이 따로 제작되어지는 two piece의 합정

5. 치근유지관의 post hole 형성

1) #7 tapered fissure bur를 사용해서 근관(root canal)에 post hole을 형성한다.
2) 위치는 치근 외형에 준해서 치근 중심부에 post hole을 형성한다(그림 13-17).
3) 형태는 정방형이 가장 이상적이다. 그러나 실제로 형성하기가 어려우므로 유선형(ovoid)으로 형성하고, 입구쪽에 계단을 형성해 주어 정방형을 형성해 주는데, 둥근 형태는 회전력에 대한 저항이 약하다.
4) 길이는 최소한 근관 길이의 2/3~3/4 정도로 한다.

치과의사의 치관부 삭제

치관부 삭제 시 가능한 한 많은 양의 치관부 치질을 남기는 것은 치은변연부 응력집중을 줄이기 위함이다. 주조된 금관이 잔존치질과 코어의 경계를 적어도 2mm 하방으로 360° 감싸줄 때 치아의 파절저항성이 높아진다고 하였으며, 치관제작을 위한 치아 형성 시 치질 축벽을 상실된 치경부 치질 쪽으로 연장해서 2mm 이상을 확보하는 것을 ferrule effect라고 하며 치아 파절을 예방한다.

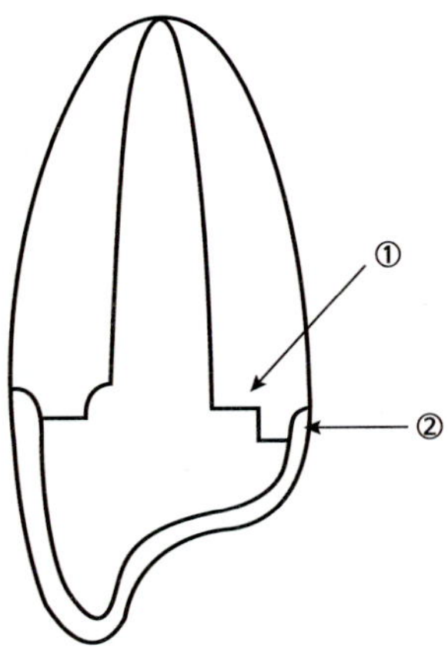

그림 13-17 포스트를 위한 치아 형성의 원리 ① 포스트의 과잉 삽입을 방지하기 위한 horizontal slop② Ferrule effect를 고려한 치아 형성을 통해 기능 시 치근파절 방지

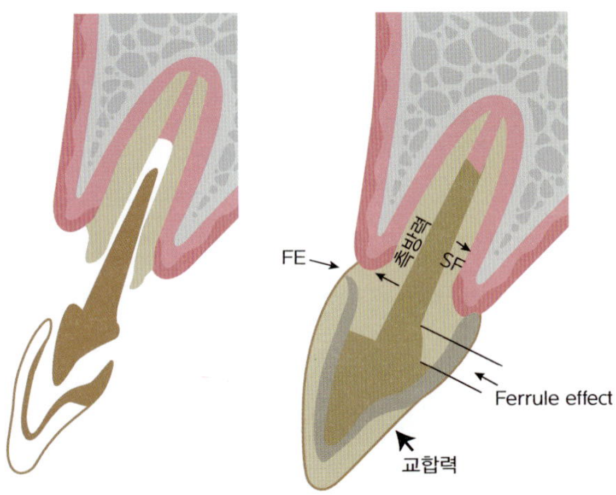

그림 13-18 치질이 부족한 치아에서 포스트 형성 시 ferrule effect를 부여하여 구조적 보존을 향상시킨다.

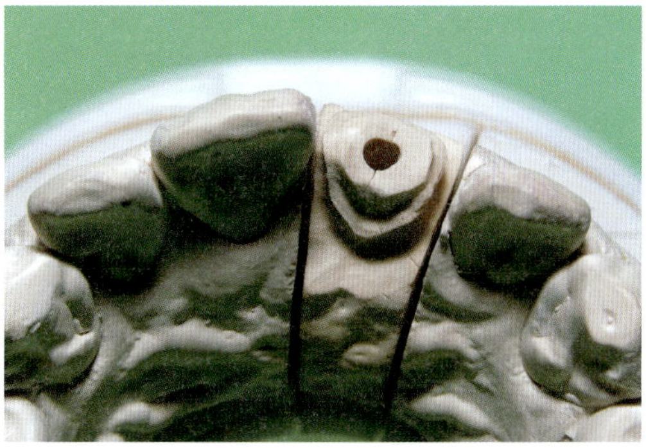

그림 13-19 치근 중심부에 post hole이 형성된 모형

6. 치근유지관의 제작과정(one-piece)

1) Post hole의 깊이를 측정하여 모형 상에 표시한다(그림 13-20). 이는 dowel pin 천공 작업 시 hole이 다치지 않도록 하기 위해서 이다.
2) 통법에 의하여 작업모형을 준비한다(그림 13-21).

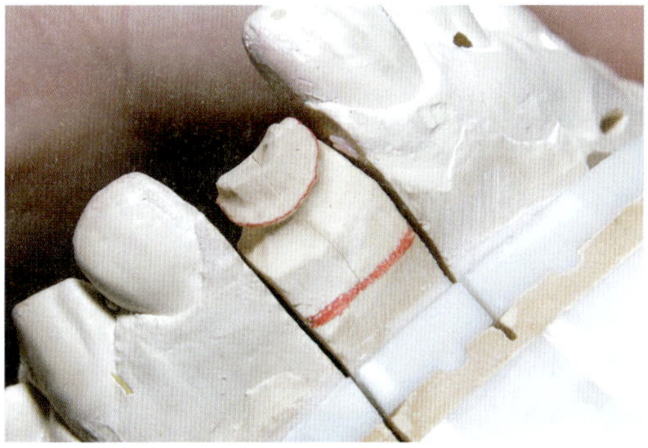

그림 13-20 Post hole의 깊이를 측정하여 모형 상에 표시

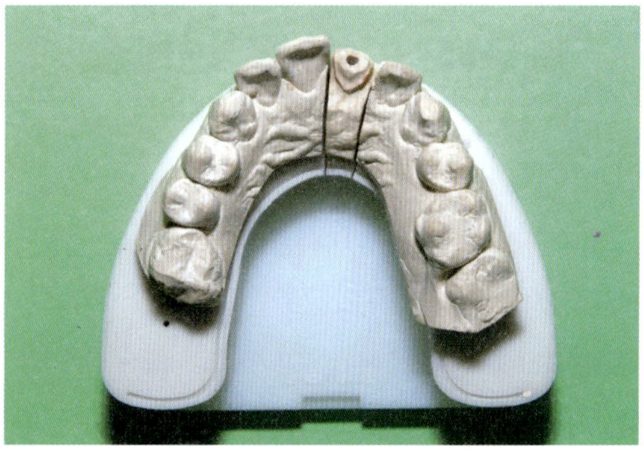

그림 13-21 통법에 의하여 준비된 작업모형

3) Post hole의 직경보다 작은 기성 post를 사용하여 적절한 길이로 자르고 다이 위로 충분히 연장시킨다(그림 13-22).
4) 다이에 분리제를 도포한다.
5) 왁스를 연화시켜 post hole에 주입시킨다. 이때 왁스는 적절한 조각도를 사용하여 주입시킨다(그림 13-23).
6) 기성 post에 열을 가해 post hole의 왁스 내에 주입시킨다.
7) 왁스가 굳은 후 제거하여 내면을 점검한다(그림 13-24).
8) 재 삽입 후 왁스를 첨가하여 치관 지대치의 형태로 형성한다(그림 13-25).

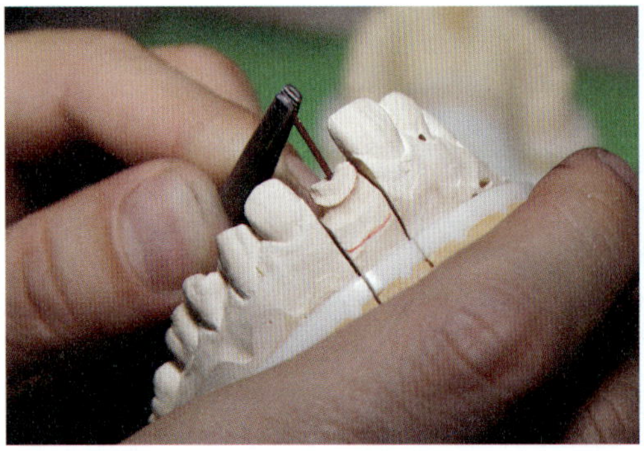

그림 13-22 Post hole의 준비

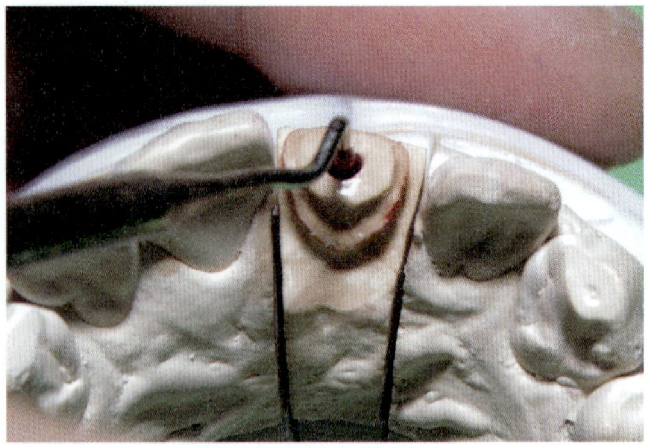

그림 13-23 왁스를 연화시켜 post hole에 주입

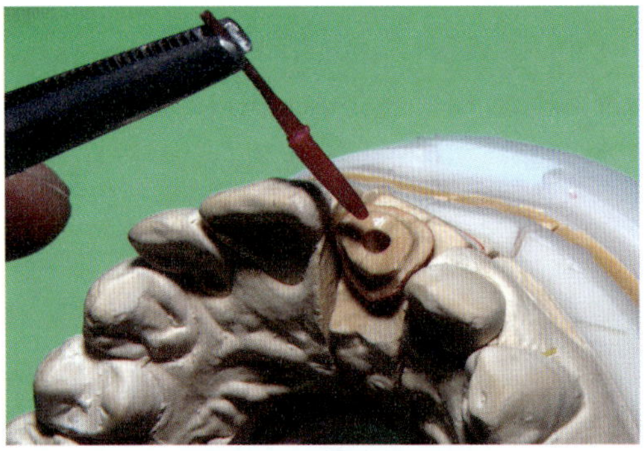

그림 13-24 왁스가 굳은 후 제거하여 내면을 점검

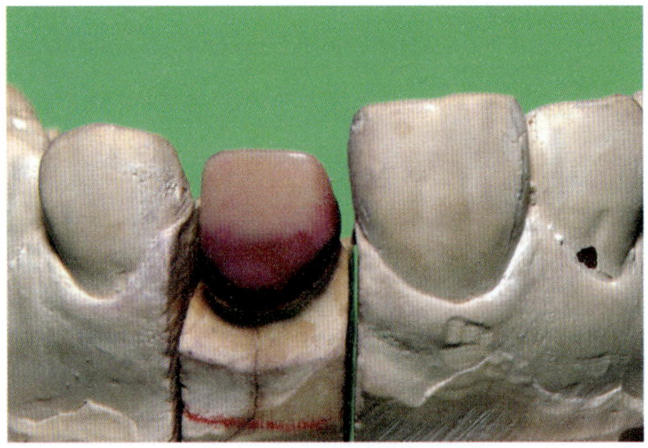

그림 13-25 재 삽입 후 왁스를 첨가하여 치관 지대치의 형태로 형성

9) 주입선(sprue)을 부착한 후(그림 13–26) 통법에 의해 매몰(investing)하고, 주조(casting)한다.

10) 통법에 의해 연마하여 완성시키는데, 이때 core의 연마(polishing)는 러버 포인트(rubber point)로 무광택 상태까지 행한다(그림 13–27).

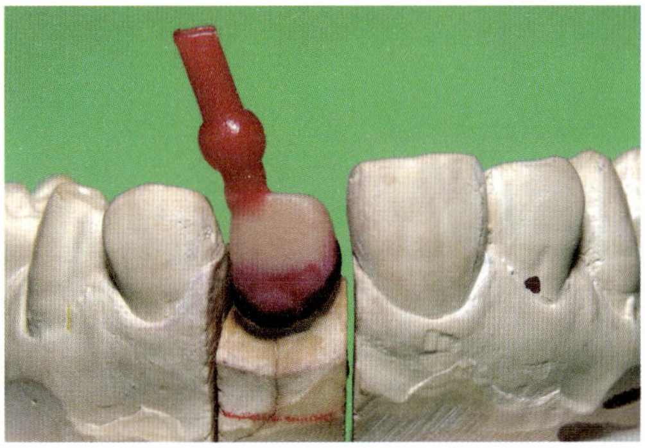

그림 13-26 주입선(sprue) 부착

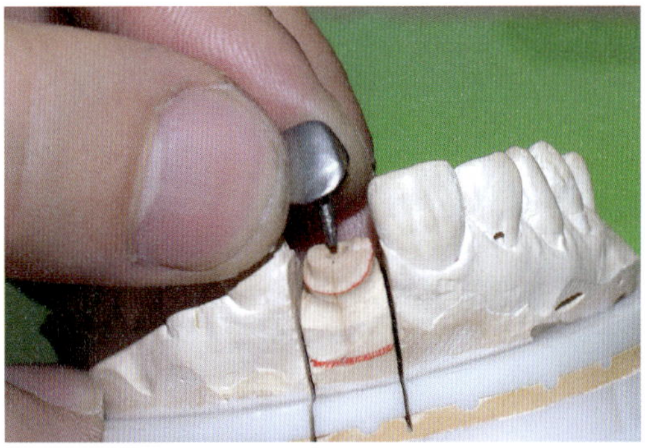

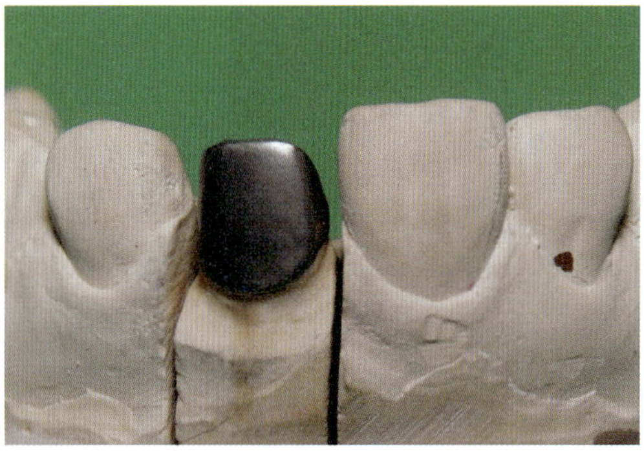

그림 13-27 통법에 의해 연마하여 완성

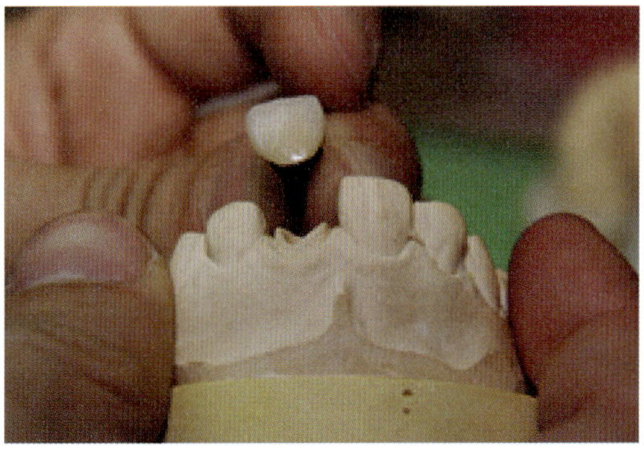

그림 13-28 합정과 치관이 one piece로 된 치근유지관

14 고정성 교의치 (Fixed Partial Denture or Fixed Bridge)

14-1 고정성 교의치의 개념

고정성 교의치(fixed partial denture, fixed bridge)는 치관보철의 한 종류로 유지장치(retainer)와 가공치(pontic) 그리고 이들을 연결하는 연결부(connector)로 구성되어 있다.

고정성 교의치 일명 브릿지(bridge)는 치아가 하나 또는 그 이상 결손되었을 때 결손된 치아부위를 복원시킨 가공치와 결손치 전 후방의 치아를 삭제하여 회복시킨 유지장치를 납착(soldering) 또는 주조(one piece casting) 방식으로 연결하여 제작한 치관보철물이다.

고정성 교의치는 잔존 자연치에 접착되어 유지를 얻기 때문에 고정성 교의치의 형태와 회복시켜 줄 결손치의 수에는 분명한 한계가 있다. 즉 무치악이나 원심 쪽이 무치악인 원심 유리단과 같은 증례에서는 적용할 수 없다. 결론적으로 가공치는 근심과 원심 양쪽 끝에서 제작된 유지장치에 의하여 지지를 얻을 수 있도록 설계되어야 한다는 것이 고정성 교의치 설계의 기본 원칙이다.

하나의 유지장치에 외팔보(한 쪽 고정) 교의치(cantilevered bridge)를 제작해야 하는 경우가 있는데 이때는 회전력(rotational force, torque)에 의해 지대치에 스트레스가 집중된다. 이 해결 방법으로 연결부 부위에 가동식 어태치먼트(movable attachment)를 부착하여 지대치에 가해지는 스트레스를 분산시키는 방법과 지대치 2개를 삭제하여 유지력을 증대시키는 방법이 있으나, 이는 원심유리단(치아 결손부)의 길이와 주 유지를 얻는 지대치 치근부의 상태에 따라 결정한다.

치아와 결손부가 반복되는 긴 치관보철물 내에서는 근 & 원심 결손부 사이에 지대치로 사용할 치아가 존재할 수 있는데 이런 치아를 중간 지대치(intermediate abutment)라고 한다.

고정성 교의치의 연결부는 보통 납착이나 주조에 의해 고정성(fixed)으로 제작되나, 임상적으로 치아를 발치한 후 오래 방치할 경우 잔존치아가 발치하여 생긴 빈 공간으로 경사되어 고정성 교의치를 장착시킬 삽입로를 찾기 어려울 때가 있다. 이 경우에는 한쪽은 비고정성 연결부로 제작하거나, 이중치관(telescopic crown) 형태로 설계하여 교의치의 삽입로를 인의적으로 만들어주는 반고정성(semi-fixed), 가철성(removable), 가철성-가동성(removable-movable) 형태로 제작할 수 있다.

고정성 교의치는 치아 결손부위를 인공대치물인 가공치로 회복시켜줌으로써 교합 관계를 유지하고, 인접치와의 접촉을 유지하고, 치아의 동요를 방지하고, 치주질환을 막으며, 치아의 지지 조직을 보호 & 보존하는 역할을 한다.

치과임플란트 치료의 대중화와 CAD/CAM 시스템의 발달은 교의치 제작에 있어 기존 개념과 조금 다른 부분들이 나타난다. 치과임플란트는 기존 교의치의 영구적인 접착보다 다양한 방식의 고정방식을 사용하고, 특히 임플란트 교의치는 관리를 위한 착탈을 수행할 수 있도록 임시접착제나 스크류를 활용하여 고정한다. 이러한 특징으로 임플란트 교의치의 가공치는 변형 형태가 나타나므로 치료 방식과 부위, 재료에 따라 가공치 치은 접촉부를 포함하여 치과의사와 적절하게 논의 후 제작해야 한다.

14-2 고정성 교의치의 분류

1. 가공치의 위치에 의한 분류

1) 중간교의치(intension bridge)

일반적으로 많이 사용되는 교의치로 가공치 양측에 유지장치가 있는 것을 말한다.

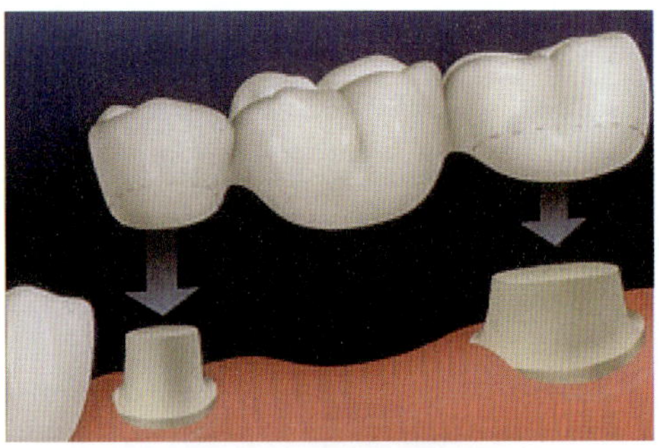

그림 14-1 중간교의치

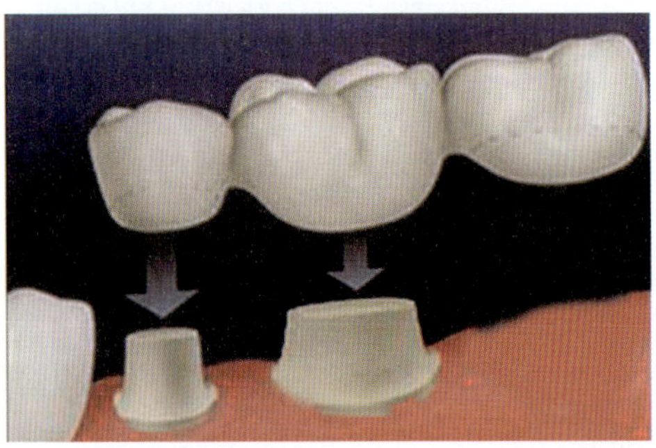

그림 14-2 연장(외팔보) 교의치

2) 연장(외팔보) 교의치(extension bridge, cantilever bridge, suspended bridge)

결손 부위의 후방에는 치아가 없고 전방에만 치아가 있을 경우, 그 전방치 만을 지대치로 사용할 경우를 말한다. 연장 교의치는 가능한 한 사용치 않는 것이 원칙이며 부득이 사용해야 할 경우는 교합을 제대로 회복시켜 줄 목적보다는 대합치의 정출(elongation)을 방지하기 위해 가공치를 작게 형성하는 방법을 택한다. 외고정받침 교의치라고도 한다.

[예] (1) 상악 측절치 결손시 견치를 지대치로 이용

(2) 상·하악 제3대구치가 이미 상실되어 있고, 제2대구치가 소실되어 이를 보철해 줄 경우 상악 제2대구치의 정출을 방지하기 위해 하악 제1대구치를 지대치로 이용

(3) 하악 제1소구치의 결손시 제 2소구치 및 제1대구치를 지대치로 이용.

2. 보철 부위에 의한 분류

1) 단순교의치(simple bridge)

(1) 전치부 교의치(anterior bridge)

(2) 구치부 교의치(posterior bridge)

2) 복합교의치(compound bridge)

전치부와 구치부를 포함하는 교의치 또는 두 개 이상의 단순 교의치가 포함되는 경우

3. 연결부(connector)의 형태와 교의치 유지에 따른 분류

1) 고정성 교의치(fixed bridge)

유지장치와 가공치를 납착 또는 주조에 의해서 연결 & 고정하여 교의치의 3 구성요소가 완전 고정된 형태의 교의치를 말한다(그림 14-3).

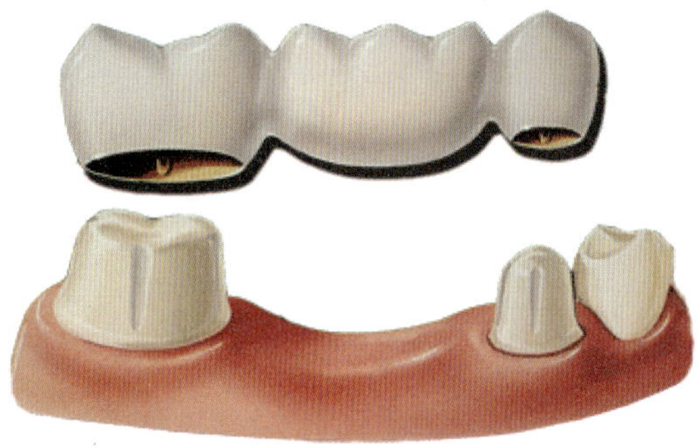

그림 14-3 고정성 교의치

2) 반고정성 교의치(semi-fixed bridge)

고정성 교의치의 일종으로 한쪽은 유지장치와 가공치를 납착 또는 주조로 연결 고정하고 다른 한쪽은 dove-tail occlusal rest 또는 subocclusal rest(star-cast ball socket joint), lingual rest 등을 사용하여 가철성으로 연결하여 고정성과 가철성이 양립하는 형태의 교의치를 말한다(그림 14-4).

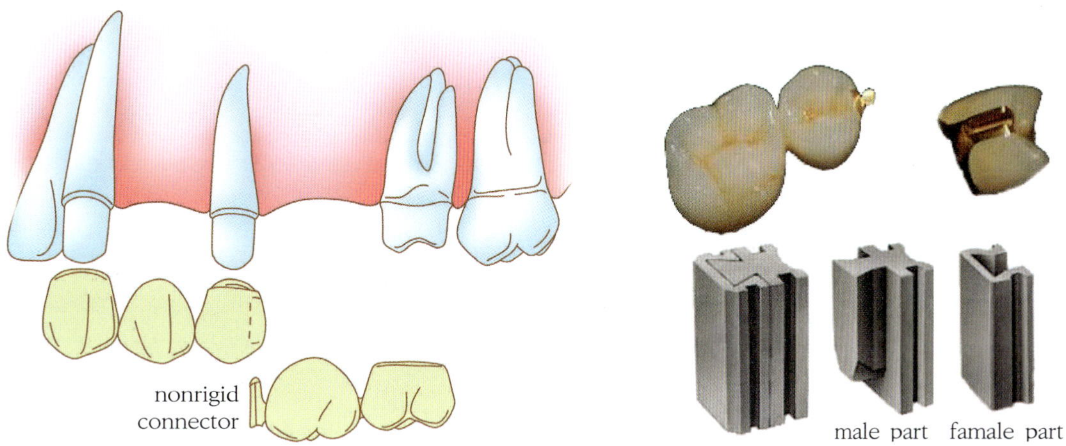

그림 14-4 반고정성 교의치

반고정성 교의치의 적용범위는

(1) 지대치의 삽입로가 현저히 다른 경우
(2) 전치부와 구치부 치열이 결합된 경우
(3) 지대치의 교합분담 능력이 극단적으로 다를 경우 등이다.

3) 가철성 교의치(removable bridge)

외관이나 저작기능은 고정성 교의치와 동일하나 연결부 부위를 어태치먼트나 이중치관(telescopic crown) 형태로 설계하여 환자가 수시로 착탈할 수 있는 형태의 교의치를 말한다(그림 14-5).

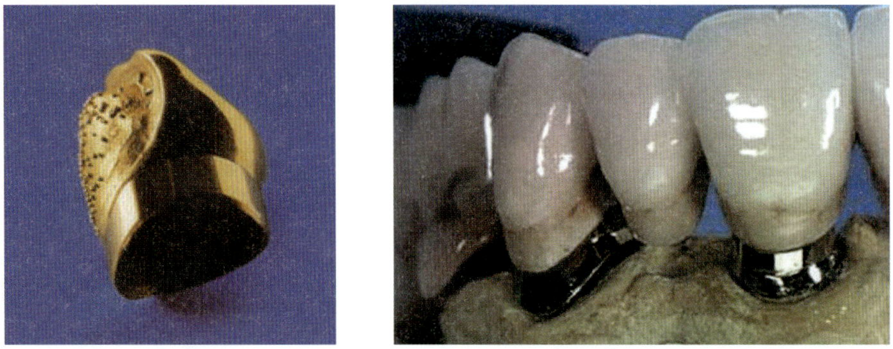

그림 14-5 A; 가철성 교의치(이중치관)

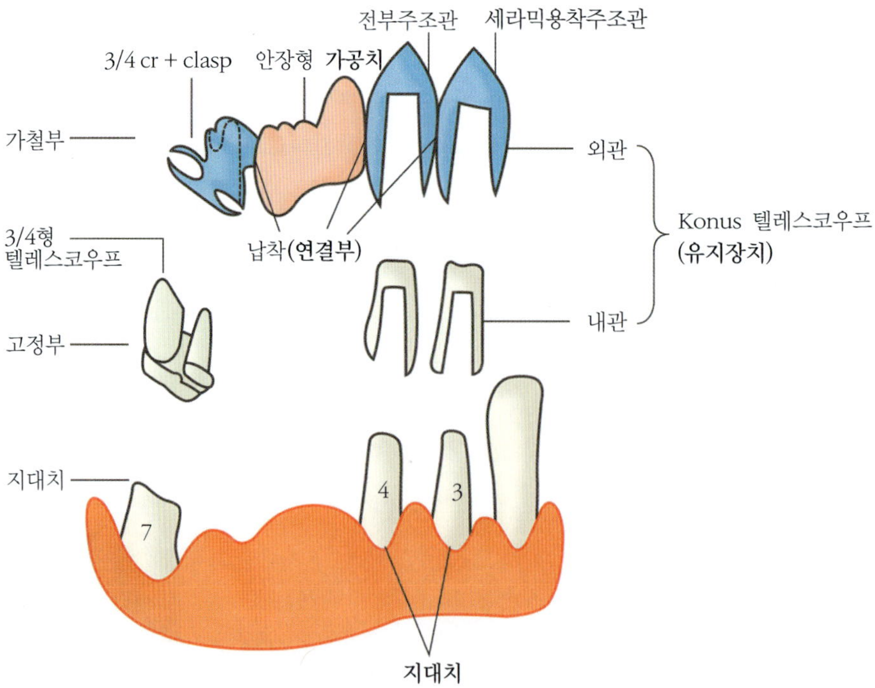

그림 14-5 B; 가철성 교의치의 설계

4) 가동성-가철성 교의치(movable-removable bridge)

가철성 교의치와 동일하게 환자가 수시로 착탈할 수 있을 뿐만 아니라 연결부 부위에 가동성 어태치먼트를 부착하여 저작하는 동안 가공치 부위나 보철의 일부분이 움직여 이로 인하여 압장치(stress-breaker)의 효과를 얻을 수 있는 교의치를 말한다(그림 14-6).

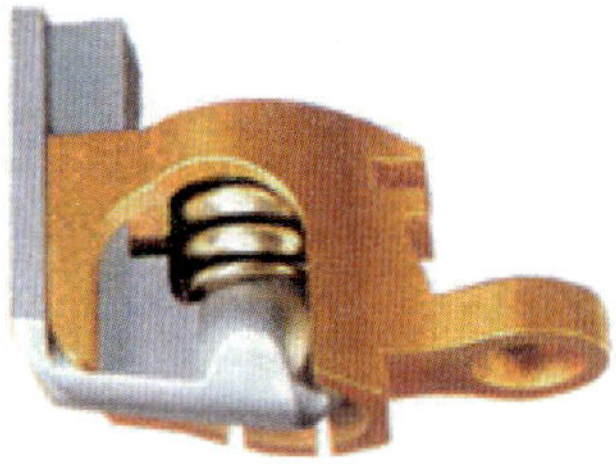

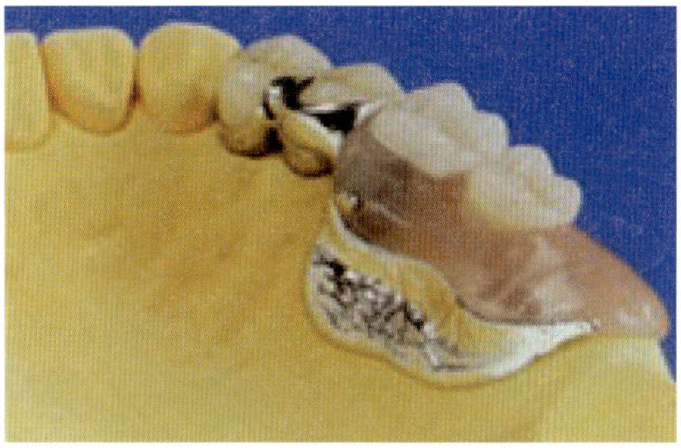

그림 14-6 가동성-가철성 교의치(Dalbo shoulder attachmen)

14-3 고정성 교의치의 기본성질

1. 고정성 교의치가 가져야 할 요구조건

지지구조(치근부)가 교합압에 견딜 수 있어야 하며, 저작력으로부터 지대치를 보호하기 위한 치관 형태를 갖추어야 하고, 치은상태를 정상으로 유지할 수 있는 형태, 교합 회복, 기능 회복, 치수 보호, 지대치의 우식 조절, 해부학적 치아형태 회복할 수 있어야 한다.

2. 교의치 설계 시 고려해야 할 중요한 여섯 가지 요소

1) 결손 치아수
2) 잔존 치수상태
3) 교합상태
4) 치조골 흡수상태
5) 환자의 연령
6) Ante's law

고정성 교의치 제작 시 지대치의 치근면적은 가공치로 대치될 치아들의 치근면적과 최소한 같거나 더 넓어야 한다(Johnson).

표 14-1

Root Surface Area(mm^2)	Maxillary	Mandibular
1. Central Incisor	204 (10%)	154 (8%)
2. Lateral Incisor	179 (9%)	168 (9%)
3. Cinine	273 (14%)	268 (15%)
4. Ⅰ Premolar	234 (12%)	180 (10%)
5. Ⅱ Premolar	220 (11%)	207 (11%)
6. Ⅰ Molar	433 (22%)	431 (24%)
7. Ⅱ Molar	431 (22%)	426 (23%)

〈Jespen(1963) reported average measurements of root surface areas that can be used to calculate the abutment to pontic ratio〉

3. 고정성 교의치의 적응 사항

1) 지대치가 적절한 분배 상태로 되어 있을 것

결손부위 전후방에 지대치가 있어야 하며, 결손치가 5개 이상일 경우 중간 지대치가 필요하다.

2) 건강한 지대치(healthy abutment tooth)

지대치의 지지구조가 건전하고, 지대치는 생활치수(vital pulp)로 우식은 완전히 제거, 연조직은 정상조건이며, 지지구조는 지대치의 치관과 치근의 단면적이 최소 1:1.5가 되어야 하는 ante's law를 만족시켜야 한다.

4. 고정성 교의치의 금기사항

보철물의 길이가 너무 길어 지대치가 지나친 하중을 받을 경우, 치아가 미붕출된 청년기 악궁, 교의치 장착으로 교합력에 의해 주위조직에 위해가 될 경우, 유전기 현상(galvanism)이 너무 심하여 생활치수에 위해를 줄 우려가 있을 경우, 치조골의 결함이 심할 경우, 치아가 수직 방향에서 25~30°이상 경사질 경우가 금기사항에 해당하며, 교의치 제작보다 다른 치료를 고려해야 한다.

5. 치아 결손을 방치할 때 초래될 수 있는 결과

주위치아의 위치 변경(drifting, tilting), 저작률의 감소, 대합치의 연신, 지지조직의 파괴와 치주질환 야기, 접촉점의 유지 상실, 순면표정의 변화, 정신적 건강의 변화, 악관절의 변화가 나타날 수 있다.

6. 고정성 교의치의 탈락요소

불충분한 치아삭제로 금속 주조체의 결함, 부적절한 납착 결함, 지지구조의 약화로 지대치의 동요, 잘못된 접과 접착제의 용해, 변연적합의 부정확, 이차 우식증(secondary caries), 지대치의 과도한 삭제로 유지가 충분치 못할 경우에는 교의치가 탈락할 가능성이 높다.

7. 교의치 장착 시 불안정한 요인

부정교합과 조기접촉, 교합면의 과대크기, 치간공극(embrasure)의 형성이 부적절, 생리적 만곡도가 부적절(overcontouring, undercontouring), 삽입로가 일치하지 않을 때, 납착의 위치가 부적절, 접촉점의 위치가 부적절, 변연의 부적합, 가공치가 치은 변연을 압박하는 상태로 장착된 경우에는 교의치 장착에 불안정한 요인이 된다.

14-4 고정성 교의치의 구성요소(그림 14-7)

1. 지대치(abutment)

가공치의 양단 또는 중간에 교의치를 지지하는 치아 또는 치근을 말하며 특수한 경우를 제외하고 지대치는 가공치의 양단에 최소한 한 개씩 있어야 한다.

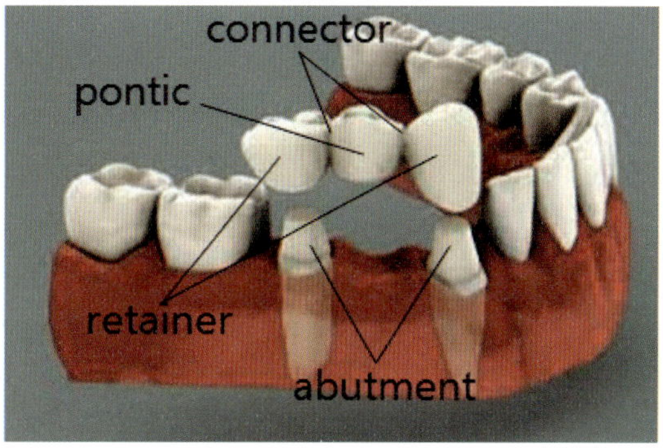

그림 14-7 고정성 교의치의 구성요소

2. 유지장치(retainer)

교의치를 지대치 위에 결합시켜 유지 & 고정시켜 주는 역할을 하는 치관보철물로 지대치의 형태, 기능, 심미성을 회복해 줄 뿐만 아니라 지대치와 그 지지조직에 가해지는 위해작용을 막아주는 역할도 한다. 유지장치라고도 한다.

3. 가공치(pontic)

상실된 치아의 기능을 회복해주는 인공대치물이다.

4. 연결부(connector)

유지장치와 가공치를 연결하는 부위로 고정방법에 따라 고정성(fixed), 반고정성(semifixed), 가철성(removable), 가동성-가철성(movable-removable) 형태로 대별할 수 있다. 고정성 연결방법으로 납착, 주조 연결 등이 있고, 반고정성 연결방법으로 dovetail occlusal rest, lingual rest, subocclusal rest, key and keyway 연결 등이 있다.

14-5 지대치(abutment)

지대치는 교의치를 지지하고 유지하는 유지장치가 장착되는 치관 또는 치근으로 교의치에 가해지는 저작력을 견뎌야한다.

이상적인 지대치의 조건으로는

① 지대치는 자신에게 가해지는 교합압과 상실치에 가해지는 교합압을 합한 힘에 견딜 수 있어야 한다.

② 가능한 한 지대치는 생활치(vital tooth)라야 한다. 부득이 한 경우는 근관치료가 성공적으로 완료된 치아라야 한다.

③ 교의치의 지대치로 사용될 치아를 위한 최적의 치관-치근비(crown-root ratio)는 2:3이며, 지대치로 사용가능한 치관-치근비의 최소비율은 1:1이다(그림 14-8).

④ 치근형태는 치근을 단면으로 볼 때 둥근 것보다는 순설측이 근원심보다 더 넓은 형태를 갖는 치근이 더 좋다. 분기형(divergent) 치근이 유합형(fuse) 치근보다는 치근막 유지가 좋다.

⑤ 지대치로 사용할 치아를 평가하는데 중요한 사항은 치근단면적 또는 치조골에 부착된 치근의 치주인대 면적(periodontal ligament area)이다. 큰 치아는 치주인대 표면적이 넓으며, 가중되는 교합압을 더 잘 견딜 수 있다. 등이 있다.

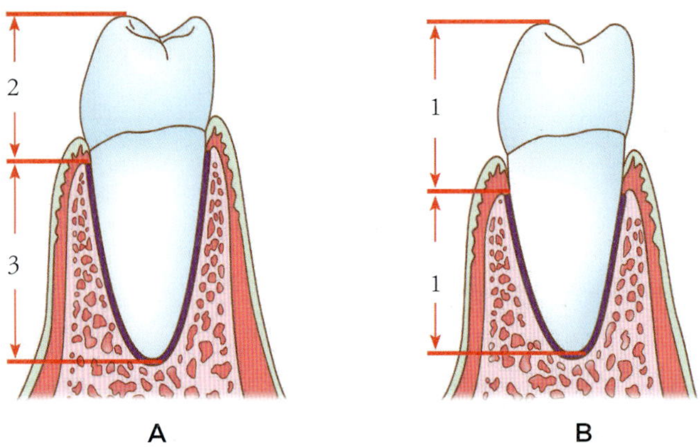

그림 14-8 지대치 치관-치근비(crown-root ratio)

14-6 유지장치(retainer)

치과의사는 지대치를 형성할 때 필요에 따라 유지장치의 형태를 결정한다. 유지장치는 직접법에 의하여 환자 구강 내에 형성된 지대치 위에서 유지장치 제작을 위한 납형을 제작하거나, 치과의사의 처방과 인상체를 치과기공소에 보내 간접법에 의해서 제작한다.

유지장치의 형태와 제작은 환자의 요구와 의사의 판단에 따라 결정된다. 일반적으로 심미보철일 경우에는 유지장치가 완성되면 세라믹이나 레진을 축성하기 전에 치과에 보내 유지장치를 지대치에 시적하여 변연적합 상태 등을 점검하고 수정한 다음 치과기공소에서 세라믹용착 또는 복합레진전장 교의치를 완성한다.

1. 유지장치의 종류

1) 치관 내 유지장치(intra coronal retainer): inlay
2) 치관 외 유지장치(extra coronal retainer): crown
   (1) 전부 치관보철(full veneer crown)
   (2) 부분 치관보철(partial veneer crown)
3) Intra radicular retainer; dowel crown or post crown

2. 유지장치의 요구조건

형성된 지대치의 해부학적 형태를 정확히 보완해야 하며, 하중에 변형되지 않고 응력 하에서 유지할 수 있는 적당한 기계적 특성을 가져야 한다. 파절이 발생하면 안되고, 치수를 보호하고, 주위조직을 손상시켜서는 안 된다. 쉽게 청결(cleaning)할 수 있어야 하며 부식, 변색이 없어야 한다.

3. 유지장치로 쓸 수 있는 보철물의 종류

1) 전부 치관보철(gold cast crown)
2) 부분 치관보철(1/2, 3/4, 4/5, 7/8crown)
3) 주조 인레이(cast inlay; M.O.D, M.O., D.O.)
4) 합정 치관보철(post crown)
5) 세라믹자켓관(porcelain jacket crown)
6) 세라믹용착금속관(porcelain fused to metal crown)

14-7 가공치(pontic)

성공적인 가공치 설계는 생물학적·기계적·심미적 요소들이 유기적으로 고려되어야 한다. 생물학적 요소에는 깨끗하고 완만하게 볼록한 조직면, 치간공극을 비롯한 가공치 주변의 청소 용이성, 가공치 재료의 표면 상태가 있다. 심미적 요소에는 자연치아와 유사한 형태와 색조, 무치악 조제로부터 자연스럽게 맹출된 것처럼 보이는 출현 윤곽(emergence profile), 전장 재료(레진, 세라믹 등)를 위한 충분한 공간 등이 있다. 기계적 요소에는 기능력에 저항할 수 있는 가공치를 포함한 고정성 교의치의 구조 설계와 재료 선택이 있다.

1. 생물학적 고려사항

가공치 설계의 생물학적 원칙은 잔존치조제와 지대치 지지조직의 유지와 보존에 관한 것이다.

1) 가공치-치조제 접촉

가공치는 치조제를 적절한 압박과 긴밀한 한 접촉관계를 형성해야 한다. 과도한 압력은 연조직의 궤양과 염증을 유발하며, 약한 접촉은 음식물의 저류, 조직 증식을 유발할 수 있다. 적절한 압박이 필요하다면 조직에 압력

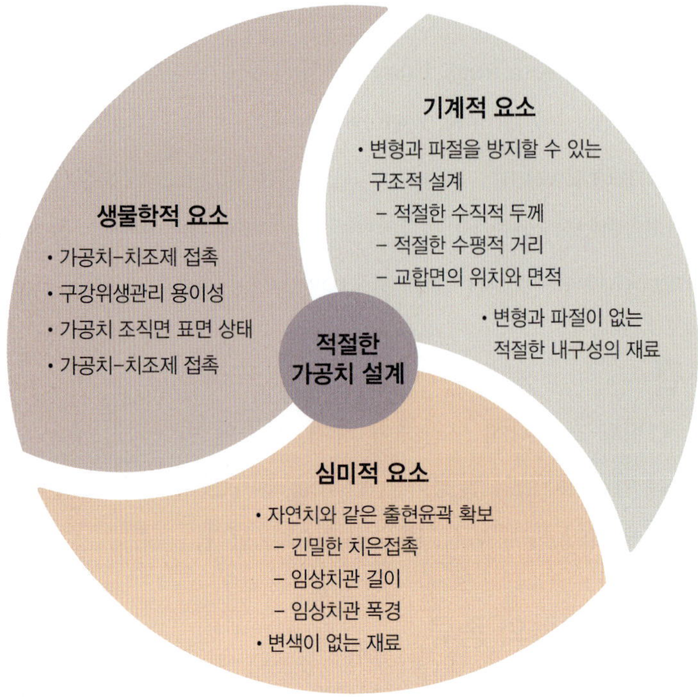

그림 14-9 적절한 가공치 설계는 생물학적 · 기계적 · 심미적 요소들이 함께 고려되어야 한다.

을 가했을 때 연조직이 일시적으로 창백해지다가 수분 내로 돌아와야 한다. 또한, 외형은 완만하게 볼록해야 하며 최소한 평탄해야 한다. 오목한 부위는 음식물이 저류되고 치태조절(청소)이 불가능해져 악취와 치주조직의 악화 원인이 된다.

2) 구강위생관리의 용이성

가공치의 치조제 접촉면의 악화는 세균성 치태이다. 따라서 구조적으로 치태가 잘 낄 수밖에 없는 가공치 하부가 조직과적절한 압박과 함께 안정된 상태에서 치실이 저항감을 갖고 통과될 수 있을 정도의 접촉관계가 좋다. 치태 관리를 위해 가공치 주위 치간공극과 설면의 치은쪽은 환자 스스로 치간칫솔 같은 기구로 충분히 청소할 수 있도록 형성해야 한다.

3) 가공치 조직면(pontic base) 재료의 표면 상태

가공치 재료는 생체친화성, 심미성, 강도 및 견고성, 내구성 등이 요구되며, 생물학적인 측면에서 가공치의 조직면 재료는 재료 자체의 생체친화성과 표면 활택도가 중요하다. 활택된 세라믹은 일반적으로사용되는 재료 중에서 가장 치태 제거와 유지가 용이하기에 유약 처리(glazing)한 세라믹으로 처리하는 것을 추천하며, 금속/세라믹 이행부(finishing line)가 없도록 디자인한다.

2. 기계적 고려사항

가공치 설계에서 부적절한 구조적 형태, 재료 선택, 교합 형성 등은 고정성 교의치의 파절이나 유지에 문제를 발생시킬 수 있다. 무치악 부위가 긴 구치부 고정성 교의치는 특히 기계적 고려사항을 지켜야 한다. 1개의 가공치를 갖는 경우에 비해 가공치 1개가 이어 증가할수록 8, 27배 더 큰 굴곡 현상(deflection)이 나타나고(그림 14-10), 가공치의 두께가 1/2로 줄어도 8배 더 큰 휨현상 이 나타난다(그림 14-11). 길이와 두께의 변화에 대

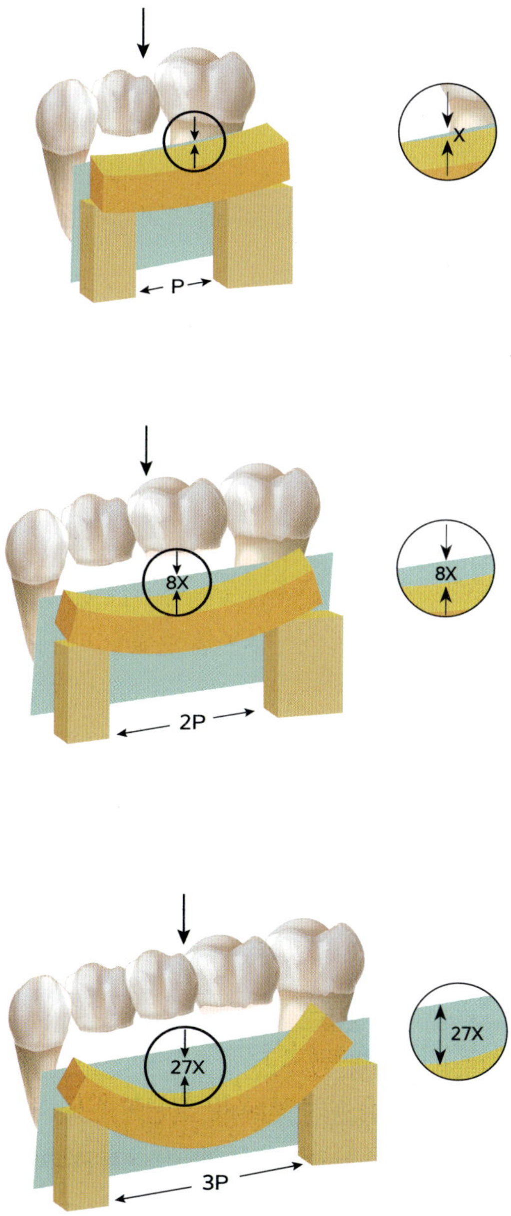

그림 14-10 바의 굴곡 현상은 두께가 일정할 경우 양 지지점 간의 거리 변화의 세제곱에 비례한다.

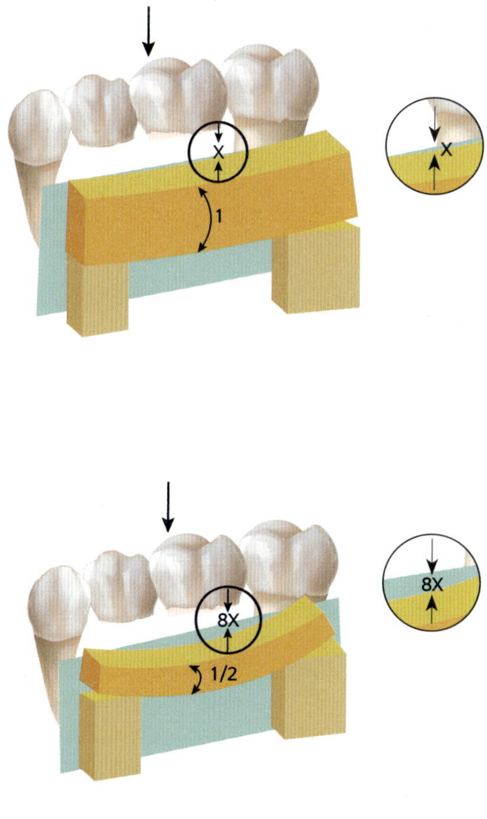

그림 14-11 바의 굴곡 현상은 양 지지점 간의 거리가 일정할 경우 두께 변화의 세제곱에 비례한다.

해 세제곱만큼 휨 현상이 나타나므로 응력이 집중되는 연결부는 더욱 주의한다.

가공치는 지대치 연장선상에 위치시키는 것이 지대치나 유지장치에 가해지는 비틀림(torque) 작용을 최소화하는 데 유리하다. 가공치에 가해질 교합력을 줄이기 위해 가공치의 설측을 자연치 협설 폭의 30% 이상을 넘지 않는 범주에서 약간 작게 만드는 것이 과학적 근거가 부족함에도 불구하고 오늘날까지 통용되고 있다. 그러나 이렇게 교합면을 줄이다 보면 교두 또는 와에 치아 장축 방향으로 교합접촉을 부여하기 어렵게 된다. 더구나 잠재적으로 위해한 힘은 균질한 점도의 음식물을 씹었을 때보다는 단단한 음식물을 순간적으로 깨물거나 이갈이 같은 비기능적 습관에 의해서 더 크게 발휘되기 때문에 교합면 면적만 줄인다고 해서 문제 해결이 되지 않으므로 가급적 정상적인 교합면 넓이의 가공치 설계가 추천된다.

3. 심미적 고려사항

인접치와 유사한 색조와 자연스러운 형태 및 출현윤곽을 형성하기 위해 치아상실에 따른 잔존치조제의 위치, 수직 및 수평 거리, 폭 등을 고려해야 하며, 가공치 하방의 심미적 치은 건강 유지를 위해 가공치의 조직면 형태와 상태를 적절하게 설계해야 한다.

1) 가공치의 치은접촉

치아 상실 시 나타나는 조직의 흡수 및 축소로 잔존치조제의 해부학적 변화가 나타나는데 치조제의 형태 변화가 작은 경우에는 가공치 순측면 특히 치 경 1/3을 완만하게 줄여 자연스럽게 연결되도록 형태를 조정한다(그림 14-12A, B). 조직과의 접촉이 불량하거나 가공치의 순측 치경부가 조직을 향하여 급격하게 줄어들었다면 하방으로 부적절한 그림자가 나타나고, 심미적 착시를 방해하며 치은변연 주위에 음식물 저류가 나타난다. (그림 14-12C).

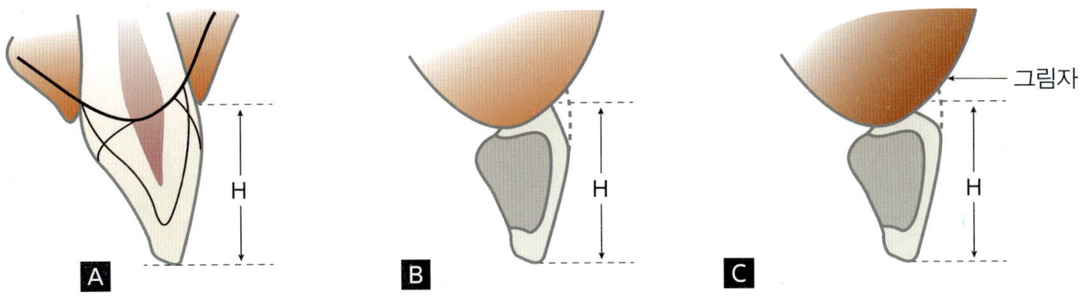

그림 14-12 A, B. 발치 후 무치악 치조제의 형태 변화가 크지 않을 경우에는 가공치 순면 치경측 1/3을 완만하게 줄여 잔존치조제와 이행되도록 하여 자연스러운 출현윤곽을 얻을 수 있다. 이때 가공치가 조직과 잘 접촉되어야만 치은조직으로부터 바로 나오는 것과 같은 심미적 착시를 유발할 수 있다. C. 가공치의 순측치경부가 조직과 접촉되지 않거나 급격한 경사를 갖는 경우 가공치 하방에 심미적으로 부적절한 그림자가 만들어지거나 음식물 저류가 발생할 수 있다.

가공치는 치조제 위에 접촉하므로, 연조직에 무해하도록 치은접촉부를 설계 해야 한다. 자연치와 유사한 출현 윤곽 등을 재현하여 심미성을 높이려 한다면 가공치의 조직면을 난원형이나 변형된 치조제 피개형으로 형성하여 치은과 밀착시키면서 적절한 압박을 이용해 심미적 완성도를 높일 수 있다.

2) 가공치 임상치관(절단-치은) 길이

치아 상실 시 주위 조직이 흡수되면서 변하기에가공치 치관 길이를 자연치처럼 유지하는 것이 어렵고 대부분의 경우 길어진다. 임플란트 치료가 아닌 교의치 치료시에는 발치 직후에 발치와(임상치근)의 1/4 깊이 (2.5~3.0mm)로 난원형 가공치의 조직면이 함입되도록 제작된 임시보철물을 바로 장착하여 심미적으로 우수한 결과를 기대할 수 있으며, 치조제 흡수가 큰 경우 치조제증대술을 이용해 주위 치아 및 치은 길이와 유사하게 개선시킬 수 있다.

3) 가공치 임상치관(근·원심 폭경)

발치 후 발생하는 주변 치아의 이동은 가공치 제작에 있어 정상 폭경보다 더 크거나 작게 변화 된다. 추천되는 치료방법은 교정치료를 통해 조화로운 산태를 회복하고 교의치를 제작하는 것이나 교정치료를 할 수 없는 경우라면 선각(line angle)이나 면의 형태를 조정하거나 또는 채색의 착시 효과에 따른 보상을 고려해야 한다.

4. 가공치의 형태(그림 14-13~15)

1) 전부 금속 가공치
2) 전부 세라믹 가공치
3) 전부 레진 가공치

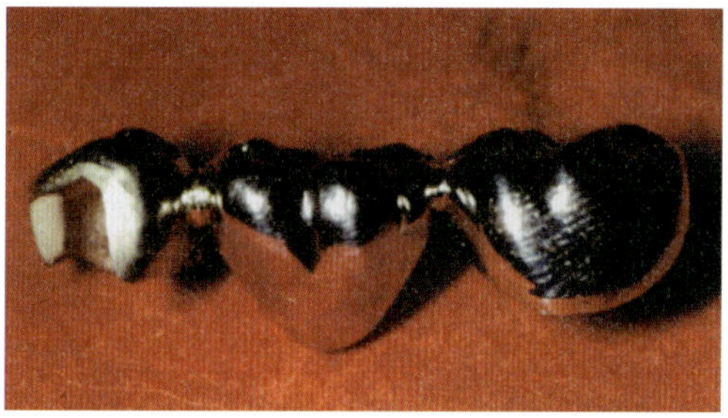

그림 14-13 전부금속 가공치

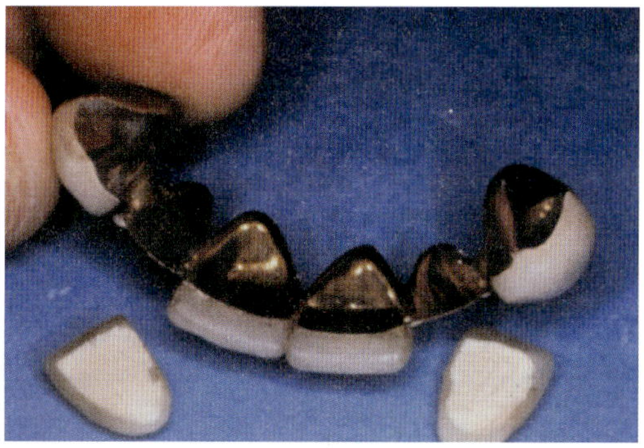

그림 14-14 레진전장 가공치

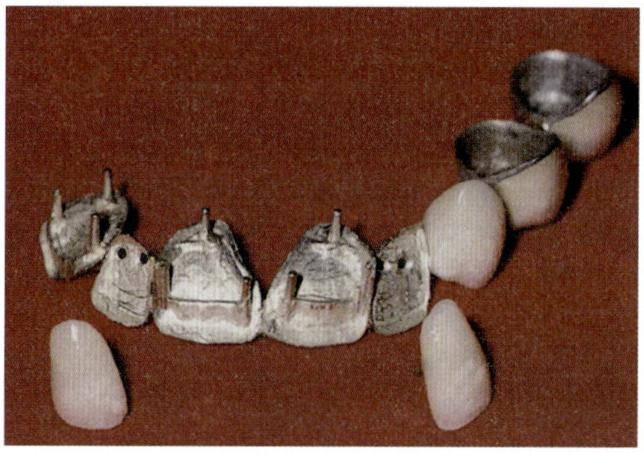

그림 14-15 세라믹전장 가공치

4) 복합형태

(1) 세라믹전장 가공치(porcelain faced pontic)

① 교환가능 전장관(interchangeable facing)-현재 사용 빈도 적음

② 세라믹용착금속 가공치(Porcelain fused to metal pontic)

(2) 레진전장 가공치(resin faced pontic)

5. 가공치의 치은면의 형태에 따른 다섯 가지 분류

가공치를 형태에 따라 분류해 보면 일반적으로 치은과 접촉하는 것과 하지 않는 것 그리고 순측의 출현윤곽을 고려한 것과 그렇지 않은 것 등으로 구별된다. 가공치의 선택 기준은 주로 심미적 요소와 구강위생관리적인 요소를 고려할 수 있는데, 전치부는 심미적인 부분, 구치부는 구강위생관리 부분을 추가로 고려해야 한다.

표 14-2 가공치 종류 및 특성

가공치 설계	형태	추천 부위	장점	단점	적응증	금기증
Saddle/Ridgelap	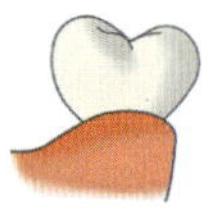	추천되지 않음	우수한 심미성	불가능한 구강위생관리	추천되지 않음	추천되지 않음
Modified ridge lap	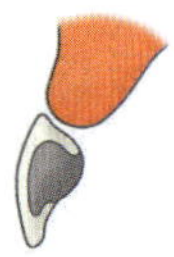	전치부, 소구치부, 대구치부	우수한 심미성, 비교적 용이한 구강위생관리	설측치은부 치태관리 주의	심미성이 요구되는 부위, 협측골소실의 보완이 필요한 부위	
Hygienic/Sanitary	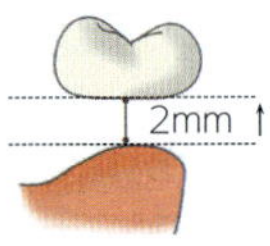	하악 구치부	용이한 구강위생관리	비심미성, 초기 이물감	비심미적 부위에서 구강위생이 매우 요구되는 부위	심미성이 요구되는 부위, 수직 공간이 부족한 부위
Conical	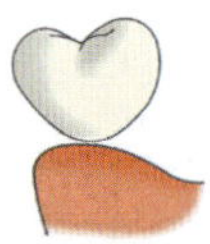	폭이 좁아진 하악 구치부	용이한 구강위생관리	비심미성	치조정이 좁아지고 심미성이 최소한으로 요구되는 부위	심미성이 요구되는 부위, 넓고 평평한 치조제
Ovate	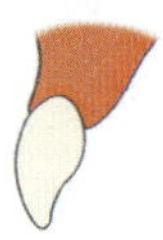	상악 전치, 상악 견치, 상악 소구치	매우 우수한 심미성, 비교적 용이한 구강위생관리	외과적 시술이 요구되기도 함	높은 심미성이 요구되는 부위	잔존치조제 결함이 심한 부위

1) 안장형(Saddle type, Ridge lap type)

이 가공치는 잔존치조제의 협설면을 말안장처럼 오목하게 덮고 있는 치조제 피개형(ridge lap type)이며, 상실된 치아의 외형을 그대로 재현해주는 가장 자연치아와 유사한 형태이다.

치조융선과는 크고 오목한 접촉을 이루고 협, 설, 인접면 치간공극(embrasure)이 봉쇄되고 치조제의 협설면을 덮는다. 이 가공치의 특징은 자연치아와 유사한 외형을 재현해주므로 심미성이 우수하고, 이물감은 적으나, 가공치 하방이 오목한 형태로 형성되고 조직과의 접촉 부위도 넓기 때문에 치실을 이용한 청소가 용이하지 않아 치태 축적이 일어나고 그 결과 조직에 치주염을 발생시킬 수 있는 단점이 있으므로 고정식 교의치의 가공치로는 가능한 피해야 한다.

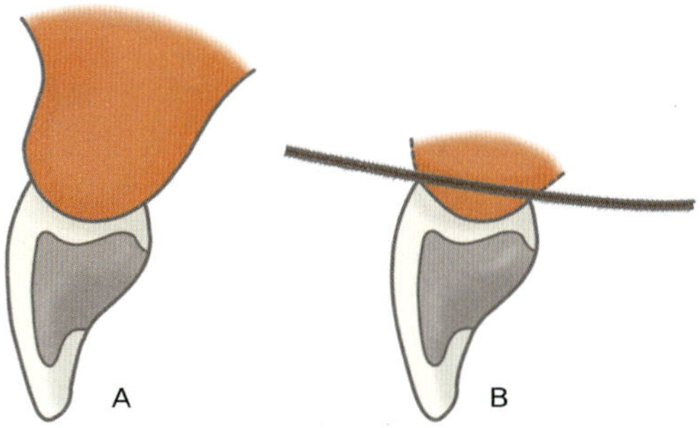

그림 14-16 A: 안장형의 횡단면 B: 조직면은 위생기구가 접근할 수 없다.

2) 반자정형(변형된 치조제 피개형, Modified ridge lap type)

이 가공치는 자정형(hygienic pontic)과 안장형(saddle pontic)의 장점을 종합한 형태로 심미적인 면과 위생적인 면을 모두 갖추고 있다(그림 14-17). modified ridge lap은 협측은 잔존 치조제를 덮고 설측에서는 음식

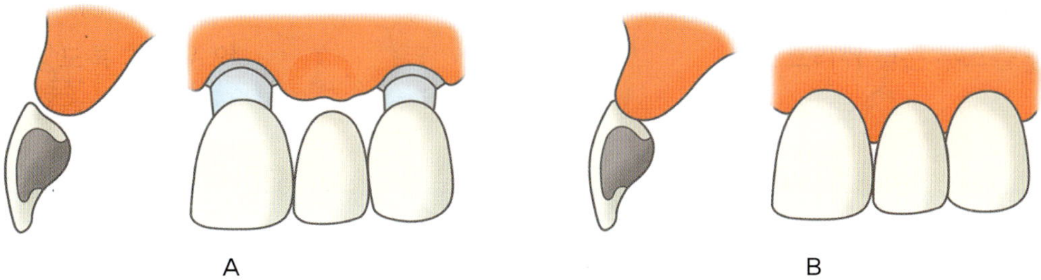

그림 14-17 Modifed ridge lap pontic.
A: 완전히 안착되지 않은 고정성 교의치 B: 안착된 고정성 교의치

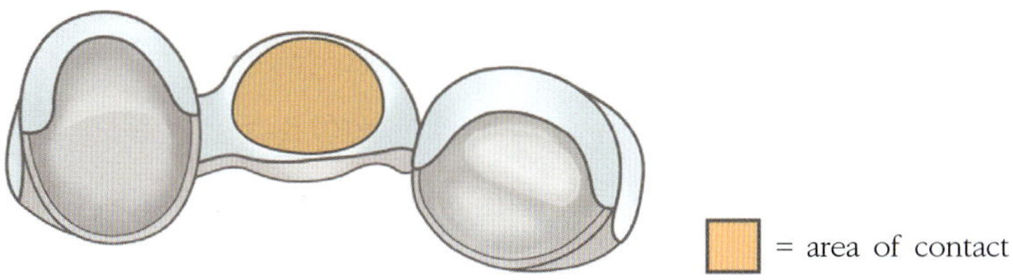

물이 침착되거나 치태가 축적되는 것을 줄이기 위해 약간 경사지는 외형(deflective contour)과 치조제로부터 떨어져 있는 형상을 보여주고 있다. 구치부 치조제 접촉은 무치악 치조제의 중심선보다 설측으로 연장되어서는 안된다. 이상적인 치태조절을 위해서는 치은면이 근심에서 원심까지 완만하게 볼록하여야 한다. 협측의 치조제와의 접촉은 자연스러운 외관을 위해 필수적이다.

이 가공치의 특징은 심미적인 면과 위생적인 면을 모두 갖춘 가공치로 기능 시 눈에 보이는 부위에 가장 많이 사용되는 가공치의 형태이다(상·하악 전치부, 상악소구치와 제 1대구치).

3) 자정형(위생형, Hygienic type or Sanitary type)

이 가공치의 가장 중요한 디자인적 요소는 잔존치조체로부터 조직면이 떨어져 있어 청소가 용이하다는 것이다. 이러한 위생적인 디자인은 치태조절을 쉽게 할 수 있으나, 음식 잔사의 함입이 일어나 환자를 불편하게 하는 혀 습관이 일어날 수 있다는 단점도 갖고 있다. 자정형은 기능 시에 시야에 노출되지 않는 치아에 사용된다(예: 하악 대구치).

자정형의 일반적인 형태는 가공치의 교합면 치은간 두께는 3mm 이상이어야 하며, 청결을 용이하게 하기 위해 하방에 적당한 공간(가공치 기저면과 치조정과의 간격은 2mm로 한다. 불가능하면 0.5~1.0mm의 최소 공간을 부여한다)이 있어야 한다. 자정형은 흔히 협설측, 근원심측 모두 볼록한 형태로 만들어진다. 가공치의 하방은 치실로 쉽게 청소할 수 있도록 둥글게 해준다(fish belly)(그림 14-18 A).

자정형의 다른 설계는 양쪽 유지장치 사이에 치은 쪽의 형태가 아치형태를 이루고 있다(그림 14-18 B). 이러한 형태는 연결부위의 두께를 증가시키고 가공치와 연결부위에 가해지는 스트레스를 감소시킨다. 또한 가공치와 잔존치조제가 가까울 때 일어날 수 있는 조직증식을 억제한다.

이 설계는 arc-fixed partial denture, modified sanitary pontic이라고 부른다.

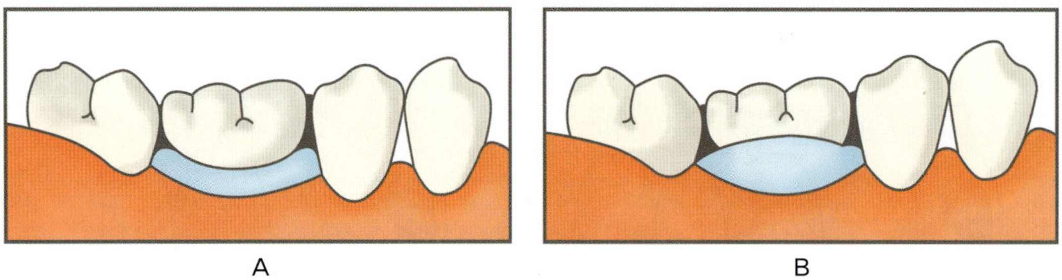

그림 14-18 A: Sanitary pontic B: Modified sanitary pontic

4) 원추형(콘형, Conical type)

Egg-shape, bullet-shape 또는 heart shape이라고도 불리는 원추형은 환자가 청소하기에 용이하다. 최대한 볼록하게 만들어 치조제의 중앙에 한 점만 접촉하도록 한다. 이러한 디자인은 심미적인 요소가 덜 중요한 하악 구치부 수복에 추천된다(그림 14-19).

이 가공치는 치조제가 좁은 하악치조제에 적절하게 사용된다(그림 14-20A). 그러나 넓고 평평한 치조제에 사용되면 조직접촉면 주위로 큰 삼각형의 치간공극 공간(embrasure space)이 생겨 음식 압입을 초래할 수 있다. 넓고 평평한 치조제에는 자정형을 선택해야 한다(그림 14-20B).

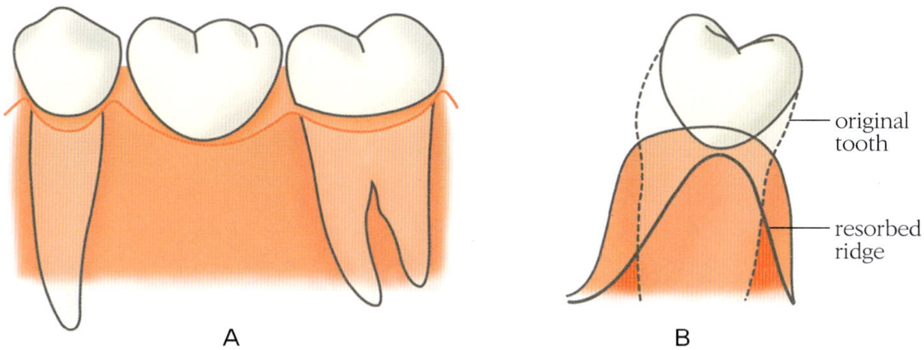

그림 14-19 A와 B, 최대의 풍융을 지니고 조직과 한 점이 접촉하는 원추형의 가공치로 청결을 유지하기 가장 쉬운 형태이다.

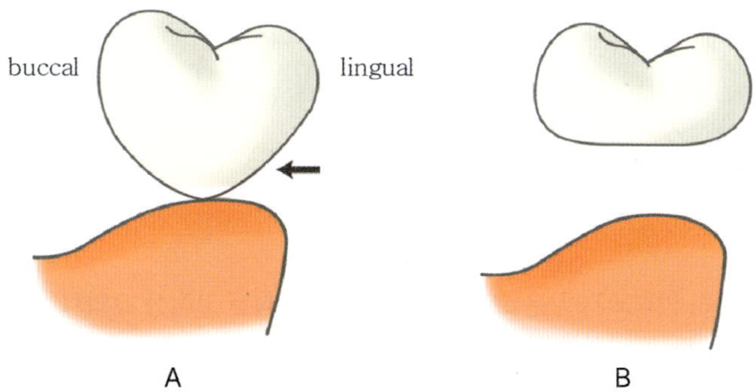

그림 14-20 A: 원추형은 치조제가 넓은 경우에는 음식압입을 초래할 수 있다(화살표).
B: 자정형이 더 나은 대안이 될 수 있다.

5) 난원형 (Ovate type)

Ovate pontic은 Dewey와 Zugsmith에 의해 처음 소개되었으며, 심미성이 요구되는 부위에 사용된다. 이것의 시초는 porcelain root tipped pontic으로 이는 1930년대 이전에 안장형 대신 심미적 및 위생적 대용품으로 많이 사용되었다. 계란처럼 볼록한 가공치의 조직면이 잔존치조제의 연조직을 누 르듯 얹혀 있는 형태로 주로 치아가 잇몸으로부터 나오는 것 같은 출현윤곽을 얻기 위해 사용된다(그림 14-21). 조직부의 오목한 수용부(ovate seat) 형성은 발치 직후 발치와의 약 1/4 정도(2.5~3.0mm) 깊이로 조직부가 묻히게 설계된 난원형 가공치가 포함된 임시보철물을 장착시켜 형성하고, 치실이 쉽게 지나갈 수 있도록 설계한다. 이러한 조직의 오목함은 발치직후 발 치와의 1/4 정도 깊이로 연장된 가공치를 가지는 임시가공의치를 장착시켜 형성할 수 있으며, 외과적으로도 성형할 수 있다. 가공치는 넓고 평평한 치조제에 잘 어울리며, 그것이 치조제에서 자라나 오는 듯한 효과를 준다

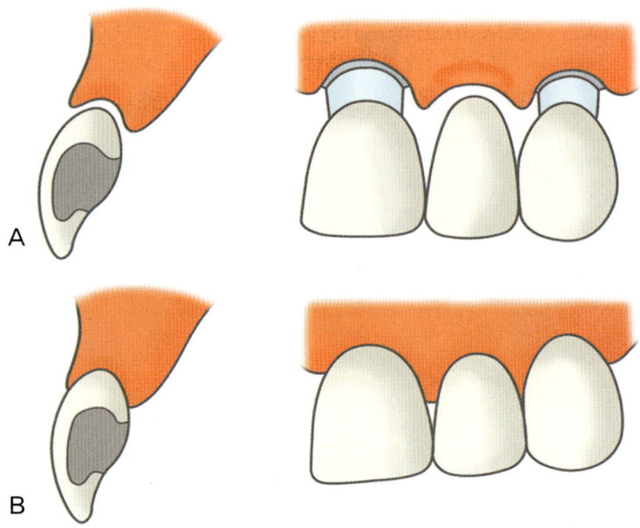

그림 14-21 Ovate pontic
A: 완전히 안착되지 않은 고정성 교의치 B: 안착된 고정성 교의치

만약, 이미 발치와는 아물고 연조직이 풍부한 잔존치조제일 경우에는 난원형의 가공치를 포함한 임시보철물을 만들어 단계적으로 압박 성형하여 수용부를 만들기도 한다. 다이아몬드 버나 전기 소작기 등을 이용해 치조제 위에 오목한 수용부를 형성하고, 최종 형태보다 약간 작은 난원형의 임시 가공치로 조직면을 눌러 모양을 형성한다. 이 가공치는전체적으로 조직 접촉면이 넓기 때문에 발생할 수 있는 조직염증을 예방하기 위해 치실로 하부를 청소하는 등 조심스러운 구강위생이 필요할 수도 있다.

이 가공치는 ovate pontic의 치은 외형은 자연치의 치은 외형과 유사하게 재현 가능하다. 또한, 식편압입이 거의 일어나지 않는다.

6. 잔존치조제의 외형과 모형의 결손부위 처치 및 가공치 설계

1) 잔존치조제의 외형

가공치를 제작하기 전에 잔존치조제를 주의 깊게 검사한다. 치조제의 파괴 형태와 양이 사용될 가공치 선택에 중요한 역할을 하며, 외과적 시술에 의해 조절해 줄 필요가 있다.

잔존치조제의 외형은 Siebert에 의해 3가지로 분류되었다(그림 14-22).

Class Ⅰ defects; 협설측 치조제 폭의 상실, 치조제 높이는 정상

Class Ⅱ defects; 치조제의 높이 상실, 폭은 정상

Class Ⅲ defects; 치조제의 높이와 폭의 상실

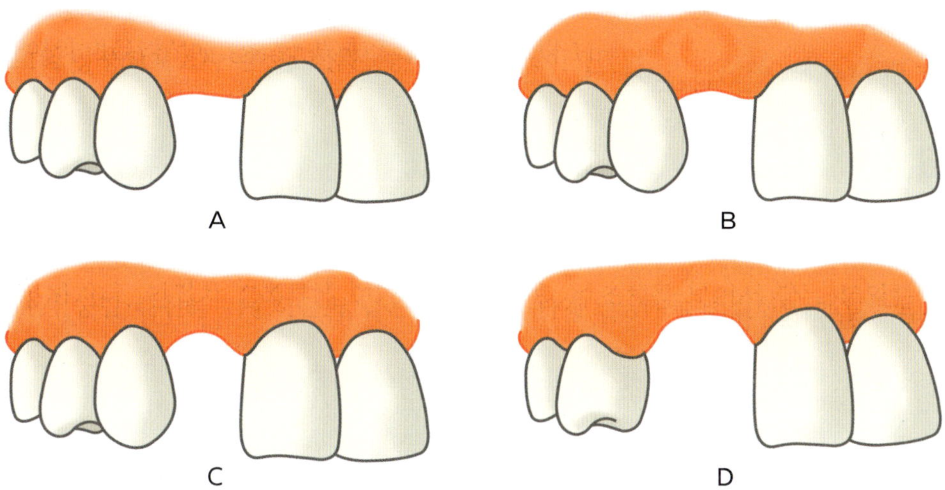

그림 14-22 Siebert가 분류한 잔존치조제 결손 분류
A, B: Class Ⅰ 결손
C: Class Ⅱ 결손
D: Class Ⅲ 결손

최소의 변형이 있는 정상 분류(class N)가 추가되면 잔존치조제의 외형은 4가지로 분류된다. Abrams 등은 416개의 진단모형을 조사하여 무치악치조제의 32.4%가 class Ⅰ 결손을 갖고 있으며, 2.9%는 class Ⅱ 결손, 55.9%는 class Ⅲ 결손을 가지며 8.8% 만이 결손이 없다고 하였다.

2) 모형의 결손부위의 처치

(1) 원칙

모형의 결손부위는 절대로 삭제하지 말아야 한다.

(2) 예외

① 결손부위가 거칠은 경우는 전기 외과적 처치(electrosurgery)로 구강 내에서 조정한다.

② 상악 전치부 경우는 심미적인 것을 고려하여 조정해주는데 가공치가 닿는 부분만 삭제 조정한다.

③ 삭제 조정 방법

ⓐ 1차 탄화(carbonize)

ⓑ 2차 탄화(carbonize)

ⓒ 3차 탄화(carbonize) 약 0.2mm 삭제

④ 치은면의 형태

원칙적으로 이 면의 형태는 모든 방향으로 볼록해야 한다.

3) 가공치의 설계

고정성 보철물에 있어서 가공치의 형태는 매우 중요하다.

가공치의 형태는 기능, 심미성, 청결성, 환자의 만족성, 조직의 건강에 영향을 미친다. 특히 가공치 기저면과 치조점막의 관계는 매우 중요하므로 가공치의 기저면은 치조점막의 염증이나 구강 위생을 고려하여 조직의 접촉은 최소화하여 근심, 원심측, 설측의 치간공극은 넓게 형성해 주며 볼록해야 한다.

(1) 순면 형태

① 근-순면은 심미적으로 가장 중요하다.

② 원-순면은 후방으로 가면서 조직의 접촉을 줄이고 충분한 치간공극을 만들어 주기 위하여 둥글게 해준다.

③ 둥글게 하는 방법

원심-치은 사이의 길이를 감소시킨다.

(2) 설면 형태

설면은 위생적인 면을 고려하여 치은융선 정점에 오도록 해야 한다.

(3) 교합면 형태

가공치의 교합 하중은 지대치의 지지능력과 맞추어야 한다. 이 지지능력에 영향을 주는 요인은 결손크기와 지지 구조이다.

① 교합하중을 최소로 하는 방법

ⓐ 가공치의 협설폭경을 줄이거나

ⓑ 유지장치의 협설폭경을 줄인다.

협측교두의 경사도도 이것에 비례하여 줄여 준다.

(4) 치은선 형태

상악전치부의 경우는 인접치아와의 동일한 치경선(cervical line)을 만들어야 한다.

때로는 결손부의 치조골이 과도히 흡수되어 인접치와의 치은 외형을 동일하게 해줄 수 없을 때는 순면은 정확한 치은 외형을 만들어 준 후 치은색과 같은 핑크빛 세라믹으로 연장하여 착시를 유도한다.

(5) 외형(contouring)–전치부, 구치부

① 결손 부위가 원래의 크기보다 클 경우: 근원심 폭경을 둥글게 형성, 접촉점을 보다 치경부 쪽으로, 인접면을 색이 짙게 형성, 근원심 우각을 보다 둥글게 형성

② 결손 부위가 원래의 크기보다 적을 경우: 클 경우와 반대로 평탄(flat)하게 형성

③ 만곡도(axial contour)는 생리적인 만곡을 형성

(6) 인접면 형태

인접면은 치은 치간공극을 충분히 넓게 형성하여 주기 위하여 치경부 쪽으로 경사지게 하고 치조점막의 접촉도 최소로 한다.

(7) 치조점막과의 관계

① 가공치와 치조제의 접촉되는 면적은 최소가 되도록 형성한다.

② 치조제와 닿는 가공치의 기저면은 둥글고 볼록하게 형성한다.

③ 가능한 한 치은에 압박을 주지 않도록 형성한다.

④ 충분한 치간공극을 형성한다.

⑤ 치조제와 닿는 면은 기포가 없고, 활택하게 형성한다.

14-8 연결부(connector or joint)

교의치의 일부분으로 유지장치와 가공치를 결합시켜 주는 부분을 말한다.

1. 연결부의 종류

1) 고정성 연결부: 납착 연결

2) 반고정성 연결부(=stress breaker 형태)

(1) Non–precision type stress breaker

(2) Key and keyway

(3) Dovetail occlusal rest

(4) Subocclusal rest

(5) lingual rest

(6) Precision type stress breaker: Attachment

3) 가철성 연결부

4) 가동성-가철성 연결부

2. 압장치(stress-broken) 연결부

가공치와 유지장치 사이의 비고정성 연결부(non-rigid connector)로서 지대치에 가해지는 교합력의 일부 또는 전부를 분산시키는 완압장치의 적응 사항으로 다음과 같은 것들이 있다.

1) 보철물의 길이가 짧은 경우

2) 지지구조가 양호한 경우

3) 지대치가 근심 혹은 원심으로 경사진 경우

4) 지대치의 삽입방향이 다를 경우

5) 2개의 지대치 지지구조의 지지능력이 크게 차이나는 경우(강한 부분에 고정성 연결부를 약한 부분에 반고정성 연결부를 장착한다)

6) 지대치에 치관보철 또는 인레이가 정착되어 있는 경우 등에 이용되며 금기사항으로는

(1) 보철물의 길이가 긴 경우

(2) 지대치가 약할 경우(loose abutment)

(3) 심하게 경사진 치아

(4) 교합력을 많이 받는 치아

(5) 지지 조직이 약한 치아 등이 있다.

14-9 고정성 교의치의 제작과정

1. 고정성 교의치 제작과정(일반적인 기법)

1) 증례의 개요 및 작업의뢰

상악 좌측 제 2소구치의 결손으로 제 1소구치와 제 1대구치를 지대치로 하고 type Ⅲ 금합금을 사용하여 구치부 전부주조관 교의치를 제작해야 하는 경우이다. 주의 사항은 유지장치와 가공치 설계 시 연조직의 퇴축 상태에 따라 치관의 크기 및 자정능력을 충분히 고려해야 한다. 가공치의 형태는 자정형과 안장형의 위생적이고 심미적인 장점을 모두 갖추고 있는 반자정형(modified ridge lab) 형태로 제작하고자 한다.

2) 모형의 교합기 부착

완성된 작업모형은 납형 제작을 위해 환자에게 존재하는 악관절의 기능운동을 거의 비슷하게 재현할 수 있는 교합기에 부착되어야 한다. 모형을 교합기에 부착하는 방법으로는, 작업모형의 해부학적 중요 부위들을(정중선, 교합평면) 참고하여 작업모형을 교합기에 부착하는 임의 부착 방법과 교합기 제조업자들에 의해 제공되는 zig(average mounting zig, average occlusal zig)를 이용하여 모형을 부착하는 임의 부착 방법, 그리고 환자가 가지고 있는 악관절 및 교합평면 등의 해부학적 특징을 기록할 수 있는 안궁 기록장치(facebow registration)를 사용하여 모형을 교합기에 정확히 부착할 수 있는 facebow transfer mounting 방법이 있다.

(1) Average mounting zig를 이용한 모형 부착

모형의 정중시상면을 기준으로 하여 교합기 제조업자가 제공하는 average mounting zig(그림 14-23)를 하악 양 중절치 절단의 접촉부와 제2대구치의 원심협측교두정(distobuccal cusp)에 위치시킨 후 모형에 고정한다. 하악 모형이 고정이 된 average mounting zig는 교합기 상부구조에 결합시킨 다음, 전용의 석고를 이용하여 교합기 하악 mounting plate에 부착한다(그림 14-24). 교합기에 고정된 하악 모형에 교합관계를 고려하여 상악 모형을 위치시킨 다음 고정하고 교합기 상악 mounting plate에 전용의 석고로 부착한다(그림 14-25).

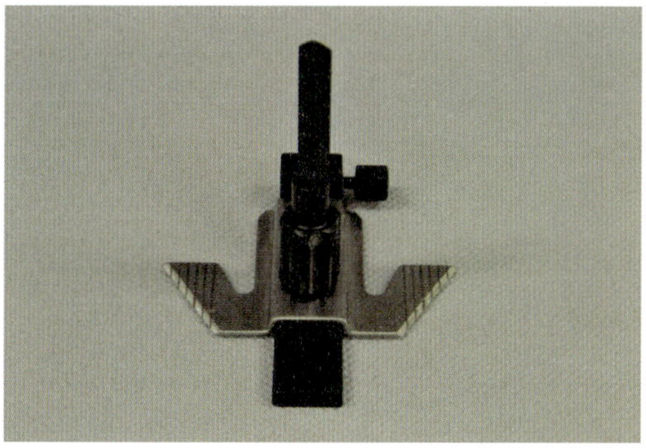

그림 14-23 Average mounting zig

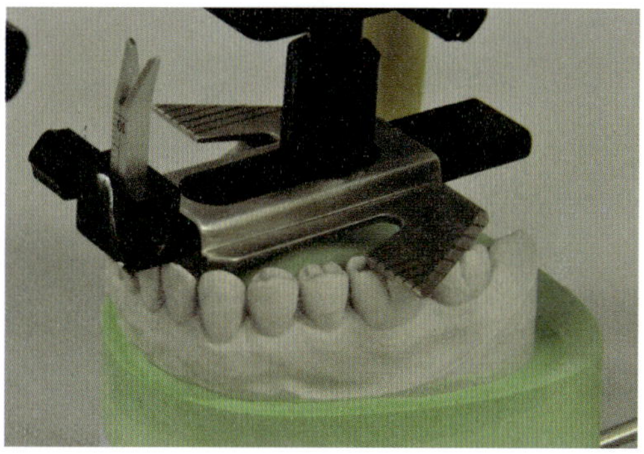

그림 14-24 Average mounting zig를 모형에 위치

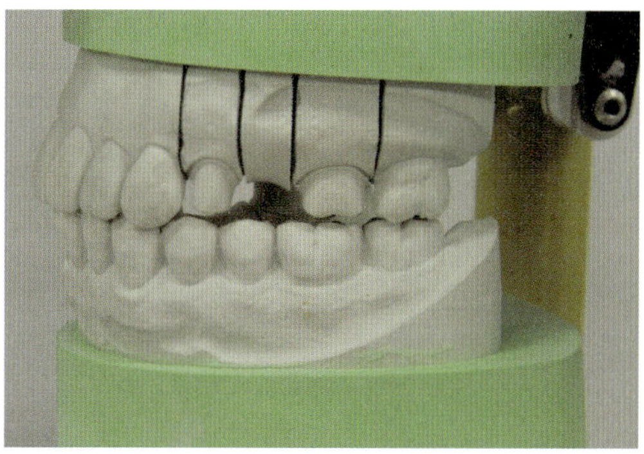

그림 14-25 상악모형 부착

(2) 모형의 교합관계 확인 및 다이 조정

다이 조정은 다이의 변연(finish line)을 표시한 다음, 변연(finish line)이 손상되지 않고 다이에 복제 되어있는 technical key가 손상되지 않도록 주의하면서 전용의 연마기구로 technical key와 부드러운 오목한 곡선을 이루도록 다듬는다(그림 14-26). 교합기에 부착된 상·하악 모형은 인상체에 모형재 주입과정과 모형작업 과정, 그리고 모형의 교합기 부착 과정에서 발생할 수 있는 모형 변형의 오차를 확인하기 위해 모형의 교합을 확인 후 수정한다(그림 14-27~29).

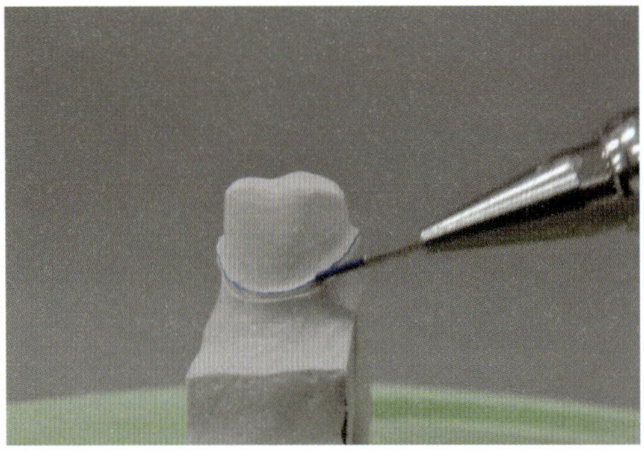

그림 14-26 Finish line 표시

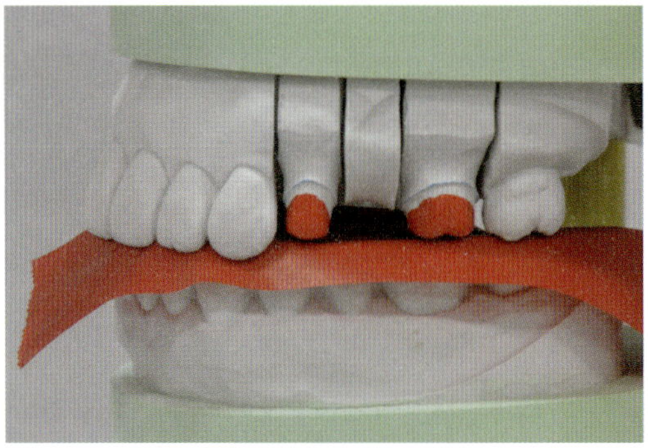

그림 14-27 상·하악 모형 교합 관계 확인

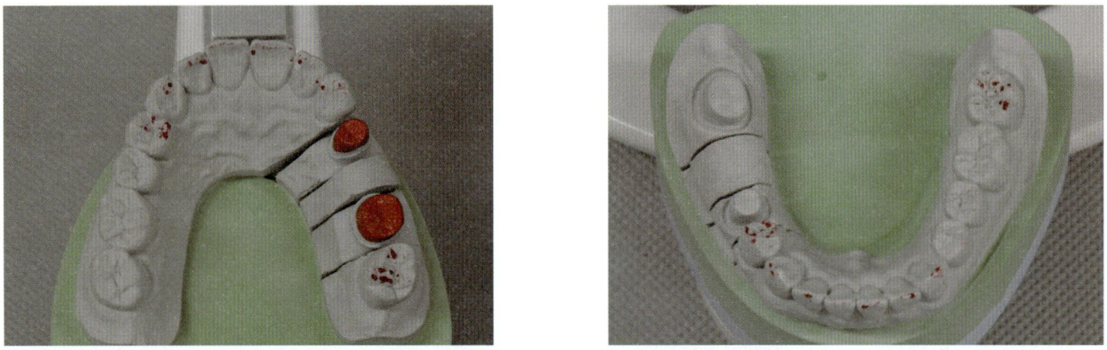

그림 14-28 수정 전 상·하악 모형의 중심교합점

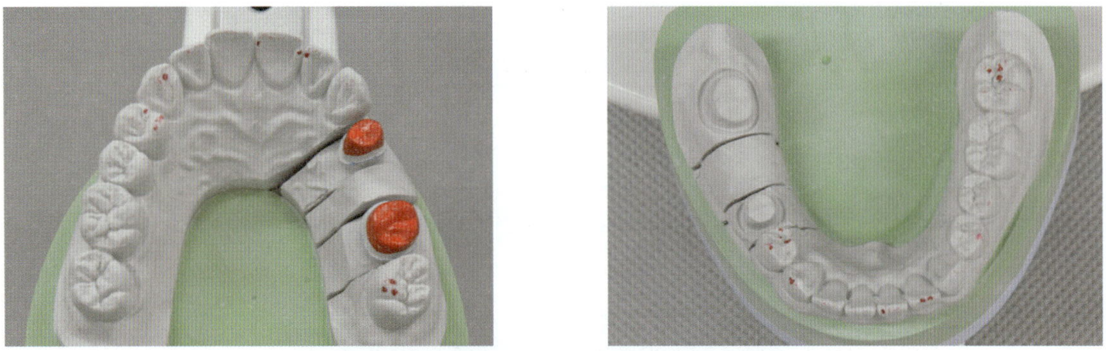

그림 14-29 수정 후 상·하악 모형의 중심교합점

3) 교의치 제작과정

(1) 유지장치 제작

교합 수정이 끝난 모형에 왁스 분리제를 도포한다. 분리제는 지대치를 포함하여 인접치아의 접촉면까지 가능한 얇게, 골고루 도포한 다음 분리제가 모형에 완전히 스며들어 납형과 잘 분리가 될 수 있도록 충분한 시간을 갖는다. 과잉의 분리제를 제거한 후 전용의 왁스를 사용하여 상악 좌측 제1소구치와 제1대구치 유지장치의 외형을 형성한다. 유지장치의 교합면을 형성할 때 주의사항은 대합치와의 교합관계를 고려하여 측방운동 시에 발생할 수 있는 교합장애를 제거해야 하며, 상·하악 모형의 고유의 교합형태를 확인하고 중심교합점을 회복하여야 한다. 교의치의 유지장치 크기는 교합하중을 줄이기 위하여 반대편 동명치의 크기와 비슷하거나 10% 이내로 약간 작게 설정하고 각각의 치아가 가지고 있는 고유의 해부학적 형태를 참고로 하여 형성한다(그림 14-30).

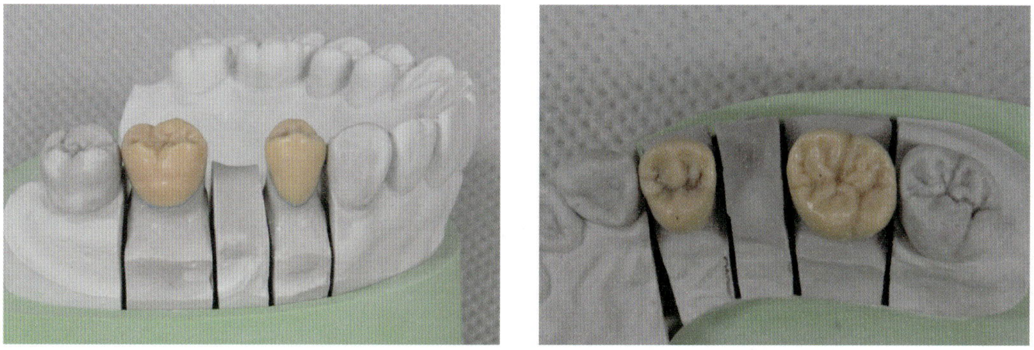

그림 14-30 상악 좌측 제1소구치, 제1대구치 치관형태 완성

(2) 가공치 제작

가공치를 제작하기 위해 가공치의 기저면 부위는 연필로 표시한 다음, 모형의 표면을 부드럽게 삭제한다. 일반적으로 가장 많이 사용되는 가공치의 형태는 심미적·위생적인 특징을 동시에 가지고 있는 자정형(modified ridge lap)이다. 모형의 기저부에 분리제를 충분히 도포한 다음, 가공치를 형성하기 위한 왁스 블럭을 위치시키고 가공치의 외형을 형성한다(그림 14-31).

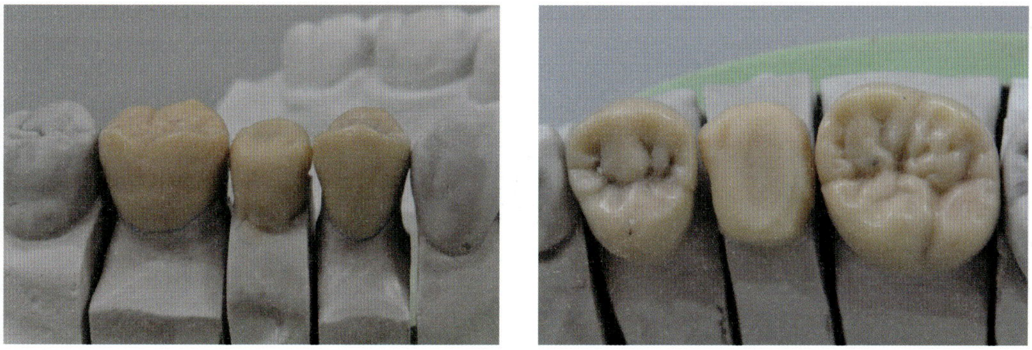

그림 14-31 가공치 형성을 위한 준비

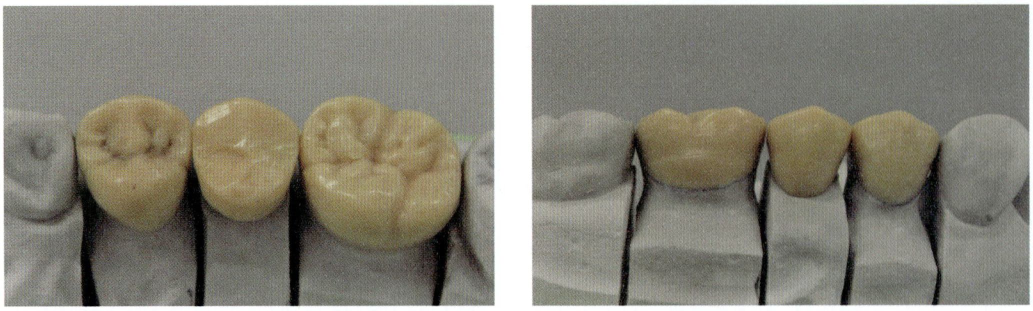

그림 14-32 외형 형성이 끝난 가공치

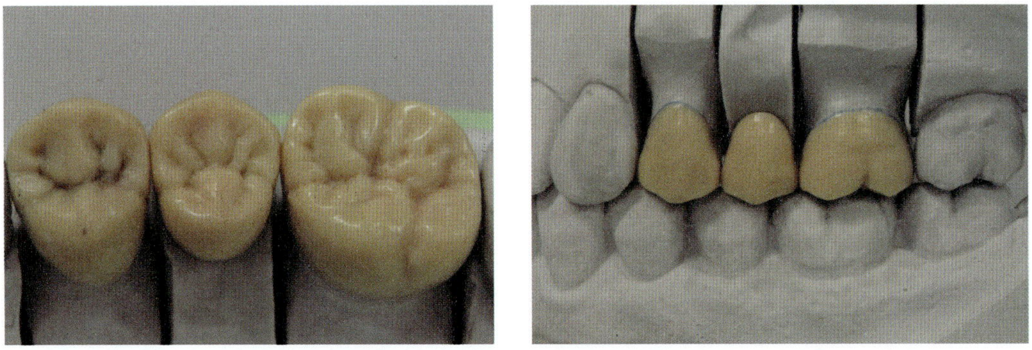

그림 14-33 외형이 완성된 교의치 납형

가공치의 외형을 형성하기 위해 가공치 기저면에 왁스 블록을 고정시킨다. 고정된 왁스 블록은 대합치와의 교합관계를 고려하여 가공치의 해부학적 외형을 재현해야 한다. 가공치를 형성할 때 주의사항으로는 유지장치와 인접면 접촉점, 그리고 가공치 치관의 길이, 치간공극 등을 형성해야 한다(그림 14-32~33).

가공치의 형태는 결손치의 외형을 단순히 복제하는 것이 아니다. 가공치는 인접 지대치와 접촉하는 연조직 부위의 치태조절을 용이하게 할 수 있는 형태와 회복시킬 치아의 심미적인 부분과 장기간 사용할 수 있는 기계적인 원칙을 고려하여 설계해야 한다. 가공치의 협측면은 자연스러운 외형을 위하여 협측 치조제와 적절한 접촉을 이루는 것이 필수이다. 치은으로부터 솟아나오는 가공치의 협측 외형은 심미적인 결과를 얻기 위해 매우 중요하지만 조직과의 접촉부분에 구강위생 및 음식물이 끼는 것을 방지하기 위해서는 절충할 필요가 있다. 치태조절을 용이하게 하기 위해서는 가공치 치은쪽 부분은 가능한 볼록한 면을 갖도록 형성하여야 한다(그림 14-34).

가공치 제작을 위한 재료로는 심미성, 교합력을 고려한 강도 등의 물리적·기계적 특성뿐만 아니라 생체 친화성에 관한 부분까지 고려해야 한다. 특히, 구강내 연조직과 접촉하는 가공치의 기저부는 치태 축척에 대한 저항성이 있어야 한다. 이에 대해 보철물 제작에 사용되는 치과용 재료에 대한 임상적인 데이터로는 글레이징된 세라믹이 치태침착에 대한 저항성이 가장 높았고, 다음으로는 잘 연마된 금합금의 표면 그리고 레진의 순이었다.

완전 금속 가공치로 제작되는 교의치의 가공치는 기공과정이 단순하다는 장점이 있지만 금속의 주조과정에

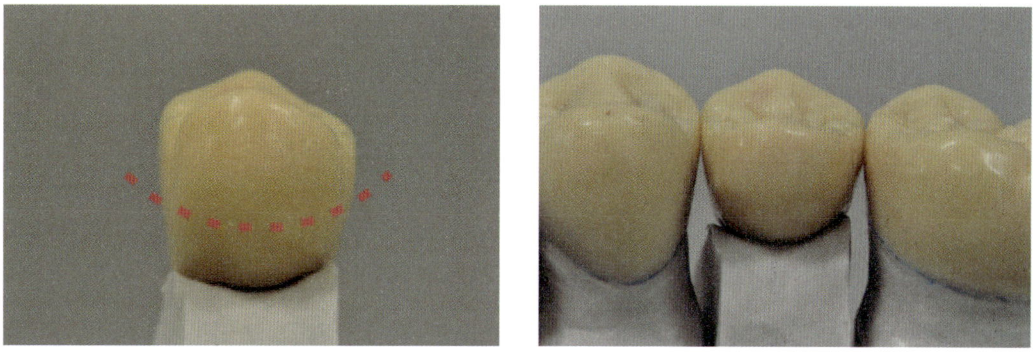

그림 14-34 반자정형(modified ridge lab)으로 형성한 가공치 납형 협·설면

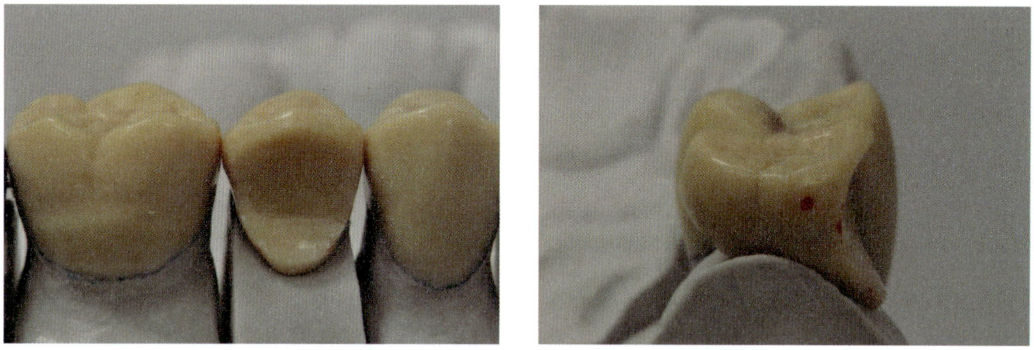

그림 14-35 가공치 납형 개창 형성부위 설정

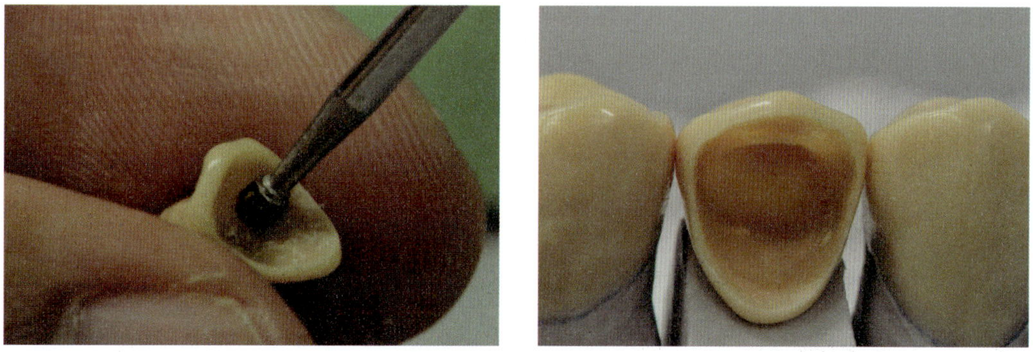

그림 14-36 가공치 납형 협면 개창

서 발생하는 주조수축으로 종종 주조체 변연의 불일치나 가공치 표면의 다공성이 큰 단점으로 작용한다. 다공성인 가공치의 표면은 치태침착이 잘되고 쉽게 변색되고 빠르게 부식이 일어나게 된다. 이러한 단점을 줄이기 위해 가공치 협측면을 개창하여 주조 금속의 양을 줄인다. 가공치 협면 개창부위는 외형을 손상시키지 않으면서 일정한 두께를 유지하고 인접치와의 접촉부위가 손상되지 않도록 설정한다(그림 14-35).

가공치 납형의 개창부위를 설정하였다면 둥근 버를 사용하여 가공치 내면을 조심스럽게 삭제한다(그림 14-36). 개창이 완료된 가공치 납형은 주조 후 개창된 가공치 부위에 충전되는 재료의 탈락을 방지하기 위해 가공치 납형 내면에 유지부를 만들어준다(그림 14-37).

유지장치는 변연의 적합도를 높이기 위하여 변연부를 재형성한다. 완성된 가공치 납형은 모형의 가공치 부위에 교합관계를 고려하여 위치시킨 다음, 왁스나 레진(resin) 등을 사용하여 유지장치에 연결한다(그림 14-38). 가공치와 유지장치의 연결부위 치간공극은 구강위생을 고려하여 치간 칫솔로 청소가 가능하도록 조절한다.

교의치의 제작과정에서 유지장치와 가공치의 연결은 교의치 적합도에 많은 영향을 미친다. 연결되는 부위에 추가되는 왁스나 레진(resin)의 양이 많을수록 연결부위의 수축량이 증가하며 교의치의 변형이 발생한다. 이 변형량을 줄이기 위해서는 연결부위에 추가되는 왁스나 레진(resin)의 양을 줄여주는 것이 바람직하다. 연결부위의 형태는 추가 되는 왁스나 레진(resin)의 양을 고려하여 연결 부위를 설계하는 것이 변형을 줄이는 방법이다. 가공치의 연결은 한쪽 부위에서 시작하여 완전히 고정이 된 다음 나머지 부분도 고정시킨다. 이때 추가되는 왁스나 레진(resin)가 완전히 굳을 때까지 충분히 유지장치를 고정시킨다(그림 14-39).

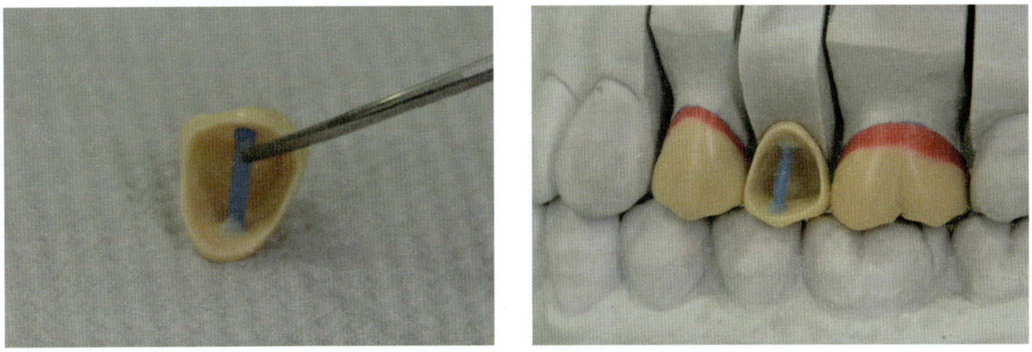

그림 14-37 완성된 가공치 납형(유지형태 부여)

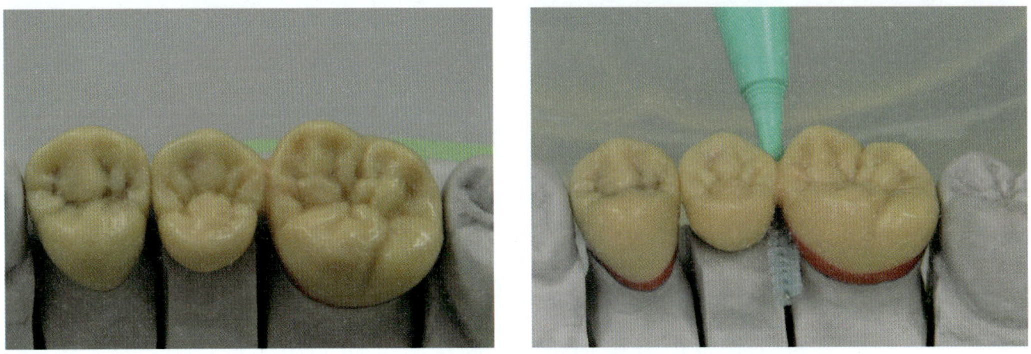

그림 14-38 가공치와 유지 장치를 한쪽 부분만 연결한 상태

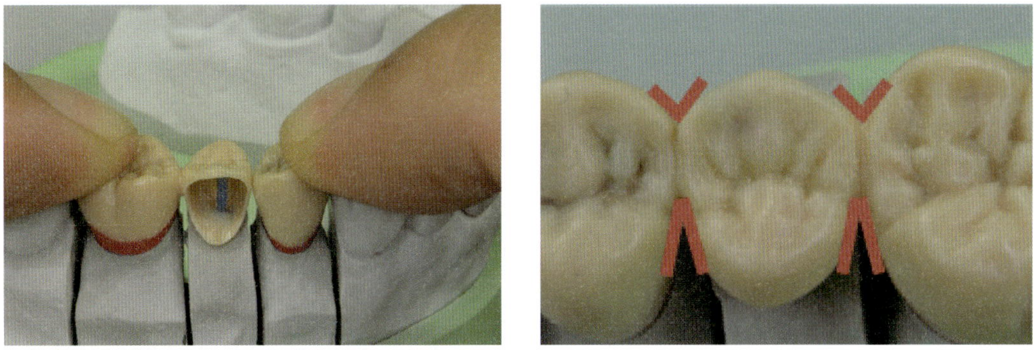

그림 14-39 최종 완성된 교의치 납형

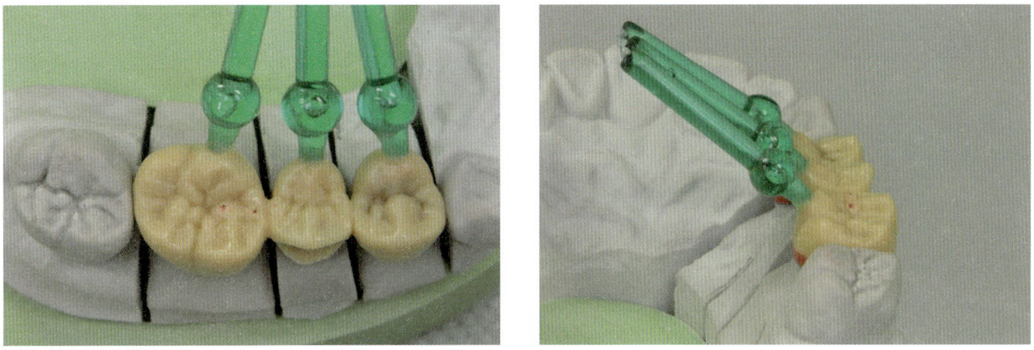

그림 14-40 주입선 부착

Lost-wax technique은 납형을 금속으로 바꾸기 위해 오래전부터 사용해왔던 방법으로 치과주조를 위한 방법은 19세기 말에 소개되었다. 완성된 납형은 즉시 매몰하지 않으면 왁스의 응력 완화로 인해 변형이 발생한다. 주입선은 납형의 가장 두꺼운 부위에 부착하고 주조수축을 방지하기 위해 수축류를 납형에서 1~2mm 떨어진 곳에 설치한다. 용융금속의 주입로로 사용되는 주입선은 용융금속이 매몰재 주형 안으로 잘 흘러들어갈 수 있는 방향으로 부착한다(그림 14-40).

주입선이 부칙된 교의치 납형은 모형으로부터 조심스럽게 제거하여 원추대에 고정하고 원추대 아래 부분에 납형의 변연 방향을 표시한다. 매몰재 링의 바닥에 표시된 부분은 주조과정에서 소환로에서 매몰재 링을 주조기에 위치시킬 때 기준이 된다. 매몰재링 내의 납형의 위치는 매몰재 팽창에 영향을 받기 때문에 가능한 납형은 매몰재 링내의 모든 벽으로부터 동일한 거리에 위치하도록 한다. 이 때 수축류는 매몰재 링의 가장 중앙(열전대)에 위치시켜 주조과정에서 용융금속이 주형에 충분히 공급될 수 있도록 한다(그림 14-41).

왁스는 소수성으로 매몰재가 납형의 표면에 잘 부착되지 않아 종종 주조결함을 일으킨다. 소수성 납형의 표면을 친수성으로 치환하는 방법으로 계면 활성제 성분의 습윤제(wetting agent)를 사용한다. 계면 활성제는 친수기와 소수기를 동시에 포함하고 있는 양극성 화합물로 납형의 표면을 친수기로 얇게 피복하여 매몰재의 젖음성을 증가시킨다. 교의치 납형에 도포한 습윤제(wetting agent)는 충분한 시간을 두어 완전히 건조시킨 후 매몰재를 도포한다(그림 14-42).

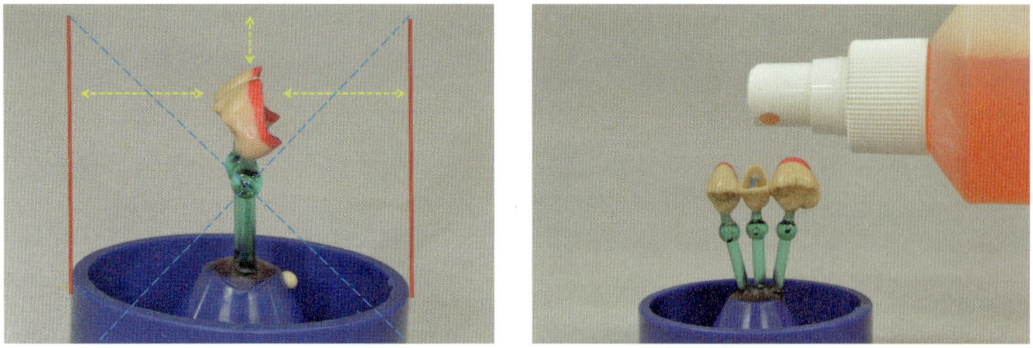

그림 14-41 교의치 납형을 원추대에 고정

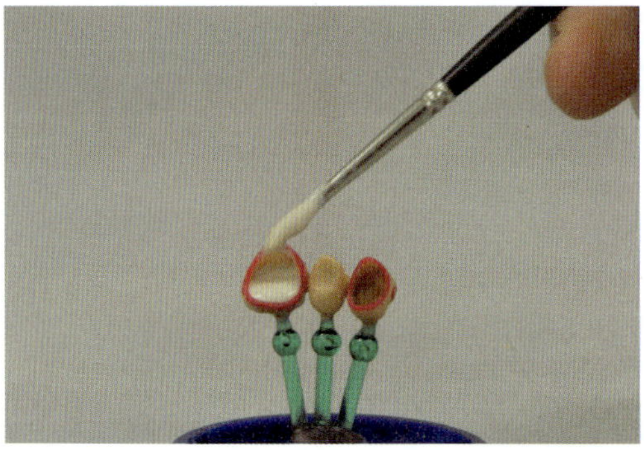

그림 14-42 교의치 납형에 계면 활성제 도포 후 매몰

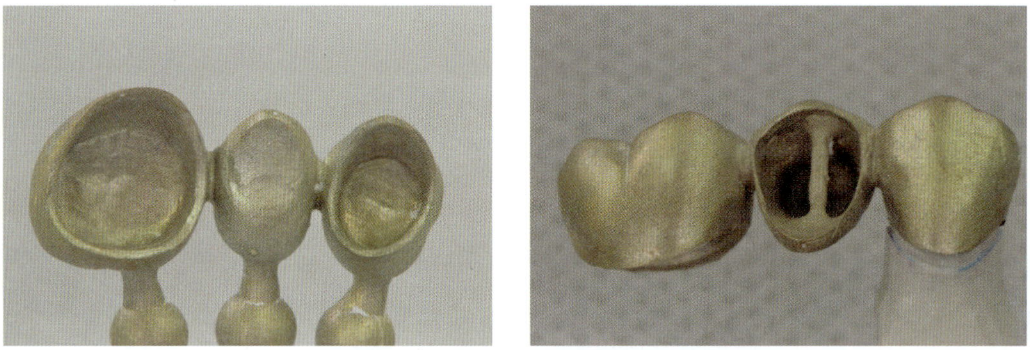

그림 14-43 주조체와 주조체 내면의 조기접촉

매몰이 완료된 링을 동법에 의해 소환하고 주조한다.

주조후 매몰재를 제거한 주조체는 모형에 완전한 장착을 위해 일련의 마무리 과정이 필요하다. 마무리 과정은 주조면에 남아 있는 고르지 못한 부위나 주조체 내면의 작은 결절들을 확대경이나 현미경을 사용하여 확인하고 제거하여 주조체를 다이에 완전히 장착시키기 위함이다(그림 14-43).

주조체와 다이의 완전한 장착을 방해하는 요소를 확인하는데 종종 분말 스프레이나 클로로포름용액에 루즈(rouge)를 녹인 현탁액 등과 같은 인기재가 사용된다. 이런 재료들을 사용할 때는 주조체 내면에 어떠한 접촉도 확인하여야 되고 과도하게 삭제되지 않도록 조심스럽게 선택적으로 제거해야 한다(그림 14-44).

인접면을 포함한 교합면의 접촉점은 얇은 교합지를 사용하여 인기되는 접촉점을 선택적으로 삭제하여 조정한다. 특히 교합면의 교합 접촉은 대합치와 정적이고 동적인 관계에서 이루어진다. 납의치 상에서 만들어진 교합 접촉은 매몰과 주조의 과정을 거치면서 약간 변형되지만 접촉점의 선택적 삭제에 의해서 재확립할 수 있다. 이 때 주조체의 고도 연마는 치태조절을 위해 필수적이지만 과도한 연마는 인접면 접촉부나 교합면 접촉부를 잃어버릴 수 있기 때문에 주의하여야 한다(그림 14-45, 46).

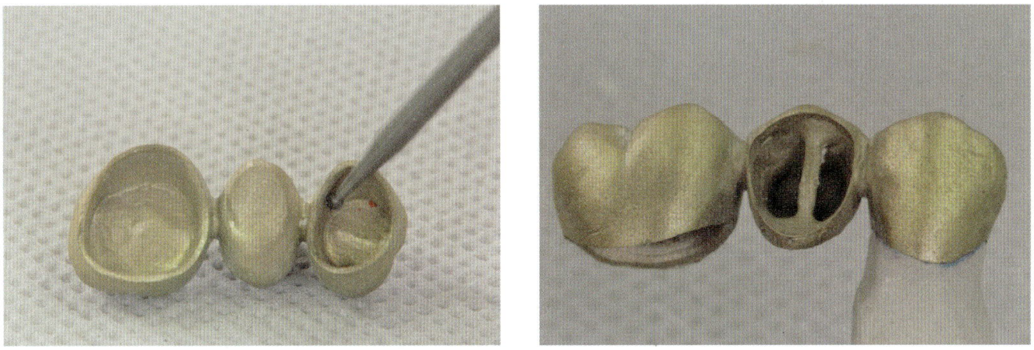

그림 14-44 조기접촉을 제거하여 주조체의 적합이 완료된 상태

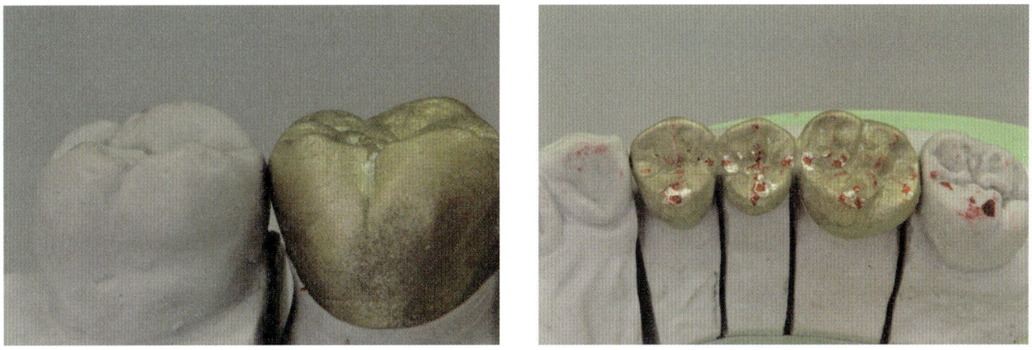

그림 14-45 주조체의 인접면 접촉점부와 교합면 접촉점

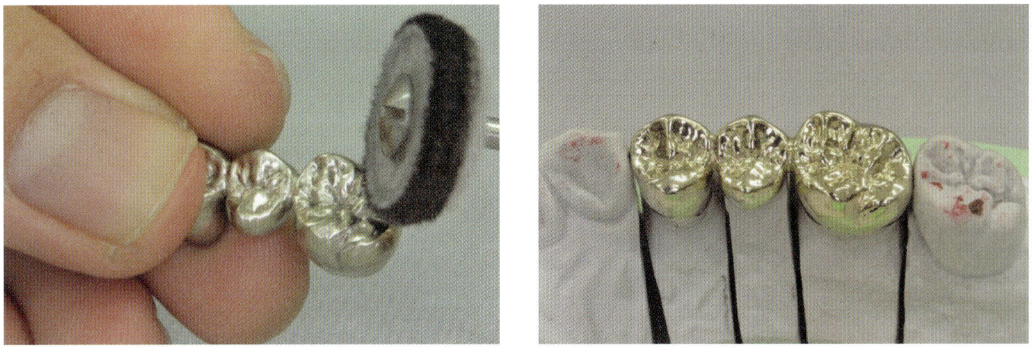

그림 14-46 주조체의 마무리와 연마

연마가 완료된 주조체는 깨끗하게 세척하고 가공치 개창 부위의 재형성을 위해 모형에 장착한다. 가공치 개창 부위 재형성에는 자가중합레진이나 광중합 레진을 사용하며, 재형성된 가공치 외형은 최종 연마를 통해 완성한다(그림 14-47, 48).

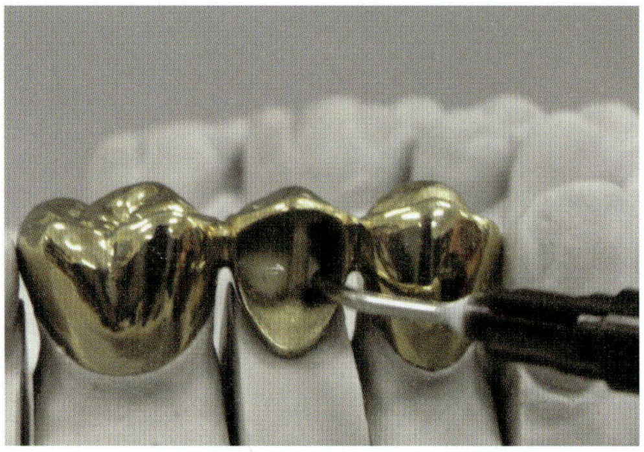

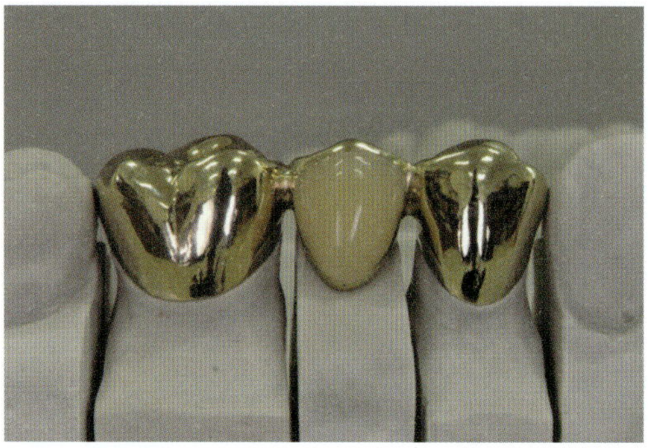

그림 14-47 개창 부위를 복원시킨 교의치

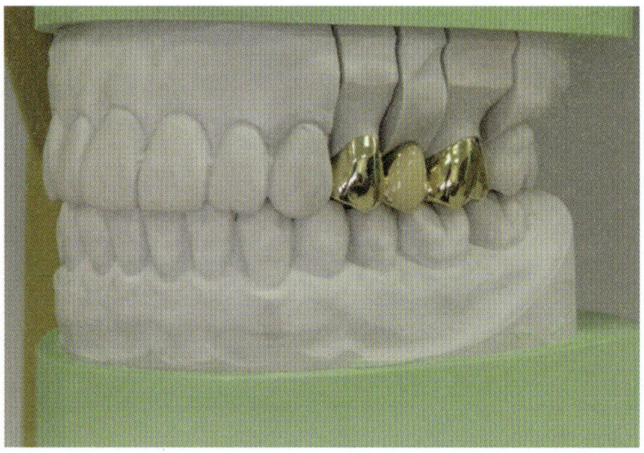

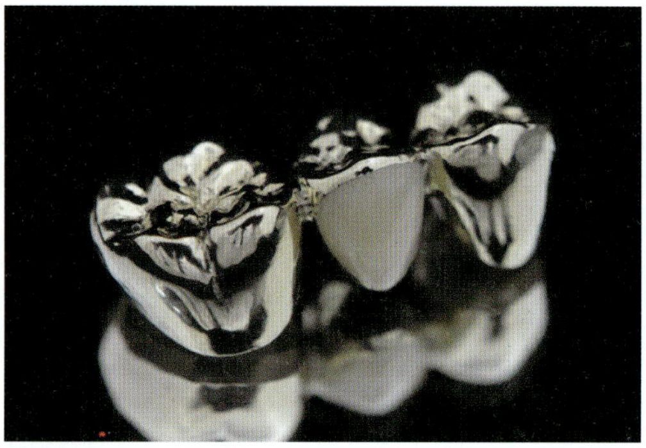

그림 14-48 완성된 교의치

2. Key-keyway를 사용한 반고정성 교의치 제작과정

고정성 교의치를 제작할 경우에 형성된 지대치가 상호 평행성이 결여되어 삽입로가 일치되지 않으면 제작이 곤란하다. 그러나 임상적으로는 발치 후 오랫동안 방치하여 지대치가 경사되고 그 결과, 삽입로가 일치하지 않아 고정성 교의치를 제작하기 곤란한 경우들이 많다. 더구나 지대치가 많은 긴 교의치일 경우에는 각 지대치의 삽입로를 일치시키기 위해 각 지대치에 평행성을 부여한다는 것은 매우 어려운 일이다. 이런 경우에 연결부위를 반고정성으로 만들어 삽입로를 일치시키는 방법이 필요한데 그 방법 중 하나가 바로 key and keyway 방법이다.

1) 증례 및 작업의뢰

환자는 57세의 남성으로 하악 좌측 제 2소구치와 제 1대구치의 결손에 따른 교합장애로 고정성 교의치의 제작을 희망하고 내원했다. 하악 좌측 제 2소구치와 제 1대구치는 치주질환 때문에 동요가 심해 5년 전에 발치한 것이다. 5년 간 그대로 방치하여 인접치인 제 1소구치는 원심경사되었고 제 2대구치는 근심경사되었다. 그러나 양 지대치는 동요가 없었고 골식상태도 양호하였다. 연구모형과 X선 사진 조사 결과, 견치, 제 1소구치, 제 2대구치가 결손부위로 심하게 경사되어 있어 통법에 의해 고정성 교의치를 제작하기는 곤란하다 판단되어 key and keyway를 응용한 반고정성 교의치를 제작하기로 했다.

작업의뢰

제 1소구치와 제 2대구치를 지대치로 하는 4 본(本) 교의치의 제작. 제 1소구치와 제 2대구치는 전부주조관으로 제작하고 제 2대구치와 가공치부위(제 2소구치, 제 1대구치)의 연결부는 자가제품인 key and keyway를 설치하여 반고정성 교의치를 제작하기로 결정하였다.

제 2소구치와 제 1대구치의 유지형태는 지대치가 결손측으로 심하게 경사되어 근원심 폭경이 짧다. 그래서 가공치는 1치(齒) 형태로 재현하고 교합관계는 충분히 고려하여 회복키로 하고 가공치의 기저면은 완전자정형으로 제작할 계획이다.

2) 제작과정

(1) 시술 전의 구강상태(좌측협측면관). 제 2소구치와 제 1대구치의 결손으로 인접치인 제 1소구치와 제 2대구치가 결손부위로 경사되어 있다(그림 14-49).

(2) 지대치 형성이 완료된 구강 내(좌측 협설면관). 제 1소구치와 제 2대구치를 지대치로 사용하는 4本 교의치의 증례지만 양 지대치의 평행성을 얻을 수 없고 제 1소구치의 근심과 제 2대구치의 원심 인접면의 변연부의 위치와 인접치의 접촉점과의 평행관계에서 교의치를 원 피이스(one piece)로 제작하여 장착시키는 것은 불가능하다(그림 14-50).

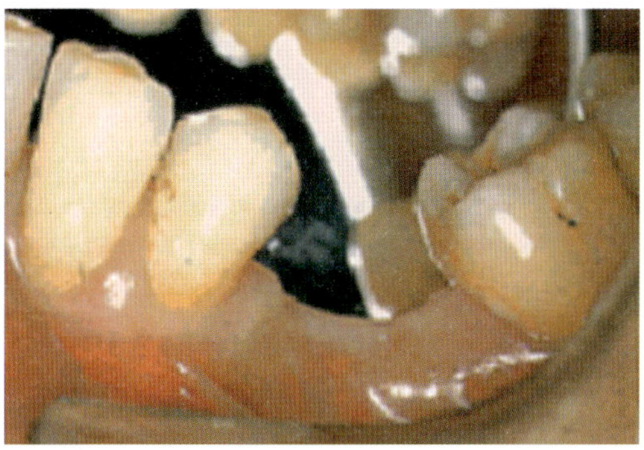

그림 14-49 구강 상태

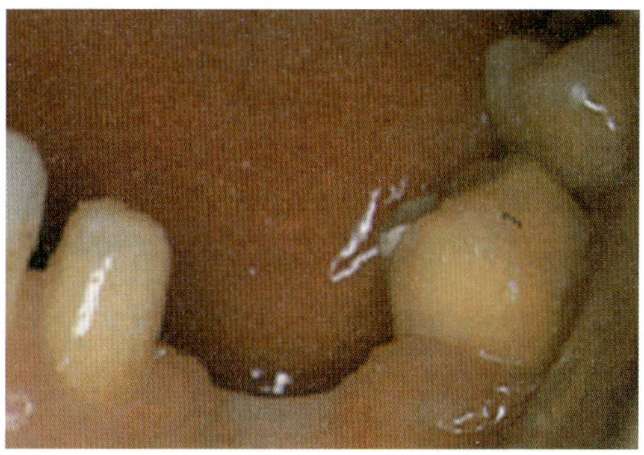

그림 14-50 지대치 형성이 완성된 구강내(좌측 협설면관)

(3) 교합기에 장착시킨 작업모형(좌측 협측면관). 다이를 삭제, 조정하고 지대치 표면에 다이스페이서(nice fit: shofu)를 도포했다. 본 증례에서는 가공치 부위(제 2소구치와 제 1대구치)와 제 2대구치의 연결부위에 제 1소구치 지대치의 삽입로와 일치하는 key and keyway를 설치하여 고정시키기로 한다(그림 14-51).

(4) 작업모형은 평행형성기(parallelometer)에 장착되어 사용되므로 자석을 사용한 분리모형(split cast)형태로 제작하였다. 그리고 가철식 다이에 사용한 다우얼 핀은 나사가 부여된 정밀한 다우얼 핀을 사용하였다(그림 14-52).

(5) 다이 표면에 왁스분리제를 도포하고 연질의 왁스를 한 겹(0.5mm) 도포한다. 한 겹 도포하는 이유는 key-way를 형성할 때 금속의 최소 두께를 눈으로 식별하기 위해서이다. 연질의 왁스를 도포한 그 위에 경질의 왁스를 축성하여 치관의 형태를 회복시킨다(그림 14-53).

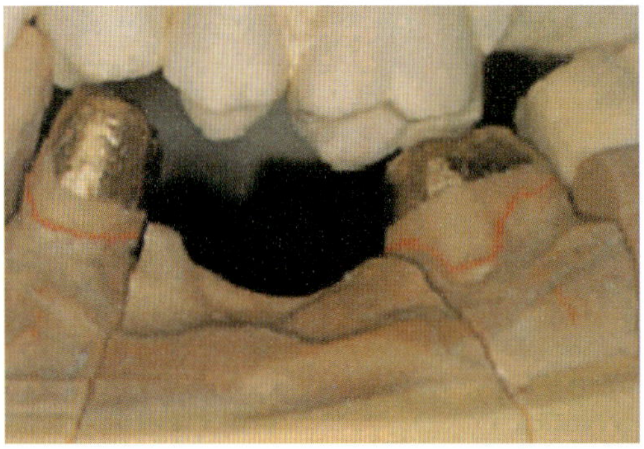

그림 14-51 교합기에 장착시킨 작업모형(좌측 협측면관)

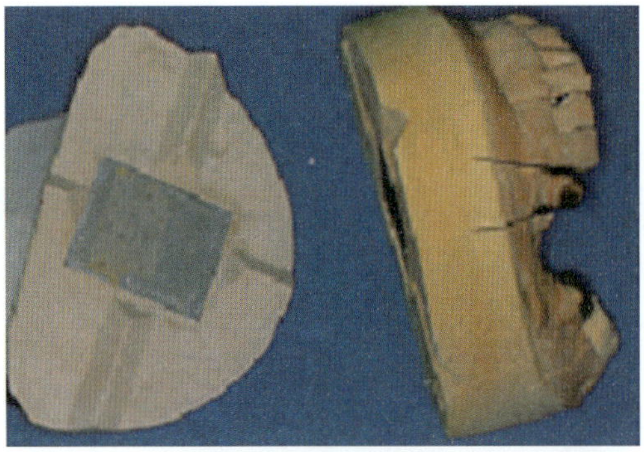

그림 14-52 작업모형은 평행형성기에 장착되어 사용되므로 자석을 사용한 분리모형형태로 제작

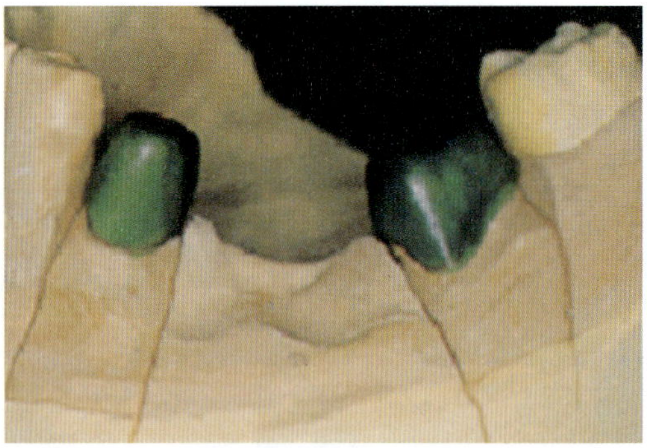

그림 14-53 다이 표면에 왁스분리제를 도포하고 연질의 왁스를 한겹 도포한다.

(6) 치관 형태를 회복한 납형(협측면관) 치관 내에 key and keyway를 형성할 경우에는 경질의 왁스로 치관 형태를 완벽하게 형성한 후 평행성, 교합관계, 강도문제, 자정효과 등을 종합적으로 검토할 필요가 있다. key and keyway를 설치할 제 2대구치의 근심 인접면에서 가공치의 기저면으로 이행되는 면은 자정효과를 증대시킬 수 있는 자정형으로 제작되어져야 한다(그림 14-54).

(7) Key and keyway 형성에 사용되는 평행형성기(parallelometer)(그림 14-55).

(8) 평행형성기의 모형 고정대에 작업모형을 위치 고정시키고 key and keyway의 삽입방향을 검토한다. 제 1소구치 지대치의 근원심적 식립방향과 key and keyway가 가급적 제 2 대구치의 치관내에 설정될 수 있도록 방향을 설정한다(좌). 그리고 제 1소구치 지대치의 협설적 식립방향을 조절한다(우)(그림 14-56).

(9) 위의 2조건을 만족시키는 방향이 바로 key and keywey의 삽입방향이 된다. 그 결정된 방향을 모형의 측면에 인기한다. key and keyway의 삽입방향은 제 1소구치의 지대치와 평행하고 제 2대구치의 치관형태 범위에 수납될 수 있는 방향이어야 한다(그림 14-57).

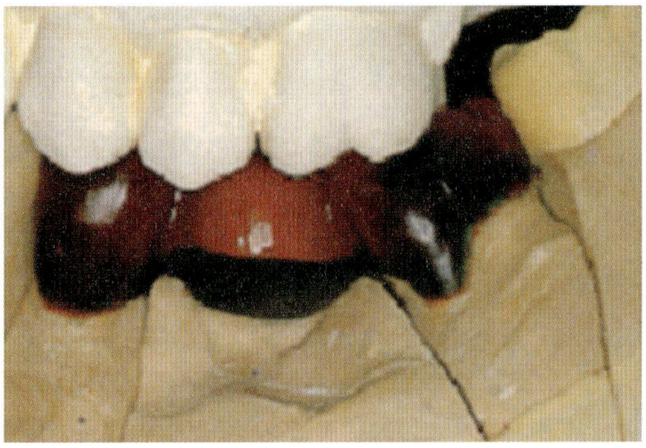

그림 14-54 치관 형태를 회복한 납형(협측면관)

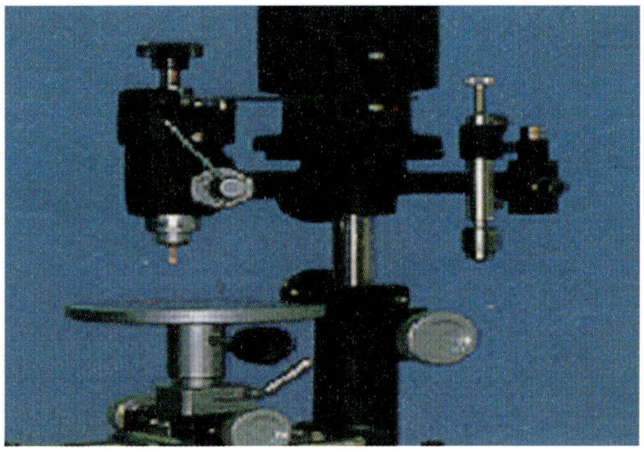

그림 14-55 Key and keyway 형성에 사용되는 평행형성기(parallelometer)

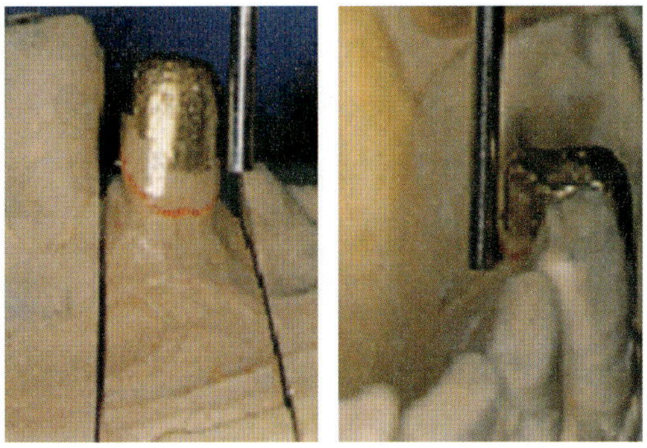

그림 14-56 Key and keyway의 삽입방향을 검토

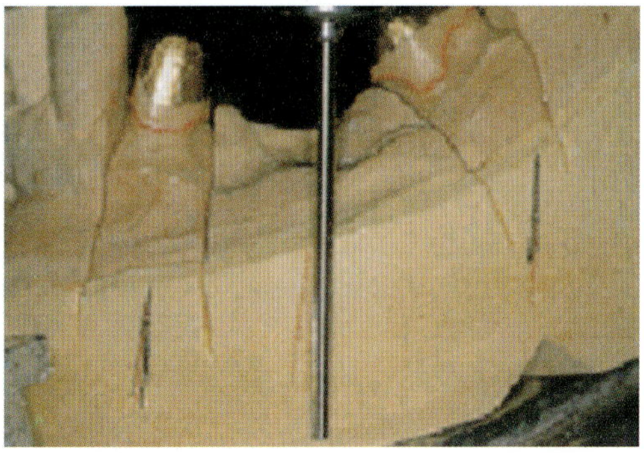

그림 14-57 결정된 방향을 모형의 측면에 인기

(10) Key and keyway의 삽입방향이 결정되면 삽입로 방향으로 경사진 작업모형의 위치를 고정하기 위해 전동나사(transmission screw)의 삽입공에 석고를 채운 후 전동유닛(transmission unit)을 위치시켜 고정시킨다(그림 14–58).

(11) 전동유닛을 사용하여 작업모형을 부착시킨 상태. 평행형성기의 모형고정대를 치우고 슬라이딩 테이블(sliding table)을 위치시킨다. 모형의 기저면에 와셀린을 도포한다(그림 14–59).

(12) 슬라이딩 테이블의 소켓(socket)과 모형기저면에 경석고를 축성하여 모형을 고정시킨다. 이 작업에 의해 모형은 key and keyway의 삽입방향과 일치되도록 위치, 고정된다(그림 14–60).

(13) 치관형태를 재현한 납형의 복제인상을 채득하고 그 인상체에 레진을 전입하여 제작한 레진자켓관의 근원심적 단면모형이다. 이 모형을 참조하여 key and keyway 설치부의 두께와 지대치의 방향을 고려하여 keyway의 분할위치를 결정한다(화살표 방향)(그림 14–61).

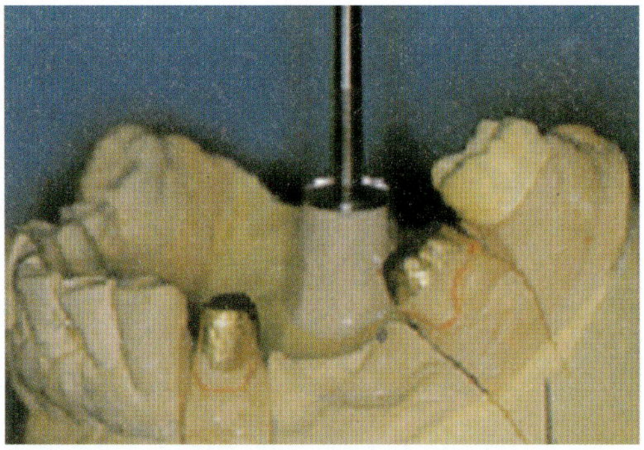

그림 14-58 삽입공에 석고를 채운 후 전동유닛을 위치시켜 고정

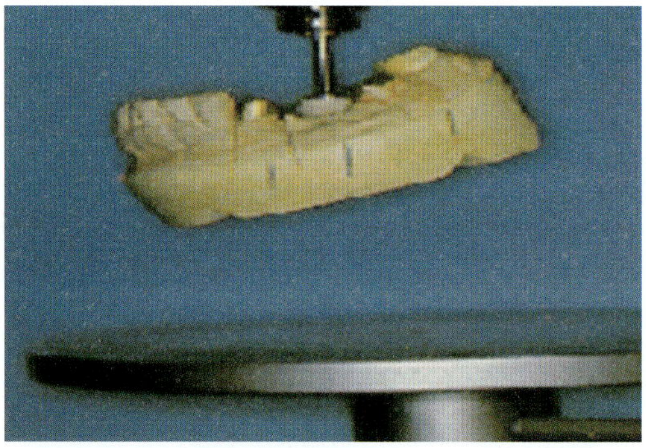

그림 14-59 전동유닛을 사용하여 작업모형을 부착시킨 상태

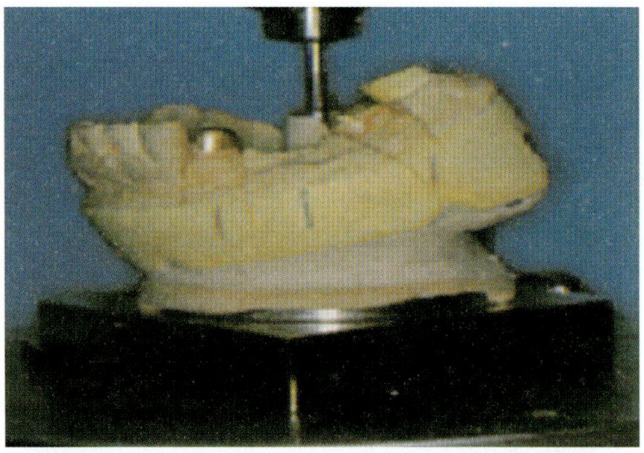

그림 14-60 Key and keyway의 삽입방향과 일치되도록 위치, 고정

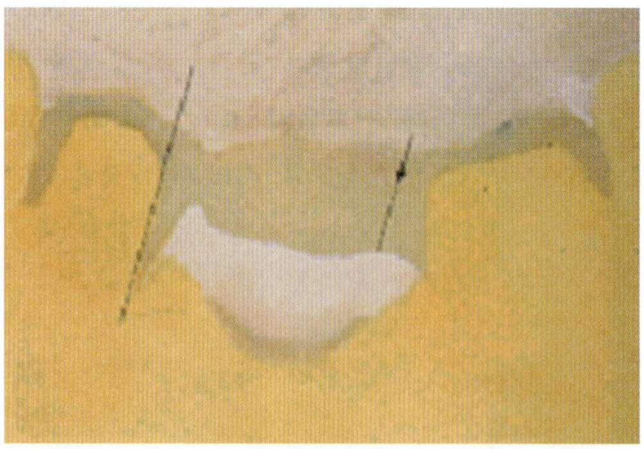

그림 14-61 Key and keyway 설치부의 두께와 지대치의 방향을 고려하여 keyway의 분할위치를 결정

(14) Key and keyway의 삽입방향을 따라 형성된 분할위치를 얇은 면도날로 절단한다(하악 좌측 제 2대구치). 절단 시는 납형에 무리한 힘이 전달되지 않도록 주의하여 절단하여야 한다(그림 14-62).

(15) Keyway의 형태도(그림 14-63).

(16) Keyway 형성에 사용되는 평행형성용 버 및 연마용 포인트. 좌측으로부터 6개가 평행형성용 버(bur) 및 포인트(그림 14-64).

(17) 유도면(guiding plane)을 수정한다. 평행형성기의 전동식 아암(arm)의 척(chuck)에 평행형성용 버를 위치시켜 버의 높이를 결정하고 납형을 손으로 잡아 고정하고 저속회전으로 유도면을 평활하게 다듬는다. 유도면의 수정이 완료되면 keyway의 내면유지형태를 형성한다(그림 14-65).

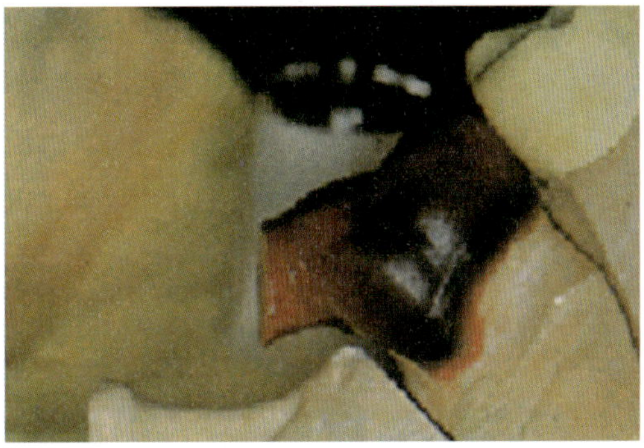

그림 14-62 Key and keyway의 삽입방향을 따라 형성된 분할위치를 얇은 면도날로 절단한다(하악좌측 제 2대구치).

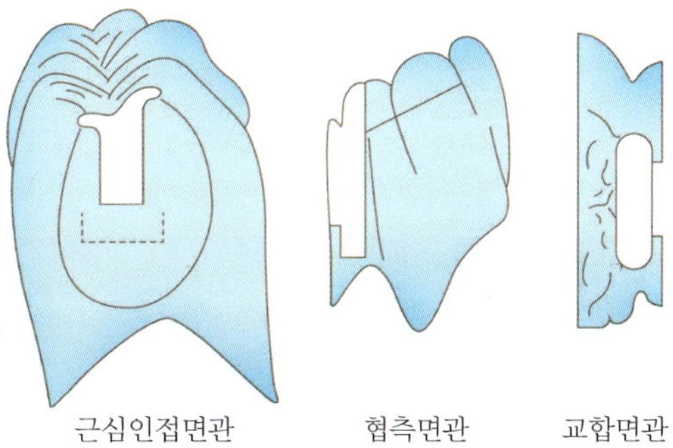

그림 14-63 Keyway 형태도

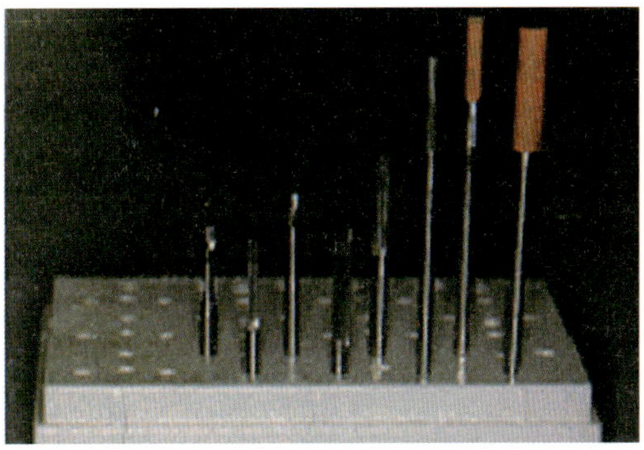

그림 14-64 Keyway 형성에 사용되는 평행형성용 버 및 연마용 포인트

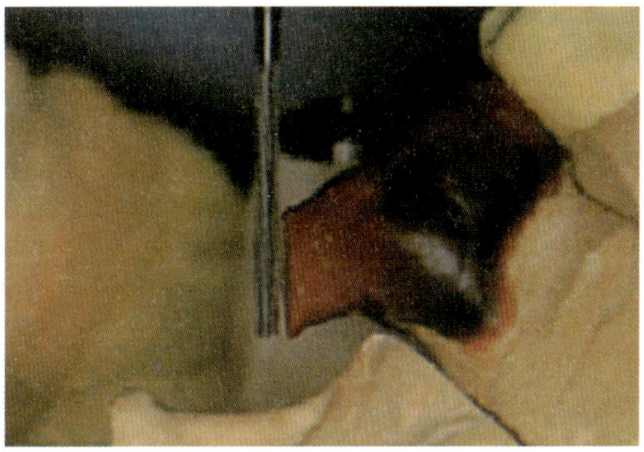

그림 14-65 유도면 수정

(18) Keyway의 유지형태를 형성하기 위해 우선 버의 높이를 결정하고 일단 납형을 제거하여 지대치의 위치 관계를 확인한 후 절삭범위를 납형 위에 표기한다(그림 14-66).

(19) Keyway 부위를 밀링(milling)하고 있는 상태. 납형을 손으로 가볍게 누르고 모형을 수평방향으로 움직이면서 저속으로 조금씩 삭제해 나간다. 이때 버에 묻은 왁스는 가제 등을 사용하여 제거한다(그림 14-67).

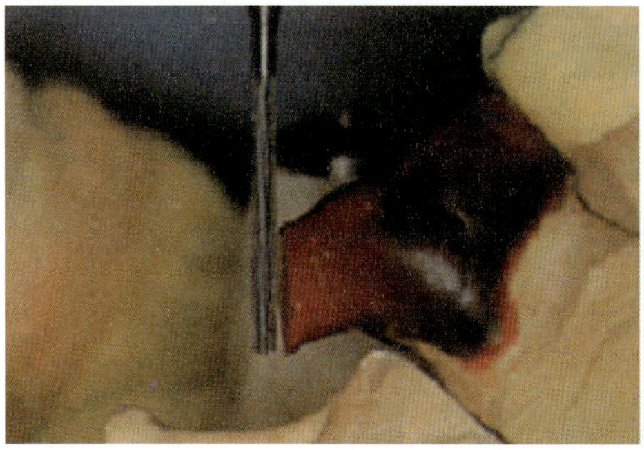

그림 14-66 Keyway 형성에 사용되는 평행형성용 버 및 연마용 포인트

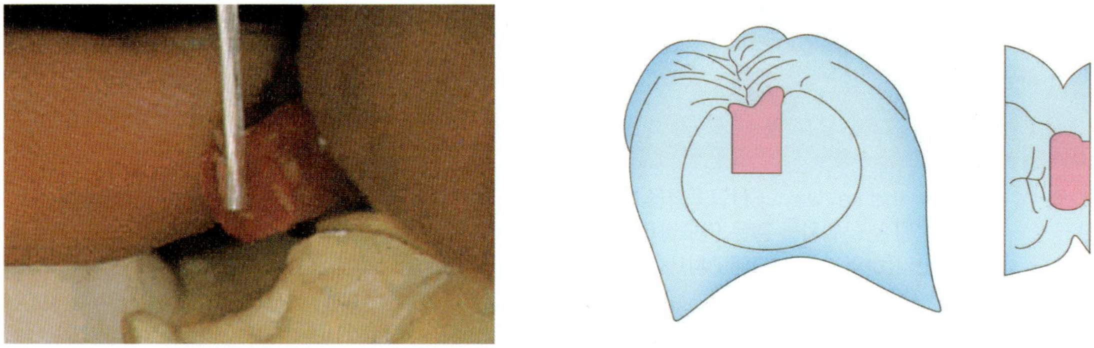

그림 14-67 절삭부위 형태도

(20) 사용 드릴의 높이를 결정한다. 모형의 위치를 고정하여 납형을 손으로 가볍게 누른다. 드릴을 상·하 운동시키면서 가볍게 접촉시켜 조금씩 삭제한다(그림 14-68).

(21) 평행형성용 버를 사용하여 측벽과 기저면을 평탄하게 수정한다(그림 14-69).

(22) Keyway의 형성이 완료된 납형. 교합면관. keyway 내벽의 왁스 두께는 최소 0.5mm 이상이어야 한다(그림 14-70).

(23) Type IV 금합금으로 주조하여 완성된 치관 및 keyway. 교합면관(그림 14-71).

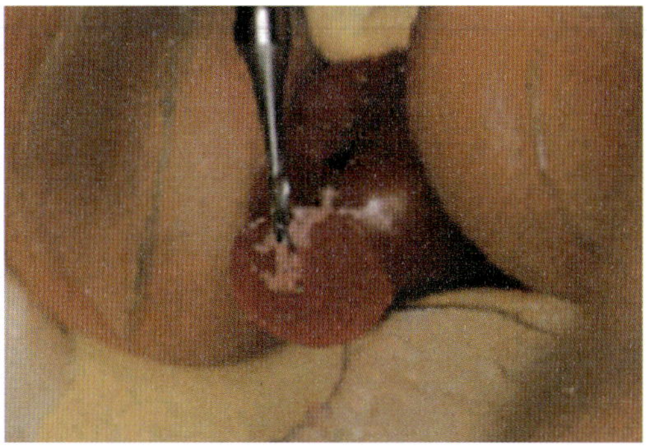
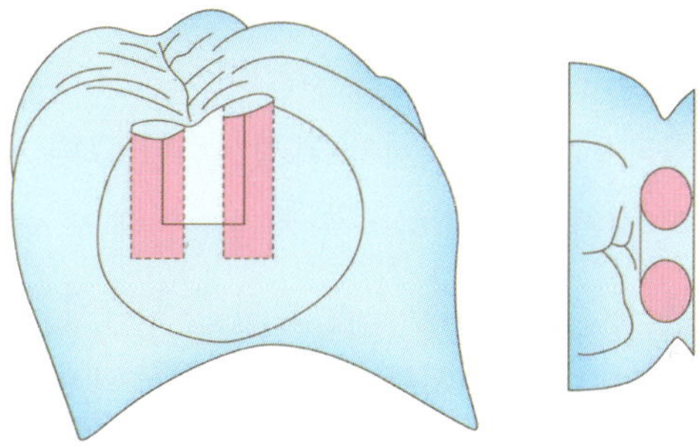

그림 14-68 절삭부위 형태도

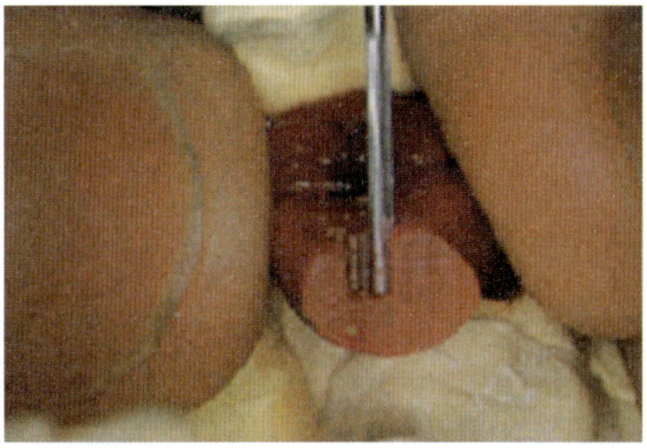
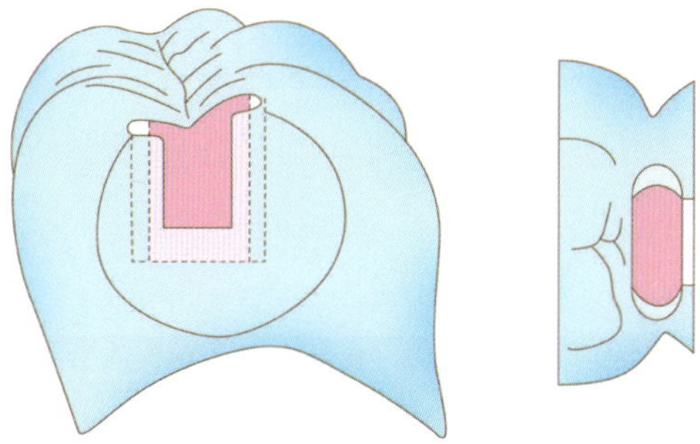

그림 14-69 절삭부위 형태도

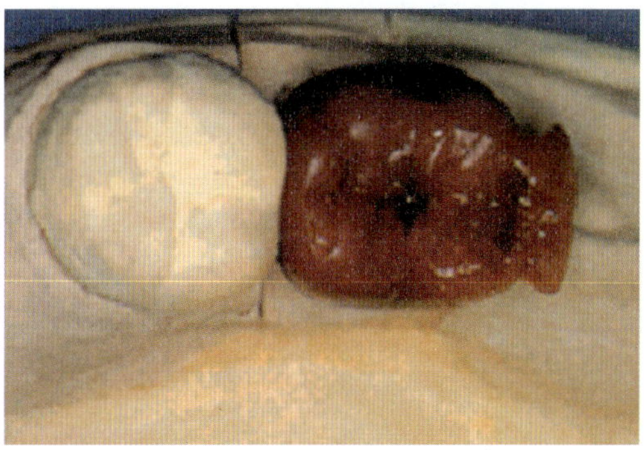

그림 14-70 Keyway의 형성이 완료된 납형

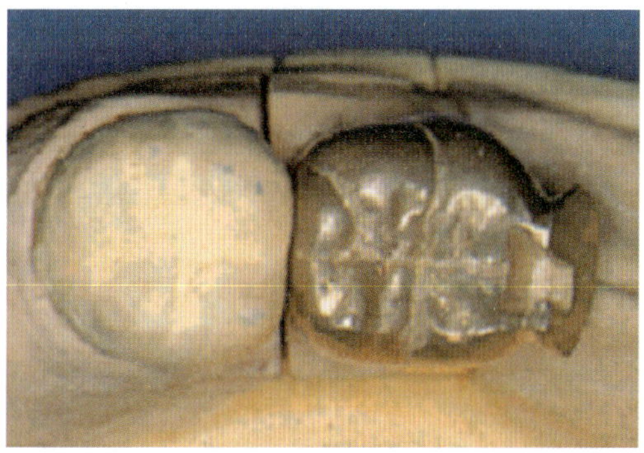

그림 14-71 Type Ⅳ 금합금으로 주조하여 완성된 치관 및 keyway

(24) Keyway를 연마하기 위해 연마용 블록을 제작한다. 먼저 슬라이딩 테이블 상에 모형을 고정시킨다. 평행형성기의 척(chuck)에 호울더(불용의 스틸 버)를 위치시켜 그 끝을 치관 보철의 교합면에 접촉시켜 상온중합레진으로 확실하게 고정시킨다(그림 14-72).

(25) 미리 제작한 레진 다이를 치관보철에 장착하여 고정한다. 레진 다이의 제작은 치관보철 내면에 와셀린을 도포 후 상온중합레진을 필적법에 의해 채우고 떡(병상; 餠狀) 상태의 트레이 제작용 레진을 10mm 정도 긴 덩어리로 성형하여 치관보철 내면의 레진과 접합시킨다. 레진이 경화되면 치근부의 형태를 다듬고, 석고와의 결합력을 증대시키기 위해 둥근 버를 사용하여 유지구(溝)를 형성한다(그림 14-73).

(26) 평행형성기의 척에 치관보철을 고정시킨 호울더를 위치시키고 슬라이딩 테이블 상의 소켓에 석고를 축성하여 그 중앙부에 레진 다이를 위치, 고정시킨다. 이렇게 연마용 블록을 제작한 후 석고가 경화되면 호울더를 제거하고 keyway를 연마한다(그림 14-74).

(27) Keyway의 연마는 석고 경화 후 전동식 아암의 척에 평행형성용 버를 위치시켜 버의 높이를 맞춘다. 치관보철을 손으로 눌러 고정시킨 후 버를 연마부위에 가볍게 접촉시키는 방법으로 유도면을 연마한다(그림 14-75).

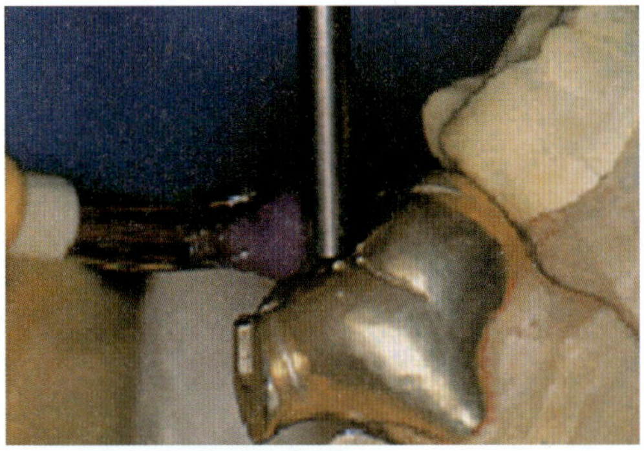
그림 14-72 Keyway를 연마하기 위해 연마용 블록을 제작

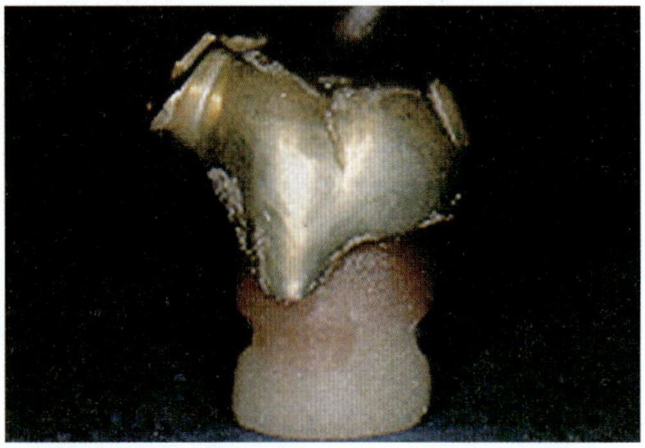
그림 14-73 레진 다이를 치관보철에 장착하여 고정

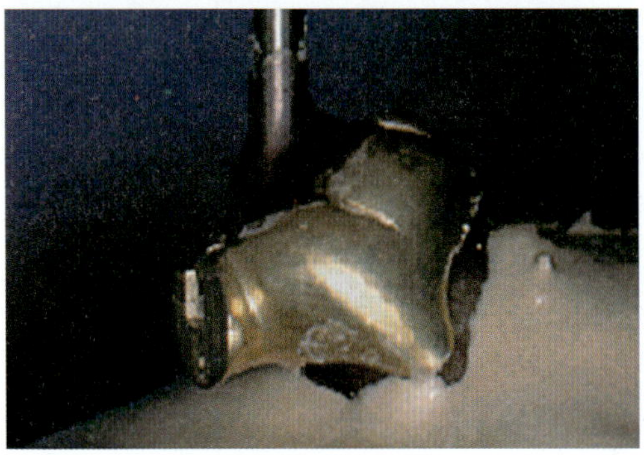
그림 14-74 연마용 블록을 제작

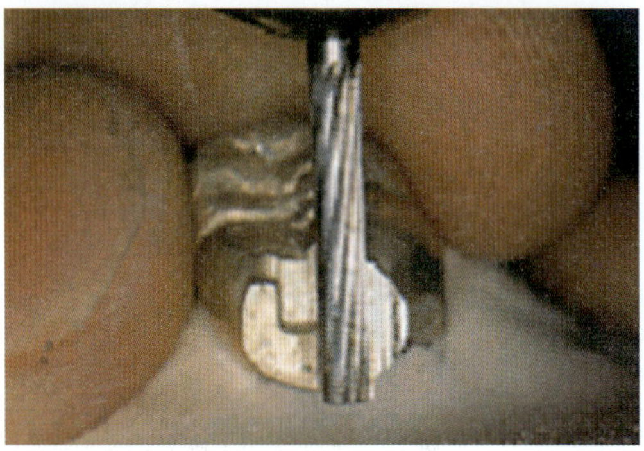
그림 14-75 Keyway의 연마

(28) Keyway의 기저면 두께에 여유(최저 0.5mm)가 있는 경우에는 드릴을 사용하여 keyway의 깊이를 좀더 깊게 형성한다. keyway가 깊고 길게 형성되면 유지력이 증가된다. 드릴을 사용할 경우에는 삭제부위에 가볍게 접촉시켜 소량씩 삭제한다(그림 14-76).

(29) 드릴링(drilling)을 완료한 후에는 측벽과 기저면을 평행형성용 버를 사용하여 평탄하게 수정한다(그림 14-77).

(30) Keyway부의 연마와 수정이 완료된 상태(근심 인접면관)(그림 14-78).

(31) 연마용 포인트를 사용하여 유도면 부위를 연마한다. 이때 마찰열이 발생되면 기름을 첨가하면서 연마한다. 면이 균일해지면 연마를 끝낸다. keyway의 내면과 측벽은 가늘고 작은 연마용 포인트를 사용하여 연마한다(그림 14-79).

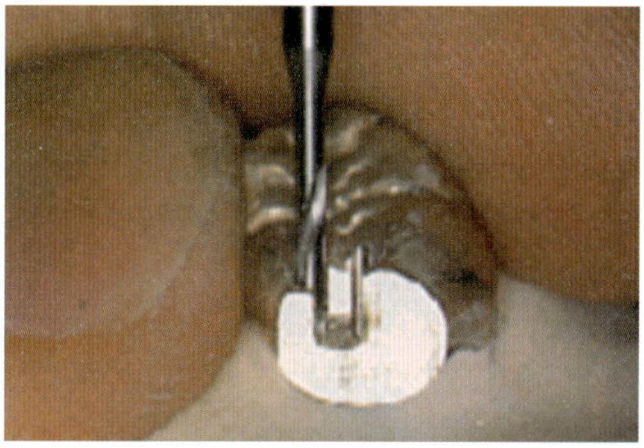

그림 14-76 Keyway를 연마하기 위해 연마용 블록을 제작

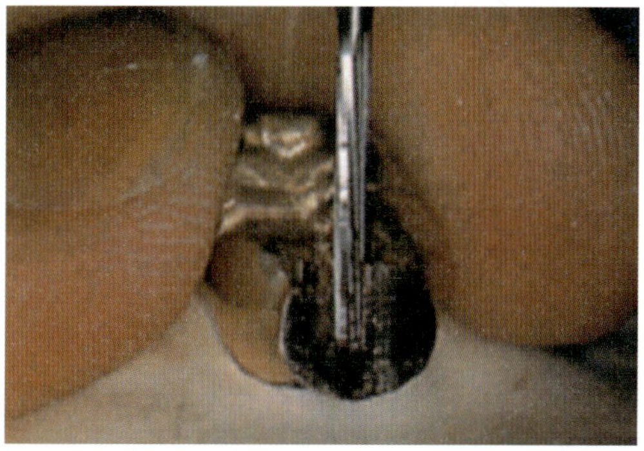

그림 14-77 레진 다이를 치관보철에 장착하여 고정

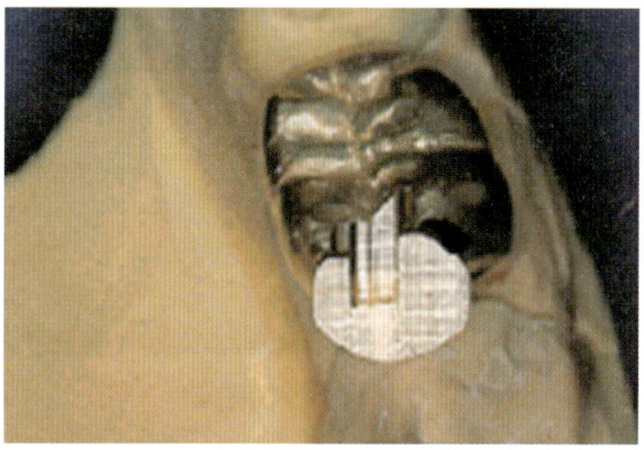

그림 14-78 연마용 블록을 제작

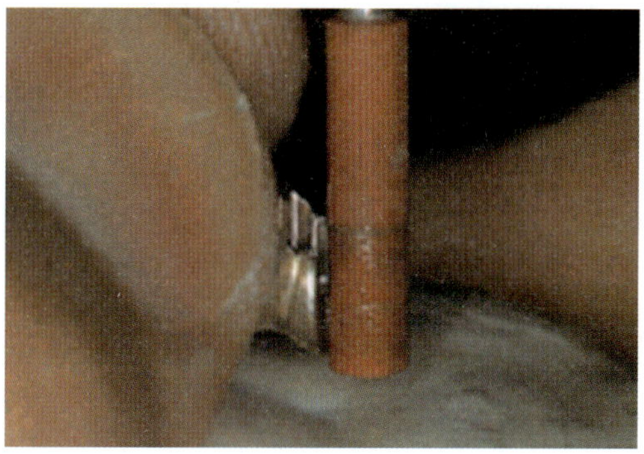

그림 14-79 Keyway의 연마

(32) 연마용 포인트로 연마를 완료한 후에는 keyway의 변연부를 따라 피셔 버(fissure bur)를 사용하여 0.5mm 폭으로 삭제하여 사면(斜面, bevel)을 형성하고 실리콘 포인트로 연마하여 keyway의 변연부를 형성한다. keyway의 연마가 완료된 상태(그림 14-80).

(33) Key의 제작에는 palavit-G(kulzer사)를 사용한다. 연마가 완료된 keyway 내면에 열을 가하면서 액상 상태의 와셀린을 도포한 다음 palavit-G를 필적법에 의해 기포가 발생되지 않도록 주의하면서 keyway 내면에 축성한다(그림 14-81).

(34) Key 레진패턴의 완성. 레진 경화 후 형태를 수정하여 일단 빼본다. 레진패턴이 잘 빠지지 않으면 온수와 냉수에 번갈아 위치시키는 방법에 의해 쉽게 제거할 수 있다. 우측은 빼낸 key의 레진패턴의 내면이다(그림 14-82).

(35) Key 레진패턴이 정확하면 keyway에 끼워 가공치의 납형과 연결시킨다. 제 1소구치와 가공치의 연결부를 얇은 면도날을 사용하여 분할하고, 변연을 수정한 다음 주입선을 부착한다(그림 14-83).

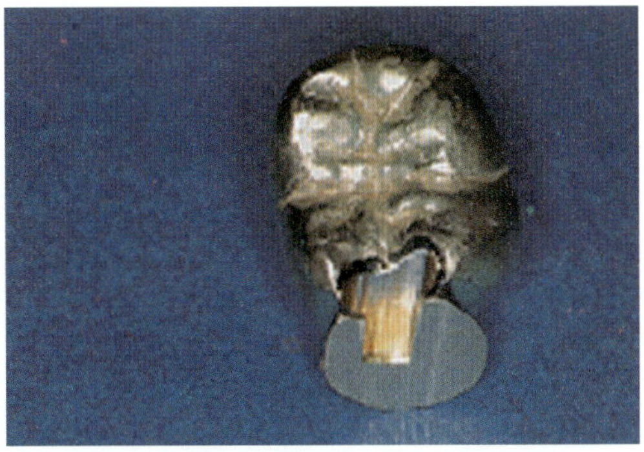

그림 14-80 Keyway의 연마가 완료된 상태

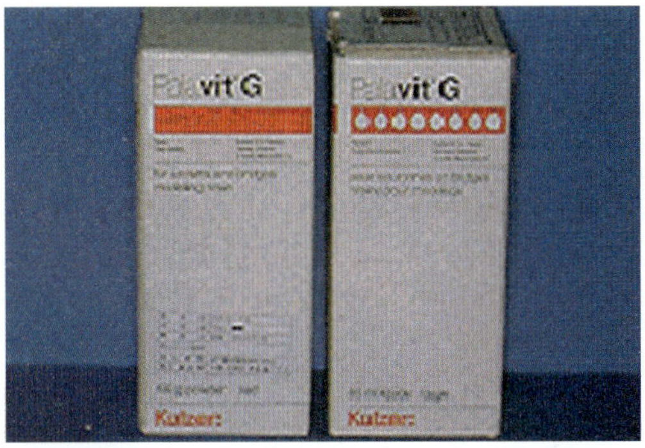

그림 14-81 Key의 제작

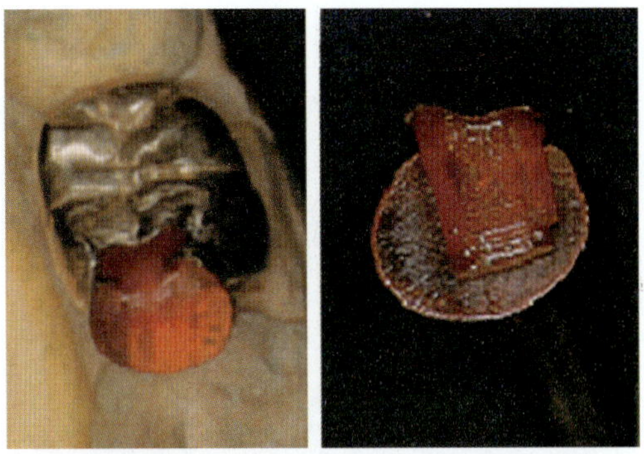

그림 14-82 Key 레진패턴의 완성

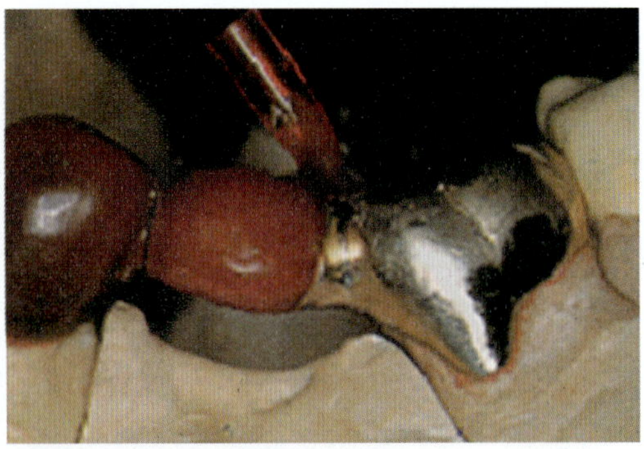

그림 14-83 Key 레진패턴 완성

(36) 원추대에 식립한 key의 레진패턴과 가공치의 납형부위는 두께가 두꺼우므로 주조수축에 의한 다공성이 발생될 수 있으므로 냉강금속(冷剛金屬; chill metal)을 부착하여 매몰한다. 레진패턴을 사용한 경우에는 소환 시 레진이 완전 연소될 수 있도록 소환시간을 충분히 가져야 한다. 우측은 type IV 금합금으로 주조한 key와 가공치이다(그림 14-84).

(37) Key와 keyway의 적합 정도를 확인한 다음 치관보철물을 작업모형에 장착한다. 제 1소구치와 가공치의 연결부에 상온중합레진을 축성하여 연결한다(그림 14-85).

(38) 연결시킨 제 1소구치의 치관보철과 가공치를 납착시키기 위해 납착용 매몰재를 사용하여 납착용 블록을 만든다. 납착부의 설측에 납착금을 위치시켜 납착한다(화살표는 납착금을 위치시킬 부위를 구상의 왁스로 형성한 것을 나타내고 있다)(그림 14-86).

(39) 납착이 완료된 반고정성 교의치를 작업모형에 장착시킨 상태. 협측면관. 14K 납착금을 사용하여 납착 후 연화열처리와 경화열처리를 하였다(그림 14-87).

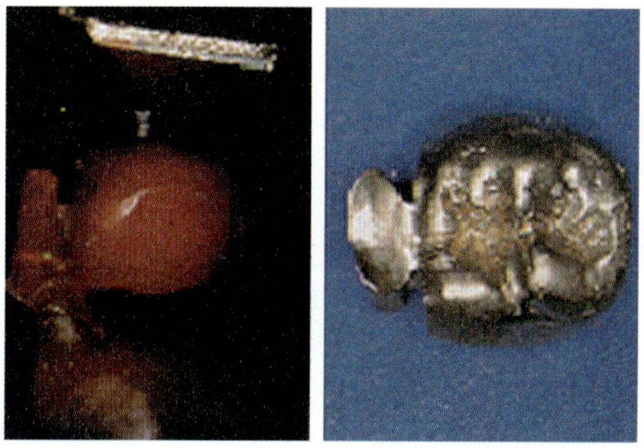

그림 14-84 Type Ⅳ 금합금으로 주조한 주조한 key와 가공치

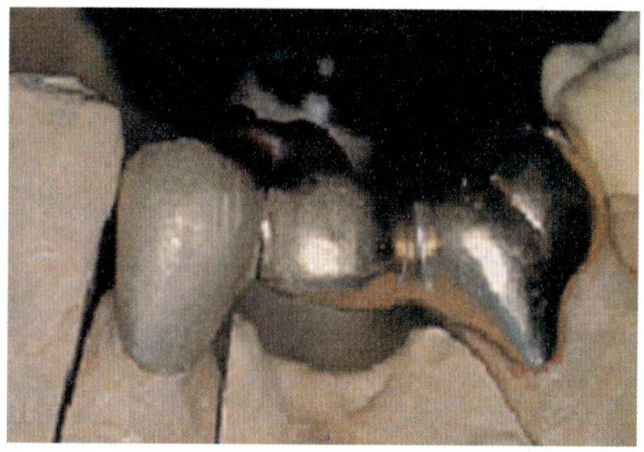

그림 14-85 Key와 keyway의 적합 정도를 확인한 다음 치관보철을 작업모형에 장착

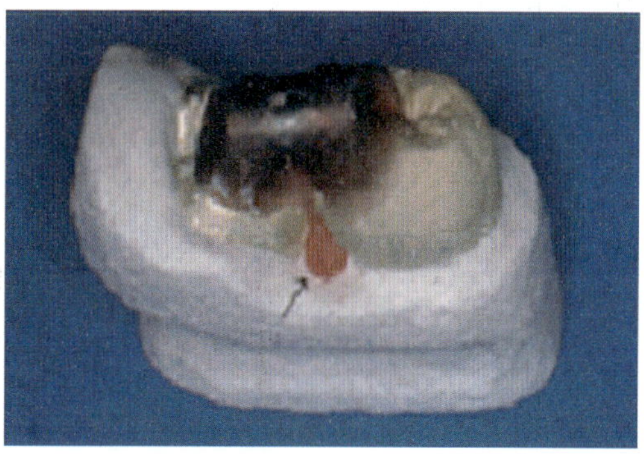

그림 14-86 납착용 블록

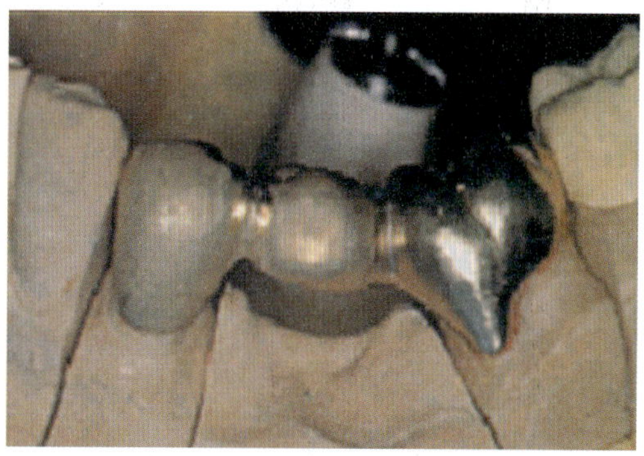

그림 14-87 납착이 완료된 반고정성 교의치를 작업모형에 장착시킨 상태. 협측면관

(40) 연마가 완료된 반고정성 교의치(그림 14-88).

a: 교합면관

b: 설측면관

(41) 구강 내에 장착된 반고정성 교의치. 좌측 협측면관(그림 14-89).

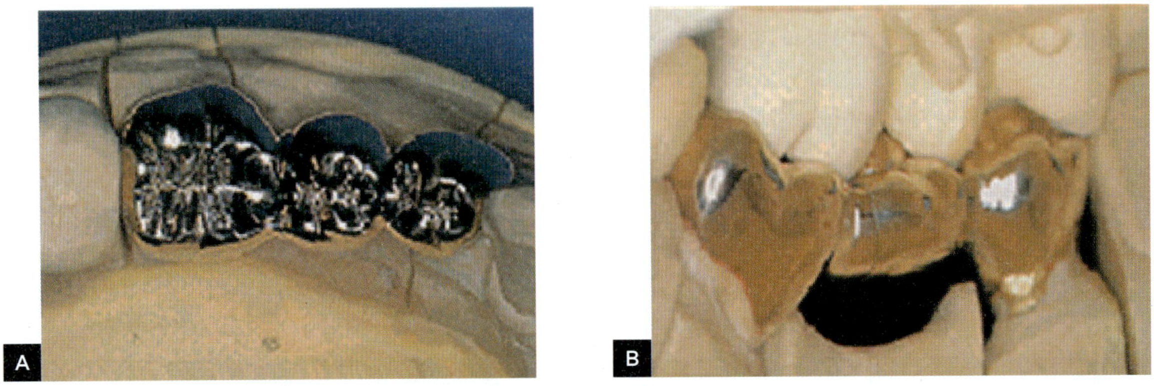

그림 14-88 완성된 반고정성 교의치
A: 교합면관 B: 설측면관

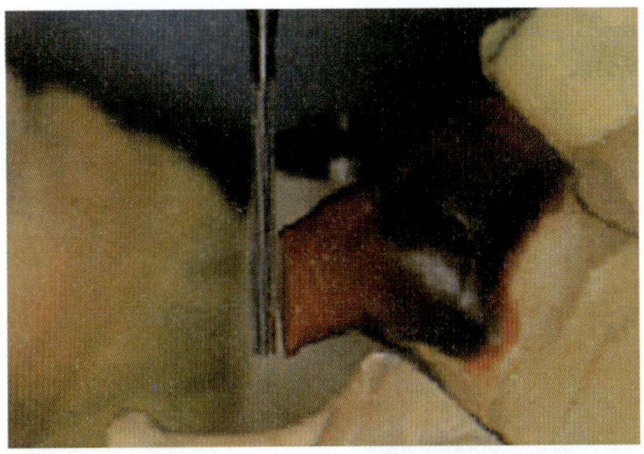

그림 14-89 구강 내에 장착된 반고정성 교의치. 좌측 협측면관

15 납착 (Soldering)

15-1 납착의 정의

납착(soldering)이란 두 개 이상의 모재(금속보철물)를 구조적으로 안정되게 고정시키는 방법으로 납 또는 유사한 납착금을 두 모재 사이에 위치시킨 후, 이를 450도 이상의 고온으로 용융시켜 용융된 납착금이 모세관 현상에 의해 모재 사이에 스며들어 강한 결합력을 나타내게 하는 접합 가공기술을 말한다. 일반적으로 사용되는 납착금의 부재는 고정하고자 하는 모금속에 비해 용융온도가 낮은 합금을 사용하며, 납착재의 가열은 불대 등을 사용한다. 또한 음극과 양극으로 하전된 동전극을 두 모재 사이에 결착시킨 후 강한 압력과 전기를 극히 짧은 시간에 흐르게 하여 모재를 결합시키는 접합 가공방식도 사용되고 있는데 이를 자가납착(welding)이라 한다. 일반적으로 자가납착 시에는 모재 결합을 위한 납착금은 사용하지 않는다.

15-2 납착의 용도

1. 교의치 제작 시 금속으로 제작된 유지장치와 가공치를 연결
2. 인접면 접촉점 첨가
3. 주조체 결함 수리(repairing casting voids)
4. 납착 연결 부위 파손 수리(breaking solder joint)
5. 기성 attachment를 주조체에 부착

15-3 납착 시 고려사항

1. 납착간격

납착간격은 유지장치와 가공치 사이에 공간이 어느 정도 있어야 한다. 금속과 금속이 접촉되어 있을 경우 가열시 금속이 팽창하여 납착블록(soldering block)이 깨질 위험이 있거나 납착금이 들어갈 공간이 없어진다. 납착 간격이 넓으면 넓을수록 연결부는 강해지나, 변형이 증가하므로 두 가지 다 만족할 수 있는 납착 간격(solder gap)은 0.1mm 정도가 바람직하다.

2. 유지장치와 가공치의 정확한 위치 관계

납착 index는 납착 블록 제작시 납착될 주조체(unit)의 정확한 위치를 확보하기 위해 제작한다.

납착이 이루어지는 부위에서 납착 index를 채득하는데, 전치는 설측에서, 구치는 교합면에서 채득한다.

3. 정확한 납착 블록 제작

납착용 매몰재를 사용하여 납착 블록을 제작하는데 납착용 매몰재는 매몰재 중 가장 작은 팽창범위를 가지고 있으며, 매몰재의 경화팽창과 열팽창의 팽창범위는 납착되는 주조체의 수축과 같아야 한다.

4. 납착 블록의 예열(preheating) 및 납착 온도 유지

예열은 납착용 매몰재 내의 습기를 제거하고, 적절한 열팽창을 일으키게 하며, 과다한 산화와 변형을 방지한다.

5. 납착하는 동안 납착 블록의 파손 및 변형

납착매몰재는 납착하는 동안 열에 견딜 수 있는 충분한 강도를 가지고 있어야 한다.

6. 납착 불꽃(flame)

불대 사용시 불꽃층은 환원대를 사용한다.

7. 불필요한 부분에 납착금의 유입

불필요한 부위에 납착금이 흐르는 것을 막기 위하여 항융제(antiflux)를 사용한다.

8. 납착 부위의 수

연결부위가 많은 교의치의 경우 한번에 3개 이상의 부위를 납착하지 말아야 한다.

9. 납착금의 선택

1) 유지장치나 가공치의 금속(모금속)과 색깔이 유사해야 한다.

2) 모금속의 용융온도보다 최소 37~65℃ 정도 낮아야 한다.
3) 금납착금은 내식성이 있어야 하므로 최소 16~18K 금을 사용하여야 한다.
4) 적절한 강도를 가지고 있어야 한다.
5) 기포가 형성되어서는 안 된다.
6) 흐름성이 좋아야 한다.
7) 연마시 활택한 면을 유지하여야 한다.
8) 금납착금의 성분에 백금(Pt)이 포함되어서는 안 된다.
9) 납착금의 크기는 2×3mm 정도가 적당하다.
10) 금납착금의 용융범위는 16~18K의 경우 750~800℃ 정도이다.

10. 납착될 금속면의 청결

납착될 표면은 산화 또는 오염되지 않아야 한다.

11. 융제(flux)와 항융제(antiflux) 사용

융제는 납착금의 원활한 흐름을 도우며 납착될 금속면의 산화막과 불순물을 제거하는 역할을 한다. 그러나 너무 많이 사용하면 기포가 발생되므로 적당량을 사용하여야 한다. 항융제는 납착금의 흐름을 제한시켜 주는 역할을 하며 항융제로는 carbon, rouge, chloroform, graphate 등이 사용된다.

12. 납착부위의 위치와 형태

1) 위치는 접촉점을 중심으로 구치는 교합면 쪽으로, 전치는 설면쪽에 위치시킨다.
2) 형태는 접촉점을 따라 타원형 또는 원형이며, 오목한 형태여야 한다.

13. 납착 연결부(solder joint)의 요구조건

1) 강도가 충분해야 한다.
2) 내식성이 좋아야 한다.
3) 자정작용이 잘되어야 한다.

15-4 납착 과정

1. 납착 index 제작

1) 납착 index를 제작할 수 있는 재료로는 석고 또는 경화가 빠르고 고정이 용이한 자가 온성 레진(direct resin)가 있으며 주로 석고가 많이 이용된다. 정확한 위치를 맞추기 위하여 유지장치와 가공치를 작업모형에 위치시킨다. 납착될 주조체의 표면은 러버휠(rubber wheel)로 매끄럽게 작업하여 납착 후 연마를 쉽게

한다(그림 15-1).

2) 유틸리티 왁스(utility wax)로 유지장치와 가공치를 고정시킨다(그림 15-2).

3) 유틸리티 왁스(utility wax)로 주조체의 협설면을 교합 1/3 부위까지 감싸준다. 이는 석고를 올릴 때 풍융부 밑으로 흘러 들어가는 것을 방지하기 위함이다(그림 15-3).

4) 인접치 및 주조체의 교합면에 석고분리제를 도포하고, 경화가 빠른 석고로 교합 1/3 부위가 감싸도록 올려준다(그림 15-4).

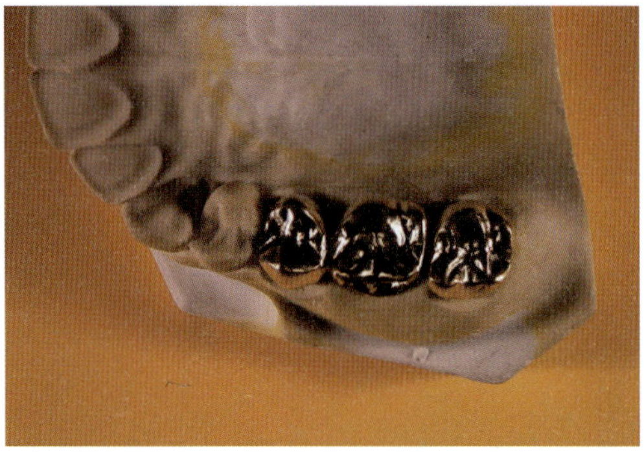

그림 15-1 납착될 주조체의 연마 상태

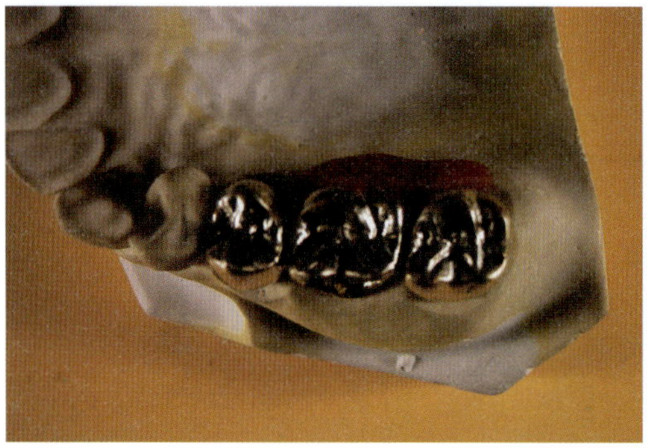

그림 15-2 유틸리티 왁스(utility wax)로 유지장치와 가공치를 고정시킨다.

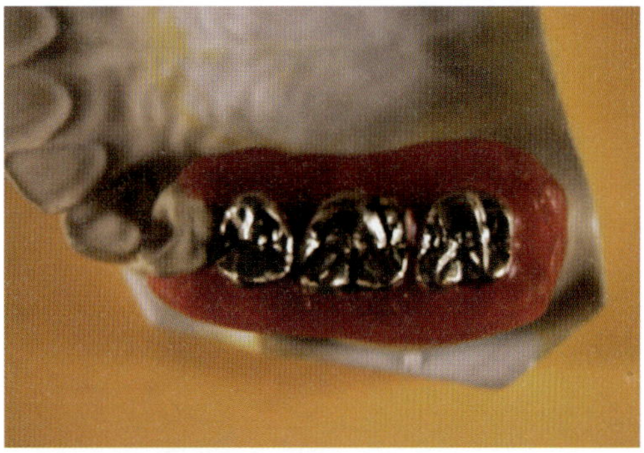

그림 15-3 유틸리티 왁스(utility wax)로 교합 1/3 하부를 감싼다.

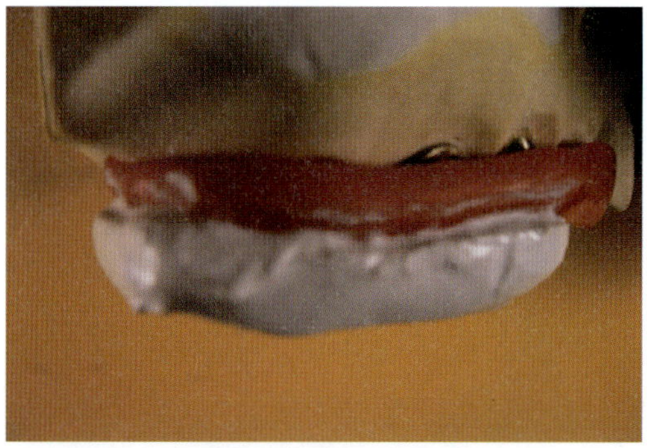

그림 15-4 분리제 도포후 석고를 올린다.

5) 납착 index가 경화되면 모형과 분리하여 과잉된 부분은 제거하여 다듬는다(그림 15-5).

6) 납착 index에 납착할 주조체를 재 위치시키고 스티키 왁스(sticky wax)를 이용하여 협설쪽에 고정시킨다. 이때 스티키 왁스(sticky wax)는 납착할 부위에는 부착되지 않아야 한다. 그 이유는 스티키 왁스가 경화되면서 발생하는 수축으로 인해 위치 이동이 일어날 수 있기 때문이다(그림 15-6).

7) 납착될 부위에 매몰재의 유입을 막기 위하여 유틸리티 왁스(utility wax)를 채워 넣어준다. 납착부위의 밑부분은 불꽃 통로를 만들어 주기 위하여 유틸리티 왁스(utility wax)로 V자 형태가 되도록 형성한다. 이때

왁스가 주조체 변연부위에 접촉하지 않도록 주의한다(그림 15-7).

8) 납착 index에 분리제를 도포한다. 분리제로는 유틸리티 왁스(utility wax)를 얇게 도포하여 사용한다(그림 15-8).

9) 박싱 왁스(boxing wax)를 이용하여 납착 index 주변을 감싸준다(그림 15-9).

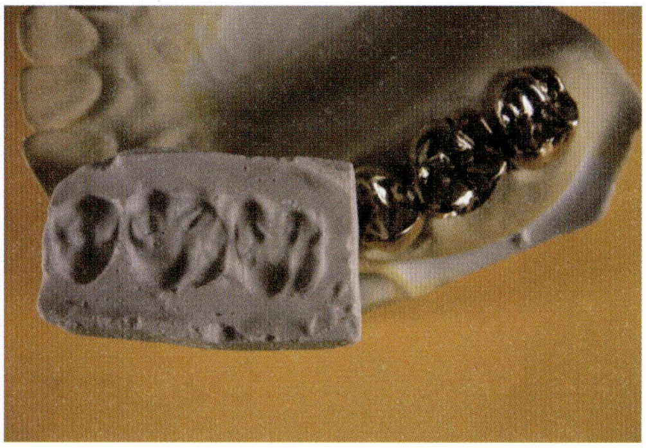

그림 15-5 납착 index를 다듬는다.

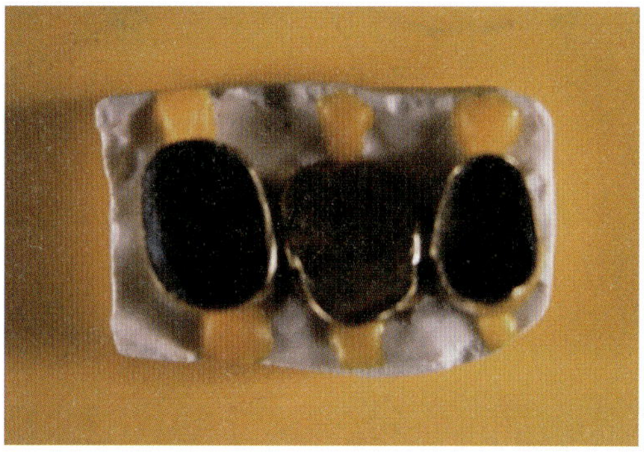

그림 15-6 납착 index에 주조체를 재 위치시키고 스티키 왁스로 고정시킨다.

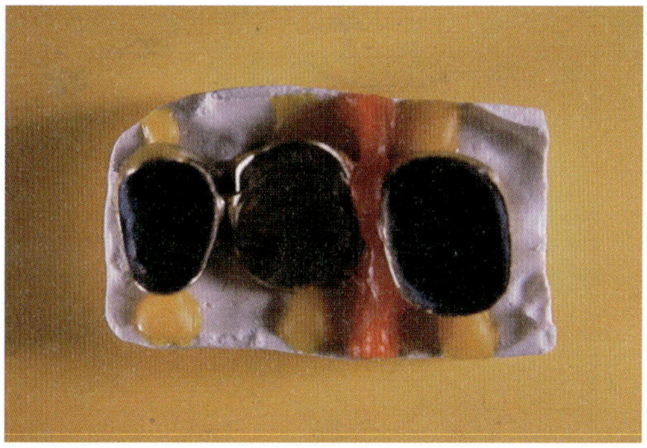

그림 15-7 납착될 부위에 유틸리티 왁스(utility wax)로 채워준다.

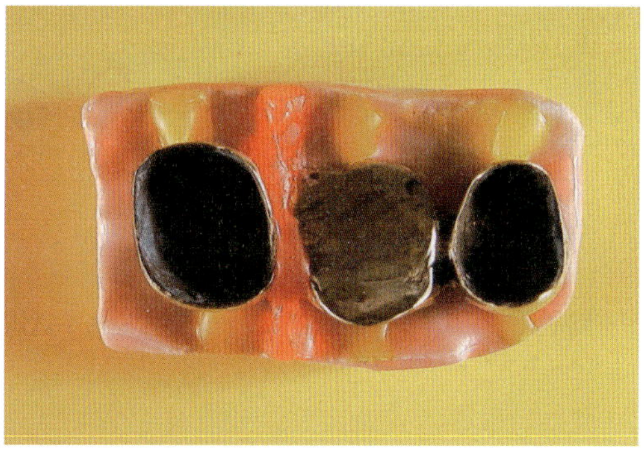

그림 15-8 납착 index 표면에 분리제를 도포한다.

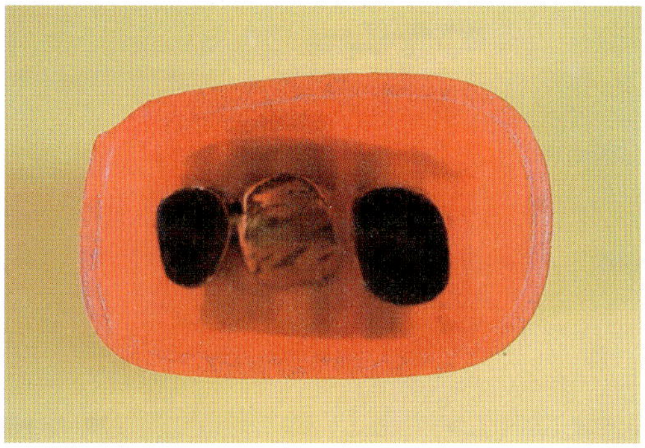

그림 15-9 박싱 왁스(boxing wax)로 납착 index 주변을 감싸준다.

2. 납착 블록 제작

1) 정확한 혼수비에 따라 납착용 매몰재를 혼합한 후, 붓을 이용하여 주조체 표면에 발라준다. 진동을 주지 않고 납착용 매몰재를 부어 납착 블록을 제작한다.
2) 납착 블록은 가능한 두께를 얇게 제작하여 납착과정을 용이하게 한다. 두께는 1.27cm(1/2inch), 길이는 주조체 전후로 0.3cm(1/8inch) 연장시키며, 폭은 주조체 양측으로 0.3~0.6cm(1/8~1/4inch) 연장시킨다(그림 15-10).
3) 매몰재 경화 후 매몰재가 파절되지 않도록 주의하며 납착 블록으로부터 index를 분리한다. 납착 블록에 남아있는 왁스는 끓는 물이나 증기압으로 닦아낸다(그림 15-11).
4) 납착 블록의 협측과 설측 끝에서 납착하려는 부위까지 불꽃이 잘 도달할 수 있도록 납착되는 부위의 아래쪽에 V 형태의 길(v shape channel)을 만들어 준다. 이 때 날카로운 조각도의 끝을 사용하여 앞으로 납착할 부분 밑 치은 치간공극 쪽의 매몰재를 제거해 준다. 납착될 부위에는 매몰재 입자가 남아 있지 않도록 주의한다(그림 15-12).
5) 소환용 로(furnace)를 이용하여 납착 블록을 충분히 건조시킨다.

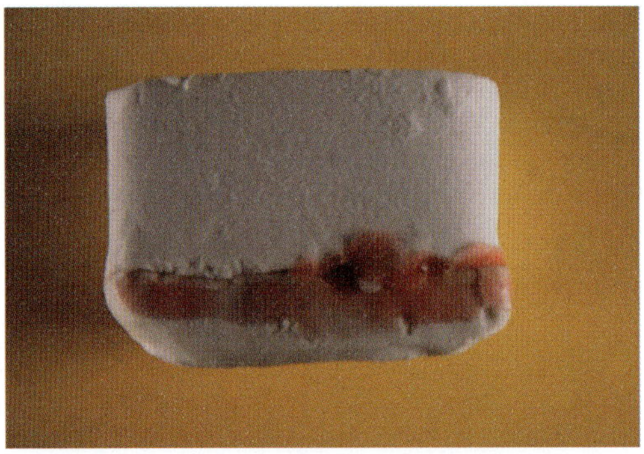

그림 15-10 납착 index 분리전의 납착 블록

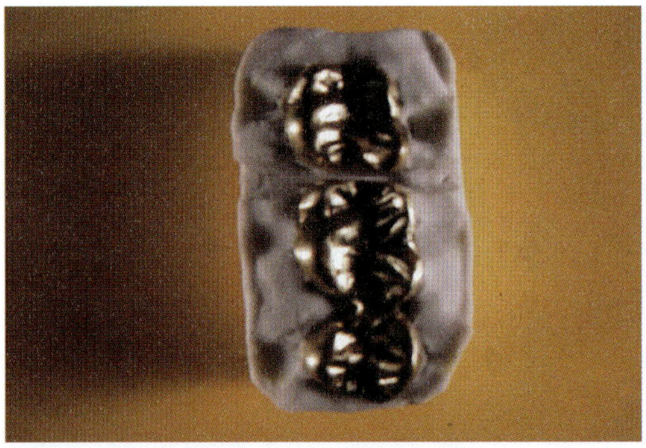

그림 15-11 납착 블록으로부터 납착 index를 분리해낸다.

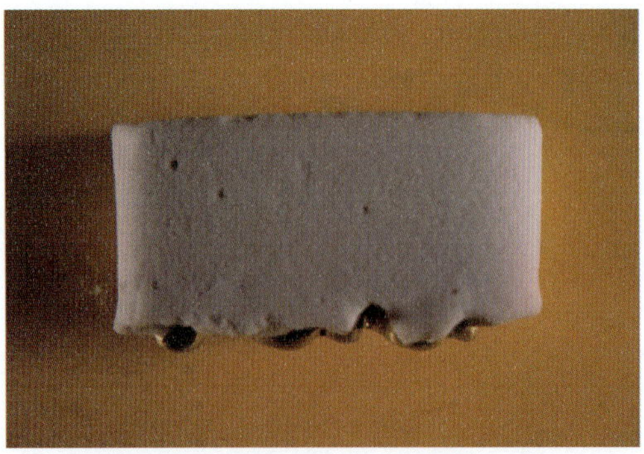

그림 15-12 납착 블록에 V자형 channel 형성

3. 융제(flux)와 항융제(antiflux) 도포

1) 항융제는 납착금의 흐름을 제한하기 위해 사용된다. 정확한 항융제의 사용은 과다한 납착금의 흐름으로 인한 외형의 재형성 작업을 피할 수 있다. 항융제를 납착될 부위는 제외하고 이외의 부위에 도포한다.
2) 납착 블록과 유지장치와 가공치들이 가열되어 있는 상태에서 끝이 뾰족한 기구로 융제(flux)를 조금씩 찍어 납착할 부분의 금속 위에 흘려준다. 융제는 열을 받아 납착표면 위에 부드럽게 흐른다. 그러나 과량의 융제를 사용할 경우 납착연결 부위에 기포가 발생하여 납착부위를 약하게 만든다(그림 15-13). 융제가 첨가된 납착금이 시판되기도 하는데, 납착금의 선택은 제조회사의 추천을 따르는 것이 좋다.

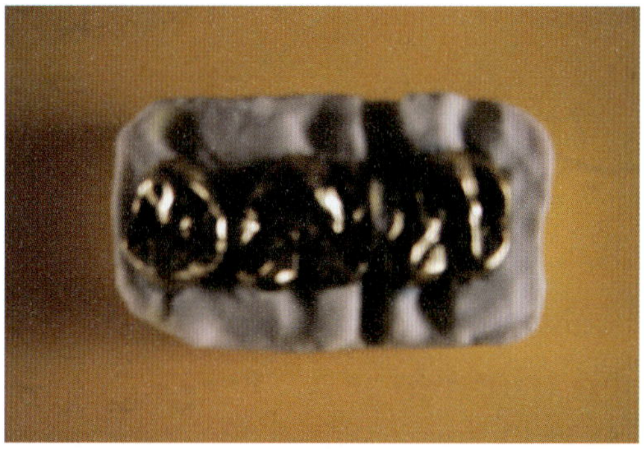

그림 15-13 납착부위에 융제와 항융제 도포

4. 예열과 납착

1) 예열의 목적은 매몰재 내의 습기를 제거하고, 적절한 열팽창을 일으키게 하며, 납착 블록에 균일하게 열을 가하므로 과다한 산화와 변형을 방지한다.
2) 426℃까지 가열된 소환로(furnace)에 납착 블록을 넣은 후 납착 블록의 크기에 따라 30분~1시간 가열시킨다. 이 예열은 open flame 방법으로도 작업하는데 매몰재의 끝보다 밑이 더 많이 팽창되어 납착 블록에 변형이 오거나 매몰재가 깨질 우려가 있다.
3) 납착금은 주조체와 색이 같아야 하며 부식과 변색이 되지 않는 것이어야 한다.
4) 납착금을 선택한 후 여러 조각으로 잘라 준다. 이 조각의 크기는 납착할 부분의 크기에 맞추어 잘라 주고 예열시키기 전에 납착할 부위에 한 조각씩 가져다 놓는다.
5) 예열한 납착 블록을 로에서 꺼내어 납착할 준비를 갖춘다. 납착 블록을 납착 불꽃(환원대 불꽃)으로 점차적으로 가열해 주되 그 불꽃이 납착금에 닿게 하는 것이 아니다. 납착시 납착 부위에 열을 가해 그 열에 의해서 납착금이 녹아 접촉되도록 한다. 만약 납착금에 불꽃이 닿으면 납착금은 녹아서 동그랗게 되고 흐르지 않는다.

6) 주조체의 색이 앵적색(cherry red)이 될 때까지 계속적으로 열을 가한다.
7) 납착 부위는 한번에 3개 이상의 납착을 하지 말아야 하고, 납착금의 크기는 적당한 크기로 잘라서 사용하며, 과량의 융제를 사용하지 말아야 한다.
8) 납착이 성공적으로 완료되면 금합금일 경우 급랭(quenching)시키고, 비귀금속합금일 경우에는 서냉 후 주조체를 얻는다(그림 15-14).

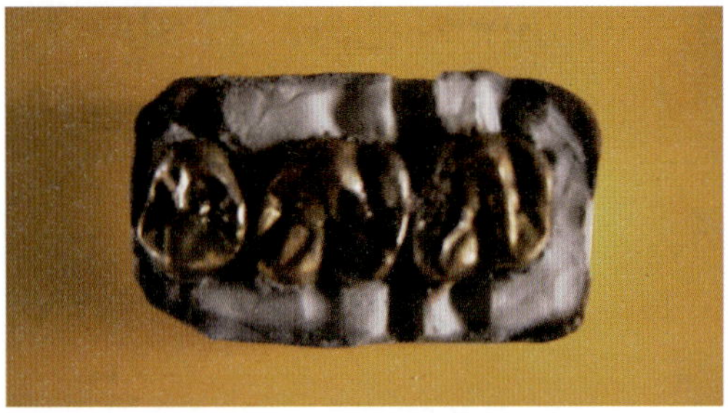

그림 15-14 납착이 완료된 상태

5. 열처리

납착이 완료된 교의치(bridge unit)를 소환로(furnace)에 넣어 450℃까지 가열시켜 10분간 계류시킨 후 200℃까지 로 내에서 서서히 냉각시켜 준다.

교의치(bridge unit)가 냉각되기 전에 차가운 금속집게로 집으면 급랭으로 인한 변형이 발생할 수 있다.

6. 산욕과 다듬기(pickling and trimming)

1) 납착이 완료된 교의치(bridge unit)는 매몰재 제거 및 초음파 세척기로 세척한 후 산욕한다. 산욕은 50~60℃로 가열한 30%의 염산용액에 넣어 실시하는데 20초 이상 담그지 않아야 한다. 비귀금속 합금을 사용한 경우에는 산욕은 행하지 않는다.
2) 연마용 디스크나 버로 납착부위 겉면에 입혀진 융제를 제거하고, 납착부위에 기포 등이 있는가를 검사한다.
3) 완성된 납착부위 형태가 날카로운 틈이나 각이 없고 매끄럽고 둥근 표면이 형성되면 조심스럽게 작업모형에 장착시켜 검사한다(그림 15-15).

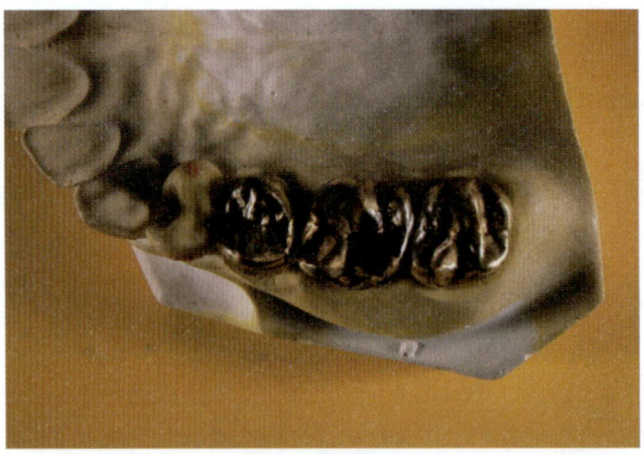

그림 15-15 납착이 완료되어 모형에 장착시킴

15-5 로(爐)납착(furnace or oven soldering, post soldering)

로(furnace or oven) 내에서 납착하는 것은 다음과 같은 장점이 있다.

① 전 작업을 통하여 온도가 거의 일정하다.
② 작업과정 중 각 단계의 온도를 알 수 있다.
③ 진공상태를 만들어 산화를 방지할 수 있다.
④ 로(furnace or oven) 내부를 볼 수 있으며 조작과정을 조절 및 제어할 수 있다.

어떠한 납착 과정에 대해서도 그것의 온도한계 내에서 진공 세라믹로를 사용할 수 있지만 세라믹을 소성한 후 세라믹-금속 보철물을 결합시키는데 특히 적당하다. 세라믹은 금속에 비하여 열에 민감하기 때문에 온도조절과 온도분포를 정확히 조절하여 세라믹의 파절 및 변색을 방지해야 한다.

금속세라믹관의 소성전 납착과 소성후 납착의 차이점은 납착금속의 용융온도 차이이다.

소성전 납착은 납착금속의 온도가 높기 때문에 납착한 후 세라믹을 소성한다.

소성후 납착은 세라믹을 소성한 후 납착을 행한다.

- 소성전 납착: 주조금속〉납착금속〉세라믹
- 소성후 납착: 주조금속〉세라믹〉납착금속

1. 금속세라믹관의 소성 전 납착

1) 금속세라믹관의 금속코핑(metal caping)을 스티키 왁스(sticky wax)로 고정한다.
2) 석고 index를 만든 다음 금속 코핑을 모형에서 빼내어 고정한다.
3) 납착 매몰재를 혼합한 후 유지(油紙)나 유리판 위에 원하는 납착 블록의 형태와 크기로 성형한다.
4) 금속 코핑 내면에 매몰재를 채우고 납착 블록 위에 삽입하여 놓는다. 이때 각 금속 코핑이 잘 고정이 되도록 해주고 각 납착 연결 부위는 충분히 개방시켜 놓아야 한다.
5) 매몰재를 경화시킨 다음 끓는 물에서 왁스를 제거하고 납착 블록이 뜨거울 때 융제를 각 납착 할 부위에 소량씩 첨가한다.
6) 실온의 로(furnace)에 넣어 815℃까지 가열한 후 도시가스나 산소-프로판가스를 사용하여 납착금으로 납착하는데 이 납착금은 세라믹소성 온도에서 안전하도록 용융범위가 높은 합금이어야 한다.
7) 서냉 후 매몰재를 제거하고 연결부위를 점검한다.

2. 세라믹로(porcelain furnace) 내에서의 소성 후 납착

1) 소성 후 납착은 다음의 경우에 행한다.

(1) 교의치(bridge unit)가 많을 때

(2) 금속세라믹관과 금합금 금관 또는 백금금관을 납착할 때(그림 15-16)

(3) 기성 attachment를 금속세라믹교의치(bridge unit)에 납착할 때

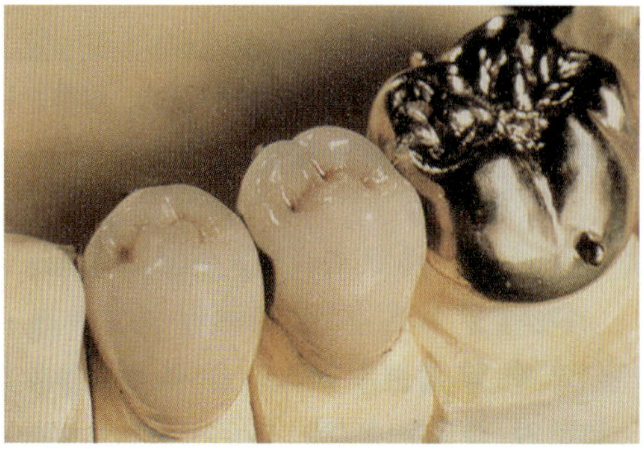

그림 15-16 세라믹용착주조관과 금합금 금관의 납착

2) 과정

(1) 교의치(bridge units)를 스티키 왁스(sticky wax)로 고정하여 석고로 Index를 만든 후 blockout 재료나 ivory wax로 세라믹면을 완전히 덮어 준다(그림 15-17, 18).이는 세라믹이 용제나 매몰재와 접촉하면 변색을 일으키며, 가스 발생과 매몰재의 팽창으로 인해 세라믹의 손상이 오기 때문이다.

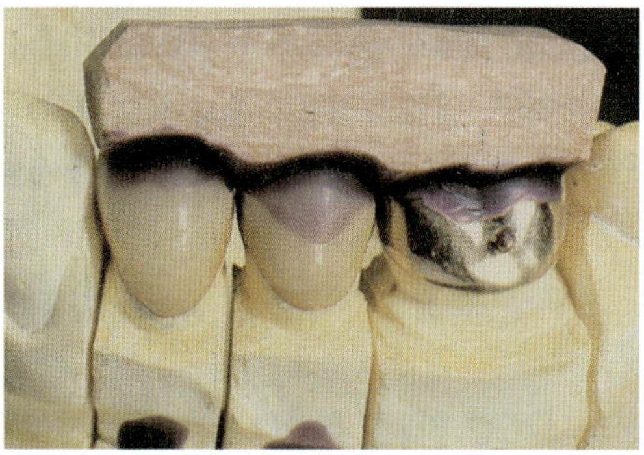

그림 15-17 Index 제작

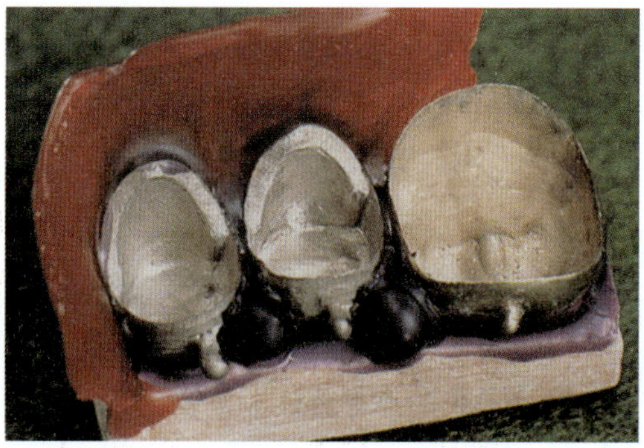

그림 15-18 왁스로 세라믹면을 덮어준다.

(2) 납착 블록을 제작한다.

(3) 왁스를 제거하여 납착되어 결합될 금속 표면의 산화를 가능한 한 방지한다.

(4) 납착 블록을 로(furnace) 안에 넣고 납착금이 흐를 때까지 진공상태에서 온도를 높인다. 로(furnace) 안을 볼 수 없는 로의 경우는 3.5~4분 정도 760~815℃까지 온도를 높이고 납착금이 흐르지 않으면 납착 블록을 다시 로(furnace) 속에 1~2분 더 넣어 둔다.

(5) 로(furnace) 내에서 납착 블록을 빼내어 연결부위를 검사하고 공기 중에서 서냉시킨다.

(6) 매몰재를 제거하고 연결부위를 점검한다.

(7) 납착이 완료된 보철물은 모형상에서 임상적 적합성을 확인한다.

15-6 Laser welding

1. 치과영역에서의 Laser의 역사

레이저에 대한 시초는 1917년 빛의 자극된 방사에 대한 물리학적 원리를 처음 발표한 Albert Einstein으로부터 시작되었다. 1960년 Theodore H. Malman은 그의 연구 자료로 루비를 사용하여 최초의 움직이는 고체 레이저를 만들었다. 1961년 뉴욕의 장로교 병원에서 레이저가 처음으로 시각장애자의 망막 종양제거 수술에 사용되었다. 그 이후 외과에서 레이저치료와 상피형성을 진척시켰다고 보고되었으며, 1965년 Dr. Sinclair와 Dr. Knoll은 실제 치료상에 레이저를 적용하였다.

레이저를 이용한 가공기술은 절단, drilling, 접합, 표면처리 등에 이용되고 있다.

치과영역에 레이저가 응용된 것은 1964년 goldman과 stem 등의 연구가 그 시초라 할 수 있다. 치과보철물에 대한 응용은 1970년 Gordon과 Smith가 고정성 가공의치와 attachment에 응용했다. 그 후 치과용 금속의 laser welding에 관한 많은 연구보고가 이루어지고 있으며 그 문제점과 해결에 관한 연구가 계속되고 있다.

현재 전세계 치과기공소에 약 2,000대 이상의 기기가 보급되었으며, 국내에서도 보급되어 사용되고 있다.

2. Laser

1) 레이저의 발진 원리

Light amplification by stimulated emission of radiation의 합성어로 방사되는 유도방출로 빛을 증폭시킨다는 뜻이다.

유도방출이란 에너지의 높은 상태에 있는 원자에 빛의 에너지를 부여하면 빛이 증폭되어 나오는 것을 의미한다.

Flash lamp로 에너지를 부여하면 빛이 공급되어 laser를 발진하는 물질인 매질 내부에서 빛의 증폭을 통하여 laser beam으로 방출된다.

이 중 경면에 수직인 방향인 광축 이외의 방향으로 향하는 빛은 그대로 밖으로 나가지만 광축에 평행한 방향으로 방출된 빛은 경면에서 반사되어 경면사이를 왕복하는 동안에 연쇄적으로 증폭된다. 2개의 반사경 중 한쪽의 반사경은 반사율이 약간 낮고, 빛의 강도가 어느 정도 이상으로 증대되면 이 반사경을 통하여 밖으로 방사된다.

2) Laser beam

레이저빔의 특징 중 하나는 집광성이 좋다는 것이다. 돋보기로 태양광선을 모아 종이를 태우듯 레이저를 이용하면 상당히 집광성이 좋으며 고밀도의 힘을 얻을 수 있다.

3) Laser의 종류

발진파장에 의한 레이저의 구분은 레이저의 매질에 의해 결정된다.

CO laser는 10.6nm으로 산업용으로 사용되며, 1.06nm의 YAG laser는 치과기공용에 사용되고, 2.94nm의 YAG laser는 치질의 절삭 및 와동 형성에 사용된다.

발진파형에 의한 구분으로는 연속발진(continuous wave)과 Pulse 발진이 있는데, 현재 치과영역에서 사용되고 있는 YAG laser는 normal pulse 발진이다.

4) Laser의 출력

Pulse 발진의 경우 1 pulse 당 얼마라는 식으로 규정되며 J(쥴, 출력 에너지)/pulse로 표현된다. 예를 들면 출력에너지가 10J/P, pulse폭이 10ms(1ms는 1/1,000초)인 경우 peak power는 1Kw가 된다.

동일한 출력에너지에서 pulse 폭이 5ms인 경우 peak power는 2Kw가 된다. 출력에너지는 같아도 pulse폭의 변화에 의해 peak power도 변화된다.

3. Laser welding machine의 기본구조(그림 15-19)

Laser 발진기와 가공광학계 및 관찰계로 구성된다. 각각의 설계는 제조회사마다 다르며, 설계가 다르면 발진되는 laser beam과 집광시킨 beam의 특성이 다르므로 피용접물의 용융상태에 차이가 있다.

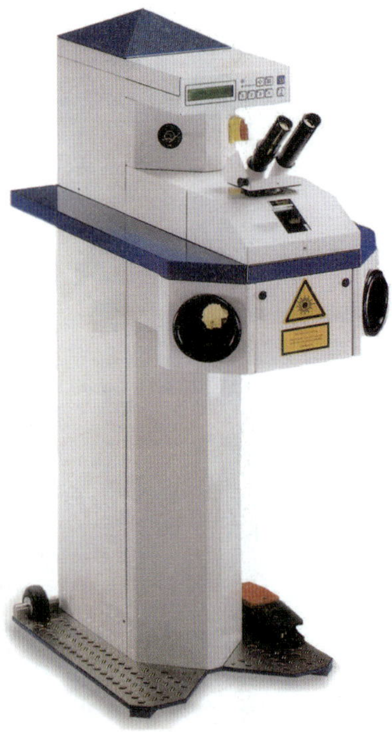

그림 15-19 Laser welding machine

4. Laser welding의 두 가지 방식

Welding할 재료의 가열형태에 따라 열전도형과 keyhole형의 두 가지 형태로 구분된다.

1) 열전도형(conduction mode welding)

어느 정도의 깊이까지는 가능하지만 이 깊이는 비교적 얕고 이 형태의 용융기전에 의하여 형성되는 용융지 현상은 깊이보다는 폭이 넓어진다, 이 경우 power의 밀도는 비교적 낮다.

2) Keyhole형(keyhole mode welding, beam hole)

이 type의 용융기전은 power 밀도가 어느 한계치 이상이면 증발이 격렬해지며, 그 때의 금속증기에 의한 반동력으로 용융금속의 함몰이 생긴다. 이 함몰을 keyhole이라 하며 keyhole을 통하여 재료 내부가 직접 가열되므로 깊은 용해를 얻을 수 있다.

5. Laser welding에 영향을 미치는 재료에 관한 요인

1) 재료의 광학적 성질

광학적 성질은 laser beam의 흡수율을 들 수 있다. beam의 흡수율은 입사 laser 강도에 대한 흡수 laser 강도로 정의된다.

전기전도가 높은 금속일수록 흡수율은 낮고, 전도율이 낮은 금속일수록 흡수율은 높다.

Laser beam의 흡수율은 금속 고유의 광학적 성질만으로 결정되는 것이 아니고 그 표면상태와 온도 분위기 입사각도 등에 따라 영향을 크게 받는다.

2) 재료의 열적 성질

Laser beam의 흡수율은 높고 열전도율, 비열, 밀도가 작은 재료일수록 표면온도가 상승하기 쉽다.

3) 표면 상태

Laser beam의 흡수성은 재료의 성질만으로 결정되는 것은 아니고 재료의 온도와 표면거칠기, 표면의 잔류여파 때문에 큰 영향을 받는다. 또 표면이 산화막으로 덮여 있을 때는 beam 흡수율이 커진다.

용접하는 재료의 표면상태를 충분히 파악하여 표면 광택이 있는 경우에는 모래분사(sand blasting) 처리나 산화막을 형성시켜 흡수율을 높게 하면 좋은 결과를 얻을 수 있다.

6. Laser의 치과 기공 응용(그림 15-20)

1) 연결부(connector) 연결

2) 금속관의 교합면 및 접촉점 첨가

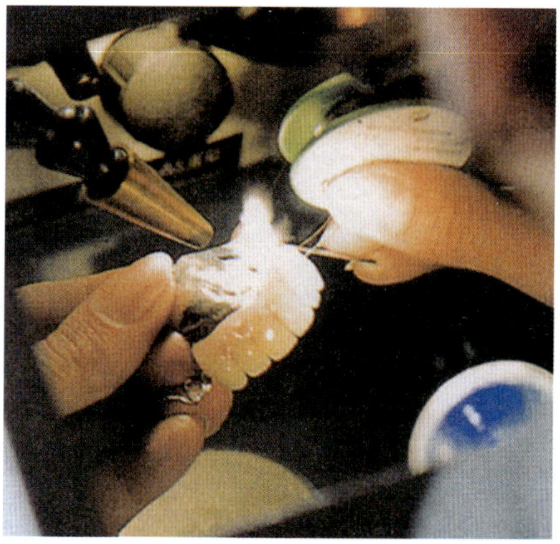

그림 15-20-a

3) 금속관의 다공성(porosity) 보완 및 주조 부족 부분의 보완

4) 금속관의 교합면 와(fossa) 등 표면층을 용해시켜 광택을 냄

5) 주조체에 국부적인 열을 가열하여 변형을 수정함

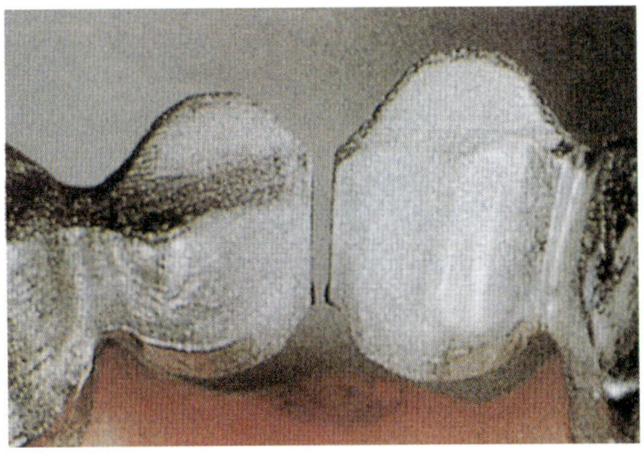

그림 15-20-b

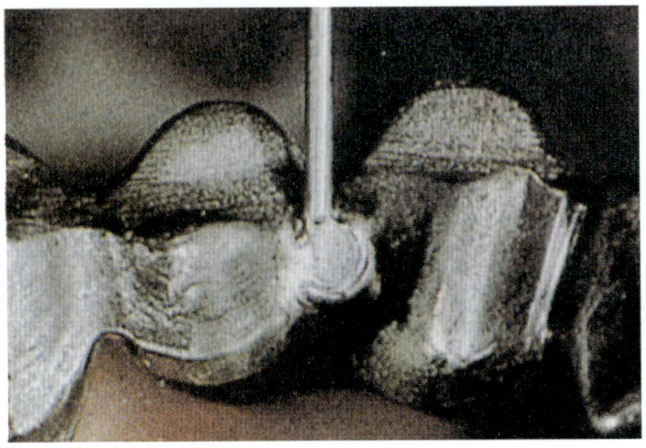

그림 15-20-c

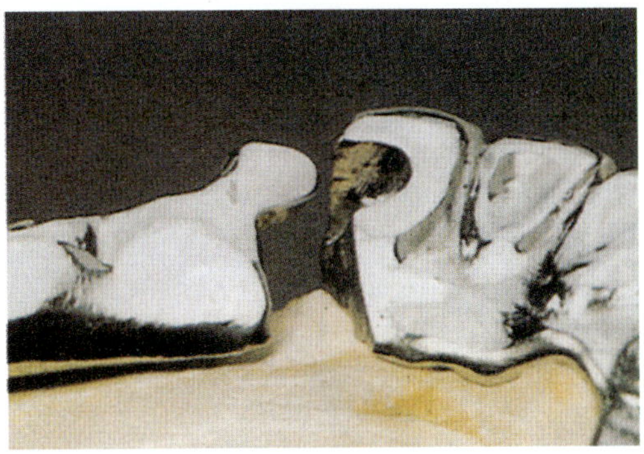

그림 15-20-d

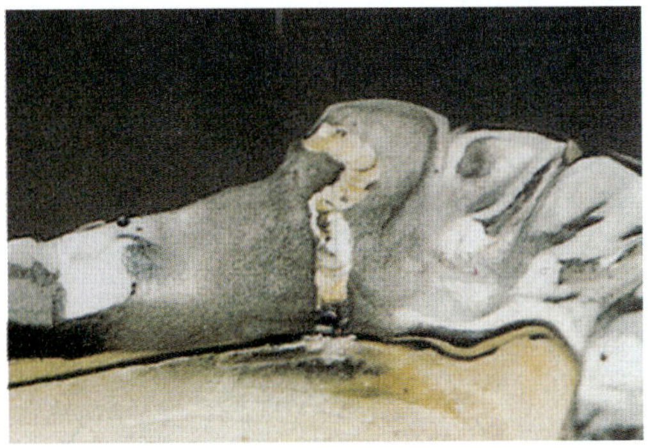

그림 15-20-e

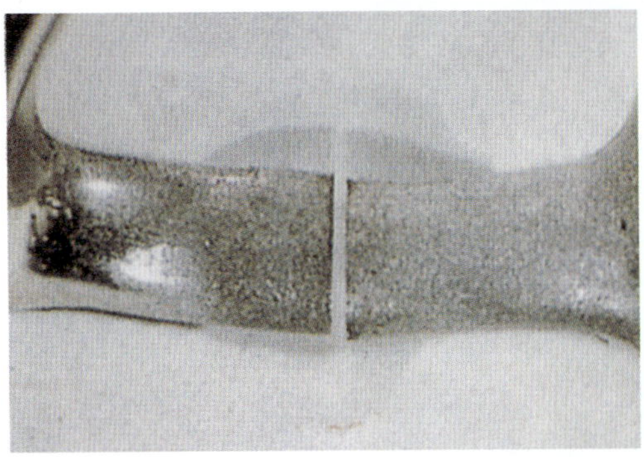

그림 15-20-f

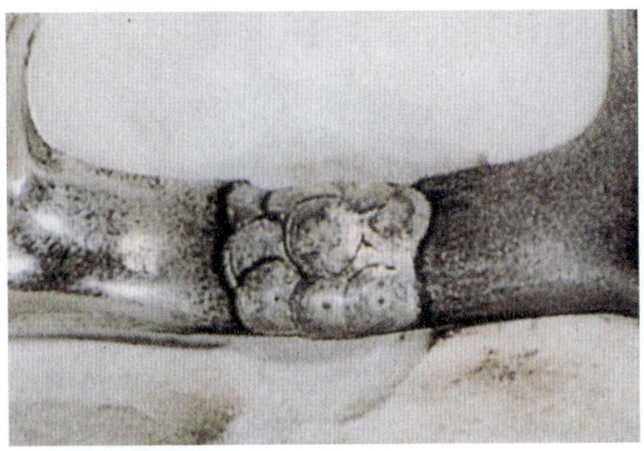

그림 15-20-g

7. Laser welding의 장점

1) 시간 단축과 생산성이 향상된다.
2) 납착용 합금의 성분이나 용융점에 관계없이 납착이 가능하다.
3) 생체 친화성을 높여 내식성이 향상된다.
4) 정밀한 보철물을 제작할 수 있다.

15-7 기타

1. 적외선을 이용한 solder

광학 용접기는 적외선 전자파원을 통한 열에너지를 생산하는 작동원리를 지니는 특성을 지닌다. 이 용접기는 치과기공학용 기기이며 귀금속과 일반 합금을 불꽃을 배제하고 고열에서 용접하기 위하여 고안되었다. 열에너지의 방사를 제한된 공간에 집중시키는 광학 시스템을 통하여 균등한 온도를 분사시켜 기존의 불꽃용접보다 더 높은 정밀성을 기할 수 있도록 만든다(그림 15-21, 15-22).

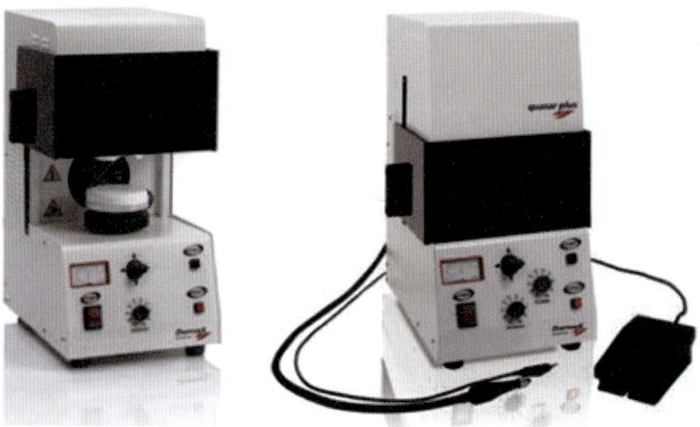

그림 15-21

1) 광학 용접기는 지름 1cm 정도의 용접 대상 부분에 대한 정확한 조준이 가능하며 그 외에도 발사열의 온도 조절기가 부착되어 있어 금속이 불에 탈 위험 가능성을 배제하였다.
2) 용접의 시행에 의해 발생되는 연기나 가스를 효과적으로 방출해내는 시스템이 부착되어 용접기 내부에 잔여물이 축적되거나 구멍이 생기지 않도록 고안되었다.
3) 정밀한 기계식 포인터와 진동이 발생하지 않는 전자식 이동장치로 인하여 용접 시행 대상 부분에 대한 정확한 조준이 가능하다.

4) 전자장치로 용접 작업대를 기기의 광학축을 중심으로 상승, 하강, 회전시키는 것이 가능하도록 고안되었다. 스크린을 통하여 용접 진행과정을 3면에서 쉽게 확인해 볼 수 있다.

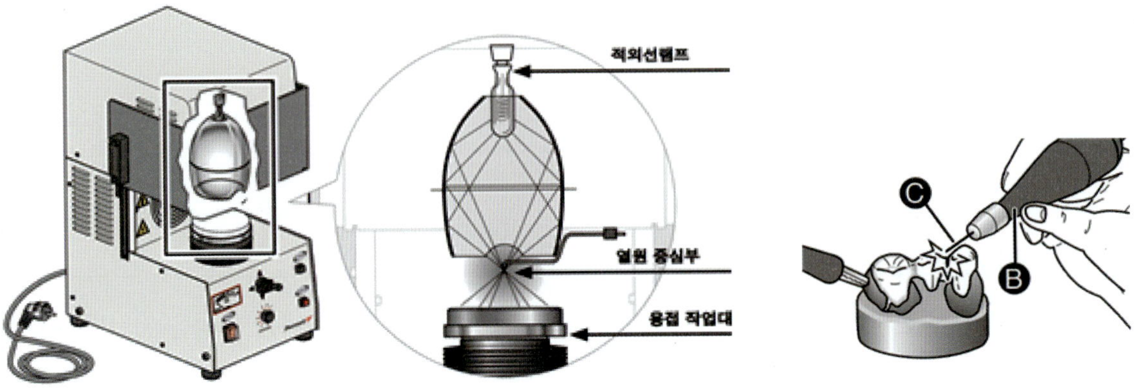

그림 15-22 solder는 solder block을 제작하여 준비하거나 Plasma spot welder를 이용하여 solder-block(또는 solder 구조물)에서 최소 3point를 고정하여 solder 중 변형되지 않도록 고정한다. 모금속을 중간에 함입하여 고정시켜도 문제없다. 준비된 구조물을 용접작업대 상부에 위치시키고 열원중심부로 이동시켜 solder한다.

2. pulsed micro arc를 이용한 welding

펄스 아크 용접(Pulse Arc Welding)이라는 용접 기술을 가리킨다. 이 기술은 매우 작은 전기 아크(arc)를 짧은 시간 동안 펄스 형태로 생성하여 금속을 결합하는 방식이다. Pulsed Micro Arc 용접은 전통적인 아크 용접보다 훨씬 더 작은 스케일에서 정밀하게 작업할 수 있도록 고안되었으며, 특히 치과나 세공, 정밀 금속 가공 같은 분야에서 많이 사용된다(그림15-23).

주요 특징은 다음과 같다.

1) 고주파 펄스 : 펄스 아크 용접은 짧은 시간 동안 고주파로 전류를 전달해 작은 용접 지점을 만들며, 이를 통해 높은 정밀도를 유지하면서도 금속을 결합할 수 있다.

2) 열 영향 최소화 : Pulsed Micro Arc 용접은 매우 작은 용접 지점을 만들기 때문에 금속이 받는 열 영향을 최소화한다. 이로 인해 주변 소재나 열에 민감한 부품들이 손상될 위험이 줄어든다.

3) 미세 용접 : 이 기술은 매우 작은 지점에서 용접이 가능하여, 치과용 기구나 교정 장치 같은 미세한 부품들을 용접하는 데 유용하다.

4) 다양한 재료와 호환 : Pulsed Micro Arc 용접은 티타늄, 팔라듐-실버, 코발트-크롬 등 다양한 합금 재료를 처리할 수 있으며, 특히 서로 다른 금속 재료 간의 용접도 가능하다.

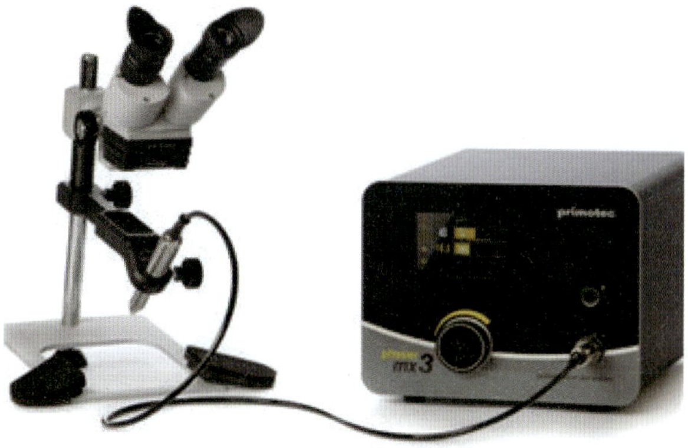

그림 15-23

이 기술은 일반적인 레이저 용접에 비해 더 저렴하면서도 레이저 품질에 가까운 용접을 할 수 있어, 경제적이고 효율적인 솔루션으로 인식된다.

상기와 같은 특성으로 다음과 같은 작업에서 사용이 쉽고, 안전하며 신뢰성 있게 용접할 수 있다.

- 새로운 보철물 작업과 수리 작업 관련된 모든 치과 용접 작업
- 티타늄과 같은 모든 치과 합금 및 단일 금속
- 귀금속에서 코발트-크롬까지의 다양한 합금 조합 (하이브리드 용접)
- 교정 장치에서의 여러 용접 작업

주의할 점은 모든 경우에 해당하지 않기 때문에 금속의 종류를 반드시 확인 후 사용해야 한다.

작업과정은 solder block을 제작하여 준비하거나 모형상에서 welder를 이용하여 구조물이 변형되지 않도록 고정한다. 모금속을 중간에 함입하여 고정시켜도 문제없다.

작업과정에 따른 보철물의 모습은 다음과 같다.

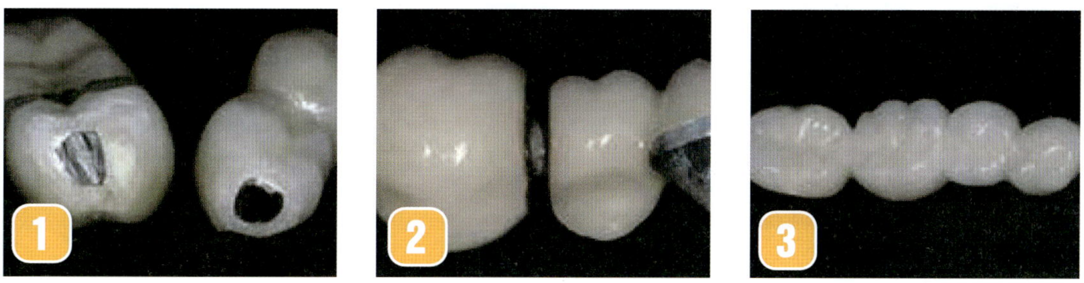

cut　　weld　　finished workpiece

다음은 보철물과 교정장치 제작과정에서 할 수 있는 welding의 증례이다.

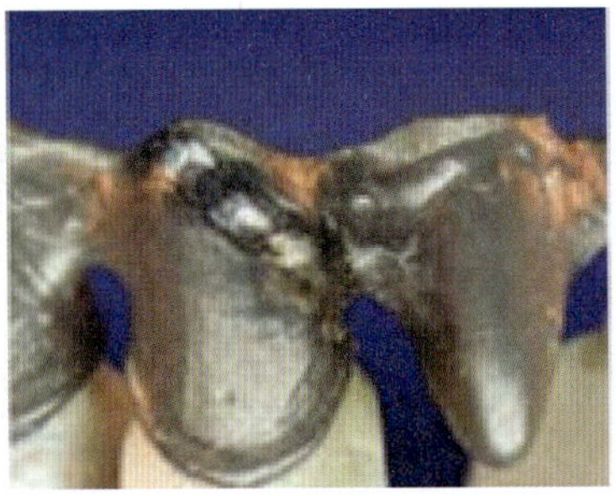
bridge

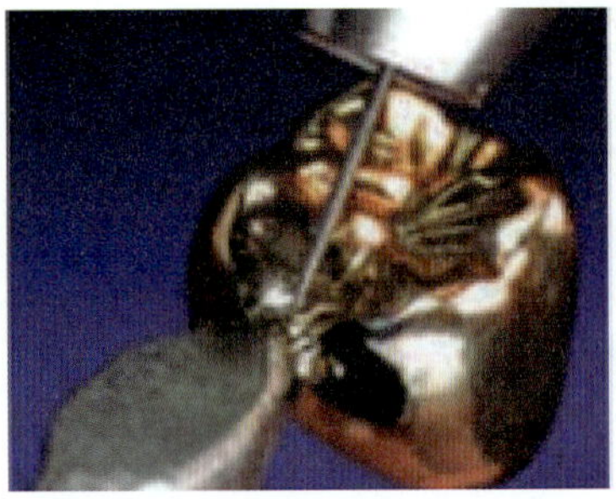
hybrid welding

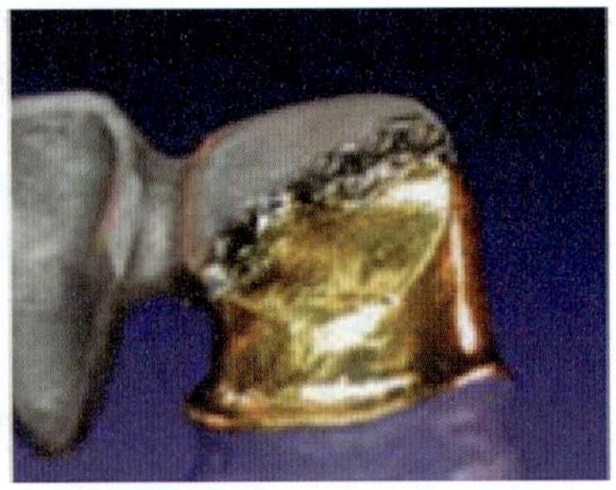
cast bridge element to Captek or electroformed coping

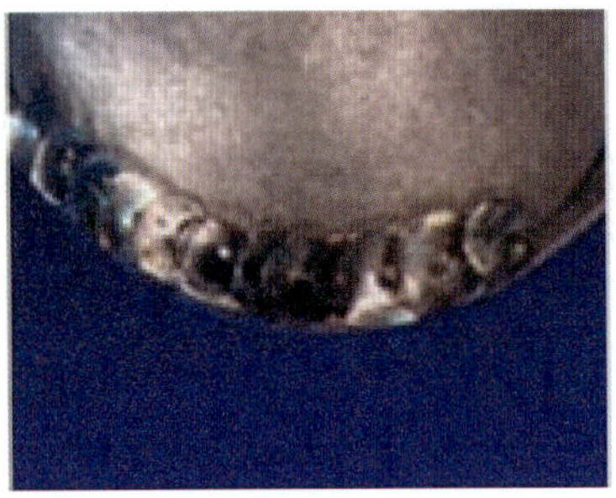
margin extension

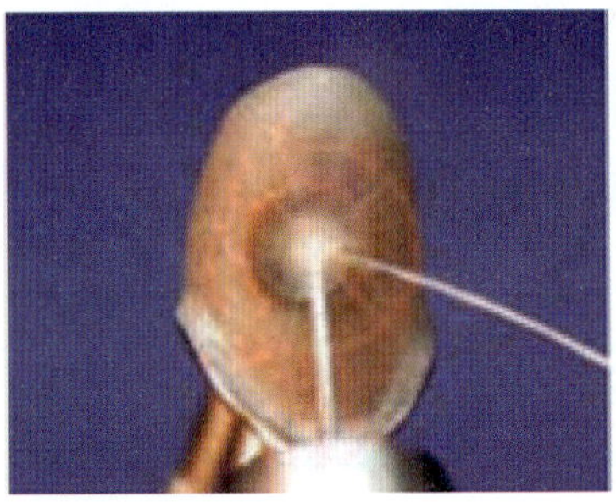
hole in crown

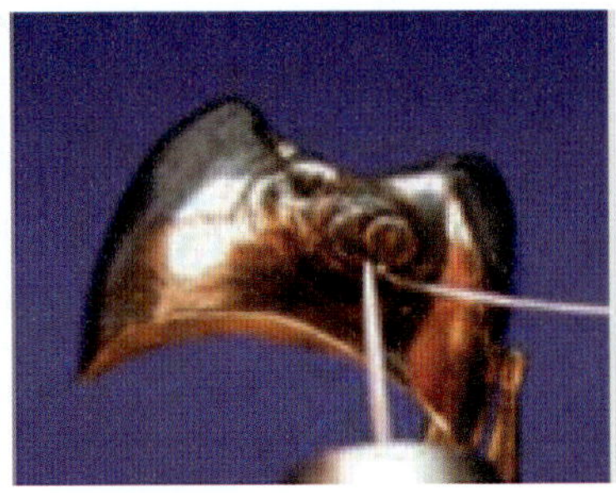
contact point

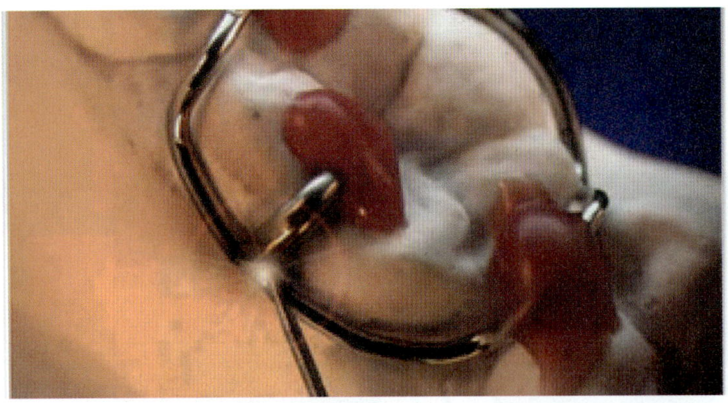
orthodontics

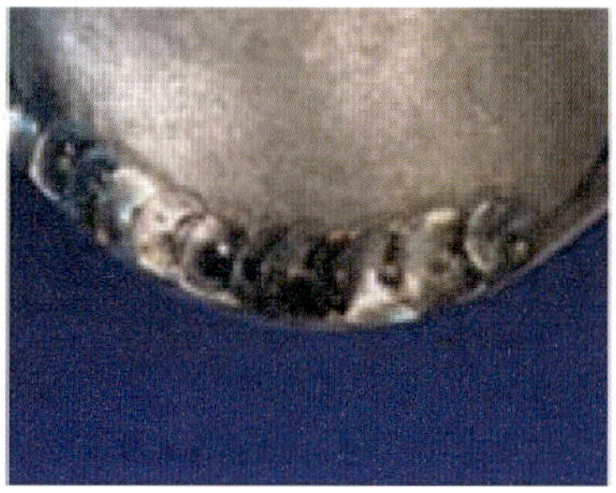
margin extension

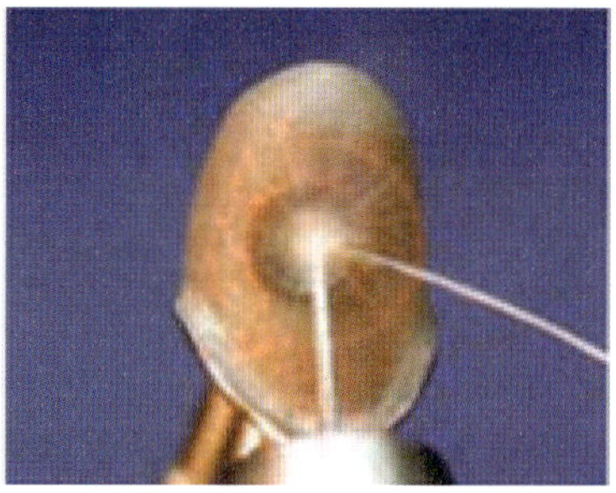
hole in crown

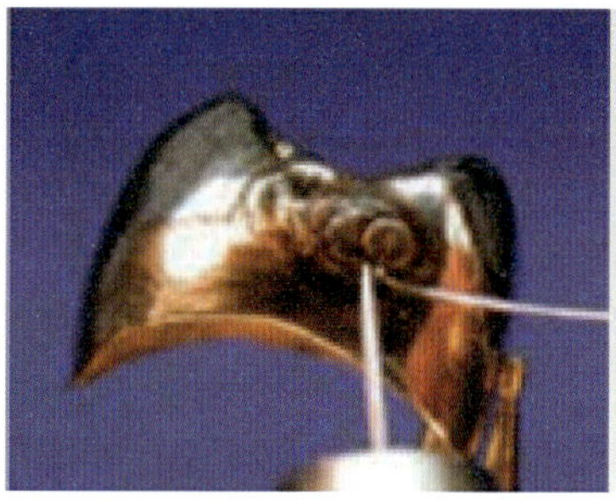
contact point

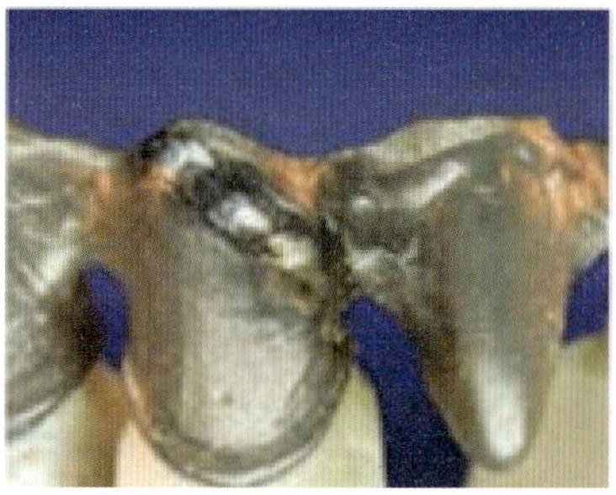
bridge

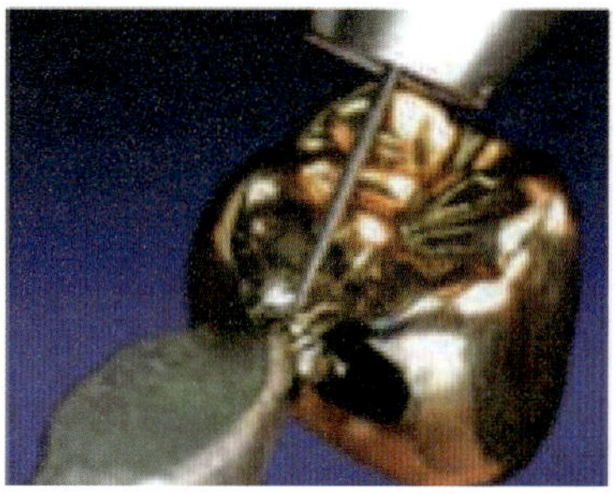
hybrid welding

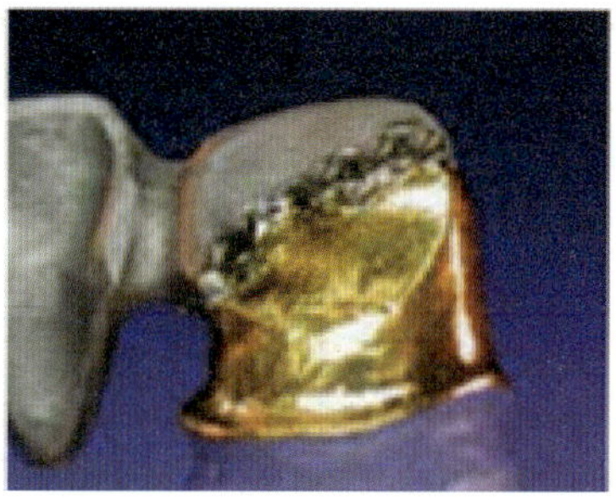
cast bridge element to Captek or electroformed coping

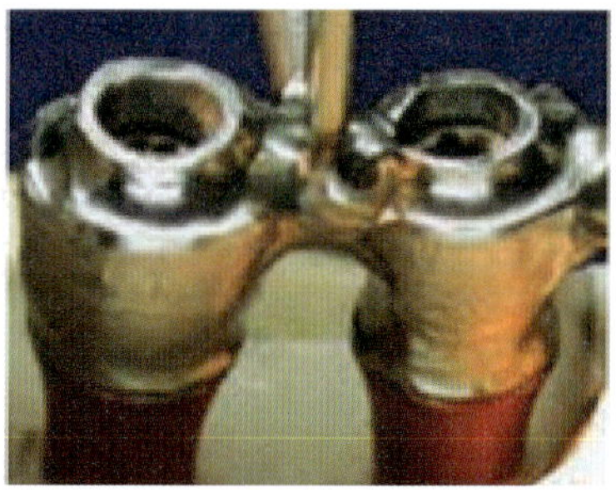
implant cases

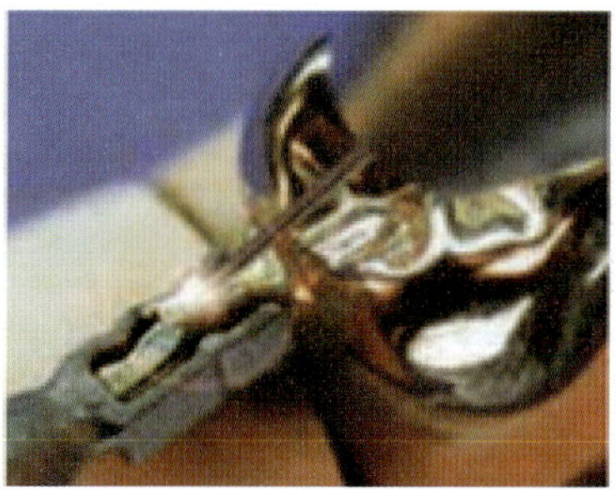
secondary crown to partial

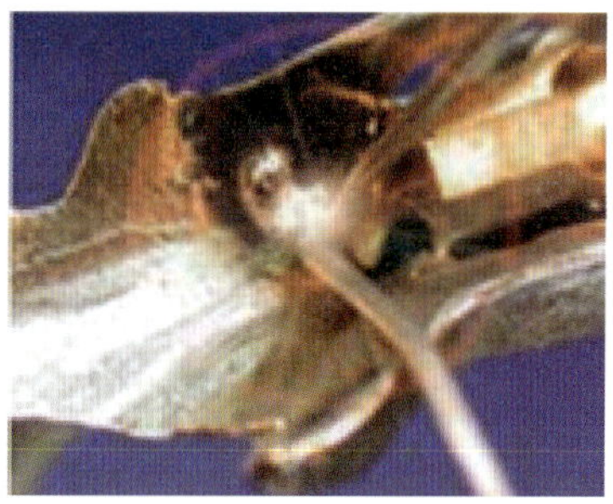
attachment to partial

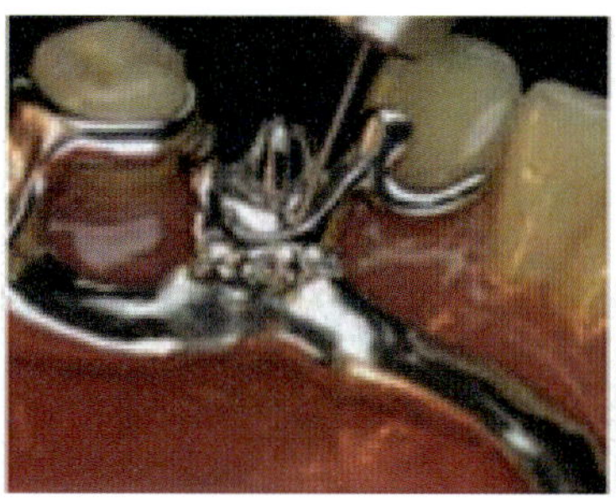
partial extension

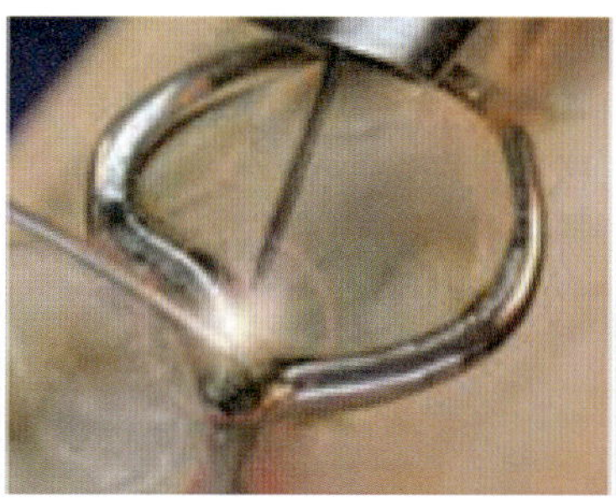
repair of broken clasp

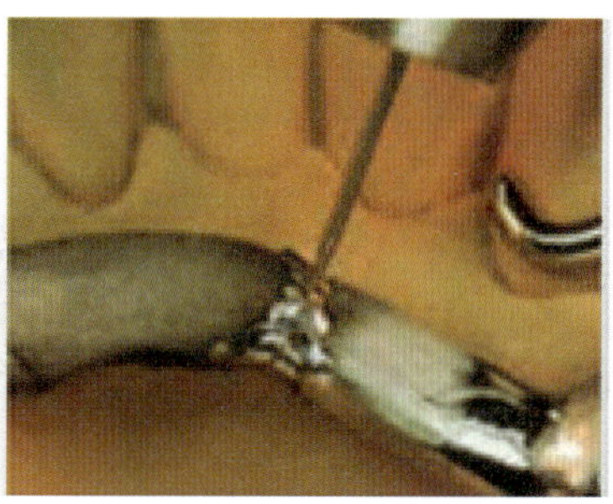
repair of broken sublingual bar

16 복합레진전장관 (Composite Resin veneer Crown)

16-1 복합레진전장관

1. 복합레진(composite resin)의 개요

레진 전장관에 사용되는 레진은 MMA(액체)계 레진과 가교구조를 가진 복합레진으로 나뉜다.

최근 주로 사용하는 복합레진은 가교구조를 가진 다관능성 단량체(monomer)인 레진기질과 무기필러인 각종 혼합 충전물(hybrid filler)을 혼합하여 첨가하였으며, 필러 표면은 실란 처리를 통해 화학적으로 결합된 복합레진이 활용되고 있다.

최근에는 섬유보강 복합레진이 금속세라믹수복물의 대체물로 많은 연구가 진행되고 있으며, 이 수복물은 기존의 복합레진에 glass나 polyethylene 섬유를 첨가하여 인장강도를 더욱 높인 복합레진이다. 이것은 미세입자 복합레진으로 전장하는 fiber-reinforced composite resin(FRC) 하부구조물로 구성되어 있다. 이 하부구조물은 강도가 높고 물리적 성질이 좋으며, 과거의 레진 수복물 보다 더욱 심미적인 것이 장점이다.

복합레진의 중합방법은 광중합형, 화학중합형, 광·열중합형으로 크게 구분하며, 광중합형은 320~400nm 자외선중합형 복합레진과 420~480nm의 가시광선중합형 복합레진이 있으며, 화학중합형은 분말-액형(powder-liquid system), 연고형(paste system)으로 시판된다. 광·열중합형은 먼저 가시광선으로 중합시키고 완전한 중합은 열을 가해서 중합이 이루어진다.

2. 복합레진의 특징

일반적으로 세라믹을 이용한 보철물을 구강에 장착하였을 때 대합치가 자연치인 경우에는 세라믹의 높은 경도로 인해 대합치의 치질을 마모시킬 수 있다. 반면에 복합레진은 교합면의 마모 저항성이 자연치의 법랑질보다 내마모성이 떨어지므로 자연치의 손상이 적다. 그리고 세라믹 소성관에 비해 조작이 간편하며 구강 내에서 파절되어도 간단히 수리할 수 있고, 제작 시간이 짧아서 가열 중합형에서는 몇 십 분 정도의 heat cure, 광중합형에서는 몇 분의 가시광선 조사로 중합이 가능하다. 또한 복합레진을 사용할 수 있는 금속의 종류는 모든 치과용 합금(귀금속, 반귀금속, 비귀금속 합금)에서 활용이 가능하며 세라믹소성용 합금에 비해 고온 가열이 아니기 때문에 적합 정밀도가 높으며 가격이 저렴한 장점이 있다.

특히, 상악 임플란트 보철물을 수복할 경우에 세라믹을 이용한 보철물은 무게가 무거워 치조골에 무리가 올 수 있으나 복합레진은 보다 가볍기 때문에 치조골에 교합하중을 줄일 수 있다.

최근에는 konuskrone crown, attachment를 포함한 치관 보철 등에서 복합레진의 활용도가 높고, 특수 개발된 기기를 이용한 pressing system은 복합레진의 중합수축을 최소화했을 뿐만 아니라 다양한 색상을 개발하여 영구 보철 제작 재료로 많이 활용되고 있다.

단점으로는 복합레진 재료의 물성이 많이 개선되었으나, 자연치와 비교해서 강도가 충분치 않고 세라믹에 비해 색 안정성이 낮은 편이기 때문에 레진 계면에 타액 성분의 흡착이 일어나며 치태 침착과 음식물에 의한 색소 흡수로 인하여 변색저항력이 세라믹에 비해 낮다.

3. 복합레진의 역사

1937년에 독일에서 처음으로 MMA계 레진 Paladon이 시판되고 나서 레진 전장관이 응용되었다. 이 레진은 의치상용 레진과 마찬가지로 분말과 액을 혼합하여 떡(dough)상태의 레진을 flasking하는 방법으로 사용되었다. 그러나 강도, 내마모성, 흡수성에 문제가 있어서 임시 보철물 제작 재료로 사용하게 되었다.

그 다음 MMA계 레진은 의치상용, 수복용, 치관용으로 나뉘어 개발되고 개량되었다.

또, 금속과 레진의 접착이 개발되었으며 현재는 귀금속, 비귀금속, 지르코니아와 레진의 접착이 개발됨으로써 레진수복물이 더욱 발전되고 있다. 종래의 기계적 유지 외에 금속 표면의 산화피막의 생성법, 각종 침투법 등과 병행하여 접착성 opaquer의 개발도 진행되었으며, 복합물질인 무기질과 유기질을 결합시킨 실란커플링제(silane coupling agent)를 처리하여 강도가 향상된 레진이 활용되고 있다.

4. 복합레진의 분류

복합레진은 필러의 크기나 배합 형태에 따라서 재래형 복합레진(conventional composite resin), 균일미세형 복합레진(homogeneous microfilled composite resin), 불균일미세입자형 복합레진(inhomogeneous microfilled composiste resin), 혼합형 복합레진(hybrid composite resin) 4가지의 형태로 분류한다.

먼저 재래형 복합레진은 초기의 레진 형태로 20~40μm 정도로 큰 무기질 입자가 필러로 사용되어 필러가 레진기질 보다 경도가 높아 표면 연마가 힘들고 필러가 탈락 되는 단점이 있다.

균일미세형 복합레진은 0.05~0.1μm 정도의 실리카 필러를 사용한 레진으로 실리카 필러의 입자크기가 매우 작기 때문에 입자 계면이 커져서 레진 기질에 충분한 양의 필러 함량을 높이기가 어려우므로 물성은 떨어진다. 그러나 필러는 표면 거칠기에 영향을 무시할 정도로 입자크기가 작으므로 레진 기질에서 탈락 되지 않고 매끈한 연마가 가능하다.

표 16-1 레진 전장관의 역사

		중합방법	상품명(제조회사명)
1937년	MMA계 레진이 시판된다.	화학중합형 가열중합형 Flasking법	Paladon(Kulzer)
1960년대	제1차 변혁기 Monomer가 MMA에서 가교구조를 가진 다관능성 methacrylate로 바뀜 Bowen에 의해 Bis-GMA합성 치과용 복합레진 출현	화학중합형 가열중합형 필적법 적층법 한덩어리 축성법	Thermoresin Plastiaue Dental fineseal(towa) 신metaresin NEW pyroplast(ivoclar)
1970년경	제2차 변혁기 PMMA Pearl을 배제하고, 무기질과 유기질 복합 filler의 등장 Bouncoer에 의해 BME가 치과영역에 도입 치과용 자외선 중합레진개발	UV light curing(자외선) 가열중합형 한덩어리 축성법	Isosit N(ivoclar)
1970년 이후	Dart 등에 의해 CQ개발 치과용 가시광선 중합레진 개발	가열중합형 한덩어리 축성법	Isosit N(ivoclar)
1980년대	수복형 복합레진과 같은 조성의 광중합형경질레진의 등장	Visible light curing(가시광선) 광중합형(상온) 한덩어리 축성법	Dentalcolor(kulzer) New metacolor(sun medical) Thermoresin LC(GC) Elsbond(shtcu dental) Cesead(kuraray)
1990년대	수복형 복합레진에 ceramic 또는 glass를 첨가한 광중합형 레진이 등장	Visible light curing(가시광선) 광중합형(상온) 한덩어리 축성법	Tagis & Vectris (ivoclar) Artglass(heraeus) Belleglass(kerr) Tecera(bisco) Shinfony(3M ESPE) Adoro(ivoclar) Solidex(sofu)
2000년 이후	ceramic 또는 glass의 다공성 및 약한 강도를 보완한 nano filler 혹은 산화 zirconium 성분이 함유된 광중합레진 등장	Visible light curing(가시광선) 광중합형(상온) 한덩어리 축성법	Visio. lign(bredent) Tweeny(yamamoto)

불균일미세입자형 복합레진은 유기질복합필러(0.04 μm 정도의 초미립자 실리카가 첨가된 Bis-GMA를 미리 중합하여 입자를 분쇄한 분말)에 미세입자형 실리카와 섞어 필러로 사용하는 불균일 미세입자형 복합레진이 있다. 연마성이 우수하고 필러의 함량이 증진되어 물성이 우수한 편이다.

혼합형 복합레진은 매크로(macro), 마이크로(micro), 서브마이크론(submicron)의 크기가 다른 각종 무기필러를 배합한 복합레진이며, 일반적으로 가장 필러의 함량이 높고 물성이 우수하며 내마모성을 갖는다. 혼합형 복합레진은 필러의 크기와 용도에 따라 microfill (0.04~0.1um: 전치용), 혼합형 복합레진을 다시 minifill (0.6~1.0 m: 전구치용) 및 midifill (1.5~5.0m: 구치용) 등으로 분류하기도 한다. 근래에 가장 많이 이용되고 있는 micro hybrid를 비롯하여 흐름성을 개선한 flowable, 주로 구치부에 사용하는 condensable(packable) resin, ceramic 기질을 첨가한 Ceromer(ceramic optimized polymer) 그리고 무기이온이 포함된 다기능성 레진의 Ormocer(organic modified ceramic) 등 재료학적, 임상적 특성에 따라 분류하고 있다.

5. 금속과 복합레진의 결합

합금과 레진 사이의 강한 결합 형성은 레진전장관의 수명에 필수적이다. 주조체 표면의 이물질 제거에서부터 산화처리까지 일련의 과정은 레진이 주조체 표면에 잘 밀착될 수 있는 표면 특징을 갖게 하기 위함이다.

1) 결합기전

(1) 표면처리 방법

결합력을 증대시키기 위해 다양한 표면 처리가 사용되며, 그 중 마이크로, 마크로, 크리스탈 표면 처리 기법이 있다. 이들은 모두 결합력을 강화하지만, 각 방식은 다르게 작용하고 특징이 있다.

① 마이크로 결합력 (Micro-mechanical Bonding)

마이크로 결합력은 표면이 미세하게 거칠어진 상태에서 발생하는 결합력으로 표면에 작은 미세한 홈이나 결함을 형성하여 접착제가 표면에 물리적으로 결합하도록 하는 방식이다. 샌드블라스팅, 에칭(산 또는 레이저 처리 등)을 통해 미세한 표면 거칠기를 만들며, 이는 마이크로 레벨에서 결합력이 발생하도록 도와준다. 마이크로 결합력은 매우 강한 결합력을 발생할 수 있으며, 특히 레진과 같은 재료에서 유용하다. 작은 결합부들이 접착제를 더 잘 흡착하게 하여 강한 결합력을 형성한다. 복합레진이나 세라믹 보철물에 주로 사용되고 금속 표면 처리에도 사용되며, 미세한 홈을 만들어 강력한 물리적 결합을 형성한다.

② 마크로 결합력 (Macro-mechanical Bonding)

마크로 결합력은 상대적으로 더 큰 크기의 홈이나 거칠기를 통해 이루어진다. 이는 표면이 눈에 띄게 거칠게 처리되어 물리적 결합을 형성한다. 주로 샌드블라스팅과 같은 방법으로 큰 입자나 압력을 사용하여 표면을 거칠게 만든다. 표면의 굴곡이나 홈이 큰 정도에 따라 결합력이 결정된다. 마크로 결합력은 마이크로 결합력보다 약간 낮지만, 여전히 강한 결합력을 제공한다. 다만, 마이크로 결합력만큼 세밀한 결합을 이루지는 않으며, 주로 금속 표면에 적용된다. 금속 보철물이나 복합레진에 사용되며 물리적 접착이 필요한 곳에 효과적이다.

③ 크리스탈 결합력 (Crystal Bonding)

크리스탈 결합력은 화학적 결합을 기반으로 하는 결합 방식으로 표면에 크리스탈 구조가 형성되어 화학적 결합을 통해 결합력을 증대시킨다. 크리스탈 결합은 주로 산화물 또는 광물질을 사용하여 표면에 결정 구조를 만들거나, 표면에 실란 커플링제나 프라이머를 사용해 화학적 결합을 강화하는 방식이다. 크리스탈 결합력은 화학적 결합을 통해 높은 내구성과 안정성을 제공하며 이 결합은 물리적 결합보다 더욱 강력하며, 시간이 지나도 결합력이 유지된다. 세라믹, 금속 임플란트, 복합레진에 적용되며 특히 금속-세라믹 결합이나 금속-레진 결합에서 중요한 역할을 한다.

2) 금속과 복합레진의 결합력 강화

(1) 기계적 표면 처리

① 샌드블라스팅(Sandblasting)

고압으로 금속 표면에 미세입자를 분사하여 표면을 거칠게 만드는 방법으로 샌드블라스팅은 표면에 미세한 요철을 형성하여 레진과의 결합력을 높여준다. 미세입자는 글라스 비드(Glass Bead)와 알루미나 옥사이드(Alumina Oxide)가 주로 사용된다. 글라스 비드는 유리로 만들어져 있으며, 모양이 구형에 가까워 다른 입자보다 표면에 상대적으로 부드러운 거칠기를 형성한다. 강한 결합력을 만들기보다는 오염물 제거나 미세한 표면 마무리에 적합하다. 알루미나 옥사이드는 산화알루미늄으로 만들어져 있으며, 매우 단단하고 내구성이 높아 금속 표면에 강한 마모를 일으킨다. 금속 표면에 미세하고 날카로운 거칠기는 마이크로 기계적 결합력을 형성하여, 레진과 금속의 결합력을 크게 증가 시킨다. 그러므로 결합력 향상이 목적이라면 알루미나 옥사이드가 적합하며, 표면 청결이나 마무리 작업을 위해서는 글라스 비드를 사용하는 것이 효과적이다.

② 연마 처리(Trimming)

금속 표면을 연마하여 매끄럽게 또는 거칠게 만드는 방법으로 강력한 결합층을 형성할 수 있다. 특히 금속과 레진의 밀착력을 높이는 데 효과적인 방법이다.

③ 레이저 처리(Laser Treatment)

레이저를 사용하여 금속 표면에 미세한 패턴을 형성하는 방법으로 표면을 균일하게 거칠게 만들어 레진과 금속 간의 결합 면적을 늘려준다. 또한, 특정 레이저 파장을 조절하여 금속의 특정 부분만 처리할 수 있다.

④ 전기화학적 에칭(Electrochemical Etching)

전기 화학적 반응을 이용하여 금속 표면을 미세하게 부식시키는 방법으로 이 과정에서 금속 표면에 미세한 홈이나 거친 질감이 형성되어 레진과의 결합력이 향상된다.

⑤ 초음파 처리 (Ultrasonic Cleaning with Abrasives)

초음파 진동과 연마제를 함께 사용하여 금속 표면을 깨끗하게 하면서 미세한 거친 면을 만드는 방법으로 초음파 처리 과정에서 불순물과 잔여물을 제거하여 접착제의 부착력이 높아지며, 표면에 미세한 요철을 형성해 레진과의 결합력을 강화시킨다.

(2) 화학적 표면 처리

① 화학 에칭(Etching)

산성 용액을 사용해 금속 표면을 화학적으로 처리하여 산화층을 제거하고 미세한 홈을 만들어 접착제가 금속 표면에 화학적으로 더 잘 결합하도록 한다.

② 실란 커플링제(Silane Coupling Agent)

금속과 복합레진 간 결합력을 높이기 위해 실란 커플링제를 도포하는 방법으로 실란은 금속 표면과 복합레진을 화학적으로 연결하여 결합력을 강화시킨다.

③ 프라이머 도포(Primers)

금속 표면에 프라이머를 도포하여 금속과 복합레진 사이의 결합을 촉진하는 방법으로 프라이머는 금속 표면에 작용하여 복합레진의 결합력을 높여준다. 특히 자외선이나 LED 등의 광원을 이용해 중합 과정을 진행하기도 한다.

(3) 금속과 복합레진의 결합력 특징

금속과 복합레진은 주로 물리적 결합과 화학적 결합을 이용하여 결합되므로 샌드블라스팅이나 알루미나 입자 분사와 같은 물리적 표면 처리와 프라이머 사용이 결합력 향상에 필수적이다. 금속 표면을 거칠게 처리하면 마이크로 기계적 결합이 증가하고 화학적 접착제를 사용하여 레진과 금속 간의 화학적 결합(주로 수소 결합 또는 반데르발스 힘)을 강화할 수 있다. 그러나 금속 표면을 산화 처리하여 산화층이 강력한 화학적 공유결합을 형성하는 세라믹전장관에 비해 상대적으로 결합력이 약하다.

3) 복합레진의 중합(polymerization)

복합레진의 중합은 복합레진이 경화되어 단단해지는 과정으로, 주로 광중합 (Light-curing)과 화학중합(Chemically-cured), 그리고 두가지 방법을 혼용하는 복합형 중합 방법으로 구분할 수 있다.

(1) 복합레진의 중합 원리

복합레진은 대부분 라디칼 중합(Radical polymerization)을 통해 경화되는데 중합 개시제가 활성화되면 자유 라디칼이 생성되고 이는 레진의 기본 단위인 단량체(monemer)와 반응해 중합이 시작된다. 이후 단량체들이 서로 연결되면서 폴리머 사슬이 형성되고, 레진이 점차 단단해진다.

(2) 복합레진의 중합 방식

① 광중합 (Light-Cured Polymerization)

광중합 방식은 특정 파장의 빛을 이용해 중합을 개시하는 방식으로, 주로 블루 라이트(약 400~500nm)를 사용한다. 레진에 포함된 광개시제(캠포퀴논, CQ)가 이 파장의 빛을 흡수하면 활성화되어 자유 라디칼이 생성되는데 라디칼이 단량체와 반응하여 중합 반응이 진행되고 경화되어 단단해진다. 원하는 시점에 중합을 시작할 수 있고 작업 시간을 조절할 수 있다.

② 화학중합 (Self-Cured or Chemical-Cured Polymerization)

화학중합 방식은 화학적 개시제를 사용하는 방식으로 일반적으로 두 가지 성분(베이스와 촉진제)을 혼합하여 반응을 개시한다. 혼합 후 개시제와 촉진제가 반응하여 자유 라디칼을 생성하고, 단량체들이 연결되면서 중합이 진행된다. 빛을 사용하지 않고도 경화가 가능하므로 깊숙한 부위에서도 중합이 가능하지만 작업시간이 제한되어 있고, 혼합 후 바로 중합이 시작되기 때문에 작업시간의 조절이 어렵다.

③ 광-화학 혼합 중합 (Dual-Cure Polymerization)

광-화학 혼합 중합은 광중합과 화학중합의 장점을 결합한 방식으로, 광중합을 통해 먼저 빠르게 표면 경화를 진행하고 이어서 화학중합으로 전체 중합을 완료한다. 작업시간을 조절하면서 깊은 부위까지 고르게 중합이 가능하며 높은 중합 효율을 얻을 수 있다.

(3) 복합레진의 라디칼 반응의 특성

① 자유 라디칼: 라디칼은 매우 반응성이 높은 분자로, 다른 분자의 이중 결합을 끊고 결합하여 새로운 라디칼을 생성하는 능력을 가지게 되며 이 연쇄 반응을 통해 고분자 사슬이 형성된다.

② 연쇄 반응: 라디칼 반응은 연쇄 반응으로, 하나의 라디칼이 다른 단량체와 반응하여 새로운 라디칼을 생성하고, 이 반응이 반복되면서 고분자 사슬이 길어진다.

③ 산소 저해 효과: 공기 중의 산소는 라디칼 반응을 억제하는 산소 저해 효과를 일으킬 수 있다. 산소는 라디칼을 잡아두어 표면에서 중합이 제대로 일어나지 않게 만든다. 이를 방지하기 위해서는 산소 차단이 필요하다.

④ 라디컬 반응을 촉진하는 방법

가) 광원 강도 증가: 고강도 광원(LED 또는 고강도 UV)을 사용하면 라디칼 생성 속도를 높여 중합 반응을 가속화 할 수 있다.

나) 개시제 농도 조정: 광개시제나 화학개시제의 농도를 높이면 라디칼 생성량을 증가시켜 중합 반응을 촉진할 수 있다.

다) 산소 차단: 산소가 라디칼 반응을 방해하므로 중합 전에 산소 차단을 통해 라디칼 반응이 효율적으로 진행되도록 할 수 있다.

라) 온도 조절: 온도를 적절히 높이면 라디칼 반응이 더욱 활발히 일어나지만, 너무 높은 온도는 레진의 기계적 특성에 부정적인 영향을 미칠 수 있다.

(4) 중합 수축

중합 과정에서 복합레진은 중합 수축(polymerization shrinkage)이 발생할 수 있다. 이는 단량체들이 폴리머로 결합하면서 밀도가 높아지고, 결과적으로 레진 부피가 줄어드는 현상으로 중합 수축은 레진과 치아 사이의 틈을 유발할 수 있어 미세 누출(microleakage)이나 치아와 레진 사이의 결합력이 약해질 위험이 있다. 이를 최소화하기 위해 소량씩 층으로 쌓아 올리는 층상 충전법(layering technique) 등이 사용된다.

(5) 중합 깊이

중합은 빛의 투과 깊이에 따라 영향을 받으며 레진의 투명도와 빛의 세기에 따라 중합 깊이가 달라질 수 있다. 깊이까지 고르게 중합되지 않으면 내부가 완전히 경화되지 않아 강도가 낮아질 수 있는데 이를 방지하기 위해 적절한 광중합기 세기와 시간을 조절하는 것이 중요하다.

(6) 대기중합(air polymerization)과 가압중합(pressure polymerization) 방식의 차이점

복합레진은 경화시키는 방식에 따라 강도와 내구성이 달라질 수 있다.

① 대기중합 (Air Polymerization)

대기중합은 레진이 대기 중의 산소와 반응하거나 광원과 화학반응에 의해 자연적으로 경화되는 방식으로 주로 광중합 방식에서 사용된다. 빛을 사용하여 레진을 경화시키는 방식으로, 빛이 레진에 포함된 개시제를 활성화 시켜 자유 라디칼을 생성하고, 이 라디칼이 단량체와 반응하여 중합이 시작된다.

일반적으로 대기중합에서는 광원의 세기나 시간에 따라 경화 속도가 달라진다. 대기 중의 산소가 중합을 억제하는 역할을 하기 때문에, 광중합을 통해 활성화된 자유 라디칼은 중합이 일어나도록 유도한다.

쉽게 적용할 수 있고, 빠르게 경화가 가능하며, 표면에 대한 작업 시간이 조절되는 장점이 있으나 대기중합에서의 경화 깊이는 빛의 투과 깊이에 제한을 받을 수 있고 깊은 곳까지 완전히 경화되지 않을 수 있기 때문에, 레진의 심층까지 중합되지 않으면 강도가 떨어질 수 있다는 단점이 있다.

이 방식은 주로 치아 충전물, 심미적 복합레진 등에 사용되며 제작과정이 간단하고 빠르게 진행된다.

② 가압중합 (Pressure Polymerization)

가압중합은 복합레진을 특정 압력을 가하여 경화시키는 방식으로 주로 화학중합 또는 광.화학 중합에서 사용되며 압력을 통해 레진의 중합 반응을 가속화하고, 더 균일하게 중합을 이끌어 낼 수 있는 방법이다. 가압중합에서는 외부에서 일정한 압력을 가해 레진이 빠르고 균일하게 경화될 수 있도록 하는데 특히 고압을 통해 화학적 반응이 빠르게 진행되도록 하여, 레진이 깊은 부위까지 고르게 경화될 수 있게 한다.

중합 깊이가 깊고, 압력을 가함으로써 경화가 고르게 이루어지며 이로 인해 보다 강하고 내구성 높은 결합을 얻을 수 있다. 고압을 유지하는 장비와 환경이 필요하고 작업시간이 더 걸릴 수 있으며 과도한 압력은 레진의 수축을 과도하게 유도할 수 있어 주의하여야 한다.

이 방식은 주로 인레이나 온레이, 고강도 복합레진을 사용한 레진전장관에 주로 사용되며 복잡하거나 깊이가 있는 보철물의 경우 가압중합을 통해 균일하고 안정적인 경화가 필요할 때 사용된다.

16-2 복합레진 전장관의 제작

1. 지대치 형성

전장관의 기본 형태는 전장재의 공간 확보를 위해 순, 협면 삭제를 추가한 것이다. 레진전장관은 폭 0.8~1.3mm의 shoulder margin과 축면은 taper 2~6°의 형태, 길이는 지대치 형성 전의 치관 길이 3/4 정도의 길이를 형성한다(그림 16-1). 지대치 형성은 세라믹전장관에 비해서 인접면의 이행부를 명확히 하고 축면은 taper를 적게 부여하여야 한다.

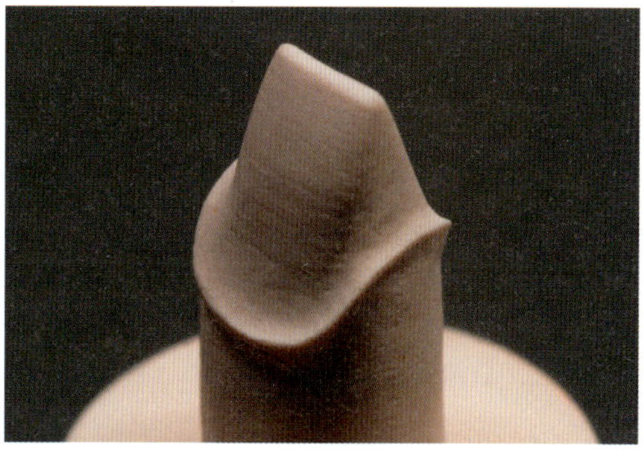

그림 16-1 레진전장관의 전치부 지대치 형성

2. 금속 구조물의 설계 요건

1) Shoulder 형태의 변연부 설계

Shoulder 형태의 변연부 두께는 세라믹소성용 전장관의 coping과 같이 금속색의 노출이 적어지도록 조정하고 주조 후 피셔 버(fissure bur) 등으로 변연부를 평탄하게 마무리하여 각을 만들어 레진이 채워질 두께를 확보한다.

2) 교합 설계

Metal frame의 설계는 교합에 따라 제약을 받는다. 따라서 레진전장관에서는 레진의 약한 부분을 금속으로 커버하는 설계가 필요하다. 특히, 하악전치의 절연이 전방 활주 시에 마모되지 않도록 절연의 1/3을 금속으로 피복한다. 상악구치는 활주 운동 시에 구치가 이개 된 견치유도 교합일 경우에는 레진으로 교두정을 피복하여 심미성을 높일 수 있다.

군기능(group function) 교합의 경우에는 활주 운동 시의 교합상태를 교합기 상에서 확인하면서 외부에서 보이는 부분은 가급적 레진으로 덮는다. 상악전치의 설면은 대합치와 음식물에 의한 마모를 방지하기 위해서 금속피개(metal backing)를 한다.

하악구치 협측교두는 기능교두이므로 세라믹의 교합 설계와는 달리 금속피개를 권장한다(그림 16-2).

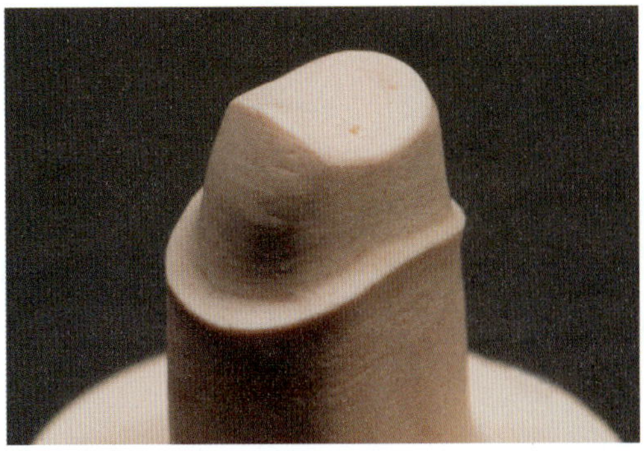

그림 16-2 레진전장관의 구치부 지대치 형성

3. 납형 제작

1) 치관형태의 재현

레진전장관은 일반적으로, 절연부를 일부 포함하여 금속으로 이장(backing)하기 때문에 강도와 심미성을 만족시키기 위해서는 충분한 공간이 필요하다. 따라서 절연이 얇은 증례에서는 술 전의 자연치와 동일한 형태의 전장관을 제작하는 것은 기술적으로 무리가 따른다. 따라서 완전 납형의 단계에서 강도와 색조에 대해서도 충분히 검토하여 치관 형태를 연구하고, 절연의 강도와 심미성이 얻어질 수 있을 만큼의 두께를 확보하도록 납형을 제작하는 것이 중요하다.

2) 외형선의 기입

Cut-back에 앞서 금속과 레진의 경계선을 표기한다(그림 16-3).

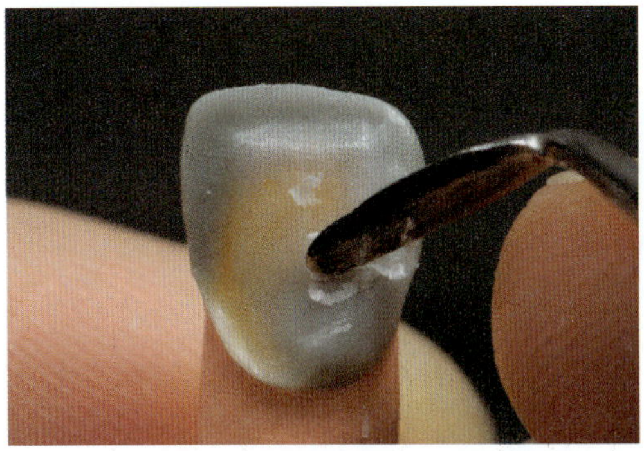

그림 16-3 레진전장관의 cut-back

(1) 절단

Backing의 금속이 보이지 않도록 하고, 절단의 색조를 재현할 수 있는 레진 공간(0.7~0.8 mm)을 확보한다. 우각부에서 금속이 보이기 쉬우므로 납형 조각된 치관을 잘 관찰하여 외형선을 표기한다. 또 절단이 얇은 증례에서는 레진의 공간을 확보하기 위하여 외형선은 약간 설측으로 표기한다. 한편 강도면에서는 가능한 한 절단 근처까지 연장할 필요가 있기 때문에 절단부를 필요 이상으로 얇게 하지 않는 것이 중요하다. 하악은 내마모성 측면에서 절연을 금속으로 피복할 경우에는 심미성을 고려하여 절연을 넓게 하며 교모된 경우는 절단 전체를 반드시 피복할 필요는 없다.

(2) 인접면

인접면의 외형선은 절단 우각부에서 접촉점의 중앙을 지나 외관상 금속이 보이지 않도록 설측으로 돌면서 치경부에 이른다. 인접면에서 보이는 범위는 치은의 퇴축 정도와 절단 우각의 형태에 따라 변화하므로 납형 조각시에 세심히 점검할 필요가 있다. 특히 치경부에서는 금속이 보이기 쉬우므로 주의해서 cut-back 한다.

(3) 치경부

전장관의 치경부 처리방법에는 금속을 노출시키는 방법과 금속을 노출시키지 않는 방법이 있다. 일반적으로 심미를 요구하는 전치부는 금속이 보이지 않도록 처리하는 경우가 많다.

3) 기계적 유지장치의 부여

레진과 metal frame을 결합시키는 방법으로는 metal frame 표면에 기계적인 유지를 주는 방법(①), 금속과 레진을 화학적으로 결합시키는 방법(②), ①과 ②를 병용하는 방법 등 세가지 방법이 있다.

(1) 기계적인 유지장치를 이용하는 방법

기계적인 유지방법은 조작이 간단하고 실패가 적으며, 유지력은 장시간 동안 안정적이므로 일반적으로 임상에서 사용하고 있다. 기계적 유지장치로서는 구멍과 loop, 혹은 강판 등 많은 종류가 고안되고 있으나, 현재에는 지름이 0.2mm 전후의 작은 유지구슬(retention beads)를 이용하는 방법이 보편적으로 이용되고 있다.

이 방법은 유지력과 변연 봉쇄가 뛰어나며 납형에 부착하기 쉽다. 그러나 유지장치를 부여하는 과정에서 유지구슬이 벗겨지거나 겹쳐져서 메워질 수도 있다. 이러한 우려를 범하지 않으려면 유지구슬을 붙이는 접착제의 성질을 이해해야 한다.

유지구슬에 포함된 접착제의 성분은 용제에 methacryl 레진을 녹인 것으로, 접착면에 도포하면 용제 성분이 휘발되어 단단하게 된다. 따라서 경화는 표면에서 시작되고 도포 후 곧 표층이 피막으로 덮여서 시간이 지날수록 유지구슬은 붙기 어렵게 된다. 또한 충분히 경화되려면 비교적 장시간이 필요하나 유지구슬을 부착 후 단시간에 매몰하는 경우에는 내부가 완전히 경화되지 않은 상태임을 고려해서 접착제는 얇게 도포한다(그림 16-4).

납형에 도포된 접착제는 급속하게 표층이 피막화되고, 시간이 지날수록 유지구슬은 잘 붙지 않게 된다. 따라서 도포 후 접착제의 표면이 젖어 있는 시기에 가능한 한 빠르게 유지구슬을 뿌릴 필요가 있다. 유지구슬은 용기의 뚜껑을 열어 준비해 놓고 접착제를 도포하기 시작하면서 유지구슬을 뿌리기까지 빠르고 긴밀하게 부착되도록 하며 각각의 유지구슬에 함몰부위(undercut)가 형성되도록 하는 것이 중요하다(그림 16-5).

습윤제(wetting agent)는 접착제를 녹이므로, 레진전장관의 매몰에는 사용하지 않는 것이 좋다.

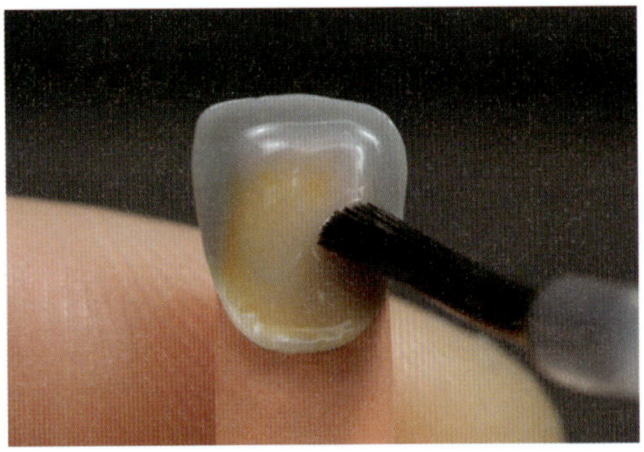

그림 16-4 납형에 접착제 도포

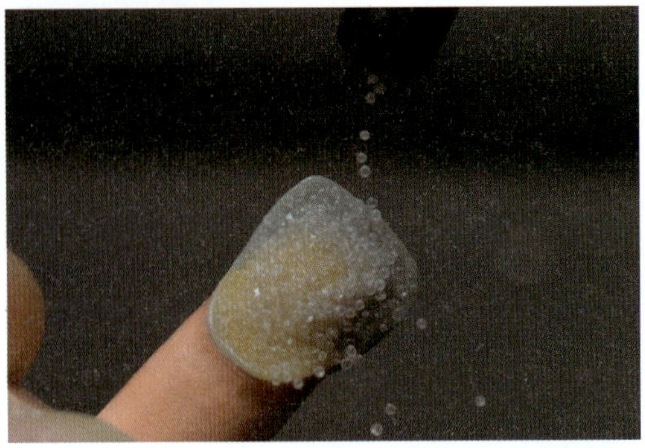

그림 16-5 유지구슬(retention beads)의 도포

(2) 화학적으로 접착시키는 방법

금속과 불투명(opaque) 레진의 화학적인 접착만으로는 안정적이지 못하고, 기계적 유지장치와 병용하는 것이 안전하다. 그러나 레진을 사용함으로써 변연 봉쇄성은 향상되고, 레진층이 얇게 된 곳의 유지구슬을 삭제할 수 있으며, metal frame의 조정에 융통성이 있는 등 효과는 크다.

① 접착 금속면의 처리

접착성 복합레진을 사용할 경우는 접착금속면 처리를 해야만 하는데, 합금의 종류에 따라서 처리 방법이 다르므로 사용하는 합금에 따른 적절한 처리를 할 필요가 있다.

ⓐ 초음파 세정법

일반적으로 접착면의 전처리로서 깨끗한 면의 노출과 표면적을 증대시키기 위해서 하는 방법으로, 비귀금속 합금은 이 처리만으로도 접착성 복합레진과 유효하게 접착한다. 방법은 다음과 같다.

(가) 연필 형태의 모래분사기(sand blaster) 손잡이를 이용하여, 지름 50 μm의 alumina 분말을 4~5기압으로 모래분사 한다.

(나) 물속에서 초음파 세정하고, air blow로 건조 시킨다.

수중에서의 세정은 알루미나(alumina) 분말의 제거와 동시에 합금표면에 부동태피막(주로 크롬의 산화피막)을 생성하기 위한 조작으로 이 피막이 접착성 레진과 강하게 결합한다.

ⓑ 400℃ 가열법(개량법)

400℃로 유지한 세라믹용 및 소환용 로 안에서 가열하고, 합금표면에 산화피막을 석출시키는 방법이며 금합금과 금, 은, 팔라디움 합금 등 동을 함유한 합금에 효과가 있다. 방법은 다음과 같다.

(가) 50 μm 알루미나 분말을 이용하여 모래분사와 초음파 세정을 한다.

(나) 400℃ 온도에서 가열하여, 산화피막을 생성시킨다.

이때 가열의 정도는 합금표면의 변색 정도에 따라 판단한다. 이전에는 합금표면이 산뜻한 진한 감색을 띨 때가 가장 적합한 산화피막이 형성되었다고 보았으나 최근의 연구 결과에서는 계속 가열하여 회색을 띠게 되었을때 보다 강한 접착을 얻을 수 있었다. 주조체의 크기에 따라 가열시간이 다르지만 통상적으로 3~4분

후에 짙은 감색이 되고 10분 경과 후에 회색이 된다.

ⓒ 주석 전석법

합금표면에 주석 도금을 하는 방법으로 거의 모든 합금에 효과가 있다. 합금표면의 주석은 대기 중에 산화하여 산화주석이 된다. 이 산화피막이 레진과 접착한다. 그 방법은 다음과 같다.

(가) 알루미나 분말을 사용하여 모래분사 한 후, 초음파 세정을 한다.

(나) 보철물을 양극을 클립으로 고정하고, 음극의 금속막대 끝에 부착한 도금액을 묻힌 면구로 전류를 통하도록 처리면에 접촉시키며 주석을 전석 시킨다.

ⓓ Silicoater법

Dentacolor를 metal frame으로 접착시키기 위해서 개발된 시스템이다. sandblast에 의한 미세한 요철을 가진 합금표면에 프로판가스 화염으로 열분해한 Si(OC2H5)4를 융착시키고, 제 1 층 = SiOx - C를 형성한다. 이어서, silane coupling제를 도포하여 제 2 층 =silane coupling층을 형성한다. 이 층이 레진과 화학적으로 결합하여, 금속과 레진의 접착계가 구성된다.

이 시스템은 접착성을 갖지 않는 레진에도 효과가 있으며 어떤 합금에도 응용할 수 있는 점이 특징이다.

4. 매몰, 소환, 주조 및 마무리

1) 주입선 부착

레진전장관의 납형은 유지구슬이 붙은 얇고 넓은 전장면이므로 주입선의 부착은 설면 부위가 적합하며 금속의 흐름이 좋은 방향을 선택하여야 한다. 레진전장관은 유지구슬과 주입선, 레진 축성을 위한 knob 등이 붙어 있으므로 납형 분리 시 주의해서 분리한다.

2) 매몰

레진 전장관의 매몰은 유지구슬의 접착제가 용해될 우려 때문에 습윤제는 사용하지 않는다. 그러므로 주조면에 기포가 생기지 않도록 처음부터 세심한 주의가 필요하다. 매몰시 유지구슬이 벗겨지지 않도록 납형의 하방에서 서서히 링의 기울기를 조정하면서 매몰재를 채워 넣는다(그림 16-6).

3) 소환, 주조

레진전장관의 소환과 주조는 통상적인 방법으로 실시한다(그림 16-7).

4) 적합, 주조체의 마무리

레진과 금속의 경계부위에 불투명(opaque)층이 노출되거나, 유지구슬이 그대로 보이는 것을 방지하기 위하여 유지 구슬의 상부를 삭제하여 축성될 레진의 양을 늘려준다. 또한 금속 전장 변연부의 유지구슬을 삭제하여 금속과 레진의 경계선을 명확하게 한다(그림 16-8, 9).

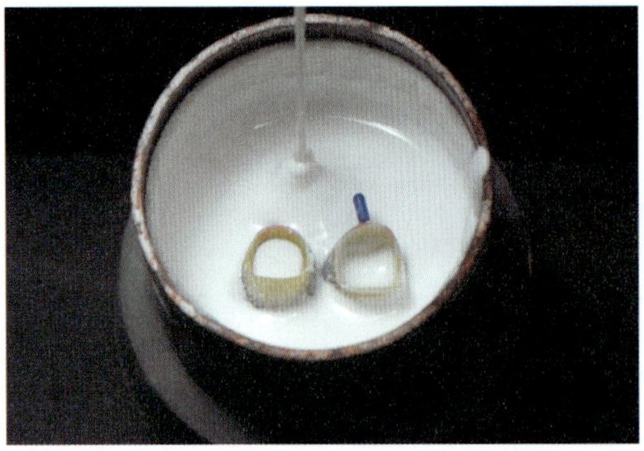

그림 16-6 매몰과정

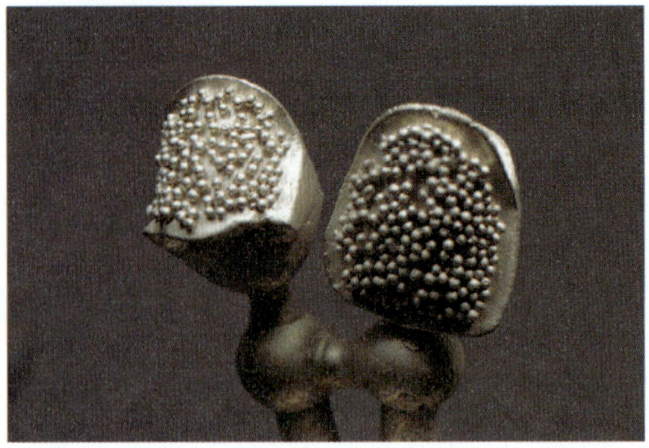

그림 16-7 주조체

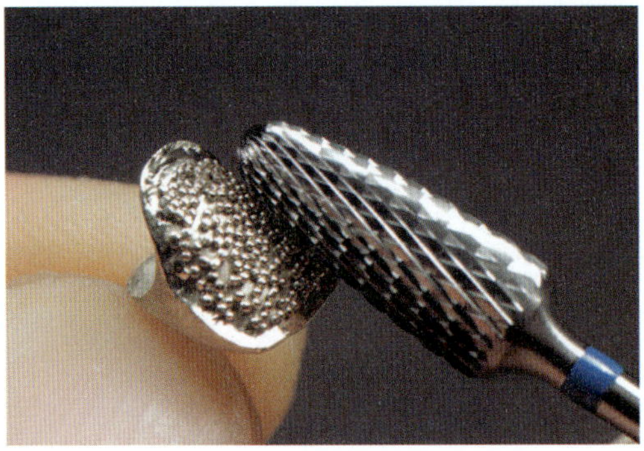

그림 16-8 주조체 연마

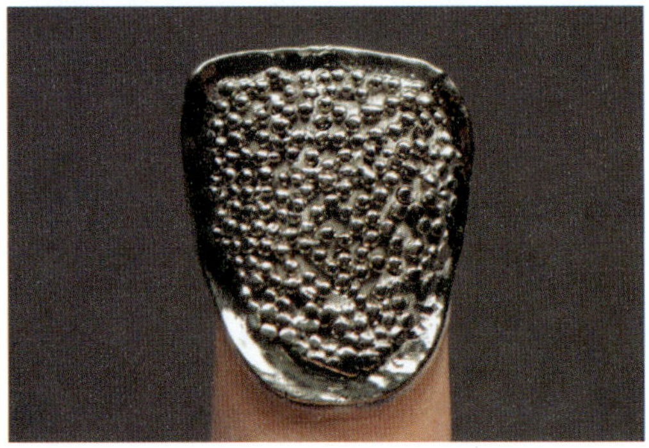

그림 16-9 완성된 주조체

5) 복합레진 전장면의 표면 처리 및 세척

전장될 표면을 50 μm 산화알루미늄(aluminium oxide) 분말로 공기 분사한다. 제품에 따라 초음파 세척이나 증기세척 등으로 전장될 표면을 세척한다.

6) 결합재 도포

금속의 전장면에 레진 결합재를 도포하고 건조시킨다.

7) opaque paste 도포 및 중합

불투명 opaque paste는 금속 또는 불투명한 부분을 덮어 빛이 통과하지 않게 함으로써 심미적인 자연스러움을 부여한다. opaque paste를 유지구슬과 금속색이 차단되도록 얇고 균일하게 도포한 후 중합한다.

8) dentin, enamel paste 축성 및 중합

body를 축성하기 위하여 rubber separator를 인접면에 도포한 후 dentin paste resin, enamel paste resin, incisal paste resin을 단계적으로 축성한 후 중합한다.

9) 최종형태 완성

변연과 접촉점, 교합점을 확인하고 복합레진 전용 도구를 사용하여 치아의 자연스러운 모양과 질감을 살려 정교한 표면을 형성한다.

10) 마무리

외형 형성을 한 다음 물에 적신 rag wheel에 경석 슬러리(pumice slurry)를 묻혀 저속으로 회전시켜 연마 한다. 레진 전용 rouge를 이용하여 표면에 최종 광택을 부여한 후 초음파 세척기를 이용하여 세척한다.

17 접착성 교의치 (Adhesive Bridge)

17-1 접착성 교의치

1. 접착성 레진(resin)의 개요 및 보철법의 변화

전부 피복관이나 부분 피복관을 제작할 때 유지력을 높이기 위하여 치아를 많이 삭제해야 한다는 결점이 있다. 접착성 교의치는 이러한 결점을 보완하는 차원에서 연구되고 개발되었다. 주로 산으로 부식된 법랑질에 레진 시멘트로 미세 기계적 결합을 이루는 금속 보철로 특히 지대치가 건전하고 우식이 없으면 치질을 최대한 보존하면서 상실된 치아를 보존하는 것이다.

접착성 레진의 응용에 의한 보철법의 변천은 1955년 Buonocore, M.G.가 산으로 부식시킨 법랑질에 레진이 접착되는 것을 발견함으로 인해 가공의치를 치아에 손상을 적게 주고 부착시키는 방법으로 증명되었다.

1973년 Portney, L에 의해 처음으로 소수치 결손부위의 양 지대치의 인접면을 인산으로 부식시킨 후 레진이 공치를 심미성 충전재로 양지대치에 접착시켜 회복시켜주는 보철 기법이 소개되었다.

1974년에 Ibsen과 1975년에 Buonocore, M.G.가 계승하였다.

1973년에 Rochette A.L.이 발거치를 구강 외에서 근관충전하여 가공치 형태로 수정한 후 전자와 같이 지대치와 가공치의 인접면을 인산으로 부식시켜 양 지대치에 접착성 레진을 이용하여 접착하는 보철법이 소개되었다. 그러나 이런 기법은 모두 진료과정에 바로 정착할 수 있어서 빠르고 경제적이지만 영구적인 것이 아니라 주로 발치와(窩)가 치유될 때까지나 최종 보철처치를 하기 전까지의 임시적인 처치로 사용되었다.

이 방법과 병행하여 1973년 Rochette. A.L.은 동요치의 설면에 유지공이 있는 얇은 뒷받침판을 금합금으로 주조한 다음 PMMA계 심미성 충전재를 사용하여 동요치에 접착 고정시켰다.

1977년에 Howe와 Denehy가 소수치 결손이 있는 보철에 유지공이 있는 뒷받침판을 비귀금속으로 제작한 다음 복합레진으로 접착하는 교의치를 시도 발표하였다. 그러나 일부 회의론자에 의해 비난을 받아 그다지 주목되지 않았다.

일본에서는 1979년에 Hada와 1980년에 Gojo에 의해 지대치 설면에 망목이나 유지공이 있는 금속 뒷받침판을 적합 시켜 복합레진으로 접착시키는 접착성 교의치가 시도되었다. 1975년에는 Mastuhara에 의해 개발된 교정용 DBS용 MMA-TBB-O계 접착성 레진의 단량체(액)에 5%의 4-META(4-methacryloxyethyl trimelite anhydride)를 가함으로써 치아조직과 금속에도 강하게 접착되는 접착성 레진이 개발되었다. 이 접착성 레진을 가지고 교의치의 유지 장치에 유지공 없이 금속 피착면을 기계적 및 화학적 처리 방법으로 처리 후 소수치 결손이나 동요치를 고정하는 기법을 개발하였는데 이것이 바로 접착성 교의치(adhesion bridge)이다.

미국에서는 1981년 Thompson, V.P. 등도 유지 장치부에 유지공 없이 피착금속면을 전기적으로 산식(酸蝕)하여 금속과는 접착하지 않는 복합레진을 사용하여 레진을 기계적으로 결합시키는 접착 교의치(etched cast resin bonded bridge)를 개발하였다. Thompson, V.P.는 미국 Maryland 대학에 소속되어 있음으로 이 방법을 메릴랜드 교의치(maryland bridge)라 부르기도 한다.

접착성 레진을 응용한 보철법의 종류와 내용을 정리해 보면 아래와 같다.

Rochette 교의치(perforated bridge)는 wing 같은 유지 장치를 처음 사용한 것으로 깔때기(funnel) 모양으로 천공(perforation) 시켜 레진의 유지를 증가시킨 것으로 1973년 Rochette가 개발하였다(그림 17-1).

그는 금속에 레진 접착을 위해 silane coupling agent로 기계적 유지를 증가시켰다. 천공된 유지 장치는 여러 해 동안 표준 설계가 되었고 전치와 구치부 가공의치 수복에 사용되었다. 이러한 접착성 교의치는 치아피착면을 인산용액으로 부식시키고 카아버런덤 분사법에 의한 기계적 및 전기화학적 처리에 의해 금속피착면을 처리하며 접착제로는 치아조직과 금속에 접착되는 교정 DBS용 super bond C & B panavia를 사용한다.

Maryland 교의치는 치아 피착면을 인산 용액으로 부식시키고 전해산식에 의한 기계적 처리형태로 금속피착면을 처리하고 접착제로는 치아조직과 금속에 접착되는 Bis-GMA계 비충전용 복합레진을 사용한다.

Livaditis와 Thompson은 레진 접착가공 의치용 천금속 유지 장치의 내면을 식각시키기 위해 250mA/cm^2 전류와 3.5% 질산용액을 사용한 후 18% 염산 용액에 침적시켰다(그림 17-2).

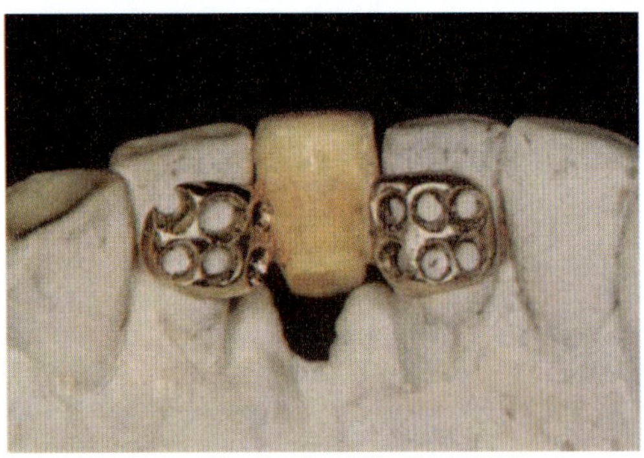

그림 17-1 주조체 연마

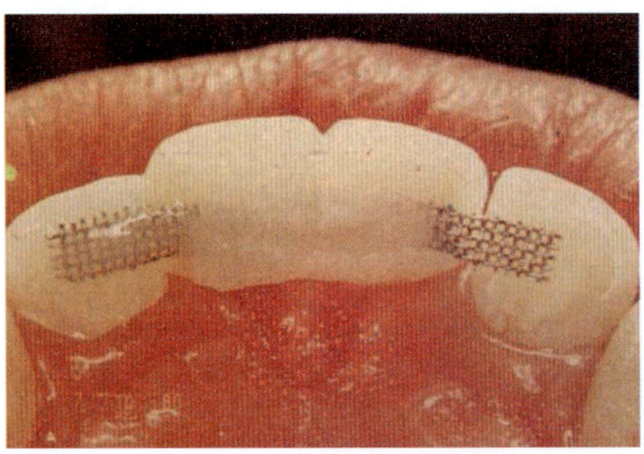

그림 17-2 완성된 주조체

이런 형태의 식각 된 금속 보철물을 흔히 maryland bridge라고 부른다. 접착성 레진을 사용한 접착기법 중 벌써 일반화한 것이나 현재 임상적으로 사용되고 있는 주된 것을 들면

1) 교정치료 : 직접 접착기법(DBS) 교정치료 후의 금속 이장판(metal backing)에 의한 접착보정
2) 보존치료 : 전치의 심미충전, 구치의 단순 와동충전, 소와열구충전, 금속 충전물 접착
3) 치주치료 : 동요치 접착고정(adhesion splint)
4) 구강외과 : 악간고정, 동요치 접착고정, 재식치의 고정
5) 보철치료 : 접착성 레진에 의한 지대축조, 접착 교의치, 국소의치 지대치 보강에 사용한 접착보강 부목(splint), 악관절등 등 교합의 재구성에 사용하는 접착 metal bite plate 등이 있다.

이와 같이 종래의 합착용 시멘트를 대신하는 접착성 레진의 진보는 치과의료의 각 영역에 새로운 기술의 가능성을 가져오고 그 결과 치료의 합리화, 능률화를 믿을 수 있게 되었다.

Maryland 대학의 Thompson과 Livadits는 Ni−Cr과 Cr−Co 합금의 전기적 부식의 기술을 발전시켜 부식된 금속 유지 장치는 cast preforted 수복물 보다 확실한 장점을 가지고 있다고 하였다.

이와 같이 충전용 접착성 레진은 치질뿐만 아니라 금속에도 접착성을 가지기까지 발달한 것과 금속피착면의 처리법의 연구가 진행됨에 따라 보존영역에서 보철영역까지 응용 범위가 넓어져 종래의 치아 삭제 시멘트 합착에 의한 치료와는 기본적으로 다른 새로운 접착 개념을 받아들인 치료 술식이 전개하게 되었다. 현재 사용되고 있는 접착기법을 가진 보철법의 주된 것은 표 17−1과 같다.

표 17-1 접착성 레진을 응용한 보철법의 종류와 내용

명칭	치아 피착면 처리	금속 피착면 처리	접 착 제	접착 또는 접합 대칭
Rochette 교의치	인산 부식(etching)	유지공에 의한 기계적 유지	Bis−GMA계 충전용 합성레진	치질
접착성 교의치	인산 부식(etching)	강옥 blasting에 의한 기계적 및 전기화학전 처리	교정 DBS용 (super bond C&B panavia)	치질 금속
메리렌드 교의치 (maryland bridge)	인산 부식(etching)	전해 산식화에 의한 기계적 처리	Bis−GMA계 비충전용 합성레진	치질 금속

17-2 접착성 레진에 의한 보철법의 특징과 접착의 기전 및 그 구성

1. 접착성 레진에 의한 보철법의 특징

치관 일부가 붕괴하거나 대부분이 결손되었을 때 치아의 일부 또는 전부를 삭제 형성하여, 주로 치과용 합금과 세라믹, 합금과 레진으로 만든 보철물을 인산 아연 접착제로 합착하는 방법이 시행 되어 왔다. 이 방법은 기능이나 심미적 회복개선이라 하는 보철 본래의 목적이 달성되는 반면 건강 치질의 다량 삭제에 의한 치수의 악영향이나 보철물의 변연과 치질과의 차이에 기인하는 장해가 자주 일어날 수 있다. 예를 들면, 치관의 외형형태의 불량은 치태(plaque)의 축적을 가져오고 치관 외형의 부적합은 접착제를 유출하여 치질의 붕괴나 치주병을 일으킬 수 있다. 또한 삭제 형성한 교합면을 인공재료로 회복할 경우 교합 접촉 관계의 간섭이 교합의 불균형을 가져와 구강악계로 악영향을 미칠 수도 있다. 뿐만아니라 불량한 인공물과 환자의 구강에 위생관리의 어려움이 겹쳐서 단기간에 비참한 결과를 초래할 수 있다.

이런 위험성은 술자의 능력에 의해 어느 정도 피할 수 있지만 장기간 절대적으로 안전하다고는 말할 수 없다.

한편, 고분자 화학의 발달은 치과 분야에도 도입, 연구가 진행되어 1950년대에는 치질에 접착하는 레진이 개발되고 1970년대에는 치질뿐만 아니라 치과용 금속에도 접착하는 레진으로 발달하였다.

이런 일연의 접착성 레진이 치질 및 금속과 높은 접착성을 나타내는 것에 주목하여 이 접착제를 응용함으로써 현행의 치아삭제와 시멘트 합착에 의한 보철 치료의 단점을 최소한으로 하는 새로운 보철치료법을 전개할 수 있게 되었다.

새로운 접착기법에 의한 접착성 교의치(adhesion bridge)나 치아고정(adhesion splint)은 종래법보다 치질 삭제가 적어 교의치의 유지부나 이장판을 치아와 금속에 강고하게 접착하는 접착제로 장착함으로써 유지 형태는 적어도 되므로 비교적 장기간 기능을 유지할 수 있게 되었다. 접착 보철법 중 접착 교의치, 치아고정술의 특징을 들면 다음과 같다.

2. 접착성 교의치(adhesion bridge) 및 접착고정(adhesion splint)의 특징

1) 지대치를 거의 삭제하지 않아도 좋다. 그러므로 마취가 필요 없어 치수에 장애를 주지 않는다.
2) 지대치에 건강한 법랑질이 남아 있으면 무수치에도 사용할 수 있다.
3) 유지 장치를 치은연상에 만들 수 있어서 치주조직에 장애를 주지 않는다.
4) 비귀금속 합금으로도 제작이 가능하므로 가격이 저렴하다.
5) 치료회수 및 치료시간이 단축된다.
6) 환자에게 치아를 삭제한다는 정신적 충격을 주지 않는다.
7) 보철물이 탈락되어도 지대치의 손상이 적으므로 변형없이 탈락하였을 경우에는 재장착이 가능하다는 특징이 있다.

3. 접착의 기전(mechanism) 및 구성

1) 접착의 기전(mechanism)

치아와 치과용 금속을 어떻게 접착시키는가에 대해 말하기 전에 일반적으로 사용하는 접착이란 어떤 기전인가에 대해 말하기로 한다.

물체와 물체를 접합할 경우

(1) 기계적 결합

(2) 용접, 용착

(3) 접착

이처럼 세 가지 방법이 있다. 이 중에서 접착은 다른 방법과 달리 두 개의 피착체가 접착제인 제3 물질을 개입시켜 서로 접착하는 현상이며 접착 강도는 접착제에 의해 지배되고 있다. 그 접합의 기전을 다음과 같이 분류할 수 있다.

① 기계접착 : 피착체 접촉면의 요부나 미세공에 접착제가 들어가서 고체화하여 접착면이 서로 결합한다.

② 물리접착 : 피착체 접착면을 용제로 녹여 접착면을 밀접시켜 용제를 증발시킴으로써 결합한다.

③ 화학접착 : 피착체 접착면과 접착제 사이의 화학결합(1차 결합 : 이온결합, 공유결합, 금속결합) 한다.

또한 상기의 모든 기전에 관여하는 분자 간 인력, van der waalers force 및 분자 간 결합의 일종이지만 그 구조나 결합 에너지의 크기에 있어서 2차 결합과 1차 결합의 중간 성격을 가진 수소결합(2 원자 간에 수소 원자가 개재함으로써 만들어지는 결합)이 있다.

2) 접착 보철법의 구성

접착 보철법은 다음 요소로 구성되어 있다.

① 피착체 요소

② 접착제 요소

즉, 치아 및 인공물인 피착체 요소와 그 양자에 강고히 접착하는 접착제 요소이다. 피착체 요소는 네 가지 사항으로 분류된다.

① 치아 및 기존보철물의 피착면 처리

② 보철 재료의 선택

③ 금속 피착면의 처리
④ 유지 장치의 설계

피착체 요소는 접착요소와 같이 접착한 보철물이 탈락하지 않고 장기간 구강 내에서 기능을 발휘하기 위해 각 사항에 대해 엄밀한 수행이 요구된다.
다음으로 접착제 요소는 두 가지로 분류된다.

① 물리적, 화학적 성질
② 조작성

두 가지로 되어 접착한 보철물이 탈락하지 않고 장기간 구강 내에서 기능하기 위해서는 접착제의 물리적 화학적 성질이 우수하여 타액, 체온 및 교합력에 장기간 노출되어도 충분히 그에 저항하는 접착제라야 한다. 또 구강 내에서 접착 작업을 할 때 취급이 용이하고 단시간으로 경화되며 확실한 접착을 얻을 수 있는 등 조작성이 우수한 것도 필수 조건이다. 이상과 같이 접착 보철법은 종래의 시멘트 합착법에 따른 보철법과는 그 구성이 기본적으로 다른 것에 유의해야 한다.

17-3 금속피착면의 처리와 접착

1. 금속 피착면의 접착기전

접착 보철법은 사용하는 합금이 피착면 처리법의 차이에 따라 접착 강도에 커다란 차이가 생긴다. 치과용 합금 피착면에 고분자 접착제를 접착한 경우, 금속 피착면 처리법에는 ① 금속 피착면에 접착제를 기계적으로 결합하기 위한 처리와 ② 금속 피착면과 접착제를 화학적으로 결합해 더 강하게 접착(2차 결합)시키는 처리가 필요하다.

1) 기계적 처리법

기계적 처리법은 또 ① 역학적 제거가공법 ② 화학적 제거가공법으로 분류한다.

(1) 역학적 제거가공법

역학적 제거가공법은 산화 알루미나를 금속 피착면에 불어넣는 소위 분사가공법이다.

(2) 화학적 제거가공법

화학적 제거가공법은 왕수 등 약액에 의해 금속 표면에 복잡한 요철을 만드는 부식(etching)법과 산용액에서 금속을 양극으로 하여 전류를 흘려 전기화학적으로 금속의 성분을 선택적으로 용해하여 금속 표면에 요철을 만드는 전기부식(electrolytic etching)법 또는 전착(electrolytic forming)법이 있다.

2) 산화 처리법

고분자 접착제를 합금에 기계적으로 결합시키기 위해서는 기계적 제거가공법을 사용하지만 기계적 처리법만으로는 높은 접착강도는 얻어지지 않는다.

기계적으로 처리한 금속 피착면을 2차 결합이나 수소결합 등에 의해 화학적으로 결합시켜 접착강도를 향상시킬 필요가 있다. 이 2차 결합이나 수소 결합을 기대한 처리법에는 화학처리법, 전기화학적 처리법, 가열처리법이 있다.

(1) 화학 처리법

이 방법은 약액으로 금속피착면에 산화피막을 형성하는 것으로 합금의 금속면을 기계적으로 처리한 후 초산액(Ni−Cr계 합금)이나, 유산화 망간산 Kale액(귀금속 합금) 중에 침적하면 금속표면 접착에 유효한 산화피막이 생겨 접착 강도가 높아진다.

(2) 전기화학적 처리법

이 방법은 금속을 전해액에 접촉시켜 외부로부터 전위를 줌으로써 금속피착면에 양극을 생기게 하여 부식(etching)화와 부동태 피막을 형성하는 방법과 공기 중의 산소와 반응하여 안정된 산을 공급하는 금속을 금속 피착면에 전착시켜 접착 효과를 높이는 소위 도금법의 두 가지 법이 있다.

전자의 산화 환원 과정을 이용한 산화법은 접착 보철법을 위해 개발한 것으로 주로 Ni−Cr계 합금 처리에 사용하여 접착 강도와 내수성을 향상시킬 수 있다. 후자의 금속 피착면에 Sn 또는 Cr의 전착에 의해 금속산화막을 형성하는 방법을 새로 개발한 방법으로 금 합금 등 이때까지 접착성 레진을 강고히 접착하지 않는 합금의 전처리로 사용해서 귀금속 합금에도 높은 접착강도와 내수성이 얻어진다. 이 법을 사용함으로써 접착 보철법에 거의 모든 치과용 합금 사용이 가능하게 되었다.

(3) 고온 가열 처리법

이 방법은 동을 함유한 귀금속 합금에 사용하는 방법으로 전기로에서 500℃ 전후인 범위로 가열하면 함유된 동이 금속표면에 확산하여 산화동의 피막이 형성된다. 여기에 접착제가 분자적인 결합으로 접착한다는 것을 이용한 것이다.

이 법은 피착 금속면 이외의 부분이 흑변화하거나 동 함유량이 적은 합금에는 사용하지 못하고 또 인공치에 레진 재료를 사용하지 못하는 등 임상에서 취급의 어려움이 문제가 되고 있다.

이상과 같은 접착 보철법에 사용하는 치과용 합금은 접착제와 강고한 접착 강도와 내수성을 가져야 하므로 필히 금속 피착면의 기계적 처리와 화학적 처리가 필요하다.

17-4 접착성 보철물에 사용되는 치과용 합금

접착 보철법에 사용하는 치과용 합금은 ① 접착 보철의 내용, ② 사용하는 접착제의 종류에 따라 선택해야 한다.

1. 접착성 보철의 내용에 의한 선택

접착 교의치(adhesive birdge)는 유지부를 지대치 교합면의 일부와 주로 설측 축면에 구하고 거의 치아를 삭제하지 않고 보철물을 접착 유지시키므로 유지부 금속은 가능한 한 얇게 만들어 과다한 풍융(over contour)이 되는 것을 방지해야 한다. 얇게 만든 유지부는 결손부에 교합력이 작용할 경우 변형이 없는 강도 높은 합금이 바람직하다. 접착 부목은 설면에 이장판을 접착유지시키므로 접착교의치와 같이 과다한 풍융이 안되게 얇게 만들 필요가 있다.

연속 고정하는 동요치는 치조골이 흡수되어 있어서 치아에 가해지는 교합력에 따라 치아가 움직여 강인하지 않은 금속으로 아주 얇게 만들면 이장판 전체가 변한다. 그 결과 이장판 일부에 응력이 집중하여 부분적 이탈이 일어난다.

이상에서 접착 교의치, 동요치 접착고정(adhesion splint)에 사용하는 금속은 경질의 금속이 가장 바람직하고 귀금속 합금을 사용할 경우 초경질(extra hard)인 type Ⅳ를 사용한다. 금-은-파라디움 합금은 금속의 두께가 충분히 얻을 수 있는 경우에는 사용하지만 일반적이지 않다.

접착 충전물이나 온레이(onlay)에 사용하는 금속은 교합력에 의한 변형은 거의 일어나지 않아 금, 은 파라디움 합금, type Ⅳ 이상의 금합금, 연질(soft type)의 Ni-Cr계 합금이 바람직하다(표 17-2).

표 17-2 접착기법에 따른 치과용 합금

접착 보철의 내용	사용 합금
접착교의치 동요치 접착 고정 교정치료 후의 접착 보정장치 국소의치의 지대치 보강	초경질 금합금 경질 금합금 비귀금속 합금
접착 충전물, 접착 onlay 교합 재구성을 위한 접착 bite splint	금합금 비귀금속 합금 금은 파라디움 합금

2. 접착제(Adhesive)의 종류

접착재는 치아와 보철물 사이에 강력한 결합을 형성하여 보철물의 내구성과 안정성을 높여준다.

1) 치과용 접착제의 유형

(1) 에칭-본딩 시스템 (Total-Etch 또는 Etch-and-Rinse)

에칭-본딩 시스템은 인산을 사용해 치아 표면을 먼저 에칭(산처리)한 후, 본딩제를 도포하는 방식이다.

법랑질과 강력한 결합력을 형성하며, 오랫동안 사용되고 있는 방법이나 상아질의 콜라겐이 노출될 수 있어, 과도하게 에칭할 경우 결합력에 영향을 줄 수 있다.

① 먼저 인산(phosphoric acid)을 치아에 도포하여 법랑질과 상아질 표면을 미세하게 산처리한다. 이 과정은 치아 표면을 거칠게 하여 접착제가 더 잘 결합할 수 있도록 한다.

② 이후 에칭제를 물로 씻어내고, 본딩제를 도포하여 광중합으로 경화시킨다.

(2) 셀프 에칭 시스템 (Self-Etch)

셀프 에칭 시스템은 에칭과 본딩이 하나의 단계로 통합된 방식으로 별도의 에칭 과정 없이 접착제가 에칭과 본딩을 동시에 수행하는 방법이다. 에칭 단계를 생략하여 작업이 간편하고, 상아질의 과도한 에칭을 방지할 수 있으나 법랑질과의 결합력이 에칭-본딩 시스템보다 약간 떨어질 수 있다. 특히 두꺼운 법랑질에서는 성능이 제한될 수 있다.

① 셀프 에칭 프라이머를 치아에 도포하면, 법랑질과 상아질이 동시에 산처리되면서 본딩이 이루어진다.

(3) 유니버설 접착제 (Universal Adhesive)

유니버설 접착제는 다양한 접착 방식(에칭-본딩, 셀프 에칭, 셀렉티브 에칭)을 모두 사용할 수 있는 다목적 접착제이다. 다양한 상황에 맞게 사용할 수 있어 유연성이 높으며, 법랑질과 상아질 모두에서 안정적인 결합력을 제공하지만 일부 상황에서는 전통적인 에칭-본딩 시스템보다 결합력이 낮을 수 있다.

① 사용자가 상황에 따라 인산 에칭을 선택적으로 적용하거나, 셀프 에칭 방식으로도 사용할 수 있다.

2) 치과용 접착제의 구성 요소

(1) 에칭제 (Etchant): 주로 인산(phosphoric acid)을 사용하여 치아 표면을 미세하게 산처리함으로써, 치아와 접착제가 더 잘 결합할 수 있도록 법랑질과 상아질 표면을 거칠게 만든다.

(2) 프라이머 (Primer): 상아질 표면에서 접착제가 잘 결합하도록, 상아질 내부의 수분을 제어하고 레진과의 결합을 용이하게 만든다.

(3) 본딩제 (Bonding Agent): 최종적으로 수복 재료와 치아 사이에 강력한 결합을 형성한다. 레진이나 금속, 세라믹과의 결합력을 높이는 역할을 하며, 광중합을 통해 경화된다.

3) 보철물 소재에 따른 접착방법 및 표면처리

보철물의 소재에 따라 표면 처리 방법이 달라지며, 각 재료에 맞는 적절한 처리가 필요하다. 이를 통해 접착력, 내구성, 심미적 효과가 극대화되어 장기적으로 안정적인 치료 결과를 얻을 수 있다. 각 보철물의 특성과 요구되는 물리적 특성에 맞춰 표면 처리 방법을 선택하는 것이 매우 중요하다.

(1) 금속보철물 (Gold inlay, Gold crown, PFM crown 등)

① 임시보철물이 제거된 치아 부위를 불소가 포함되지 않은 세척 페이스트와 물로 깨끗이 한다.

② 제작된 보철물을 시적한다. 이 단계에서 인접면 접촉, 마진의 정확도, 교합의 정확도를 평가한다.

③ 보철물을 구강 내에서 익스플로러를 이용하여 제거한다.

④ 보철물의 내면을 샌드블라스트로 전처리해 준다. 50㎛ aluminium oxide 파우더를 2bar의 압력으로 처치하며, 제조사에서 지시한 내용에 따르도록 한다.

⑤ 보철물의 적합도나 유지, 술자의 선호도에 따라 RMGI 시멘트나 레진(resin) 시멘트를 사용하여 접착을 시행한다.

⑥ 과잉의 시멘트를 제거하여 주고 변연부 확인 및 교합조정을 한다.

⑦ 마진 부위 및 교합의 추가 조정이 시행된 경우 연마 페이스트 및 rubber cup 등의 연마기구를 이용하여 마무리 연마를 시행하여 준다.

(2) 세라믹보철물(Ceramic inlay, Ceramic laminate, All ceramic 등)

① 임시보철물이 제거된 치아 부위를 불소가 포함되지 않은 세척 페이스트와 물로 깨끗이 한다.

② 제작된 보철물을 시적한다. 이 단계에서 인접면 접촉, 마진의 정확도, 교합의 정확도를 평가한다.

③ 보철물을 구강 내에서 익스플로러를 이용하여 제거한다. 다양한 색조를 가진 try in paste를 적용하여 인접치와의 색조 적합도를 맞추어 준다.

④ 보철물의 내면을 불산으로 산부식시킨 후 silanization을 시행한다. 강한 바람으로 건조하여 주며, 가능하다면 헤어드라이어 등을 이용하여 따뜻한 바람으로 건조시켜 주는 것이 접착에 더욱 도움이 된다.

⑤ 20초간 37% phosphoric acid로 법랑질을 etching 한 후 물로 철저히 씻어내고 건조시킨다.

⑥ 레진(resin) 시멘트를 사용하여 접착을 시행한다. 사용하는 재료에 따라 제조사에서 지시한 내용에 따라 치아의 전처리를 시행하며 self-etching primer가 포함된 접착 시스템의 경우에는 프라이머의 활성화를 위하여 두 가지 primer를 섞어 준 후 치아에 적용하여 준다. 법랑질 표면에서 시작하여 20~30초 동안 마이크로 브러시를 사용하여 전체 결합 표면에 적용하여 준다.

⑦ 과잉의 시멘트를 제거하여 주고 변연부 확인 및 교합조정을 한다.

⑧ 마진 부위 및 교합의 추가 조정이 시행된 경우 세라믹용 러버 휠이나 포인트, diamond polishing paste를 이용하여 마무리 연마를 시행하여 준다.

(3) Zirconia crown

① 임시보철물이 제거된 치아 부위를 불소가 포함되지 않은 세척 페이스트와 물로 깨끗이 한다.
② 제작된 보철물을 시적한다. 이 단계에서 인접면 접촉, 마진의 정확도, 교합의 정확도를 평가한다.
③ 보철물의 내면을 샌드블라스트로 전처리해 준다. 50m aluminium oxide 파우더를 2bar의 압력으로 처치하며, 제조사에서 지시한 내용에 따르도록 한다.
④ 지르코니아 보철물은 일반적으로 레진(resin) 시멘트를 사용하여 접착을 시행한다. 그러나 지대치 치질의 양이 충분하며 제작된 보철물의 유지가 좋은 경우에는 RMGI 시멘트를 이용하여 접착하여도 특별한 문제가 없다.
⑤ 레진 시멘트를 사용하여 접착을 시행할 경우 사용하는 재료에 따라 제조사에서 지시한 내용에 따라 치아의 전처리를 시행하며, self-etching primer가 포함된 접착 시스템의 경우에는 프라이머의 활성화를 위하여 두 가지 primer를 섞어 준 후 치아에 적용하여 준다. 법랑질 표면에서 시작하여 20~30초 동안 마이크로브러시를 사용하여 전체 결합 표면에 적용하여 준다.
⑥ 레진 시멘트를 보철물의 내면에 적용한 후 보철물을 치아에 접착한다.
⑦ 과잉의 시멘트를 제거하여 주고 oxygen inhibition layer로 인한 미중합층의 생성을 막아 주기 위하여 마진 부위에 oxyguard, liquid strip 등의 젤을 적용해 준다. 젤을 씻어낸 후 변연부 확인 및 교합조정을 한다.
⑧ 마진 부위 및 교합의 추가 조정이 시행된 경우 연마 페이스트 및 rubber cup 등의 연마 기구를 이용하여 마무리 연마를 시행하여 준다.

4) 치과용 접착제의 종류

(1) 인산아연 접착제 (Zinc phosphate cement)

치과에서 오래전부터 사용된 전통적인 접착제로, 산과 아연 산화물의 화학반응으로 생성된다. 주로 다음과 같은 용도로 사용된다.

① 크라운과 브릿지의 시멘팅: 인산아연 접착제는 강한 초기 접착력을 가지고 있어, 임시 크라운이나 브릿지, 금속 보철물을 치아에 단단히 고정하는 데 사용된다.
② 베이스 또는 라이너로 사용: 충전재를 치아에 접착하기 전, 치아와 충전재 사이에 보호층을 형성하기 위해 사용되며, 특히 심한 충치를 치료할 때 치수(치아 신경)를 보호하는 역할을 한다.
③ 저렴한 비용과 사용 편의성: 인산아연 접착제는 상대적으로 저렴하고, 다양한 상황에 쉽게 사용할 수 있어 아직도 많이 사용된다.

(2) 폴리카보네이트 접착제(Zinc polycarboxylate cement)

폴리카보네이트 접착제(또는 폴리카복실레이트 시멘트)는 치과에서 자주 사용하는 접착제로, 아연 산화물과 폴리 아크릴산의 반응으로 만들어진다. 다음과 같은 장점과 용도로 사용된다.

① 치아에 대한 높은 결합력: 폴리카보네이트 접착제는 치아와 강하게 결합하며, 특히 치아의 경조직과 잘 결

합하여 튼튼한 고정을 제공하므로 크라운이나 임시 보철물을 장착할 때 많이 사용된다.

② 저자극성: 이 접착제는 산도가 낮아 치수를 자극할 가능성이 적어, 치아의 민감성을 줄이고 치수에 자극을 주지 않는 장점이 있다. 따라서 충치가 깊은 치아나 민감한 치아에 적합하다.

③ 임시 보철물과 영구 보철물 모두 사용 가능: 폴리카보네이트 접착제는 임시 보철물뿐만 아니라 영구 보철물의 고정에도 사용할 수 있으며, 접착력과 안정성이 높아 널리 사용된다.

(3) 글라스 아이오노머 접착제(Glass ionomer cement)

글라스 아이오노머 시멘트(GIC)는 치과에서 매우 많이 사용되는 접착제로, 치과 치료 시 다양한 용도로 사용된다.

글라스 아이오노머 시멘트는 유리(실리카)와 폴리 아크릴산이 반응하여 형성되며, 다음과 같은 특징과 장점을 가지고 있다.

① 불소 방출: GIC는 불소를 지속적으로 방출하여, 충치 발생을 줄이고 주변 치아를 보호하는 효과가 있다.

② 치아 조직과의 결합력: 글라스 아이오노머는 치아와 화학적으로 결합하여 안정적인 고정을 제공하므로, 치과 보철물, 브릿지, 인레이 등의 접착에 효과적이다.

③ 습기 저항성: GIC는 치아 표면이 다소 습기 있는 환경에서도 접착이 가능하여, 다른 접착제보다 사용이 편리하다.

④ 저자극성: 치아와의 적합성이 좋고 치수에 대한 자극이 적어 깊은 충치 치료 후 라이너(바닥재)로도 사용된다.

⑤ 색상과 자연스러움: GIC는 치아 색상과 유사하게 조정할 수 있어 자연스러운 결과를 얻을 수 있다.

(4) 산화아연유지놀 접착제 (Zinc oxide eugenol cement)

산화아연 유지놀(Zinc Oxide Eugenol, ZOE)은 치과에서 오랜 기간 사용된 접착제이자 베이스 재료로, 산화아연과 유지놀(클로브 오일 유도체) 성분으로 구성되어 있다. 이 접착제는 치과 치료 시 다음과 같은 용도와 장점을 가지고 있다.

① 진정 및 완화 효과: 유지놀 성분이 신경을 진정시키고 통증을 완화하는 효과가 있어, 치료 후 민감하거나 자극받은 치아에 적합하다.

② 간편한 조작과 제거 용이성: ZOE는 상대적으로 간편하게 조작할 수 있으며, 필요 시 쉽게 제거가 가능하여 임시 치과 치료에 특히 유리하다.

③ 높은 생체 적합성: 산화아연 유지놀은 치아 및 주변 조직에 자극이 적고 생체 적합성이 높아, 치아에 부드럽게 작용한다.

주요 용도

① 임시 충전재: ZOE는 임시 충전물로 사용되며, 치아 충전물의 임시 복구를 위한 재료로 널리 사용된다.
② 임시 접착제: 크라운이나 브릿지 같은 보철물을 임시로 고정할 때 사용된다. 이 접착제는 필요시 쉽게 제거할 수 있어 임시 보철물 접착에 이상적이다.
③ 근관 봉재 및 치수 캡핑: 유지놀의 진정 효과 덕분에, 신경 치료 후 근관을 봉할 때나 치수 보호 목적으로 사용되기도 한다.

산화아연 유지놀은 장기적인 접착력이나 강도가 비교적 약하여, 영구적인 접착이 필요할 때는 사용되지 않는다.
또한, 레진 기반 재료와 함께 사용 시에는 유지놀이 레진의 경화에 영향을 줄 수 있어 주의가 필요하다.

(5) 레진강화 글라스 아이오노머 접착제(Resin-modified glass ionomer(RMGI) luting agents)

레진 강화 글라스 아이오노머 접착제(Resin-Modified Glass Ionomer Cement, RMGIC)는 글라스 아이오노머 시멘트(GIC)에 레진 성분을 추가한 접착제로, 기존 GIC의 장점에 레진의 물리적 강도를 더한 접착제이다.
이는 일반 GIC와 레진 시멘트의 특성을 결합하여 더 넓은 용도와 향상된 성능을 제공한다.

특징과 장점

① 향상된 강도와 내구성: 레진이 추가되어 기존 글라스 아이오노머보다 강도와 내구성이 높다. 따라서 더 오랫동안 안정적으로 유지될 수 있다.
② 불소 방출: RMGIC는 기존 GIC처럼 불소를 방출하여 충치를 예방하는 효과가 있다. 이는 충치 위험이 있는 자에게 유리하다.
③ 우수한 결합력: 치아 및 금속 보철물과 잘 결합하며, 초기 접착력도 높아 다양한 보철물에 사용가능하다.
④ 습기 저항성: 일반 글라스 아이오노머보다 습기에 대한 저항성이 뛰어나 치아 표면이 완전히 건조되지 않은 상태에서도 효과적으로 사용할 수 있다.
⑤ 저자극성: RMGIC는 치아에 자극이 적어 민감한 치아에도 안전하게 사용될 수 있다.

주요 용도

① 크라운과 브릿지의 접착: RMGIC는 크라운이나 브릿지와 같은 금속 기반 보철물의 접착에 널리 사용된다.
② 기타 보철물의 접착: 인레이, 온레이와 같은 다양한 보철물에 적합하며, 특히 강력한 결합이 요구되는 곳에 사용된다.
③ 충전재 및 라이너: 충전재로 사용할 때는 강도가 높아 내구성이 필요한 부위에 적합하며, 라이너로 사용 시 치아 신경을 보호해 준다.

레진 강화 글라스 아이오노머는 레진 성분이 포함되어 있어, 일부 환자에게 알레르기 반응이 있을 수 있다. 또한 광중합(빛으로 경화)해야 하는 경우가 많아, 치료 시에 적절한 경화 장비가 필요하다.

(6) 레진 접착제(Resin cement)

레진 접착제는 치과 보철물과 치아를 매우 강하게 접착하는 고강도 접착제로, 주로 레진을 기반으로 하여 형성된 치과용 접착제이다. 레진 접착제는 다른 접착제보다 강도와 접착력이 우수하여 영구 보철물의 접착에 적합하다.

특징과 장점

① 강한 접착력: 레진 접착제는 치아와 금속, 세라믹, 복합 레진 등의 다양한 재료와 강력하게 결합할 수 있어, 고정이 중요한 보철물에 적합하다.

② 색상 조절 가능: 다양한 색상 옵션이 있어 치아와 자연스럽게 어울리는 결과를 얻을 수 있으며, 전치와 같이 심미성이 중요한 부분의 접착에 적합하다.

③ 내구성과 강도: 레진 성분이 포함되어 있어 마모 저항성이 높고, 장기적으로 안정적인 접착을 제공한다.

④ 습기에 대한 저항성: 레진 접착제는 습기에 잘 견디고, 수분을 흡수하지 않아 치아와 접착된 보철물의 수명이 길어진다.

주요 용도

① 영구 보철물 접착: 크라운, 브릿지, 인레이, 온레이 등 영구 보철물을 치아에 견고히 접착하는 데 주로 사용된다.

② 심미 보철물 접착: 레진 접착제는 투명하거나 반투명한 보철물과 함께 사용되어 자연스러운 결과를 제공한다. 라미네이트 베니어와 같은 심미성이 중요한 보철물에 많이 사용된다.

③ 근관 치료 후 포스트 접착: 레진 접착제는 근관에 들어가는 포스트(post)를 고정하는 데 사용되며, 강력한 고정을 제공하여 근관 치료 후 치아가 더 안정적으로 유지되도록 한다.

레진 접착제는 사용 중 정확한 테크닉과 주의가 필요하며, 완전히 경화되기 전에 조심스럽게 다뤄야 한다. 또한, 레진 접착제는 제거가 어려워 임시 보철물 접착에는 적합하지 않으며, 일부 제품은 광중합(빛으로 경화)이 필요하므로 적절한 장비가 요구된다.

17-5 접착성 교의치의 제작과정

접착성 교의치를 위한 금속 구조물의 설계가 중요하다. 유지 장치를 위한 연장이 지대치 형성에 의해 결정되기 때문에 지대치 형성과 금속 구조물의 설계는 불가분의 관계에 있다. 그것은 변형이나 탈락(dislodgement)이 되지 않도록 완성된 수복물 내에 금속의 적절한 두께가 있어야 한다.

Caputo 등은 광탄성 스트레스 분석을 통해 스트레스는 retainer의 wrap around arms의 두께를 0.6mm로 두껍게 하고 proximal extension을 시켜서 크게 감소시킬 수 있다는 것을 발견했다. 유지 장치의 arms내의 스트레스를 감소시키지 못하면 하부 레진 결합 재료가 교합하중으로 실패를 초래한다.

① 작업용 모형이 완성되면 모형상에서 치질의 삭제 범위를 연필로 표시한 후, 분리제를 도포한다. 이 경우 접착성교의치는 통상적으로 고착식 작업모형을 사용한다(그림 17-3).

② 날개부분의 납형을 제작할 때는 왁스 뿐만 아니라 패턴 레진(pattern resin)을 병용하는 것이 보다 정확하다(그림 17-4).

③ 패턴 레진(pattern resin)의 경화 후, 그 위에 인레이 왁스(inlay wax)를 추가하여 조각한다. 날개의 가장 두터운 부분에는 1.0mm 이상의 두께가 되도록 한다. Pontic부를 날개와 연결한다(그림 17-5).

④ 납형이 완성되면 주입선을 부착한다. 가공치의 전장부는 유지구슬(retention beads)을 부여 한 후 매몰재를 이용하여 매몰하고 주조한다. 주조금속은 베릴륨(Be)을 포함하지 않는 금속이 접착 효과가 크다(그림 17-6).

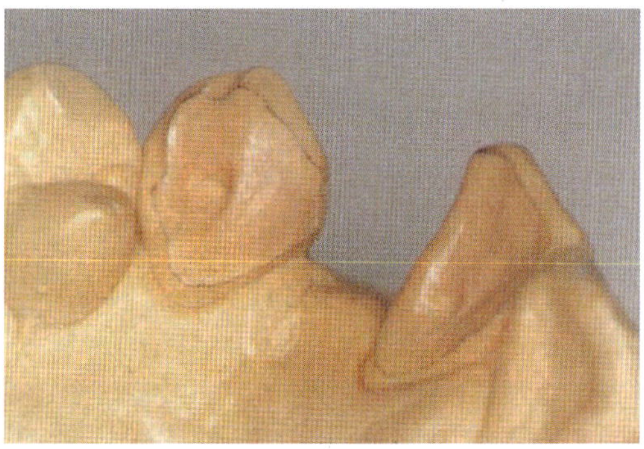

그림 17-3 작업모형

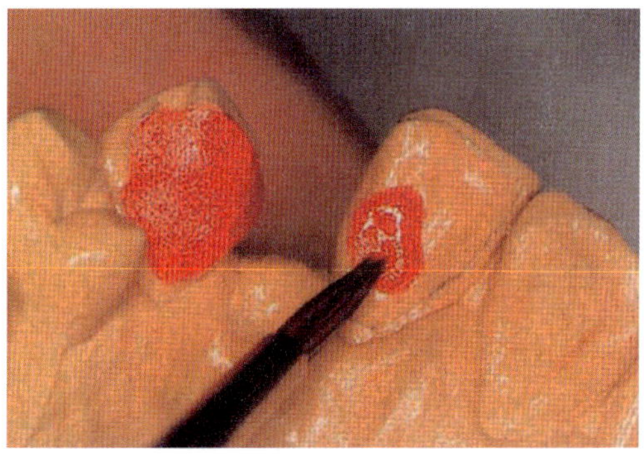

그림 17-4 납형제작과정

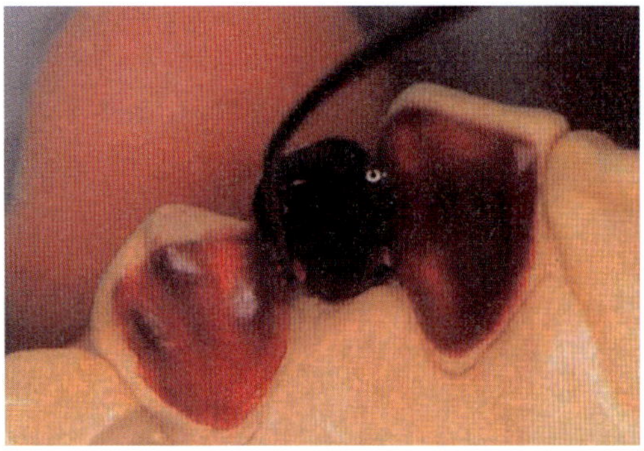

그림 17-5 완성된 납형

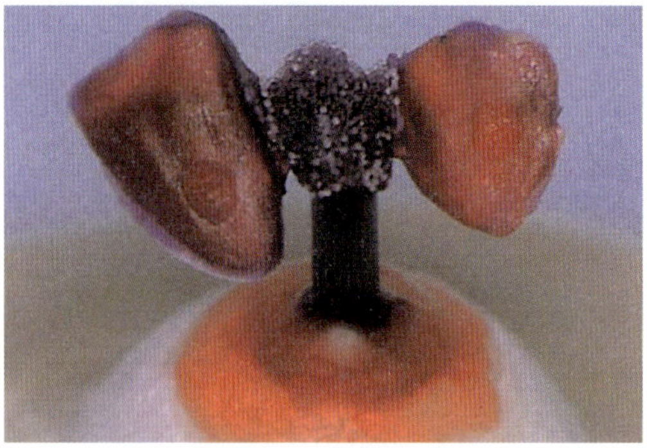

그림 17-6 주입선 부착

⑤ 주조 후 주입선을 절단하고 모래 분사기를 이용하여 주조체를 다듬는다(그림 17-7).

⑥ 광중합 타입의 경질 레진으로 opaque를 도포, 중합 후 치관색 레진의 축성과 중합을 완료한다.

⑦ 완성한 교의치는 구강 내에서 적합 상태를 확인한 후 최종 연마한 다음 접착을 위한 금속면을 처리한다. 모래분사로 인한 가공치 부분의 손상을 막기 위해서 보호 필름 등으로 감싸준다. 모래분사는 입자 지름이 50 μm의 알루미나 분말을 이용하며, 약 10~15초간 처리한다(그림 17-8, 9).

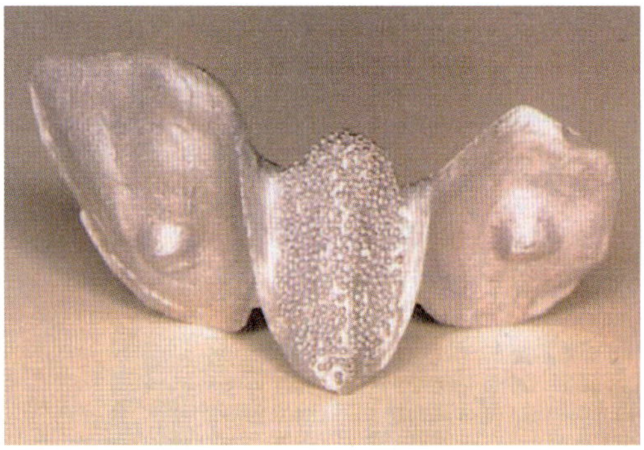

그림 17-7 완성된 주조체

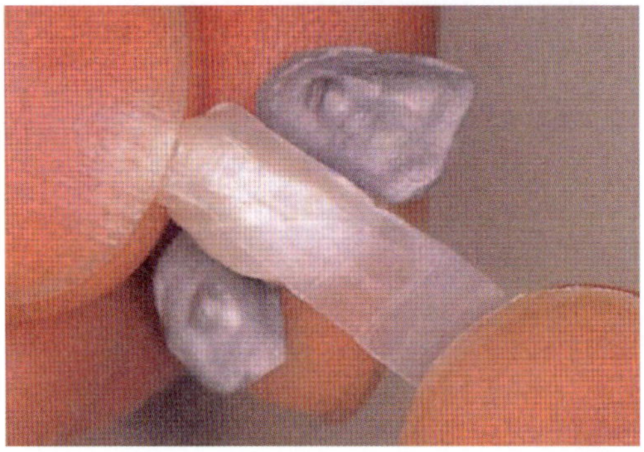

그림 17-8 모래분사 직전 레진관을 테이프로 감싸 준다.

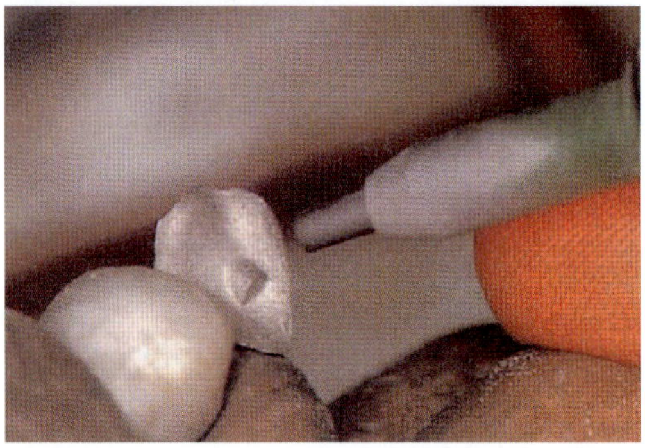

그림 17-9 50 μm의 알루미나 분말을 모래분사

⑧ 초음파 세척을 10초간 행한다. 이것은 물에 녹아 있는 산소를 이용하여 합금표면에 접착 효과를 더해주는 산화물층을 발생시키기 때문에 중요하다(그림 17-10).

⑨ 흐르는 물에 세척 후 물기를 공기로 불어낸다.

⑩ 지대치의 접착은 레진 접착제를 이용한다(그림 17-11).

⑪ 인산으로 에칭(etching) 처리한 지대치에 레진접착제로 장착을 완료한다. 통상 설면 중앙부에 지대치 삭제 시에 ridge를 형성하는데 이것은 날개 내면에 ridge가 정확한 위치에 장착될 수 있는 안내자(guide) 역할을 한다(그림 17-12~14).

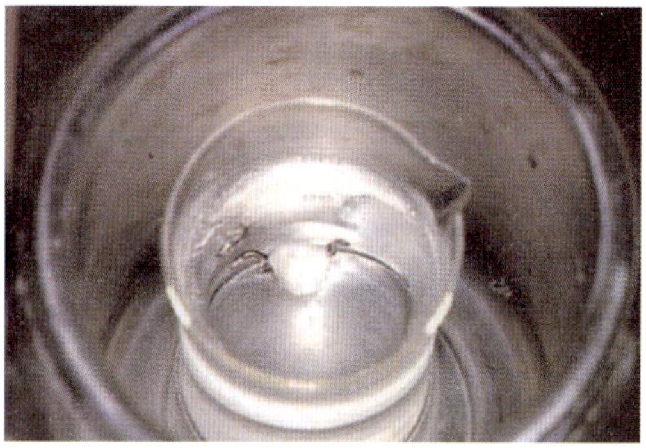

그림 17-10 초음파 세척을 10초간 시행한다.

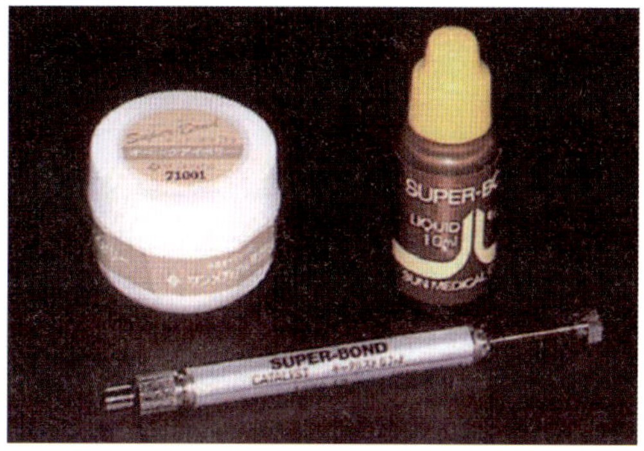

그림 17-11 지대치의 접착을 위한 레진접착제

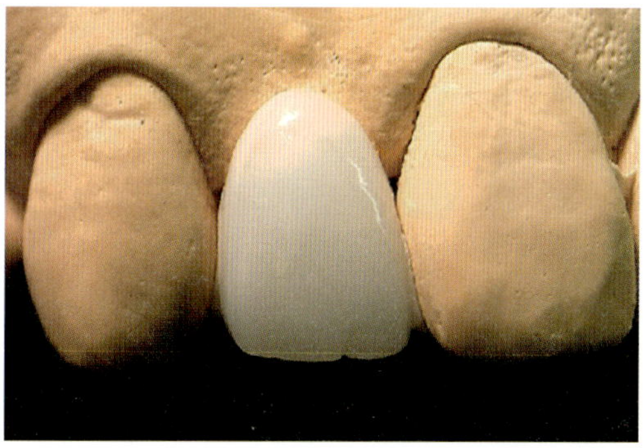

그림 17-12 모형에 장착된 접착성 교의치

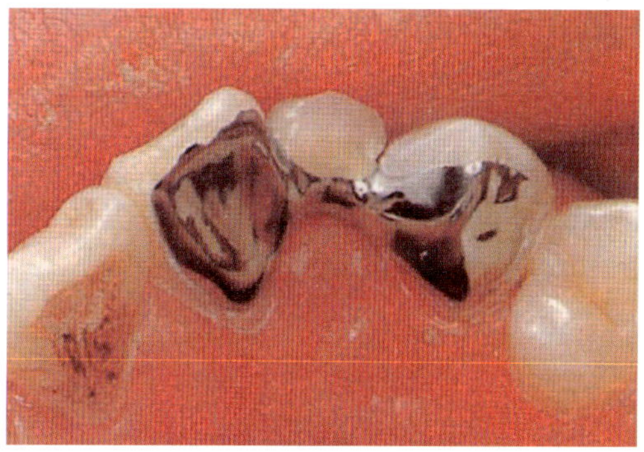

그림 17-13 접착 후 구강사진(설측)

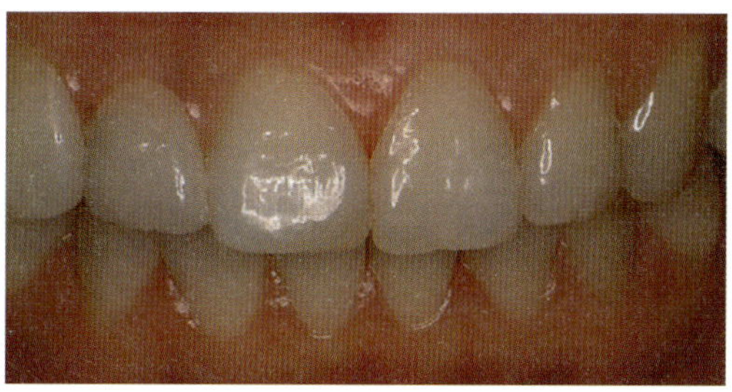

그림 17-14 접착 후 구강사진(순측)

18

이중치관보철 (Telescopic Crown)

18-1 이중치관보철(telescope prosthesis)의 정의

이중치관보철은 내관과 외관으로 이루어진 이중구조물로, 단일 구조로 이루어진 통상적인 보철물과 달리 내관 축벽이 평행한 원통형이나 일정량의 각도를 형성한 원추형으로 제작한 구조물로 서로 결합하고 필요에 의해 분리시킬 수 있는 구조적 특징을 이루고 있는 복합적인 구조물을 말한다.

1. 이중구조물의 장점과 단점

이중구조물은 구조물이 복합체로 이루어져 있으며 제작시 주로 치아에 고정시켜 유지를 얻는 내관(primary part: inner crown)과 가철성 부분으로 이뤄져 있는 외관(secondary part: outer crown)을 별도로 제작하여야 한다. 내관의 삽입로가 일정하지 않을 경우 일정한 방향으로 삽입로를 형성하여 내·외관의 장착이 가능하게 조절하고 유지력은 단일 구조물에서 시멘트에 의해 얻는 유지보다는 서로간의 마찰력이나 유지력에 의해 합착되어 있으며 합착력을 향상시키기 위해 추가적인 합착요소인 box, groove, channel 형태를 형성해 합착력을 증가시킬 수 있다는 장점을 가지고 있다. 내관·외관 제작시 순차적으로 제작해야 하므로 제작 기간이 길고 제작과정이 어려우며 숙련된 기술이 요구되는 단점을 가지고 있다.

2. 이중치관보철의 구조

1) 하부와 상부의 피복 범위에 의한 분류

(1) 전부피복 이중구조

내관이 외관에 의해 전혀 노출이 되지 않도록 제작한 것으로 초기에는 실린더 형태(cylindrical form)의 telescope system을 주로 사용하였으나 내관과 외관의 결합이나 변연부위, 풍융 부위에 문제점으로 인하여 점차적으로 원추형(konuskrone, conical form)의 telescope system으로 변해가고 있는 추세이며 Bar형 이중구조 역시 전부 피복 이중구조에 일종이다.

(2) 일부피복 이중구조

상부구조(2차 구조)가 하부구조와 결합하여도 lingual arm이나 교합면 두께가 얇아 이중의 교합면을 형성하기 어려울 경우에는 ring type open telescope crown처럼 일부가 노출되는 이중구조를 말한다.

2) 하부, 상부의 결합면의 형태에 의한 분류

(1) 원추형(conical form) 텔레스코프의 특징

일정한 각을 형성한 내관에 외관이 결합하거나 착탈하는 형태를 말하는 것으로 상부와 하부의 결합이 유지력에 의한 것으로 종이컵 두 개를 합쳐 거꾸로 들었을 때 떨어지지 않는 성질과 유사한 것으로 생각할 수 있다. 대부분의 유지력은 외관의 아래쪽 부분에서 발생하므로 내관 형성시 변연부위에 함몰부위(undercut)가 생기지 않도록 세심한 주의가 요구되며 원통형에 비해 기공과정이 용이하며, 내·외관의 경사각도는 4~6° 경사각을 선택한다.

경사각과 유지력은 반비례 관계를 가지고 있으며 원추형의 경사각도는 치관의 길이에 영향을 받는다. 일반적으로 절삭면의 길이는 6~8 mm가 좋으므로 견치와 같이 절삭면이 짧은 경우에는 경사각을 줄여 유지력을 증가시키는 것이 유리하다. 외관과 내관이 형성된 이중관을 장착하고 저작을 하게 되면 저작력이 수직으로 작용하여 하부구조 아래쪽에 하중이 전달되어 하부구조물이 수평으로 확장하여 외관의 내면에 유지력이 증가 되며 그 하중이 회복될 경우 탄성에 의해 원래의 형태로 되돌아가는 성질이 작용한다. 그러므로 이중금관의 구조물은 연마를 용이하게 하고 연마도구의 소모를 방지하며 유지력을 증가시키기 위해서도 내·외관 동일한 귀금속합금을 이용하는 것이 좋다.

또한 원추형은 내관과 외관이 서로 절삭면을 따라 평행성을 유지하다 끝 부위에서 서로 접촉하여 유지를 얻기 때문에 분리 시에는 초기에 내관과 외관의 변연부위가 이탈할 때만 제거 힘이 필요하며, 그 후로 구조물을 제거하는데 힘이 필요하지 않으므로 환자 자신이 이중구조물을 분리하는데 매우 수월할 수 있어 지대치에 무리한 힘을 가하지 않는 장점을 가지고 있다.

(2) 원통형(cylindrical form) 텔레스코프의 특징

내관의 절삭면과 외관의 접합면이 수직으로(0°) 형성되어 물체가 미끄러지는 현상에 저항하는 마찰력에 의해 유지를 얻는 것으로 내관과 외관의 평행성이 매우 중요하며 제작과정 역시 정확해야 한다.

이러한 형태는 초기의 마찰력은 우수하나 과다한 마찰력이 발생할 수 있으며 시간이 경과함에 따라 접합면 마모에 의한 유지력 감소를 야기시킬 수 있을 뿐 아니라 구강청소를 위해 외관을 탈착 시에도 환자는 큰 힘을 가해야만 가능하므로 지대치에 무리한 하중에 의해 지대치를 이완시키거나 탈락시킬 수 있는 단점을 가지고 있다.

그러므로 이러한 구조에서는 부가적인 유지력 보완장치를 설치해 주는 것이 보통이며 치경부의 형태는 shoulder나 knife 형태가 있는데 shoulder 형태는 접촉면적의 축소로 마찰력이 감소하나 내관과 외관의 경계가 치은변연부 상부에 위치하여 2차 구조물 장착시 정확한 위치에 놓였는지 확인이 가능하다. 이 외에 텔레스코프 시스템에는 이중구조형(원통형과 원추형 혼합) 및 타원형 등이 있다.

3) Telescope system(Telescope crown)과 Konus Telescope(Konus crown)

초기의 Telescope system은 Double crown(cylinder형)의 형태로 내·외관의 평행적 축면을 가지는 cylinder형으로 일반적인 기공 기술 및 설비로는 언제나 적정한 적합상태를 얻을 수 있다고 하기가 어렵고 유지력에 있어서 물리적인 원리상의 결함이 있다. 즉 마찰이 유지력의 주체이기 때문에 유지력 강·약 정도의 조절이 곤란하고 또한 유지력이 장착기간이 길수록 감소하는 것 등이 문제로 발생하였다.

Konus crown은 내관이 교합면을 향하여 작아지는 원추형, 즉 cone상으로 되어 있으며 내·외관은 장착의 최종과정에서만 서로 평행하게 접촉된다.

Konus crown을 유지 장치로 하는 Konus Telescope은 종래의 Telescope system보다 다음과 같은 우수한 특징을 가지고 있다.

(1) Telescope의 내·외관의 정확한 적합이 용이하게 얻어진다.
(2) 지지력은 조절가능하며, 임의로 부여하는 것이 가능하다.
(3) 착탈에 의해 Telescope crown의 마모가 일어나지 않으며 유지력이 장기간 지속된다.
(4) 장착방향이 자동적으로 결정되어 의치장착이 대단히 용이하다.
(5) 지대치 주변의 청소가 용이하여 만족스럽게 시행할 수 있다.
(6) 지대치간의 치축관계가 맞지 않아도 응용 가능하다.
(7) 지대치의 연결고정이 필요 없다.
(8) 임상 및 기공조작에 어려움이 비교적 적다. 특히 Telescope 제작상의 최대의 문제인 내·외관의 정확한 적합에 관해서 Konus 효과에 의해 해결된다.

18-2 평행형성기의 개념

일명 치과용 milling machine으로 불려지는 평행형성기는 정밀절삭 장비와 절삭공구 등을 이용하여 피절삭 보철재료인 금속이나 왁스를 축면 milling, drilling, grooving을 형성하는 가공장비이다. 최근의 치과용 보철물의 형태는 점점 정확하고 다양한 조건을 만족시켜주는 형태로 제작되고 있는데 그러기 위해서는 보철물 삽입 방향에 지장을 받지 않는 평행성과 정확한 적합성이 요구된다.

1. 평행형성기의 구조

평행형성기는 밀링을 하는 절삭부와 각도를 조절하는 테이블로 크게 구분된다. 이외에도 작업의 편의성을 위하여 조명 등의 부과적인 장치들이 있다(그림 18-1, 18-2).

1) 절삭부는 각도와 작업용도에 맞는 전용버를 사용하여 왁스나 금속을 밀링하는 부분이다. 핸드피스와 핸드피스를 고정하는 작업팔(milling arm)로 구성 되어있다.
2) konator는 장착방향을 결정한 모형을 6° 범위에서 전체의 방향을 자유롭게 각도를 변화시킬 수 있는 테이블이다. 장착 방향을 결정한 konus 모형을 설치하여 각 지대치에 최적의 내관 방향을 찾아내며 모든 축면 방향을 동일 경사 각도로 왁스 패턴을 형성하는데 사용된다(그림 18-3, 18-4).
3) konometer는 이중치관보철 제작에 이용하는 특수기구이다. konometer는 장착 방향에 대한 경사각도를 측정하며 또, 결정된 경사의 각도를 재현하는 기구이다. 이 konometer를 평행형성기에 부착하여 장착방향의 결정, konus 각도의 설정, 내관의 wax 형성 등의 작업을 시행한다(그림 18-5, 18-6).

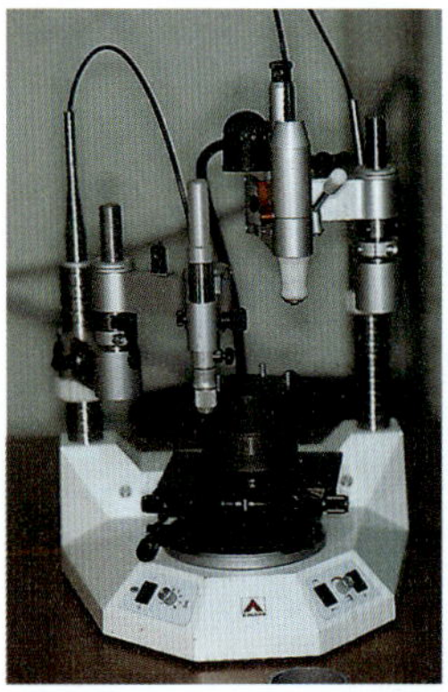

그림 18-1 Amann milling 기구

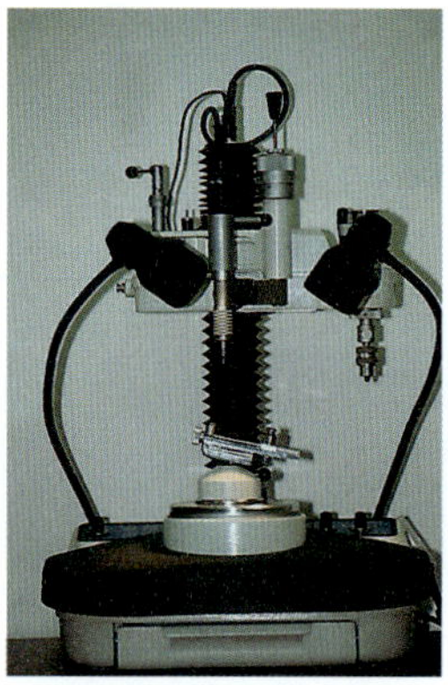

그림 18-2 Degussa milling 기구

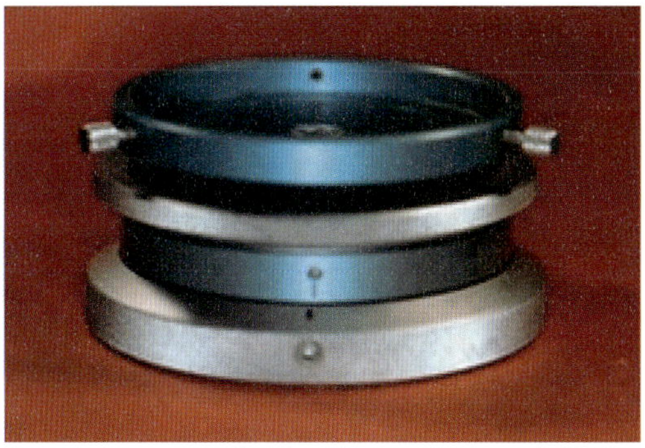

그림 18-3 0°를 나타내는 konator

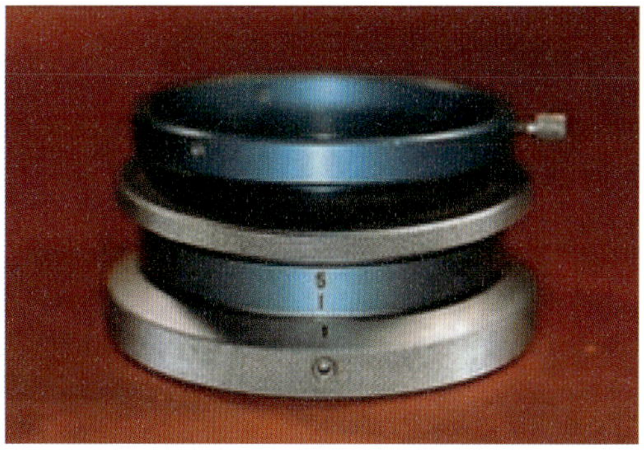

그림 18-4 5°를 나타내는 konator

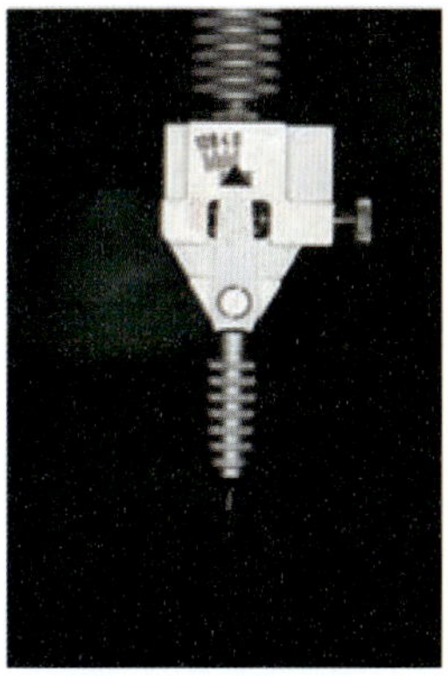

그림 18-5 0°를 나타내는 konometer

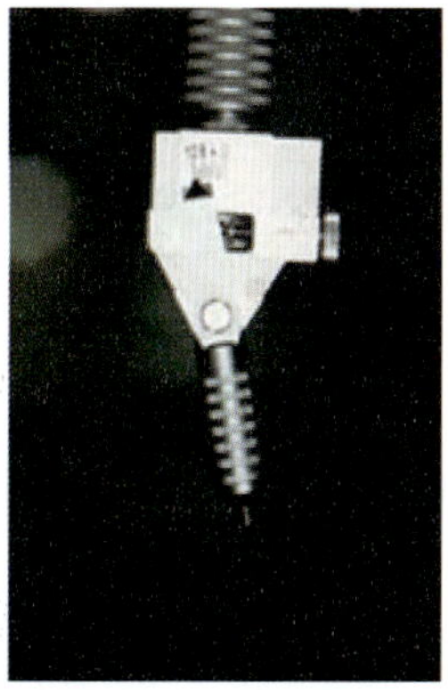

그림 18-6 12°를 나타내는 konometer

2. 평행형성기의 용도

1) 보철물의 착탈 방향 결정
2) 구의 유지영역의 결정
3) 보철물 부분의 mount
4) 납형이나 주조체관의 내관 평행 형성
5) 축면 milling, drilling

18-3 평행형성기의 기본 원리

1. 정밀절삭재료에 의한 분류

1) 연질절삭(soft milling)

밀링 왁스(milling wax)의 절삭작업인 납형절삭으로 1차적으로 행하는 절삭작업이므로 이 과정을 1차 milling이라 한다. 연질절삭은 납형에 의한 절삭으로 재료의 소모가 적고 절삭이 용이하며 실패시 재제작이 용이하고 절삭시 다이에 무리한 힘이 작용되지 않으므로 모형 파손에 대한 위험성이 적다는 장점을 가지고 있으나 매몰, 주조과정에서 발생하는 절삭재료의 변형이 크다는 단점을 가지고 있다. 왁스 밀링은 왁스 밀링 버를 이용하여 일반적으로 6,000rpm으로 밀링한다.

2) 경질절삭(hard milling)

연질의 왁스(wax)나 패턴레진(pattern resin)으로 만들어진 금속주조체를 절삭하는 방법으로 완전한 형태로 가공하는 과정을 말하는 것으로 2차 밀링(milling)이라고도 하는데 절삭재료는 type 4 gold alloy, titanium, Pd base alloy 등이 있다. 이러한 경질의 재료는 최종 구조물을 절삭하므로 절삭 후 변형이 없다는 장점을 가지고 있으나 절삭하는데 있어 무리한 마찰열이 발생하여 모형이나 다이를 손상시킬 수 있어 별도의 밀링용 모형이 필요하거나 마찰열을 줄이기 위하여 밀링오일을 뿌리며 절삭하므로 작업이 매우 거칠다. 또한 절삭공구의 소모가 납형에 비하여 크며 금합금의 경우 절삭에 의한 재료손실이 크다는 단점을 가지고 있다. 금속 밀링은 금속 밀링 버를 이용하여 일반적으로 15,000rpm으로 밀링한다.

2. 정밀절삭 방법에 의한 분류

1) Free milling(free hand milling)

작업 팔(milling arm)을 고정시키지 않고 상–하, 좌–우로 자유롭게 움직일 수 있는 절삭 방법으로 내관의 변연 부위를 round, shoulder로 형성할 때 사용하기 편한 방법이나 밀링 기구 작업팔을 자유자재로 움직인다는 것은 작업이 용이한 반면 숙련된 기술이 요구된다.

2) Program milling

작업팔을 일부 방향을 고정시키고 특정부위만 운동시키는 절삭방법으로 drilling을 할 경우 밀링기구의 좌, 우 방향은 고정시키고 상, 하 방향에서 절삭구조의 정해진 수치만큼 운동을 제한함으로 원하는 깊이와 정확한 위치에 drilling hole이 가능하다.

3. 정밀절삭의 공구의 회전 방향과 작업팔 방향에 의한 분류

1) Down milling

절삭공구의 회전 방향과 작업팔이 같은 방향으로 움직이는 것으로 절삭압과 절삭열 발생이 적으므로 연질재료 절삭에 이용된다. 그러나 일부 밀링기구의 경우에는 회전 방향 변경장치가 없는 것도 있으므로 움직임에 의한 분류보다는 절삭공구와 구조물과의 저항성에 의한 분류가 올바르다고 할 수 있다.

2) Up milling

절삭공구의 회전 방향과 작업팔이 움직이는 방향이 반대로 진행할 경우 높은 절삭압과 절삭열이 발생하므로 금속과 같은 경질의 재료를 절삭할 때 많은 량의 절삭이 가능하다. 그러나 높은 절삭효과는 상대적으로 구조물의 지지구조인 다이에 무리한 힘을 가할 수 있다는 위험성을 간직하고 있다.

4. 절삭공구에 의한 분류

밀링 버(bur) 혹은 밀링 기구(milling tool)라고 부르며 절삭공구는 효과적인 절삭력과 적절한 표면가공, 작업의 편의성, 재질의 내구성 및 경제성이 요구되어지며 경질의 절삭공구는 주로 경도가 높은 절삭재료를 사용하며 작업날 형태는 나사와 같이 일정한 방향으로 감겨 올라가는 형태를 많이 사용한다. 연질 재료를 위한 절삭공구는 칼날 형태로 이뤄진 삼각형 칼날(blade) 형태의 절삭공구가 많이 이용된다.

1) 절삭공구의 표면 상태에 의한 분류

표면 상태는 절삭량을 높이기 위해 날의 방향이 양방향인 것과 2차적으로 가공할 때 주로 사용하는 표면이 곱고 날이 한 방향으로 된 것으로 분류된다.

2) 절삭공구의 끝 모양에 의한 분류

절삭공구의 끝부분은 둥근 형태와 평면 형태가 있다.

3) 절삭공구 표면 경사도에 따른 분류

절삭공구의 표면 경사도는 축면을 평행하게 절삭 할 때 주로 사용하는 원통형과 절삭시 경사각이 요구될 때 주로 이용하는 원추형이 있다.

4) 굵기에 따른 분류

절삭공구의 굵기는 1.0mm, 1.5mm, 2.0mm, 2.35mm 등이 쓰인다(그림 18-8).

5) 절삭재료의 종류에 의한 분류

절삭재료는 크게 금속절삭과 왁스절삭으로 구분할 수 있다. 금속재료는 왁스절삭에 비해 주조체를 절삭하므로 절삭 후 변형이 없다는 장점을 가지고 있으나 금속재료를 절삭하는데 금속의 소모, 공구의 소모 및 지대치(다이)에 무리한 하중으로 인하여 다이의 파손을 초래할 수 있다는 단점을 가지고 있다. 또한 절삭의 공구는 절삭재료의 기계적 성질에 의해 서로 다른 형태를 가지고 있으며, milling 혹은 drilling의 사용용도에 따라 다른 형태를 가지고 있다(그림 18-7~18-14).

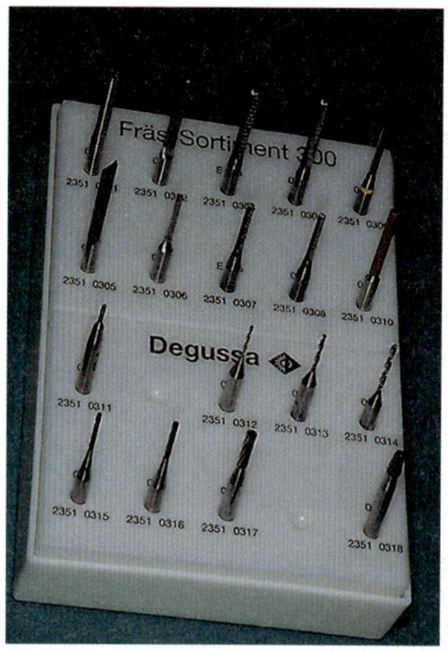

그림 18-7 금속 Milling bur (0.8, 1.0, 1.5, 2.0mm)

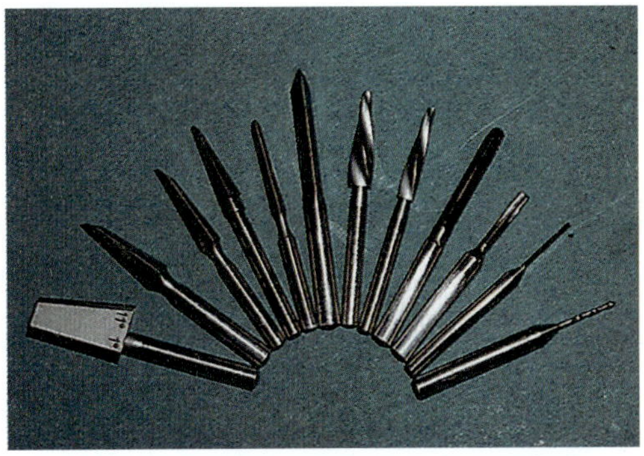

그림 18-8 Wax milling bur 종류

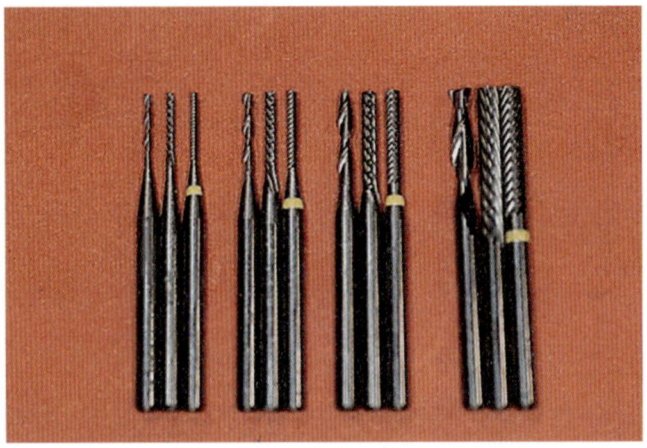

그림 18-9 금속 Milling bur 종류

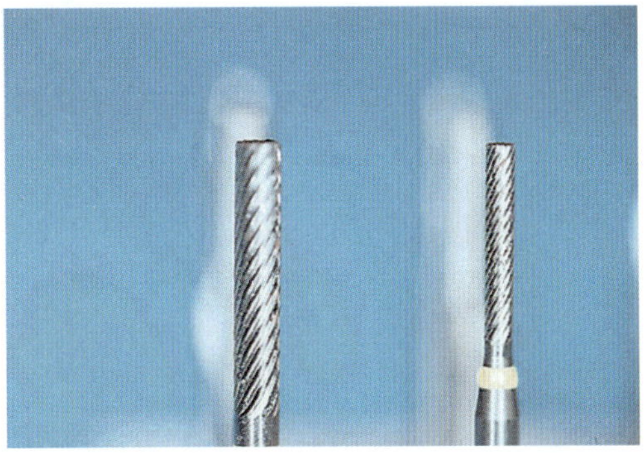

그림 18-10 Flat 금속 milling bur 종류

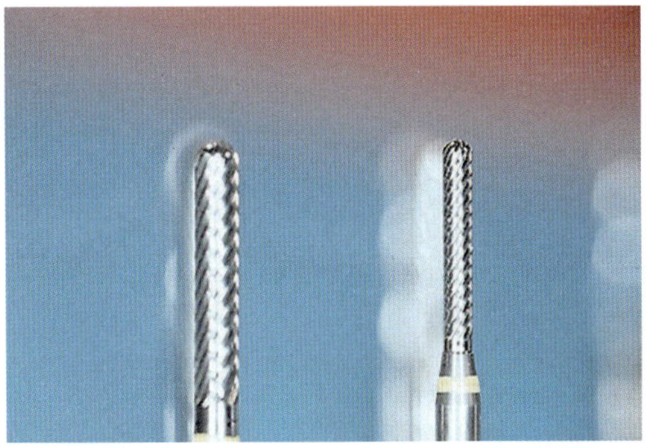

그림 18-11 Round 금속 milling bur 종류

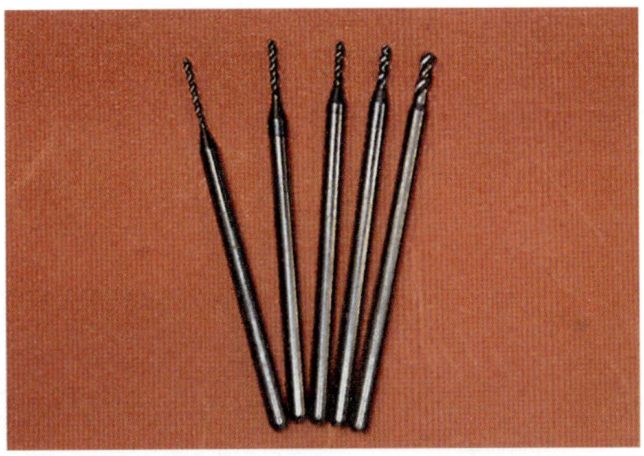

그림 18-12 Drilling bur 종류

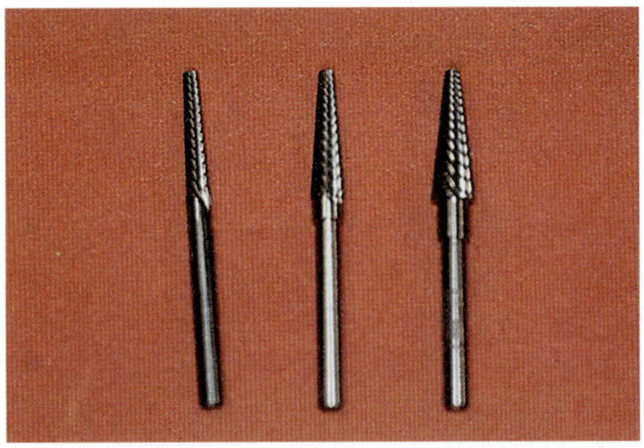

그림 18-13 Konus milling bur 종류 2˚, 4˚, 6˚

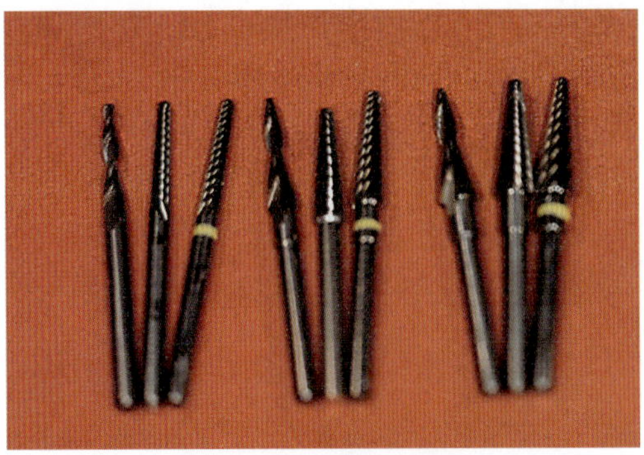

그림 18-14 2˚, 4˚, 6˚를 형성하기 위한 Bar 종류 wax bur, metal bur, polishing bur(노란띠는 공통)

18-4 이중치관보철의 제작과정

1. 작업모형 제작

모형제작 및 다이를 제작하고 지대치의 적절한 삽입로를 측정 및 결정한다(그림 18-16~18-19). 결정된 조건을 유지시키기 위해 평행형성기의 transfer screw drilling을 이용하여 모형을 천공하고 직접 레진을 이용하여 고정시킨다(그림 18-15~18-18).

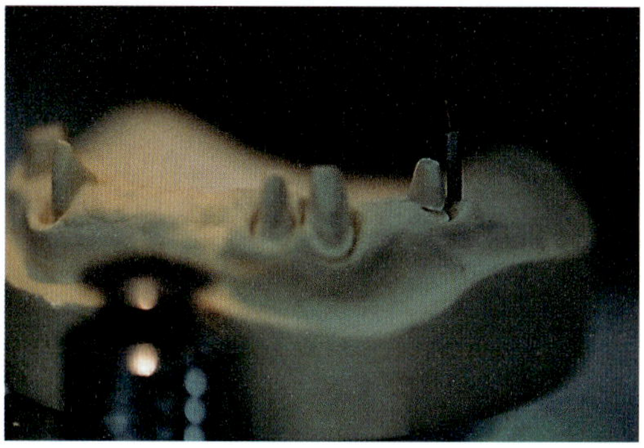

그림 18-15 삽입로 측정

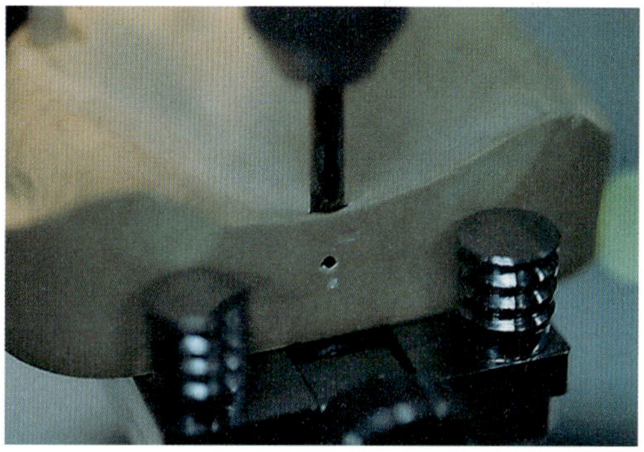

그림 18-16 Transfer screw drilling

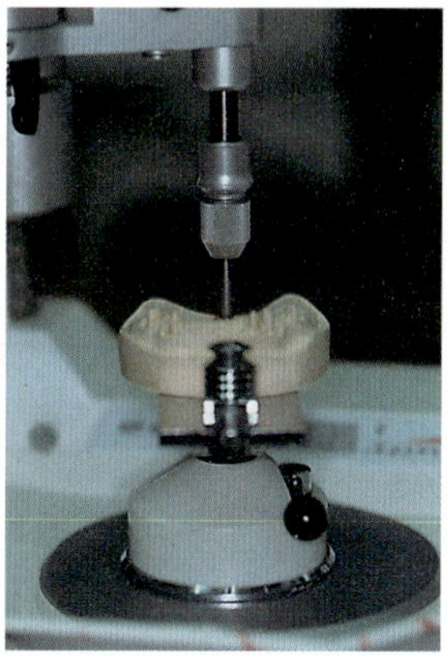

그림 18-17 Transfer screw를 이용해 삽입로 재형성

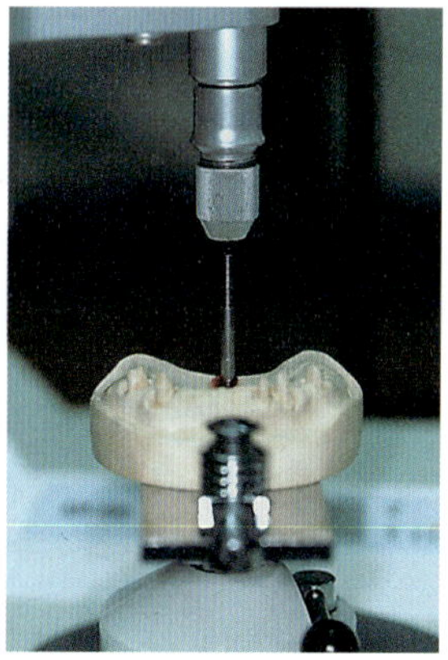

그림 18-18 Konator에 부착된 모형

1) 내관 제작

이중치관을 제작하기 위해서는 먼저 내관을 형성해 주어야 한다. 내관을 형성하는 납형 재료로는 밀링 왁스(Milling wax)를 주로 사용한다.

변연 부위의 변형과 파절을 방지하기 위하여 치경부 왁스를 이용하여 변연부위를 형성하고 외형을 밀링 왁스를 이용하여 형성한 후 밀링한다.

모형을 konator system에 transfer screw를 장착시켜 삽입로를 재현시킨 후 내관의 축면을 순서에 따라 밀링하여 원하는 최대 마찰력 표면을 얻을 수 있도록 0~6° 범위 내에 있는 konator의 각도를 선정하고 만약 konator가 6°로 선정되었을 경우에는 밀링 버(milling bar)는 6°를 사용해야 하나 최대면에서 면의 각도가 0°가 되어 너무 평행해지면 착탈이 어려우므로 여러 개의 내관을 형성할 때에는 1° 정도 여유를 주기 위해 6°바를 사용할 경우에는 konator를 5°로 고정하는 것이 좋다.

각각의 내관 밀링이 끝나면 플라스틱 주입선을 이용하여 주입선을 부착한다. 주입선을 부착 후 매몰 및 주조는 일반적인 방법과 동일하다(그림 18-19~21).

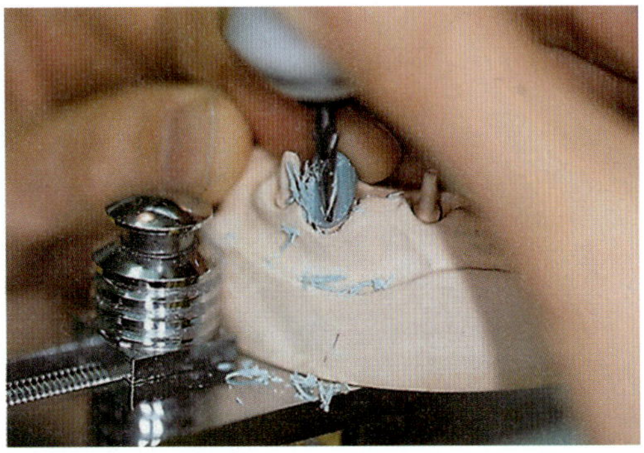

그림 18-19 내관을 wax carver를 이용하여 밀링

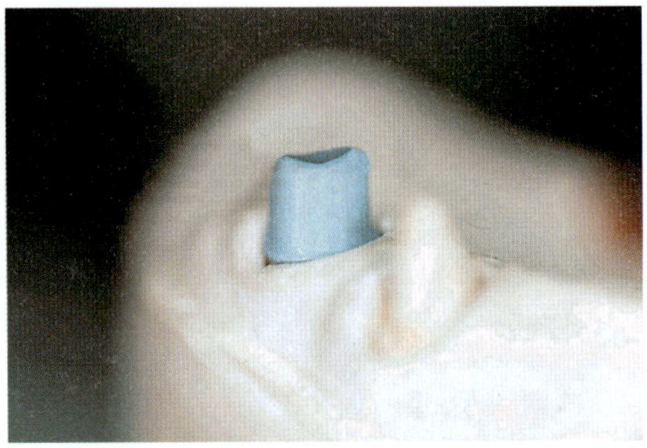

그림 18-20 밀링이 완료된 내관

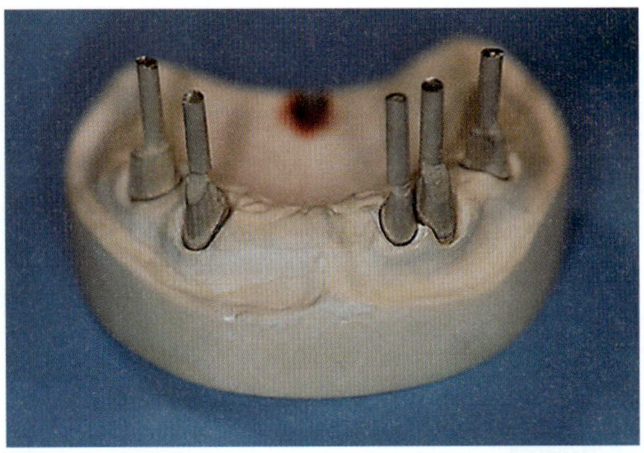

그림 18-21 다이에 부착시킨 주조체

2) 내관 밀링

내관이 형성되면 모형상에서 밀링을 하기 전에 얇은 부위의 손상을 방지하기 위해서 미리 표시를 하여 내관의 손상을 방지하고 인접치가 있는 지대치는 밀링이 어려울 뿐 아니라 지대치의 손상을 초래할 수 있다.

그러므로 작업모형 및 다이를 보호하기 위해 저용융 금속다이를 제작해야 하나 제작이 복잡하므로 작업모형상에서 내관을 이전하기 위해 밀링용 절삭모형을 제작한다.

경석고 기저면(base)을 만든 후 다우얼 핀(dowel pin)이 장착되고 내관 내면에 자가중합 레진을 주입하여 다이를 만든다. 이어 주입선을 절단한 후 연마한다(그림 18-22~18-33).

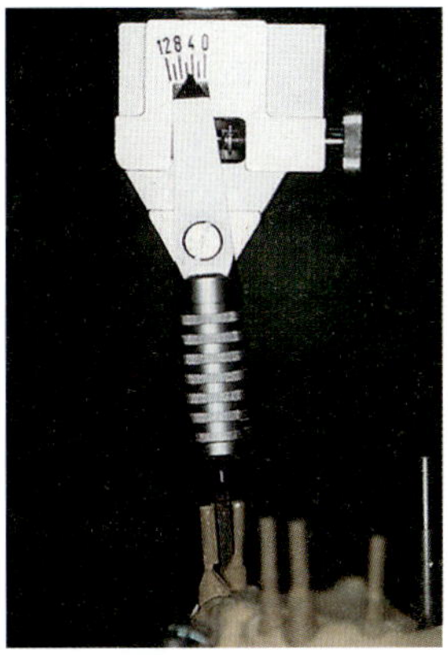

그림 18-22
지대치의 삽입로에 따라
주입선의 각도는 최대 최대 5°,
면은 10°까지의 차이가 난다.

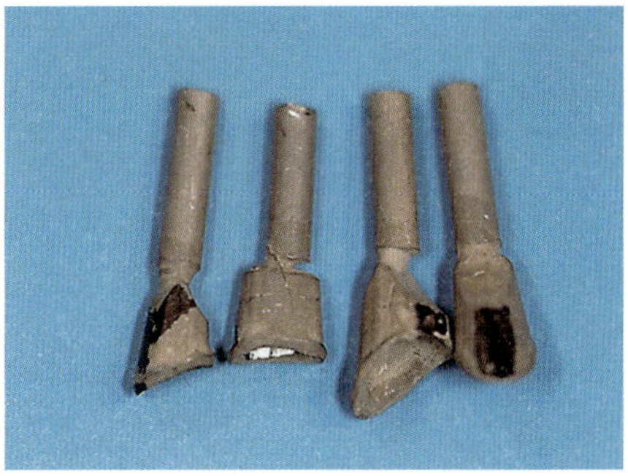

그림 18-23 두께를 측정하여 얇은 부위는
미리 표시하여 연마시 주의한다.

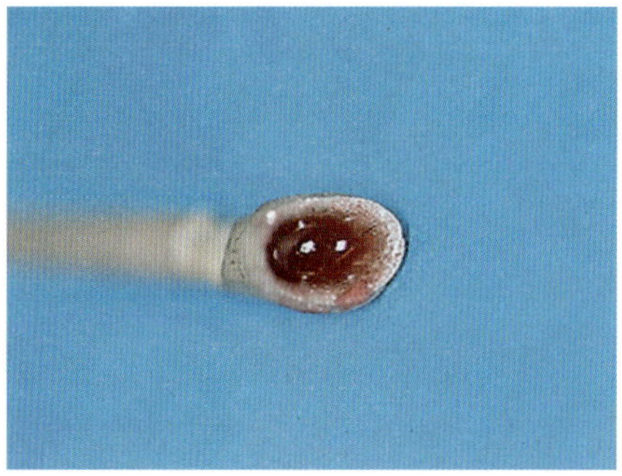

그림 18-24 주조체에 자가중합 레진을
주입하여 다이제작

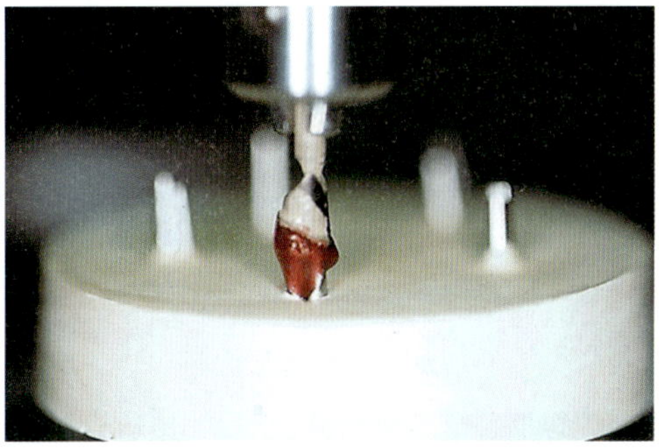

그림 18-25 Dowel pin이 장착된 절삭 모형에
주조체 장착

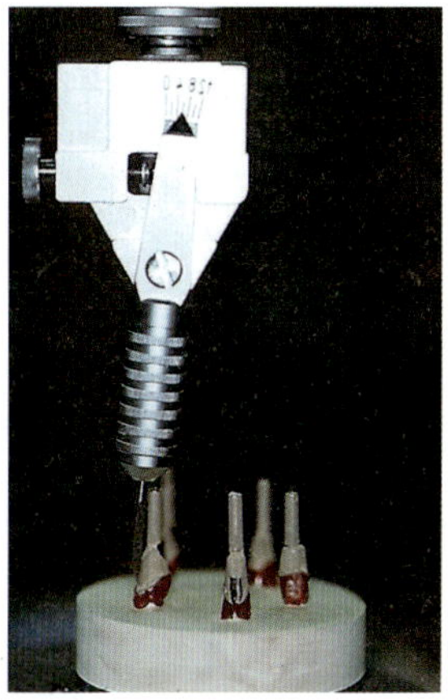

그림 18-26 각도 확인 과정

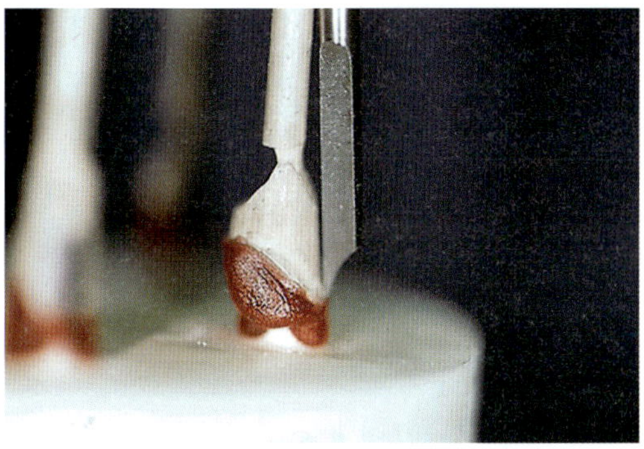

그림 18-27 내관의 모든 면은 사용한 밀링 버
(milling bur)의 각과 일치해야 한다.

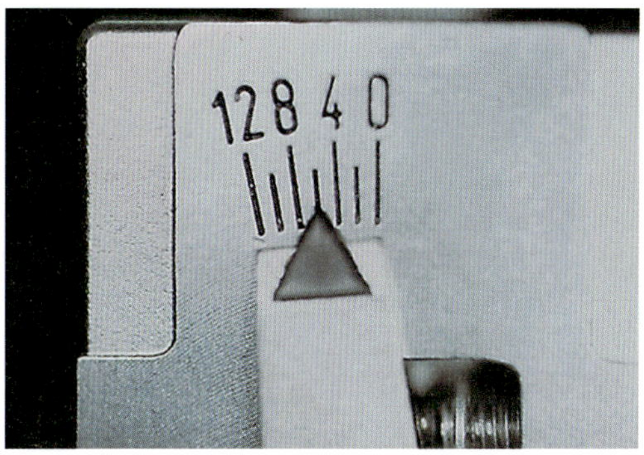

그림 18-28 Konometer 각

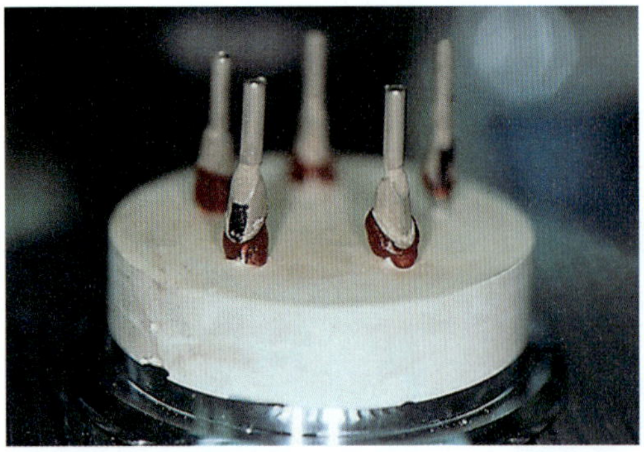

그림 18-29 연마를 위한 모든 내관 이전 완료 상태

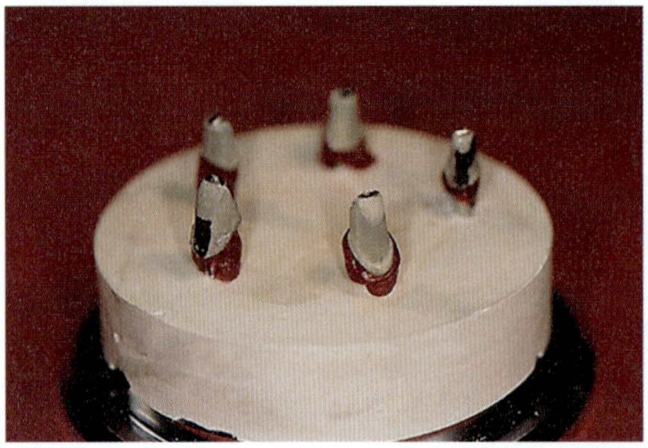

그림 18-30 주입선 절단 상태

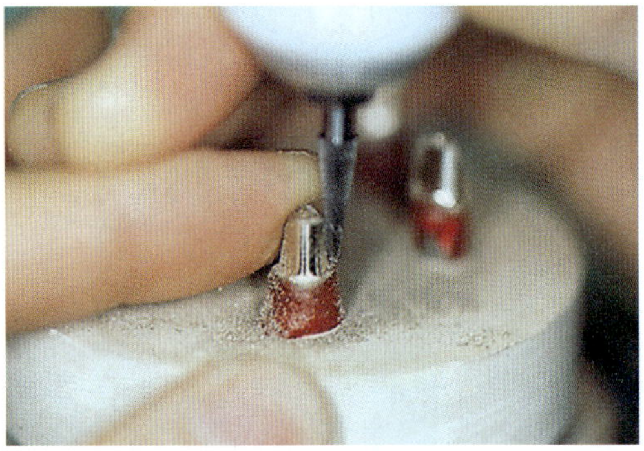

그림 18-31 1차 금속바를 이용하여 밀링(milling)한다.

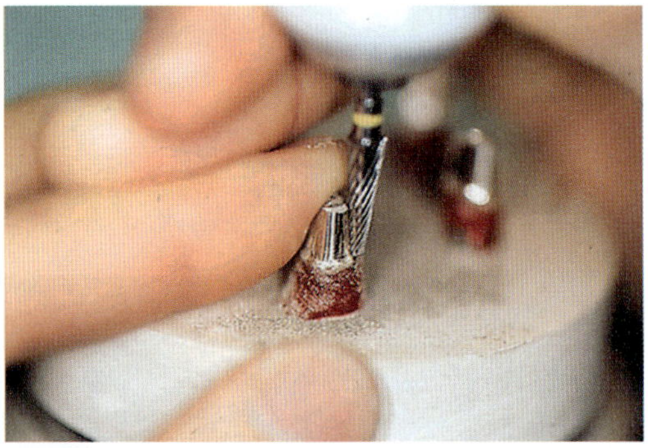

그림 18-32 노란색 띠의 polishing bar를 이용하여 연마한다.

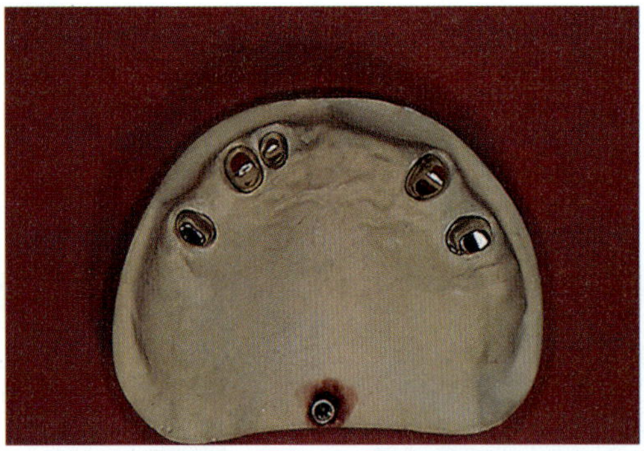

그림 18-33 완성된 내관

3) 외관 제작 및 보철물 완성

내관 연마가 완성된 후 정밀한 납형을 위해 패턴 레진(pattern resin)을 이용하여 coping을 제작한 후 외관을 제작한다. 외관은 가철성 교의치 제작과 국소의치 및 가공의치의 유지 장치로 응용 가능하다(그림 18-34~18-37).

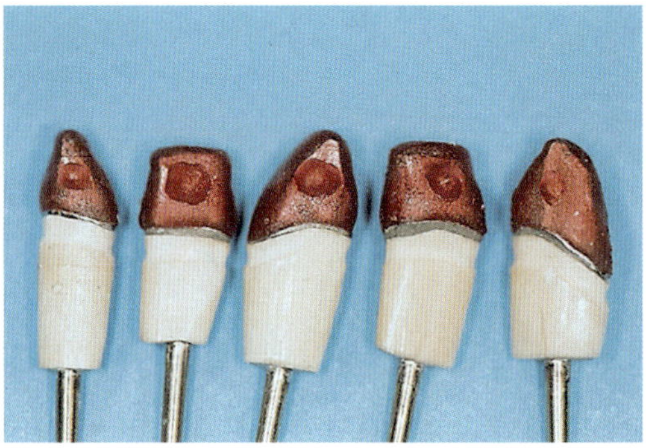

그림 18-34 Pattern resin으로 형성된 외관 cap

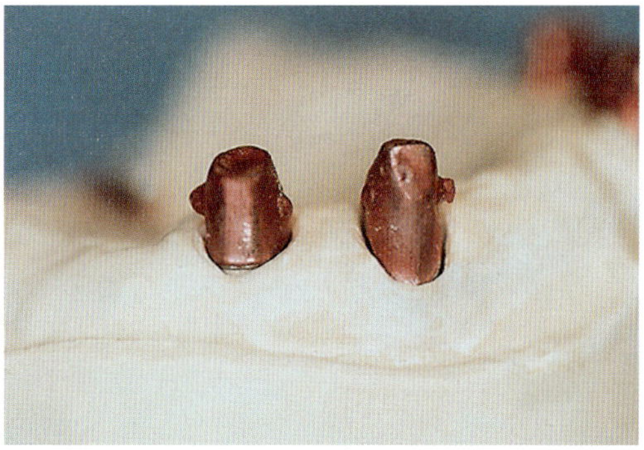

그림 18-35 Pattern resin으로 형성된 외관 cap

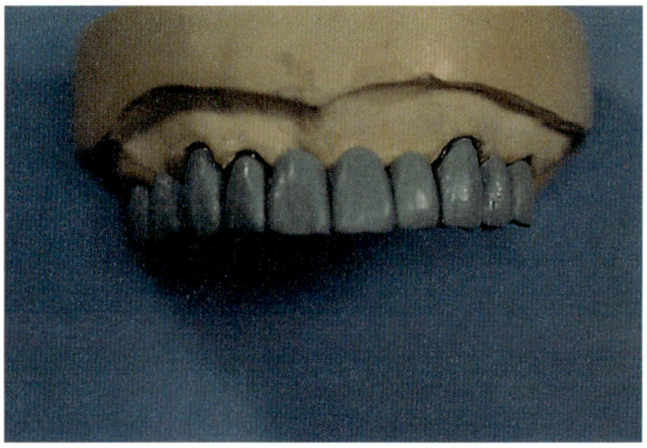

그림 18-36 외관 및 결손 부위 full wax pattern

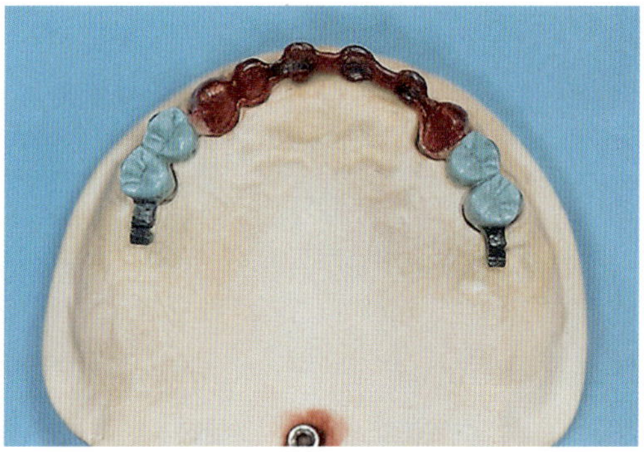

그림 18-37 외관 납형 디자인

19 임플란트 보철 (Implant prosthesis)

19-1 임플란트 개요

1. 정의 및 역사

임플란트(implant)란 생체조직의 실질 결손이나 외관 등을 회복하기 위해 동종의 자가조직, 타가조직 또는 인공물 등을 생체 내에 매입하는 것이다. 치과 임플란트는 우식이나 치주병 혹은 외상 등으로 결손된, 자연치아를 대신하여 인공대치물을 상·하악골에 식립함으로써 전체적인 구강의 기능과 치아의 기능을 회복시켜주는 것이다.

결손 된 치아를 회복하기 위하여 인공치아를 뼈속에 심는 노력은 고대 Egypt때에 이미 시작되었고 AD600년경에 발굴된 Maya인의 하악전치부에서 조개껍질이 치아 모양으로 다듬어 심어진 유골이 발견된 것으로 보아 임플란트의 역사는 오래되었다고 볼 수 있다(그림 19-1).

1937년 Muller에 의해 이리듐과 백금의 합금으로 만든 골막하 임플란트가 개발되었고 1950년대와 1960년대에 골막하 임플란트가 성행하였다.

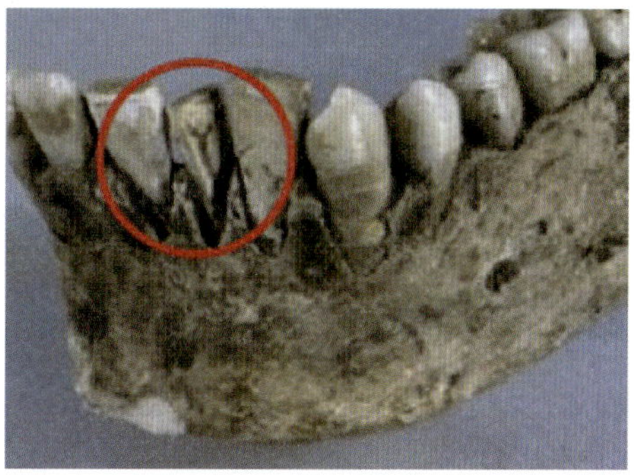

그림 19-1 AD 600년경 3개의 조개껍질을 사용한 유물

1961년 최초의 titanium implant가 개발되었고 1965년 스웨덴의 Brånemark 교수가 골(bone)과 고정체(Fixture) 표면 사이에 구조적, 기능적으로 골이 직접 유착되어 있는 상태를 골유착(Osseointegration)이라 명명하며 개념을 발표하였다. 이후 Brånemark 임플란트 시스템을 개발하여 현대적 임플란트의 기

반을 마련하였다. 1985년 미국치과의사협회는 Brånemark 임플란트 시스템을 잠정 승인하였고 1988년 골내 임플란트로 분류하여 승인하였다. 장점이 많은 골내 임플란트의 승인은 의미가 있는 결과로 이를 계기로 우리나라를 비롯한 세계 여러 나라에서 임플란트 치료를 도입하게 되었다. 1990년대 우리나라에서도 임플란트 치료가 도입되고 확장되면서 치과기공 기술과 치과의료 기술이 함께 발전하였으며 국산 임플란트가 제조 판매되기 시작하였다. 우리나라는 2014년 7월부터 65세 이상 건강보험 가입자 또는 피부양자에게 1인당 2개의 임플란트 치료 급여비를 지원하고 있다. 4차 산업혁명으로 의료기기의 발전이 가속화되면서 현재 임플란트 보철치료와 제작방법에서 급속도로 디지털화가 진행되고 있다.

2. 임플란트의 원리

임플란트는 골(bone)과 고정체(Fixture) 표면 사이에 골이 직접 유착되어 자연치 치근의 기능을 회복하는 것으로 골유착과 섬유유착은 임플란트 보철의 성공과 실패 여부를 결정짓는 중요한 요소이다(그림 19-2).

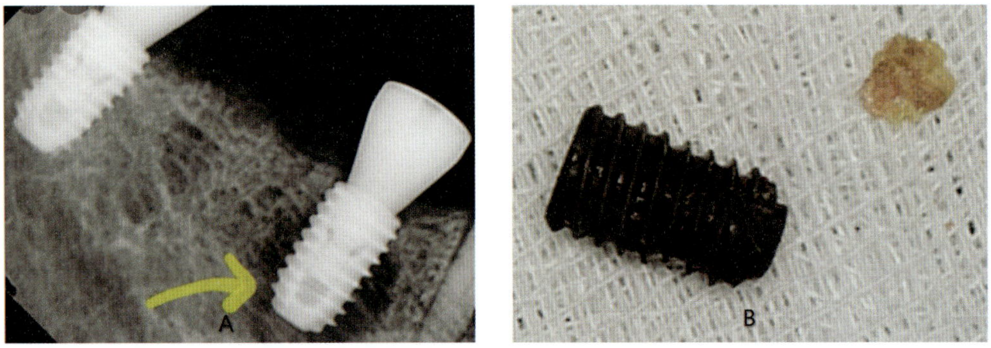

그림 19-2 골유착이 실패한 경우: 고정체 주변으로 뼈가 녹아(A) 고정체 제거(B)

1) 골유착(osseointegration)과 섬유유착(fibrous tissue integration)

골유착이란 티타늄을 포함한 금속은 대기 중이나 생체 내의 산소와 반응하여 표면에 치밀한 산화막을 생성한다. 이렇게 생성된 산화막은 굉장히 안정적인데 이 산화막에 칼슘(calcium) 이온과 인산염(phosphate) 이온이 흡착하게 된다. 이러한 이온들은 생체에서 생체 분자와 결합하게 되는데 이렇게 결합된 생체분자들은 복잡하고 다양한 network 구조를 만들게 되고 여기에 골 생성 세포가 부착, 증식(혈액)하여 골조직이 생성된다.

골유착에 관한 연구는 스웨덴의 정형외과 의사인 브레네막(Per-Ingvar Brånemark) 교수가 1952년 토끼의 비골 내 골수강의 상처 치유과정을 통한 결과로 처음으로 골유착(osseointegration)이란 용어를 사용하였다.

섬유유착이란 생체에서 스스로 유해한 물질을 격리 시키려고 섬유성 피막을 형성하여 임플란트를 둘러싸게 되는 것을 말한다. 이러한 섬유성 유착은 고정체(fixture)와 골 사이에 건강한 치밀한 조직이, 존재하는 형태의 결합으로 정의되며, 골과 직접 결합 되는 것이다.

2) 골유착에 영향을 미치는 중요 요소

골유착에 영향을 미치는 중요 요소는 다음과 같다.

① 임플란트 재료의 생체적합성

② 임플란트 디자인 및 임플란트 고정체의 표면처리 방법

③ 환자의 골 상태(골 이식 등)

④ 치과의사의 외과적 술식(수술로 인한 골의 손상 정도, 보철물의 제작시기)

⑤ 치과기공사의 기공 기술(보철물의 하중에 따른 조건 등 보철물 디자인)

19-2 임플란트의 구성

임플란트는 크게 고정체(Fixture), 지대주(Abutment), 상부 보철물(prosthetic appliance)의 3부분으로 나눌 수 있다(그림 19-3, 19-4).

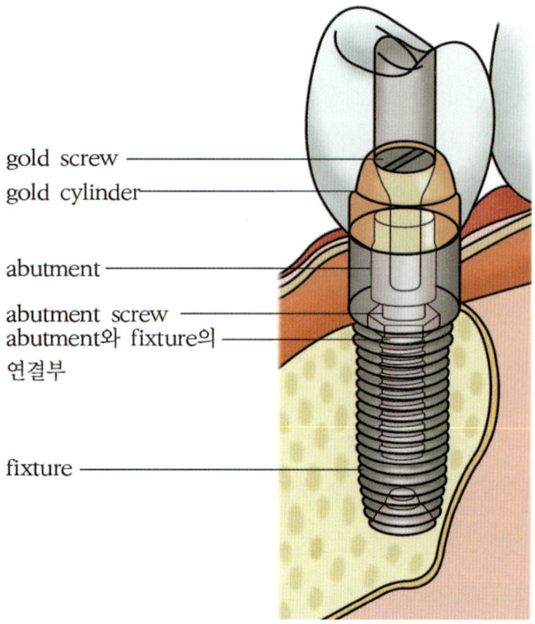

그림 19-3 Brånemark system에서의 각 구성요소

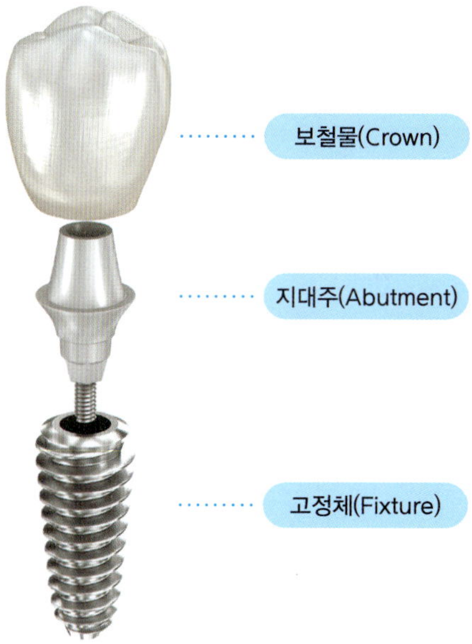

그림 19-4 cement type 임플란트 기본 구성요소

1. 고정체(Fixture)

고정체(Fixture)는 환자의 악골에 식립 되어 골과 직접 접촉하는 부분이다. 대부분이 나사 형태이고 순수 티타늄(commercially pure titanium;CP Ti)으로 만들어졌지만 최근에는 세라믹 재료로 제조되기도 한다. 골과 직접 접촉하는 부분이기 때문에 골과의 유착을 향상시키기 위한 표면처리에 관한 연구가 지속적으로 진행되고 있다.

1) 고정체(Fixture)에 사용되는 재료

(1) 순수 티타늄(Commercially pure titanium; cp Ti)

뛰어난 부식저항성과 생체친화성을 가진 티타늄은 치과용 임플란트로 가장 많이 사용되는 금속이다. 이것은 공기나 조직액과 접촉하면 쉽게 산화되어 부동태화된다. 이러한 반응성은 임플란트 소재로서 바람직하며 부식을 최소화 시킨다. 또한 밀도가 낮아서 높은 강도-중량비를 가진다. 순수 티타늄은 산소를 함유하고(최대 0.5%) 질소, 탄소, 수소와 같은 소량의 불순물이 들어 있다. Grade Ⅰ~ Ⅳ로 나뉘며 grade Ⅰ은 Ti〉99.6%, BHN(Brinell Hardness Number)〈105, gradeⅡ는 Ti〉99.4%, BHN〈120, gradeⅢ는 Ti〉99.3%, BHN〈140, gradeⅣ는 Ti〉99.2%, BHN〈160이다. Grade Ⅰ~ Ⅳ로 갈수록 높은 항복강도와 낮은 연신율을 보인다.

(2) 티타늄 합금(Titanium alloy)

중량비 6%의 알루미늄과 중량비 4%의 바나듐을 포함한 형태(Ti6Al4V)가 가장 많이 사용된다.

강도가 치밀골에 비하여 6배 정도 높고 탄성계수는 순수 티타늄보다 약간 더 크며 치밀골에 비하여 5.6배 정도 크다. 생리적인 환경에서 티타늄의 응력부식에 의한 잔금이 쉽게 발생하기 때문에 알루미늄과 바나듐을 첨가하여 부식에 의한 잔금 형성을 현저히 감소시킬 수 있다.

(3) 지르코니아(Zirconia)

세라믹은 매우 우수한 생체친화성과 비활성 성질로 인해 치과용 임플란트에 적합한 재료로 보고되고 있다. 세라믹 중 가장 강도가 우수한 지르코니아 또한 임플란트 재료로 사용되고 있다. 지르코니아는 기존의 세라믹과 비교하여 뛰어난 물성을 지니고 있고, 높은 내열성, 낮은 열전도도, 내마모성을 가지고 있다. 최대 단점인 높은 취성은 현재 지르코니아의 상변이를 이용한 방법으로 어느 정도 개선됨으로써 고정성 교의치와 임플란트 지대주 및 상부보철물 등, 심미 보철의 여러 분야에 적용할 수 있게 되었다. 골세포의 성장을 유도하지는 않지만 생체 친화성이 높고 매우 높은 강도와 강성 및 경도를 갖는다.

2) 고정체(Fixture)의 표면처리

고정체(Fixture)와 골(bone)의 유착을 유도 및 증가시키기 위한 다양한 표면처리 방법이 연구되고 있다.

(1) 기계가공처리법(machined surface)

선반 가공으로 Fixture 표면에 규칙적인 나선형의 홈을 형성하는 것으로 표면의 거칠기는 약 0.5~0.8 마이크로미터다(그림 19-5).

(2) TPS(Titanium Plasma Spraying) surface

미세한 티타늄의 분사를 통해 Fixture 표면에 티타늄 층을 도포하여 표면적을 증가시키는 방법으로 6배 정도의 표면적이 증가한다(그림 19-6).

단점으로는 티타늄 입자가 탈락하여 골 주위에 잔존함으로써 복합적인 문제를 일으키며 상대적으로 거친 표면은 금속이온을 미세 누출시켜 골유착 저하의 요인이 될 수 있다.

(3) HA(Hydroxy Apatite) coating surface

수산화인회석의 입자를 분사하는 방법으로 초기 골유착이 우수하나 장기적인 예후에서는 HA의 흡수와 파괴가 발생함에 따라 골유착의 저하가 나타나고 있어 초기의 골유착을 유지할 수 있는 다양한 연구가 시도되고 있다(그림 19-7).

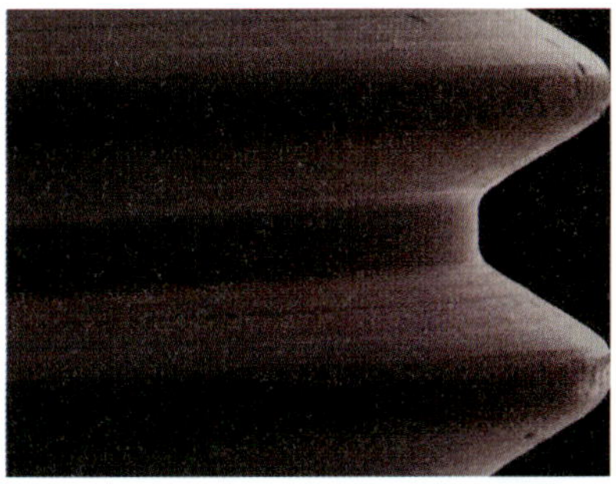

그림 19-5 기계가공처리법(a)

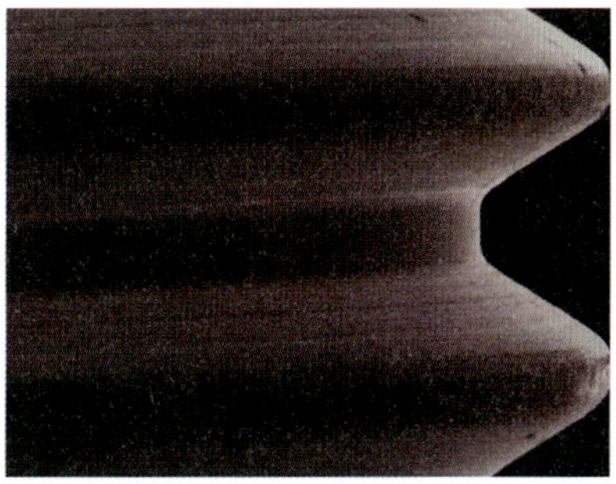

그림 19-6 TPS surface(b)

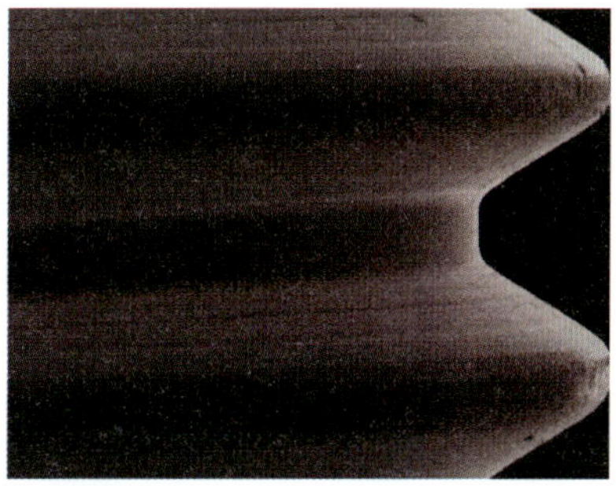

그림 19-7 HA coating surface(c)

(4) 산표면처리법(acid etching surface)

산용액으로 Fixture 표면을 처리하여 표면거칠기를 조성하는 방법이다.

*SLA(Sandblasted Large grit and Acid-etched): 분사입자로 분사한 후 산처리하여 골재생 및 유착을 돕기 위한 표면구조를 형성하는 방법이다(그림 19-8).

(5) 산화법(oxidation)

고온이나 전류를 통해 티타늄 표면의 산화막을 증가시켜 표면거칠기를 증가시키는 방법으로 초기 골 형성을 촉진하여 우수한 골 재생을 얻을 수 있다(그림 19-9).

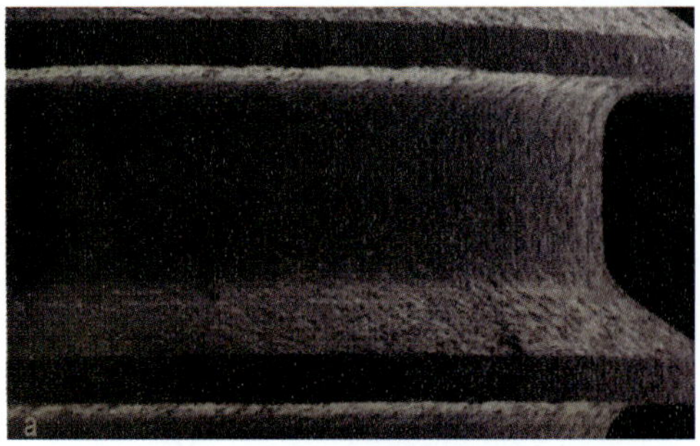

그림 19-8 산표면처리법(a)

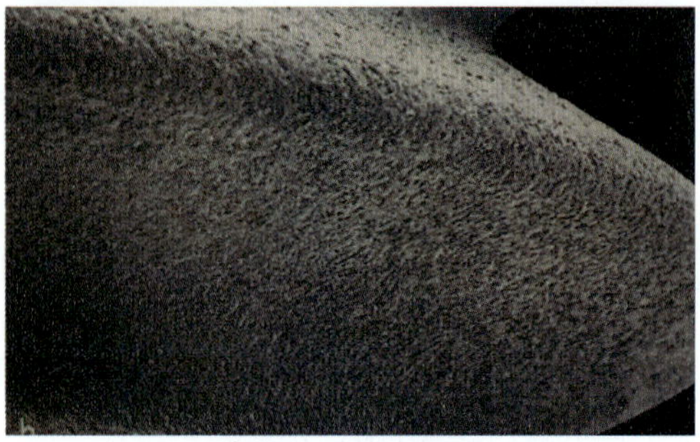

그림 19-9 산화법(b)

3) 지대주와 연결 형태에 의한 분류

지대주와 임플란트를 나사로 연결할 때 다양한 연결 형태를 생각할 수 있는데, 가장 대표적인 두 가지는 외부 육각 연결(external hex connection)과 내부 마찰 연결(internal friction connection)이다. 외부 육각 연결은 임플란트와 지대주가 평면 대 평면으로 접촉하는 butt joint 구조로 두 부분은 오직 지대주 나사의 조임력에 의해서만 유지된다(그림 19-10). 내부 마찰 연결은 임플란트 고정체와 지대주가 빗면으로 서로 접촉하기 때문에 지대주 나사의 조임력과 두 부분 사이의 마찰력으로 구조가 유지된다(그림 19-11). 외부 육각 연결과 내부 마찰 연결은 그 생역학적 특성 등에서 많은 차이가 있으며, 그 차이는 변연골 흡수 현상과 관련이 있다.

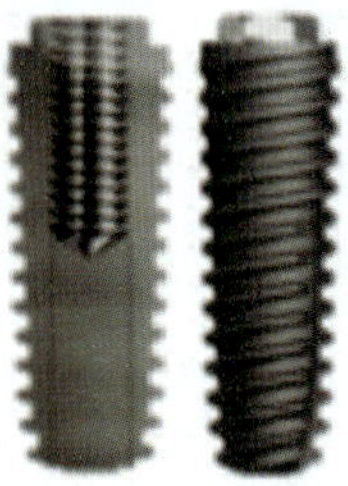

A

그림 19-10 외부 육각 연결(A)

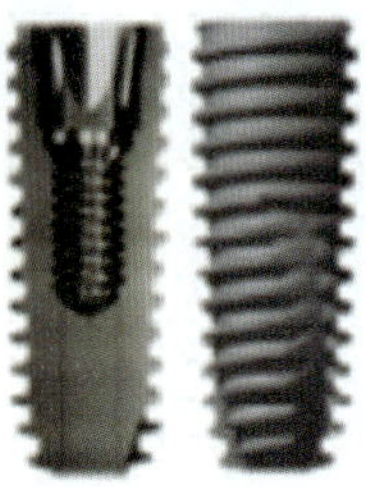

B

그림 19-11 내부 마찰 연결(B)

2. 지대주(Abutment)

지대주는 고정체(Fixture)와 상부 보철물 사이를 연결해 주는 가교역할을 하는 구성 부분이다. 고정체와의 연결 형태에 따라 외부 육각 연결 지대주와 내부 마찰 연결 지대주로 구분되며 고정체와 지대주는 나사(screw)로 서로 연결되어 있다.

2-1. 지대주의 구분

1) 상부보철물과 지대주의 유지 형태에 의한 분류

상부 보철물과 지대주는 유지 연결 방법에 따라 나사 유지형, 시멘트 유지형, 복합유지형으로 구분할 수 있다.

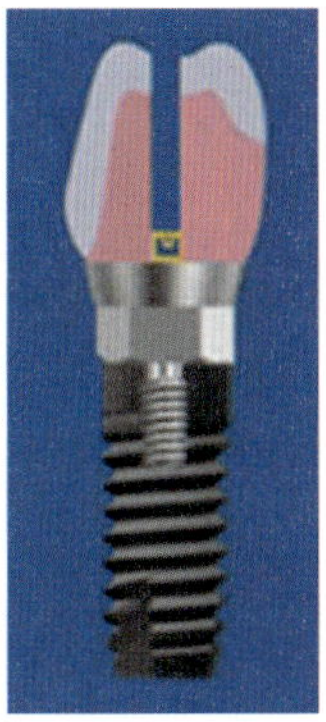

그림 19-12 나사유지형(A)

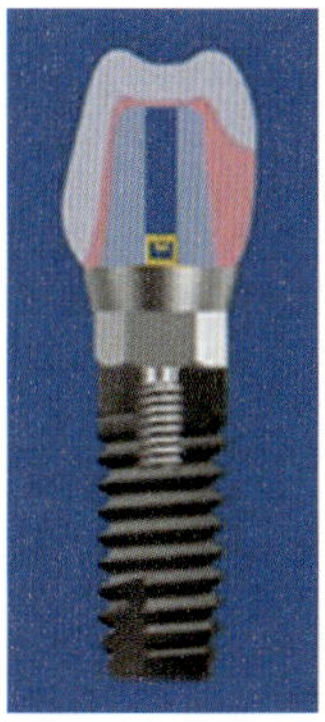

그림 19-13 시멘트유지형(B)

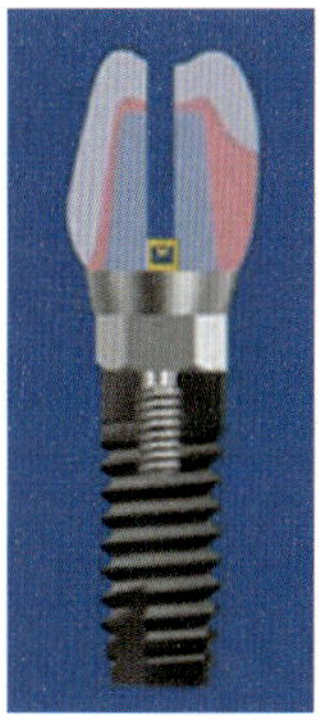

그림 19-14 복합유지형(C)

(1) 나사유지형(screw type) 보철물

고정체와 상부보철물이 나사로 서로 연결되는 상부 보철물을 나사 유지형 보철물이라고 한다(그림 19-12). 나사 유지형 보철물에서 지대주와 상부 보철물을 연결하는 나사를 보철나사(prosthetic screw)라고 하는데, 이와같이 나사 유지형의 보철물을 제작할 때는 기성품의 cylinder 위에 최종보철물의 납형을 제작하여 주조 시 주조 금속과 cylinder가 결합 되도록 한다.

장점

① 수리를 위한 탈착이 쉽다.

② 악간 거리가 짧을때에도 보철물 제작이 가능하다(최소 3.8mm까지 가능).

단점

① 높은 정확도가 요구된다.

② 수동적 적합(passive fit)이 어렵다.
보철물이 지대주에 수동적으로 잘 적합되지 못할 경우 보철유지 나사에 응력이 집중되어 나사 풀림 등의 기계적 문제점이 발생할 수 있다.

③ 나사구멍(screw hole)으로 인하여 심미성이 떨어진다.

④ 나사구멍(screw hole)의 위치가 일반적으로 보철물 치아 교합면의 중심와에 있기 때문에 이상적인 자연치의 교합접촉을 구현하기 어렵다.

⑤ 나사구멍(access hole)이 존재하여 구강 내 세균이 군집을 형성할 조건을 제공하기 때문에 임플란트 주위염이나 구취 등의 발생 가능성이 있다.

(2) 시멘트 유지형(cement type) 보철물

시멘트 유지형 보철물은 자연치처럼 지대주 위에 보철물을 시멘트로 고정시키는 방법이다(그림 19-13).

장점

① 수동적 적합(passive fit)이 쉽다.
위치를 벗어나 식립 되어 있는 경우에도 지대주의 각도 조정이 용이하다.

② 나사구멍(screw hole)이 없어 심미적이고 교합면 형태의 형성이 자유롭다.

③ 나사구멍(access hole)이 존재하지 않는다.

단점

① 수리시 탈착이 어렵다.

② 다수의 치관이 하나의 교의치로 연결된 경우 어느 하나의 지대주라도 나사가 풀리거나 시멘트가 용해되면 모두 탈락시켜야 한다.

③ 연조직 부위에 시멘트 제거가 어렵고 잔여 시멘트로 치은염을 유발할 수 있다.

(3) 복합유지형(SCRP type) 보철물

나사 유지형과 시멘트 유지형의 중간 형태의 보철물로 시멘트 유지형과 같이 지대주에 최종 보철물이 접착되어 있으나, 지대주 나사가 지대주와 임플란트를 연결하고 상부 보철물에 구멍이 뚫려 있어 구강 내에서 지대주 나사에 직접 접근하여 상부 보철물이 접착된 지대주와 임플란트를 분리할 수 있도록 제작된 형태(screw and cement-retained prosthesis; SCRP)이다(그림 19-14).

교합면 구멍은 레진(resin)으로 수복하여 심미성과 교합을 고려하여 제작 사용하기도 하고 고정체나 보철물에 문제가 발생 시에는 레진을 제거하여 나사유지형의 장점을 적용한 보철물이다.

장점

① 수동적 적합(passive fit)이 쉽다.

② 연조직에 유입된 시멘트 제거가 용이하다.

③ 보철물 수리를 위한 탈착이 쉽다.

단점

① 각도가 서로 다른 internal connection type fixture에서는 적용이 어렵다.

② 나사구멍(screw hole)으로 인하여 심미성이 떨어지고 교합면 형성이 어렵다.

2-2. 지대주의 선택

임플란트 지대주는 기성지대주(Prefabricated abutment)와 맞춤지대주(Custom abutment)로 나누어지며 고정체의 식립위치에 따라 선택적으로 사용할 수 있다.

1) 기성 지대주

기성지대주는 제조회사별로 지대주의 크기, 디자인, 고정체와의 체결방식, 각도, 밀링가능 유무 등에 따라 다양하게 제공되고 있다. 지대주의 collar 높이와 길이 등을 환자 수술 상황에 맞게 선택하여 사용할 수 있다(그림 19-15 ~ 19-20).

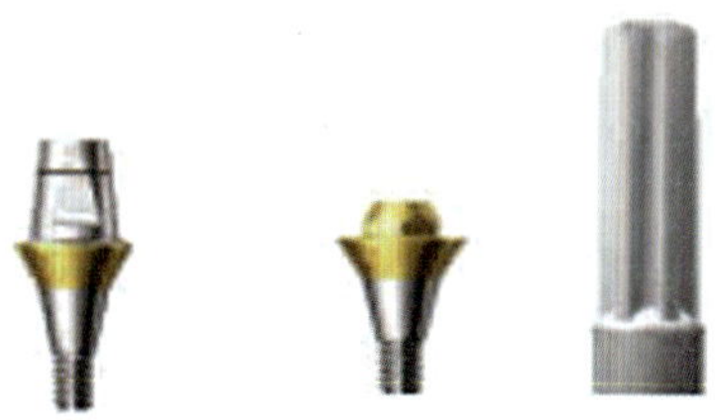

그림 19-15 One-Piece Abutment

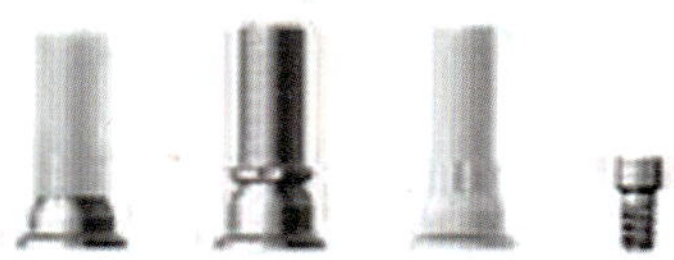

그림 19-16 Cylinder

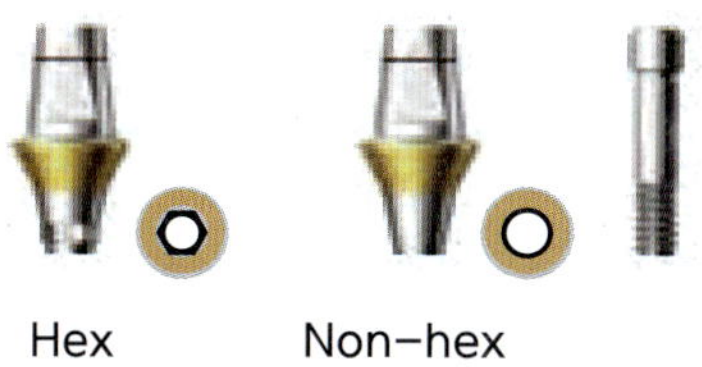

그림 19-17 Two-Piece Abutment

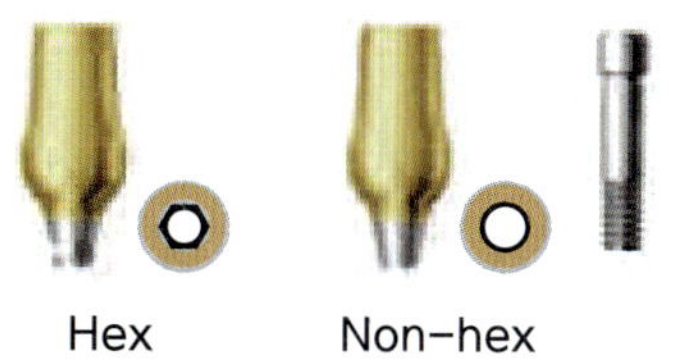

그림 19-18 Milling Abutment

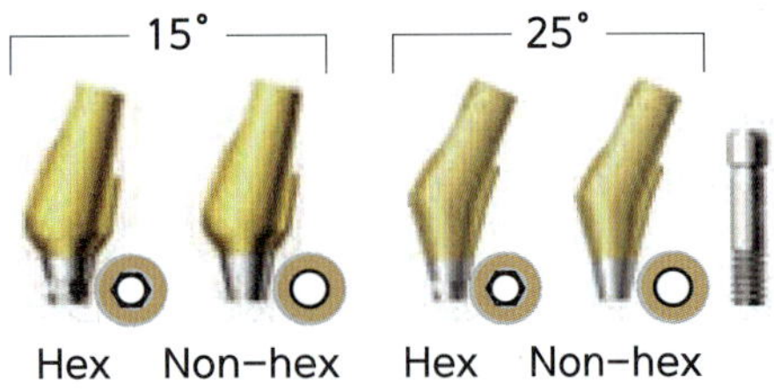

그림 19-19 Angled Abutment

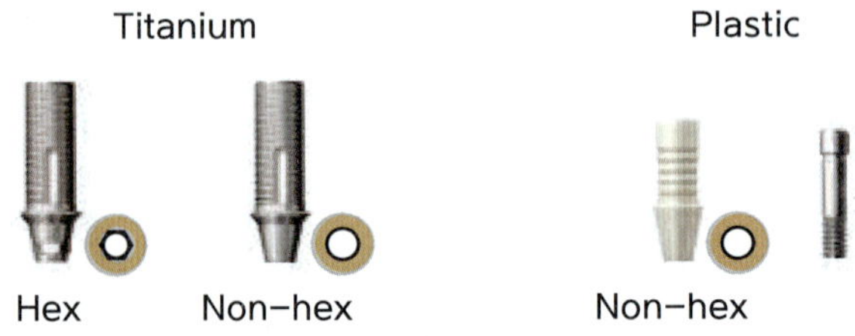

그림 19-20 Temporary Abutment

2) 맞춤지대주

기성지대주의 디자인만으로는 개개인의 교합과 형태를 고려한 이상적인 지대주를 선택함에 한계가 있다(그림 19-21). 이를 보완하기 위하여 환자 개개인의 완성될 보철물의 디자인을 고려한 가공 지대주를 맞춤지대주라 한다(그림 19-22). 맞춤지대주는 소환 가능 기성지대주를 이용한 주조 가공 방식과 CAD/CAM system을 이용한 milling 가공 방식을 주로 사용한다.

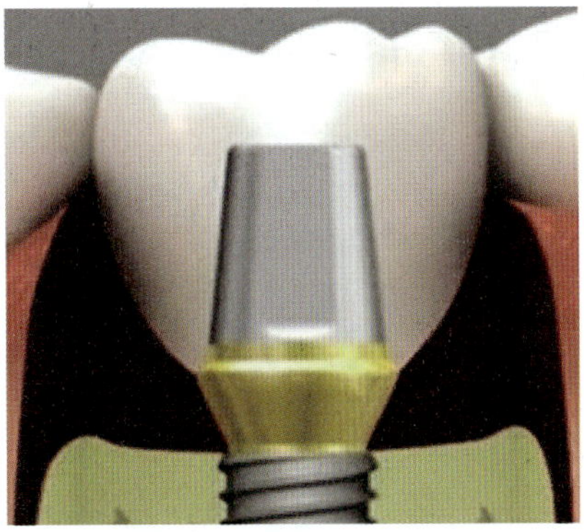

그림 19-21 기성지대주

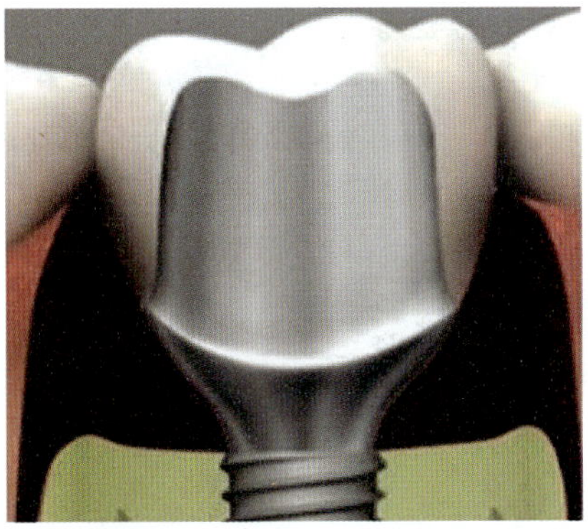

그림 19-22 맞춤지대주

(1) 맞춤지대주의 장점

① 보철물에 가해지는 저작력을 고르게 분산시켜 보철물의 파절을 방지한다.

② 치은과 보철물 사이의 공간을 적게 만들어 임플란트 주위염 발생을 최소화시킨다.

③ 자연스러운 치아형태를 가능하게 하여 심미적인 보철물 제작이 가능하다.

(2) 기성 지대주를 사용한 주조 가공 방식

주조(Casting)가 가능한 기성 지대주를 선택하여 왁스(wax-up)를 이용하여 환자의 맞춤형 지대주(납형)를 제작한 후 왁스소환법(lost wax) 방식으로 지대주를 완성하는 방법이다(그림 19-23 ~ 19-25). 고정체와 닿는 접합부가 금속으로(티타늄, 골드 등) 되어 있는 것과 주조금속을 사용하는 것으로 나누어진다.

*UCLA 지대주(UCLA abutment)는 기성 지대주를 사용한 주조 가공 방식으로 University of California, Los Angeles 대학에서 개발되었다. 개발한 대학을 기리기 위해 붙여진 이름으로 고정체와의 연결부위는 티타늄으로 되어 있어 정확한 적합도를 얻을 수 있다. 현재 임플란트 제조회사에서는 연결부위의 재료에 따라 다양한 상품으로 제공하고 있다.

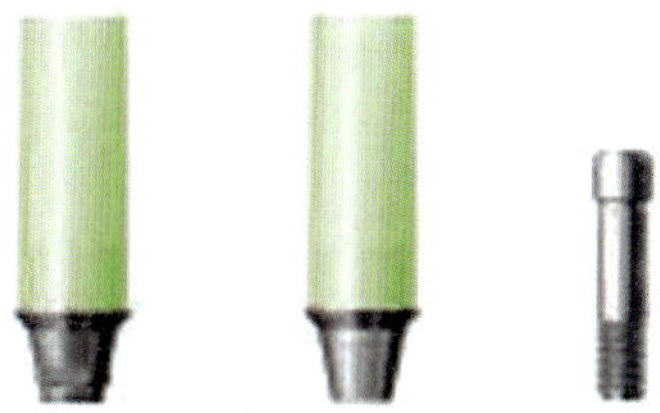

그림 19-23 casting abutment(UCLA 방식)

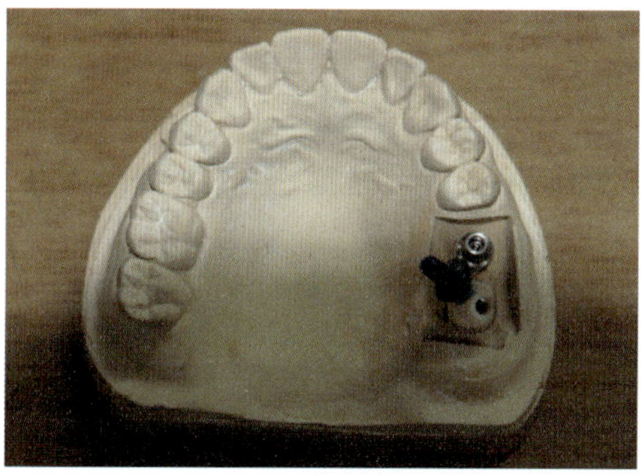

그림 19-24 casting abutment를 사용하여 납형 제작 (상악제2대구치)

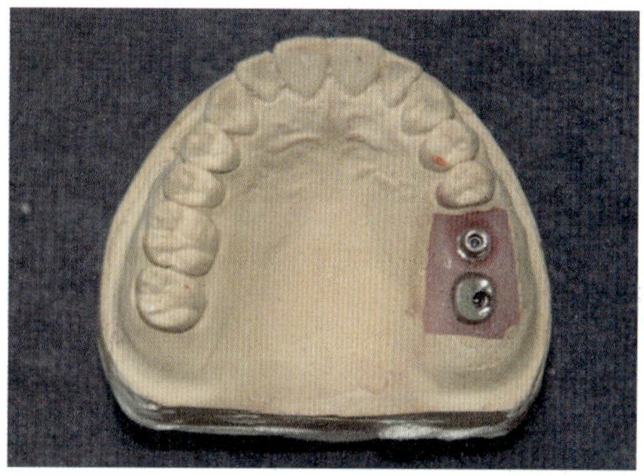

그림 19-25 왁스소환법을 이용하여 완성된 맞춤지대주 (상악제2대구치)

(3) CAD/CAM system을 이용한 milling 가공 방식

지대주를 디자인한 후 기기를 이용한 milling 가공 방식으로 가공기기에 따라 환봉 밀링과 CNC 밀링으로 구분된다. 사용재료는 티타늄 또는 티타늄 합금을 주로 사용한다(그림19-26 ~ 28).

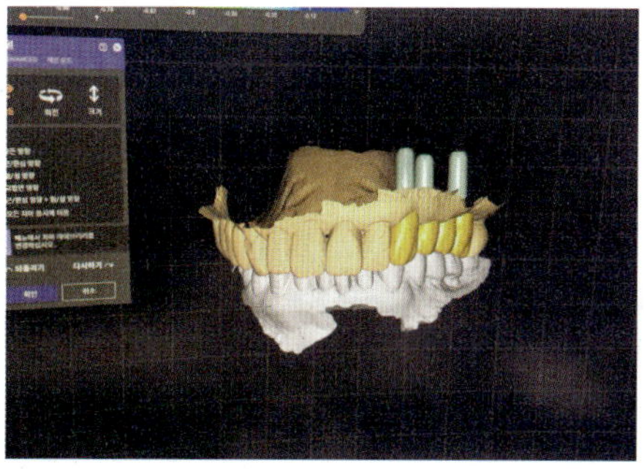

그림 19-26 디자인

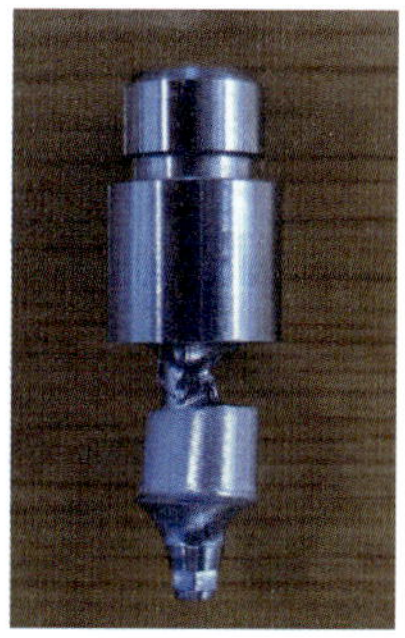

그림 19-27 환봉 밀링

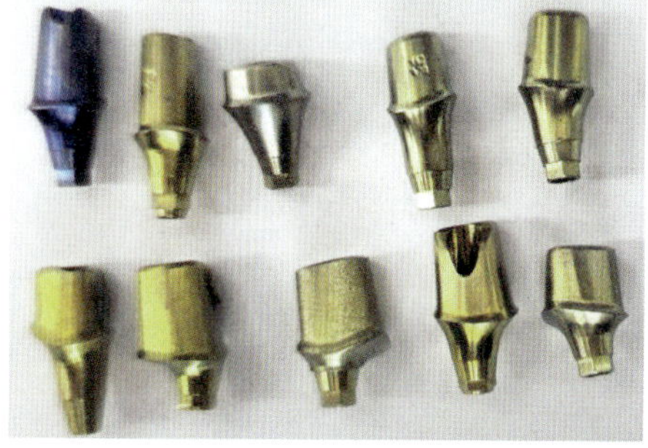

그림 19-28 CNC 밀링

3) 지대주 선택시 고려사항

① 고정체(Fixture)와 규격이 동일한 지대주를 선택하여야 한다.

② 점막의 두께와 높이에 따른 지대주의 collar 높이를 선택하여야 한다. 치은연하 1~1.5mm가 적당하다.

③ 고정체(Fixture)의 식립각도와 인접치와의 수평적 거리를 고려하여 지대주를 선택하여야 한다.

④ 보철물의 크기에 따라 회전방지구조의 유무(hex, non hex)를 결정하여야 한다.

⑤ 상부구조의 고정방식(나사고정, 시멘트 고정)에 따라 선택하여야 한다.

⑥ 악간거리를 고려하여 선택하여야 한다(screw 높이는 3.8~4.0mm 고려).

⑦ 심미성을 고려한 재료의 지대주를 선택하여야 한다.

3. 상부 보철물(prosthetic appliance)

상부 보철물은 치아의 치관에 해당하는 부분으로 구강 내에서 실제 저작기능을 담당하는 중요한 부분이다.

1) 임플란트의 특징

자연치는 치주인대에 의해 교합력을 감소시키고 교합력을 분산시켜 준다. 그러나 임플란트는 치주인대 없이 치조골과 고정체가 직접 유착되어 있기 때문에 교합력이 치조골에 직접 전달된다. 임플란트 고정체는 표면적이 자연치에 비해 적기 때문에 교합력 분산에 더욱 불리하고 특히 측방압에 취약하여 심한 경우 골소실로 이어질 수 있다. 고정체에 외상성 교합이 가해지고 동요도가 증가하면 외과적 요인에서 얻어지는 골유착의 파괴로 임플란트 보철이 실패할 가능성이 높아진다.

그러므로 상부보철물은 자연치와 임플란트의 서로 다른 특징을 이해하고 이에 맞는 교합을 실현 시켜 주는 것이 중요하다.

(1) 상부보철물 제작시 고려사항

① 임플란트는 자연치에 비교해 동요도가 현저히 낮다(표19-1).

② 임플란트는 자연치에 비교해 교합 자각 능력이 떨어진다. 임플란트는 감각 수용기가 없어 자각증상을 느끼기가 어렵고, 통상적인 방사선 검사에 의한 골의 소실이나 상부구조의 움직임 등으로 외상성 교합력의 영향 여부를 판단한다.

③ 과도한 하중 부담을 받은 경우, 자연치아에서는 치근막의 비후, 치아의 동요도, 치아 교합면의 마모, 진탕음, 동통 등의 현상을 보이고 임플란트의 경우에는 잠금 나사의 풀림 혹은 파절, 상부 보철물의 파절, 골 흡수 등이 발생할 수 있다.

④ 자연치의 치근단 면적보다 임플란트 고정체(fixture)의 면적이 현저하게 작다.

표 19-1 자연치와 임플란트의 동요도 차이

	자연치	임플란트
특징	자연치는 폭경이 약 25㎛인 치주인대에 둘러싸여 있다.	임플란트는 직접 골과 맞닿아 있다(5㎛미만).
적응력	악골골격 변위와 비틀림에 대해 치주인대에 의한 적응 능력을 갖는다.	적응 능력이 없다.
하중의 전달	하중의 전달은 자연치 주변의 치주인대가 500㎛ 이내의 범위에서 완충작용을 한다. 500㎛ 이상의 움직임은 거대 동요도로 간주, 골소실 또는 교합외상으로 인한 치근막 비대와 관련된다.	임플란트의 경우 주변골과 직접 골유착이 일어나 완충작용 없이 하중을 치조정 골로 전달한다. (탄성부분(유지나사)의 변형한계에 따라 100㎛ 범위 내에서 움직임이 허용)
이동	점진적인 하중을 가할 경우, 자연치는 매우 약한 힘에도 치주인대의 순응으로 인한 즉각적인 움직임을 나타낸다.(1차 치아 이동)->힘의 강도가 서서히 증가하면 치조골과 연관되어 서서히 움직인다(2차 치아 이동).	하중을 가할 경우 초기에 직선적이고 탄성적인 양상을 보인다. 움직이고 증가하는 하중에서 임플란트의 움직임은 탄성적인 골의 유지에 의존하게 된다.
측방압	측방압이 가해질 경우 즉시 56~108㎛ 이동한다. ->치조정 부하를 최소화 시킨다.	즉각적인 움직임은 없고 10~50㎛정도의 2차적 운동으로 인해 주위골 상단에 더 큰 힘이 집중한다.

2) 임플란트의 교합 설계

임플란트 보철물에 적용되는 교합은 가해지는 교합 하중을 생역학적으로 적절하게 조절함으로써 임플란트가 장기적인 성공을 이끌 수 있도록 고안되어야 한다.

(1) 안정된 교합 접촉점에 의해 하중이 임플란트의 장축 방향으로 전달되어야 한다.

(2) 힘이 어느 특정 임플란트로 집중되지 않고 각각의 임플란트에 적절하게 분산되도록 임플란트의 지지영역을 증가시켜야 한다.

(3) 가능한 외팔보 형태를 피하도록 하여야 한다.

(4) 전악 고정성 임플란트 수복의 경우(occlusion on full arch fixed prosthesis) 대합치가 총의치일 경우에는 양측성균형교합을 부여하여야 하고 반대악이 자연 치열인 경우에는 군기능 교합과 상호 보호 교합을 부여하여야 한다.

(5) 교합면 형성시 고려사항

① 중심교합

수직력이 고정체(fixture)에 가해지도록 나사구멍(screw hole) 주변으로 교합점을 찾아준다.

② 유도(Guidance)

전방이나 측방운동 시 잔존자연치아의 상태와 위치, 임플란트 보철의 수복 범위를 고려하여 견치유도교합

(canine guidance)나 군기능교합(group function)을 적용한다.

건강한 자연치아가 잔존해 있을 경우는 자연치아가 가이드 되고 임플란트 보철은 이개 되어야 하며 잔존치아가 건강하지 않거나 없을 경우에는 군기능 교합을 적용한다.

③ 치아와 임플란트의 피압변위 차이

인접치아와 대합치가 자연치일 경우에는 치주인대가 없는 임플란트의 피압현상을 고려하여 교합압을 부여하여야 한다. 자연치와 임플란트에 똑같은 교합압을 부여한다면 기능적인 움직임이 없는 임플란트에 과도한 힘을 발생시킬 수 있다.

④ 대합치의 종류

대합치가 자연 치아인 경우에는 치주 조직의 건강상태와 교합평면과의 관계를 확인하고 보철 수복된 치아인 경우에는 보철의 종류와 교합면에 사용된 재료를 고려하여야 한다.

⑤ 교합면의 크기 감소

넓은 교합면은 저작시나 악습관적 치아 접촉 시 비중심위하중(offset loading)이 증가하므로 교합면의 크기가 커지지 않도록 한다. 또한 큰 교합면으로 인해 치은부위에 청소가 제대로 되지 않아 치주염을 발생시킬 수 있다.

⑥ 교두경사각

교두경사각을 10° 증가시킬 경우 고정체(fixture) 주위골에 가해지는 응력이 약 30% 증가한다.

그러므로 고정체의 무리한 응력을 피하기 위해서는 치관의 교두경사각은 20° 범위 내에서 이루어지도록 한다. 임플란트 고정체(fixture)는 측방압에 아주 취약하므로 자연치보다 낮은 교두경사각을 부여하여 측방운동 시 교합 간섭을 피해 주어야 한다.

19-3 적응증 및 금기증

임플란트 시술의 역사가 길어지면서 재료의 발전, 수술방법의 발전, 치과기공기술의 발전, 의료기기의 발전을 통해 임플란트 수복의 적응증은 점점 더 넓어지는 경향을 보인다. 최근에는 임플란트 학문 분야의 많은 연구 결과가 축적되면서 과거에 금기증으로 여겨졌던 것들의 일부가 현재 시술 가능한 것으로 바뀌게 되었다. 2011년 "Dental Health Magazine"에 발표된 임플란트 시술의 적응증과 금기증은 다음과 같다.

1. 적응증

1) 1개의 치아를 상실, 주변 치아가 건강하고 완전한 경우
2) 2~3개의 부분적 치아 상실인 경우
3) 영구치열의 결함(선천적 치아상실 등)이나 다른 기존의 보철물로 치료하기 애매한 기존의 치아나 치열을 가진 경우

4) 일반적인 무치악 상태

5) 의치 재료에 과민반응이 있거나 심한 구역반사로 인하여 의치를 착용하지 못하는 환자

6) 기능적 교합이 이루어지지 않는 경우

2. 금기증

1) 내분비질환: 조절되지 않는 당뇨병, 부신피질저하증, 갑상선저하증 등

2) 조절되지 않는 육아종성 질환: 결핵, 유육종 등

3) 심혈관계 질환: 협심증을 동반한 동맥경화증, 대동맥염, 대동맥류 등

4) 골 대사 질환: 조직구 증식증, 파젯병, 섬유성 이형성증

5) 조절되지 않는 혈액질환: 악성빈혈, 혈우병, factor Ⅸ, Ⅹ, 질환, 다른 응고장애 질환

6) 심한 흡연

19-4 임플란트 제작과정

1. 아나로그 임플란트 제작방법

1) 진단 및 설계

환자의 구강 및 진단모형을 통해 치료계획을 수립한다.

잔존치열과 잔존치조제의 평가, 대합치 간의 수직적 공간분석에 사용되며, 진단용 납형 조각을 통해 임플란트 식립 위치의 적절한 배열, 방향, 위치와 잔존치열과의 관계를 설정할 수 있다. 이러한 진단용 납형 조각을 통한 임플란트 식립 위치 판단은 회복될 치아의 가장 심미적인 위치와 기능적 발음장애 가능성을 판단하는데 도움이 된다. 제작된 납형은 진단용 및 수술용 가이드 제작에 활용된다(그림 19-29, 19-30).

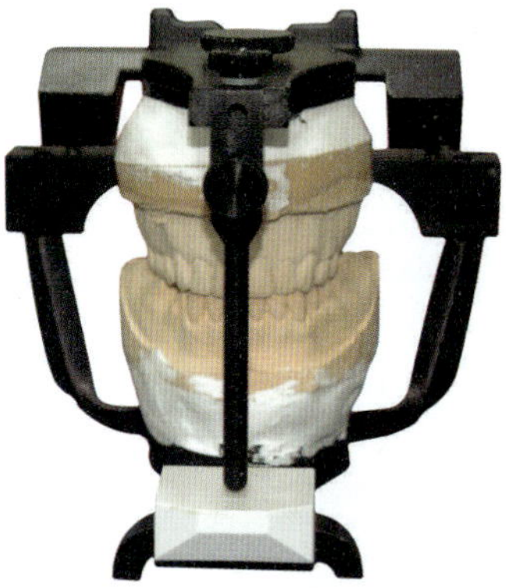

그림 19-29 진단 모형

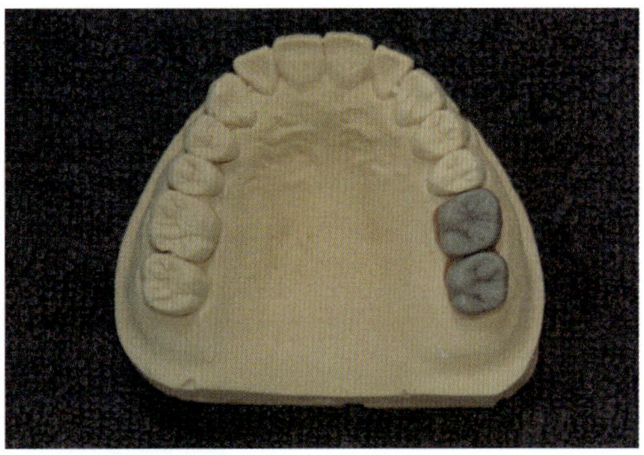

그림 19-30 진단 왁스 업

2) X-선 검사를 위한 진단 가이드(Diagnostic stent) 제작

방사선 검사는 골의 양과 골질, 해부학적 구조를 파악하기 위해 시행하는 것이다. 가장 기본적인 방사선 사진은 파노라마 사진으로, 상악과 하악을 동시에 보여주며 치조제의 높이, 하악관과 이공의 위치, 치밀골과 해면골의 양상을 보여준다.

방사선 사진을 통해 골질의 두께를 알아보기 위해서는 진단용 가이드가 필요하다. 방사선 불투과성의 금속볼을 식립하므로 볼 스텐트(ball stent)라고도 한다.(그림 19-31).

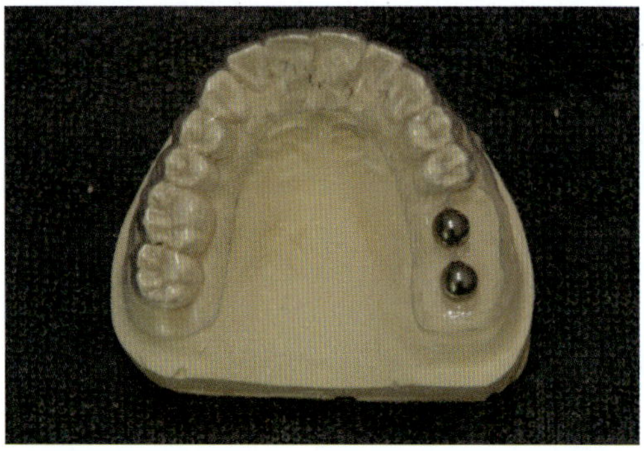

그림 19-31 진단 가이드(Diagnostic stent)

3) 수술용 가이드(Surgical stent) 제작

임플란트 식립 위치는 보철물의 형태, 심미성, 장기적인 생체 기능적인 면을 고려하여 결정한다. 이상적으로 임플란트 식립을 위해서는 10mm 수직골과 6mm 수평골이 추천된다. 이러한 조건은 해부학적 구조물의 침해를 방지하고 임플란트의 협.설측으로 약 2mm의 골조직이 있게 한다. 임플란트와 인접 자연치와는 최소 1mm 간격을 두는 것이 좋다. 인접 임플란트 간에 간격은 일반적으로 3mm 이상이 추천된다. 위치가 결정되면 왁스 조각 후 틀을 만들어 레진(resin) 재료로 바꿔준 후 나사 구멍이 중심와에 형성되도록 수술 홀을 형성해준다(그림 19-32).

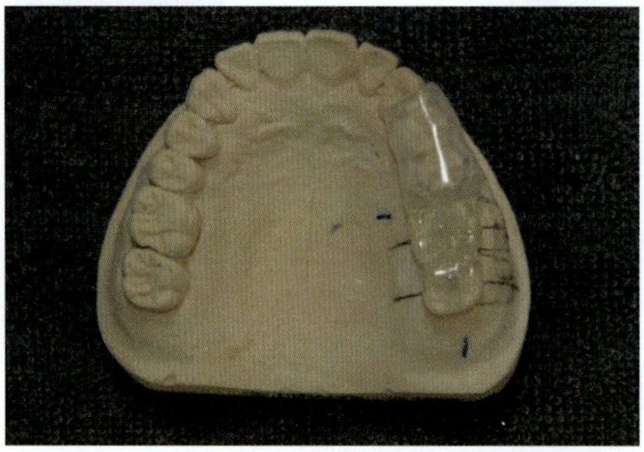

그림 19-32 수술용 가이드(Surgical stent)

4) 수술

수술용 가이드를 이용하여 술자에 따라 1차의 수술로 완성하는 방법과 2차로 나누어 수술할 수 있다. 수술도구를 이용하여 고정체(Fixture)를 식립한 후 cover screw로 고정체(Fixture)의 위를 덮고 조직을 봉합하여 1단계 수술을 마무리한다. 2단계 수술은 임플란트에 치유지대주(healing abutment)를 연결하는 과정으로 1단계수술 6~12주 후, 식립된 임플란트 위의 연조직을 다시 절개하여 임플란트를 노출 시킨 다음 cover screw를 제거하고 치유지대주를 연결, 주위 연조직을 다시 봉합한다. 1차 수술로 완성할 경우에는 1단계 수술과정에서 cover screw를 덮지 않고 바로 치유 지대주를 연결하여 수술을 마무리 한다(그림 19-33 ~ 19-35).

* Cover screw – Fixture head 부위로 골조직과 연조직이 올라오는 것을 방지하고 Fixture의 윗부분을 보호한다.
* Healing abutment - 수술 후 잇몸을 낫게 하고 잇몸을 아름답게 모양을 형성하여 최종 보철물과 잇몸과의 적절한 조화를 위해서 사용한다.

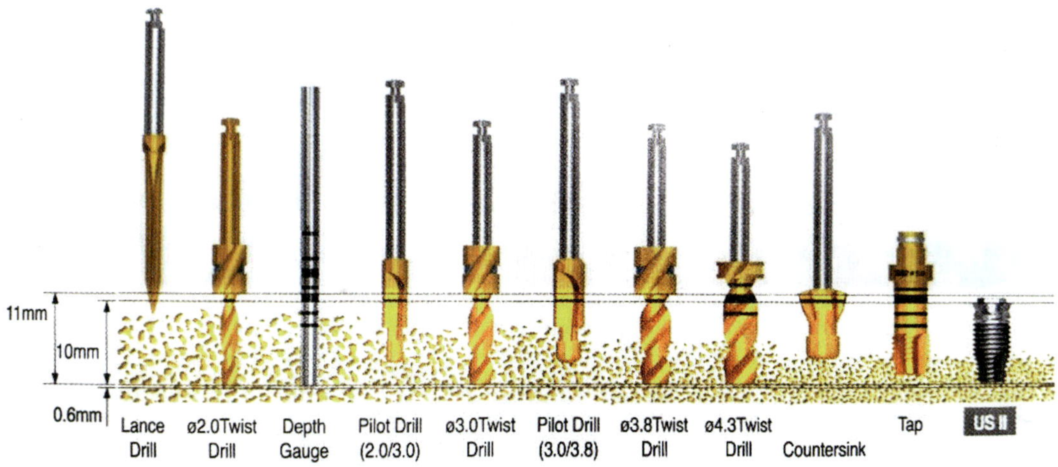

그림 19-33 수술 도구

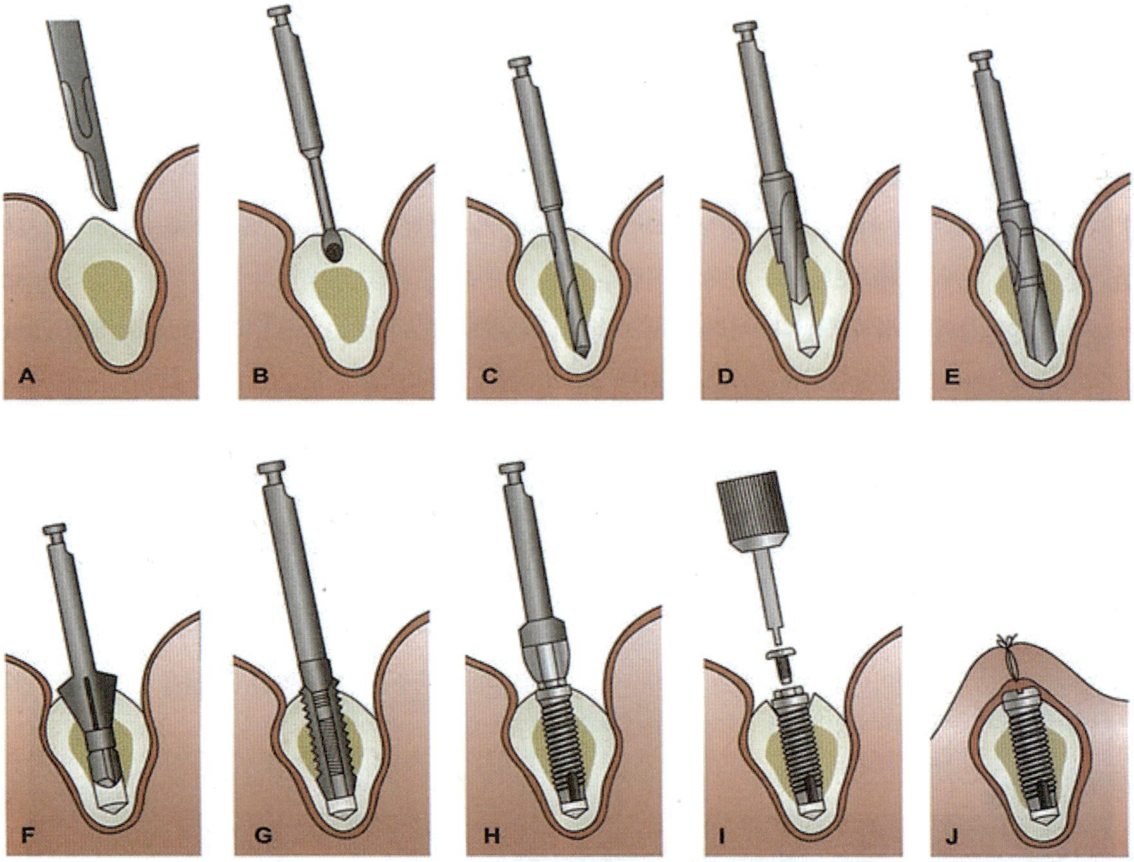

그림 19-34 임플란트 1단계 수술순서
A 절개, B guide drill, C 직경 2mm twist drill, D 직경 3mm poilot drill,
E 직경 3mm twist drill, F countersink, G tapping, H 고정체 식립, I cover screw연결, J 봉합

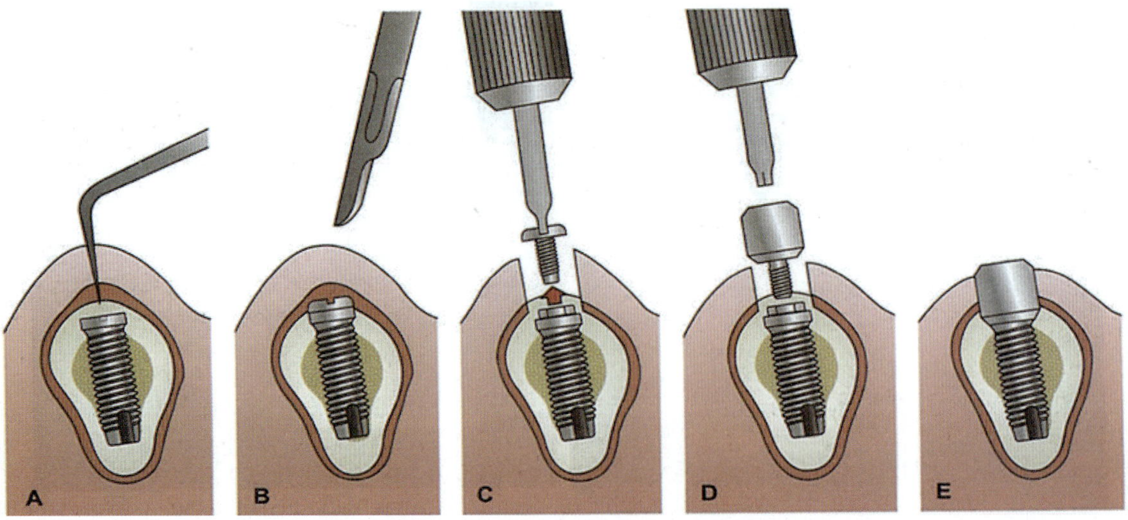

그림 19-35 임플란트 2단계 수술순서
A 식립위치 확인, B 절개, C cover screw제거, D Healing abutment 연결, E 수술완료

5) 인상채득 및 개인트레이 제작

인상은 인상용 코핑에 따라 transfer 또는 pick-up 인상으로 분류할 수 있다. transfer 인상은 인상채득 시 인상재가 경화된 후에 구강내에서 인상체를 제거한 다음 구강 내의 인상용 코핑을 제거하여 기공용 lab analog에 연결한 다음 인상체 내에 거꾸로 집어 넣는다.

pick-up 인상은 인상재가 경화된 후에 인상용 코핑이 인상체와 함께 제거된다. 인상용 코핑은 나사가 길게 제작되어 인상용 트레이 밖으로 나오도록 트레이에 구멍이 뚫려 있어야 한다. 인상체와 함께 제거되어야 하므로 언더컷 형태를 갖는다. 인상채득을 위해서는 개인트레이가 필요하다(그림 19-36 ~ 19-39).

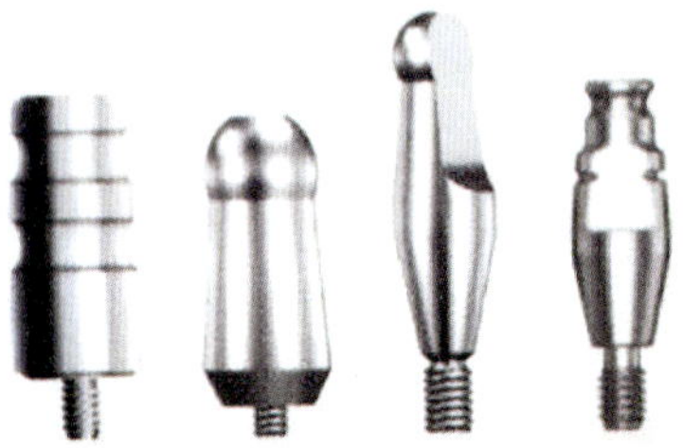

그림 19-36 transfer type coping

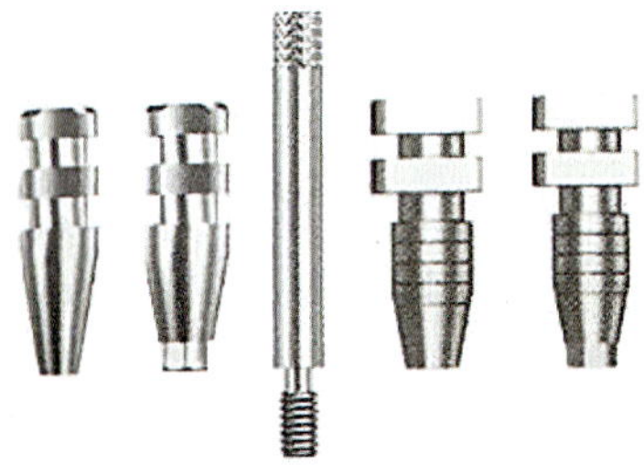

그림 19-37 pick-up type coping

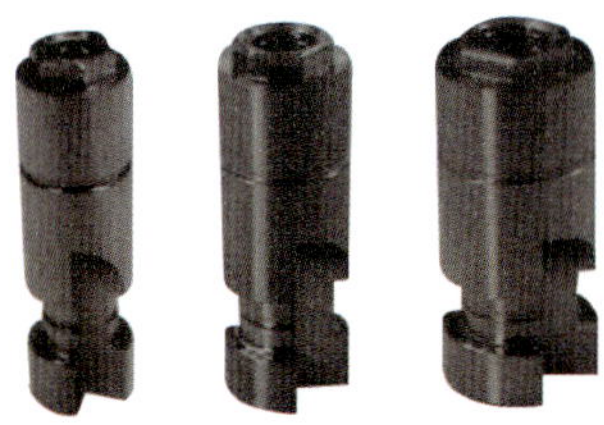

그림 19-38 lab analog

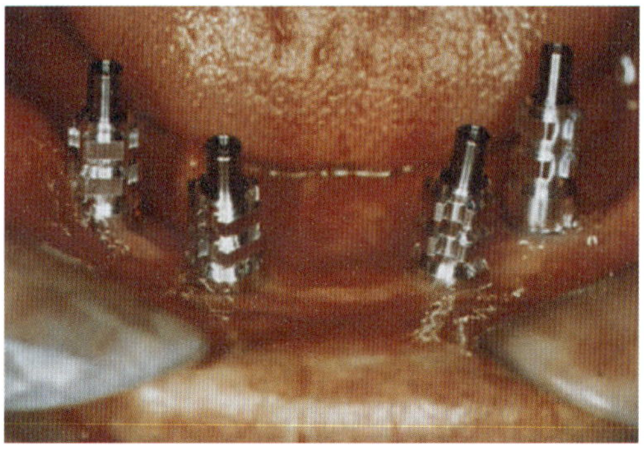

그림 19-39 transfer type coping을 구강 내에 체결한 모습

6) 작업모형 제작

고정체(Fixture) 또는 지대주가 치은연하에 있는 경우 작업모형상에서 lab analog는 석고 치은연 하방에 위치하게 된다. 이러한 경우 변연의 확인이 어렵고 이로 인해 부정확한 변연과 석고 모형이 손상될 수 있다. 따라서 가철성 gum gingiva를 제작하여 작업 시 제거 후 고정체와 지대치의 변연 접합부 확인과 지대주의 milling 등으로 인해 작업모형이 손상되는 것을 방지할 수 있다. 지대주가 치은 연상에 있는 경우에는 gum gingiva를 제작할 필요가 없다(그림 19-40 ~ 19-42).

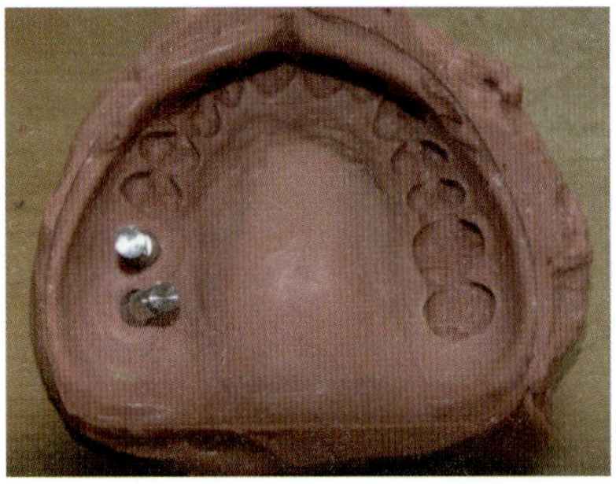

그림 19-40 lab analog 체결

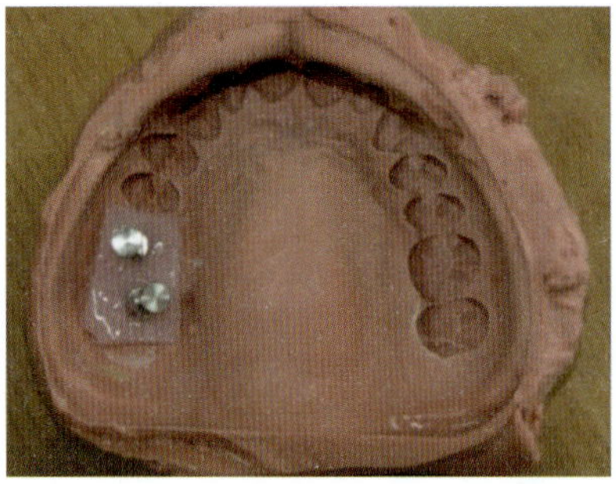

그림 19-41 gum gingiva 제작

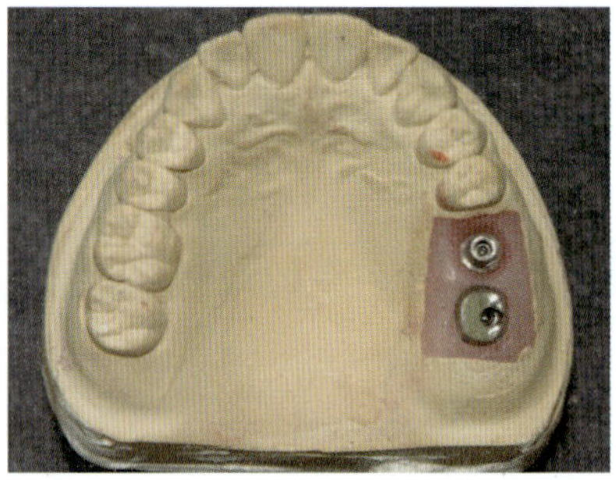

그림 19-42 작업모형 완성

7) 지대주 제작

고정체와의 연결 형태와 상부보철물과의 유지 형태를 고려하여 지대주를 선택 및 제작한다. 제작 후 모형에 지대주를 위치시키고 지그(Jig)를 제작한다.

지그는 구강내에서 지대주의 정확한 위치 고정을 위해 사용하므로 정밀한 작업 중 하나이다.

만약 지그가 잘못 제작되어 작업모형상의 지대주 위치와 구강내의 지대주 위치가 달라진다면 완성된 보철물이 구강내에서 제 위치에 고정될 수 없다(그림 19-43).

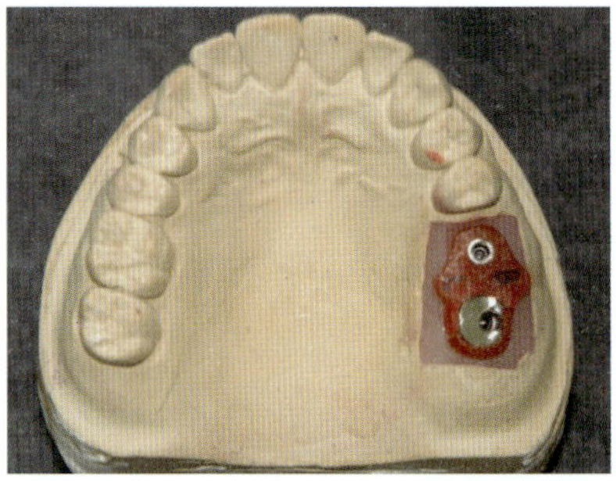

그림 19-43 지대주와 지그(Jig) 제작

8) 보철물 제작

상부 보철물을 제작하여 완성한다(그림 19-44).

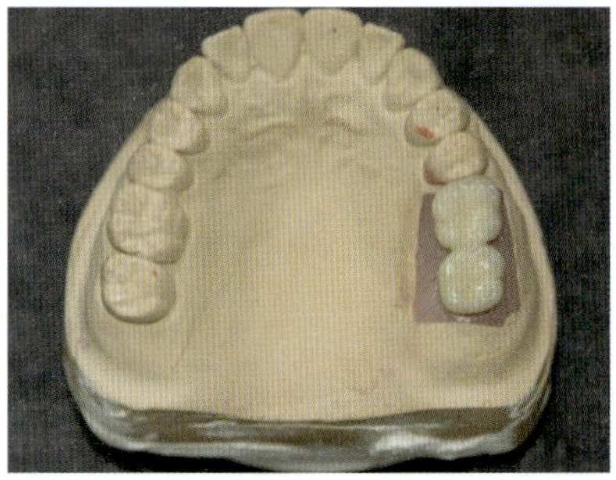

그림 19-44 보철물 완성

2. 디지털 임플란트 제작방법

임플란트와 CAD/CAM 기술은 치과 분야에서 가장 많이 성장하는 분야이다.

치과에서 진단과 인상채득에 있어 지금까지 아날로그로 처리해왔던 생체 정보를 구강스캐너와 컴퓨터단층촬영(Computed Tomography; CT), 콘빔컴퓨터단층촬영(Cone Beam Computed Tomography; CBCT)이 보급되면서 급속도로 디지털로 전환되고 있다. 현재는 구강 내 치아나 치열, 치은, 안모의 표면 상태, 악골의 CT데이터, 악운동 등 기능 시 운동 정보까지 폭넓게 환자의 정보를 기록하여 전송할 수 있게 되었다. 수치화된 정보는 치과기공소에서 전용 CAD/CAM system을 이용하여 보철물을 제작하는데 활용 되고 있다.

1) DICOM(Digital Imaging and Communications in Medicine) 데이터의 생성

컴퓨터단층촬영(CT), 콘빔컴퓨터단층촬영(CBCT)을 통해 치조골 및 치아에 대한 정보가 DICOM 형식으로 생성된다(그림 19-45).

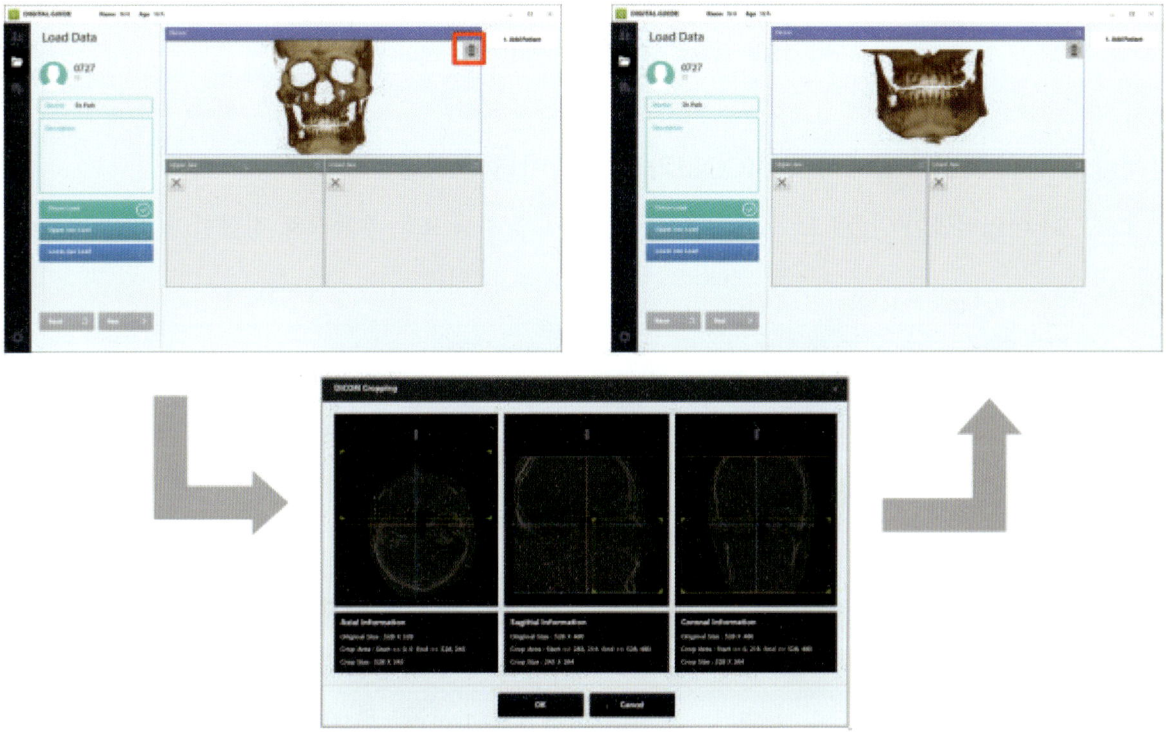

그림 19-45 DICOM 데이터 생성

2) STL(Standard Tessellation Language) 데이터의 생성

3D 구강스캐너 또는 모형 스캔을 통해 상, 하악 표면의 치아와 연조직에 대한 정보가 있는 STL 데이터가 생성된다.

이 단계에서는 상악과 하악의 표면이 입체적으로 기록된다. 이 단계에서 추가적으로 보철적 최종계획, 셋업을 디지털화한다. 구강스캐너에서는 호환성이 좋은 STL 파일 형식이 가장 많이 사용되고 있으나 색상 및 텍스처 정보가 중요한 경우 OBJ(Object Fille), 고정밀 데이터를 요구하는 경우 PLY(Polygon File Format) 형식을 사용할 수 있다. 대부분의 제조사는 자사 소프트웨어에서만 사용할 수 있는 전용 파일 형식을 지원하는데 STL 같은 표준 형식을 함께 제공하여 다른 소프트웨어 및 기기와의 호환성을 유지하기도 한다(그림 19-46).

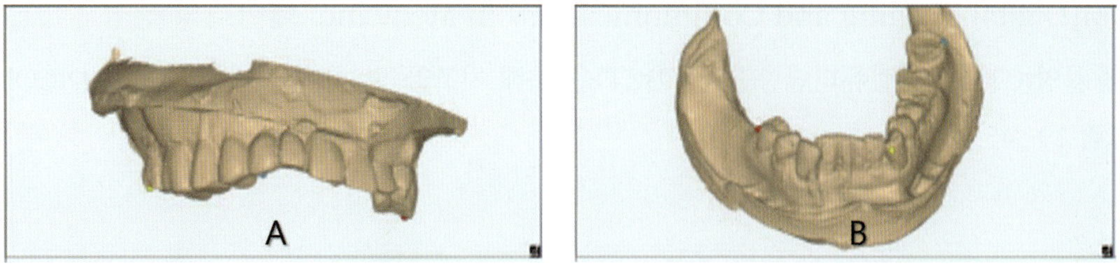

그림 19-46 상악(A), 하악(B) STL 데이터

3) 임플란트 계획 프로그램에서의 DICOM과 STL 데이터의 정합

STL과 DICOM 데이터들이 임플란트 소프트웨어에 입력된 후 자동 또는 수동으로 정합한다(그림 19-47).

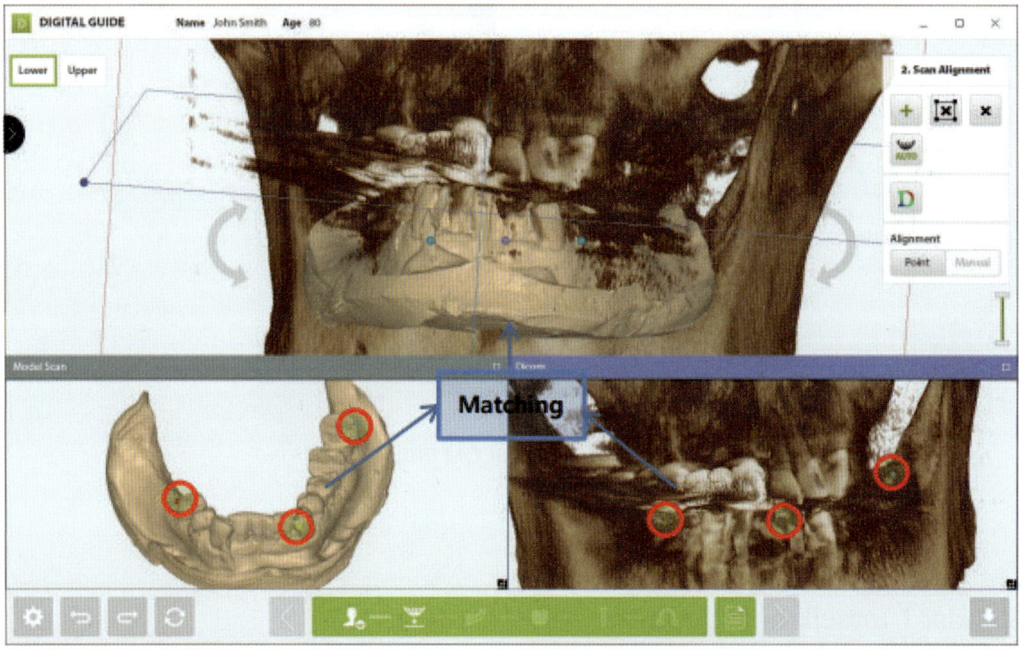

그림 19-47 DICOM과 STL 데이터의 정합

4) 해부학적, 보철적으로 유도된 임플란트 위치 계획

각 구강 스캐너 회사에서 제공 또는 호환되는 전용 소프트웨어를 이용하여 골과 교합 관계 등을 고려한 보철물을 디자인한다. 디지털 임플란트는 상부 보철물의 디자인을 먼저 제작한 후, 하부에 임플란트 매식체(Fixture)의 위치를 결정하기 때문에 보철물 디자인은 신중하게 작업이 이루어져야 한다. 방사선 사진과 CAD 설계를 동시에 화면에 잘 표현해 줌으로써 안정적이고 효율적인 임플란트 계획이 가능하다. 메탈 슬리브를 사용할 경우는 원하는 슬리브를 고른 후에 자동적으로 수술용가이드가 제작된다. 수술위치가 보철물의 중심와에 형성되도록 위치시킨다(그림 19-48, 19-49).

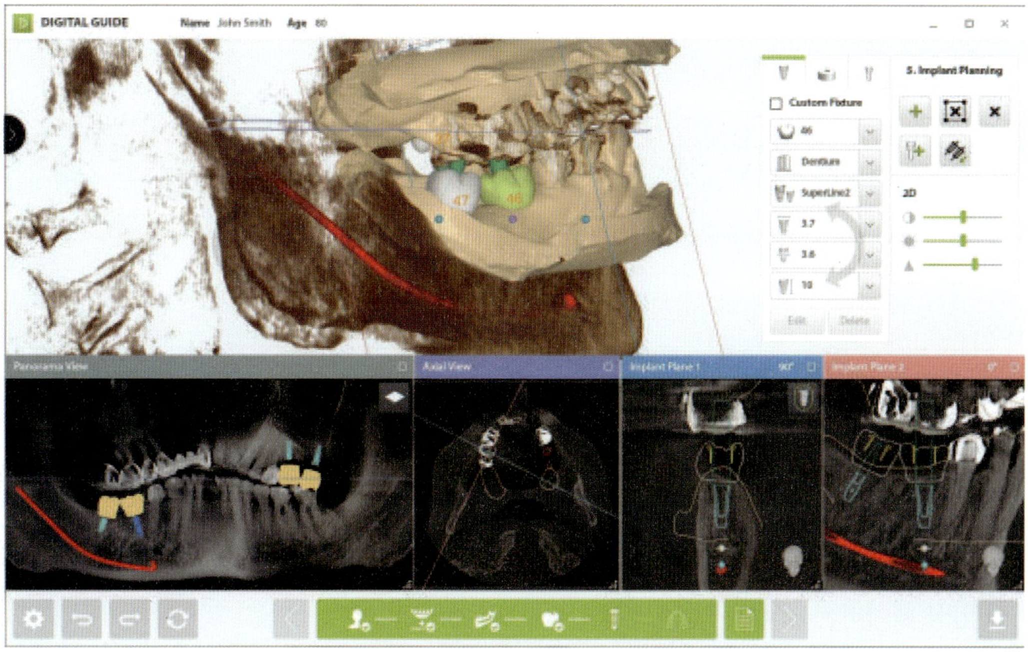

그림 19-48 고정체와 보철물 디자인 및 위치 결정

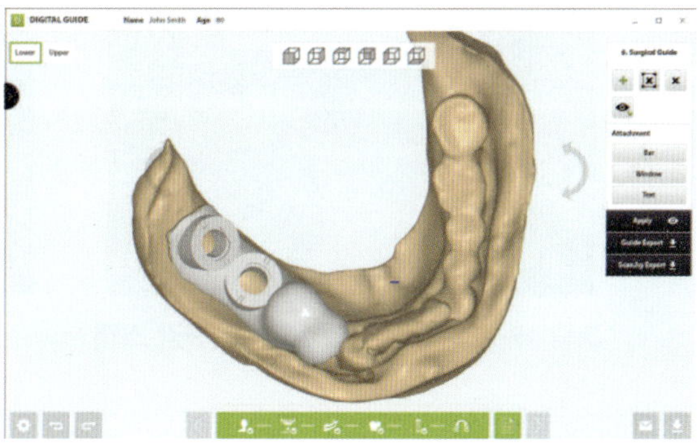

그림 19-49 수술용 가이드를 구강내에 장착한 모습

5) 컴퓨터를 이용한 수술용 가이드(stent) 제작

수술 가이드 제작 방법으로는 레진(resin)을 이용한 3D printing 첨가 방식을 주로 사용하고 있다.

수술용 가이드를 출력한 후 금속 슬리브를 체결하여 완성한다(그림 19-50).

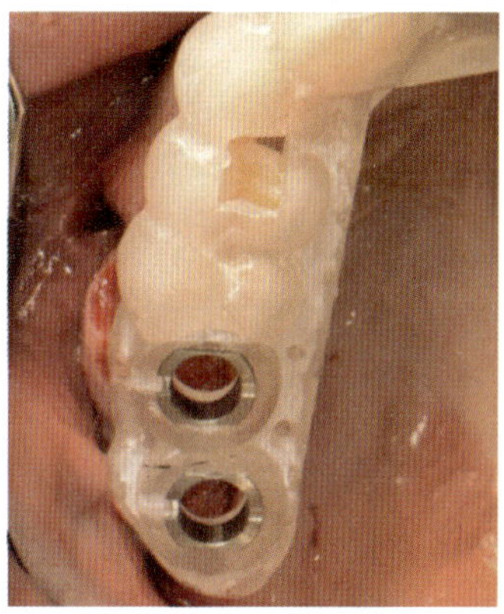

그림 19-50 수술용 가이드를 구강내에 장착한 모습

6) 선택적 즉시의치(임시의치 또는 최종보철물) 제작

보철물의 제작방법은 제작 시기에 따라 2가지 방식으로 나눌 수 있다.

첫째, 수술 전 지대주를 포함한 임시의치나 최종보철물을 미리 완성하여 수술 후, 바로 셋팅하는 방법과 둘째, 수술 후 구강스캐너를 활용하여 디지털 인상을 채득한 후, 보철물을 제작하는 방법이다. 본 장에서는 두 번째 방법으로 보철물을 제작한다.

7) 수술

수술방법은 아나로그 방법과 동일하다.

8) 인상채득

구강 내 고정체에 스캔바디를 체결한 후, 구강 스캐너를 이용하여 디지털 인상을 채득한다.

구강 스캐너를 이용한 인상 채득 시에는 고정체의 회사별, 제품별 규격에 맞는 스캔 바디를 선택하여야 한다. 채득한 디지털 인상 데이터는 치과기공소로 전송한다(그림 19-51 ~ 19-53).

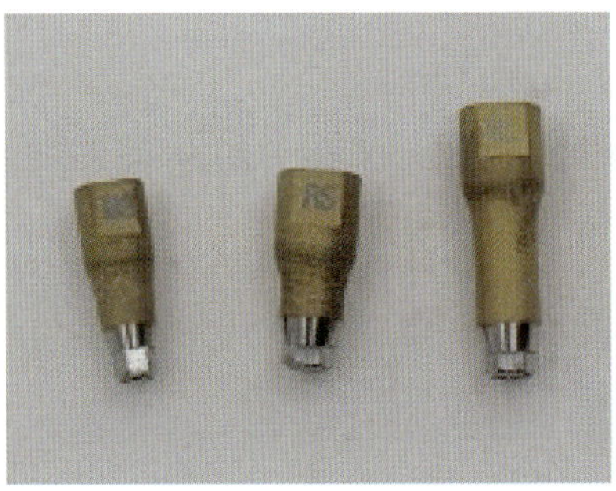

그림 19-51 구강 스캔 바디

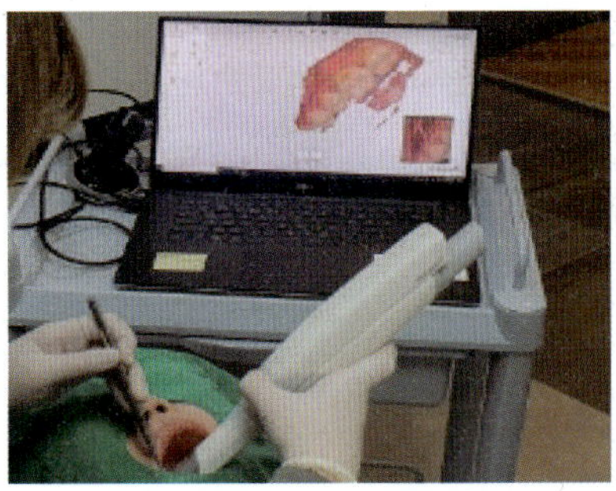

그림 19-52 스캔 바디 체결 후 구강 스캔

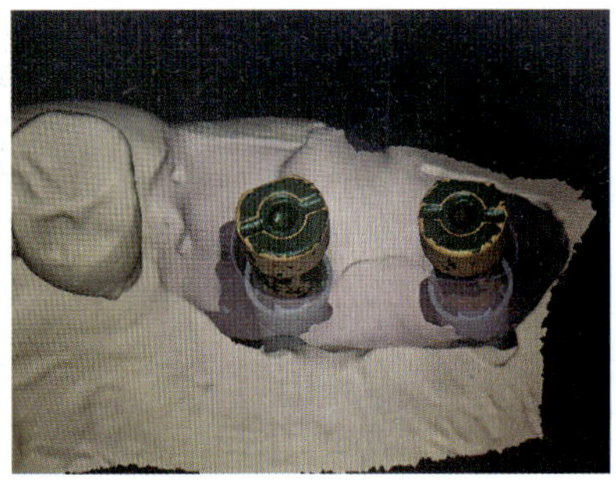

그림 19-53 스캔 데이터

9) 지대주 제작과 지그(jig)제작

지대주를 제작하는 방법에는 지대주만 먼저 제작한 후 지대주의 스캔을 다시 떠서 보철물을 완성하는 방법과 지대주와 보철물을 동시에 가공하여 완성하는 방법이 있다. 이는 가공기의 성능에 따라 좌우된다. 스캔바디에 맞는 스캔바디 라이브러리를 실행시킨다. 스캔바디와 불러온 스캔라이브러리를 병합시킨 후 완성될 보철물의 디자인을 기준으로, 맞춤지대주의 디자인을 완성 및 가공기를 이용하여 밀링한다. 가공된 지대주의 구강 내 위치 관계를 가이드 하기 위한 지그를 제작한다(그림 19-54).

10) 상부보철물 완성

상부보철물을 디자인 및 가공하여 완성한다. 완성된 보철물은 치은이 재현된 모형에 지대주와 지그 그리고 보철물을 적합 시켜 치과에 보낸다. 모델리스의 경우에는 완성된 보철물과 지대주 그리고 지그를 별도 포장하여 치과에 보낸다. 만약 모형을 필요로한 경우에는 3D 프린터로 모형을 출력하여 모형에 보철물을 적합시킨 후 치과에 보낸다(그림 19-55).

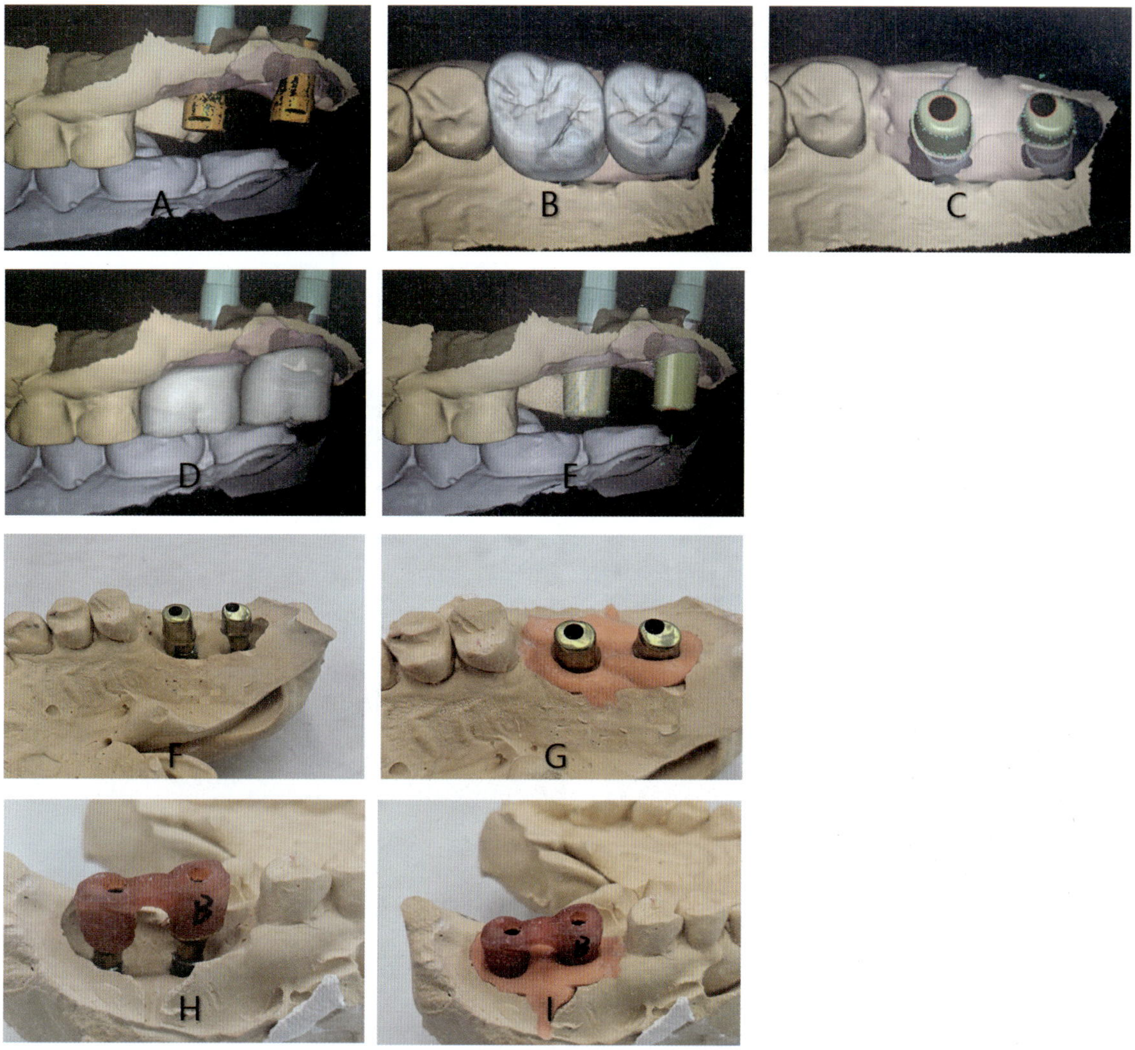

그림 19-54 지대주 제작과 지그(jig) 제작(A~I)

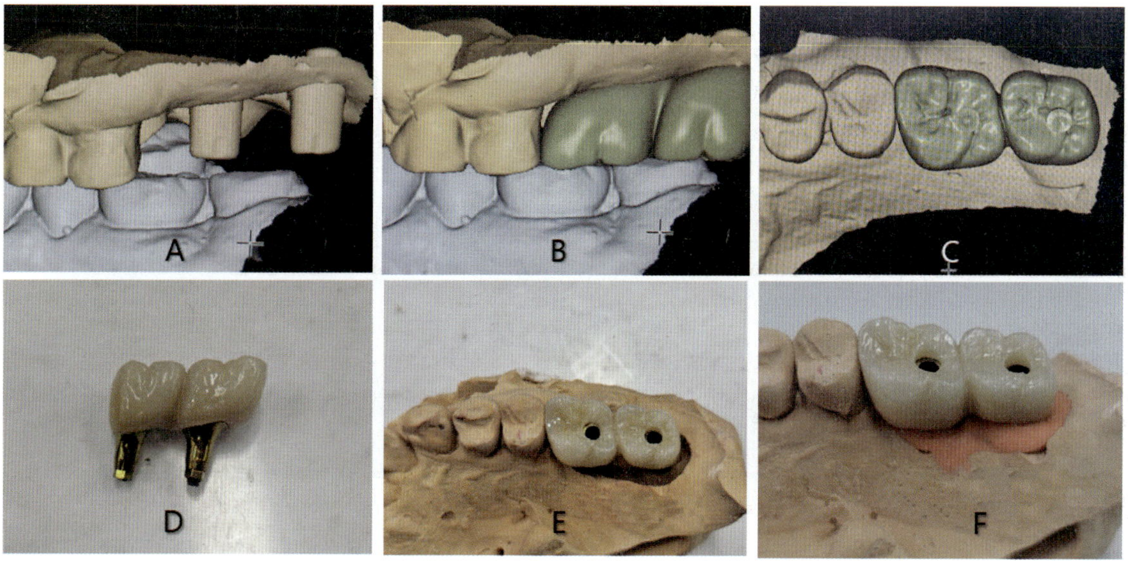

그림 19-55 보철물 완성(A~F)

19-5 임플란트 전악 보철물의 종류

임플란트를 이용한 전악 보철물은 크게 고정성 보철물과 가철성 보철물이 있다. 여기서는 고정성 보철물을 중심으로 살펴보도록 하겠다.

1. 고정성 임플란트 지지 보철물(Implant-supported fixed prosthesis)

치조골 흡수량이 적고 전치부와 구치부에 임플란트를 고루 분포시킬 수 있는 경우에 가능한 치료법이다. 보철물은 전치부와 양측 구치부의 3부분으로 나누어 제작할 수 있다. 특히 하악을 임플란트로 수복할 경우 하악골이 움직일 때 특징적으로 발생하는 하악골의 휨 현상(mandibular flexure)으로 인해 구치부까지 모든 임플란트를 splint하는 것보다 작은 unit으로 분리하는 것이 바람직하다(그림 19-56).

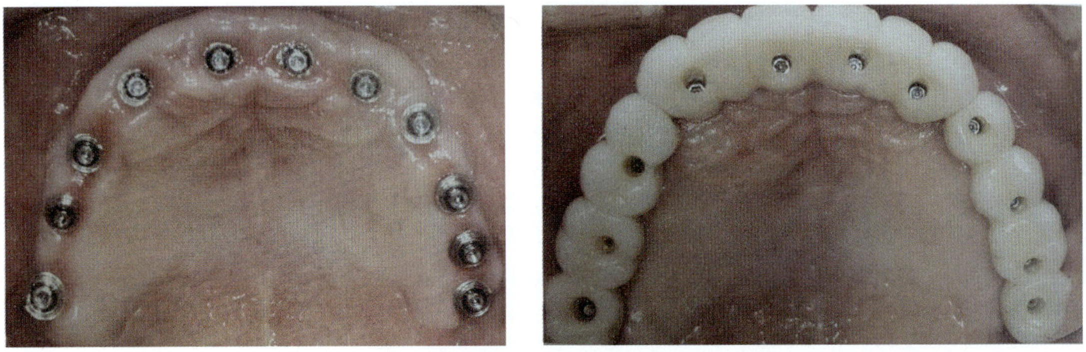

그림 19-56 고정성 임플란트지지 보철물

2. 고정성 하이브리드 보철물(Fixed hybrid prosthesis)

완전 무치악에서 전방에 하악은 4~6개, 상악은 6개 정도의 임플란트를 식립하여 외팔보(cantilever) 형태의 고정성 하이브리드 보철물을 말한다. 외팔보의 길이는 상악은 10mm, 하악은 18mm 정도를 적용하지만 역학적으로 문제가 없는 비율은 최전방 임플란트와 최후방 임플란트 중심 간 거리의 1.5배까지 연장가능하다. (그림 19-57).

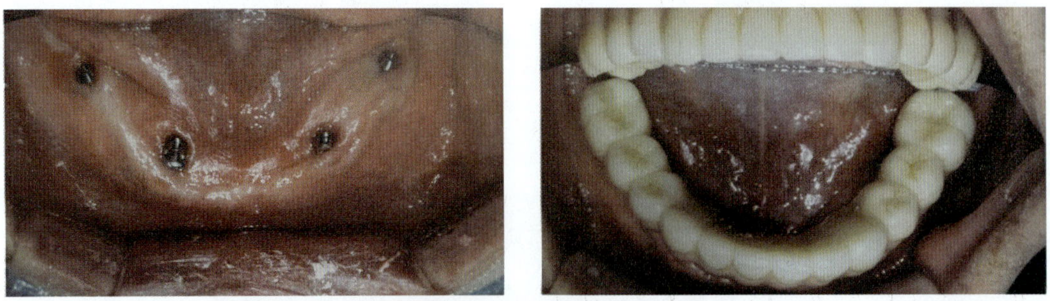

그림 19-57 고정성 하이브리드 보철물

3. 올 온 엑스(ALL-ON-X)

프레임 가공 방식을 기존의 주조과정을 통해 발생 된 수축과 팽창으로 인한 오차와 수작업으로 인한 오랜 작업시간이 걸린다는 문제점을 CAD/CAM system을 활용하여 개선한 보철물이다. ALL-ON-X에서 X는 임플란트 식립 개수를 의미하는 것으로 무치악 환자 중 치조골 상태가 양호한 부위에 4~5개 정도의 임플란트를 식립한 뒤 임플란트 상부에 금속 프레임을 연결하고 보철물을 고정시키는 방식이다. 고정성 임플란트 지지 보철물에 비해 식립 개수가 적고 고정성 하이브리드 보철물과 같은 치아(배열) 중심이 아닌 건강한 뼈의 위치가 식립 기준이 되기 때문에 뼈이식 없이 수술하는 것이 장점이다. 건강한 뼈 중심으로 임플란트를 식립한 후 CAD/CAM system을 이용하여 내부 프레임을 제작하고 그 위에 상부보철물을 합착시키는 방식이다. 완성된 보철물은 프레임에 합착 된 상태로 고정체(Fixture)에 고정시켜 가철식이 아닌 고정식 보철물이다. 프레임의 재료로는 주로 티타늄 합금을 주로 사용하고 있으며 최근에는 티타늄 분말을 이용한 프린팅 가공 방식도 사용되고 있다(그림 19-58, 19-59).

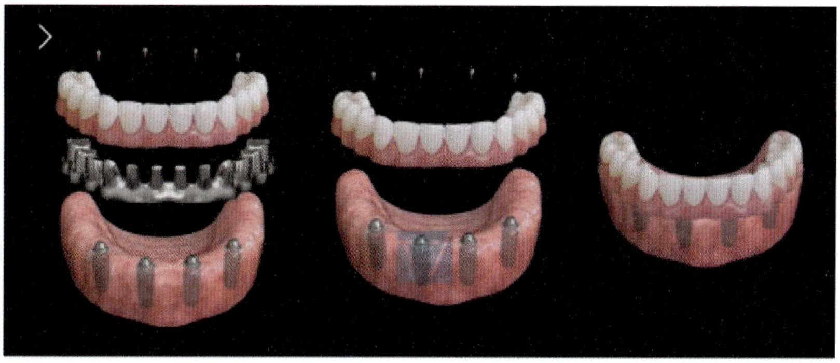

그림 19-58 All on 4 구조

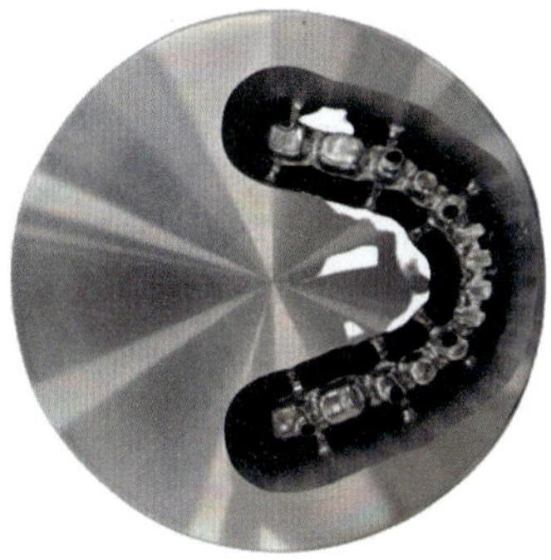

그림 19-59 All on 4 티타늄 프레임

20 치과 세라믹
(Dental Porcelain)

20-1 치과세라믹의 역사

세라믹(porcelain, ceramics)은 인간에 의해 최초로 가공된 무기물질이다. 그리스 언어인 keramos는 도기류(pottery) 또는 불에 구운 물질을 뜻한다. 최초의 유약 융착법(glazed technique)은 기원전 약 4,000년경에 수메르인이 발명하였다. 고대 바빌로니아 시대에 건축 기술에서 응용되어, 점토의 덩어리를 태양열로 건조시켜 돌처럼 굳어지게 하여 건축재로 사용하였다. 우연히 건축 중 모닥불 불속에 떨어진 점토가 소성 물질로 탄생되는 것을 알게 되었다. 5~8세기경 당조시대 중국인에 의해 도자기 발명되었다. 12세기경 실크로드(silk load)를 통해 유럽에 소개되었다. 귀중품으로서 천황귀족에 진상되었다. 유럽 사람들이 도자기로 구워 보려고 시도하였으나 도토가 산출되지 않아 실현되지 못하였다. 그 후 500년 후 1708년 독일(드레스덴) 유럽제의 도자기가 완성되었다(중국보다 1000년 뒤짐). Pierre Fauchard(프랑스); 1728년 세라믹을 최초로 치과 영역에 이용할 것을 주장하고 세라믹을 이용해서 치관보철(crown)을 제작하려는 생각을 기술하였다. Alexis Duchateau(프랑스)는 약제사로 1774년 도자기로 인공치를 제조하려 했으나 실현하지 못하였다. 최초의 도치(porcelain teeth)는 1808년 Fonzi(파리에서 개업하고 있던 이탈리아 치과의사)와 DuBois Foucou(프랑스)에 의해 제작되었다.

Samuel Stocken(미국)는 1850년 미국으로 기술이 전달되어 도치를 공업적으로 생산하여 상품화 하였다. Charles H. Land(미국)는 1889년 미국의 개업의가 임상에 적용해 세라믹분말을 축성·소성하여 세라믹자켓관을 제작하였다(최초 특허). Land가 제작한 세라믹은 소성과정에서 변화하여, 흘러내려 그 원형을 잃는 결점으로 인하여, 금속제의 Matrix(platina)를 사용하여 융착하였다. 그 결과 금속소성세라믹이 탄생하였다. 그러나 세라믹의 투명성으로 아름다운 색조를 재현치 못하였다(platina의 색조가 투과됨으로 회색으로 변한다). 그래서 Platina박을 사용한 후 Platina박을 없애주는 세라믹자켓관(porcelain jacket crown)을 제작하였다. 우리의 이웃인 일본은 1890년 특허신청에 의해, 1922년 송풍주식회사 설립하였다.

전기로(electro furnace)는 1894년 L. E. Custer에 의해 개발되었다. 1925년 'Ceramics in Dentistry'라는 Albert Le Gro의 서적이 발간되었다. 이때 유럽에서 고온용융세라믹이 개발되었고 Jan Adriaansen(암스테르담)은 세라믹을 붓으로 축성하는 기술을 주창하였다. Swann, Felcher, Hovestad, Johnson, Lakermance, Gonod 및 Granger가 이리듐-백금합금(iridioplatinum)으로 세라믹 교의치를 제작하려는 노력을 하였고 오늘날의 금속·세라믹 재료가 개발되었다고 할 수 있다. 1962년 M. Weinstein, S. Katz 그리고 A. B. Weinstein이 세라믹과 결합되는 금합금의 사용에 관하여 미국에서 최초의 특허를 얻음으로써 금속·세라믹의 보편적 사용이 가능하게 되었다. 1963년 영국의 McLean과 Hughes에 의해 알루미나 보강 치관(alumina reinforced crown)의 제작을 위한 최초의 활용 가능한 방법이 개발되었다. 1976년에는 McLean과 Sced에 의해 백금 박과 결합되는 백금 결합 알루미나 치관(platinium bonded alumina crown)이 개발되었다. Vines, Semmelman, Lee와 Fonvielle이 미국의 Dentist's supply company에서 세라믹의 진공소성법을 개발하였다. 1980년대에 들어 저온용융세라믹인 주조성 유리 세라믹(castable glass ceramics)와 moldable aluminous core system이 개발되었다. 1990년대에 심미에 대한 욕구가 증대됨에 따라 all ceramic crown 등의 제작이 유행되었고 백금박이나 내화성 모형 위에서 세라믹을 소성하는 방법, 세라믹을 주조하는 방법, 컴퓨터를 이용하여 디자인(computer aided design, CAD)하고 컴퓨터를 사용하여 제작(computer aided manufacturing, CAM)하는 방법들이 개발되어 오늘날에 이르렀다.

20-2 금속·세라믹관의 제작개요

1. 세라믹보철물의 종류

1) 세라믹 전장주조관(porcelain veneered metal crown)
2) 세라믹 인레이(porcelain inlay)
3) 세라믹 온레이(porcelain onlay)
4) 금속·세라믹관(metal bonded porcelain crown)
5) 칼라레스 세라믹관(collarless porcelain crown)
6) 전부세라믹관(all ceramics crown)
7) 세라믹 자켓관(porcelain jacket crown)
8) 세라믹 라미네이트(porcelain laminate)
9) 선라이즈 세라믹관(sunrise porcelain crown)
10) 세라믹 매식체(porcelain implant)

2. 금속·세라믹관의 제작순서

1) 개형인상(snap impression)
2) 연구모형(study model)
3) (1) 지대치 삭제(preparation of abutment teeth)
   (2) 개인 트레이와 임시치관보철(individual tray and temporary crown)
4) 최종인상(final impression)
5) 작업모형과 대합치열모형(working cast and opposing cast)
6) 납형(wax pattern=wax coping)
7) 주입선(spruing)
8) 매몰(investing)
9) 소환과 주조(burn out and casting)
10) 주입선 절단과 주조체 마무리(sprue removal and metal coping finishing)
11) 주조체 세척(metal coping cleaning)
12) 주조체 가스 빼기(metal coping degassing)
13) 불투명세라믹의 축성과 소성(opaque build up and firing)
14) 치관색세라믹의 축성과 소성(body, incisal application and firing)
15) 외형형성(contouring)
16) 수정(patch bake)
17) 광택과 착색(glazing and staining)
18) 금속 칼라의 연마(metal coping collor polishing)
19) 적합(adaptation)
   (1) 치과기공소 및 치과기공실(laboratory)
   (2) 치과치료실(clinic)
20) 합착(cementation)

1), 3)–(1) , 4), 19)–(2), 20): 치료실 과정

3. 치과용 세라믹의 제조공정

제조공정은 각각 회사의 특징에 따라 조금은 차이가 있다.

1) 장석(feldspar), 석영(quartz), 고령토(kaolin), 색소(coloring agent) 등의 원석을 준비한다.
2) 원석을 원통분쇄기(drum mill)에 넣어 분쇄하고(aluminum oxide ball을 이용) 입자를 크기별로 분류한다(입자가 큰 것은 다시 분쇄한다). 분쇄된 것을 채로 걸러 입자 크기별로 수집한다.
3) 분쇄된 입자를 일정한 크기의 덩이로 만들어 fritting한다.

4) 망치로 조그만 조각으로 만들고 roller에서 입자 크기별로 분쇄한다. 그리고 입자 크기 별로 따로 모은다.
5) Grinding machine에 다시 분쇄한다.
6) 물에 섞어서 관으로 이동시켜(자석으로 아연성분 제거) 다시 수정한다.
7) 작은 입자로 만들기 위하여 국수 모양으로 만든다.
8) 국수모양을 frit하여 원하는 입자의 분말을 선별한다.
9) 선별된 입자를 혼합기에 착색제(stain)와 함께 넣고 혼합한다(혼합기 내면은 Al2O3로 coating 되어 있다).
10) Sample test: 세라믹과 착색제 혼합물(shade check)
11) 시험용 button 제작(세라믹을 press jip에 넣은 후 공기압축).
12) Sample을 baking한다.: Baking된 시편(크기 10~25mm 원형).
13) Test 결과, DE 〈 1인 경우 합격이다(육안 식별 불가능).
14) 상품화를 위하여 많은 양을 혼합한다.
15) 컴퓨터(computer)를 이용하여 sample test결과를 비교, 기록한다.
16) 결과를 파일(file)로 작성하여 영구보관(sample 포함); 치과기공소에서 error 요청 시 확인용으로 사용한다.
17) 완성된 세라믹을 육안으로 색 식별한다(좌측에는 상품 sample, 우측에는 기본 sample).
18) 형광 수준을 checking한다.
19) 세라믹 실험용 bar(실험 sample)를 제작하고 실온과 가열시의 열팽창계수의 차이를 작성한다. 그리고 test 결과 자료수집, 보관한다.
20) 실험에 합격한 것은 합격표(녹색)를 부착한다.
21) 완성된 세라믹분말을 용기에 넣어 상품화한다.

4. 세라믹의 사용 취급방법

1) 세라믹 분말의 혼합

세라믹 분말은 저장 용기 안에서 가라앉게 되는데, 오래 보관한 것은 사용 전에 입자들이 고루 섞이도록 용기를 상·하로 여러 번 흔들어 적절히 혼합되도록 한다. 세라믹 분말의 혼합 후에는 뚜껑을 즉시 열어서는 안 된다. 작은 입자가 용기 밖으로 날려 소실됨은 물론 작업자에게도 해를 줄 수 있다.

2) 혼합된 세라믹의 축성

적절히 혼합된 세라믹은 붓이나 금속 기구로 축성한다. 축성하는 동안에는 가아제(gauze)나 tissue paper 등의 흡습지를 준비하여 필요할 때 과잉의 수분을 제거한다.

3) 응축

액체를 표면에 떠오르게 하여 빨아내는 조작은 액체가 더 이상 표면에 떠오르지 않을 때까지 반복한다. 이 시점을 넘겨 과도하게 응축을 계속하면 세라믹 혼합물이 건조되기 시작하기 때문에 축성된 세라믹이 파열되는 등의 역효과가 생길 수 있다.

4) 건조와 소성

응축된 세라믹을 세라믹로에 넣기 전에 완전히 수분을 건조시켜야 한다. 잔여 수분이 잔존한 상태에서 소성하면 수분이 급격히 증기로 변하여, 그 팽창력으로 세라믹 축성물을 파열시킨다. 기포를 제거하기 위하여 진공소성을 하여야 하고 소성 후에는 세라믹로에서 꺼내어 즉시 비이커 같은 유리용기로 덮어 주어 열충격에 의한 세라믹의 파절이 되지 않도록 주의해야 한다.

5) 세라믹의 추가 축성

여러 가지 이유에 의해 추가 축성을 하면 추가된 부위가 이전에 소성된 부위와 조화를 이루지 못하여 다르게 보일 수 있고, 기포가 많아지고 강도가 약화된다. 그러므로 추가 축성이 되지 않도록 처음 과정을 정확히 축성하도록 한다.

6) 외형형성

외형형성 시에는 세라믹 전용의 연마기구를 사용하여 오염이나 변색이 되지 않도록 한다.

7) 혼합된 세라믹의 보관

쓰고 남은 세라믹 혼합물은 뚜껑을 덮어 두어 대기 중에 떠다니는 오염물질이 들어가지 않도록 보관하여야 한다.

5. 세라믹의 심미성

1) 색과 색조의 선택

(1) 빛과 색의 관계

빛이 없이는 색은 존재하지 않는다. 색이라는 것은 광원(태양, 전등, 광선 energy)으로부터 나오는 빛이 물체에 비추어 반사, 분해, 투과, 굴절, 흡수될 때 안구의 망막과 여기에 따르는 시신경에 자극됨으로써 감각된 현상으로 나타난다. 인간의 눈에 빛으로서 느낄 수 있는 가시광선 영역은 380~750nm이며 인간이 색을 느끼는 빛은 이 가시광선 안에서만 색상을 볼 수 있다. 태양빛이 프리즘을 통과하면 굴절되어 파장이 다른 빛은 각각 다른 방향을 향한다. 태양 빛은 모든 가시광선의 파장을 가지고 있다고 생각할 수 있으며 이러한 모든 색이 합쳐졌을 때는 흰 빛을 볼 수 있다.

색을 설명하는 가장 좋은 방법은 시각 색체계에서 많이 사용되고 있는 munsell color system으로 색이 있는 물체를 눈으로 볼 때 지각할 수 있는 색의 특성을 색상(hue), 명도(value), 채도(chroma) 등으로 구분하여 설명하였다.

Munsell은 측정색의 표시는 H V/C의 기호로 나타냈다(H는 색상, V는 명도, C는 채도). 이때 기호가 5R4/6이라고 표시가 된다면 5R 4의 6으로 읽으며 색상은 중간 빨간색 명도값은 4 채도값은 6이다.

Munsell color system에서는 10가지 색상이 있다. 색조는 10개의 등급인 yellow(Y), yellow- red(YR), red(R), red-purple(RP), purple(P), purple-boue(PB), blue(B), blue-green(BG), green- yellow(GY)로 분류한다. 10가지 군은 각각 세분하여 다시 10가지의 군을 이룬다. 따라서 중간 빨간색은 5R이라 표시한다. 자연치아에서는 상아질이 자연치아의 색상을 발현시키는 주원천인데 그 색상은 yellow와 yellow-red 사이에 위치한다. 1931년에 6,000개의 치아를 연구한 Clark는 자연치의 색조범위가 6YR에서 9.3YR이지만 그러나 이 범위 내에서의 치아의 분포는 전혀 균일하지 않다고 보고하였다.

명도는 색의 상대적인 밝음이나 어두움, 즉 밝은색과 어두운색의 차이이며 광도(brightness), 밝기(lightness), 광택(brillance) 등으로 부른다. 이것은 같은 색군 내에서의 구별이다. 각 색군 내에서의 밝고 어두운 것을 Munsell은 0에서 10까지로 나누고 검은색은 0이고 하얀 색은 10이다. 회색은 중간이며 낮은 수의 명도를 검은 색조계라고 부르며 높은 수의 색조계를 밝은 색조계라 부른다. 자연치에서 명도는 주로 법랑질의 질과 투명도에 의해 영향 받는데 그 명도 범위는 4~8로 밝은쪽에 속하고 지나치게 명도가 높은 보철물은 너무 밝아서 관찰자에 의해 쉽게 구별되므로 심미적으로 실패하게 된다. 자연치와 같은 색조 선택시에 가장 중요한 것은 명도이다. 왜냐하면 명도의 차이는 쉽게 구별될 수 있고 맞지 않는 명도는 환자에 의해 즉시 판단된다. 즉, 색상이나 채도는 거리가 멀어질수록 차이를 구별할 수가 없지만 명도의 차이는 거리에 상관없이 멀거나 가까운 거리에서도 쉽게 판별할 수 있기 때문이다. 채도는 강한색과 약한색을 구별할 수 있는 차이, 즉 색조의 강도나 색상의 포화량을 나타낸다. 다시 말해 색의 순수하고 탁하거나 흐린 정도의 차이를 말하며 색이 순수할수록 채도가 높고 탁하거나 흐릴수록 낮다고 한다. 채도의 단위는 무채색인 0에서 시작하며 숫자가 증가할수록 강한 색을 나타내며 자연치에서 채도는 상아질에 의해 결정되며 법랑질의 투명도나 두께에 의해 영향 받으며 채도범위는 0~7까지의 낮은 수치였으며 이는 치아가 강한색을 갖고 있지 않다는 것을 의미한다. 색료(色料)는 감산혼합으로 혼합하면 할수록 명도가 낮아지고 채도도 낮아진다. 이는 세라믹치과기공사가 색조를 재현할 때 특히 주의해야 할 사항이다.

(2) 색조선택

색조선택은 빛과 색의 원리에 대한 지식과 치과세라믹의 기술에 의해 좋은 결과를 얻을 수 있다. 그러기 위해서 일반적으로 다음과 같은 원칙을 지켜야 한다.

① 환자와 광원사이에 술자가 위치하고 환자는 술자의 눈높이에서 관찰되어야 하고 환자가 똑바로 앉아 있는 것이 가장 좋으며 색견본과 환자치아를 반사가 최소로 되게 위치시키고 색조를 대조해야 한다.

② 술자와 환자의 밝은색의 옷은 색조선택에 나쁜 영향을 미치며 환자용 앞가리개는 은은한 색이나 푸른색이 좋으며 립스틱은 지워야 한다.

③ 이상적인 배경색은 밝은 회색이나 중간 회색이 좋으며 Munsell 기록은 N7~N9이다. N은 중성(neutral)

또는 무채색을 의미하고 숫자는 명도를 의미한다.

④ 색조선택에 기준이 되는 치아의 색과 투명도는 치태나 침착색소 제거 없이는 어려워 깨끗이 청소해야 한다.

⑤ 색조선택은 진단초기에 이루어진 후 지대치 형성 단계시 다시 확인할 수 있는 충분한 시간을 갖고 선택해야 한다.

⑥ 치아와 세라믹은 관찰조건에 따라서 색조가 달라지기 때문에 환자가 가장 많이 지내는 환경에서 선택되어지도록 해야 한다.

⑦ 색조선택에 있어 치아의 명도는 건조할 때(특히 rubber dam이 사용되었을 때) 증가됨으로 자연적인 수분함량이 유지된 상태에서 해야 한다.

⑧ 여러 조명 하에서 색조를 비교해야 한다. 정상적으로 백열등과 형광등 아래에서 먼저 선택한 후 자연광선 하에서 색을 정하도록 한다.

⑨ 금속·세라믹관과 색조표본을 배열하는 위치가 다르면 색이 다르게 보인다.양안시차(兩眼視差)가 있어 좌·우측 눈의 강도가 서로 다르기 때문에 좌측에 배열한 경우와 우측에 배열했을 경우는 서로 색이 다르게 보인다. 그러므로 색조표본과 금속·세라믹관을 세로로 배열하여 관찰하여야 양안시차로 발생하는 오차를 줄일 수 있다. 또한 색을 확인할 때는 모형위에서 하지 말고 중간보다 약간 밝은 회색의 책상 위에서 작업을 해야 한다.

⑩ 색조를 선택할 때 계속 보고 있으면 점점 비슷해져 색을 판단할 수 없으며, 보색잔상이 일어나게 되어 물체의 본래 색을 알 수 없게 된다. 눈의 강도는 1/2초가 되면 최고조에 도달하고 1초 후에는 50%가 저하한다. 그러므로 순간적인 느낌으로 색조를 판단하고 이때 눈은 비교하기 전과 쉬는 동안은 치아의 색인 노랑과 보색 관계인 푸른색 카드를 본 후 색조 선택하는 것이 좋다. 색조를 선택한 후 칼라 슬라이드로 보관하는 것이 치아색조 뿐 아니라 환자의 표정까지 알 수 있어 좋다.

⑪ 먼저 치경부를 관찰하여 가장 가까운 색조를 선택한 후 그 다음에 채도를 선택하고 마지막으로 명도선택을 해야 한다. 기본 색조를 선택한 후 기본색조의 변이, 법랑질의 색조, 투명도 및 위치, 특수효과의 순서로 자세하게 치아의 특징을 표시해야 한다.

⑫ 자연치아의 색조가 두 가지 색견본 사이에 있다면 낮은 채도와 높은 명도의 색견본을 선택해야 한다. 채도의 증가는 색조를 더 첨가함으로서 쉽게 조정할 수 있고, 명도는 보색을 추가하므로 감소시킬 수 있다.

⑬ 이상적인 광원은 빛온도가 평균 6,500 k인 균형 잡힌 대낮의 상태이다. 그러므로 치과 진료실과 치과기공소 및 치과기공실은 모두 자연광으로 조정된 조명기구를 장치하여야 한다.

2) 세라믹 심미성의 회복

자연치아와 같은 자연스러운 심미적 치과보철물을 제작하기 위해서는 빛과 색깔의 현상과 시각의 착각을 일으키는 현상과 치아형태의 외형, 치아의 크기, 치아의 위치와 배열, 표면질감, 색에 대한 이론을 이해하는 것이 중요하다.

(1) 외형(outline form)

수복물의 외형은 환자의 얼굴형태, 성별, 환자의 성격과 잘 조화를 이루도록 형성해 주어야 한다. 치아의 외형 형성시 만곡은 유연성, 공손함, 균형성을 나타내며 각도는 강력함, 의지, 활동성을 나타내므로 환자의 개성에 맞도록 시행해야 한다.

(2) 크기

자연치아와 수복할 치아의 크기가 차이가 날 때는 능각의 형태 조절로 유사한 크기로 보이도록 조절할 수 있다. 근·원심 순면 능각 사이를 정상치아보다 좁게 하면 정상치아보다 더 작게 보이도록 조절할 수 있다. 같은 근원심폭경에서 정상치아의 순면을 튀어나오게 하면 더 좁아 보이고, 평평하게 형성하면 더 크게 보이는 착시 효과를 얻을 수 있다(절단 관찰시). 치관 중앙부분을 정상치아보다 튀어나오게 하면 정상치아보다 더 작게 보이고 평평하게 형성해 주면 더 크게 보인다(측면 관찰시).

(3) 위치와 배열

치아의 위치와 배열로 길이나 폭의 변화를 줄 수 있으며 상악치아를 순측 경사시키면 더 넓고 길어 보이며 설측으로 경사시키면 짧고 좁아 보이게 되고 하악전치를 순측 경사시키면 더 길어 보이게 된다. 또한 치아 위치와 색깔의 면형으로 인하여 좁혀진 부위를 시각적으로 넓게 보일 수 있게 한다. 즉 측절치와 견치의 원심면을 순측으로 돌리고 환하게 하면 넓은 미소선의 효과를 얻을 수 있다.

(4) 표면질감(surface texture)

세라믹관의 표면질감을 인접치아와 같은 빛을 반사하여 색조 선택시 어울리는 색을 만들어 낸다. 편평한 면은 주로 평행하게 빛을 반사한다. 오목한 면은 수렴성의 광선을 형성하는 반면 볼록한 면은 빛을 발산시킨다. 예리한 이행부는 선반사를 하고 부드럽게 경사진 면은 더 많은 면적의 반사양상을 보이므로 매끈한 수복물은 더 크게 보인다.

(5) 치아색

치경부는 상아질이 법랑질보다 많으므로 색이 다른 곳보다 진하며 절단측으로 갈수록 법랑질이 많아 색이 엷어지고 투명도가 증가된다. 자연치아와 같이 살아있는 것처럼 보이기 위해서는 항상 잘 보이는 절단부의 투명도를 재현시켜 주어야만 한다.

실제와 다른 크기와 형태를 느끼게 하기 위해서는 빛 반사 현상의 조절과 색대비에 대한 조절을 하여 착시효과를 얻게 한다. 즉 색 대비와 빛 반사가 증가되면 가시도가 증가하며 빛굴절이 증가되면 가시도는 감소된다. 그리고 밝은 면은 나와 보이며 어두운 면은 들어가게 보이는 착시현상을 느끼게 한다.

20-3 세라믹보철물의 제작 재료 및 기구

1. 비품 및 소모품

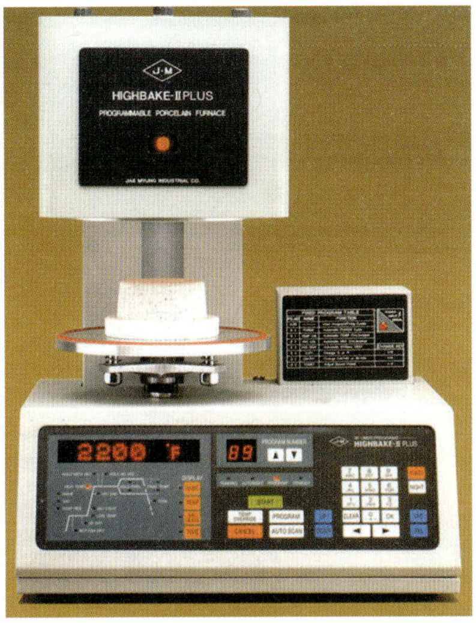

그림 20-1 세라믹로(porcelain furnace)

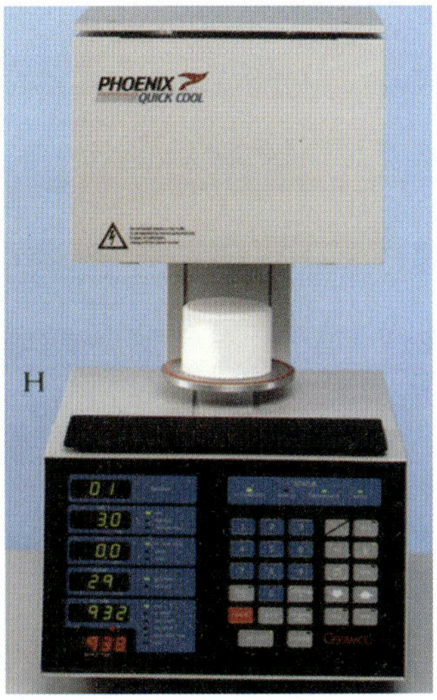

그림 20-2 세라믹로(porcelain furnace)

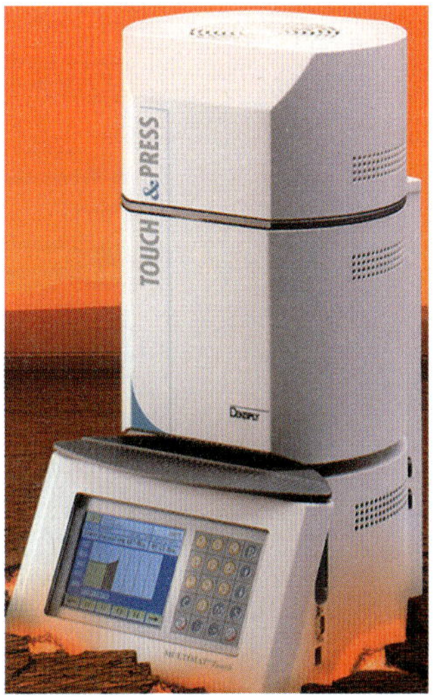

그림 20-3 세라믹로(porcelain furnace)

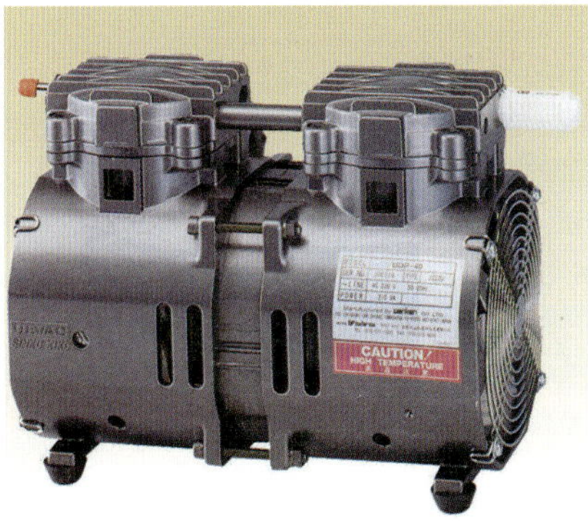

그림 20-4 진공펌프(vacuum pump)

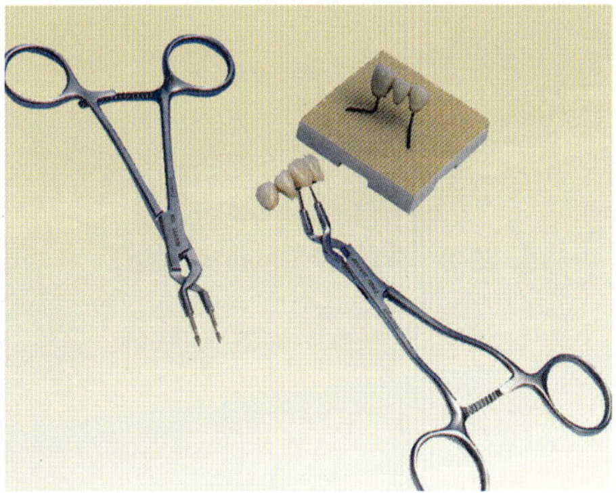

그림 20-5 세라믹축성겸자(porcelain build up grip)

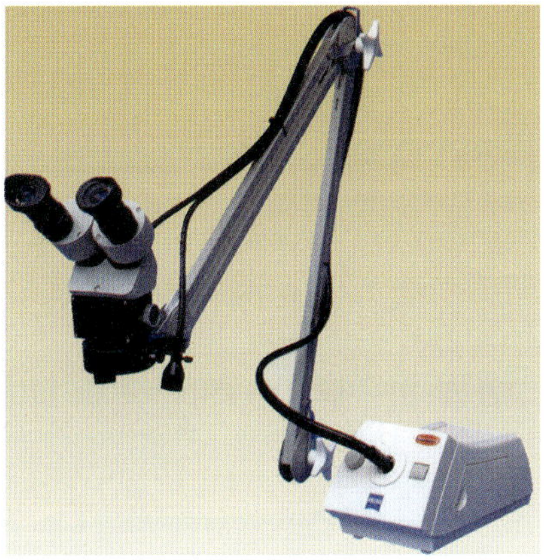

그림 20-6 현미경(microscope)

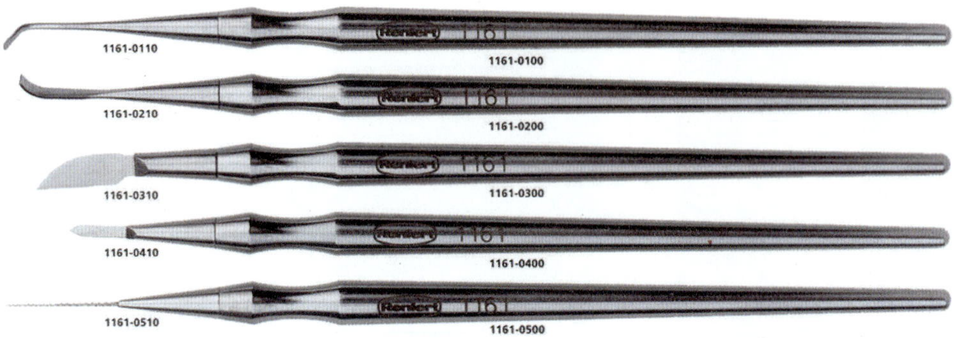

그림 20-7 세라믹용 기구 세트(porcelain instrument set)

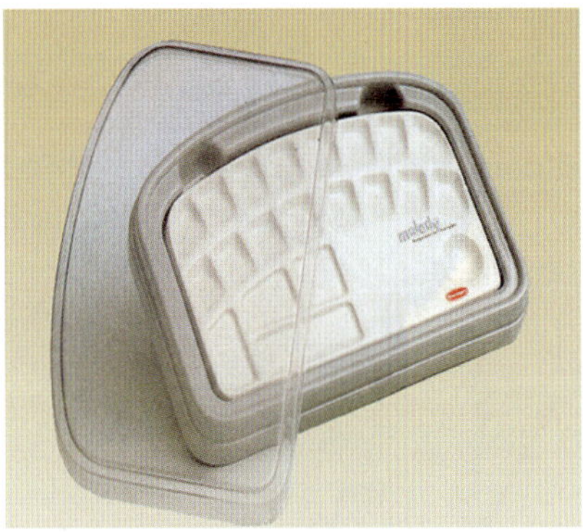

그림 20-8 혼합용기(mixing slab)

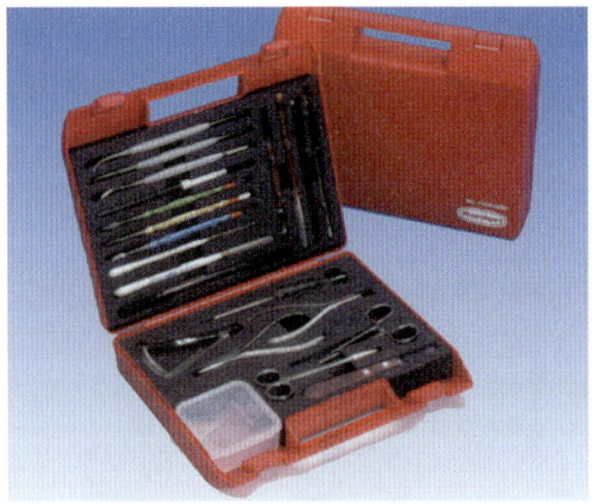

그림 20-9 세라믹용 기구 세트(pocelain instrument set)

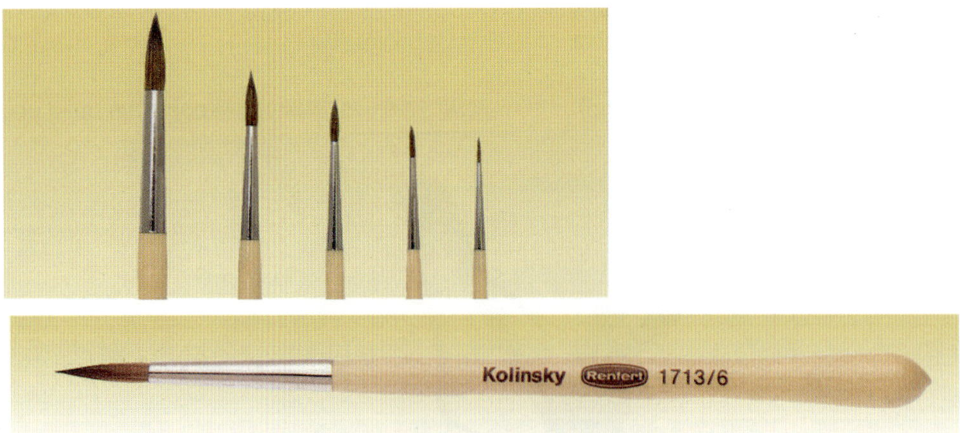

그림 20-10 세라믹용 붓(porcelain brush)

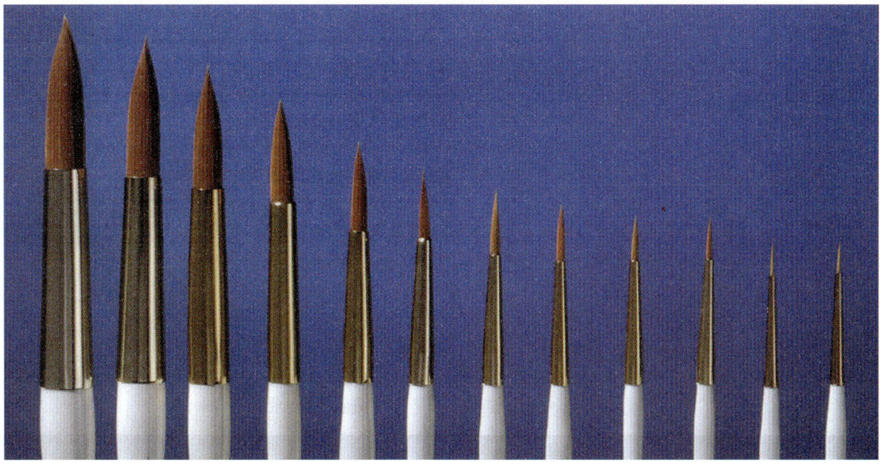

그림 20-11 세라믹용 붓(porcelain brush)

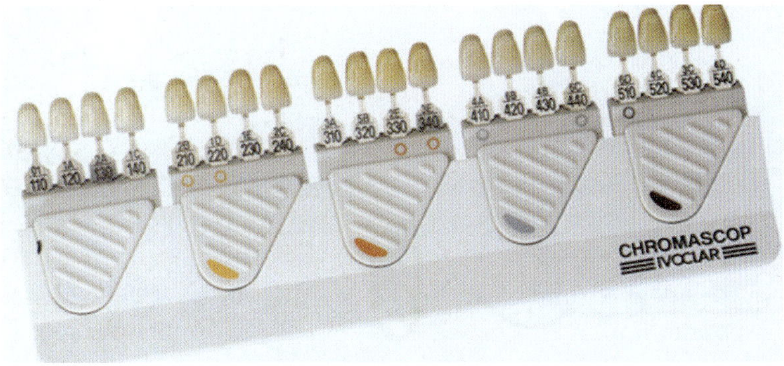

그림 20-12 색조표본(shade guide)

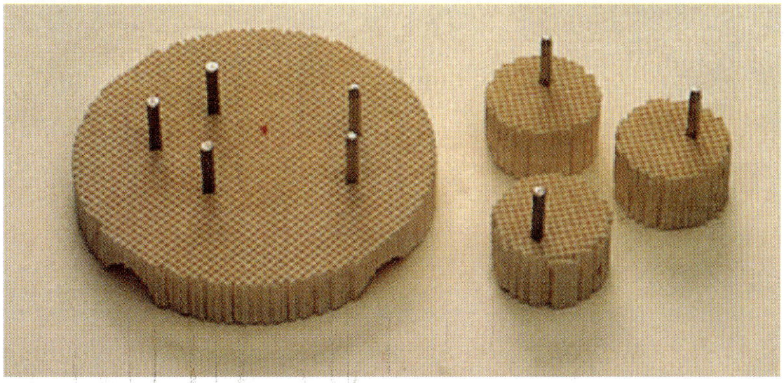

그림 20-13 소성 트레이(firing tray)

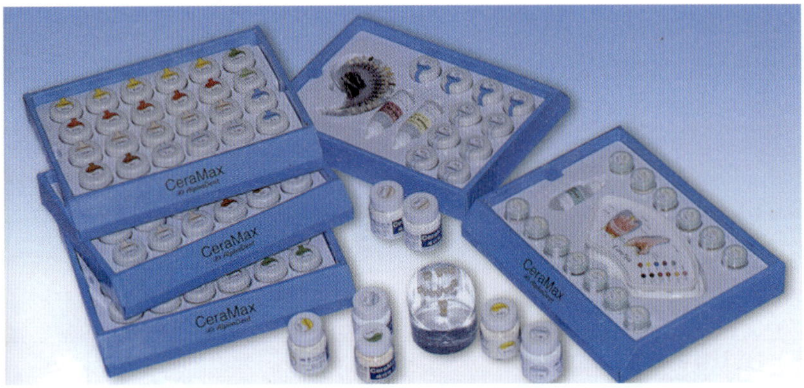

그림 20-14 세라믹 분말 세트(porcelain powder set)

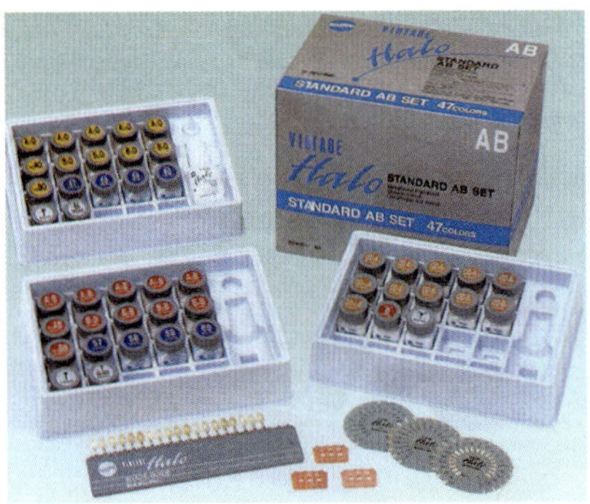

그림 20-15 세라믹 분말 세트(porcelain powder set)

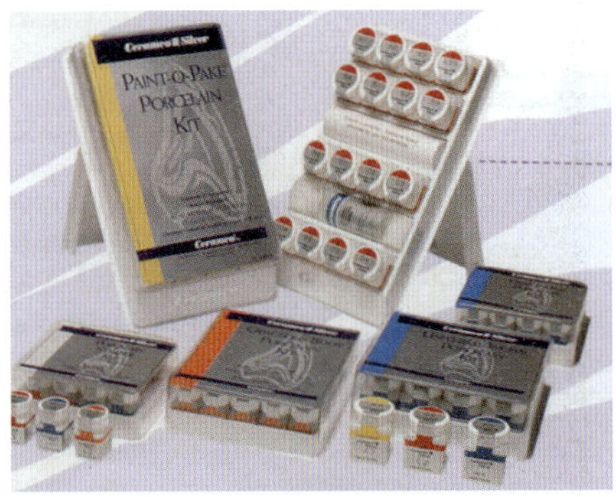

그림 20-16 세라믹 분말 세트(porcelain powder set)

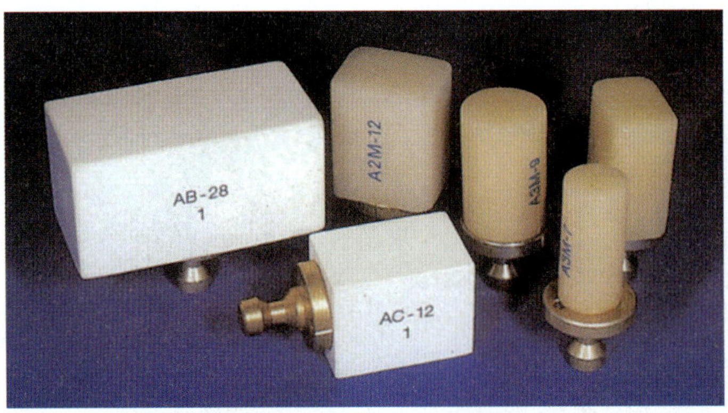

그림 20-17 알루미나, 세라믹 브랭크(alumina blanks, ceramic blanks)

1) 세라믹로의 종류

(1) 수평(횡형)식 세라믹로: 삽입구가 전면에 붙어있고 가열강(muffle)이 수평으로 되어 있으며 platform이 움직이지 않는다.

(2) 수직(종형)식 세라믹로: 삽입구가 하면에 있으며 platform이 수직으로 움직인다. 가열강이 원통형으로 되어 있어 열이 고루 전달된다. 수평식 세라믹로는 가열강을 감싸고 있는 전열선이 상·하면 및 양 측면에는 있으나 전면 및 후면에는 없다. 이에 반해 수직식 세라믹로는 전열선이 상·하면에는 없으나 원통형을 둘러싼 형태로 균일하게 되어 있어 비교적 균일한 온도분포를 얻기 쉬우며 피소성물과 열선과의 거리도 균등하기 때문에 수평식 세라믹로에 비해 수직식 세라믹로 쪽이 온도분포가 균일하다. 수평식 세라믹로는 로 내의 온도분포는 조금씩 달라 상하적으로는 40℃ 전후, 동일 평면 내에서는 20℃ 정도의 차이가 있다. 이러한 온도분포의 불균일성은 가열강이 클수록 일어나기 쉬우므로 가열강은 보철물의 소성에 지장이 없는 범위 내에서 작은 것이 바람직하다.

2) 세라믹로의 구조

(1) 가열강(muffle)

저항선의 종류

① 저온소성용: Ni−Cr합금으로 된 니크롬(nichrome)선
② 중온소성용: Fe−Al−Cr의 합금인 칸탈(kanthal)선
③ 고온소성용: 백금(platinum)선

(2) 온도 지시계(pyrometer, indicating system)

가열강 내의 온도를 표시하는 것으로 온도표시는 ℃와 °F로 읽을 수 있다. 온도지시계는 두 종류의 다른 금속이나 합금으로 된 열전대의 냉접점과 열접점 사이에 생기는 전위차에 의해 움직인다. 열전대의 열접점은 세라믹로 내부의 후 상방이나 중앙 상부에 설치되어 있으며 냉접점은 온도계에 접속되어 있다. 2,000°F까지의 온도를 사용하는 세라믹로는 chromel−alumel 합금의 열전대를 사용하며 그 이상의 온도를 필요로 하는 경우에는 백금−rhodium합금의 열전대(R열전대)를 사용한다. 열전대에 의해 가열강내의 온도를 표시하는 고온계의 표시 방법은 analogue meter에서 digital meter로 이행되어 정밀도의 향상을 가져왔다.

(3) 전류조절 장치

전류를 조절하는 가장 간단한 방법은 가열강의 저항선에 직렬의 가변 저항기를 사용하는 것이다. 이 밖의 조절 기구로는 가변 변압기가 사용되어진다.

(4) 진공 펌프(vacuum pump)

세라믹로의 진공펌프의 선택시 설정된 진공치에 빨리 도달하여 세라믹의 입자간 용착이 일어나기 전에 탈포할 수 있는가를 최우선으로 고려하여야 한다. 일반적으로 72~76㎝/Hg 이상의 진공상태에 빠르게 도달할 수

있는 배기 능력을 갖는 진공 펌프를 사용하는 것이 바람직하다. 세라믹 소성시 적정 진공상태는 27~28inch (7,200~7,400mm)를 유지시키는 것이 이상적이다.

3) 온도 조정법

가열강은 장기간 사용하게 되면 온도 지시계 상의 온도와 실제 로내의 온도 사이에 오차가 발생하게 된다. 이를 조절하는 방법으로는 sheet test, wire test, auto calibration test 방법이 있다. 순은의 용융 온도인 1,760°F와 순금의 용융 온도인 1,945°F를 이용하여 온도를 측정, 조정한다. 즉, 진공하에서 한 시간에 1,800°F까지 올려 가열강 내의 습기와 가스가 완전히 제거된 상태에서, L자형의 0.002~0.004inch 두께의 순은편을 겹쳐진 소성트레이(firing tray)위에 놓고 1,760°F에서 용융될 때 온도계의 눈금을 확인하고 그 오차는 온도 조절 나사를 돌려 조절한다. 이 과정을 2회 이상 시행하여 정확한 온도조절이 이루어지도록 한다.

4) 관리법

(1) 가열강(muffle)의 취급시 주의사항

① 가열강 온도 상승 시 온도를 급격히 상승시키면 가열강 내부에 습기가 차서 수명이 짧아지므로 분당 10℃(50°F) 정도로 서서히 가열한다. 이 때 최초 1,000°F까지의 전류는 5A 정도로 하는 것을 원칙으로 하나 사용하는 세라믹로에 따라 온도 상승률이 다르므로 이 점을 고려하여 전류량을 조절하여야 한다.

② 온도 하강시에도 급냉은 피하고 서냉해야 하며 문을 연 상태에서 냉각하지 않는다.

③ 부주의로 2,500°F 이상으로 가열하는 일이 없도록 한다.

④ 내부는 항상 청결하게 하며 오염되지 않도록 한다.

(2) 가열강의 수명 연장과 건조 상태 유지

(3) 오작동의 발생 방지

아무리 뛰어난 성능을 지닌 컴퓨터 세라믹로도 전원, 잡음(noise) 등에 의해 오동작을 일으킬 가능성이 있다.

5) 색조표본(porcerlain shade guide)

(1) Trubyte bio-form shade guide

① Basic range: B59, B62, B65, B66, B67, B69, B77, B81.

② Characterized range: B64, B68, B70, B82.

③ Yellow range: B51~B56.

④ Grey range: B91~B96.

숫자가 클수록 색이 진하다.

(2) Lumin vacuum shade guide

현재 대부분의 세라믹 제조회사에서 채택하는 색조표본이다.

① A group(reddish/brown): A1, A2, A3, A3.5, A4.

② B group(reddish/yellow): B1, B2, B3, B4.

③ C group(gray): C1, C2, C3, C4.

④ D group(reddish/grey): D2, D3, D4.

(3) Vitapan 3D-master tooth guide

① 1 group: 1M(1), 1M(2)

② 2 group: 2L(1.5), 2L(2.5), 2M(1), 2M(2), 2M(3), 2R(1.5), 2R(2.5)

③ 3 group: 3L(1.5), 3L(2.5), 3M(1), 3M(2), 3M(3), 3R(1.5), 3R(2.5)

④ 4 group: 4L(1.5), 4L(2.5), 4M(1), 4M(2), 4M(3), 4R(1.5), 4R(2.5)

⑤ 5 group: 5M(1), 5M(2), 5M(3)

숫자가 클수록 value가 낮다.
L: more yellowish hue, R: more reddish hue, M: medium hue

(4) Customized tooth color guide

Hue, chroma, maverick, value 등 4개의 tooth color dimension에 맞는 4개의 customized tooth color guide를 수복물 제작하는 동일한 세라믹 분말로 제작하여 줌으로써 정확히 색조를 재현시킬 수 있다.

20-4 세라믹의 조성 및 성질

1. 조성(composition)

치과 세라믹은 자연 치아 구조에 가까운 색이 나도록 착색시킨 미세한 장석질 연자기 세라믹 분말이다. 이 세라믹 분말은 치아 모양을 유지할 수 있는 점성을 이루도록 액체와 섞는다. 세라믹 분말을 응축시키거나 치밀하게 다진 다음 높은 온도에서 소성하면 입자가 녹아서 반투명한 치아같은 물질이 형성된다. 치과 세라믹은 내구성이 뛰어나고 심미성이 우수한 수복 재료이며 적절한 광택내기(glazing)가 되었을 때는 색소나 치태를 쉽게 제거할 수 있다.

1) 석영(quartz)

가강재(strengthner)와 내열성 골격(refractory skeleton)의 역할을 한다. 융해 온도가 매우 높아 소성 중에 다른 성분들이 녹아 흐를 때 세라믹 소성물이 그 형태를 유지토록 한다.

2) 장석(feldspar)

치과용 세라믹의 성분 가운데 함유량이 가장 많다. 장석은 sodium aluminum silicate와 potassium aluminum silicate의 혼합물이거나 또는 calcium aluminum silicate이다. 장석의 종류 가운데에서도 정장석이 가장 좋다. 열을 받으면 화학적으로 분해되어 유리상(glass phase)과 결정물질(crystalline material)로 변한다. 치과용 세라믹에 고유의 반투명도를 부여한다.

3) 고령토(kaolin)

세라믹의 축성(build up)시 작업성을 부여하는 역할을 한다. 즉 고령토는 진득진득한 성질이 있기 때문에 다른 입자들을 결합시키는 결합재로 작용하므로 세라믹 축성물의 붕괴를 방지하고 적절한 형태로의 조각을 가능케 한다. 강력한 불투명소로 작용하는 것이 단점이다.

4) 하석 섬장암(nepheline syenite)

하석 섬장암은 50%의 나트륨 장석, 25%의 칼리 장석, 25%의 하석으로 조성되어 있으며, 장석 대신 사용된다. 세라믹의 한 성분으로 함유되려면 반드시 예비소성(prefiring)이나 예비 열처리를 거쳐야 한다.

5) 산화 알루미나(alumina)

Al_2O_3로 세라믹의 강도는 증가시키는데 반해 투명도는 감소시키므로, 통상의 반투명세라믹에 있어서는 core로만 사용될 수 있다.

6) 유리(glass)

투명도를 높이고 열 충격에 의한 세라믹의 파절 방지를 위해 사용한다.

7) 융제(fluxes)

소성온도와 열팽창 계수를 적절히 변화시키기 위해 사용하며 산화리듐(litia, Li2O)과 칼륨 규산염(potassium silicate)이 사용된다.

8) 색소(coloring agents)

세라믹 분말에 첨가하여 소성하는 색소는 본질적으로 금속 산화물이다. 세라믹 고유의 흰색은 산화지르코늄으로 내며, 경우에 따라서는 이산화 알루미늄과 이산화규소를 사용하기도 한다. 노랑색은 바나듐을 포함하는 색소를 내는데 소량의 크롬과 섞기도 한다. 티탄은 소량의 크롬 불순물이 함유되어 노랑색을 야기하는 경우도 있기는 하지만 산화지르코늄과 마찬가지로 흰색을 내는 좋은 착색제 가운데 하나이다. 분홍색은 색을 내기가 무척 어려운데 colloidal gold라는 것이 있다. 검정색은 산화철을 합성하여 만들며 파랑색은 코발트염으로 만든다. 녹색은 chromium oxide로 회색은 iron oxide, platinum으로 만든다.

9) 형광제(fluorescrnce)

형광성을 띄게 하기 위해 사용되는 주된 물질은 우라늄인데, 우라늄에 보다 자연치에 가까운 백청색 형광빛을 띠는 세륨(Ce)을 첨가하거나, 붉은 빛을 띠는 사마륨(Sn)을 첨가하기도 한다.

10) 착색제(stain)

세라믹 수복물의 색을 변화시키기 위해 사용하는 짙은 농도의 색제로서, 세라믹 수복물의 내부와 표면 모두에 적용할 수 있다.

11) 광택제(glaze)

세라믹 수복물의 성숙 온도보다 낮은 온도에서 소성하면 매끄러운 광택면을 나타낸다.

2. 화학적 성분과의 관계

치과 세라믹은 고온에서 융해되어 치아 같은 반투명성을 나타내는 비결정성 이산화규소의 유리 기질에 석영 같은 결정성 물질이 분산되어 있는 것이다. 세라믹학적 용어로 유리화란 반응이나 융해에 의해 액체 상태가 되는 것을 일컫는데, 이 액체는 냉각되면 유리상(glass phase)을 나타낸다. 유리에서 임의의 망상구조를 형성한다. 그러므로 이러한 원소는 유리형성자(glass former)라 부른다.

3. Fritting

세라믹 분말의 제조 과정에서 적어도 한 번은 소위 'Fritting'이라고 불리는 예비소성 과정을 거친 것이다. fritting을 하면 세라믹의 열화학적 반응이 조절되며 소성 온도가 낮아진다. 또한 열화학 반응을 미리 거쳤기 때문에 소성 일정이 단축되고 고령토 같은 함수 무기질이 소실되므로 소성 중에 수축이 감소되며 건조 시간이 단축된다. 나아가 열화학 반응 중에는 세라믹 속에 있는 유해한 가스가 빠져나간다.

4. 성숙 단계

세라믹의 성숙 단계는 다음과 같이 분류된다.

1) 제 1단계: 비스킷 단계(biscuit stage)–소성물은 수축이 거의 없으며 기포가 많고 불투명한 흰색을 띤다.
2) 제 2단계: 성숙기(maturity)–세라믹 고유의 색과 반투명도를 보이고 수축이 일어나며 그리고 표면에 광택을 띤다. 저성숙기·중간성숙기·고성숙기로 구분되며 표면으로부터 빛 반사에 의한 광택이 난다.
3) 제 3단계: 광택기(stage of glaze)–심미적인 관점에서만 본다면 저광택기가 적절하다. 그러나 대부분의 경우에는 중간 광택기나 또는 고광택기의 초기 단계까지 소성한다.
4) 제 4단계: 유착기(coalescence)–광택이 많이 나고 각진 부분이 둥근 형태로 변한다.

5. 세라믹의 분류

세라믹을 소성 온도에 따라 분류한다.

1) 고온용융 세라믹(high-fusing porcelain) ································· 2,350~2,500°F

2) 중온용융 세라믹(medium-fusing porcelain) ···························· 2,000~2,350°F

3) 저온용융 세라믹(low-fusing porcelain) ································· 1,600~2,000°F

고온용융 세라믹은 인공도치 제조에 사용되며 금속·세라믹관 제작에는 저온용융 세라믹을 사용하여 제조한다. 또한 세라믹자켓관과 전부세라믹관은 중온용융 세라믹이나 저온용융 세라믹을 사용하여 제조한다.

6. 각종 세라믹 분말의 특성

1) 치과용 세라믹 분말의 종류

(1) 불투명 세라믹(opaque porcelain)

금속의 색을 차단하기 위한 목적으로 제작된 불투명색의 세라믹이다. 회복될 수복물 자체의 기본적인 색조에 직접 영향을 준다. 또한 이 불투명 세라믹에 alumina 결정 입자를 40~50% 함유시켜 강도를 증대시키면 core porcelain 재료로 사용이 가능하다.

(2) Opaque modifier porcelain

불투명 세라믹의 색을 조절하기 위하여 사용하는 불투명한 착색세라믹이다. 그러나 경우에 따라서 상아질 세라믹에도 특수한 색조를 나타낼 목적에 사용하기도 하나 기포발생 가능성이 크다.

(3) 상아질 세라믹(dentin porcelain)

자연치아의 상아질을 표현하는 세라믹으로써 색조를 가지고 있으며 반투명하다. 제조회사마다 명칭이 조금씩 차이는 있으나 body porcelain 등으로도 상품화되어 있다.

(4) 법랑질 세라믹(enamel porcelain)

자연치아의 법랑질 색을 표현하는 세라믹으로써 투명감이 있으며 거의 무채색이다. incisal porcelain 등으로도 상품화되어 있다.

(5) 투명 세라믹(translucent porcelain)

자연치아의 투명도를 재현하기 위하여 사용한다. 이외에도 transclear, transparent 등이 있으며 투명한 정도를 조절하여 사용할 수 있다.

(6) 치경부색 세라믹(margin porcelain)

금속·세라믹관(porcelain fused to metal crown) 제작시 순·협측 치경부를 금속 대신 세라믹으로 회복시에 사용되는 불투명 세라믹으로써 세라믹용착주조관 제작시 단점인 금속노출을 보완하는 목적으로 사용하여 매우 심미성이 높다. shoulder porcelain으로도 불린다. 모형에서 분리시 세라믹과의 분리제가 필요하다.

(7) Dentin modifier porcelain

상아질 세라믹의 색조를 조절하기 위하여 사용하는 착색 세라믹이다. 또한 자연치아의 특징(enamel의 crack, incisal 석회화)을 표현하기 위하여 사용하기도 한다. 불투명 세라믹에는 사용하지 않는다.

(8) Add on porcelain

형태 수정 후에 부족 부위를 소량 축성하여 광택내기와 동시에 소성한다.

(9) Repair porcelain

Collarless 금속·세라믹관의 최종 소성 후 변연부 적합이 나쁠 때 변연부에 소량 축성하고 소성한다.

(10) 착색 세라믹(stains porcelain)

세라믹을 자연스럽게 해주기 위해 표면에 착색을 하거나 세라믹 내부에 삽입하여 사용한다. 제조회사에 따라 차이는 있으나 12종 내지 25종으로 제조된다.

(11) 광택 세라믹(glaze porcelain)

저온용융 세라믹으로써 완성된 세라믹의 표면에 도포하여 표면의 기포를 제거하고 광택을 나게 하는 세라믹이며 glazing액 속에는 글리세린이 포함되어 있다.

2) 세라믹자켓관용 세라믹(jacket crown porcelain)

고강도 코아 세라믹을 만들 때에는 저용 유리 기질에 40~50%의 산화 알루미나 입자를 섞는데, 기질을 위해 선택된 저용 유리는 산화 알루미나와 열팽창 계수가 같아야 한다.

일반적으로 97% 이상의 고순도 산화 알루미나를 사용하면 수복물의 강도는 훨씬 더 높아진다.

3) 금속-세라믹용 세라믹(metal-ceramic porcelain)

세라믹의 열팽창을 금속 주조체와 양립되는 수준으로 높이고 소성 온도를 합금의 용융 온도보다 낮추려면 유리질 세라믹에 많은 양의 소오다(탄산나트륨의 별칭)와 칼리(탄산칼륨의 속칭)를 추가할 필요가 있다. 필요 이상으로 세라믹을 반복 소성시 불투명해지고 강도가 낮아진다.

4) 특수 세라믹(special types of porcelain)

세라믹이 수복 재료로서 선택되는 중요한 이유는 심미성이 높아 인접 치아와 반투명도나 색을 조화시킬 수 있기 때문이다. 금속 산화물과 이들이 내는 색은 다음과 같다: 철이나 니켈의 산화물은 갈색, 동의 산화물은 녹색, 티타늄의 산화물은 노란 갈색, 망간의 산화물은 엷은 자주색, 코발트의 산화물은 청색이다.

7. 응축(condensation)

세라믹의 수축을 감소시키고 강도와 반투명도를 높이기 위해 세라믹 축성물 속에 있는 공간이나 기포를 줄여줄 수 있는 방법을 응축이라 한다. 응축은 1) 세라믹 분말 입자의 크기와 형태, 2) 세라믹 입자를 다지거나 채우는 방법, 3) 세라믹 입자 사이에 있는 액체의 제거 등에 성공여부가 따른다.

1) 입자 크기

한 가지 세라믹 입자를 사용하면 입자 사이의 공간이 45%가 되고 두 가지이면 25%이며 세라믹의 불투명도에 영향을 미치는 것은 기포의 용적보다는 그 수에 있다는 것을 명심해야 한다. 세라믹 분말 입자의 크기가 감소되고 다양해지면 기포의 수가 증가한다.

2) 응축법(condensation technigue)

(1) 진동법(vibration technique)

주조체를 잡고 있는 지혈 겸자를 세라믹 조각도의 우툴두툴한 손잡이 부분으로 가볍게 한 쪽 방향으로 긁으면 진동이 일어난다. 진동이 일어나면 과량의 물이 세라믹 혼합물 위로 스며 올라오는데 진동을 주어도 표면에 더 이상의 물이 스며 나오지 않을 때까지 이러한 동작을 반복한다. 그러나 세라믹 입자의 위치를 이동시킬 수 있는 정도의 습도는 유지되어야 하므로 이 정도 이상의 진동을 주어서는 안 된다. 최근에는 세라믹 혼합물의 진동용 기구로서 초음파 진동기가 개발되었다.

(2) 압력법(pressure t.)

진동법의 부수적인 방법으로, 진동을 주었을 때 세라믹 혼합물이 표면으로 떠오르는 물기를 빨지 등으로 가볍게 눌러 주는 방법이다.

(3) 세라믹 주걱 이용법(spatulation t.)

세라믹 조각도의 판판한 날로 세라믹 혼합물을 가볍게 문질러 올리고 토닥거리면서 형태를 부여하고 물기를 표면으로 유도하는 응축법이다. 단점은 세라믹 축성물이 말랐을 때에도 이런 조작을 계속하면 조각도 날의 압력에 의해 눈에 띄지 않는 잔금이 생길 수 있다.

(4) 휘젓는 법(whipping t.)

세라믹을 붓이나 조각도의 날로 축성한 다음 과잉의 물기를 빨지 등으로 빨아낸다. 이어서 No.10 등의 담비털로 만든 붓으로 가볍게 휘저으면 부드럽게 진동이 생기며 세라믹이 응축된다.

(5) 붓 적용법(brush application t.)

젖은 분말을 올리고 이어서 건조한 세라믹 분말을 붓으로 젖은 분말의 표면에 뿌린다. 이렇게 되면 젖은 분말 속에 있는 수분은 모세관 현상에 의해 빨려 나오며 건조한 분말은 붓 끝에 의해 밀쳐진다.

(6) 중력 이용법(gravitation t.)

먼저 통법에 따라 세라믹 혼합물을 축성하고 물기를 빨아낸다. 이어서 세라믹 혼합물의 표면에 물을 첨가하면 세라믹 입자가 움직여 보다 유리한 곳에 정착된다. 따라서 이와 같은 과정을 반복하는 것이 중력 이용법이라고 할 수 있다.

8. 소성(firing)

세라믹 소성의 목적은 열화학적 반응이 아니라 소결(sintering)이라고 부르는 과정을 통해 세라믹 분말의 입자가 서로 적절히 녹아 붙도록 하는 것이다. 세라믹 축성물이 충분히 예열되었으면 세라믹로에 넣고 세라믹의 소성을 시작한다.

1) 수축(shrinkage)

수축의 원인은 수분의 소실과 소결 과정을 통해 세라믹의 밀도가 증가하기 때문이다.

직접적인 원인은 분말 입자가 녹아 서로 융착되기 때문이다.

2) 기포(porosity)

대부분 소성 중 공기의 혼입 때문에 생긴다.

3) 소성 중의 농축화(densification)

세라믹 소성 과정 중 대부분의 기포를 제거할 수 있는 소성 방법을 농축화라고 한다.

(1) 가압소성(pressure firing)

세라믹이 숙성 온도에 도달하였을 때 세라믹로 속의 압력을 약 10기압 정도로 높인다. 압력을 높이면 기포가 압축되어 크기가 적어지는데 압력은 세라믹이 단단하게 냉각될 때까지 계속 유지하여야 한다.

(2) 확산 가스 소성(firing in a diffusible gas)

세라믹로 속에 있는 공기를 확산성 가스로 바꾸어 주는데, 확산성 가스는 세라믹 입자 사이의 공기를 대치한다. 따라서 세라믹이 성숙되면 직경이 적은 가스는 세라믹을 구성하는 원자 사이로 확산되어 퍼진다. 유리화 과정에서 세라믹으로 섞어 채워 넣을 수 있는 확산성 가스로는 헬륨, 수소, 수증기가 있다.

(3) 진공 소성(vacuum firing)

세라믹을 진공 상태에서 소성하면 세라믹로 속에 있는 공기가 빠져나가므로 세라믹 입자들이 서로 끌리면서 유리질이 세라믹 입자 사이의 공간으로 흘러들어 간다. 그러므로 진공소성을 하면 기포의 수와 크기가 감소된다.

4) 착색(glazing)

세라믹의 표면에 overglaze를 적용시키는 방법이 있고 세라믹 본체를 별도로 소성하는 autoglazing법이 있다.

9. 잔금(crack)과 파절

유리(glass)는 압축 강도가 높고 또한 이론적으로는 인장 강도도 높으며 전단 강도는 낮다. 그러나 세라믹은 표면에 미세한 잔금, 기포, 불규칙이 존재하므로, 실제적으로는 인장강도도 매우 낮다. 잔금이나 표면 불규칙성은 아주 미세한 경우가 많다. 잔금은 응력 집중 때문에 생긴다. 금속에 있어서 이러한 응력은 금속의 연성 때문에 생기는 성형 변형에 의해 완화될 수 있지만, 유리는 연성이 없기 때문에 응력 완화가 이루어지지 않는다. 만일 세라믹 구조물이 인장 응력을 받는 상태에 있게 된다면 집중된 응력은 세라믹 본체의 강도를 쉽게 초과하게 되므로 잔금의 깊이는 증가하게 된다. 따라서 잔금이 깊으면 응력 집중이 커지고 파절은 더욱 쉽게 일어난다.

잔금은 세라믹이 냉각되는 동안에 형성되는 것으로 알려져 있다. 즉 세라믹의 냉각 속도와 관계없이 세라믹의 외층 또는 표피는 내부보다 신속히 식는다. 이렇게 되면 표피는 압축 상태에 있고, 이미 고체화된 딱딱한 표피에 의해 표피의 열 수축이 부분적으로 방지되므로 내부는 인장 응력을 받는다. 이와 같이 서로 다른 크기 변화는 표피를 파괴시키거나 파열시킬 수 있는데, 반대되는 응력이 표면에서 중화하려고 할 때에는 미세한 잔금이 생길 수 있다. 유리의 표면을 약화시키는 임상적으로 중요한 요인은 수분 오염의 효과이다. 수분은 유리를 파열시키는 응력을 유발하는 중요 인자로 작용하여 시간 경과에 따라 강도의 감소를 초래하게 된다. 이러한 과정은 유리에 있는 알칼리 이온이 수소 이온으로 바뀜으로써 일어나는데, 수소 이온은 알칼리가 차지하고 있던 원래의 공간에 물분자를 끌어들이게 된다.

10. 세라믹의 수축(shrinkage)

세라믹 분말에 증류수를 섞어 크림(cream)狀으로 혼합하여 주조체에 축성한 후 충분히 건조한 다음 세라믹로에 넣고 온도를 차츰차츰 높여 가면 처음의 세라믹의 입자 표면이 약간 녹아 소성이 되고 거듭 온도를 올리면서도 충분히 녹아 유리상으로 구워진다. 이때에 수축이 일어난다. 수축의 직접적인 원인을 고체였던 세라믹 분말 일부의 성분이 용해되어 용적이 적어진다. 따라서 미리 입자와 입자 사이의 간격을 서로 긴밀하게 하면 수축은 적어진다.

세라믹의 체적은 선수축으로는 10~20%, 체수축으로는 40~50%의 수축을 일으킨다. 그러므로 세라믹 축성할 때에는 자연치아보다 약간 크게 축성하여야 하고 수축도와 수축방향에 대여 알고 있어야 한다.

1) 수축도

(1) 제조회사의 조성(성분)에 의해 다소 다르나 일반적으로 입자가 치밀한 것보다 거친 것이 수축이 크다.

(2) 용해온도에 따라 다르다. 고온 용융의 세라믹보다 저온 용융의 세라믹이 수축이 크다.

(3) 축성할 때의 응축(condensing) 정도에 의하여 차이가 나는데 응축이 적을수록 수축이 크다.

2) 수축방향

(1) 세라믹의 용적이 큰 쪽으로 수축한다.

(2) 고온부 쪽으로 향하여 수축한다.

(3) 금속에 부착하고 있으면 그 방향으로 향하여 수축한다.

(4) 경도가 높은 쪽을 향해서 수축한다.

11. 강도(strength)

세라믹은 깨어지기 쉬운 것이 가장 큰 단점이므로 강도에 대하여 충분한 지식을 알고 있어야 훌륭한 보철물을 제작할 수 있다. 강도는 근본적으로 세라믹 제조회사의 조성에 관계되지만 지대치 형성, 기포, 축성법, 열처리 온도 및 세라믹 표면의 완성정도와 불규칙, 금속 구조체 설계(metal design) 등에 의하여 영향을 받는다. 세라믹의 강도는 인장강도가 발생하지 않고 압축강도만 발생한다.

1) 강도에 미치는 영향

(1) 세라믹 제조회사의 조성

(2) 축성

세라믹을 축성할 때에는 가급적이면 응축을 많이 해서 입자사이의 공간을 좁게 하여 줌으로서 강도를 증가시켜 주고 색도 원하는 색에 가깝게 나타난다. 그러므로 초보자는 응축을 충분히 하여야 한다.

(3) 소성온도

소성은 제조회사의 설명서대로 사용해야 하는데 소성을 할 때 낮은 상태의 온도에서 하면 세라믹은 비교적 약하다. 반대로 높은 온도에서 소성하면 세라믹은 강하다. 온도상승은 급격하게 온도를 상승시켜 소성한 세라믹은 저온에서 서서히 상승시켜 소성한 세라믹에 비하여 강도가 약하다. 그리고 소성을 반복해서 계속 하면 오히려 강도는 감소된다. 소성이 끝난 후 냉각시킬 때도 강도의 영향을 받으므로 반드시 유리 덮개(glass cover)를 덮어서 실온에서 서냉시키는 것이 강도가 강하다. 유리덮개를 덮지 않고 그대로 냉각시키면 눈에 보이지 않는 미세한 잔금이 일어나는 경향이 있어 강도가 약화된다.

(4) 세라믹의 표면 상태도

Diamond disk와 diamond point, carborundum point, carborundum disk 등을 사용하여 해부학적 형태를 형성시키는데 교합이 되는 부위는 각진 부분이 없어야 되고 순면과 설면은 함몰부위(undercut)가 없도록 활택(smooth)하고 둥글게 해주는 것이 강도가 강하며 항상 광택(glazing)된 면으로 구강 내에 장착되도록 해야 한다. 광택되지 않은 세라믹을 구강 내에 장착하면 음식물의 잔사가 침투되어 시간이 흐름에 따라 강도가 약해진다.

(5) 금속 구조체 설계(metal design)의 영향

삭제된 지대치의 형태와 금속 구조체 설계에 의해 크게 영향을 받는데 치과기공사는 설계에 대하여 충분한 지식을 숙지하고 있어야 한다. 금속 구조체의 설계는 함몰부위(undercut), 요철(凹凸)부위를 피해야 하고 활택하고 둥근 면을 유지하도록 해야 되며, 금속의 두께는 저작 교합압에 인장응력이 발생하지 않도록 최소한 0.3mm 이상은 되어야 한다. 그리고 세라믹의 두께로 일정하게 유지될 수 있도록 설계하는 것이 강도가 강하다.

(6) 기포

기포는 세라믹의 축성과 응축에 관계된다. 세라믹을 축성할 때는 세라믹 내부에 기포가 발생하지 않도록 증류수를 첨가하면서 축성하든지 또는 진동을 주어 증류수가 표면에 올라왔을 때 축성하고 응축을 많이 하여야 한다. 기포는 금속의 오염과 세라믹의 두께가 두꺼운 곳에서도 일어나므로 오염시키지 않도록 하고 응축할 때 세라믹의 두께를 측정하여야 한다.

12. 열충격(thermal shock)

열충격은 갑작스런 불규칙적인 가열이나 소성된 세라믹관의 냉각시에 일어난다. 세라믹의 표면은 내부와 열팽창이 달라 쉽게 늘어나고 수축하므로 응력이 발생한다. 금속과 세라믹간의 열팽창률이 맞지 않은 것도 원인이 되지만 세라믹과 금속의 두께가 불균일한 것이 더 큰 원인이 된다. 또한 금속면은 항상 볼록(convex)해야 하고, 오목(concave), 요각(re-entrant angles, 凹角)을 형성해서는 안 된다. 왜냐하면 장력이 발생하여 파절(crack)이 일어난다. 모든 세라믹은 장력보다도 압력하에서 더 강하다는 것을 알아야 한다. 세라믹관을 냉각시킬 때 표면이 내면보다 더 빨리 냉각되어 표면은 내면보다 더 먼저 수축이 일어난다. 그러나 일반적으로 core porelain이나 금속·세라믹관(metal bond porcelain crown)의 구조체(metal coping)는 높은 열팽창에 압력하여 놓이게 된다. 세라믹관을 착색하기 전에 갑작스럽게 세라믹로 속에 넣으면 열을 직접받아 세라믹 표면이 내부보다 빨리 팽창하게 되므로 내부표면이 장력을 받아 바깥표면까지 균열이 생긴다. 광택내기 할 때 간혹 냉각시 생길 균열이 없어지기도 하지만 재가열시에 다시 나타나는 경우도 있다. 그러므로 술자는 다음과 같은 주의사항을 숙지하여야 한다.

1) 열충격은 냉각할 때보다 재가열하고 광택내기 할 때 더 심하게 일어나므로 세라믹로 속으로 천천히 넣고 미리 가열시킨 세라믹로 속으로 넣어야 한다.
2) 세라믹관을 세라믹로 입구에서 서서히 냉각 식히고 유리그릇(glass jar) 밑에 두어야 하고 갑작스럽게 냉각시켜서는 안 된다.
3) 세라믹과 금속의 두께가 적절하게 균형을 이루도록 조각을 해야 하며 금속구조체(coping)는 각이 지지 않도록 해야 한다.
4) 뜨거운 세라믹을 직접 잡지 않도록 주의해야 한다.

20-5 금속·세라믹관의 이론적 고찰

1. 세라믹과 금속의 재료학적 요구조건

1) 세라믹과 금속의 용융 온도 차이

금속과 세라믹의 용융 온도 차이는 최소한 금속이 세라믹보다 300~500°F 정도 높아야 하며 전납착을 할 때에는 납착 금이 모 금속보다는 100°F 정도 낮아야 하지만 세라믹보다는 300°F 정도 높아야 하며 후납착시에는 세라믹보다 용융 온도가 낮아야 한다.

2) 세라믹과 금속의 열팽창 계수

세라믹과 금속의 조합을 양자의 열팽창의 관계 측면에서 구분하면 1) 세라믹과 금속의 열팽창이 일치하는 경우, 2) 세라믹의 열팽창이 금속보다 작은 경우, 3) 세라믹의 열팽창이 금속보다 큰 경우의 3가지로 대별할 수 있다. 세라믹과 금속간의 열팽창차가 있으면 쌍방에 열팽창 차에 대응하는 어떤 응력이 발생하며, 허용 범위를 넘을 경우 금속은 기계적 성질이 우수하므로 문제가 발생하지 않으나 세라믹측 만이 crack이나 박리 등의 문제를 발생시키게 된다. 세라믹의 응력 발생 온도 범위에서 각 제조회사의 소성용 세라믹과 금속의 열팽창을 일치시키는 것이 바람직하다. 금속의 열팽창계수는 $15.1 \sim 17.4 \times 10^{-6}$/℃(20~900℃)이며 일반 세라믹은 $6.4 \sim 7.8 \times 10^{-6}$/℃ 정도로 양자 간의 차이가 너무 크게 난다. 이러한 열팽창계수의 차이를 줄이기 위해 금속은 그 조성을 변화시켜 보아도 큰 차이가 나지 않으므로 세라믹을 일반 세라믹의 2배 정도의 Lithium carbonate와 같은 알카리성 금속을 함유시켜 열팽창계수를 조절하여 1.08×10^{-6}/℃ 이하가 되도록 한다.

3) 금속의 강도

구강 내에서 가해지는 교합압에 의한 변형이 일어나지 않을 금속의 강도가 필요하다. 일반적으로 B.H.N이 130 이상의 금합금이면 금속·세라믹관용으로서 적합하다고 보고되고 있다.

2. 세라믹과 금속의 결합

1) 세라믹과 금속의 결합 기전

세라믹과 금속의 결합력에 관해 vickery, badinelli 등은 화학적 결합(van der Waals force 포함) – 52%, 기계적 결합 – 22%, 압축력에 의한 결합 – 26%의 비율로 표시하고 있다.

(1) 화학적 결합

금속·세라믹관용 합금에 첨가되어 있는 미량의 금속 원소들이 가스 빼기(degassing) 및 세라믹 소성시의 가열에 의해 금속 표면에 산화물 층을 생성하고 이 층과 세라믹 성분의 산화물이 비결정성 유리질과 반응하여 화학적으로 결합하는 것으로 세라믹과 금속의 결합에서 가장 강한 결합력으로 작용하는 결합이다. 산화막과 금속은 열팽창률이 다르기 때문에 산화막이 두껍게 형성될 경우 박리 현상이 일어나게 되고 그 결과 산화막이 금속 또는 세라믹에 부착된 상태로 박리가 일어난다.

(2) 기계적 결합

금속구조물의 연삭 기구에 의한 표면 조정 후 존재하는 금속 표면의 요철에 의한 함몰부위(undercut) 속에 세라믹이 함입되어 감합효과를 얻게 되는 결합이다. 표면 조정 후 형성되는 금속 구조물 표면의 아주 작은 함몰부위는 충분히 감합효과를 얻을 수 있으며 반대로 함몰부위가 크게 형성되면 세라믹의 완전한 함입이 이루어지지 않거나 이물질의 함입에 의한 가스의 발생으로 기포 발생의 원인이 된다. 실험결과 50~70μm의 알루미나

(alumina)를 이용하여 모래분사(sand blasting)했을 때 가장 양호한 결과를 얻는다.

(3) 압축력에 의한 결합

세라믹과 금속간의 열팽창률은 가급적 유사하여야 하며 세라믹의 열팽창률은 금속보다 낮게 만들어 세라믹이 가벼운 압력을 받는 상태로 해줌으로써 결합을 증가시켜 줄 수가 있다.

(4) Van der waals force에 의한 결합

분자가 가까이 접근할 때 상호간에 인력이 미쳐서 서로 끌어당기는 현상에 의한 결합력으로 세라믹과 금속의 원자가 상당히 접근한 시기에 발생한다고 생각된다.

3. 금속·세라믹관용 금속의 종류와 특성

1) 금속-세라믹관용 금속의 종류

(1) 귀금속계 합금

① High gold 합금(귀금속 합금)

ⓐ Au-Pt-Pd 합금 ⓑ Au-Pt-Tantalum 합금

② Low gold 합금(준 귀금속 합금)

ⓐ Au-Pd-Ag 합금 ⓑ Au-Pd 합금

③ Gold free 합금(준 귀금속 합금)

ⓐ Pd-Ag 합금 ⓑ Pd-Cu 합금

(2) 비귀금속계 합금

① Ni-Cr 합금

② Co-Cr 합금

2) 금속-세라믹관용 금속의 특성

(1) 귀금속계 합금

① 귀금속 합금

귀금속 합금은 Au-Pt-Pd의 3원소가 주가 되어 있으며 미량 첨가 원소로 Sn, In, Ag, Cu, Ir, Ru, Rh 등이 함유되어 있다. 귀금속 합금은 세라믹과의 결합력이 우수하고 주조성이 높아 변연부의 적합이 양호하며 연마가 용이하고 구강내에서 산화, 변색 및 부식에 대한 저항성이 우수하며 생체 적합성이 뛰어나다는 장점을 가지고 있으나, 가격이 비싸고 항복강도와 탄성계수가 낮아 긴 교의치(long bridge)의 경우에는 변형 우려가 있다는 결점을 가지고 있다.

② 준 귀금속계 합금

귀금속 합금보다 강도가 크고 세라믹 소성 시의 변형이 적은 장점이 있으나 백색이 강한 금속의 색이 세라믹을 통해 반사되기 때문에 치경부 부근이 검게 보이기 쉬운 결점이 있다.

(2) 비귀금속 합금

합금의 기본 성분 중에 귀금속을 함유하지 않은 합금을 칭하는 것으로 천금속 또는 비금속이라고도 불려진다. 세라믹과의 결합 강도가 크다는 이유로 현재 Ni–Cr계 2원합금을 기본으로 하는 것이 주류를 이루고 있다. 이 Ni–Cr계 합금은 귀금속 합금에 비해 강도가 커서 소성시의 변형이나 교합압에 의한 변형 등이 적다. 따라서 금속 구조물의 두께를 얇게 할 수 있으며 긴 폭경의 교의치(bridge) 제작에 적합하다는 장점이 있으나 주조성이 나빠 적합성이 떨어지며 세라믹과의 결합에 약간의 문제를 가지고 있다는 결점이 있다.

(3) 귀금속계 합금에 함유되어 있는 원소의 역할

① Au(gold)

내식성, 내변색성, 생물학적 안전성 등이 우수하여 연성이 좋아 이것을 다량 함유한 금속은 가공이 쉬운 특징을 가지고 있다. 또 융점이 1,063℃로 낮고 다른 원소와의 합금화가 용이하며 합금 속의 함유율이 증가함에 따라 금색이 뚜렷해진다.

② Pt(platinum)

융점이 1,773.5℃로 높아 Au에 Pt를 첨가하면 융점을 높일 수가 있다. 또한 Au에 Pt를 첨가하면 기계적 성질(경도와 인장 강도)이 증대되고 열팽창 계수가 8.9×10^{-6}/℃로 Au의 14.1×10^{-6}/℃에 비해 작기 때문에 열팽창 계수를 낮추기 위해 투입된다.

③ Pd(palladium)

열팽창 계수가 11.8×10^{-6}/℃, 융점은 1,552℃이기 때문에 이것을 Au에 첨가하면 열팽창계수를 낮추고 융점을 올리게 된다. 또한 기계적 성질을 향상시키게 된다. 비중은 12로 Au의 19.32, Pt의 21.45에 비해 작기 때문에 합금의 경량화를 가능하게 하며 Pt의 작용과 유사하고 가격이 저렴하므로 Pt 대신으로 첨가하기도 한다. 용해 시에 수소와 산소, 질소, 탄소 등을 흡수하기 때문에 Pd의 함유량이 많은 합금은 세라믹 소성 후의 냉각 시에는 용해 시의 가스가 방출되는 문제점이 있다.

④ Ag(silver)

원가의 절감, 납착 강도의 보강이라는 효과가 있으나 Ag를 첨가하면 경도와 인장 강도 등의 기계적 성질을 저하시킬 뿐만 아니라 첨가량의 증대에 따라 합금의 유동성이 악화되며 세라믹의 황변 등의 문제점을 야기 시킨다. 융점이 960.5℃로 Au에 비해 낮기 때문에 Ag의 첨가는 합금의 융점을 낮추고 열팽창 계수는 19.7×10^{-6}/℃이므로 합금의 열팽창계수를 높이는 역할을 한다.

⑤ Cu(copper)

함유량이 많은 준 귀금속 합금에 10% 정도 함유되어 있으며 융점을 낮추고 기계적 성질을 증가시키는 역할을 한다. 그러나 Cu의 함유량이 많은 준귀금속 합금은 가열 시에 CuO라는 흑색의 산화막을 생성시키고 이 산화막은 세라믹에 용해되어 세라믹의 색조를 흑변시키는 문제점이 있다. 융점은 1,083℃로 Au의 1,063℃보다 약간 높고 Au에 Cu를 미량 첨가하면 응고 온도 범위가 좁아지고 편석이 작은 합금으로 만들 수가 있다.

⑥ 미량 첨가 원소의 역할

ⓐ Sn(stannum), In(indium)

탈산제로 작용하여 합금의 유동성을 향상시키며 입도를 균일하게 한다. 또한 이러한 원소의 첨가로 Degassing시에 Sn, In이 선택 산화되어 SnO_2, In_2O_3의 산화막이 형성되어 세라믹에 함유된 SnO_2, In_2O_3의 성분과 화학적 결합을 하여 결합력을 증진시키며, 특히 Sn은 합금을 강화시키는 역할도 한다.

ⓑ Ga(gallium), Ge(germanium)

Ga, Ge의 미량 첨가는 Pd에 대해 많은 역할을 한다. Ga, Ge의 융점은 각각 29.8℃, 937.4℃이므로 합금의 융점을 낮추고 합금의 유동성을 향상시킨다. 또한 합금의 기계적 성질을 향상시키기 위해 첨가된다.

ⓒ Ir(iridium), Ru(ruthenium)

Ir, Ru의 융점은 대략 2,454℃, 2,500℃로 높고 합금의 결정을 미세화하기 위해 첨가된다. 또한 Au에 대한 고용도가 아주 낮아 다량 첨가할 수 없으며 일반적으로 1.001~ 0.005% 첨가에 의해 균질 핵 형성에 의한 금합금 결정 입자의 미세화가 이루어져 미세화되지 않은 합금에 비해 인장강도와 신장률이 증가한다.

(4) 비귀금속 합금에 함유된 원소의 역할

① Ni(nickel), Cr(chromium)

Ni은 양호한 기계적 성질을 가지고 있으며 융점은 1,455℃로 Cr과 공존할 경우 내식성이 강해진다. 또한 열전도성이 양호하여 적당한 인장강도와 경화성도 가지고 있어 Cr을 첨가하면 내식성의 증가와 함께 단단한 합금이 된다. Cr은 합금 첨가 원소로 사용되며 융점은 1,875℃이지만 Cr의 첨가량이 50%까지 되면 합금의 융점이 Ni의 융점보다 낮게 하는 것이 가능하여 Cr을 50% 첨가하게 되면 1,340℃로 융점이 내려간다.

② Co(cobalt)

Co의 융점은 1,493℃로 Cr의 융점보다 낮다. 연성이나 전성, 가공성이 좋으나 C, Mn 등을 함유시키면 약해지는 경향이 있다. 주로 내열성 합금의 성분으로 사용되고 있다.

③ Mo(molybdenum)

융점은 5,687℃로 대단히 높지만 이것을 5% 정도 Ni에 첨가하면 1,450℃까지 융점을 내릴 수 있다. Mo의 열팽창 계수는 5.3×10^{-6}/℃로 Ni의 13.3×10^{-6}/℃보다 낮아 합금의 열팽창 계수를 낮추는데 사용된다. 또한 고온강도, 마모성이 우수하여 Ni에 Mo를 첨가함으로써 합금의 기계적 성질을 향상시킬 수 있다.

④ 미량 첨가 원소의 역할

ⓐ Mn(manganese), Si(silicon), Al(aluminum)

탈산제로 사용되며 합금의 융점을 낮추어 유동성을 향상시킨다.

ⓑ Ce(cerium), Nb(niobium)

고온에서 내산화성을 향상시킬 목적으로 첨가되며 이들 원소를 첨가한 합금의 고온하에서 생성되는 산화막은 합금과의 밀착성이 좋다. 또한 Be을 대신하는 원소로 사용 가능하나 합금화에 있어 원소가 휘산하기 쉬워 목적량을 첨가하는 것이 어려운 문제가 있다.

ⓒ Be(beryllium)

Ni-Cr합금에 Be을 첨가하면 합금의 융점을 낮추고 결정을 미세화하여 기계적 성질과 주조성을 향상시킨다. 첨가량이 1.5% 이상이 되면 고온에서의 내산화성이 급격히 향상되어 합금 표면에 형성되는 산화막이 치밀하여 합금과의 밀착성이 좋아진다. 또한 생성된 산화막의 색조가 세라믹에 영향을 미치는 경향이 적다. Be을 2% 정도 첨가한 합금에 세라믹을 용착시키면 양호한 결합을 얻을 수 있어 금속·세라믹관용 비귀금속 합금에는 가장 이상적인 미량 첨가 원소라고 할 수 있으나 인체에 대한 유해성이 문제가 되고 있다.

20-6 금속·세라믹관의 제작법

1. 전치부 금속·세라믹관의 제작법

1) 금속 구조물의 제작과정

(1) 지대치 형태

금속의 두께는 세라믹소성시 변형을 막기 위해 전치부는 0.3mm 이상이어야 한다. 그러므로 전치부 지대치 삭제량은 1.5mm 정도된다. 절단부는 치축과 45° 각도로 상악의 절단연은 설측으로 하악의 절단연은 순측으로 경사지도록 형성해 주어야 한다. 순면의 치경 변연부 형태는 편평한 shoulder나 깊은 chamfer 형태가 좋으며 beveled should는 금속구조물의 강도와 치경 변연부의 적합이 매우 양호한 편이다. 설측은 금속으로 제작할 수 있으므로 깊은 chamfer 형태로 형성하는 것이 좋다. 지대치 형성시 치경부의 변연각도가 50° 이상(한계각도)이어야 심미적으로 만족할 수 있는 금속·세라믹관의 제작을 제작할 수 있다.

(2) 금속구조물의 설계

금속·세라믹관은 세라믹의 피복정도에 따라 부분세라믹피복(partial porcelain coverage, partial bake)되는 경우와 전부세라믹피복(full porcelain coverage, full bake)되는 경우로 나눈다. 그리고 금속구조물 설계는 다음과 같이 설계되어야 한다.

① 금속구조물에 예리하거나 모가 난 부위가 있으면 응력이 집중되어 세라믹이 파절되기 쉬우므로 세라믹으로 피복되는 부분은 둥글고 완만한 볼록면으로 형성한다.

② 세라믹은 금속구조물에서 강도와 지지를 얻으므로 세라믹의 두께가 균일하게 1.0~1.2mm 정도가 되도록 금속구조물을 설계한다. 세라믹 두께가 너무 두꺼우면 소성 수축이 크게 되어 정확한 형태로 제작하기 어

렵고 세라믹에 금이 가거나 파절이 생기기 쉽다. 그러므로 전치부 금속의 두께는 보통 0.3mm 이상이며 설면의 응력을 받는 부위는 0.5mm 정도가 필요하다.

③ 세라믹과 금속의 연결부는 직각이나 butt joint가 되도록 하여 세라믹을 금속에 겹치지 않도록 해야 하며 지지부(supporting area)를 확보하여 세라믹과의 결합강도를 높이고 불투명세라믹이 노출되지 않도록 해야 한다.

④ 인접치아와의 접촉되는 부분은 세라믹으로 회복할 수 있도록 접촉점을 피해서 설계하고 설측면의 금속·세라믹 연결부와 자연스럽게 이행되도록 한다.

⑤ 세라믹과 금속의 연결부위는 중심교합위와 편심운동시 대합치와 닿지 않도록 해야 한다. 세라믹은 전단강도가 약하므로 전단응력이 발생하는 대합치와의 접촉, 활주하는 부분에 연결부위를 피한다.

⑥ 부분세라믹 피복의 경우 세라믹과 금속 연결부위(finishing line)가 대합치의 접촉 부위에서 1.5~2.0mm 이상 떨어지도록 설계한다.

⑦ 인접면에서 세라믹과 금속 연결부위는 가능한 한 설측으로 치우치게 하여 금속이 순면에서 보이지 않도록 하여 인접면에 광선이 투과되어 자연치와 잘 어우러지도록 한다.

⑧ 지대치가 파절되었을 경우 세라믹이 일정한 두께로 올라가도록 치관의 2/3까지 금속으로 치아의 외형을 회복한다.

⑨ 세라믹으로 금속구조물을 감싸는 형태로 설계하여 금속과 세라믹의 결합을 높이고 절단부의 세라믹파절이나 박리를 방지한다.

⑩ 금속구조물의 두께는 가능한 한 두껍게 형성하여 강도를 확보한다.

⑪ 설면의 완전금속 피개는 교합력에 의해 절단부의 금속이 굽어 세라믹의 파절이 오므로 피한다.

⑫ 설측 금속 collar는 세라믹의 응력을 감소시키므로 형성한다.

(3) 납형 제작

① 납형 제작법

Sheet wax technique(sheet wax 이용), wax dipping technique(침적용 기구 이용), full wax contour technique의 3가지 방법이 있다. 이중 완전납형 형태 부여법이 가장 정확한 방법으로 응용되고 있다.

ⓐ 완전 납형 형태 부여법(full wax contour technique)

Sheet wax technique와 wax dipping technique는 금속의 균일한 두께를 얻기 위해서 사용되나 세라믹의 두께가 균일하지 못하므로 세라믹이 적절히 지지되지 못하기 때문에 세라믹 파절이 증가되고 만족스러운 치관의 색조도 얻기 힘들다. 완전납형 형태 부여법은 수복할 치관의 형태를 완전하게 형성한 후 세라믹을 올릴 공간만큼 깎아내는 방법으로 인접치와 대합치와의 정확한 교합관계를 알 수 있고 세라믹과 금속과의 정확한 변연(finishing line)을 형성할 수 있으며 또한 수복될 치아의 크기, 배열, 세라믹이 올라갈 정확한 두께 등을 알 수 있다. 모형제작이 끝나면 실리콘(silicone) 고무 인상재를 이용하여 index를 제작한 후 다이를 삭제(trimming)를 한다. 그 후 고무 인상재로 soft gum을 제작한 후 교합기에 모형을 장착시킨다.

다이표면의 조정 및 보호와 주조물의 적합도를 증진시키고, 접착제(cement)의 공간을 확보하기 위하여 변연부 상방 1~2mm까지 30μm 정도의 두께로 균일하게 다이 스페이서(die spacer)를 도포한다. 다이 스페이서(die spacer)가 완전히 마른 후에 왁스 분리제를 도포하고 치관의 형태를 반대측 동명치를 보며 인접치와 조화되는 형태로 완성한다. 이때 치아의 형태를 충분히 파악하여 세라믹 형성시 정확한 치관을 형성할 수 있어야 한다. 그리고 치관형성이 끝난 후 silicone core를 만들어 금속·세라믹관 제작시 왁스 삭제량, 세라믹 축성량, 풍융부(axial contour) 점검, 형태수정 작업시 용이하게 정확한 보철물을 제작한다.

② 세라믹전장부위 형성

완전납형 조각이 끝나면 세라믹이 올라갈 부위와 범위를 정하여 왁스를 깎아 주는데 이를 납형의 되깎기(cut back) 또는 개창(opening)이라고 한다.

ⓐ Silicone index 채득

완전납형제작이 끝나면 세라믹전장 부위를 형성하기 전에 putty상 silicone을 이용하여 순측면, 설측면에서 core를 채득한다. 이것은 납형 되깎기 할 때 납형 제거량이 균일하게 삭제되었는가를 측정할 때 사용되며, 주조 후 금속 구조물 조정시와 형태수정시 사용하여 정확한 보철물을 제작하는데 중요한 역할을 한다.

ⓑ 금속과 세라믹 경계부 설정

Silicone index 제작이 끝나면 금속과 세라믹의 경계부(metal-ceramic junction, finishing line)를 설정한다. 부분 세라믹 회복일 경우 교합력을 많이 받는 부분은 될 수 있는 한 금속으로 하고 금속·세라믹 경계부는 대합치와 닿지 않도록 하며 2.0mm 이상 떨어지도록 해야 한다. 이때 인접치와의 접촉점은 세라믹으로 회복하도록 설계한다.

ⓒ 납형되깎기(cut-back, opening)

먼저 절단부를 1.5~2.0mm 정도 삭제되도록 표시하고 예리한 조각도나 칼로 삭제한 후 금속세라믹 경계부를 따라 되깎기를 한다. 이때 silicone index를 이용하여 일률적인 두께로 세라믹이 올라갈 수 있도록 정확하게 제거한다. 납형의 두께가 너무 얇아지면 주조체가 실패되므로 0.3mm 이하가 되지 않도록 주의한다. 금속세라믹 경계부위는 지지부(supporting area)를 확보하여 butt joint의 형태가 되도록 하며 세라믹이 올라간 부위는 둥글고 완만한 곡선이 되도록 형성하며, 접촉점은 세라믹으로 회복되도록 한다. 인접면에서는 가능한 한 설측으로 치우치게 하여 금속이 순면에서 보이지 않도록 하며 인접면의 세라믹에서 광선이 투과되어 인접치와 자연스럽게 되도록 해준다. 납형 되깎기가 끝나면 silicone index를 이용하여 세라믹이 균일하게 올라갈 수 있도록 왁스가 삭제되었는지를 확인한다. 그 후 변연부 재적합을 해야 한다. 변연부를 일률적으로 1.0mm 정도 자른 후 경질의 인레이 왁스(inlay wax)로 다시 압접하여 형성한 후 현미경을 이용하여 적합도를 관찰한다. 그 다음 세라믹 제작과정 중 손잡이로 활용할 수 있는 handle을 부착시킨다.

(4) 주입선(sprue) 설치

금속·세라믹관의 납형은 약 0.3mm 정도로 매우 얇고 통기성 및 주조성이 나쁜 인산염 결합 매몰재를 사용하므로 주입선의 위치, 길이, 굵기, 부착부위 및 위치 등을 주의하여 주입 부족, hot spot, 주조 표면의 거칠음 등의 주조결함을 방지하도록 해야 한다. 원추대와 납형 사이를 연결하는 주입선의 설계는 주조의 성패에 큰 영향을 미친다. 주입선에 의해 생기는 주입로는 납형의 소환단계에서 왁스의 배출로로 작용하며 주조시에는 용융금속의 길잡이가 된다. 특히 주입로는 용융금속이 주형안으로 흘러들어갈 때 방해를 해서는 안 된다. 또한 주형안에 주입된 용융금속이 주형안으로 흘러들어갈 때 방해를 해서는 안 된다. 또한 주형안에 주입된 용융금속이 냉각되면서 고체화될 때 수축류(reservoir) 역할을 할 수 있어야 한다.

주입선은 굵기가 10gauge 이상이며 길이가 18mm 이하인 둥근왁스(round wax) 교의치의 경우 8gauge를 사용한다. 부착부위는 얇은 부위에 금속이 우선 흐르도록 절단부의 순면에 수직방향으로 부착하거나 치경결절(cinglum) 부위에 달고 절단부위에 통기공(air vent)을 달아준다.

수축류를 따로 형성하지 않고 납형과 만나는 부분의 직경을 1/2로 감소시켜 달아서 직경이 큰부분이 수축류로 작용하며 직경이 작은 부분이 용융 금속의 되빨림(suck back)현상을 방지하도록 하기도 한다.

금속·세라믹관 제작시에는 통기성이 나쁜 인산염 결합 매몰재를 사용해야 하므로 통기공(air vent)을 달기도 한다. 통기공을 다는 목적은 주조시 주형안에 있는 가스를 신속하게 배출시키므로 주조체에 함몰(pin hole)이 생기고 주입선에 되빨림(suck back) 현상이 생기는 것을 방지할 수 있으며, 특히 비귀금속이나 팔라디움 합금 사용시에는 18gauge의 왁스를 이용하여 통기공을 달아주는 것이 좋다.

납형을 모형에서 제거시 먼저 새 rubber dam을 이용하여 납형의 측면을 엄지와 검지를 사용하여 상방으로 압력을 주어 다이로부터 분리시킨다. 이때 주입선을 잡고 조심스럽게 빼야 한다. 납형을 다이로부터 한번에 잡아당기거나 처음부터 주입선을 잡고 제거하면 치경선부위의 변형을 초래할 수 있으므로 주의하여야 한다.

이제 주입선을 원추대에 부착시켜야 하는데, 이를 위해서는 먼저 원추대와 매몰용 링(ring)을 준비한다. 핀셋 등으로 주입선을 잡고 원추대의 상부에 주입선의 끝 부분을 올려놓아 봄으로써 매몰용 링(ring)과의 높이 관계를 점검한다. 주조링(ring)의 끝과 납형의 끝과의 거리는 1/4inch 정도이어야 하고, 링(ring) 안에서 납형은 고열대의 외곽에 있어야 한다. 따라서 만일 주입선의 길이가 길면 적절한 부위를 절단한다. 주입선과 원추대의 연결부위는 깨끗한 곡선이 되도록 해야 한다.

(5) 매몰(investing)

원추대에 납형을 부착한 후 오염물질이나 분리제를 제거하기 위해 H_2O_2와 비눗물을 50%로 혼합하여 세척한 후 물로 씻은 다음 표면장력 감소제(wetting agent)를 도포하고 인산염결합 매몰재를 사용하여 매몰한다(표면장력 감소제를 과량 도포하면 안 된다).

표면장력 감소제를 바른 다음에는 약 10분 정도 건조시키고 매몰하여야 한다.

금속 링(ring)을 사용할 경우에는 물에 적신 석면띠를 내장한다. 석면띠는 링(ring)의 양끝보다 3.0mm 정도 짧게 한다. 금합금을 사용할 경우에는 한 장 두께의 석면띠로 충분하지만 비귀금속 합금을 사용할 경우에는 매몰재의 보다 많은 팽창이 요구되므로 두 장 두께의 석면띠를 사용하는 것이 좋다.

인산염 결합 매몰재는 거의 모든 종류의 금속·세라믹 합금의 주조에 사용된다. 탄소는 청결한 주조체를 얻는데 도움을 준다. 따라서 탄소가 함유된 인삼염 결합 매몰재는 금이 주성분인 귀금속 합금의 주조에 적적하지만, 팔라듐의 함량이 높은 합금이나 비귀금속 합금의 주조에는 부적절하다.

제조회사가 제시하는 혼수비에 맞추어 인산염 결합 매몰재의 분말과 특수액(경우에 따라서는 증류수나 수돗물)을 계량하여 혼합한다. 매몰재를 붓에 적셔 납형의 내면에 물감 칠하듯 바르는 것 보다 소량의 매몰재를 납형 내면과 접촉시키고 진동을 통해 납형의 내면에 조금씩 채워 넣는 방법이 내면에 기포 형성 가능성이 낮다.

(6) 소환과 주조(burn out and casting)

매몰이 끝난 후 매몰재의 습기제거, 납형소각, 열팽창에 의한 주조수축 보상, 주조에 적합한 주형의 온도를 얻기 위해서 약 1시간 지난 후 로(furnace)에서 링(ring)의 한쪽을 올려서 가열한다. 가열 팽창이 큰 홍연석(cris-tobalite)의 변태점 300℃ 부근에서는 약 30분간 계류시켜 팽창이 충분히 되도록 해야 한다. 온도의 상승속도와 계류시간은 주조링(ring)의 크기나 수에 따라 조절해야 한다.

인산염 결합 매몰재를 사용하여 소환하면 암모니아, 일산화탄소, 탄화수소 등의 유해가스가 발생하기 때문에 소환로의 가스 배기구에 크린에이스를 설치하면 배기까스가 제거된다. 용융방법에는 gas-oxygen torch, 전기융해, 고주파 융해 등 여러 가지가 있다. 용융점이 1,300℃ 이하인 귀금속, 준귀금속 합금은 gas-oxygen torch로 주조를 하고 1,300℃ 이상인 준귀금속, 비귀금속 합금은 전기융해와 고주파 융해 방법을 사용한다. 주조할 때는 고온에서 주조하면 주조성은 향상되나 주조수축이 크므로 합금의 용융온도보다 약 10%(100℃ 전후) 정도 높은 온도에서 주조하는 것이 좋다. 금속·세라믹용 합금을 녹일 때에는 눈의 보호를 위해 용접용 안경(welding goggle)같은 보안경을 착용한다. 주조체의 교차 오염을 방지하려면 주조용 도가니는 금속·세라믹용 합금 전용의 도가니를 사용해야 한다. 비귀금속 합금은 무광택 상태로 각진 부위가 둥글게 녹아들어 갈 때가 적합한 주조시기이다.

(7) 매몰재 제거(devesting) 및 주조체 세척

주조된 링(ring)이 식으면 주조체를 추출해야 하는데 인산염계 매몰재는 석고결합용 매몰재에 비해 압축강도가 5배 정도 강하므로 주조체의 변연부위에 손상이 가지 않도록 주조링(ring)의 botten 쪽으로 석고 분할겸자를 사용하여 주조체를 꺼낸다. 또 다른 방법으로는 매몰재 제거기(devester, ring press)를 쓸 수도 있다. 주조 후 내면의 매몰재를 제거하기 전에 금속구조물의 내부에 잔류한 응력을 없애기 위해서는 980℃로 5~10분간 계류한 후 세라믹로에서 꺼내어 방냉하는 전가열 처리를 하면 좋다.

주조체 표면에 부착된 매몰재 찌꺼기나 산화물 등의 잔유물은 여러 가지 방법으로 제거한다. 첫 번째 방법은 주조체를 초음파 세척기에 있는 세제 용액에 담그고 15~20분간 초음파 세척하는 방법인데 세척효과가 낮으므로 임상에서의 활용도가 낮다. 두 번째 방법은 50μm 정도의 산화 알루미늄 분말(aluminium oxide particle)로 모래분사(sand blasting)하는 방법이다. 세 번째 방법은 52%의 불화 수소산(hydrofluoric acid)이 담긴 용기에 넣고 10~15분간 초음파 세척하는 것이다.

불화 수소산은 중화제를 마련하지 못한 경우에는 사용해서는 안 된다. 그리고 산 용기를 만진 다음에는 매번 손을 물로 잘 닦아 주어야 한다. 그러나 만일 접촉되었을 경우에는 그 부위를 물로 닦고 마그네시아 유액(milk of magnesia)을 발라준다. 주조체를 산용액에 넣거나 꺼낼 때에는 플라스틱 집게(plastic tongs)를 사용하고 특히 산용액이 튀지 않게 주의하여야 한다.

(8) 세라믹의 작업과정을 위한 금속구조물의 조정

세라믹과 금속의 결합을 위해서 금속구조물을 조정해야 되는데 그 목적은 깨끗하고 오염되지 않은 표면을 만들고 이상적인 표면처리는 기계적 결합을 증진시키며 세라믹과 금속 사이의 응력을 감소시킨다. 세라믹이 피복될 부위의 금속 두께를 측정하고 필요하면 0.2~0.3mm 두께로 삭제 조정하며 세라믹이 축성될 면의 삭제는 근원심 방향으로 하는 것이 이상적이다. 금속의 두께를 감소시키기 위해 가장 흔히 사용하는 기구는 abrasive stone과 카아바이드 버(carbide bur)이다. Abrasive stone은 산화 알루미늄(aluminum oxide)과 같은 비오염 물질로 만드는 것이 이상적이며 연마입자는 아교 따위의 접착제로 접착시키기보다는 가열을 통해 융합시켜야 한다. 일반 합금의 연마에 사용했던 연마 기구를 금속·세라믹용 합금의 연마에 사용해서는 안 된다. 연마가 끝난 금속 주조체의 세라믹 피복부위는 전체적으로 둥근 형태이어야 한다. 금속세라믹 연결부위는 직각이나 butt joint가 되도록 하며 지지부(supporting area)가 정확하도록 형성해 주어야 한다. 연마에 의한 주조체 표면처리가 끝나면 그 표면이 세라믹과 적절히 반응할 수 있도록 완전하게 세척해 주어야 한다. Au-Pt-Pd합금과 Au-Pd합금의 경우에는 주조체를 52%의 불화 수소산이 담겨진 밀폐된 용기에 넣고 20분 동안 초음파 세척하는 것이 가장 효과적이다. 또 다른 방법으로는 주조체를 50μm 정도의 고운 분말인 산화 알루미늄(aluminum oxide)분말로 모래 분사하고 증류수에 넣어 20분 동안 초음파 세척하는 방법이 있다. 특히 이 불화 수소산을 사용할 수 없는 합금(비귀금속 합금)은 이 방법으로 세척하는 것이 좋다.

가스 빼기(degassing)의 목적은 금속에 있는 오염 물질이나 가스를 제거하는 것 뿐만 아니라 금속 표면에 적절한 산화막을 형성하는 것이다. 가스 빼기(degassing) 시의 온도는 통상적으로 사용하고 있는 세라믹의 최고 소성온도보다 약 28℃(50°F) 정도 높아야 한다.

은이 포함되지 않은 금-팔라듐(Au-Pd) 합금, 팔라듐(Pd) 함량이 높은 합금, 그리고 모든 비귀금속 합금은 소성시 표면 산화의 양이 많아 이것이 금속-세라믹의 결합을 방해하는 경향이 있으므로 귀금속 합금과는 다른 방법으로 취급하여야 한다. 이를 위해 먼저 주조체를 일차적으로 소성한다. 이어서 주조체를 모래 분사하여 주조체 표면에 형성된 산화막을 제거하고 증류수는 넣어 20분 정도 초음파 세척한 다음 불투명 세라믹을 도포한다.

2) 세라믹의 작업과정

(1) 불투명 세라믹의 축성과 소성

불투명 세라믹 소성시 윤기있는 면보다 약간 거칠은 면(egg sheen)이 되도록 소성해야 한다. 불투명 세라믹은 치관의 기본색이므로 근래에는 2~3가지 종류의 색을 사용한다. 예를 들어 선택된 색상이 A2일 경우 치경 1/3부는 더 짙은 A3를, 중앙 1/3부는 A2를, 그리고 절단부는 blue gray색 계통인 C1 색상을 축성하여 자연치와 유사한 색상을 얻도록 한다(그림 20-18).

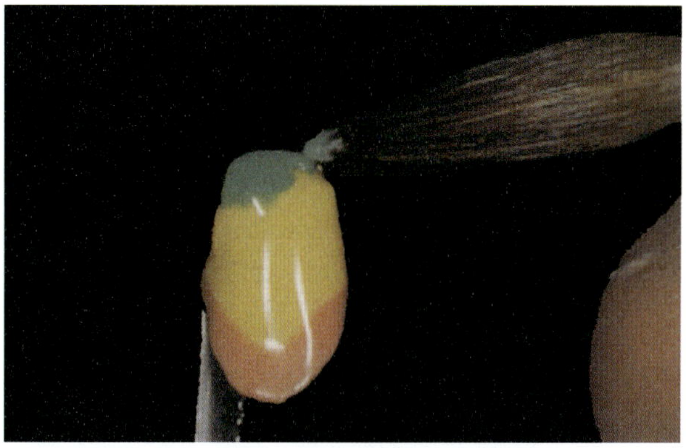

그림 20-18 불투명 세라믹의 축성

① 산화막이 형성된 금속 주조체 표면을 증류수나 불투명 세라믹 혼합용액으로 적셔준다.

② 불투명 세라믹을 크림상태로 혼합한다.

③ 최소의 두께로 균일하게 하기 위해서는 불투명 세라믹을 구슬 모양으로 떠서 붓과 금속 표면 사이에 불투명 세라믹이 미끄러지듯이 발라져야 한다. 〈1차로 불투명 세라믹을 아주 얇게 도포하여 소성을 한 다음, 2차로 불투명 세라믹을 도포하여 소성을 함으로써 금속의 색을 차단함은 물론 불투명 세라믹 층의 두께를 효율적으로 조절한다: 불투명 세라믹을 묽게 혼합하여 1차로 얇게 도포(wash opaque), 점성으로 제조된 1차 불투명 세라믹을 도포(paste wash opaque)〉

④ 치관의 중앙부에 기본색 도포, 치경부에 치경부색 불투명 세라믹 도포, 절단부에 절단부색 불투명 세라믹을 도포한다.

⑤ 불투명 세라믹이 도포된 주조체는 세라믹 소성용 tray에 얹고 2~5분 정도 건조시킨다. 소성이 끝난 불투명 세라믹은 표면이 egg sheen 상태이어야 한다(소성이 끝난 불투명 세라믹의 두께는 0.1~0.2mm 정도가 적당하다).

불투명 세라믹의 도포 방법으로는 분무기 분무법(압축공기를 이용하여 미리 혼합된 불투명 세라믹을 금속표면에 분무한다)과 산포법(점성의 불투명세라믹을 얇게 도포하고 구슬모양의 미세결정을 뿌려준다)도 있다.

(2) 치경부색 세라믹의 축성과 소성

세라믹·금속관의 치경부는 세라믹이 가장 얇은 부분으로 자연치아의 반투명감을 나타나는데 가장 어려움이 있다. 이 문제를 해결하기 위해 선택된 상아질 세라믹색보다 짙은 세라믹을 치경부위에 축성하여 불투명 세라믹의 직접적인 빛의 반사를 감소시켜 치경부의 좋은 색조를 얻도록 한다. 치경부 세라믹은 대부분 회사에서 만들고 있으나 없을 경우에는 원하는 색상보다 짙은 특수색 세라믹과 상아질 세라믹으로 혼합하여 사용한다.

축성 방법은 눈물방울 모양으로 약간 크게 축성하여서 소성 후 변연부에 정확히 맞도록 한다. 치경부 세라믹은 젊은 환자일수록 적게 올리고 나이가 많은 환자일수록 중앙부로 더 많이 축성한다.

(3) 치관색 세라믹의 축성과 소성

① 상아질 세라믹의 축성

상아질 세라믹축성은 가장 중요하므로 정확하게 축성을 하여 자연스러운 색상을 얻도록 해야 한다. 크기는 반대측 동명치와 같은 크기로 축성하고 절단두께로 2mm 정도 두껍게 하여 법랑질 세라믹 축성시 무너지지 않고 받쳐주는 역할을 할 수 있도록 한다(그림 20-19).

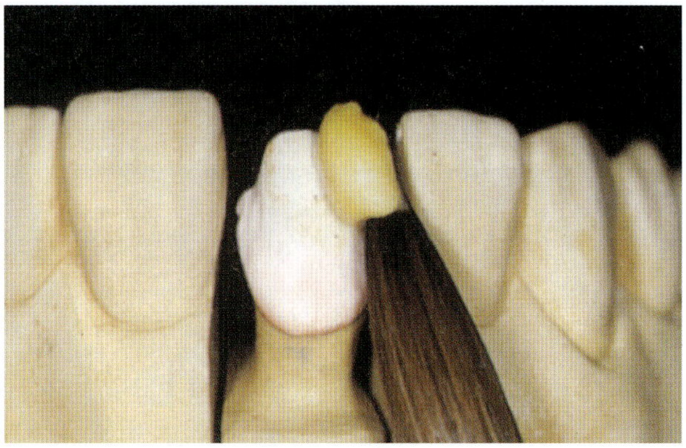

그림 20-19 상아질 세라믹의 축성

ⓐ 인접치아를 증류수로 적셔주든지 세라믹 전용의 분리제를 바른다.

ⓑ 큰 붓을 이용하여 세라믹을 많이 떠올려서 치경부에 축성하고 동명치아와 같은 크기로 상아질 세라믹을 축성한다(상아질 세라믹을 축성하는 동안 무너지지 않도록 여러 번에 걸쳐 응축을 실시하여 수분을 적당히 제거한다).

ⓒ 상아질 세라믹 축성이 완성되면 자연치와 같은 표피효과(wrap around effect)와 opal 효과를 얻기 위하여 법랑질 세라믹이 올라갈 부분을 형성하는데 이때 날이 탄력성이 있는 세라믹용 칼(porcelain cutter)을 이용하여 세라믹을 기준선에 의해 순측 → 인접면 → 지상구조(finger like structure) 순서로 정확하게 깎아낸다.상아색 세라믹 축성이 완성되면 절단 1/3을 삭제하고 상아색 세라믹의 중앙 1/3도 삭제한다. 그리고 세라믹 축성 붓을 이용하여 자연스럽게 연결되도록 순면을 매끄럽게 해준다(그림 20-20).

ⓓ 인접면의 반투명감이 증가하여 인접치아와 자연스럽게 표피효과가 나도록 깎아야 한다.

ⓔ 절단부의 절단결절(mamelon)이 나타날 때는 손가락 모양처럼 깎아서 상아색 세라믹을 축성한다.

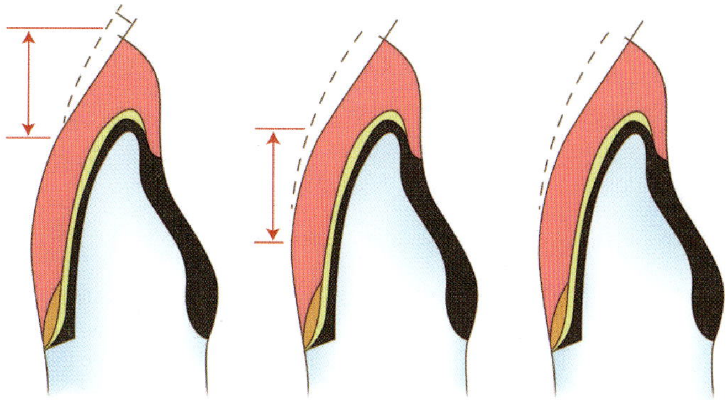

그림 20-20 상아색 세라믹 되깎기(cut back)

② 법랑질 세라믹의 축성

상아질 세라믹을 축성한 후 소성하지 말고 그 위에 감싸듯이 지상구조 형태와 같은 모양으로 법랑질색 세라믹을 축성한다. 법랑질 세라믹이 올라간 치관의 크기는 원래 치아의 크기와 같거나 약간 작아야 하며 절단에서 중앙부로 갈수록 얇게 올라간다(그림 20-21).

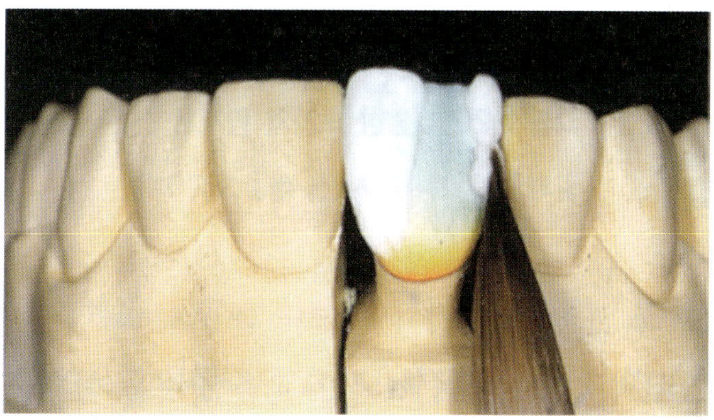

그림 20-21 법랑질 세라믹의 축성

③ 투명 세라믹의 축성

법랑질 세라믹 축성이 끝난 후 치관 전체를 덮듯이 축성하여 원래 치아 크기보다 15~20% 정도 크게 축성한다. 세라믹을 축성하는 동안 응축을 하면서 작업을 하는데 이때 세라믹이 흘러내리거나 형성된 세라믹 층이 서로 이동되면 다른 층 구조가 무너져서 원하는 색상을 얻을 수가 없으며 응축 조작은 필요 이상으로 하면 좋지 않으므로 주의해야 한다.

ⓐ 투명 세라믹의 설측 부분은 자연치와 같은 모양으로 축성한다.

ⓑ 다이를 모형에서 분리하여 인접면을 수정하고 접촉점을 추가 축성한다.

ⓒ 변연부를 수정하고 확인한다.

④ 치관색 세라믹의 소성

세라믹을 소성할 때는 건조시간은 치관보철일 경우 5~7분 정도, 교의치일 경우 10~15분 정도 충분히 건조시켜야 하며 상아질 세라믹의 연화온도보다 낮은 온도에서 시작하여 소성하면 세라믹의 투명감이 자연스럽게 나타난다.

소성시 분당 상승온도는 40~50℃/min이 적당하다(진공펌프의 성능은 세라믹내의 기포 제거와 투명도에 관여하므로 중요하다). 여러 번 소성하면 수복물의 파절강도 저하와 투명도가 떨어지므로 정확하게 축성하는 것이 중요하다.

(4) 형태수정(contouring)

반대측 동명치아의 특징을 연필로 그려서 비교한 후 세라믹 전용의 기구를 사용하여 다음과 같은 순서로 형태를 수정하는 것이 좋다.

① 모형에 적합하여 보면서 접촉점부터 형태 수정한다.

② 절단연의 길이를 반대측 동명치아보다 약간 길게 조정한다.

③ 순면의 형태를 인접치와 같도록 절단측, 인접측, 치경측 등 여러 방향에서 관찰하여 over contouring하지 않도록 silicone index를 이용하면 좋다.

④ 순면의 근심과 원심의 능각을 조정하여 순면의 폭을 정한다.

⑤ 치아의 자정작용이 잘 되도록 접촉점을 중심으로 embrasure를 동명치아와 같도록 조정한다.

⑥ 절단연의 폭을 연필로 그리면서 같은 폭과 형태가 되도록 다시 다듬는다.

⑦ 기본적인 형태조정이 끝나면 반대측 동명치아와 같은 표면특성, 즉 발육구, 동선, 주파조, 표면의 거칠기 정도 등을 자세하게 부여해 준다. 주파조는 대단히 가느다란 선으로 형성되어 있으므로 inverted형의 다이아몬드 포인트(diamond point)나 카바이드 버(carbide bur)를 사용한다.

⑧ 세라믹의 형태조정이 끝나면 러버 휠(rubber wheel)이나 세라믹 전용의 경석(pumice) 등을 사용하여 표면을 부드럽게 연마한다. 광택내기(glazing) 하기 전에 증류수를 초음파 세척기를 이용하거나 증기세척기로 깨끗하게 세척해야 한다.

(5) 착색 및 광택내기(staining and glazing)

광택내기를 하는 목적은 세라믹 표면을 매끄럽게 하여 음식 찌꺼기나 치태의 침착을 억제시키기 위함이고 수복물의 경도를 높이고 내마모성을 향상시키기 위함이고 적절한 광택내기를 하여 표면 형상을 조절하고 빛의 반사를 이용하여 자연치와의 조화를 이루는데 있다. 광택내기는 self-glazing(auto-glazing)과 artificial glazing, 세라믹 연마재를 사용하는 기계연마 광택내기 등이 있다. 보통 artificial glazing방법이 많이 응용된다.

먼저 치과기공용 colorident나 color box를 이용하여 색조표본(shade guide)과 색조를 비교한다. 형태 수정이 끝난 세라믹 수복물의 색이 색조표본과 다르거나 불만족스러운 경우에는 착색(staining)을 실시한다. 착색 방법은 일반적으로 치경부에는 밝고 옅은 orange brown을, 치경부 인접면, hair line 등을 부여할 때는 어둡고 짙은 orange brown을 사용하며 투명도와 명도 조절시에는 gray, 부분적 투명감에는 blue, 백반 부위에는 white 등을 사용하여 자연치와 조화되도록 착색을 한다.

(6) 완성

광택내기를 위한 소성이 끝나면 노출된 금속의 표면에는 소성 과정 중의 열로 인한 산화현상 때문에 통상 검은색의 막이 생긴다. 이러한 산화막은 fine sandpaper나 rubber point 등의 기구로 곱게 연마한다.

① 광택내기 소성 후 러버 포인트(rubber point)를 이용하여 금속표면을 연마한다.
② 스톤 휠(stone wheel)이나 디스크(disc)로 handle를 제거하고 스톤 포인트(stone point)로 연마한다.
③ 러버 포인트(rubber)를 이용하여 매끄럽게 다듬는다.
④ 트리폴리(tripoli)와 루즈(rouge)를 이용하여 최종 연마를 한다.

2. 구치부 금속·세라믹관의 제작법

1) 금속 하부 구조물의 제작과정

(1) 지대치의 형태

구치부 금속·세라믹관도 세라믹의 피복 정도에 따라 부분 세라믹 피복되는 경우와 전부 세라믹 피복되는 경우로 나뉜다. 부분 세라믹 피복관의 경우 지대치의 협측은 주로 shoulder를 부여한다. 이 경우 협측 shoulder의 폭은 최소 1.0mm로 하고, 심미성을 증진시키려 할 때에는 1.5mm로 한다. shoulder는 인접면 쪽으로도 충분히 연장시켜서 금속을 감추고 적절한 세라믹색을 얻도록 하여야 한다. 설측과 인접면의 설측에는 주로 chamfer를 부여한다. chamfer의 폭은 0.3~0.5mm 정도이며 교합면은 1.0~1.5mm 정도 삭제한다. 전부 세라믹피복관의 경우 지대치 협측에는 폭 1.0~1.5mm의 shoulder를 부여한다. 그리고 설측과 인접면은 폭 0.8mm 정도의 heavy chamfer를 부여한다.

(2) 금속 하부 구조물의 설계

① 세라믹은 전적으로 금속에 의해 지지되어야 한다.
② 치아의 일부 파손 시나 외형이 불완전할 때는 금속 하부 구조물로 정확한 형태를 부여해야 한다.
③ 예리한 변연, 요각, 첨와가 생기지 않도록 한다.
④ 금속과 세라믹의 경계부는 가능한 butt joint가 되도록 한다.
⑤ 부분 세라믹 피복의 경우 교합 접촉은 금속에서 이루어지게 하고 교합 접촉부는 금속 세라믹 경계부에서 2.0mm 이상 띄운다.

⑥ 세라믹 응력의 감소를 위해 설면에 metal collar를 부여한다.

⑦ 인접면 접촉은 세라믹 접촉으로 한다.

⑧ 금속·세라믹 경계부는 인접면보다 설측으로 한다.

(3) 납형 제작

다이의 변연 경계선으로부터 약 1.0mm 상방에 25 μm 정도의 다이 스페이서(die spacer)를 도포하고 납형을 제작한다. 자세한 내용은 전치부 금속·세라믹관 제작법의 납형 제작과정을 참조한다.

① 완전 납형 조각(full waxing up)

치관의 치경부를 정확히 재현할 수 있으며 앞으로 수복될 치아의 크기, 배열 및 교합 등 에 관한 정보를 제공한다. 그리고 완성된 납형의 두께를 측정해보면 치아 삭제가 잘 되었는지 또는 치아 삭제를 어느 정도 더 해야 하는지도 가름할 수 있다.

② 세라믹 전장 부위(veneering area)의 형성

완전 납형 조각이 끝나면 세라믹을 전장하기 위한 부위와 범위를 정하고, 납형의 외면을 적절한 두께와 형태로 깎아주는데 이를 납형의 되깎기(cut back) 또는 개창(opening)이라고 한다(그림 20-22).

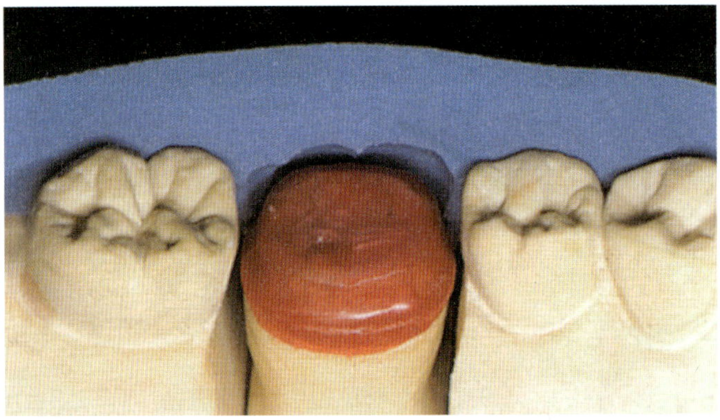

그림 20-22 구치부 전부 세라믹피복을 위한 납형의 되깎기(교합면관)

ⓐ Silicone index(core)의 채득

납형을 되깎을 때 기준(index)으로 활용될 뿐만 아니라, 주조 후 금속 하부 구조물의 수정, 세라믹의 축성 시 축성량 확인 등에 활용된다.

ⓑ 금속·세라믹 경계부의 설정

ⓒ 납형 되깎기(cut back)

가) 협측 교두부를 2.0mm 정도 삭제하고 협측면에 2~3개의 유도구를 부여한다. 그리고 이를 기준으로 협면과 인접면을 되깎기 한다. 또한 silicone index로 세라믹이 덮힐 공간을 점검한다.

나) 직경이 2.0~3.0mm인 excavator나 끝이 둥근 spoon-shaped excavator 또는 discoid carver 조각도로 교합면과 인접면에 설정한 금속·세라믹 경계부를 형성한다.

다) 되깎기의 순서는 정해진 것이 아니라 술자의 취향에 따라 좋은 결과를 얻는 것을 택하면 된다. 협측면과 양 인접면을 삭제하고, 이어서 교합면을 삭제한 다음 마지막으로 설측면을 삭제하는 방법이 일반적인 방법이다.

가), 나) : 부분 피복 세라믹관, 다) : 전부 피복 세라믹관

③ 변연부 재적합

납형의 변연부를 일률적으로 1.0mm 정도 절단하고 다이의 변연부에 납형분리제를 도포한다. 다시 납형을 다이에 끼운 상태에서 색이 다른 경질의 인레이 왁스(inlay wax)를 첨가하여 최종 완성한다. 변연부를 다듬을 때 현미경을 이용하면 정확하며 마지막으로 설측에 wax handle을 부착시킨다.

(4) 주입선(sprues) 설치

(5) 매몰, 소환 및 주조

(6) 매몰내 제거 및 주조체 세척

(7) 주조체의 전처리

(4),(5),(6),(7): 전치부 금속·세라믹관의 제작법 참조

2) 세라믹의 제작과정

(1) 불투명 세라믹(opaque porcelain)의 도포 및 소성

불투명 세라믹의 사용 목적은 금속 하부 구조물의 색조를 차단하여 원하는 세라믹의 바탕색조를 얻는 것과 세라믹이 금속과 단단하게 결합되도록 하는 것이다. 불투명 세라믹의 도포 및 소성 역시 전치부 금속·세라믹관의 제작 과정에서와 같은 방법으로 실시한다.

① 색조표본에 맞추어 불투명 세라믹을 선택한다.
② 금속 구조체의 표면을 증류수나 불투명 세라믹 혼합 용액으로 적셔준다.
③ 불투명 세라믹은 일반적으로 점도가 높게 혼합한다.
④ 불투명 세라믹은 붓 끝으로만 찍어 올려야 한다.
⑤ 응축을 하면 불투명 세라믹의 위치가 고정된다.
⑥ 치관의 내부나 변연 안으로 들어온 불투명 세라믹은 작고 빳빳한 붓으로 제거하고 소성한다.

(2) 치관색 세라믹(상아질 세라믹과 법랑질 세라믹)의 축성 및 소성

불투명 세라믹 위에 축성하는 세라믹은 기본적으로 상아질 세라믹과 법랑질 세라믹의 2층으로 구성되지만 심미성을 높일 목적으로 이 두 가지 세라믹 외에 치경부색 세라믹(cervix-colored porcelain)과 투명 세라믹(transparent porcelain)을 적용하는 등 3~4층으로 구성할 수도 있다(그림 20-23). 나아가 최근에는 절단연이

나 법랑층의 심미성을 더욱 높이기 위해 다양한 색이나 특성을 갖는 여러 가지 법랑층 세라믹을 적용하는 경우도 있다. 여기에서는 세라믹을 3층(치경부색 세라믹, 상아질 세라믹, 법랑질 세라믹)으로 축성하는 방법을 기준으로 살펴보기로 하겠다.

① 소성된 불투명 세라믹층의 표면을 증류수나 또는 세라믹 혼합용 용액으로 적신다. 이렇게 되면 불투명 세라믹과 그 위에 축성될 세라믹과의 점착력이 좋아진다. 치경부색 세라믹을 통법에 따라 혼합하여 치경부 주위에 도포한다. 축성의 양과 범위는 각 증례에 따라 적절히 결정하여야 한다. 경우에 따라서는 교합와(occlusal fossa)부위에도 치경색이나 orange-brown 계통의 세라믹을 얇게 도포할 수도 있다.

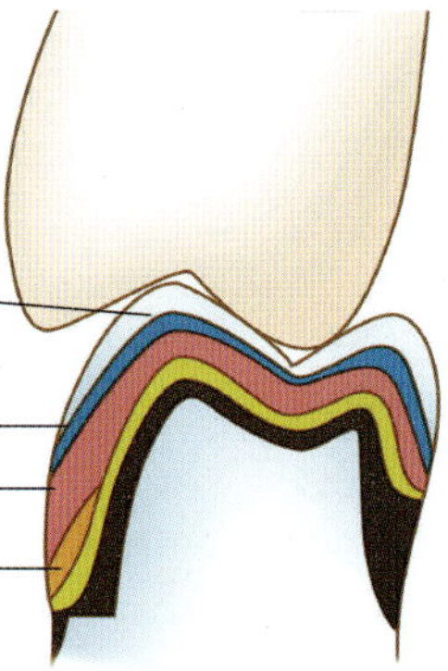

그림 20-23 4층 구조 세라믹 축성법

② 상아질 세라믹을 축성할 때에는 많은 양의 세라믹 혼합물이 소요되므로 붓보다는 spatula를 쓰는 것이 편리하다. 상아질 세라믹은 장차 완성될 치관의 형태대로 축성하는 것이 좋다. 상아질 세라믹을 장차 완성될 치관의 형태보다 크게 축성하면 세라믹의 되깎기(cut-back) 양을 결정하기가 어렵고, 상아질 세라믹의 양을 결정하기가 어려우며, 색조에도 영향이 따르는 등의 문제가 발생된다. 그러므로 상아질 세라믹을 축성할 때에는 납형의 조각 후 채득하였던 납형의 음형(silicone index)을 참고로 하는 등의 노력이 필요하다.

③ 완성될 치관의 형태와 유사하게 상아질 세라믹을 축성하였으면 법랑질 세라믹을 축성할 공간을 확보하기 위해 상아질 세라믹의 되깎기를 한다. 상아질 세라믹의 되깎기는 먼저 교합면부터 시작하여 협·설부 및 근·원심부로 이행케 하는 것이 좋다.교합 변연부를 따라 치경부 쪽으로 1.0mm 정도의 간격을 두고 기준선을 긋는다. 기준선에 맞추어 교합면의 되깎기를 한다. 이때 세라믹 절단용 조각도는 교합면의 중앙을 향하게 하는 것이 좋으며 세라믹에 무리한 응력이 작용되지 않도록 한다. 교합면 되깎기가 끝나면 협·설부 및 근·원심부의 되깎기를 한다. 앞서의 방법과 마찬가지로 교합 변연부를 따라 교합면 중앙부 쪽으로 1.0mm 정도의 간격을 두고 기준선을 그은 다음 협·설부 및 근·원심부의 되깎기를 한다. 이제 되깍은 면을 젖은 붓으로 가볍게 쓸어줌으로써 윤곽이 부드럽게 이행되도록 한다. 교합기를 닫고 법랑질 세라믹이 축성될 공간이 충분하고 적절한지 점검한다.

④ 상아질 세라믹의 되깎기가 끝났으면 법랑질 세라믹을 축성한다. 상아질 세라믹과 법랑질 세라믹은 소성 후 통상 10~20% 수축한다. 따라서 세라믹의 소성 수축을 보상하기 위해서 법랑질은 최종적으로 원하는 크기보다 10~20% 크게 축성하여야 하고 특히 교합 고경은 1.0~2.0mm 높혀 주어야 한다. 그러므로 법랑질 세라믹의 축성에 앞서 교합기의 절치 유도봉을 1.0~2.0mm 정도 올려주고, 법랑질 세라믹은 이 교합 고경에 맞추어 축성한다(그림 20-24). 법랑질 교두의 축성은 기능 교두인 협측 교두부터 시작한다. 협측 교두의 협면부를 축성하고 협측 교두의 내사면을 축성한 다음, 설측 교두의 설면부, 설측 교두의 내사면 순서로 축성한다. 법랑질 세라믹을 축성할 때에는 세라믹의 사용량이 적고 교합면의 형태가 정교히 이루어져야 하므로 spatula보다는 세라믹 축성용 붓을 쓰는 것이 좋다. 법랑질 축성이 끝나면 교두를 분할하는데 주요한 역할을 하는 중심구(main groove)를 부여한다. 중심구를 부여할 때에는 붓의 끝을 뾰족하게 하여 사용하는 것이 좋다. 이제 모형에 진동을 가하면서 세라믹을 조심스럽게 응축(condensation)시킨다. 세라믹 축성물을 모형으로부터 분리한 다음 접촉점과 인접면 부위에 법랑질 세라믹을 추가 축성한다. 초음파 진동기(ceramsonic condenser) 등을 이용하여 세라믹의 최종 응축하고 세라믹의 소성 일정에 따라 소성한다.

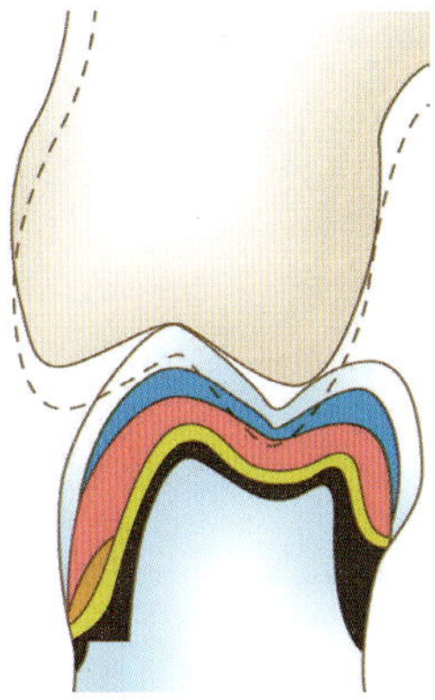

그림 20-24 법랑질 세라믹은 1.0~2.0mm 정도 높게 축성한다(10~ 20% 정도 크게).

(3) 형태 수정

소성이 끝난 세라믹 수복물은 ceramic bonded abrasive stone이나 diamond instrument로 깍아 다듬어줌으로써 형태 수정을 한다. 특히 세라믹 오염의 문제를 최소화하려면 세라믹용의 연마 기구를 쓰는 것이 중요하다. 구치부 세라믹을 깎아 다듬는 데에는 상당한 기술이 요구된다. 구치부 세라믹을 깎아 다듬을 때에는 형태를 재창조하는 것이 아니라 이미 설정해 놓은 형태를 자세하게 다듬는 것이 주 목표하는 것을 잊어서는 안 된다. 따라서 세라믹을 깎을 때 grinding stone과 point는 가볍게 움직여야 하고, 특히 교합면 형성 시에는 부위에 따라 다양한 형태의 stone이나 point를 사용하여야 한다. 실제로 교합면 열구(fissure)는 끝이 뾰족한 point로, 와(fossa)는 small round stone으로 다듬는 것이 좋다. 한편 금속·세라믹 경계 부위가 깨끗하고 명확하게 이루어지도록 하려면 금속 쪽으로 흘러넘친 과잉 세라믹은 입자의 크기가 작은 fine stone으로 삭제한다. 그리고 노출된 금속 표면은 러버 휠(rubber wheel)로 연마한다.

구치부 세라믹 수복물의 형태 수정은 다음과 같이 한다.

① 수복물을 교합기에 부착된 작업모형에 끼우고 접촉점을 조절한다. 접촉점 조절 시에는 가능한 두께가 얇은 교합지를 활용하고, 인접치의 접촉점이 손상되지 않도록 세심한 주의를 기울인다.

② 치경부를 조절한다. 치경부의 형태는 특히 치주 건강과 밀접한 관련이 있으므로 중요하다. 따라서 세라믹 수복물이 모형의 치은 조직을 압박하지 않도록 하고, 동시에 세라믹과 치은 조직 사이에 너무 많은 공간이 생기지 않도록 주의한다.

③ 교합면을 조절한다. 먼저 중심 교합 관계가 적절히 이루어지도록 조절하고 이어서 편심교합 관계를 조절한다. 교합면을 조절할 때에는 가능한 얇은 교합지를 사용하며, 중심 교합의 점검 시에는 빨강색의 교합지를 편심 교합의 점검 시에는 파랑색의 교합지를 사용하는 것이 좋다. 이 단계에서 교합 접촉점을 정확히 부여하는 것은 물론이고 구, 교두, 융선 등의 형태도 적절히 이루어지도록 한다(그림 20-25).

④ 최종 형태 조정 및 표면 특성을 부여한다. 각 방향에서 치관 형태를 점검하여 필요한 부분은 조절하고 마지막으로 인상 배열선(imbrication line) 등 치아 표면의 미세한 선들을 부여한다.

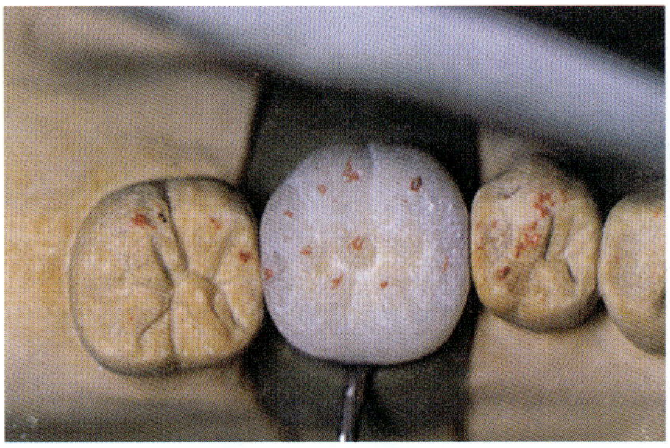

그림 20-25 중심교합점의 채득

이러한 조절이 끝나면 인접치나 치열 전체와의 형태적 조화, 교모의 정도나 표면 성상의 특징, 풍융 정도, 치간공극(embrasure) 상태, 청소성, 접촉점의 크기와 위치, 중심교합 상태, 편심교합 상태, 색조 등의 사항들을 점검한다.

(4) 착색(staining), 광택내기(glazing) 및 완성

전치부 금속·세라믹관의 제작법 참조한다.

3. 교의치 금속·세라믹관의 제작법

교의치 금속·세라믹관은 앞에서 전치부 단관 금속·세라믹관과 구치부 단관 금속·세라믹관의 제작법을 자세히 설명되었기에 여기서는 다루지 않은 연결부(connector)와 가공치(pontic)에 대하여 설명하기로 한다.

1) 연결부(connector)의 설계(design)

금속·세라믹관 교의치의 구조체(framework)에서 가장 중요한 요소로 연결부의 설계를 들 수 있다. 특히 전치부 교의치는 강도성, 기능성, 청소성이 있음은 물론 심미적 회복을 주된 목적으로 하기 때문에 금속의 노출을 최대한 피할 수 있는 설계가 필요하다. 그러나 청소성이나 심미성을 중시한 설계를 하면 아무래도 연결부가 작아지기 쉽고 강도가 약해지고 만다. 만일 청소성이 있고, 또 심미적으로도 자연치와 다름없게 만들었다고 할지라도, 구강 내에 장착하여 파괴되면 아무런 의미도 없는 것이다. 그러므로 금속·세라믹관 교의치에서는 심미적으로도, 강도적으로도 문제가 없어야 하며 동시에 우수한 청소성을 지닐 수 있는 연결부의 설계가 필요하다.

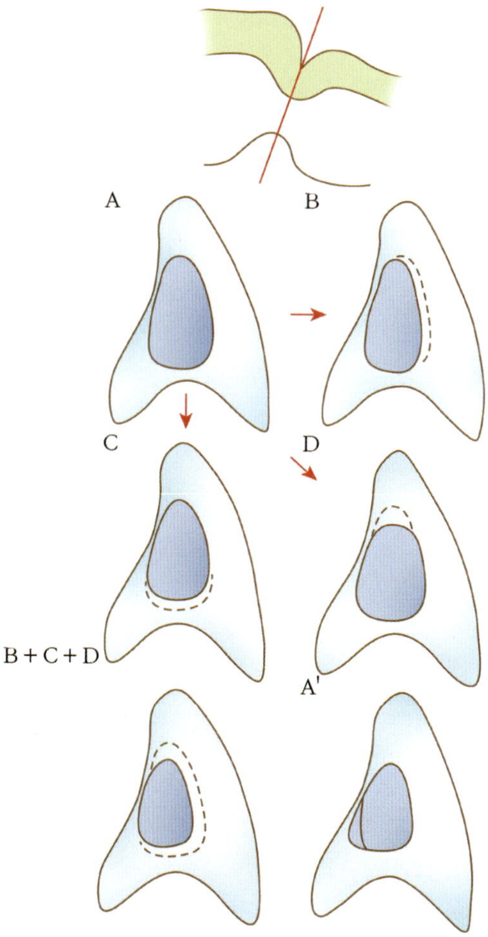

그림 20-26 전치부 연결부위의 단면형태
A: 충분한 두께와 폭을 갖는다.
B: 순측으로부터 파고들어간 공간 때문에 폭이 감소
C: 청소성을 고려하면 두께가 감소
D: 상부 치간공극(embrasure)의 공간 때문에 두께가 감소
B+C+D: 심미적, 청소적으로 우수하나 강도에 문제가 있다.
A': 강도면에서 보강된 상태

(1) 연결부 설계의 원칙

금속·세라믹관 교의치의 연결부는 치아의 장축에서 본 경우 치은에 닿지 않도록 될 수 있으면 두껍게 제작하는 것이 필요하다. 다만 이 경우 연결부의 치은쪽에 청소가 가능하도록 치간공극(embrasure)을 갖게 한다. 또 연결부의 하부(치은쪽)는 가급적 세라믹으로 피개되도록 하는 것이 위생상 좋으나 강도에 의문이 있는 경우에는 금속으로 회복한다. 특히 구치부처럼 수직방향의 두께가 작은 경우에는 하부는 물론, 교합(절단)면 쪽까지 금속으로 회복할 필요가 있다.

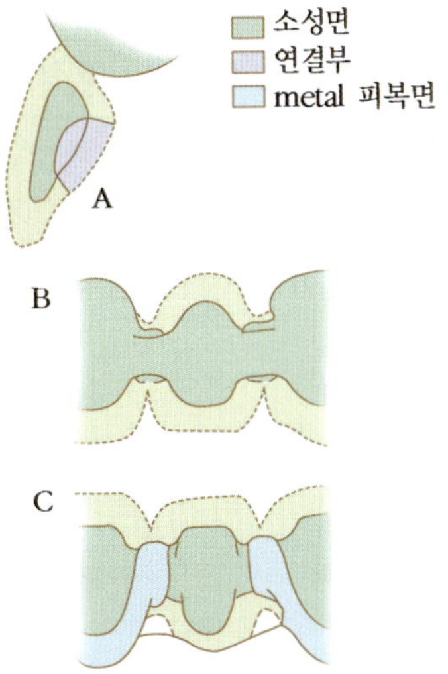

그림 20-27 전치부 가공치의 full bake형
A: 가공치 단면도
B: 순면
C: 설면

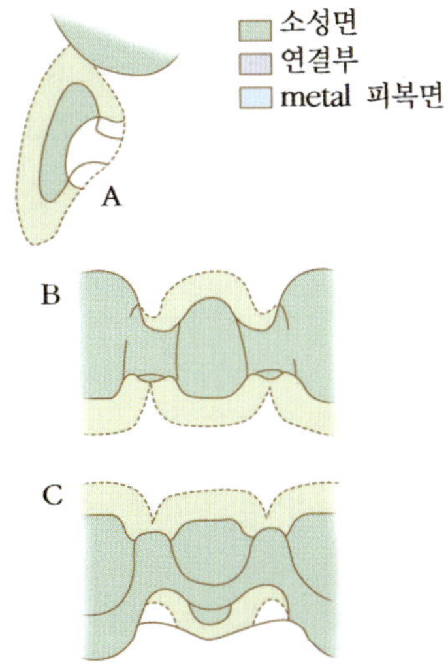

그림 20-28 전치부 가공치의 full bake형(설면에 금속 노출부를 설정한 형태)
A: 단면도, B: 순면, C:설면

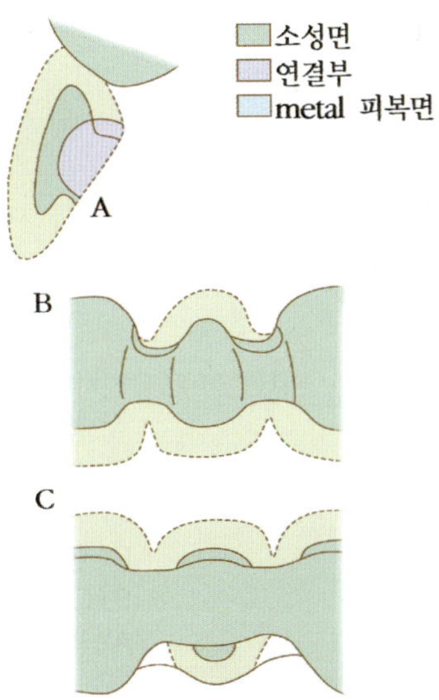

그림 20-29 전치부 가공치의 veneer형
A: 단면도, B: 순면, C: 설면

순(협)설로 본 경우 연결부의 두께는 대합치와의 교합관계에 지장이 없는 범위 내에서 가급적 설측을 두껍게 한다. 이는 특히 전치부 교의치에서 중요하다. 순측은 심미적으로 분리감을 나타내기 위해 인접부(연결부)를 깊게 파기 때문에 금속 연결부의 두께를 순측에서 얻을 수 없기 때문이다. 그러나 심미적으로 별 영향이 없는 부위(주로 구치부 교의치)라면 연결부는 금속으로 제작하는 편이 무난하다(그림 20-27~29).

(2) 연결부의 재료학적 원칙

① 연결부의 크기와 강도와의 관계

ⓐ 두께(치아의 장축): 교의치가 하중을 부담할 경우 가장 중요한 요소는 연결부의 두께이다. 교의치 연결부의 강도는 두께 변화량의 3제곱에 비례한다. 즉 연결부의 두께가 2배가 되면 강도는 8배가 된다.

ⓑ 폭(순, 협설경): 교의치 연결부의 강도는 폭의 변화량에 비례한다. 즉 연결부의 폭이 2배가 되면 강도는 2배로 되는 것이다.

ⓒ 길이: 교의치 연결부의 강도는 길이 변화량의 3제곱에 반비례한다. 예를 들면 한 치아가 가공치인 교의치와 가공치가 2개인 교의치를 비교한 경우(길이를 1:2로 한 경우), 가공치와 연결부의 설계가 같은 조건이라면 2개 가공치인 교의치가 1개인 경우에 비해 8배나 완곡하기 쉽다는 것을 의미한다.

② 연결부의 단면형태

연결부의 단면형태는 강도, 청소성, 심미성 등을 고려하면 둥근 삼각형 같은 형태(주로 전치부의 연결부)나 둥근 장방형 모양의 형태(주로 구치부 연결부)가 된다. 전치부에서 연결부의 단면형태는 그림 20-26에 나타낸 바와 같이 변한다. A는 충분한 두께와 폭을 갖는 연결부의 단면형태인데, 분리감을 나타내기 위해 순측에서 깊이 파고 들어간 결과 폭이 감소되어 B처럼 된다. 상부 치간공극(embrasure)에서도 깊이 파고 들어간 치아의 분리감을 표현할 수도 있다. 그 때문에 두께가 감소하면 D처럼 된다. 또 청소성을 고려하여 두께를 줄이면 C처럼 된다. 그러나 치아의 장축에 대한 두께는 가급적 큰편이 좋다. 그러므로 두께를 줄이는 것은 최소한으로 할 필요가 있다. 심미적이며 청소성이 우수한 연결부의 단면형태는 그림에서 B+C+D가 된다. 그러나 강도에서 문제가 있다. 이 강도를 보강한 것이 A′이다. 즉, 심미성, 청소성에 영향이 없는 설측을 보강하는 것이다. 다만 이 경우 당연히 교합관계에 지장이 없는 부분(하부)을 보강하도록 한다(그림 20-26).

(3) 연결부의 크기(예)

연결부의 형태, 크기는 전치, 구치에 따라 달라짐은 물론, 가공치의 수 또는 개개 치아의 크기차이 등으로도 달라지게 된다. 여기서는 한개 치아 결손된 3본 교의치에서 귀금속계 합금을 사용한 경우의 연결부 단면 크기의 예를 들겠다. 비귀금속계를 사용하는 경우에는 이 크기에서 약 0.5mm를 줄인 크기로 한다. 또한 치아 결손이 아니라 두 치아 결손처럼 결손부위 길어지면 각 크기를 늘릴 필요가 있다(각 0.5mm씩). 반대로 결손부는 없고 단관끼리 결합시키는 경우에는 각 크기를 줄여도 상관없다(각 0.5mm씩).

① 전 치 부 : 순설경 ························ 2.0mm, 장축경 ············ 2.5mm
② 소구치부 : 협설경 ······················ 2.5~3.0mm, 장축경 ············ 2.5mm
③ 대구치부 : 협설경 ······················ 3.5mm, 장축경 ············ 3.0mm

2) 가공치의 설계

금속·세라믹관 교의치에서의 구조체 설계는 기본적으로 단관과 크게 다르지 않으나 가공치라는 요소가 추가되므로 그 설계는 더 복잡해진다(물론 가공치와 유지장치를 연결하는 연결부의 설계도 중요하다).

(1) 구조체(coping frame)의 축소화

일반적으로 가공치의 구조체은 커지기 쉬우므로, 주조결함(주소 등)이 발생되기 쉽다. 그러므로 가공치의 구조체는 강도에서 문제가 없다면 납형의 단계부터 작게 할 필요가 있다. 이는 귀금속을 사용하는 경우에는 환자의 비용부담을 줄이기도 한다.

(2) 점막 접촉부분은 세라믹으로 제작

가공치의 점막 접촉부는 세라믹으로(glaze된 상태) 제작하도록 한다. 이는 세라믹이 치과재료 중 구강조직과의 친화성이 가장 좋고, 치태가 잘 부착하지 않기 때문이다.

(3) 금속과 세라믹의 경계부를 점막면에 설정하지 않는다.

금속과 세라믹의 경계면에서는 세라믹이 다공질이 되기 쉽고, 또 연마하기도 어렵기 때문에 불결해지기 쉬운 부분이다. 따라서 금속의 강도에서 문제가 없는 한, 가급적 치조점막면에서 떨어져서 절단쪽으로, 혹은 교합면 쪽으로 경계부를 설정해야 할 것이다.

(4) 상악 구치부 가공치에서 설면은 교합압에 저항할 수 있는 설계로 한다.

하악 구치부의 가공치에서는 완전한 full bake형 설계가 가능하다. 그러나 상악 구치부 가공치의 경우에는 full bake형으로 하면 설측교두(기능교두)의 세라믹이 파절될 위험이 있으므로 피하는 것이 좋다.

3) 가공치의 구조체 설계(frame design)

여러 가지 가공치의 구조체 설계를 전치, 구치군으로 나누어 그 형태를 본다. 특히 연결부와의 연결에 주의한다.

(1) 가공치를 full bake형으로 한 것

Full back으로 한 경우에는 연결부가 약해지기 쉬우므로, 설측에 강도를 증가시킨다.

(2) 가공치의 설면에 ledge를 형성한 것

Full back형과 그다지 구조적으로 차이점은 없다.

(3) 가공치를 veneer형으로 한 것

교합관계로 설측면에 세라믹층을 확보할 수 없는 경우 등에는 금속으로 보완한다.

(4) 구치부 가공치를 full bake형으로 한 것

교합면의 연결부도 세라믹으로 덮이도록 되어 있다. 다만 이 유형은 상악 구치부에서는 사용하지 않는 편이 좋다(그림 20-30).

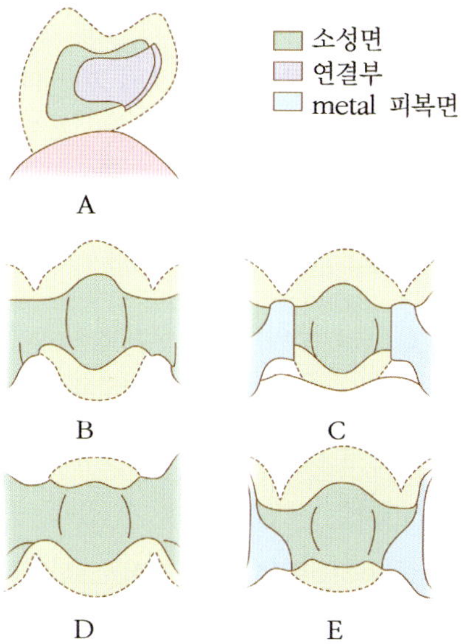

그림 20-30 구치부 가공치 full bake형
A: 단면도, B: 협면, C: 설면
D: 교합면, E: 기저면

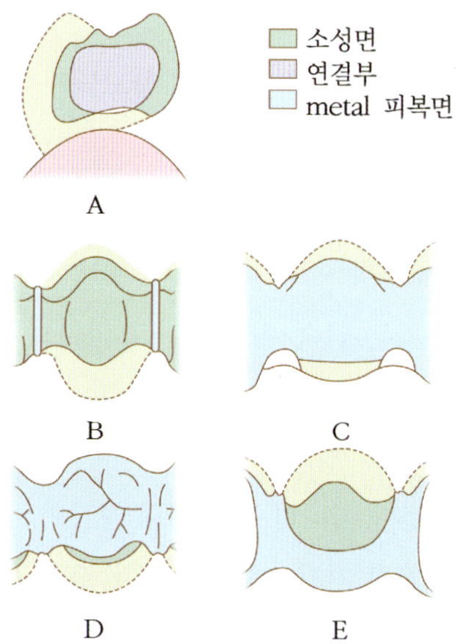

그림 20-31 주치부 가공치 facing형
A: 단면도, B: 협면, C: 설면
D: 교합면, E: 기저면

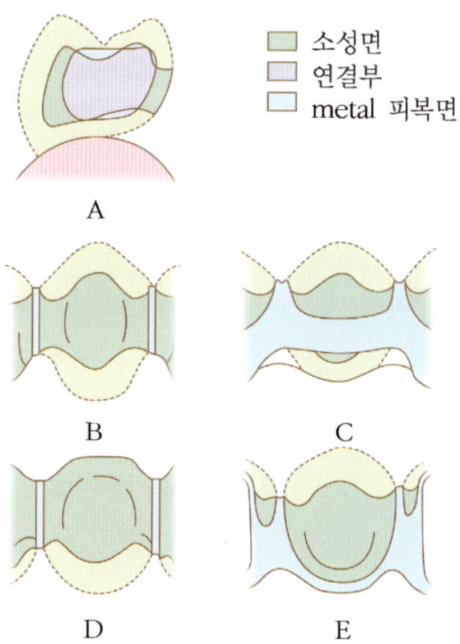

그림 20-32 구치부 가공치 full bake형의 설면에 교합압에 저항하기 위한 ledge를 설치한 형
A: 단면도, B: 협면, C: 설면
D: 교합면, E: 기저면

(5) (4)의 설면에 교합압에 저항하기 위한 ledge를 설치한 것

이 유형은 상악 구치부에도 사용된다. 연결부는 교합면까지 금속으로 만들어지기 때문에 강도면에서 (4)보다 우수하다(그림 20-32).

(6) 구치부 가공치의 facing형

교합관계로 교합면에 세라믹층이 확보되지 않는 경우 등에는 금속으로 보완한다(그림 20-31).

4) Hollow 가공치

(1) Hollow 가공치

Hollow 가공치는 금속·세라믹관 교의치의 구조체 제작시 가공치의 용적이 커져서 생기는 제반 문제점들을 해결하는 방법으로 고안된 것이다. Hollow란 "중간의 구멍 혹은 움푹 파여진"이라는 뜻인데 그래서 이 가공치의 형태에는 기저부(경우에 따라서는 다른 부분)에서 파여 들어간 공동의 형성되어 있다. 이 결과 주소(수축공) 등의 발생방지 뿐만 아니라 교의 치의 경량화, 금속사용량의 경감이라는 장점을 얻을 수 있다. 공동 안은 세라믹으로 채우고 가공치 기저부를 형성한다. 또, hollow 가공치법은 다른 방법보다 구조적으로 간단하여 제작하기 쉽고, 응용범위도 넓으므로 임상적으로 꽤 유용한 방법이라 할 수 있다(그림 20-33).

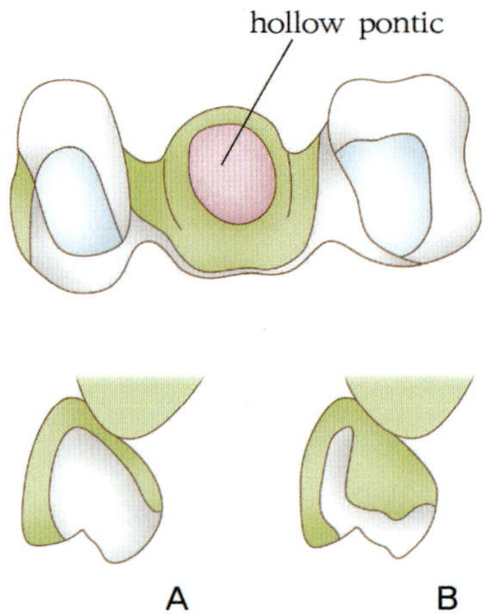

그림 20-33 Hollow 가공치
A: 일반 facing형
B: Hollow 가공치로 한 것

(2) Hollow 가공치의 제작법

① 통법에 따라 왁스로 교의치의 치관형태를 회복한다. 이 경우 왁스는 공동 형성시에 변형을 줄일 수 있는 경질 왁스(hard wax)를 사용한다.

② 세라믹층이 균일하게 되도록 왁스 버(wax bur) 등을 사용하여 유도구(guiding groove)를 형성한다.

③ 가공치의 기저면과 치조면의 사이에 약 0.8mm의 공간을 확보한다.

④ 되깎기(cut back)를 완료한 가공치 납형의 기저면에 공동 개구부의 외형선을 그린다. 이때 협측의 두께는 약 1.0mm로 하고 근원심 인접부는 교의치의 강도에 영향을 미치므로 연결부에서 약 2.0mm를 확보한다.

⑤ 공동 안에 채워진 세라믹이 공간없이 양호하게 소성되기 위해서는 개구부에서부터 가급적 함몰부위(undercut)가 없도록 공동을 형성하는 것이 중요하다.

⑥ 공동을 형성하면 공동 안은 가급적 매끈한 면으로 마무리한다. 또, 공동 개구부에 예리한 우각이 형성되지 않도록 하는 것이 세라믹의 파절방지를 위해 중요하다.

⑦ 세라믹의 축성통법으로 금속체 표면의 세라믹 소성면에 불투명 세라믹을 한층 도포하고, 이어서 공동 안에도 같은 두께로 도포하여 1차 소성을 한다. 2차 불투명 세라믹에서 부족부분, 또는 균열부분에 추가 축성을 한다. 2차 축성, 소성에 의하여 표면의 금속색 투과를 차단하고 공동 안에서 일어나는 균열도 봉쇄토록 한다.

⑧ 3차 축성시에는 상아색 세라믹(불투명세라믹보다 응축에 의한 흡수가 용이하며, 치밀하게 채워 넣을 수 있기 때문이다)를 공동 안에 채운다.

20-7 세라믹자켓관의 제작법

세라믹자켓관은 금속·세라믹관(세라믹 용착 주조관)과는 달리 세라믹만을 사용하여 제작하는 보철물로 금속·세라믹관보다는 강도가 약해 파절이 잘 된다는 단점을 갖고 있으나 금속면의 노출에 의한 심미성 결여 같은 문제점은 없기 때문에 심미성에 있어서 뛰어나며 매우 반투명하다. 그래서 심미성이 중요시되고 응력이 낮은 전치부 회복에는 가장 적절한 보철물이라 할 수 있다. 과거에는 영구적인 세라믹보철물로 제작되었으나 파절의 이유로 현재는 금속·세라믹관이 많이 유행되고 있다. 요즈음 다시 세라믹 재료의 개발과 제작법의 발달로 전부 세라믹관의 제작 유행이 높아지고 있는 추세이다.

1. 다이 삭제(die trimming)

1) 변연부에 홈 또는 함몰부위가 생기지 않도록 조심하여 유리치은 부분을 삭제한다.
2) 다이에 시아노 아크릴 시멘트(cyanoacrylate cement)를 도포한다. 압축 공기를 가해 시멘트가 경석고 다이에 스며들도록 한다. 이와 같이 다이에 시아노 아크릴 시멘트를 도포하는 이유는 다이의 강도를 증대시키기 위함이다. 만약 동·은 전착 다이를 제작했을 경우에는 이 조작은 생략된다.

2. 백금박(platinum) matrix의 제작

Matrix 제작은 세라믹자켓관에서 특수한 치기공 조작으로 세라믹의 축성 및 소성시에 세라믹을 지지하고 앞으로 제작될 보철물의 적합성에 크게 영향을 주므로 정확하게 제작해야 한다. 현재 사용되고 있는 matrix로는 1/1,000inch(0.025mm)의 두께를 갖는 백금박(platinum foil, 융용점 1,550℃)이 있다. matrix를 압접하기 전에 알코올 램프 불꽃이나 gas burner 불꽃에 소둔(annealing)을 해주고 세라믹로에서 2,450°F로 가스 빼기(degassing)하는데 절대로 불순물에 오염시켜서는 안 된다. 박(foil)의 양끝을 접합하는 방법에는 tinner's joint법과 solder법이 있고, tinner's joint법에는 설면 또는 인접면에 접합시키는 2가지 방법이 있다.

1) 설면 tinner's joint법 (그림 20-34~37)

(1) 백금박을 만드는데 기본적인 기구로 0.001inch 백금박, 특수한 핀셋, 예리한 가위, 나무막대(burnisher), plastic matrix former(인접면 tinner's joint법 응용시) 등이 필요하다. 마름모꼴의 matrix를 왼손 엄지와 검지로 구부려 잡고 다이가 matrix의 중앙에 오도록 하고 오른손 검지 또는 burnisher로 순면을 압접한다.

(2) 절단부는 양 우각에서 외방으로 wedge 모양으로 잘라낸다.

(3) 절단 상부에 있는 matrix 조각을 설면으로 압접한다.

(4) 양익(兩翼)은 근·원심을 교대로 서서히 손가락이나 burnisher로 인접면에서 설면으로 향하여 압접을 해나가 설면에서 양익을 잘 결합시킨다.

(5) 인접면과 shoulder 부분을 잘 압접시켜 설면에서 결합시킨 후 박(箔)을 2mm 남겨놓고 잘라준다.

(6) 양측 중 한쪽의 끝을 1mm 잘라낸다.

(7) 긴쪽이 짧은 쪽을 덮도록 접어준다.

(8) 설면에 돌출된 1mm의 결합부를 설면에 잘 압접시켜 tinner's joint를 완성한다.

(9) 손가락이나 burnisher로 matrix를 다시 설면에 잘 압접한다.

(10) Matrix를 다이에서 빼내는데 shoulder 밑에 남아 있는 matrix 부분을 apron이라고 하고 소성할 때에는 중요한 의미를 갖는다.

2) 인접면 Tinner's joint법

(1) 백금박 위에 matrix former를 놓고 예리한 기구로 잘라 재단한다.

(2) 손가락으로 다이에 백금박을 적합시키고 근심 또는 원심면의 양 끝이 만나도록 한다. 손가락으로 다이 주위에 힘을 가하고 인접면과 절단면 부위에 핀셋으로 양끝을 누른다.

(3) 여분의 백금박을 인접면과 절단면에 평행하게 자른다(2mm 정도 남겨준다).

(4) 다이에서 조심하여 백금박을 제거하고 가위로 약 1mm씩 인접면과 절단부를 제거한다. 약 1mm 정도를 치아주위를 덮을 수 있도록 marginal apron을 절단한다.

(5) 다이에 matrix를 위치시키고 핀셋으로 인접면과 절단면에 edge를 재형성한다. 각 면의 짧은 edge 위에 긴 edge가 접하게 한다. 핀셋을 이용하여 백금박을 잘 접는다. 근심과 원심측 양쪽 절단부에 경사진 부위를 만든다.

(6) 백금박의 접혀진 끝을 다이에 압접한다. 오렌지 막대기(orange wood)로 절단부에서 shoulder쪽으로 burnishing하여 다이에 밀착시키는데 주름이 지지 않게 한다.

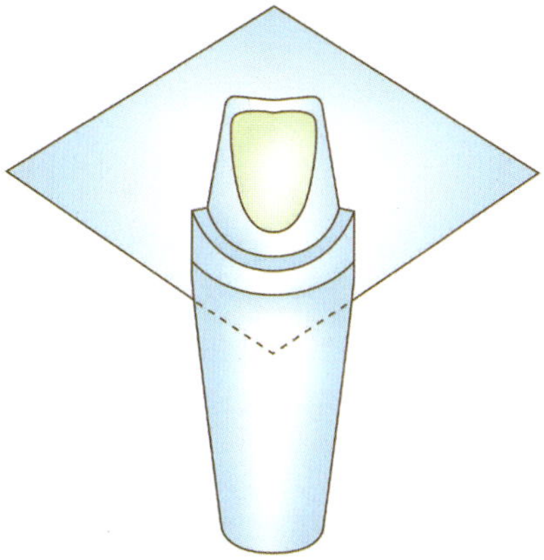
그림 20-34 설면 Tinner's joint법(순서 1)

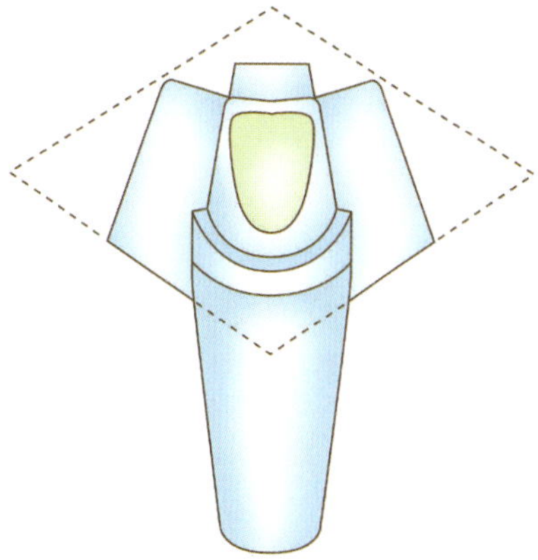
그림 20-35 설면 Tinner's joint법(순서 2)

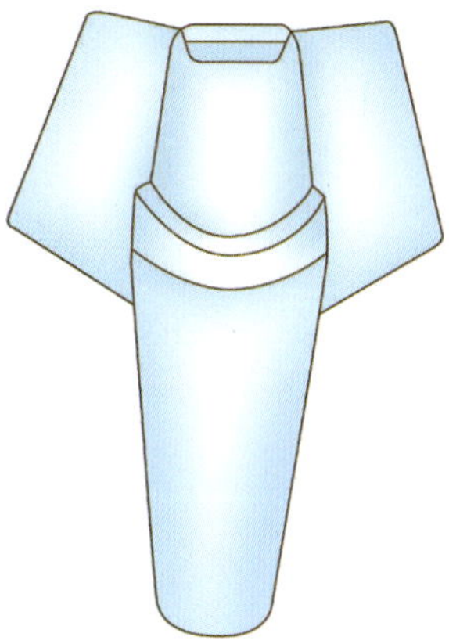
그림 20-36 설면 Tinner's joint법(순서 3)

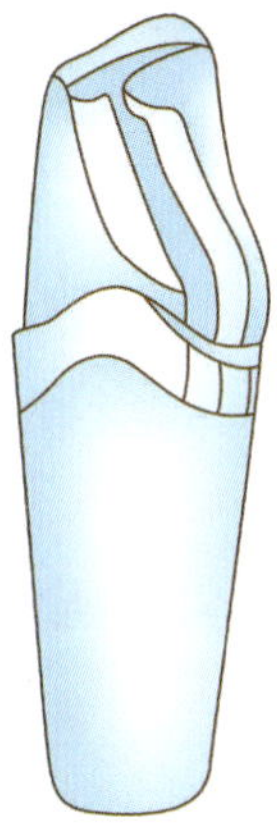
그림 20-37 설면 Tinner's joint법(순서 4)

20-8 Collarless porcelain crown의 제작법

보통의 세라믹용착주조관은 전체면을 금속으로 제작한 후 세라믹을 용착시켜 제작하기 때문에 주조체의 금속색이 세라믹을 투과하여 치경부의 변연이 검은색으로 변하는 경우가 많고 불투명 세라믹층이 표면 가까이에 위치하게 되거나 세라믹의 두께가 얇기 때문에 변연부의 투명도가 충분치 않은 경우가 있다. 이와 같이 변연부를 세라믹으로 축성하여 제작하는 세라믹 치관 보철을 collarless porcelain, shoulder porcelain, margin porcelain이라 한다. 이 제작기법은 내화매몰제법, 백금박법, direct life법, margin porcelain법, porcelain wax법 등이 있고 margin porcelain기법은 margin porcelain 전용 세라믹 분말을 다이의 변연부에 직접 축성하여 소성하는 방법으로 현재 임상에서 많이 사용되는 기법이다. 불투명세라믹의 소성이 완료된 후 변연부 전용 세라믹 분말을 변연부에 축성하여 세라믹 분리제를 바른 다이의 변연부에 적합시켜 가면서 축성하고 소성한다. 변연부가 정확하게 맞을 때까지 2~3회 추가하고 반복 소성한다.

1. Margin porcelain법에 의한 제작법

경석고로 모형을 제작했을 경우에는 세라믹이 직접 접촉되는 변연부에는 경석고 다이 및 보통석고 경화제 시아노 아크릴 접착제를 도포한다. 이런 재료는 표면 경화제로 경석고 표면의 경도를 증대시키기 위해 사용될 뿐만 아니라, 수분 흡수에 의해 모형의 변연부의 강도가 약해지는 현상도 방지해 준다. 그리고 축성된 세라믹이 모형의 변연부에 달라붙는 현상도 방지해 준다. 이런 표면 경화제를 사용함으로써 표면의 경도증가 뿐만 아니라 작업의 효율성도 높일 수 있다(그림 20-38, 39).

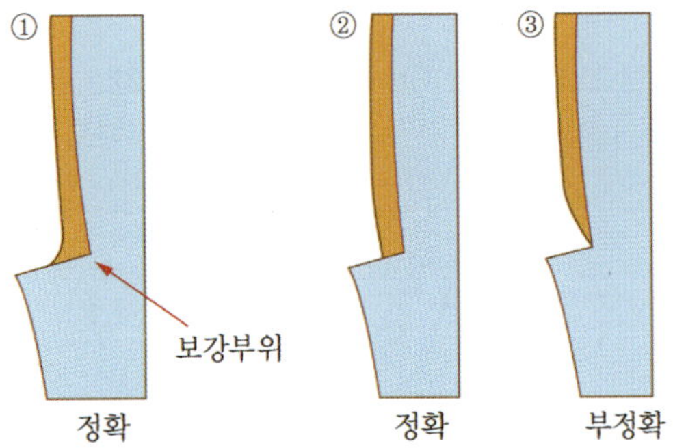

그림 20-38 금속 하부 구조물의 단면도

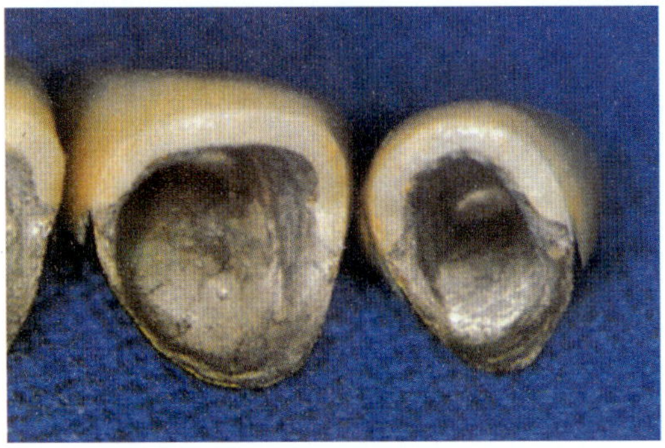
그림 20-39 완성된 변연부의 형태

1) Margin porcelain법의 제작 순서

(1) 금속 하부구조의 제작은 변연부(shoulder)를 0.5~0.7mm 노출시키는 것을 제외하고는 금속·세라믹관(세라믹용착주조관) 제작과 동일하다.

(2) 그림 20-38의 ③과 같이 변연부의 금속두께가 얇을 경우에는 세라믹 변연부의 강도가 약하다. ①과 같이 보강된 형태가 가장 좋다. 그러나 변연부의 두께가 얇을 경우에는 ②와 같은 형태가 바람직하다.

(3) 금속 구조체가 제작되면 불투명 세라믹을 축성하기 전에 결합강도와 색조 재현을 용이하게 하기 위해 변연부에 금접합재를 도포한다.

(4) 불투명세라믹을 축성하고 소성한 상태의 변연부를 확인하여 완성시킨다.

(5) Margin porcelain법에 사용되는 세라믹은 보통 사용되는 세라믹보다 높은 온도에서 소성 된다. 불투명 세라믹을 소성한 치관의 치경부에 변연부 세라믹을 약간 길게 축성하고 적당히 응축한 후 다이의 변연부에 압박을 가하여 적합하는 방법을 반복하여 적합성을 재현한다. 이 작업시에는 세라믹이 완전히 건조된 상태보다 약간 습윤된 상태가 좋다.

(6) 1차로 치경부에 세라믹을 축성하여 다이에 적합시키고 lecron 조각도를 사용하여 젖은 세라믹에 가볍게 압박을 가해 변연부에 압접한다.

(7) 다이에서 치관을 분리시 다이에 세라믹 분말의 잔여 부분이 부착되어 있는 지를 확인한다.

(8) 적합이 양호하면 다이에 재 적합하여 화장지로 과잉의 수분을 제거하고 건조된 No. 6 붓을 사용하여 고른 표면이 되도록 다듬는다.

(9) 다이에서 치관을 조심스럽게 잡고 약간 좌우로 흔들며 수직 방향으로 분리하고 세라믹으로 형성한 변연부위가 날카로우면서 명확하게 재현되어 있는지를 확인하고 소성한다. 소성 후 변연부는 소성 수축에 의해 변연부와 0.2~0.3mm 정도 뜨게 된다.

(10) 2차로 변연부 세라믹을 No. 3 붓을 사용하여 치관의 변연부에 첨가 축성한다. 이때 다이의 변연부에 정확하게 압접하고 과잉 세라믹을 제거하여 변연부를 정확하게 재현한다(이 과정이 가장 중요하면서도 매우 어려운 과정이다). 치관을 다이에서 분리시켜 본다. 그리고 부족한 부위가 있으면 세라믹을 첨가하여 수정한다.

(11) 다이에 다시 장착시킨 후 응축시켜 수분을 제거하고 붓을 사용하여 과잉의 세라믹 분말을 활택하게 다듬는다.

(12) 다이에서 분리하여 2차 소성한다. 변연부 세라믹부위를 기공용 확대경으로 변연부가 정확하게 적합되고 있음을 확인한다.

(13) 변연부 조정과 만곡도의 재조정이 끝난 변연부 세라믹을 소성한 후 변연부 세라믹부위를 다시 확대경으로 관찰해 보면 변연부가 부분적으로 약간 짧아진 것을 확인할 수 있다.

(14) 수정을 위한 세라믹 분말을 이용하여 적은 양의 수정 분말을 수정 용액과 혼합하여 변연부에 축성하고 가볍게 응축하여 수분을 제거한다.

(15) 변연부에 수정 세라믹을 축성한 치관을 다이에 압접하여 과잉의 세라믹이 흘러나오게 한다. 그리고 과잉의 세라믹 분말을 붓으로 제거한다.

(16) 3차 소성(최종 소성)후 변연부를 세라믹용 실리콘 포인트를 사용하여 최종 연마한다.

(17) 광택내기를 한다. margin porcelain 기법에 의해 완성된 변연부(shoulder)의 형태(그림 20-39).

20-9 All ceramic crown의 제작법

1. IPS empress system(injection molded glass ceramic)

IPS empress 시스템은 수복물을 lost wax 기법으로 제작한다. 즉 원하는 수복물의 형태를 모형상에서 왁스를 사용하여 조각한 다음, 전용의 고온용 매몰재를 사용하여 매몰하고 소환시킨 후 특별히 제작된 압축기(empress EP 500 furnace)에서 가열시킨 세라믹을 압축하여 성형하는 방법이다. 이 방법은 백류석(leucite)으로 강화시킨 세라믹을 사용하므로 feldspathic porcelain은 물론이고 castable glass ceramic보다 강도가 높고, 미리 착색된 세라믹 코어 위에 베니어링 세라믹을 축성하여 수복물을 제작하므로 심미성이 높은 수복물을 제작할 수 있다. 또한 소결(ceraming)과정이 필요없고 내화치형상에서가 아니라 작업치형상에서 직접 수복물을 제작하므로 인접 접촉이나 교합 접촉을 정확하게 재현할 수 있다. 제작법은 착색처리기법(staining technique)과 층축성기법(layering technique)을 사용하여 특성 묘사를 한다. 요약하면, 착색처리기법; 심미성이 덜 요구되는 구치부나 라미네이트, 인레이, 온레이에 사용되는데 백색의 세라믹 코어 위에 착색 페이스트를 사용하여 도

색한 후 850℃에서 2분간 진공 소성시킨다. 적절한 색조를 얻을 때까지 3~5회 시행한 후 광택내기 한다. 층축성기법; 심미성이 요구되는 전치부에 사용되는데 상아색과 동일한 색의 세라믹 코어를 제작하여 베니어링 될 부분을 선택적으로 제거한 후 베니어 세라믹을 축성하여 투명도와 색조 등이 재건된 수복물을 제작하는 기법이다(그림 20-40, 41).

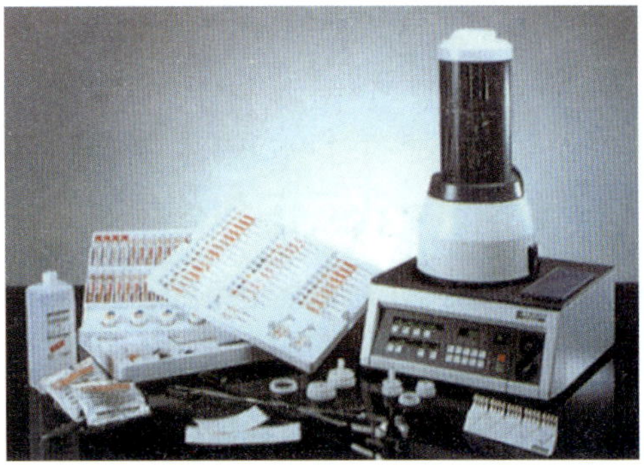

그림 20-40 IPS empress system

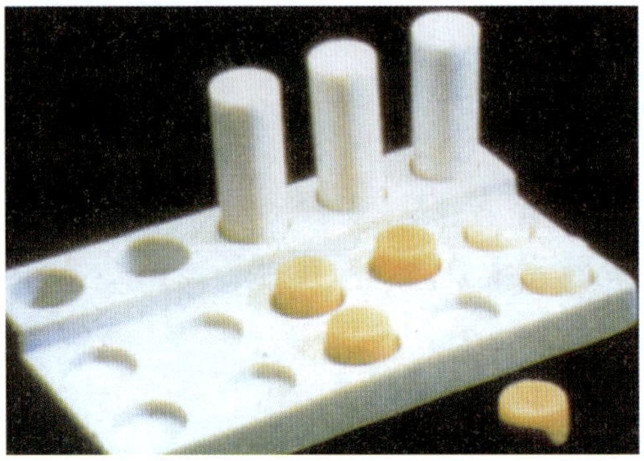

그림 20-41 Ceramic ingots와 plunger

1) Empress system의 제작 과정

(1) 지대치 삭제는 세라믹자켓관의 치아형성법과 같고 변연 형태도 견각(肩角, shoulder)형태나 깊은 chamber 형태로 형성한다. 삭제한 치아의 상아색조와 근접한 다이 재료의 색조를 정한다.

(2) 정밀 인상을 체득하여 작업모형을 제작하고 작업모형의 다이에서 납형을 제작한다.그리고 납형을 IPS empress 시스템의 전용 원추대(crucible former)에 부착시킨다.

(3) 매몰은 특수 매몰재를 사용하여 매몰하는데 매몰재는 진공상태에서 연화하고 압축상태에서 매몰하여야 기포의 크기를 줄일 수 있다. 매몰재의 원활한 팽창을 위하여 ringless 매몰법을 사용한다. 매몰재가 경화하면 전용 원추대와 링도 함께 제거한다.

(4) 내화용 트레이에 위치한 ceramic ingots와 ceramic plunder(ceramic ingots는 2종류의 무색 ingots와 27종의 유색 ingots가 있다).

(5) 소환로에 매몰된 링과 empress ceramic material(ingots), press cylinder(Al2O3 plunger)를 위치시킨다. 소환은 1분에 6℃ 상승시켜 280℃에서 60분 계류시키고 850℃에서 60분간 계류시킨다.

(6) 소환된 매몰재 링에 ceramic ingots와 plunger를 위치시켜 700℃까지 예열되어진 pressing oven에 위치시킨 다음 1분에 60℃씩 상승시켜 1,150℃에 이르면 20분간 계류시킨 후 3.5bar의 압력으로 압박을 가한다. 이와 같은 작동은 자동으로 이루어지며 압박이 완료되면 자동으로 멈춘다.

(7) 실온까지 냉각시킨 후 모래분사기나 카아버런덤 디스크를 사용하여 매몰재를 제거한다. 그리고 다이아몬드 디스크를 사용하여 주입선을 잘라낸다.

(8) 수복물의 내면을 선택 삭합하여 작업모형에 완전히 장착되도록 수정한다. 수정이 완료되면 미리 정한 색조의 다이재료를 짜내 수복물 내면에 채워 넣은 후 광중합시켜 색상 확인용 다이를 만들어 색조를 맞춘다.

(9) 다이아몬드 바를 사용하여 표면을 재형성하고 초미립자 다이아몬드 바를 사용하여 다듬어 준다. 특성묘사를 위한 착색처리와 광택내기를 하여 완성시킨다.

2. Celay system

미리 제조회사에서 제작된 세라믹 블록으로부터 적합도가 좋은 세라믹 수복물을 제작하는 것이다. 최적화된(optimized)된 물성을 가진 균질의(homogenous) 세라믹 재료를 사용함으로써 일반 치과기공소에서 제작되는 세라믹에 비해 커다란 장점을 가질 수 있다. 현재 이 시스템은 inlay, onlay(vita celay blank이용)를 제작할 수 있고 단일 치관보철과 전치부 교의치(vita celay alumina blank 또는 spinell framework이용)를 제작하고 celay in-ceram과도 함께 제작된다(그림 20-42, 43).

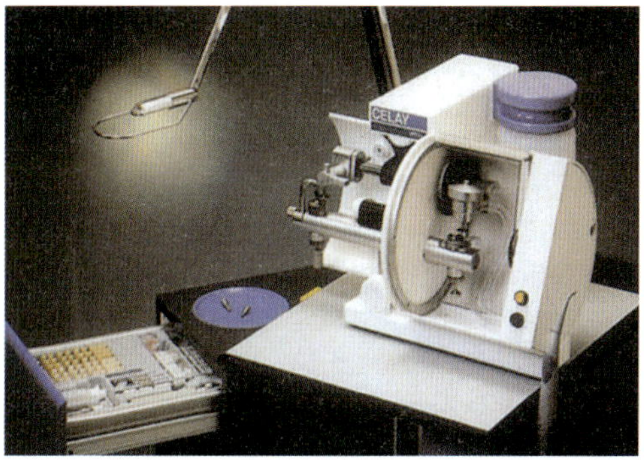

그림 20-42 Celay system

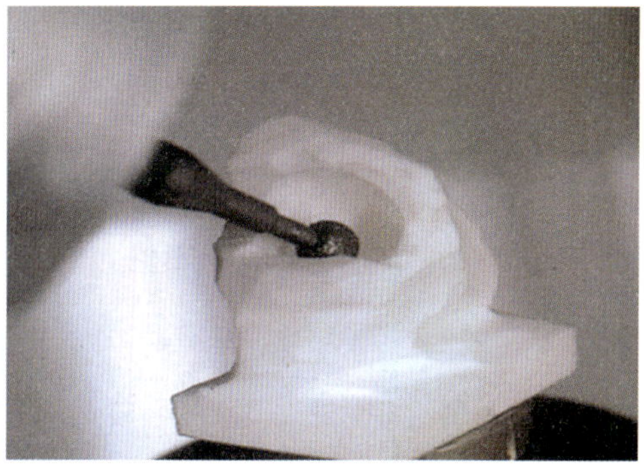

그림 20-43 Milling 작업과정

1) 카피-밀링(copy milling)과정

Cerec system은 광학 인상법(optical impression)을 사용하여 얻어진 데이터를 컴퓨터가 처리하여 milling machine으로 보낸다. 그러나 celay system은 레진형(pro-inlay 또는 pro-onlay, pro-crown)들이 작업모형상에서 광중합 레진으로 미리 제작된다. 레진형들은 특수 부착 유니트에 고정되고 3차원 구조물은 기계적 센서링과 동시-밀링을 통해 세라믹 블록(vita celay blank 또는 vita celay alumina blank)을 원하는 형태로 복제된다. 카피-밀링기는 에어 터빈에 의해 작동된다(4.2bar, 80m/sec).

(1) 레진형의 크기에 맞는 기성의 세라믹 블록을 선택한 후 밀링 유니트에 고정시킨다(vita shade A4, A3, A3.5의 3종류가 선택 가능하다).

(2) 스캐닝 유니트에 부착된 레진형의 기계적 작업은 다른 스캐닝 도구들에 의해 스캐닝작업이 이루어진다. 이 도구들은 형태상으로 다이아몬드 처리된 도구이다.

(3) 세라믹 플랫폼을 향해 맞추어져 있는 3개의 노즐에서 계속적으로 공급되는 냉각수에서 절삭도구(124μm)를 사용한 1차 절삭작업이 이루어진다.

(4) 밀링 다이아몬드들이 그에 상응되는 보다 미세한 연마용 디스크 또는 실린더(64μm)로 교체되고 세라믹 수복물의 최종적인 형태가 터치 콘트롤(touch control)을 통해 완성된다. 터치 콘트롤은 아주 얇은 층의 흰색 분말을 세라믹 블록 위에 도포하여 작업하는 것으로 스캐닝과정의 총체적인 윤곽을 제공하는 역할을 한다.

(5) 완성된 세라믹수복물을 작업모형에 최종 적합하여 정확도를 확인한다.

3. In-ceram system

In-ceram system은 미립형의 산화 알루미늄을 사용하여 코어(core)를 제작하므로 강도를 크게 보강한 세라믹보철기법이다. 모세관 현상에 의해 유리가 코어내로 침투됨으로써 색상과 강도를 보강하는 독특한 방식을 취하고 있으며, 완성된 코러상에 자연치아 색조와 같은 베니어 세라믹을 축성하여 완성한다. 특수장비가 필요하고 시간과 경비가 많이 들지만 현재 사용되고 있는 전부세라믹치관보철(all porcelain crown) 중에서는 전치부의 결속부위가 짧은 교의치 제작에 사용할 수 있을 정도로 충분한 강도를 갖고 있는 것으로 평가되고 있다(그림 20-44, 45).

1) In-Ceram을 이용한 교의치 제작 과정

(1) **환자의 증례분석** ; 상악 좌·우 측절치가 결손되어 내원한 환자로 전치는 In-ceram을 사용하여 3本 교의치를 제작하고 양측 제 1, 2소구치와 제 1대구치는 In-ceram을 사용하여 단관 형태로 제작하고자 하는 경우로 3本 교의치 제작에 관한 내용만을 소개한다.

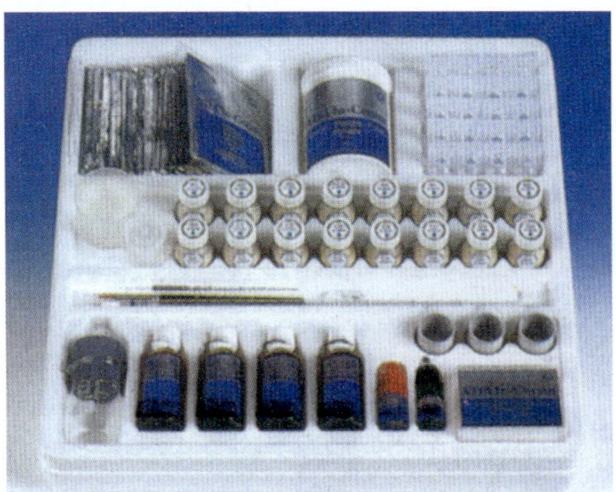

그림 20-44 In-ceram basic assortment

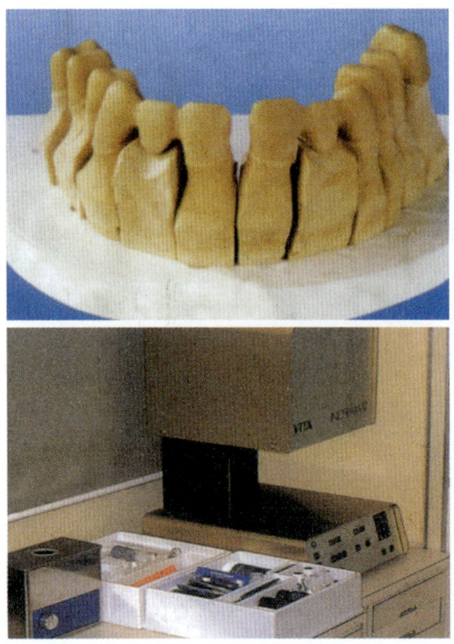

그림 20-45 완성된 코어(상), In-ceram oven(하)

(2) 지대치 삭제 ; 순측을 1mm 삭제하고 그 외 부위는 약 0.5~0.7mm 정도 삭제한다. 변연부의 형태는 heavy chamfer나 shoulder 형태로 삭제한다. 교합면은 약 1.5~2.0mm 정도 삭제하므로 금속·세라믹관을 위한 지대치 삭제보다는 지대치 삭제량이 적다.

(3) 실리콘 고무인상재로 인상을 채득하고(약 30분 후에) 통법으로 작업모형을 제작한다.

(4) 다이의 준비

① 다이면에 발생된 함몰부위나 결손부위를 왁스로 채우고 다이의 변연부의 경계를 연필로 표시한다.

② 교의치를 제작할 경우에는 결손부의 치조 융선에 왁스로 가공치를 정확하게 제작할 수 있는 위치에 가공치 받침대를 제작한다. 함몰부위가 없어야 하고 치조골 정상에서 설측 방향으로 0.5mm 정도 위치에 세우고 순면은 75° 정도 경사지게 만든다.

③ 스페이서의 도포 ; 경석고 다이일 경우에는 2~3회(45μm) 에폭시 레진 또는 전착 다이일 경우에는 4회(60μm) 정도 도포한다.

(5) 복제인상 채득 ; 부가 중합형 실리콘 고무인상재를 사용하여 putty/wash 기법으로 작업모형을 복제한다. 제조회사의 설명에 따라 인생체 내면에 습윤제를 도포하고 공기를 불어 넣어 건조시킨다.

(6) 복제모형의 제작

① 혼수비는 특수석고 20g/증류수 4.6ml로 한 포를 혼합하고 혼합시간은 진공하에 20초간 시행한다. 그리고 인상체에 주입시켜 완성한다.

② 변연부의 경계를 연필로 정확히 표시한다. 그리고 다이의 수분 흡수량을 조절하기 위해 다이 표면에 전용 분리제(sealent)를 얇게 도포한다.

③ 분할용 디스크를 사용하여 모형의 기저면을 부분적으로 분할한다. 그리고 거저면만 할시킨 모형을 강력접착제를 사용하여 산화 알루미늄 판에 부착시킨다. 약 10분 경과 후에 날카로운 기공용 톱을 사용하여 완전 분할시킨다. 이 작업은 소성시 석고모형의 수축에 의한 교의치 하부구조의 손상을 방지하기 위해서 한다.

(7) 슬립(slip)의 혼합

38g의 분말에 5ml의 혼합용액과 첨가제(additive) 한 방울 비율로 혼합한다. 혼합 유리용기에 혼합용액과 첨가제를 담아 초음파 진동기 상에 수초간 위치시킨다. 유리용기를 진동기에 위치시켜 38g의 분말을 한 번에 첨가하여 혼합한다. 혼합 도중에 혼합을 멈추고 유리용기를 초음파 진동기에 2분간 위치시켰다가 다시 혼합기를 3회 반복한다. 혼합용기를 초음파 진동기에 7분간 위치시킨다.

(8) 슬립의 축성

① No. 4 아크릴 붓을 사용하여 1/2 크기의 가공치부위를 제일 먼저 축성하고 지대치부위를 축성하면서 가공치부와 연결시키는 방법으로 한다. 슬립의 축성은 균일한 조건이 되도록 하는 것이 중요하므로 먼저 도포한 것이 건조하기 전에 다음 도포가 이루어져야 한다. 가공치와 지대치의 연결부위는 가능한 한 두껍게 형성한다(사용하고 남은 것은 밀봉이 잘되는 플라스틱 통에 슬립을 보관하여 다음 날까지 사용이 가능하다).

② 슬립을 약간 과잉되게 축성한 후 날카로운 외과용 칼을 사용하여 조심스럽게 다듬는다. 치간 공간은 U자 형태로 활택하게 다듬는다. 전체 만곡은 자연치아의 만곡보다 약간 작게 조각한다. 하부구조의 두께는 최소한 0.5mm 이상이어야 하며 소성 후에는 두께가 감소하므로 약간 두껍게 축성한다.

(9) 안정제(stabilizer)의 도포

하부구조에 안정제를 도포해 준다(주의점; 안정제는 하부구조에만 한 번 도포하고 석고모형에는 도포해서는 안 된다).

(10) 하부구조의 소성

① Vita inceramat 세라믹로를 사용하며 6시간에 걸쳐 120℃까지 온도를 높인다. 이 상태에서는 다이의 수분이 제거되고 수축하게 되어 하부구조로부터 분리된다. 그 후 온도를 2시간에 걸쳐 1,120℃까지 상승시키고 2시간 유지시킨다. 이때 산화알루미늄 결정이 서로 접촉하게 된다.

② 그 후 서서히 냉각시키는데 냉각방법은 소성로의 문을 닫은 상태에서 400℃까지 냉각시킨 다음 소성로의 문을 연 상태에서 실온까지 냉각시킨다. 소성 후 하부구조는 약 0.3% 수축하지만 다이 재료의 팽창과 스페이서 두께 등으로 보상되기 때문에 별문제는 없다(특수 석고모형은 수축되므로 소성된 하부구조를 쉽게 제거할 수 있다).

(11) 하부구조의 적합 및 수정

① 소성된 하부구조를 작업모형에 재위치시켜 변연부의 적합 등을 검사한다(이때 큰 힘을 가하면 파절되므로 주의한다).

② 만곡을 조절하기 위하여 고운 입자의 다이아몬드 포인트를 사용하며(저속), 하부구조의 두께를 검사한다(최소 두께는 설측 0.5mm, 교합면 0.7mm). 만곡과 기능적 수정은 유리침윤소성 후에는 불가능하므로 이때 수정이 완벽하게 되어야 한다.

③ 소성이 완료된 하부구조에 미세한 균열이 있는지를 확인하기 위해 푸른색 실험용액을 도포한다. 만약 미세한 균열 부위가 확인되면 하부구조를 다시 제작하여야 한다.

(12) 유리의 침윤소성

① 유리 침윤소성을 통하여 하부구조의 최종 색조와 투명도, 강도가 부여된다. 원하는 색조의 in-ceram 유리 분말을 증류수로 혼합하여 하부구조의 외면에 도포한다. 이때 변연부는 도포하지 않는다. 그리고 교의치의 경우 가공치 기저면에는 도포하지 않는다(유리의 침윤소성시 하부구조 내부의 공기가 잘 빠져나가도록 하기 위함).

② 도포가 완료되면 하부구조를 0.1mm 두께의 백금박(Pt/Au 95/5, 크기; 60×100×0.1mm 또는 50×50×0.1mm)에 위치시켜 유리의 침윤소성 전에 약 600℃의 세라믹 소성용 전기로에서 예열시킨다. 그리고 vita inceramat에 위치시켜 30분만에 1,100℃까지 온도를 올리고 그 온도에서 4시간 계류시킨다. 교의치 경우에는 6시간 계류시킨다. 그리고 냉각은 소성로의 문을 닫은 상태에서 400℃까지 냉각시키고 400℃에 도달

하면 문을 연 상태에서 실온까지 냉각시킨다.

③ 침윤과정을 통해 색이 있는 유리가 용해되어 산화 알루미늄 사이로 침투해 들어가게 되는데 안으로 커피가 서서히 스며들어가 각설탕 전체가 커피로 채워지는 것과 같은 현상이다.

④ 잉여 유리는 거칠은 입자의 다이아몬드 포인트를 사용하여 조심스럽게 제거한다(주의점: 유리가루는 날카롭기 때문에 마스크를 착용하거나, 방어용 막을 설치하고 작업하거나, 분진집진기를 사용하여야 한다). 남은 부위는 35~50 μm의 산화 알루미늄의 분사압력을 6bar(치경부 3bar)로 조절한 소형 모래분사기를 사용하여 제거한다.

⑤ 잉여 유리의 제거가 끝나면 960℃의 세라믹 소성용 전기로에서 10분간 소성한다. 소성 후 만약 잉여 유리가 존재하면 소형 모래분사기를 사용하여 제거하고 재차 소성하여 하부구조를 완성한다.

(13) 치관색 세라믹을 축성·소성하여 세라믹치관보철을 최종 완성한다.

4. CAD/CAM

이론적으로 현대의 기계식 감지법(예: dentiCAD and digitizing computers system [DCS])은 광학 시스템보다 우수한 해상도를 제공한다(Schlegel 등, 1991). 또한 구강내 세부까지 읽어낼 수 있으므로 지대치 삭제시 치은연하부위의 위치를 알려줄 수 있다. 일반적으로 기계적 계수(digitizing) 유니트는 아직 구강내에서 직접 쓰일 수 있을 만큼 소형화되어 있지 못하다. 더욱이 계수화 과정(digitizing procedure)동안 감지장치가 턱에 부착되어 있어야 한다. 또 한 가지 문제는 지지치아(supporting teeth)들의 생리적 동요(mobility)이다. 이것은 무접촉(touch-free) 광학 데이터 기록 시스템을 사용했을 때 피할 수 있는 오류들이다. 그러므로 기계식 판독기(reader)를 장착한 오늘날의 컴퓨터 시스템만이 배타적으로 모형상에서 사용된다(becker and heidemann, 1993)(그림 20-46, 47).

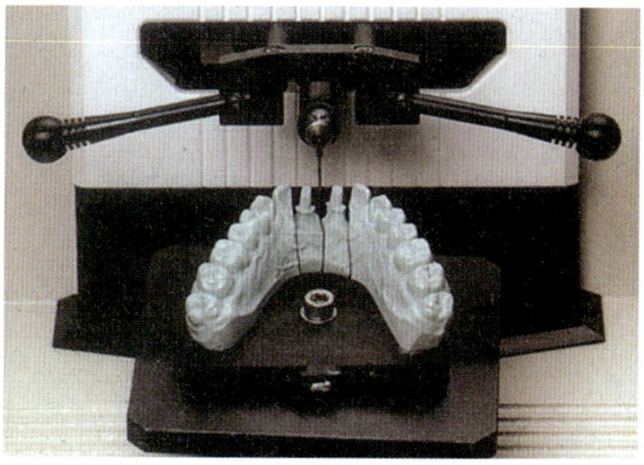

그림 20-46 모형을 부착하는 받침대가 있는 DCS 시스템의 계수기(digitizer)

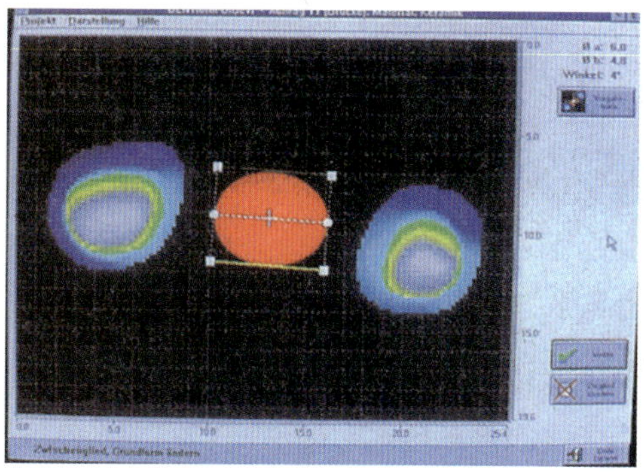

그림 20-47 화면상에서 단일 또는 여러 개의 가공치의 위치와 형태 설정하기

1) 컴퓨터 조작방식 제작기술의 가능성과 제한성

Cerec 시스템 사용시 실험실 조건하에서의 인레이 합착전 평균 Gap의 크기는 100~150μm이다(Hahn, 1990; Peters와 Dieniek, 1991; Rose 등, 1990). DentiCAD 시스템은 단일 치관보철의 경우 평균 23+23μm의 gap을 가능케 한다. 측정치는 1부터 49μm의 분포를 보였다(Rekow 등, 1991). 최근의 생물실험에서 티타늄으로 제작된 DCS(DentiCAD system) 치관보철 골격은 47.0+31.5μm의 평균 변연 적합도를 나타냈다. 수치는 0부터 220μm의 분포를 보였다. 측정치들 중 6.8%가 100μm을 넘어섰고 이는 치관보철 변연부에서의 티타늄 파절로 인한 것이었다(Besimo 등, 1995).

2) 계수화(digitizing)컴퓨터 시스템

오늘날 계수화 컴퓨터 시스템(DCS Production AG. Allschwill, Switzerland)은 컴퓨터 조작방식으로 치관보철 또는 짧은 교의치의 골격을 제작하는 것을 가능케 했다. 삭제된 지대치의 3차원적 형태가 모형상에서 계수기(digitizer)를 사용한 기계식 표면 스캐닝에 의해 기록된다. 자유롭게 움직일 수 있는 받침대에 모형을 부착한 후, 텅스텐 프로브를 사용하여 교의치를 지지하는 모든 지대치의 삭제면들이 감지(sensing)될 수 있도록 위치시킨다. 삭제된 변연의 형태가 한 번에 기록되고 스크린을 통해 확인된다.

3) 디지털 데이터 레코딩과 컴퓨터 지원방식(computer-aided)의 디자인

앞서 서술한 바와 같이 모형의 형태가 3차원적으로 기록된다. 계수화된(digitized) 데이터의 양을 조절하기 위해 화면상에 변연 내측으로 눈금(grid)표시가 생긴다. 각 정사각형은 3차원 모형을 만들기 위해 CAD/CAM 프로그램에 의해 사용된 많은 초첨(point)들로 이루어진다. 각 정사각형은 화면상에서 컴퓨터에 의해 특정한 색으로 표시된다. 변연 외측의 스캔된 표면들은 기록되지 않는다. 삭제된 표면은 충분한 데이터가 얻어질 때까지, 다시 말해서 모든 정사각형이 표시될 때까지, 높이에 맞게 체계적으로 감지된다. 구상화(visualization)는 화면상에서 지대치들의 형태와 그들간의 관계를 3차원적으로 보여주며 이루어진다. 이것이 단일 치관보철 또는 교의치의 컴퓨터 방식 제작을 가능케 하며 CAD/CAM 프로그램이 밀링 머신을 제어한다.

설계(디자인) 술식

(1) 표면 스캐닝

(2) 화면상에서의 데이터 기록 검사

(3) 계수화된 지대치의 3차원 구상화(visualization), 그물 모양의 그래프를 나타낸다.

(4) 치관보철 골격의 설계

(5) 화면상에서 단일 또는 여러 개의 가공치의 위치와 형태 설정한다.

(6) 연결부의 부착

(7) 교의치 골격의 3차원 그물 모양 그래프 완성

4) 세라믹 재료의 기계적 처리

컴퓨터 지원방식 제작법은 최적화된 생물학적, 물리적 성질을 갖도록 미리 제조된 재료들의 사용을 가능케 했다(Graber and Besimo, 1994). DCS법을 사용하여 단일 금속·세라믹관 또는 금속·세라믹 교의치를 위한 티타늄 골격을 제작하는 것이 가능해졌다. 알루미나(in-ceram)와 고강도(high-strength) 산화 지르코늄 세라믹 처리도 또한 가능하다. 하지만 실제 임상에서 이러한 DCS 세라믹을 사용할 수 있는 것은 단일 치관보철의 경우 뿐이다. 공장에서 미리 소성된 알루미나 세라믹 블록을 기계적처리(기계적 Celay 시스템과 전자식 DCS 시스템으로 가능한)함으로써 기존의 in-ceram 기법보다 향상된 강도를 얻을 수 있다. 더욱이 특수 오븐에서의 silp-sinter 소성작업(10시간 소요)과 유리 침윤(glass infiltration) 소성작업(4시간 소요)이 단 40분으로 줄어들 수 있다는 점에서 상당한 시간 절약을 얻을 수 있다.

5. Cerapress system

특허권을 가지고 있는 세라믹 압축방법인 cerapress는 지난 10년 동안 사용되어져 왔다. 독일의 치과의사인 Dr. Droge가 제안한 후에 치과기공사인 A. Schmidseder에 의해 개발되어진 이 방법은 높은 심미성과 적합성 그리고 낮은 가격과 함께 치관보철, 인레이, 그리고 베니어 등의 제작에 적당하다. 세라믹부분을 압축하는 것은 이미 산업분야에서는 오랫동안 시도되고 실험된 단순한 방법이다. 그러나 산업분야에서는 거대한 생산물을 만드는데 비해 치과기공사들은 매번 독특한 것을 만들어 내야 한다. 이것이 왜 치과기공사들이 각각의 독특한 것을 위한 특별한 형태를 만들어 내야 하는가에 대한 이유가 된다. 전부 세라믹관을 사용하는 치과의사들은 많은 경우에 있어서 전부세라믹 포스트-코아를 만들어야 하는 경우를 종종 생긴다. 현재로서 가능한 것은 복합레진에 의해 피개되고 산화지르코늄(zirconium oxide)로 만들어진 고강도 포스트이거나, 기존의 금속 축조물에 불투명한 층을 피개하는 것이다. Cerapress 방법이야 말로 전부 세라믹 포스트-코아를 만들기 위해 적절한 색조의 세라믹이 압축된 산화지르코늄(zirconium oxide) 포스트를 만들 수 있는 유일한 방법이다. Cerapress 기술은 전치부와 적은 압력이 가해지는 구치부에 적당하다(그림 20-48, 49).

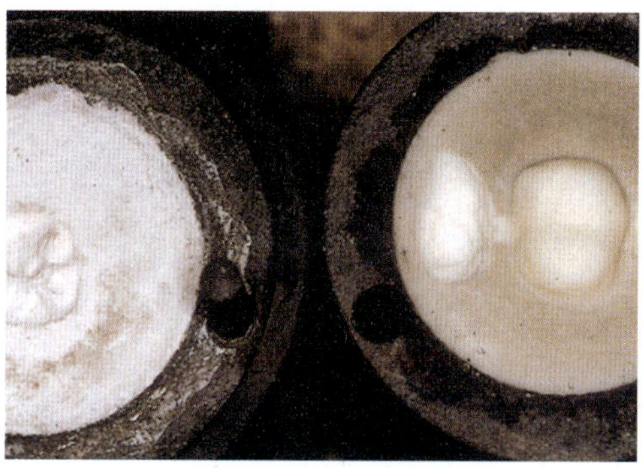

그림 20-48 납형을 flask에 매몰하고 세라믹을 그 빈공간에 layering 시킨다.

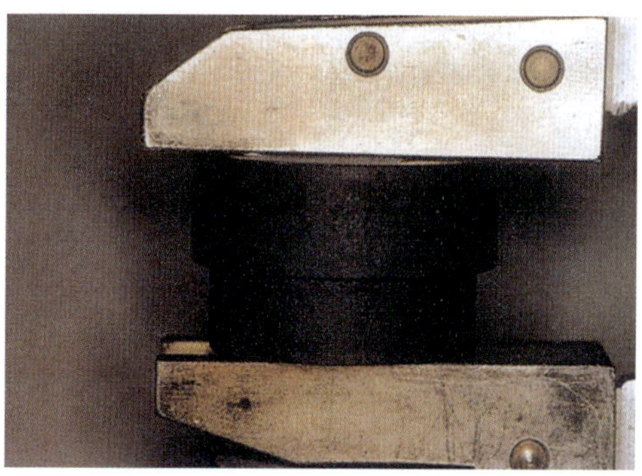

그림 20-49 세라믹이 충분히 성형되면 상·하 flask를 압축기계를 이용하여 압축한다.

IPS empress와 OPC방법과 비교해서 cerapress 방법이 가지고 있는 장점들은 1. 값이 비싼 장비를 필요로 하지 않는다. 어떠한 치과기공소에서도 구성할 수 있는 방법이다. 2. 새로운 오븐과 재료가 필요치 않다. 3. 제작방법이 매우 간단하다(이 과정은 매우 숙련된 기공사가 필요치 않다. 약간의 훈련만 받으면 치관보철제작하는 치과기공사도 훌륭한 결과를 만들 수 있다). 4. 최대의 장점은 수복할 치아의 요구사항에 따라 세라믹을 혼합할 수 있다는 것과 내화 다이상에 축조할 수 있다는 것이다. 인레이, 온레이, 치관보철 그리고 비니어 등에서 좋은 심미성을 얻을 수 있다. 5. 다른 압축방법에서처럼 압축된 수복물위에 부가적으로 세라믹을 추가할 수 있다.

1) Cerapress 치관보철의 제작법

(1) 작업모형이 제작되고 내화 다이를 제작한다.

(2) 작업모형상에서 납형을 제작한다(충분히 두꺼운 die spacer 도포되어야 한다).

(3) 납형을 내화 다이 위로 옮긴다. 그리고 내화 다이와 납형을 함께 특별한 flask에 매몰한다. 이 주형 안에서 세라믹은 layering된다. 이 기법의 장점은 치과기공사가 세라믹을 축성하고 요구하는 대로 layering을 할 수 있다는 것이다(다른 가압성형 세라믹 기법에서처럼 치관보철이 소성된 뒤 다시 layering하고 소성할 수 있다).

6. Optec Opc(optimally Pressable Ceramic) system

실리케이트유리(silicate glass)로부터 추출된 백류석 결정체(leucite, K2O · Al2O3 · 4SiO2)의 혼합물로 되어 있다. 이 세라믹은 opec 세라믹과 유사하지만 유리 기질이 더 거칠다. 이 세라믹은 IPS empress 기법에서처럼 매우 미세한 입자들을 함유하고 있다. IPS empress 기술과 비교한 OPC 기술의 장점은 가격이다(그림 20-50).

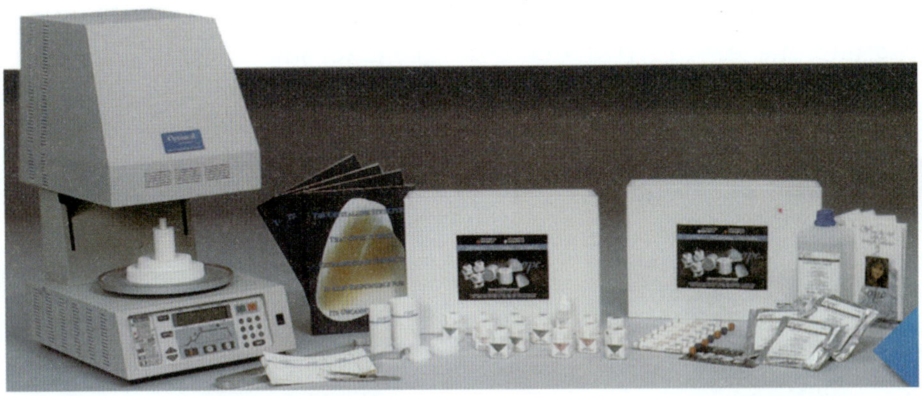

그림 20-50 Optec OPC system

1) Opc기법의 제작법(IPS Empress와 유사)을 요약한다.

(1) 수복물은 작업모형상에서 제작된다.

(2) 납형을 매몰한다.

(3) 세라믹로 안에서 간접가열기의 온도를 서서히 900℃까지 올린다.

(4) 압축과정을 하기 전에 optec ingots들을 간접가열기 안으로 넣는다.

(5) 세라믹을 압축한다.

(6) 주형안에서 수복물을 제거한다.

(7) 치관보철과 베니어는 추가적인 optec으로 피개하고 소성시킬 수 있다.

7. Procera all-ceram system

이 시스템은 압축 주입과정에 의해 만들어진 알루미나 세라믹에 기초를 두고 있으며 이 방법에 의해 약 99.5%의 밀도와 약 600MPa의 굴곡 강도가 만들어진다. 전치부에서 단일 치관보철을 위한 모든 경우와 인레이, 온레이, 그리고 베니어 등에 사용될 수 있다.

합착을 위해서는 어떤 종류의 합착제도 가능하다. 그러나 구치부에서는 보다 높은 파절 저항성을 얻을 수 있는 레진에 기초한 합착법이 추천된다. 코아의 기본 재료는 하나의 Al2O3 상태로 되어 있기 때문에 세라믹에서 적절한 부식을 얻을 수 없다. 다른 백류석이 많이 들어 있는 세라믹들은 둘 혹은 그 이상의 상태로 되어 있기 때문에 부식 후 레진 합착제를 사용할 경우 더 나은 기계적 유지를 얻을 수 있다.

다이가 기계적으로 스캐닝(scanning) 되고 자료는 컴퓨터에 저장된다. 이 자료에 의해 연삭에 의해 완성시킨다. 교합조정은 물로 냉각시키면서 고운 다이아몬드(fine diamond) 혹은 부드러운 표면을 가진 스톤(stones)으로 하고 최종적인 연마는 유연한 러버 디스크(rubber disk) 혹은 cup으로 하고 felt cone과 diamond polishing paste로 마무리하고 완성한다(그림 20-51, 52).

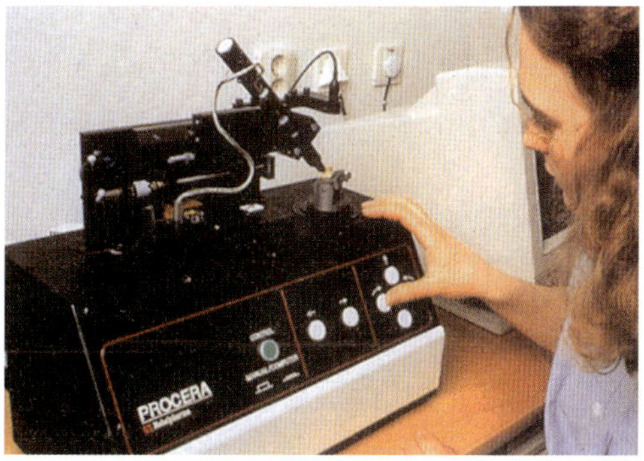

그림 20-51 Procera system

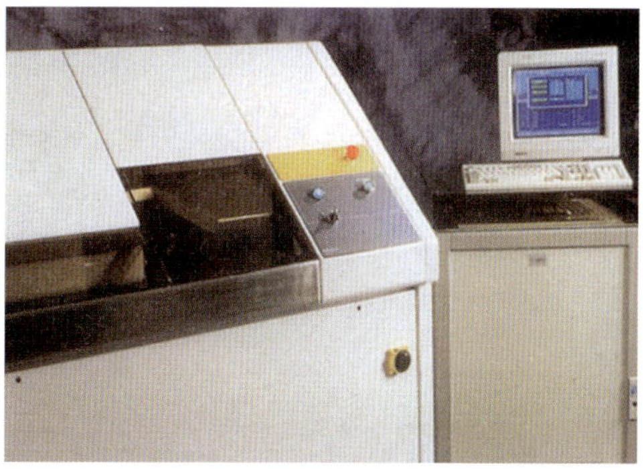

그림 20-52 Procera scanning computer

8. In–ceram spinell

In–ceram의 중요한 단점 중의 하나는 높은 불투과성이다. 그렇기 때문에 높은 투명도를 가지고 있는 In–ceram spinell이 개발되었다. 제작과정은 코아가 glass infiltrated magnesium alumina(spinel, MgAl2O)로 만들어진 것을 제외하고는 in–ceram과 유사하다. 그러나 in–ceram 치관보철에 비해 파절에 대해 더 민감하다. 그 이유는 굴곡강도가 약 100MPa 정도 낮기 때문이다. In–ceram spinell 치관보철의 적응증은 더 많은 투명도가 요구되는 오직 전치부 하나의 치관보철을 수복하는 경우이다. In–ceram spinell 치관보철의 접착과 조정과정은 in–ceram 치관보철의 경우와 같다(그림 20–53).

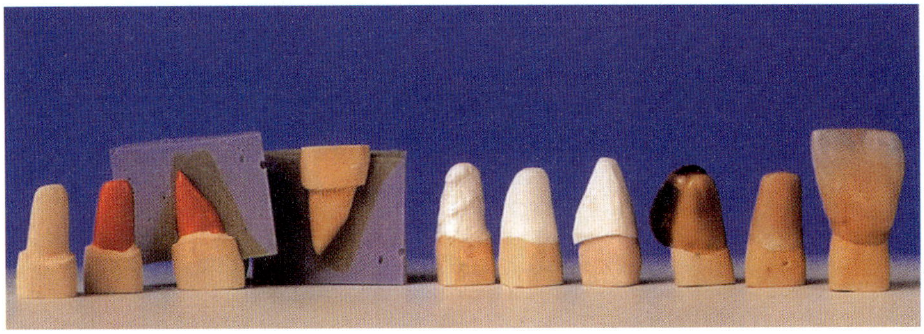

그림 20-53 In–ceram crown의 제작법

1) In–ceram spinell 치관보철의 제작법

(1) 작업모형과 내화다이 제작: 작업모형은 실리콘 인상을 채득하여 제작한다(기능적인 제한 요소를 고려하기 위해 상·하악의 완전한 재현이 필요하다). 다이에 충분한 두께의 die spacer를 도포(합착과정을 위해)한다. 다른 합착제보다 레진 합착제는 충분한 인장 결합강도치에 도달하기 위해 어떤 일정한 두께를 필요로 한다. 이제 다이를 실리콘 인상재로 복제하고 내화다이를 제작한다.

(2) Slip–주조와 소성: 두꺼운 slip은 spinell 분말과 혼합액의 혼합물이다. 정확한 비율로 혼합한 뒤 초음파(vita sonic Ⅱ)를 사용하여 압축한다. slip–주조는 내화다이를 slip혼합물에 집어넣는 것이다. slip–주조 골격은 약 0.5mm의 두께가 되어야 한다. 나머지 slip 덩어리들은 날카로운 칼을 가지고 변연부로부터 제거한다. 그런 다음 소성을 하고 이어서 소성된 shell은 내화다이로부터 빼낸 뒤 작업모형 위에 위치시킨다.

(3) Spinell 유리 분말의 도포와 소성: 유리 분말을 증류수로 혼합한 뒤 절단연으로부터 1mm 떨어지도록 알루미나 골격위에 도포한다. 유리의 가장 적당한 색조를 사용한다. 소성과정은 진공상태에서 일어난다. 이어서 표면은 알루미나 분말(50μm 입자크기)로 모래분사(sand blasting)한다. In–ceram 골격은 소성 과정을 통해 그것의 전형적인 광학 성질을 얻게 된다. 골격이 모형 위에 맞춰진다.

(4) 치관보철의 재제작: 골격 위에 vitadur alpha로 축성하고 이미 결정된 layering 계획으로 소성된다. 치아처럼 보이는 표면 구조를 만들기 위해 치관보철 표면과 작업모형 상에 은(silver) 분말을 가미하는 것이 도움이 된다. 마지막으로 광택내기 소성을 한다.

20-10 Porcelain laminate veneer의 제작법

세라믹 베니어, 즉 라미네이트 베니어 치관보철은 심미성이 요구되는 전치 순면에 얇은 세라믹 베니어를 광중합 복합레진을 사용하여 접착시켜 심미성을 회복시켜 주는 보철기법이다. 지대치 삭제량은 보통 0.5~0.8mm 이내로 금속·세라믹관보다 적어 환자에게 좋다. 베니어의 내면과 수복 치아의 법랑질을 산식화(etching)시키고 베니어의 내면에 실란(silane)을 도포하고 건조시킨 후 광중합형 복합레진을 사용하여 구강 내에 합착한다. 세라믹 베니어를 제작하는 방법으로는 내화다이 기법(refractory die technique)과 백금박 기법(platinum foil technique)이 있다. 현재는 내화다이 기법이 정확하여 많이 응용되고 있다(그림 20-54, 55).

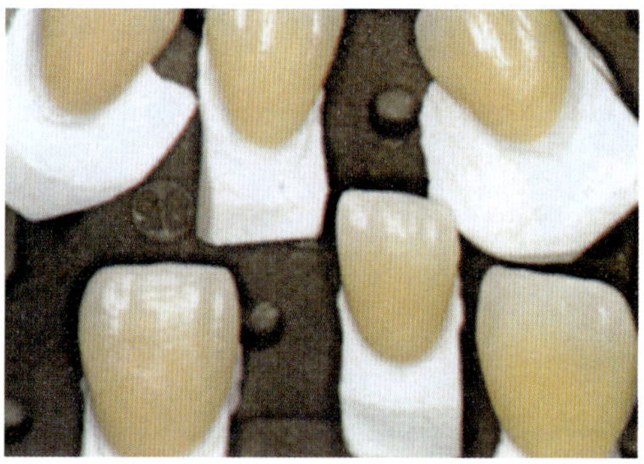

그림 20-54 Laminate의 소성

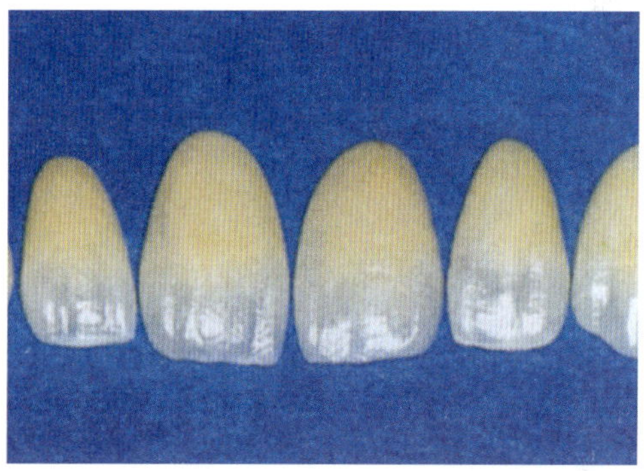

그림 20-55 완성된 laminate veneer

1. 내화다이 기법(refractory die technique)

1) 내화다이 기법의 제작 순서

(1) 지대치 형성 후 통법에 의해 인상을 채득하고 경석고를 사용하여 작업모형을 제작한다. 다이를 가철하고, 다이의 변연부를 조정하고, 다이 스페이스를 도포한 다음 복제용 인상제를 사용하여 작업모형을 복제한다. 사용할 세라믹의 열팽창 계수와 일치하는 내화 다이재료를 진공매몰기를 사용하여 혼합한 후 복제한 인상체에 주입하여 내화모형을 제작한다. 이때 내화모형을 가철시키기 위하여 세라믹 다우얼 핀(ceramic dowel pin)을 사용한다.

(2) 내화모형을 소환용 전기로에서 700℃까지 예비 가열하여 내화모형내의 가스를 제거한다. 예비가열이 끝나면 세라믹로에 위치시켜 매분 50~60℃로 1,000℃까지 상승시킨 다음 대기압 상태로 5분간 계류시킨다. 내화모형내의 가스를 제거하는 과정이 끝나면 내화모형을 수중에 침수시켜 기포가 올라오지 않을 때까지 3~5분간 충분히 담가둔다. 그 후 여분의 수분을 제거하고 불투명세라믹을 축성한다.

(3) 불투명세라믹을 0.2mm 두께로 축성하고 예비건조를 10~15분간 해주고 진공상태로 650~960℃까지 올린 다음 60초 동안 계류시키는 방법으로 소성한다.

(4) 상아질세라믹과 법랑질세라믹 그리고 투명세라믹를 통법에 의해 축성한다.

(5) 650℃로 예열된 세라믹 소성로 입구에서 10~15분간 건조시킨 후 진공상태로 940℃까지 가열한 후 30~60초간 계류시키는 방법으로 소성한다.

(6) 소성이 완료되면 다이아몬드 포인트를 사용하여 외형형성을 하고 대기압에서 광택내기를 행한다.

(7) 외형형성이 완료되면 디스크, 스톤 포인트를 사용하여 내화 다이와 베니어를 분리시킨다. 그리고 베니어에 붙은 잔존 내화 다이재료를 산화 알루미늄이 담긴 모래분사기를 사용하여 완벽하게 제거한다.

(8) 완성된 베니어의 변연부 적합성과 접촉점 등을 조정한 다음 고무 세라믹 광택용 휘일을 사용하여 조정면의 광택을 낸 후 작업모형에 장착시켜 보고 정확도를 확인한다.

(9) 불화수소산(HF)을 사용하여 베니어의 접착 부위를 산식화하고 초음파세척기나 흐르는 물을 사용하여 깨끗이 세척하여 완성한다.

21

디지털 치과보철학

21-1 디지털 치과보철학의 배경

디지털 치과보철학은 현재의 CAD/CAM system을 대표적으로 이야기 할 수 있다. CAD/CAM 기술은 치과분야에 도입된 이후 급속도로 발달되었는데, 이는 치의학 분야 종사자들의 관심이 있었기 때문이고, 이와 함께 치과보철학에 쓰이는 재료의 발달과 맞물려 있다. 구강 내에 치과보철물의 재료로써 쓰이려면 그에 대한 요구조건을 충족할 필요가 있고, 기공 과정에서의 어려움이 없어야 한다. 최근 심미 보철에 대한 관심 증가로 치과보철물의 재료로써 고품질 산화세라믹의 사용을 고민하였으나 이들 재료의 경우 기존의 용융 또는 소성 그리고 프레스 기공 등에 적용이 어려웠다. 그러나 치의학분야 종사자들 그리고 재료공학자 등은 고품질 산화세라믹 재료에 대한 연구를 지속해왔으며, 이를 활용하기 위한 새로운 제조 공정이 필요함을 알 수 있었다.

현재 이에 대한 해결 방법으로는 세라믹 블록 등을 CNC(Computer Numerical Control) 기술을 이용하여 가공하는 방법이 활용된다. 대표적으로 지르코니아 재료의 사용이 증가하게 되었으며, 현재의 치과용 CAD/CAM의 성공과 발달은 지르코니아가 있었기에 가능하였다고 볼 수 있다. 그 이유로 현재의 대부분 치과보철물의 재료는 기존의 기공 제작 과정에 의해 제작이 가능하였지만, 지르코니아는 불가능하였기 때문이다. 그러나 CAD/CAM 기술은 지르코니아의 활용을 가능하게 하였고, CAD/CAM의 발달을 주도하였다. 다른 긍정적인 부분으로는 생산성과 재료의 선택지가 다양해진 부분이 있다.

CAD/CAM의 도입이 확대되면서 치과기공분야의 제작 단계들이 점차 자동화 되고 있으며, 이는 품질의 고도화, 효율적인 제작 등을 가능하게 하고 있다. 최근 디지털 기기를 활용한 치과보철물의 제작 비중은 지속적으로 확대되고 있으며, 앞으로도 디지털 치과보철물 제작과 관련한 하드웨어 및 소프트웨어 등이 발달될 것이므로 혁신적인 재료의 등장과 CAD/CAM 시장의 확대가 이루어 질 것으로 보인다. 때문에 미래를 준비하는 치과기공사로써 디지털 치과보철학에 대한 관심은 매우 중요하다.

21-2 디지털 치과보철학의 정의

디지털 치과보철학이란 CAD/CAM 기술을 활용하여 치과보철물을 제작하는 전반적인 기술을 의미한다. 즉 컴퓨터를 활용한 보철물의 설계와 제작과정을 말하며, 미리 준비된 다양한 재료를 가공하거나 레이저를 활용한 고온으로 용융시키는 과정을 통해 보철물을 제작하는 기술이 디지털 치과보철학이라고 할 수 있다(그림 21-1).

작업 내용	아날로그 방식	디지털 방식
1. 환자 구강 복제	석고 모형 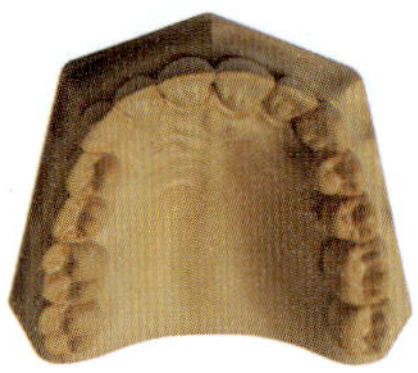	디지털 모형 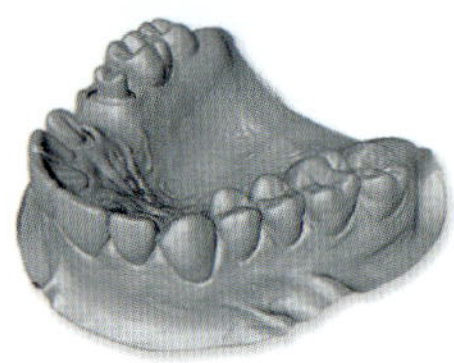
2. 보철물 설계	치과용 왁스 기반 납형 제작 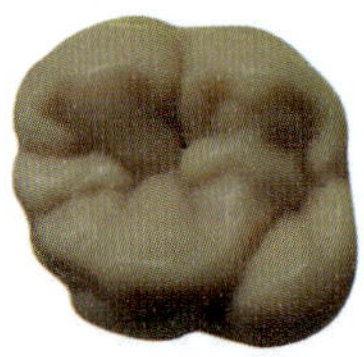	치과용 왁스 기반 납형 제작 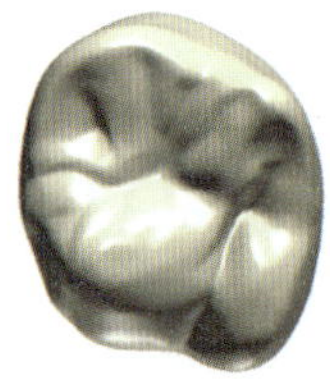
3. 보철물 제작	1) 금속 주조 2) 세라믹 소성 3) 레진 전입 및 중합 예: 금관 보철물 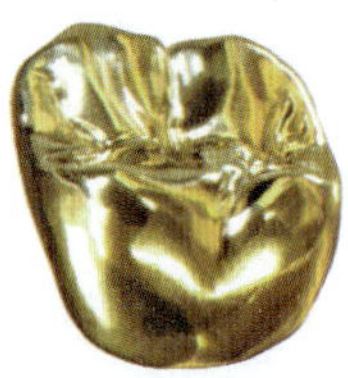	첨단 소재 활용 1) CNC 장비 기반 가공법 2) 3D 프린터 기반 축성법 예: 지르코니아 치관보철물 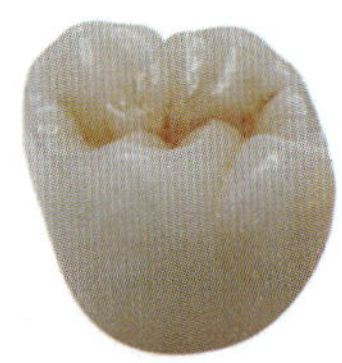
4. 작업 환경	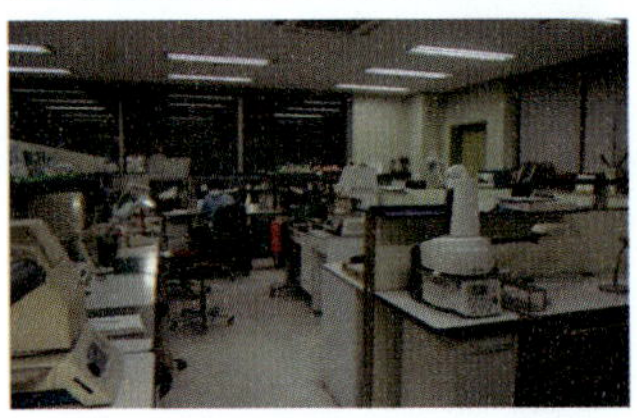	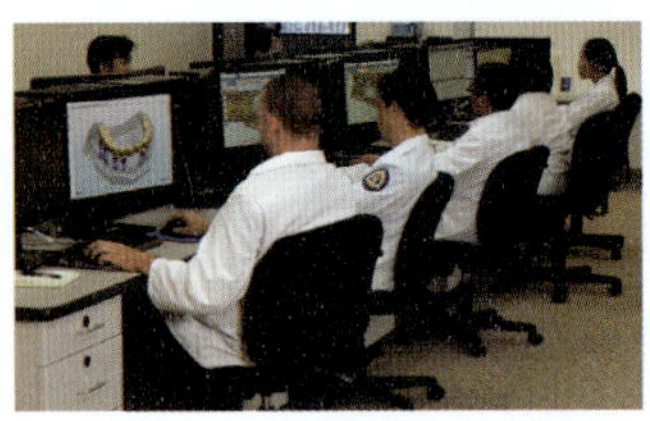

그림 21-1 고정성 치과보철물 제작 공정의 비교

1. 장점

1) 표준화된 공정에 기반한 치과보철물 제작이 가능

2) 디지털화 작업에 따른 재제작의 편리함

3) 장비의 성능을 활용한 정밀성 향상

4) 재료 선택의 다양성 확보

(1) 혁신적인 심미보철물 재료

(2) 다양한 레진 계열의 재료

(3) 고강도 금속 재료

2. 단점

1) 비교적 값비싼 장비 구축 필요

2) 디지털 장비 활용을 위한 숙련도가 요구됨

21-3 디지털 치과보철물 제작을 위한 캐드캠 시스템

디지털 고정성 치과보철물의 제작은 치과용 캐드캠(CAD/CAM) 시스템을 활용해 제작을 하게 된다. 즉 컴퓨터를 활용한 치과보철물의 설계 과정(CAD: Computer Aided Design)과 컴퓨터를 활용한 보철물 제작(CAM: Computer Aided Manufacturing)을 통해 완성된다(그림 21-2). 대부분의 치과용 캐드캠은 크게 3가지 요소로 구성된다.

1) 데이터 수집: 환자의 구강을 디지털 데이터로 습득하는 과정을 위한 스캐너

2) 데이터 처리: 컴퓨터로 제작하기 위한 보철물 설계 소프트웨어

3) 자동화 제작: 설계가 끝난 데이터를 기반으로 보철물을 제작하기 위한 기자재(밀링머신(삭제법), 3D 프린터(첨가법)

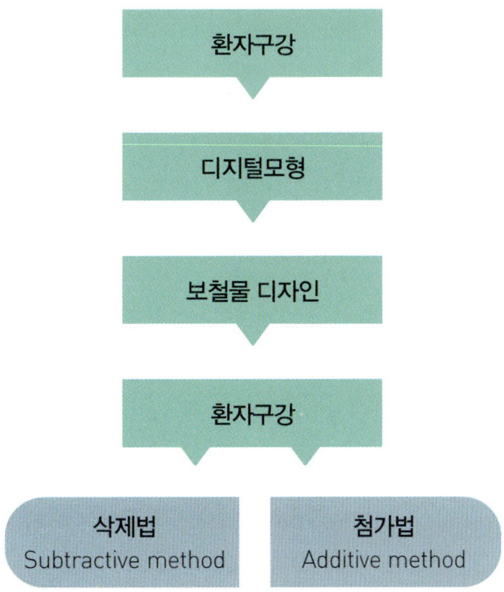

그림 21-2 치과용 캐드캠을 이용한 보철물 제작 과정

1. 데이터 수집 [치과용 스캐너]

치과용 스캐너는 구강 내 정보를 얻고자 할 때 활용되는 장비를 말한다. 캐드캠 기술에 의해 보철물을 제작하기 위해서는 구강 내 정보를 디지털 방식으로 재현할 필요가 있다. 구강 내 정보를 습득하는 방식에 따라 직접법과 간접법으로 구분되는데, 직접법은 환자의 구강으로부터 디지털 데이터를 얻는 방법으로 주로 치료실에서 진행된다. 반면 간접법은 환자의 구강이 복제된 모형으로부터 디지털 데이터를 얻는 방식을 말하며, 치과기공소에서 진행된다.

1) 모형 스캐너 (간접적인 데이터 수집)

모형 스캐너의 경우 환자의 구강 정보를 모형으로부터 얻고자 할 때 활용되는 기자재로써 치과기공소에서 주로 활용이 되는 스캐너를 말한다. 즉 모형 스캐너는 간접적인 구강 데이터 수집을 통해 디지털 모형을 형성하는 과정이라고 할 수 있다. 일반적으로 모형 스캐너는 접촉식 스캐너와 비접촉식 스캐너로 구분이 된다.

- 접촉식 모형 스캐너: 탐침 활용
- 비접촉식 모형 스캐너: 광학 활용

(1) 접촉식 모형 스캐너

접촉식 모형 스캐너의 경우 전용의 탐침으로 스캔 대상의 표면을 접촉하는 방식으로 정보를 습득한다(그림 21-3). 탐침이 스캔 대상의 표면에 접촉하면 접촉된 지점의 위치를 3차원적으로 기록하는 방식으로 대상의 결과물을 형성한다. 측정은 수동 또는 자동으로 진행이 가능하다. 탐침의 영점 조절 후 측정 지점의 공간좌표를 인식하게 되는데, XYZ 방향의 좌표와 스캐너의 각도 등을 종합적으로 분석하여 정보를 습득한다. 접촉식 모형 스캐너는 초창기에 개발된 모형 스캐너의 형태로 최근에는 느린 스캔 속도 등의 이유로 많은 활용은 이루어지지 않고 있으며, 최근에는 비접촉식 모형 스캐너가 주로 활용되고 있다.

장점

① 비교적 정확도가 높음
② 스캐닝 과정 도중 이미지 중첩이 발생하지 않음

단점

① 스캐닝 속도가 비접촉 방식의 모형 스캐너보다 느림
② 굴곡된 부분 또는 미세한 부위 등이 탐침의 크기에 따라 스캐닝에 제한이 있음

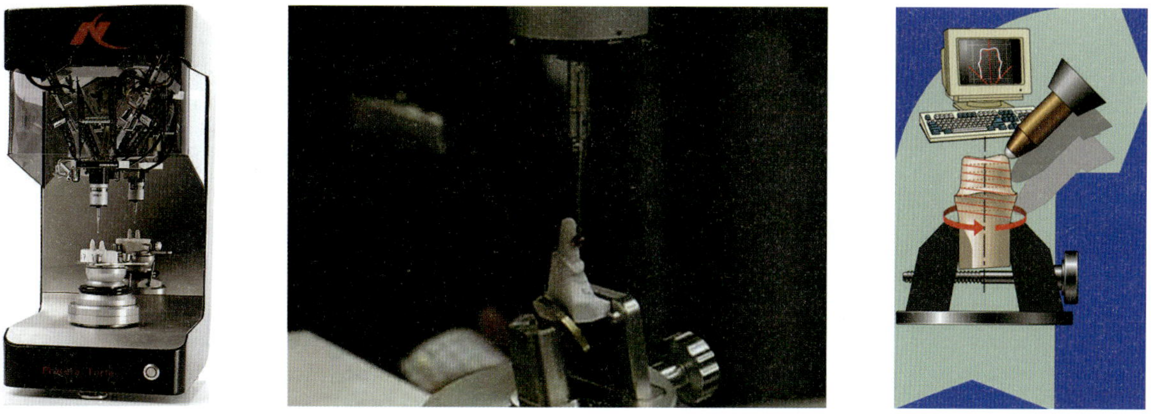

그림 21-3 접촉식 모형 스캐너 (Nobel biocare procera의 Forte 스캐너)

(2) 비접촉식 모형 스캐너

비접촉식 모형 스캐너는 주로 광학을 이용하여 모형의 정보를 습득하게 된다. 스캔 대상에 접촉 없이 디지털화하여 3차원적인 이미지로 재현이 가능하다. 주로 빛을 스캔 대상에 투영하고 반사된 빛을 CCD 카메라나 PSD 센서로 계측하여 3차원 이미지를 구성한다.

초창기 비접촉식 스캐너의 경우 빛이 반사되는 등의 원인으로 모형의 색에 따라 정밀도가 좌우되기도 하였다. 이와 같은 원인으로 정밀도를 높이고자 스캐너 전용 석고가 소개되기도 했고, 모형에 분사하는 스프레이도 활용이 되었었다(그림 21-4). 그러나 최근 개발되는 비접촉식 스캐너는 이와 같은 단점을 극복한 형태로 스프레이 등 별도의 처리 없이 정밀도가 높은 스캐닝이 가능하며, 빠른 스캐닝 속도 등의 많은 장점으로 현재 치과기공소 내 모형 스캐너의 형태로 많이 쓰이고 있다.

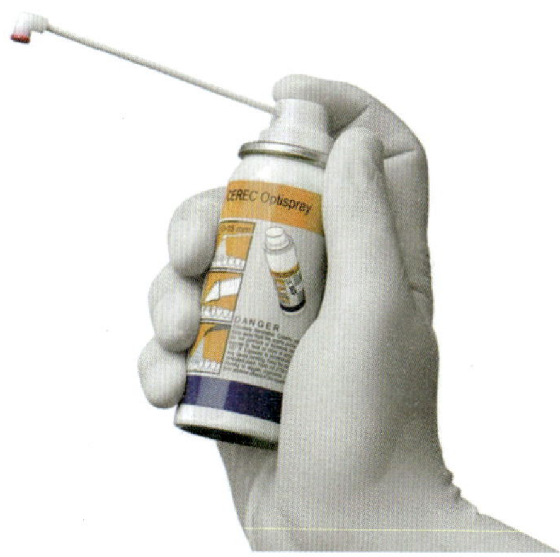

그림 21-4 Cerec의 optispray

장점

① 빠른 스캐닝 속도

② 굴곡된 부분의 형상 재현 능력이 우수함

단점

① 빛 반사 등에 따른 이미지 결함이 있을 수 있음

② 내장된 카메라 성능 등에 따라 스캐닝 정확도가 영향을 받음

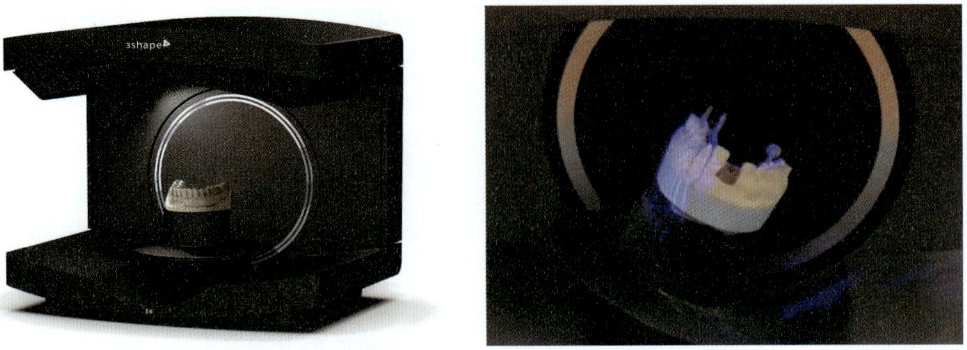

그림 21-5 비접촉식 모형 스캐너(3shape의 E4 스캐너)

2) 구강 내 스캐너(직접적인 데이터 수집)

환자의 구강 안에서 직접 정보를 습득하는 방식으로 이를 위해서는 구강 내 스캐너(Intra oral scanner)가 필요하다. 대부분의 보철물의 제작은 구강 밖에서 제작이 진행되는데, 이를 위해 환자 구강을 복제한 모형의 제작이 반드시 필요하다. 모형 제작에 필요한 전통적인 인상채득 과정은 환자로 하여금 불편함(구토 증세)을 줄 뿐만 아니라 부적절한 인상 채득(술자의 인상 기술)은 부정확한 보철물 제작의 원인이 되기도 한다. 또한 인상 채득 후 작업 모형 제작까지 많은 단계를 거치게 되는데, 간 단계에서 오차가 발생될 수 있고, 인상재 및 석고 등 사용되는 재료의 오차도 정밀성에 영향을 미친다.

구강 내 스캐너를 활용하면 별도의 인상 채득을 거치지 않고, 구강 안의 정보를 실시간으로 모니터를 통해 확인이 가능하다(그림 21-6). 치과의사는 스캐닝된 영상을 통해 환자의 구강 정보를 분석할 수 있으며, 이를 통해 치료 과정을 수립하고, 검토 할 수 있는 장점이 있다. 또한 환자 편의성을 높이며, 인상 정보를 수정할 수 있다. 물리적인 인상체나 모형을 제작하지 않으므로 파일화된 환자의 구강정보 활용으로 치과기공소와 소통도 빠르게 진행될 수 있다(그림 21-7).

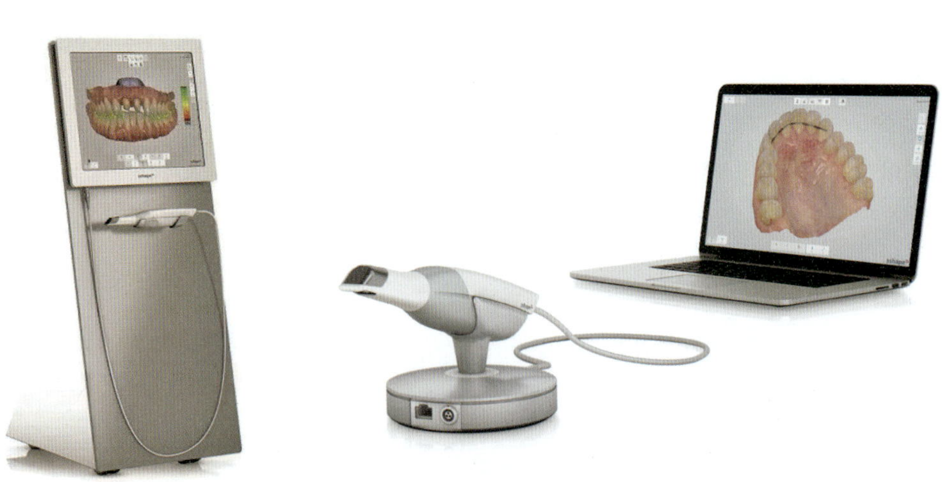

그림 21-6 구강 내 스캐너(3shape 사의 trios)

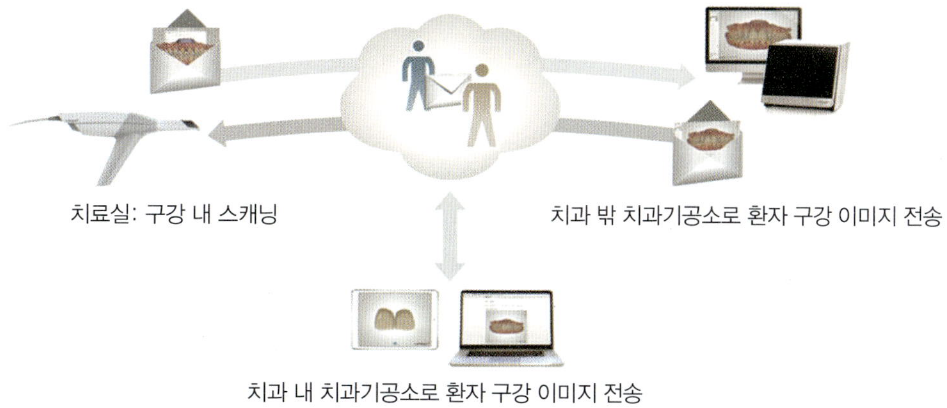

그림 21-7 치료실과 치과기공소의 소통 변화(3shape communicate)

2. 데이터 처리 [치과용 CAD/CAM 소프트웨어]

CAD는 Computer Aided Design의 약자로 컴퓨터의 도움을 받아 설계한다는 의미를 갖는다. 즉 컴퓨터를 활용하여 목표물을 설계하는 것인데, 공간에 대한 제약이 없는 컴퓨터 프로그램 상에서 자유롭게 관찰을 하며, 결과물을 완성한다. 데이터 수집 단계인 스캐닝 과정의 첫째 과정으로 수집된 정보를 '점군 데이터'의 형태로 수집하며, 이를 활용하여 디지털 모형으로 변환하는 것으로 데이터를 처리한다(그림 21-8).

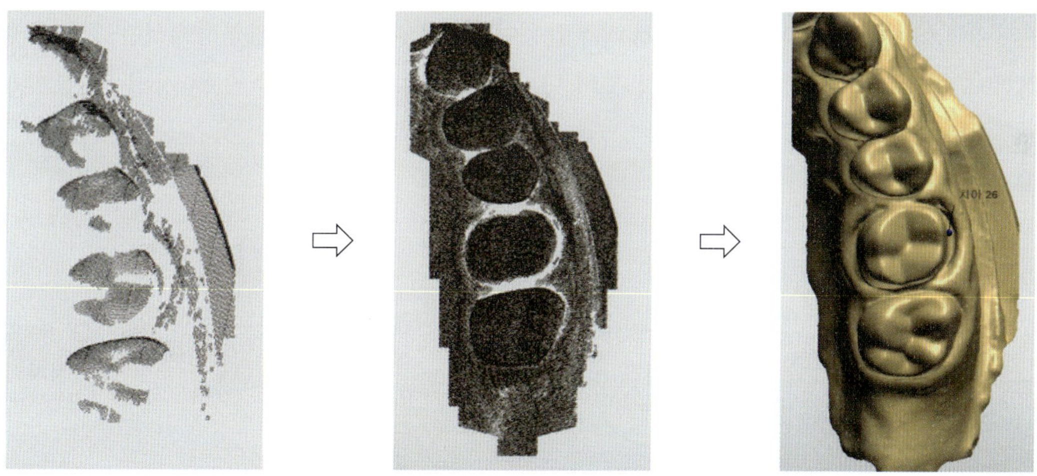

그림 21-8 수집된 점군 데이터가 모형으로 처리되는 과정

1) 치과용 CAD/CAM 시스템 인터페이스

처리된 데이터 형태는 STL 데이터, PLY(폴리곤) 데이터, OBJ(객체) 데이터 형태 등이 있으며, 현재 대부분의 치과 분야에서 사용되는 CAD 소프트웨어에서는 STL 데이터 형태가 이용된다. 데이터의 처리는 치과용 CAD/CAM 시스템의 인터페이스를 이해할 필요가 있다. 인터페이스는 시스템이 소통하는 방법이라고 할 수 있는데,

STL(STereoLithography; 스테레오리소그래피) 데이터는 많은 CAD 소프트웨어를 호환 가능하게 해주는 표준 인터페이스라고 할 수 있다. STL은 목표물의 표면 형태를 삼각형으로 표현하게 된다(그림 21-9).

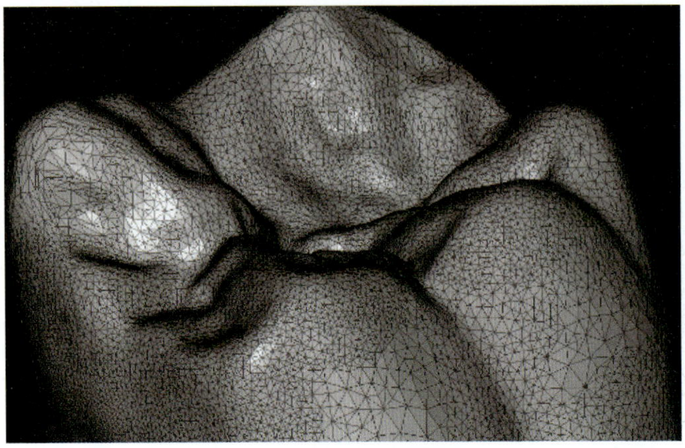

그림 21-9 STL 데이터 포맷

STL 형태는 보통 개방형 인터페이스를 기반으로 하는 소프트웨어들 간의 파일 형태로 호환되므로 유저간의 접근성이 편한 장점이 있다. 그러나 표면 데이터 외에 다른 데이터는 공유되지 않으므로 이미지의 정확성은 기대에 못 미칠 수 있다.

폐쇄형 인터페이스는 하나의 작업공정 내에서만 활용이 가능하며, 다른 작업공정에서는 호환이 불가능하다. 비교적 최적화가 잘되어 있어 오류 발생 위험 등이 낮지만 사용자가 선택할 수 있는 장비, 프로그램 재료 등의 폭이 좁은 단점이 있다(그림 21-10).

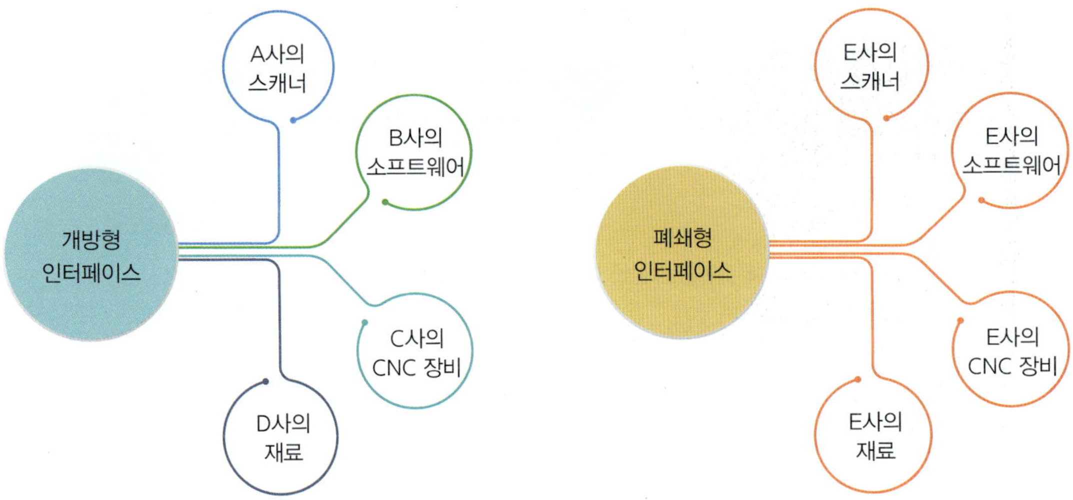

그림 21-10 치과용 CAD/CAM 시스템의 인터페이스 형태

2) 치과용 CAD 소프트웨어를 활용한 보철물 설계

데이터 처리를 통해 완성된 디지털 모형은 치과용 CAD 소프트웨어를 활용한 보철물 설계에 활용된다. 간단한 충전물부터 관교의치를 포함한 대부분의 고정성 보철물은 물론이며, 총의치와 같은 가철성 보철물까지의 설계가 현재 모두 가능하다.

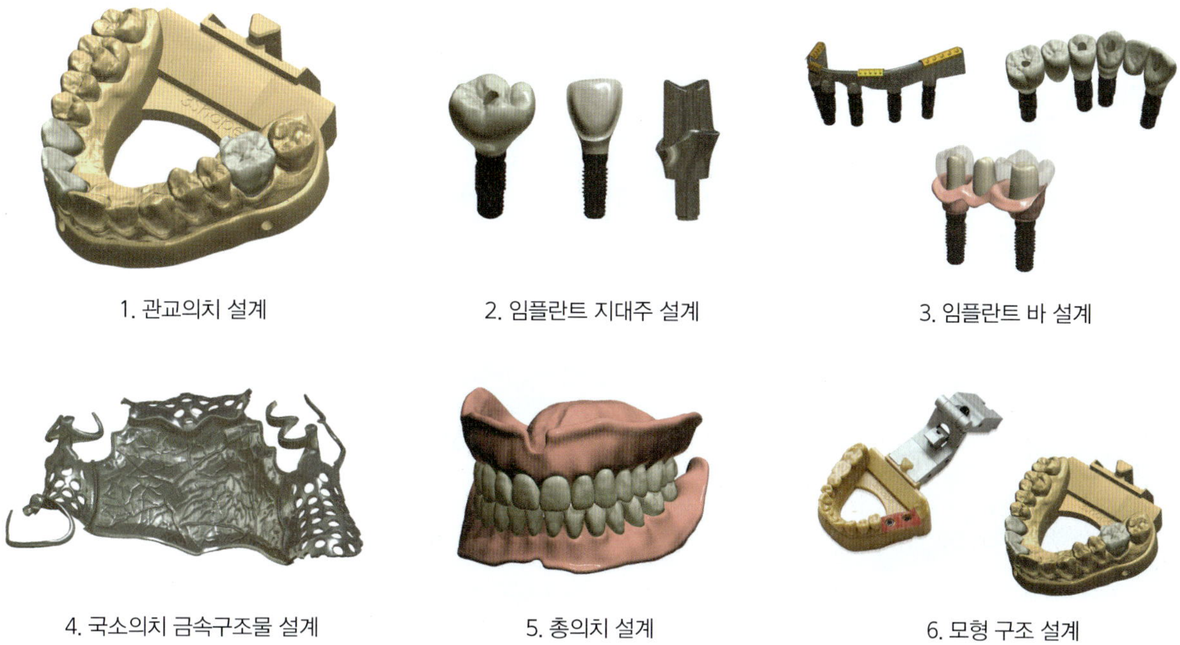

그림 21-11 치과용 CAD 프로그램을 활용하여 설계된 각종 보철물(3shape)

설계 과정은 각 업체별로 제공되는 인터페이스 형태에 따라 사용자 편의성 등에 차이는 있을 수 있겠으나 큰 흐름은 대동소이하다. 예로 3shape 사의 dental designer 소프트웨어를 이용한 단일 치관보철물 설계 과정은 그림 21-12와 같다.

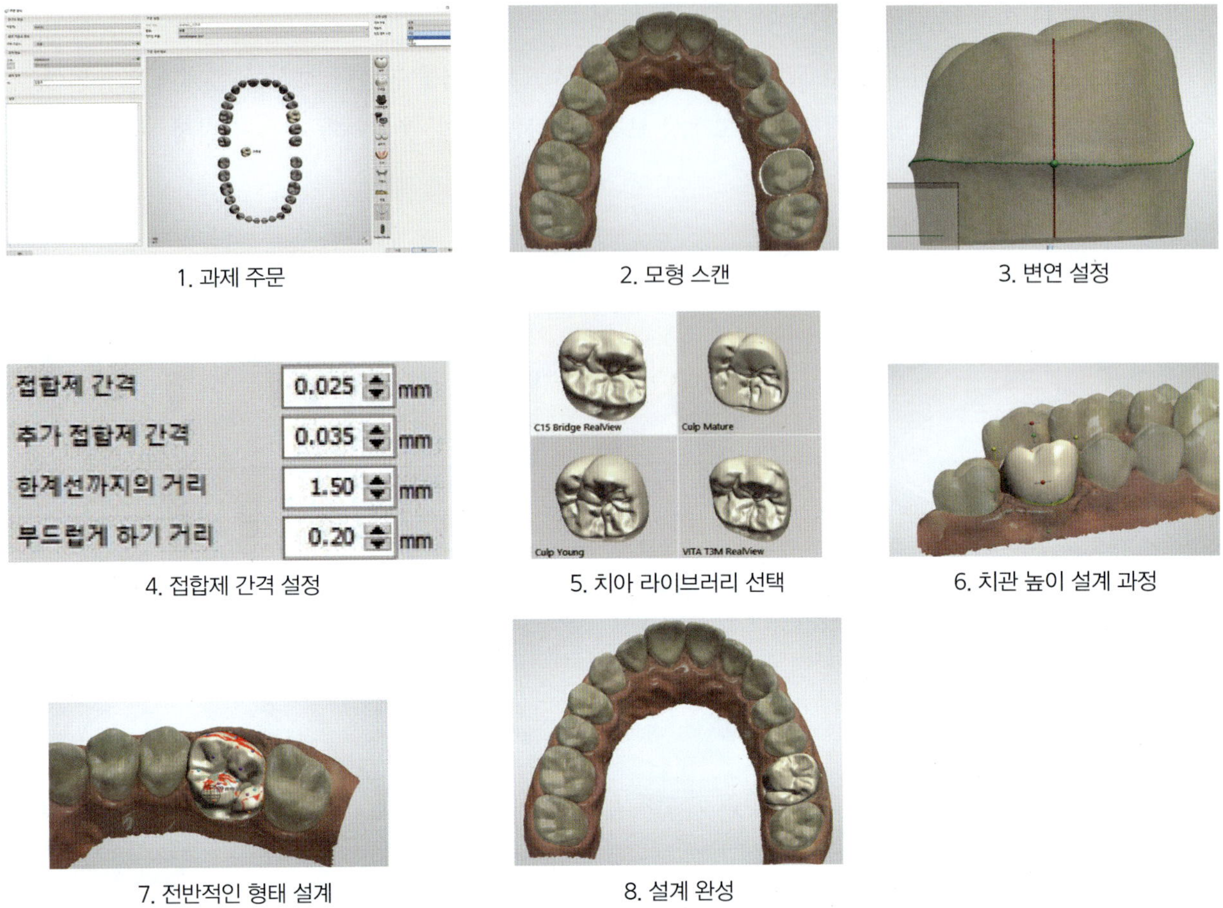

그림 21-12 3shape 사의 dental designer 소프트웨어를 활용한 단일 치관보철물 설계

3) 치과용 CAM 소프트웨어를 활용한 자동화 제작 준비

보철물의 설계가 마무리 되면 정보를 CAM 소프트웨어로 전달하게 되는데, CAM 소프트웨어는 가공을 위한 재료의 관리와 블록 내 치과보철물의 위치를 조정하는 등의 역할을 한다. 제작과정은 삭제법과 첨가법으로 구분될 수 있는데, 이 과정에서 보철물의 위치 고정을 위한 핀의 위치 설정 등도 CAM 소프트웨어를 활용하여 설정한다. 마무리는 삭제를 위한 버의 경로 등의 계산으로 최종 정리된다(그림 21-13).

CAM 소프트웨어의 역할

① 공구 관리
② 재료 관리
③ 설계된 보철물의 위치 설정
④ 보철물 고정을 위한 핀 위치 설정
⑤ 공구의 이동 경로 설정
⑥ 장비에 활용 가능한 데이터 생성

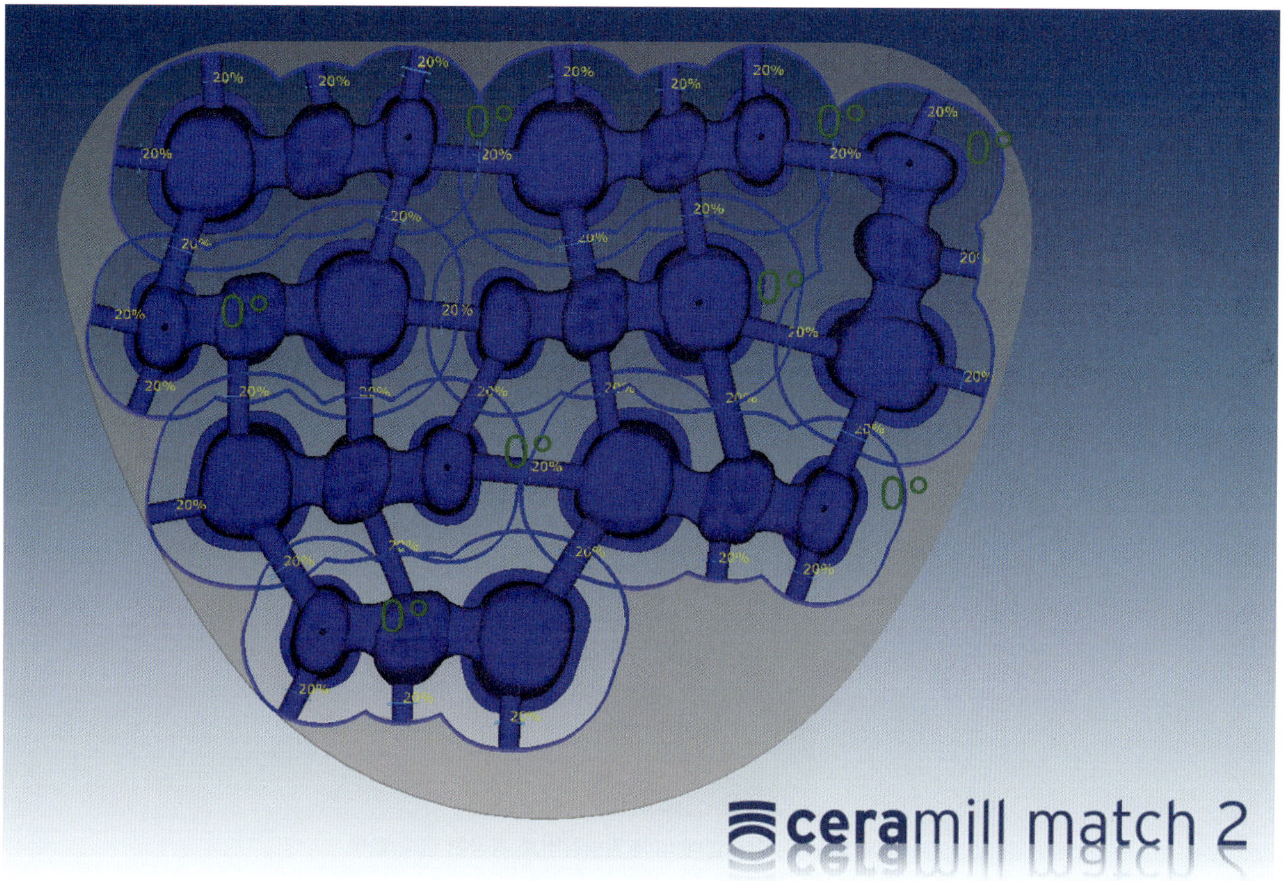

그림 21-13 가상 블록에 설계가 완료된 보철물 위치 설정(MillBox)

3. 자동화 제작

1) 삭제법(subtractive method)

삭제법은 CNC(Computer Numerical Control) 기술에 의해 보철물을 제작한다. CNC는 컴퓨터가 제어하는 가공방식을 말한다. CNC 기계 좌표에 따라 가공이 진행되며, 직선축(X, Y, Z축)과 회전축(A, B, C축)에 근거하여 가공이 진행된다(그림 21-14). 축의 수가 많이 확보된 가공장비일수록 가공된 결과물의 질이 높으며, 흔히 5축 가공장비라고 하는 기기는 직선축 3개 + 회전축 2개의 구조로 구성되어 있다. 이 기술은 보철물의 설계가 완료된 파일의 데이터를 기초로 블록형태의 재료를 절삭, 가공하여 최종 결과물을 완성하는 방법이다(그림 21-15)

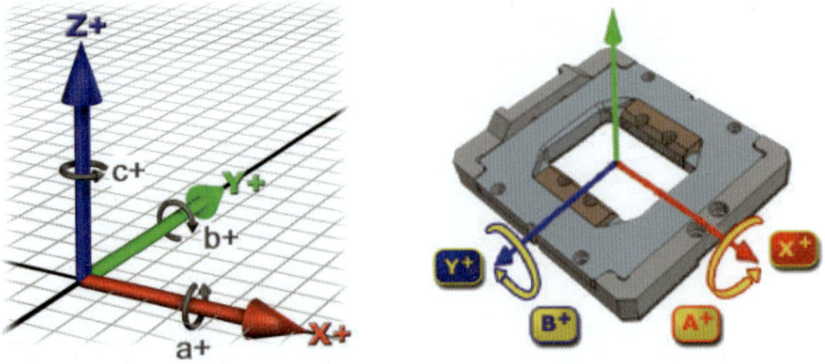

그림 21-14 A. CNC 가공법에서의 축 정의, B. 5축 가공의 예시 (Axsys dental solutions)

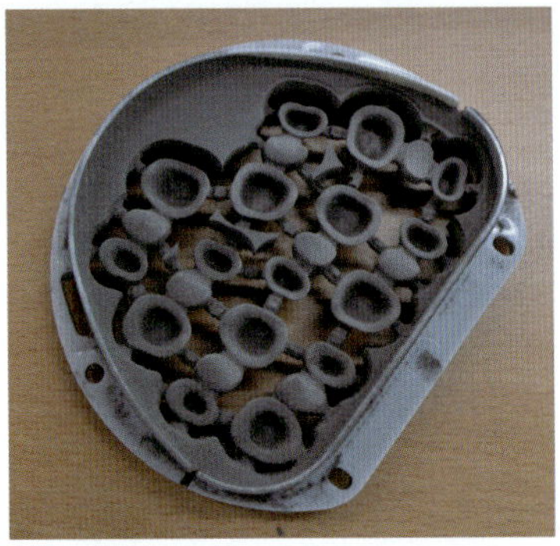

그림 21-15 삭제법에 의해 밀링장비로 가공된 금속 블록

삭제법의 경우 운용과정 상 재료 삭제 과정에서 툴과 재료간의 마찰열 발생이 될 수 밖에 없는데, 이와 같은 이유로 가공 과정에 증류수를 뿌려 열을 식혀주는 방식인 습식법이 있고, 비교적 강도가 약한 재료 등을 삭제할 때의 가공법으로 건식법이 있다(그림 21-16).

습식법의 특징

- 일반적으로 블록 형태의 글라스 세라믹, 금속 재료 등 물성이 높은 재료 가공 시 사용
- 가공 과정에서 냉각제 역할을 하는 증류수가 공급됨
- 증류수 탱크 및 필터 관리가 요구됨
- 마찰열 발생으로부터 재료가 변형되는 것을 방지할 수 있음
- 냉각제인 증류수가 재료의 성질 변화에 영향을 미칠 수 있음

건식법의 특징

- 반소결 지르코니아 블록, 왁스, PMMA 블록 등 상대적으로 물성이 낮은 재료의 가공에 사용
- 가공 도중 발생되는 분진 등을 매일 청소해주는 것이 중요

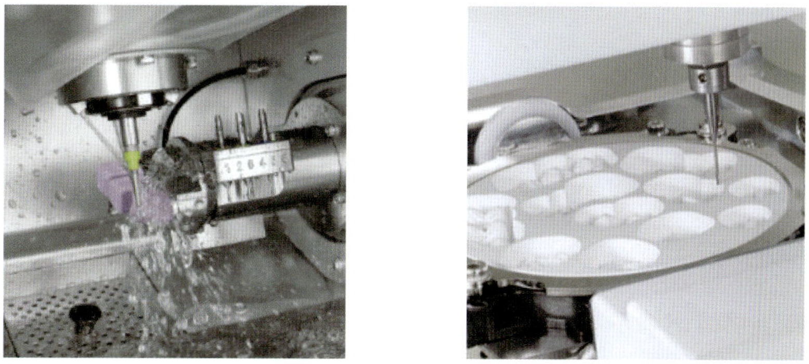

A. 습식법 B. 건식법

그림 21-16 삭제법에 의한 재료 가공(Roland)

(1) 장점

- 재료 선택의 폭이 넓음
- 지르코니아 등 심미보철 재료의 제어가 가능함

(2) 단점

- 가공 과정에서 버려지는 재료가 많음
- 절삭재료의 물성에 따라 장비의 성능을 고려해야 함
- 가공을 위한 버는 소모품이므로 교체가 필요함
- 결과물의 형태에 따라 재현 능력에 한계가 있을 수 있음(함몰부위, 내부가 빈 물체 등)

2) 첨가법(additive method)

첨가법은 삭제법의 재료의 낭비가 심한 점과 미세부위 재현 능력이 부족한 단점 등을 보완하기 위해 도입된 가공방식이다. 소위 쾌속조형기술(rapid prototyping; RP)이라 정의되는데, 현재에는 대중적인 용어로서 '3D 프린팅' 의 용어가 사용된다. 이 방식은 재료가 블록 형태로 공급되었던 삭제법과는 달리 주로 가루, 액상의 형태로 재료가 공급되며, 보철물의 디자인이 기록된 파일을 토대로 필요한 부위에 선택적으로 레이저가 조사하여 용융시키는 방법이다. 레이저가 조사된 부분은 용융이 되어 하나의 층이 완성된다. 이와 같은 과정을 반복하여 여러 개의 층을 적층시킴으로써 최종 결과물이 완성된다(그림 21-17). 첨가법에 대해서는 다음 단원에서 더 자세히 알아볼 것이다.

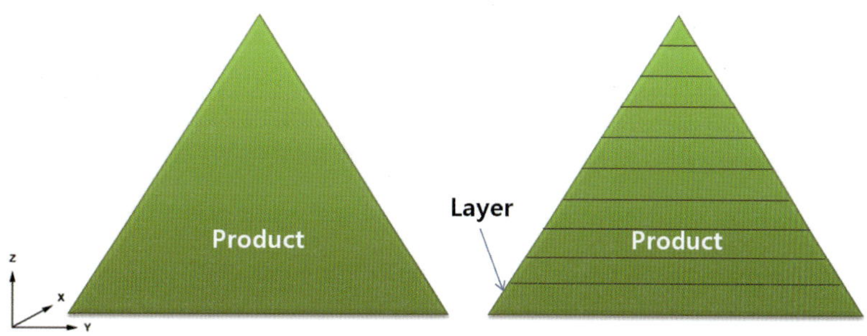

그림 21-17 축성법에 의한 3차원 형상 제조방식

(1) 장점

- 재료의 낭비가 적어 재료가 절약됨
- 미세부위 재현능력이 뛰어남

(2) 단점

- 심미보철 재료의 제어에 한계가 있음
- 단층의 두께에 따라 표면이 거칠어질 수 있음

4. 치과용 CAD/CAM을 활용한 치과보철물 제작 형태

1) 치과기공소 내 시스템(In-lab 방식)

이 방식의 경우 모형 스캐너를 활용한 디지털 모형에 근거하여 전반적인 보철물 제작이 치과기공소 내에서 진행됨을 의미한다. 치과의사는 치과기공소로 인상체를 보내게 되고, 치과기공사는 석고모형 제작 후 모형 스캐너로 모형 데이터를 획득한 후 보철물의 설계와 가공까지 모두 치과기공소에서 진행된다(그림 21-18).

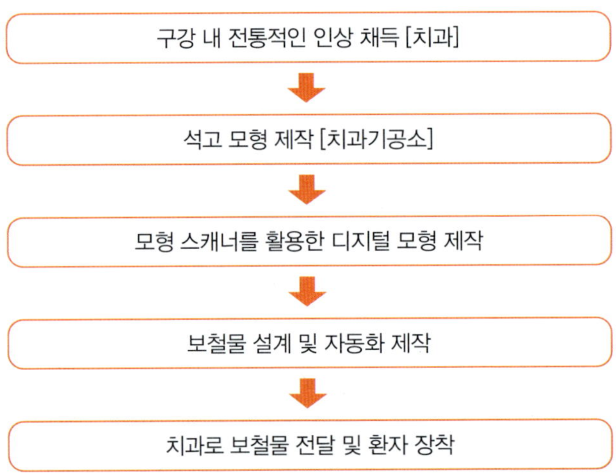

그림 21-18 치과기공소 내 In-lab 방식에 의한 제작 과정

2) 치료실 내 시스템(In-office, Out-office 방식)

(1) In-office 방식

치료실 내 시스템의 경우 캐드캠 장비의 모든 구성이 치료실에 구축되어 있다. 치과보철물의 제작은 치과기공사 없이 치료실에서 진행이 되며, 이 경우 기존의 인상채득 과정을 대체할 수 있는 구강 내 스캐너가 활용된다. 구강 내 스캐너를 통해 습득된 구강 데이터를 활용하여 실시간으로 보철물의 설계를 진행하고, CAM 장비를 활용한 제작까지 치료실에서 진행된다. 환자에게 보철물이 제공되는 시간이 단축될 수 있으며, 한 번의 진료로 치과보철물 장착까지 진행될 수 있는 장점이 있다(그림 21-19).

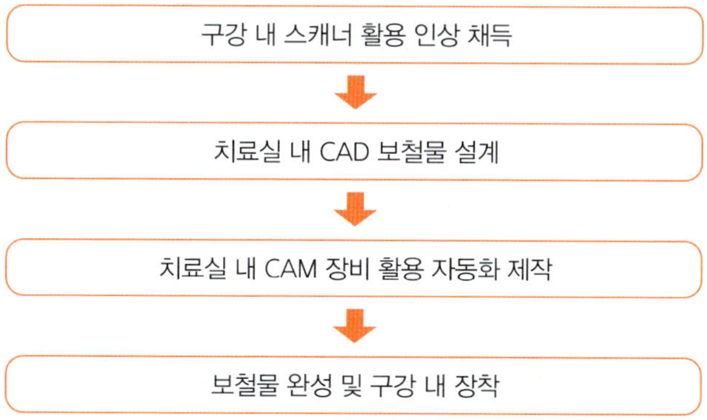

그림 21-19 치료실 내 In-office 방식에 의한 제작 과정

(2) Out-office 방식

마찬가지로 구강 내 스캐너를 활용해 데이터를 습득하게 되며, 습득한 데이터는 치과에서 처리하지 않고, 치과 밖에서 처리된다. 치과기공소는 치과에서 습득한 데이터를 확보하고, 적합한 CAD 소프트웨어 등을 활용하여 데이터를 처리한다.

21-4 치과용 3D 프린팅 시스템

1. 배경 및 개념

쾌속조형기술(rapid prototyping; RP) 또는 첨가법(additive manufacturing; AM) 기술은 제품의 3D 데이터의 단면이 서로 겹쳐지는 것을 근간으로 하여, 그것에 레진, 금속 등의 재료를 적층하여 제품을 완성하는 제조기술이다. 첨가법은 다소 학문적인 용어로서 보편적으로 3D 프린팅의 단어가 사용된다. 이 기술은 최근 다양한 분야에서 가장 주목받고 있는 기술 중에 하나다. 3D 프린터는 전통적인 레이저 혹은 잉크젯 프린터와 유사한 방식으로 작동을 하게 되는데, 기존의 2D 프린터처럼 종이에 인쇄하는 것이 아닌 분말 혹은 액상의 기본 재료를 이용하여 반복 축성하는 방식으로 3D 결과물을 출력하는 프린터이다(그림 21-20).

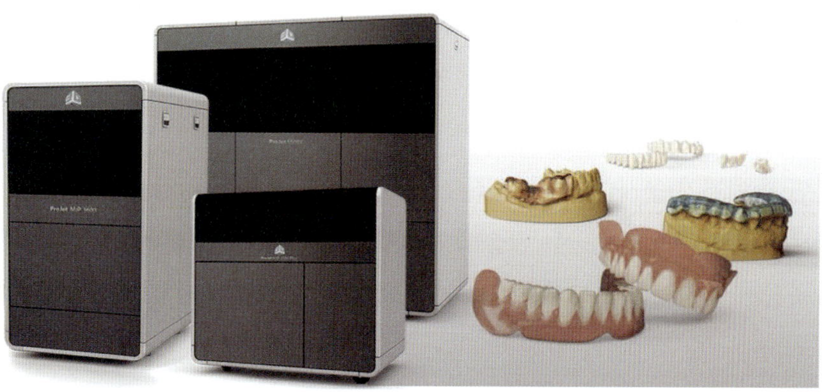

그림 21-20 시판되어 있는 치과용 3D 프린터(3D systems)

일반적인 2D 프린터는 2차원 구조의 좌표인 X, Y축만 존재하지만, 3D 프린터는 Z축이 하나가 더 추가되어 3차원 구조로의 출력이 가능하다. 데이터 처리에 따라 설계가 완료된 치과보철물을 횡단면 방향으로 수 만개로 잘게 나눈다. 잘려진 각각의 횡단면 형태에 따라 3D 프린터가 고온의 레이저를 이용하여 해당 소재를 중합 또는 소결 시키게 되는데, 층당 두께는 약 20-50㎛으로 종이 한 장보다 얇으며, 이 같은 과정을 층별로 반복하여 진행함으로써 최종 형태를 완성한다. 시간 당 약 2.8㎝ 내외의 높이를 적층하여 축성하는 것이 가능하며, 적층 기법을 이용하므로 완성된 외형의 표면은 다소 거친 편이다. 때문에 하나의 층 두께가 얇을수록 해당 결과물의 표면이 부드러우며, 더 정교하게 만들 수 있다.

2. 치과용 3D 프린팅 기술

3D 프린팅은 앞서 CAD 프로그램에 의해 처리된 3D data에 기초하여 결과물을 출력하기 때문에 소비자의 니즈에 적합한 맞춤형 제작이 가능하다. 특히 의학 분야에서는 환자마다 구조물이 다르므로, 적용시키기에 매우 적합한 기술로 여겨지고 있다. 치의학 분야에서는 보철물 제작 시 각 환자들의 치아 형태가 모두 다르므로 매몰과 소환 등을 통해서 환자의 맞춤형 틀을 그동안 제작해왔다. 3D 프린팅 기술을 이용하면 위 작업이 생략 가능하며, 제작 도중 파손 등 어떤 문제가 발생하였을 때 동일한 형태의 보철물로 재제작이 용이하며, 제작 횟수 또한 한정되어 있지 않다. 이 외에도 여러 장점이 있으므로 치과보철물 제작 분야는 3D 프린팅 기술의 적용이 매우 적합한 분야 중에 하나다.

3D 프린팅 기술은 사용되는 광원, 재료 등에 의해 사용되는 용어가 다양하지만 레이저를 이용하여 재료를 중합, 소결 시키는 것은 공통적인 부분이다. 여기에서는 치과 보철물 제작과 관련된 몇 가지 3D 프린팅 기술들의 용어에 대하여 정리하고자 한다.

치과분야에서 쓰이는 3D 프린팅 기술 형태

- 선택적 레이저 소결 방식(Selective Laser Sintering; SLS)
- 광조형 공정 방식(Stereolithography; SLA)
- 폴리젯 적층 조형 방식(Polyjet)

1) 선택적 레이저 소결(selective laser melting; SLM, selective laser sintering; SLS)

선택적 레이저 소결 기술은 고온의 레이저를 이용하여 해당 재료를 용융시켜 적층 축성하는 기법으로 레진계열의 재료는 물론 금속 재료도 인쇄가 가능하다. 가루 형태의 기본 재료를 미리 준비된 보철물의 3D data를 기반으로 필요한 부분만 레이저가 조사하게 되면 조사된 부분만 소결이 완료되어 하나의 층이 완성된다. 이와 같은 작업을 반복함으로써 한층한층 적층하는 기술이며, 설계가 완료된 보철물의 외형을 횡단면으로 얇게 절단하여 각 부분을 인쇄, 결합하는 원리이다(그림 21-21). 현재 모형부터 관교의치 및 금속 의치상 등의 제조가 가능하다(그림 21-22).

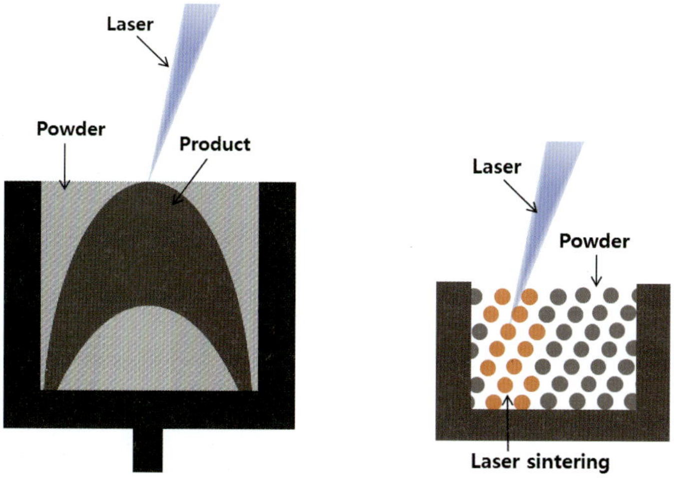

그림 21-21 선택적 레이저 소결 기술의 원리

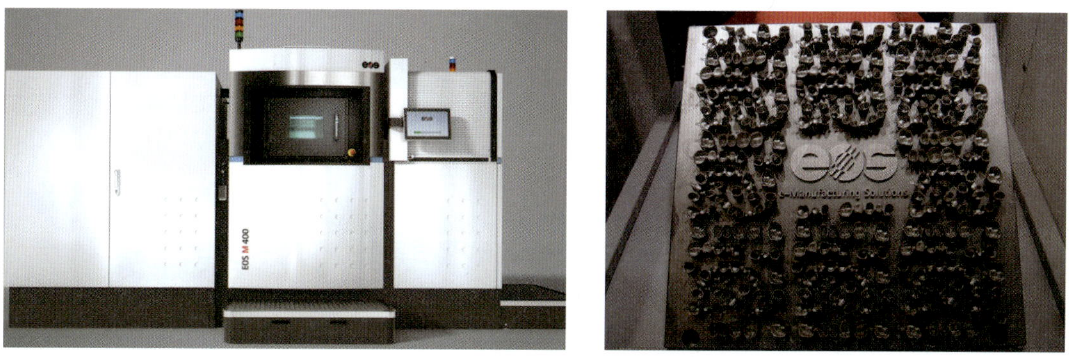

그림 21-22 치과용 SLS 장비와 출력된 보철물(EOS사의 M400)

2) 광조형 공정(stereolithography; SLA)

광조형 공정 방식은 1986년 Charles W. Hull이라는 사람에 의해 처음 소개되었다. 그는 자외선을 이용하여 경화되는 재료를 조사하면 얇은 층이 성공적으로 형성되는 것을 발견하였고, 이와 같은 방식을 반복함으로써 하나의 고체 사물이 성공적으로 제작되는 기술을 도입하였다.

현재 이 기술은 액상의 광중합체가 채워진 용기의 최상층을 자외선 빛의 빔을 이용하여 초점을 맞추면 빛을 받은 부분은 선택적으로 광중합체가 하나의 층으로 중합이 된다. 층 두께만큼 용기가 하강하게 되고, 다시 빔을 이용하면 중합된 층 위에 다른 층이 중합되는데, 위 과정을 반복하여 결과물을 완성한다(그림 21-23).

이 기술의 응용은 앞서 습득된 CT data에 기초하여 해부학적 모형을 만드는 것에서 시작하여 현재에는 악안면 보철물로의 응용, 맞춤형 임플란트의 치료계획 수립, 다양한 치과보철물 제작 등에 이용되고 있다. 관교의치와 같은 고정성 보철물의 경우 인쇄된 결과물을 최종 보철물로 이용하기 위해서는 인쇄된 재료가 광중합체이므로 매몰과 소환, 주조 과정을 거쳐야 하는 불편한 점이 있지만, 국소의치 금속구조물의 경우 복제와 같은 여러 작업이 생략되는 장점이 있다.

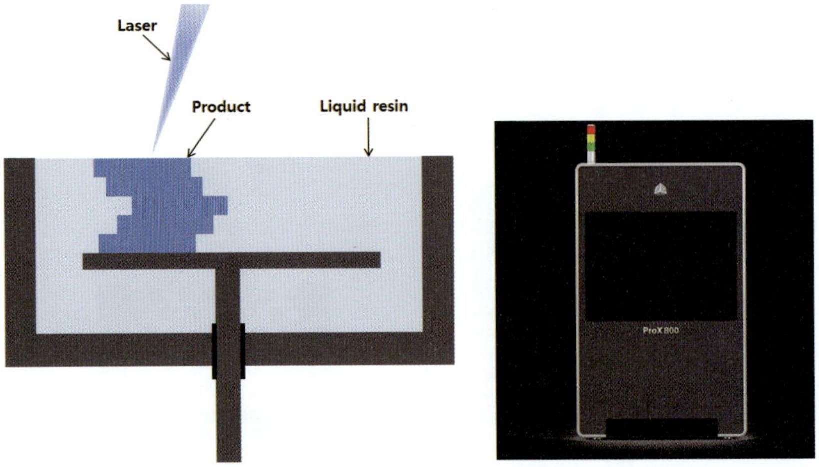

그림 21-23 광조형 공정 방식의 원리와 치과용 SLA 장비(3D systems사의 ProX 800)

3) 폴리젯 적층 조형(polyjet)

기존의 잉크젯 방식과 광중합 방식을 혼합한 형태의 기술이다. 프린터의 헤드에 있는 수백 개의 미세 노즐에서 재료가 분사되는 동시에 자외선으로 해당 재료를 중합시켜 조형하는 기술이다. 조금 더 구체적으로 보면 외형을 이루는 부분과 서포터 역할을 해주는 광중합 레진을 기존의 잉크젯 프린터처럼 분사한 뒤 UV light를 이용하여 중합시킨다. 이 과정을 반복하여 최종 결과물을 완성한다. 잉크젯 프린팅이 종이에 잉크방울을 분사했다면 폴리젯은 액상 포토폴리머 레이어를 조형 트레이에 분사하여 경화시키게 된다.

매우 얇은 층으로 중합되어 출력물의 질이 우수하며, 결과물인 외형을 지탱해주는 서포터는 워터젯이라는 기술을 이용하여 녹여 제거하게 된다. 신축성을 조절할 수 있어 다양한 결과물을 얻을 수 있다. 현재 비용이 많이 필요한 것이 단점으로 지적된다. 치의학으로의 응용은 외상이나 사고에 의해 악안면 부가 소실된 경우 겉 피부색 까지도 재현이 가능한 악안면 보철물을 제작할 수 있다. 현재 기공용으로는 주로 치과용 모형제작에 이용되고 있다(그림 21-24).

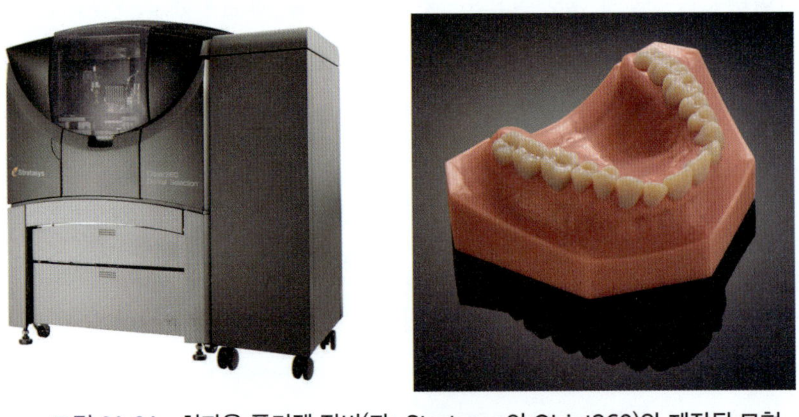

그림 21-24 치과용 폴리젯 장비(좌: Stratasys의 Objet260)와 제작된 모형
(우: 치아와 치은의 컬러를 한 번의 프린팅으로 표현 및 제작 가능)

21-5 고정성 치과보철물 제작을 위한 CAD/CAM 재료

치과용 CAD/CAM 시스템의 활용은 혁신적인 소재 개발과 활용을 가능하게 하였고, 가공방식에 따라 약간의 차이가 존재한다.

가공 방식에 따른 분류

- 삭제법: 세라믹 계열 재료(장석형 세라믹, 글래스 세라믹, 지르코니아), 레진 및 금속 등
- 첨가법: 플라스틱 계열 재료, 레진(광조형 공정 방식), 금속(선택적 레이저 소결) 등

결국 CAD/CAM 재료 또한 기존의 금속, 레진, 세라믹 재료가 사용되지만 많은 혁신을 거듭하며, 소재별 집단 내에서 다시 세분화된다.

1. 금속 계열 재료

치과용 재료 선택에서 금속은 매우 중요하다. 최근 심미에 대한 관심 증가로 비금속의 개발과 사용이 증가하고는 있으나 금속만이 갖고 있는 물리적 성질 중 몇몇 성질은 다른 재료보다 매우 뛰어나기 때문에 적절한 금속 재료의 사용은 반드시 필요하다. 특히 금속 재료는 뒤틀림에 대해 안정적이고, 높은 강도를 갖고 있다. 금속이 갖고 있는 연성과 전성은 높은 압력을 받을 경우 변형이 되는 성질을 갖고 있지만 세라믹과 같은 다른 재료들은 깨지는 특성을 갖는다.

현재 치과용 CAD/CAM용 금속 재료의 사용은 주로 삭제법으로 운용이 되어 왔고, 최근엔 첨가법으로도 제작이 가능한 형태로 재료의 개발이 이루어져있다. 특이 사항으로는 주로 비귀금속 합금이 사용되는데, 금합금의 경우 재료낭비가 심한 장비의 특성 상 비용의 낭비성으로 적합하지 않다. 때문에 현재는 코발트 계열의 합금과 티타늄 계열의 합금이 주로 사용되고 있다.

1) 코발트-크롬 합금

코발트-크롬 합금(Co-Cr alloy)은 단단한 물리적 성질과 높은 생체 적합성 그리고 경제적인 장점으로 귀금속 합금의 대안으로 사용이 된다. 코발트와 크롬을 주성분으로 하며, 몰리브덴, 텅스텐, 마그네슘, 실리콘, 철 등이 포함되어 있다.

치과분야로의 공급 형태는 삭제법을 위한 블록형태와 첨가법을 위한 가루형태로 공급이 되고 있다(그림 21-25). 삭제법의 경우 단단한 코발트-크롬 합금을 최근에는 물성이 낮은 반소결 코발트-크롬 합금 블록을 공급하여 가공에서 발생되는 장비의 부하를 낮추고, 가공 후 소결을 진행하여 보철물을 완성하는 형태의 블록도 개발되었다. 첨가법은 고온의 레이저를 활용하여 코발트-크롬 합금의 분말을 조사하면 용융되는 방식으로 축성함으로써 결과물을 완성한다.

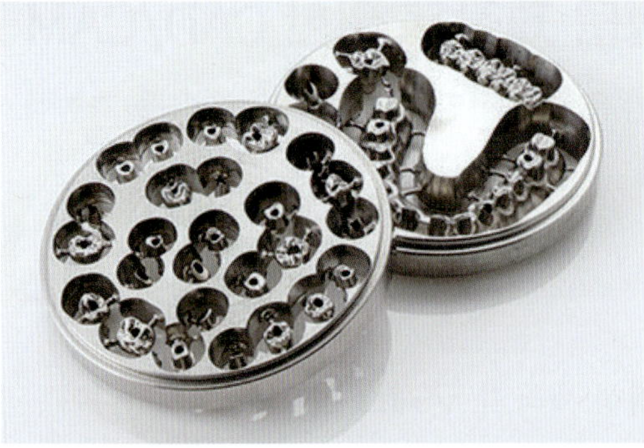

A. 가공 된 코발트-크롬 합금 블록(Arum dentistry)

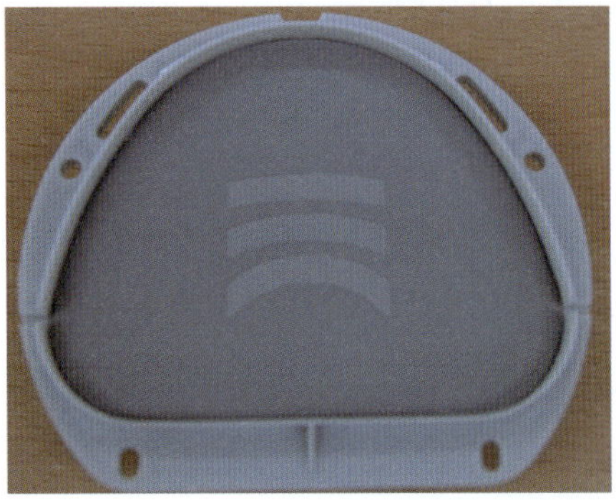

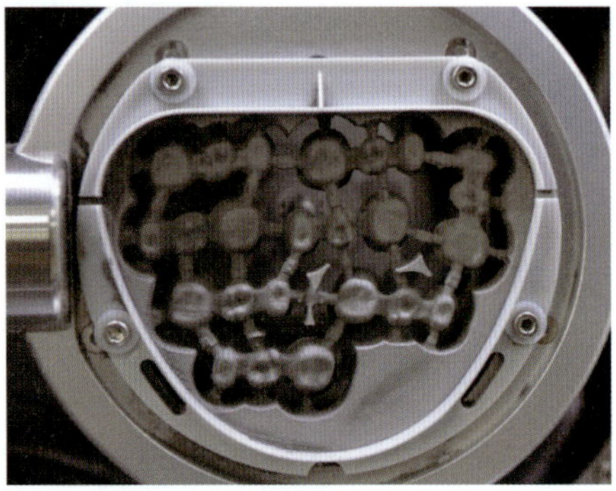

B. 반소결 형태의 코발트-크롬 합금 블록(Amann girrbach) - 가공 후 소결이 필요

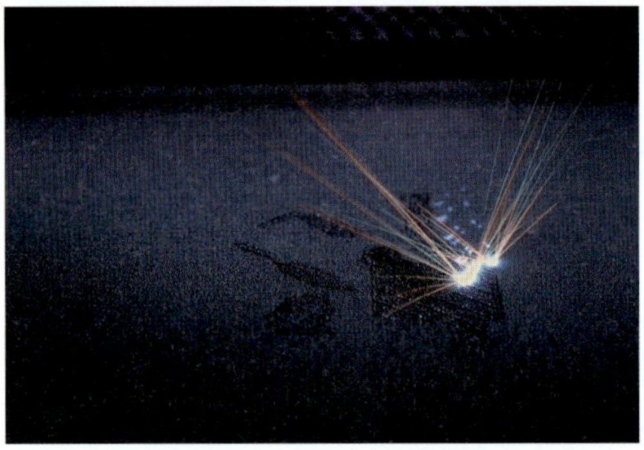

C. 첨가법으로 축성 중인 코발트-크롬 합금 분말(EOS GmbH)

그림 21-25 다양한 형태의 치과 CAD/CAM용 코발트-크롬 합금

2) 티타늄 합금

티타늄은 밀도가 낮아 가벼운 금속으로 분류된다. 생체 적합성은 매우 우수하며, 화학적으로도 안정되어 높은 내부식성을 갖고 있다. 또한 낮은 열전도율과 용해성은 치과 보철물 제작 재료로써 매우 적합하다. 반면 산소 등과의 반응성이 높아 주조가 어려운 편이기 때문에 치과기공소에서 작업이 제한적이었다. CAD/CAM 활용 시 삭제법으로 가공되는데, 티타늄 계열의 합금은 주로 습식법으로 진행이 되며, 관교의치, 임플란트 지대주 등에 활용이 가능하다(그림 21-26).

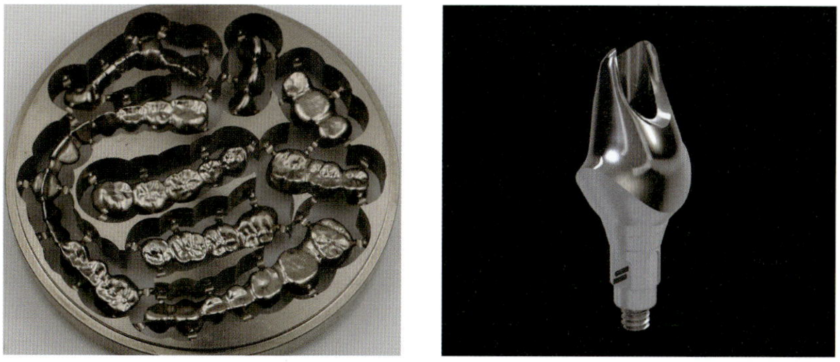

그림 21-26 다양한 분야에 활용되는 CAD/CAM용 티타늄 합금 (straumann)

2. 레진 계열 재료

치과용 CAD/CAM용 레진 재료의 활용은 최종 보철재료용 또는 왁스 소각 기술(lost wax technique)에 활용하기 위한 용도 등 다양하게 개발되어 있다(그림 21-27). 산업적으로 중합이 된 레진 블록의 경우 균질성이 높고, 물리적 성질도 개선되어 있는 형태이다. 중합수축이 비교적 적은 편이고, 몇몇 재료들은 높은 물리적 성질과 심미성으로 글라스 세라믹의 대안으로 사용이 가능하다.

- PMMA 레진: Polymethyl mathacrylate(PMMA) 기반 PMMA가루와 MMA액체가 중합
  - 왁스소각기술(lost wax technique)용, 임시치관보철물 제작에 적합
- 레진나노세라믹: 복합레진의 폴리머 기질에 규산염 필러 또는 지르코니아 미세 입자를 첨가
  - 인레이, 온레이, 비니어 등에 적합
- 하이브리드세라믹: 세라믹 86%, 레진 14%로 구성되어 세라믹과 레진의 장점을 갖고 있음
  - 인레이, 온레이, 비니어, 전장관과 임플란트 치관보철물 등에 적합
- 유리섬유강화레진: 섬유성 복합재료와 레진 기질로 구성되어 유리섬유 강화로 물성이 개선됨
  - 장기 임시치관보철물, 관교의치 프레임 제작 등에 적합
- PAEK 레진: Polyaryletherketon의 반결정 레진에 첨가물을 넣어 특성을 조절(PEEK, PEKK)
  - 관교의치 프레임, 지대주, 임플란트 상부 구조물을 위한 프레임 제작 등에 적합

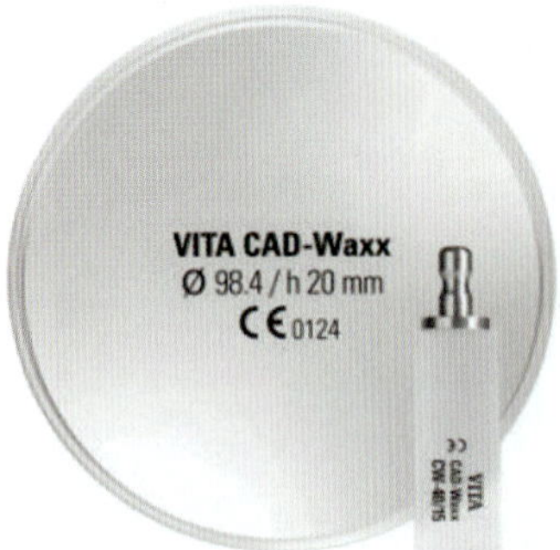

A. 왁스소각기술용 PMMA 블록(VITA)

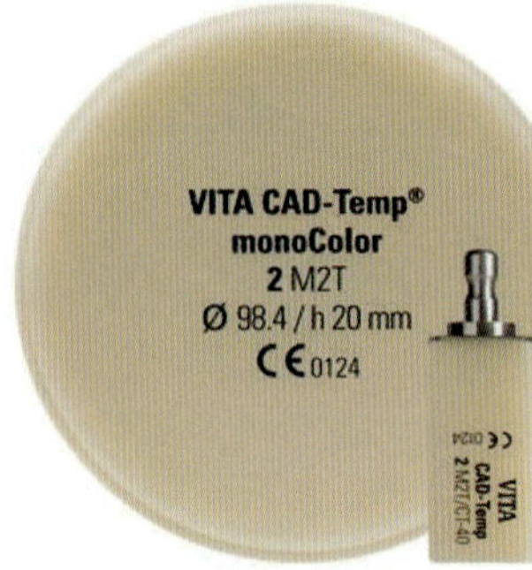

B. 임시치관보철 제작을 위한 PMMA 블록(VITA)

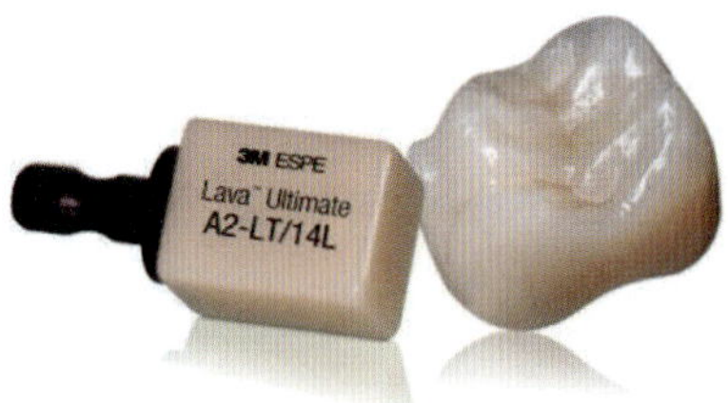

C. 레진 나노 세라믹 블록(3M ESPE)

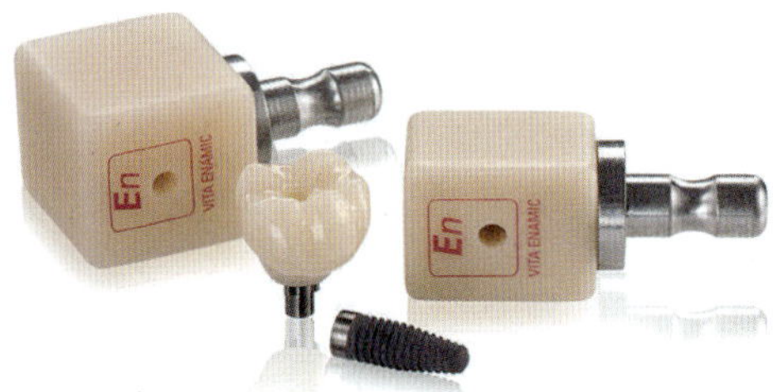

D. 하이브리드 세라믹 블록(VITA)

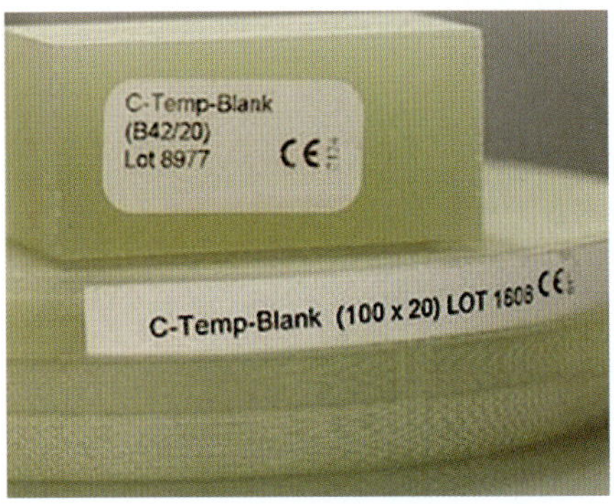

E. 유리섬유강화레진블록 (KaVo)

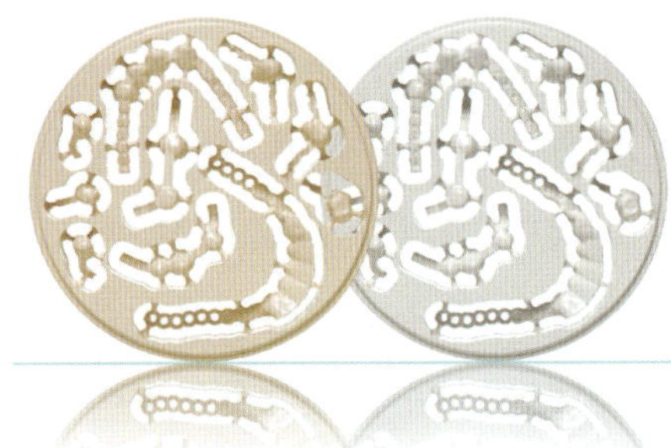

F. PEEK 블록(Dental Direkt)

그림 21-27 다양한 형태의 치과 CAD/CAM용 레진계열블록

3. 세라믹 계열 재료

다양한 재료들이 개발되고 사용되고 있으나 치과용 CAD/CAM의 성공은 기본적으로 심미보철재료의 혁신과 함께 진행되었다. 세라믹 재료들은 높은 생체 적합성과 심미성 및 내부식성, 내변색성 등 많은 장점을 갖는다. 세라믹 재료는 화학적 성분에 따라 실리케이트 세라믹, 산화 세라믹 등으로 구분할 수 있다.

1) 실리케이트 세라믹(글라스 세라믹)

주요 성분은 장석과 석영을 함유하고, 심미적으로 매우 뛰어나다. 글라스 세라믹 블록은 인레이, 온레이, 비니어, 부분치관보철, 전부치관보철 등에 활용이 가능하다. 미세구조 장석형 세라믹, 백류석 강화 글라스세라믹, 리튬 다이실리케이트 세라믹, 리튬 실리케이트 세라믹 등이 있는데(그림 21-28), 특히 리튬 계열의 세라믹은 높은 강도로 전장관, 치관보철의 프레임, 전치부 3본 교의치의 프레임 등으로 사용이 가능하다.

적응증

(1) 미세구조 장석형 세라믹, 백류석으로 강화된 글라스세라믹
- 인레이, 온레이, 비니어, 전부 치관보철물

(2) 리튬 다이실리케이트 세라믹, 리튬 실리케이트 세라믹:
- 치관보철물 프레임, 단일의 부분 및 전부 치관보철물, 비니어, 3본 교의치, 임플란트 지대주

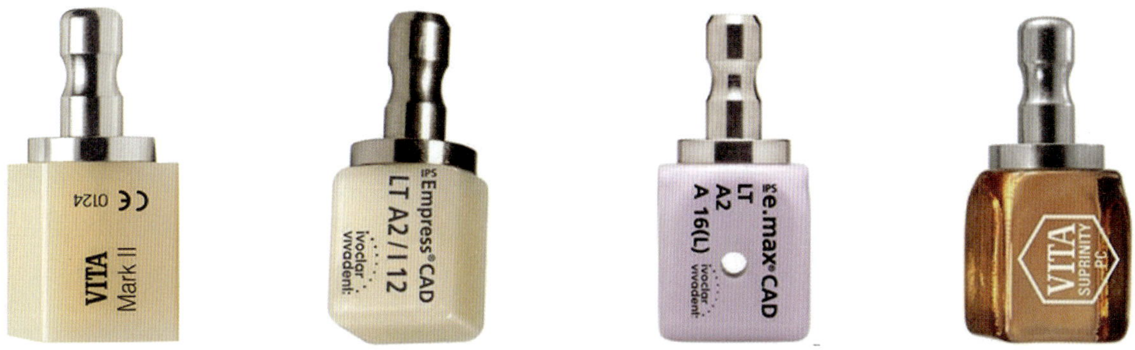

A. 미세구조 장석형 세라믹 (VITA)

B. 백류석으로 강화된 글라스세라믹 (Ivoclar vivadent)

C. 리튬 다이실리케이트 세라믹 (Ivoclar vivadent)

D. 리튬 실리케이트 세라믹 (VITA)

그림 21-28 치과 CAD/CAM용 실리케이트 세라믹 블록

2) 산화 세라믹(지르코니아)

치과용으로 산화 세라믹의 재료는 대표적으로 지르코니아(ZrO2, Zirconia)가 쓰인다. 특히 지르코니아는 현재의 치과용 CAD/CAM의 성공을 견인하는 매우 중요한 역할을 하고 있고, 수요는 지속적으로 증가하고 있는 상황이다.

(1) 재료학적 특성

지르코니아는 산화 지르코늄(zirconium oxide)으로써 고성능 세라믹이고, 높은 굽힘강도, 파괴인성 등 매우 우수한 물리적 성질을 갖고 있다. 치과보철불 제작 재료로 순수한 지르코니아가 쓰이진 않는다. 순수한 지르코니아는 온도에 따라 3개의 다른 상으로 존재한다(그림 21-29). 실온에서 1,170℃까지는 단사정계, 1,170~2,370℃에서는 정방정계, 2,370~2,680℃구간에서는 입방정계 상이며, 2,680℃은 용융점이다.

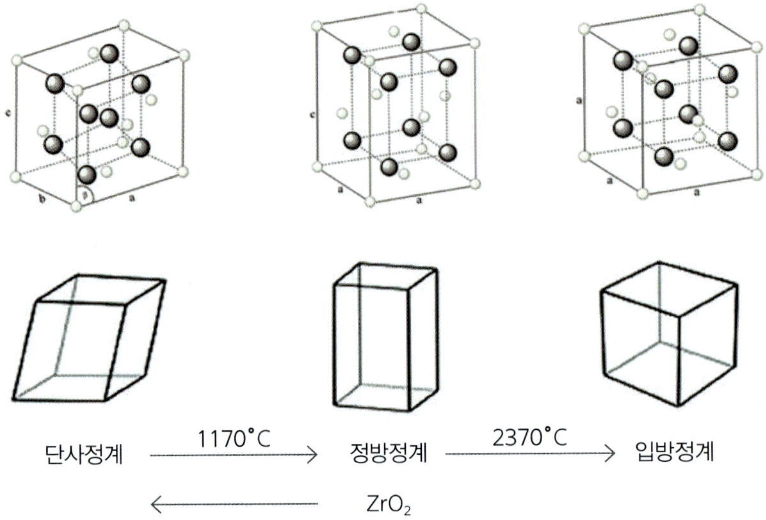

그림 21-29 치과 CAD/CAM용 실리케이트 세라믹 블록

제작 과정에서 소성을 진행하며, 소성 후 냉각 과정에서 정방정계에서 단사정계로 변화함에 따라 부피가 팽창하는 특성을 보인다. 부피 팽창은 높은 응력을 발생시키고, 크랙을 야기할 수 있다. 때문에 지르코니아의 냉각기에서 부피 팽창을 억제하기 위한 안정 산화물의 첨가가 필요하며, 현재 산화 이트리윰(Y_2O_3)이 안정 산화물로서 역할을 하고 있다. 치과분야에서 사용되는 지르코니아의 경우 3 mol%의 이트리아(Y_2O_3)가 포함이 된다. 이트리아는 냉각기 동안 지르코니아의 상변이에 따른 부피팽창을 억제하게 된다.

(2) 지르코니아 블록

치과용 CAD/CAM을 활용한 지르코니아 재료의 활용은 주로 블록을 가공하는 삭제법에 의한다. 블록의 규격은 제조사 별로 형태나 크기가 다양하다. 삭제법을 위한 지르코니아 블록의 상태는 다음과 같이 구분될 수 있다.

① 그린 상

- 아직 소성이 되지 않은 상태의 지르코니아 블록
- 세라믹 분말과 접합제가 압축된 상태
- 소성 전이라 진한 흰색을 보이며, 작업이 편리한 상태
- 낮은 안정성으로 관리가 어려우며, 건식법을 통해 가공됨
- 다공성의 구조를 보이며, 소성 후 25%가량의 수축이 동반됨

② 화이트 상

- 현재 시판되어 있는 대부분의 지르코니아 블록은 화이트 상으로 공급됨(그림 21-30)
- 예비 소성이 진행된 상태의 지르코니아 블록
- 블록의 안정성이 비교적 높은 편이며, 예비 소성과정에서 5%의 수축이 이미 진행됨

– 가공 후 소성 과정에서 20%내외의 수축이 추가로 진행됨
– 건식법 또는 습식법을 활용한 가공이 가능함

장점

① 기기 자체의 가공에 대한 부담이 적음(성능, 가격 등)
② 가공에 사용되는 버 등의 마모가 적음
③ 가공 시간이 짧은 편임
④ 색조 처리 등 후처리가 편리함

단점

① 가공 후 소성을 진행해야 함
② 소성 과정에서 체적변화가 발생함
③ 소성을 위한 별도의 로가 필요함

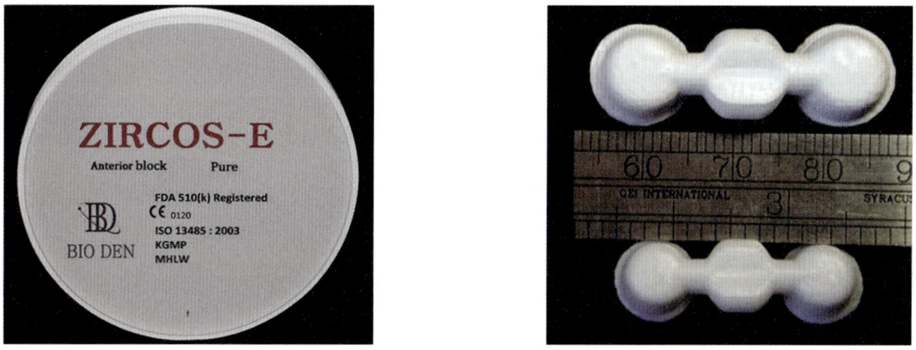

A. 화이트 상의 지르코니아 블록　　B. 가공 후 소결과정에서의 수축

그림 21-30 치과 CAD/CAM용 화이트 상 지르코니아 블록

③ 열간 등가압 압축(Hot Isostatic Pressed; HIP) 상태
– 완전히 소성된 상태의 지르코니아 블록(그림 21-31)
– 작업 후 체적 변화가 거의 없음
– 가공은 습식법으로 진행됨

장점

① 본래의 크기로 가공되므로 수축이 거의 없음
② 소성을 위한 별도의 로가 필요하지 않음

③ 소성이 진행되지 않기에 별도의 소성 시간이 필요하지 않음

단점

① 높은 강도의 블록을 가공하기 위한 고성능 및 고가의 밀링 장비가 필요함

② 가공을 위한 시간이 많이 필요하며, 가공에 사용되는 버 등의 마모가 심함

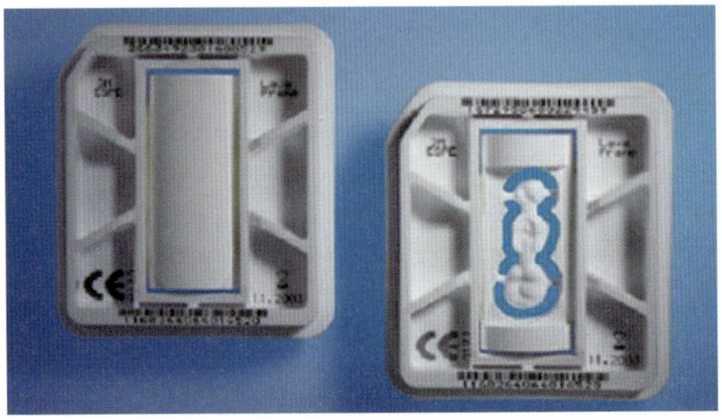

그림 21-31 치과 CAD/CAM용 HIP 상태의 지르코니아 블록(KaVo)

(3) 지르코니아의 활용 범위

치과보철물의 재료로써 지르코니아는 우수한 물리적 성질과 높은 심미성으로 치과보철물로 다양한 활용이 가능하며, 범위는 지속적으로 증가하고 있는 추세이다. 그 중 주로 고정성 보철물 제작에 활용이 되며, 대표적인 사용범위는 아래와 같다(그림 21-32).

- 관교의치 보철물의 프레임
- 전체 지르코니아로 제작된 관교의치
- 임플란트의 맞춤형 지대주

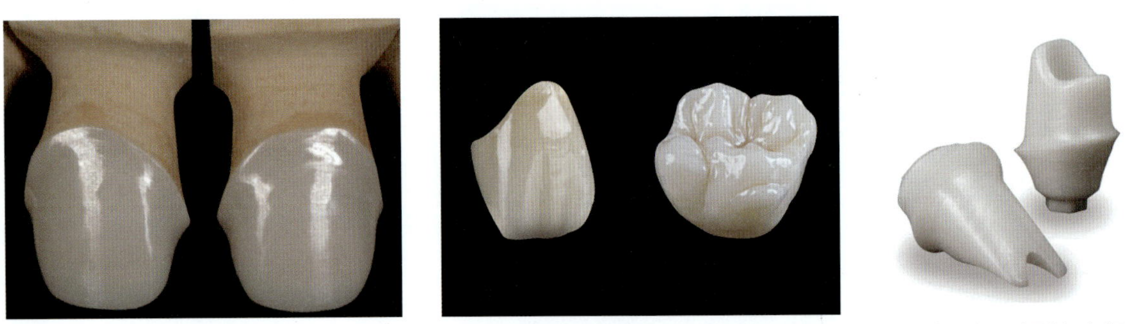

A. 관교의치의 프레임 B. 전체 지르코니아 관교의치 C. 임플란트 맞품형 지대주

그림 21-32 지르코니아를 활용한 다양한 치과보철물

21-6 디지털 치과보철물 제작 범위

치과용 CAD/CAM 시스템을 중심으로 한 디지털 기자재의 등장은 치과재료의 혁신과 직무환경에 있어서도 많은 변화를 가져왔다. 보철물의 종류 또한 다양해졌으며, 대부분의 과정이 이번 장에서 살펴본 바와 같이 자동화 시스템에 의한다. 여기에서는 치과용 디지털 장비를 활용하여 제작 가능한 보철물의 형태에 대해 간단하게 살펴보고자 한다.

1. 치과용 모형

데이터 수집 과정인 스캐닝 과정을 통해 획득된 정보에 기반하여 삭제법과 축성법 모두를 활용한 모형 제작이 가능하다. 삭제법으로 제작된 경우 내부가 채워진 형태의 모형을 얻게 되며, 첨가법의 경우는 내부가 비어있는 모형을 제작하게 되어 무게의 차이가 있다.

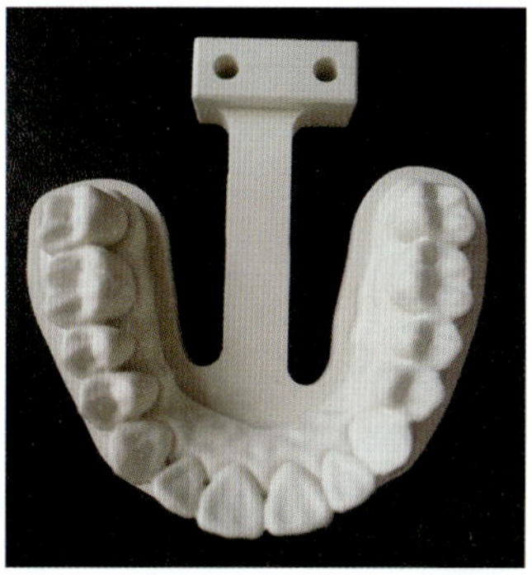

A. 삭제법에 의해 제작된 모형

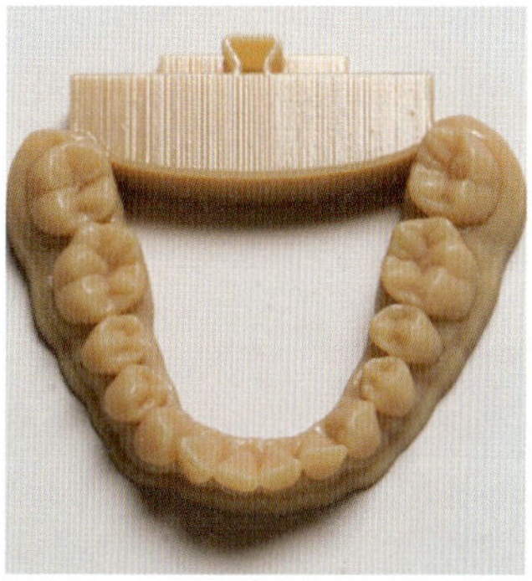

B. 첨가법에 의해 제작된 모형

그림 21-33 **치과용 디지털 기기로 제작한 치과용 모형**

2. 고정성 보철물

현재 시판되어있는 치과용 CAD/CAM을 비롯한 대부분의 디지털 장비들의 가장 주된 사용 용도는 고정성 보철물의 제작이다. 대표적으로 관교의치 제작에 주로 활용되고 있으며, 인레이 및 금속세라믹관 제작을 위한 프레임 제작 등 다양하게 활용이 된다. 삭제법은 주로 지르코니아를 포함한 다양한 세라믹 재료 외에도 금속 및 레진까지 활용이 가능하다(그림 21-34)

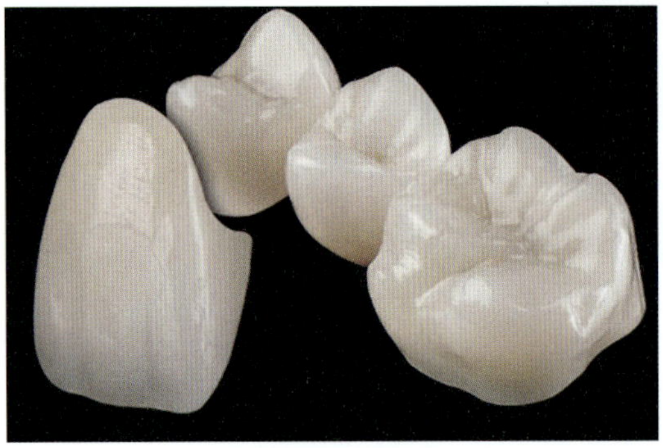

A. 지르코니아

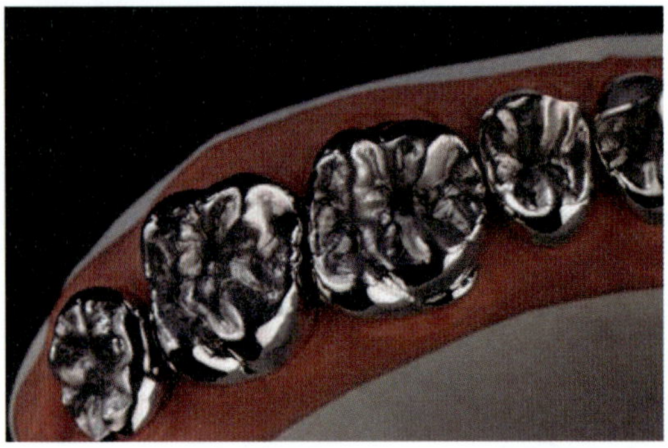

B. 코발트-크롬 합금 (Amann girrbach)

그림 21-34 삭제법에 의해 제작된 관교의치 보철물

첨가법을 활용한 고정성 보철물의 제작의 경우 세라믹 재료의 활용은 아직까지는 제한이 있어 주로 금속 또는 레진 계열의 재료를 활용하게 된다. 금속의 경우 다양한 형태의 고정성 보철물의 제작이 가능하며(그림 21-35A), 레진의 경우 최종 보철 재료로는 적합하지 않으므로 출력 후 매몰, 소환, 주조 과정을 거쳐야 한다(그림 21-35B).

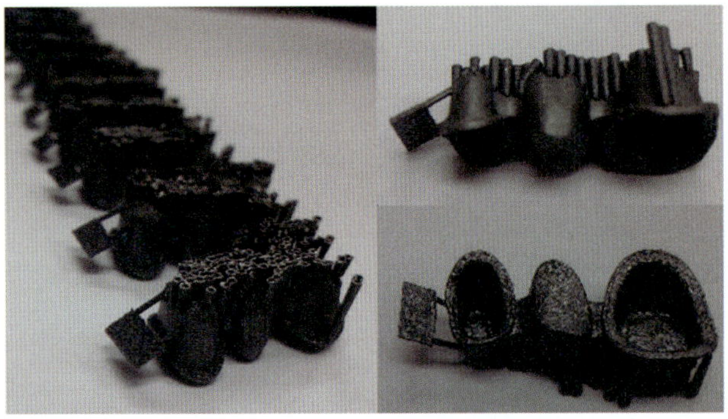

A. 코발트-크롬 합금 분말 이용 제작

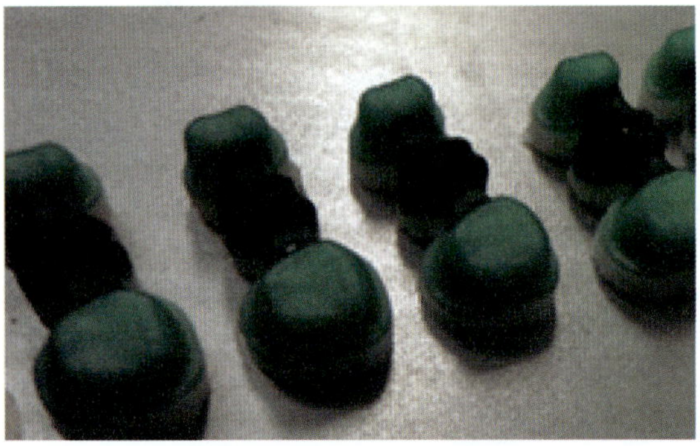

B. 레진 계열 재료를 활용한 제작

그림 21-35 첨가법에 의해 제작된 관교의치 보철물

3. 가철성 보철물

국소의치 및 총의치의 경우 고정성 보철물 보다는 활용 수요가 적지만 최근에는 많은 시도와 개발을 통해 제작이 가능한 상황이다. 국소의치는 주로 금속구조물 제작에 치과용 디지털기기를 활용하고 있다. 삭제법에 의하면 금속 블록을 직접 가공하게 되며, 첨가법의 경우 금속 분말을 이용한 출력하거나 레진 구조물 출력 후 매몰, 소환, 주조 과정을 거쳐 완성하게 된다(그림 21-36).

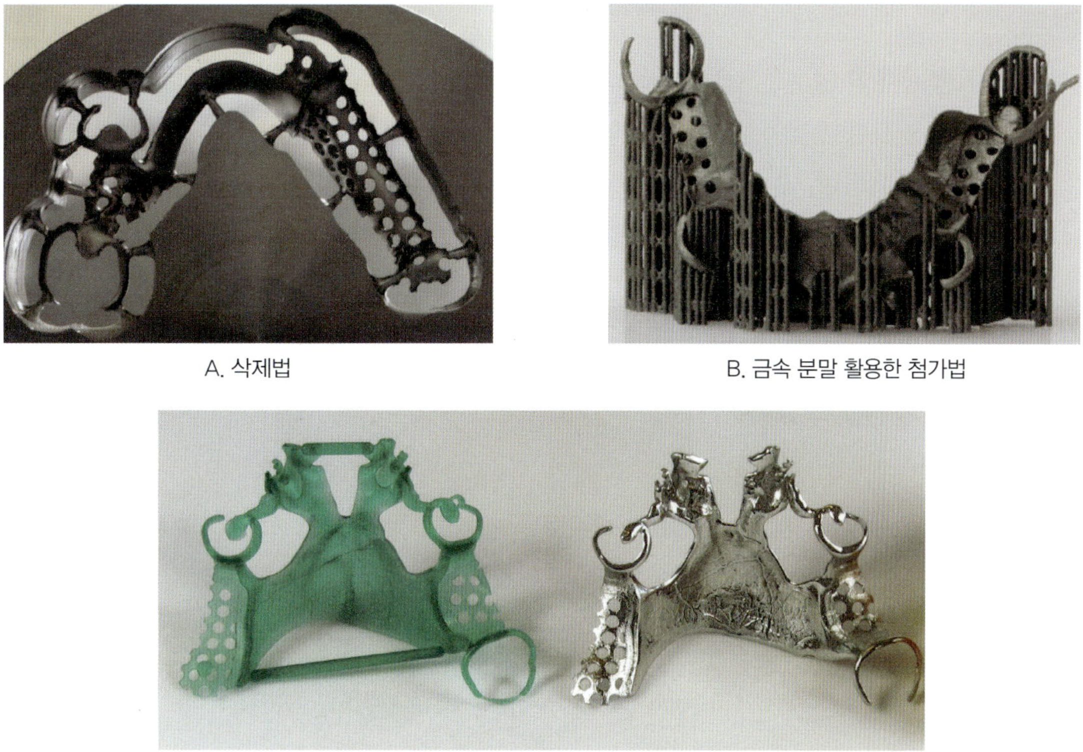

A. 삭제법

B. 금속 분말 활용한 첨가법

C. 첨가법을 이용한 레진 결과물 출력 후 주조를 통해 완성

그림 21-36 디지털 기기를 활용하여 제작된 국소의치 금속 구조물

총의치는 개발 속도나 활용 범위가 앞서 소개한 보철물 보다는 다소 적은 편이지만, 활용이 가능한 것으로 소개되고 있다. 또한 최근 여러 연구 및 끊임없는 개발을 통해 점차 완성도가 높은 형태의 총의치 제작이 가능해지고 있다(그림 21-37).

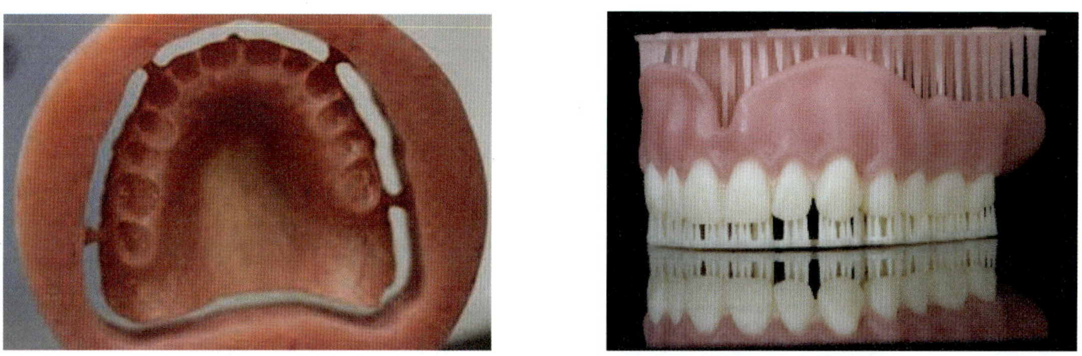

A. 삭제법

B. 첨가법

그림 21-37 디지털 기기를 활용하여 제작된 총의치 금속 구조물

4. 임플란트

고정성 보철물의 한 종류인 임플란트 보철물의 경우에도 디지털 치과기기를 이용하여 다양한 용도로 활용이 가능하다. 대표적으로 임플란트 맞춤형 지대주 제작이 가능한데, 최근 대부분의 치과용 CAD 프로그램으로 맞춤형 지대주의 설계가 가능하며, 우수한 출현윤곽의 설정 등으로 만족스러운 임플란트 보철물을 설계하고, 제작할 수 있다(그림 21-38).

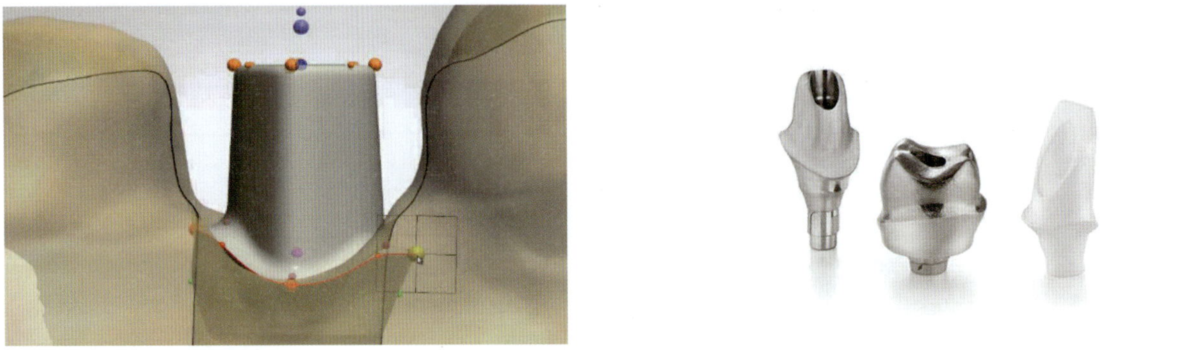

A. 임플란트 맞춤형 지대주 설계 (3shape)　　B. 삭제법을 통해 제작된 티타늄 및 지르코니아 맞춤형 지대주

그림 21-38 치과용 CAD/CAM을 활용한 임플란트 맞춤형 지대주 제작

또한 최근에는 치과에서 매식체 식립을 위한 외과적 수술 시 사용이 가능한 임플란트 가이드 제작이 활발해졌다. 치과에서 촬영된 CT 이미지 등과 연계된 형태의 다양한 CAD 소프트웨어가 소개되고 있으며, 이들 소프트웨어를 활용하면 실제 환자의 골을 관찰하며, 임플란트 서지컬 가이드의 설계가 가능하다(그림 21-39). 설계된 정보를 토대로 첨가법을 활용하여 출력이 가능하며, 해당 가이드를 활용한 수술 시 수술 중 발생될 수 있는 오차를 줄일 수 있다.

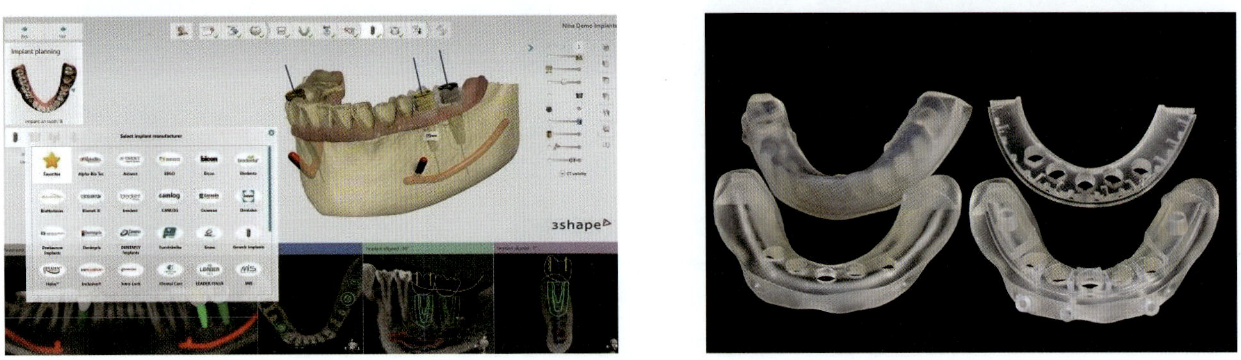

A. 3shape 사의 implant studio　　B. 첨가법으로 제작된 surgical guide

그림 21-39 임플란트 보철물의 디지털 기기 활용 범위

5. 향후 전망

디지털 치과보철학의 활용 범위는 빠르게 증가하고 있다. 모형제작은 물론이며, 간단한 고정성 보철물부터 가철성 보철물, 교정 장치물, 임플란트 등 활용범위가 매우 넓다. 최근에는 악안면 보철물 또한 해당 기기들을 활용하면 만족스러운 결과물을 얻을 수 있음이 여러 매체를 통해 전해지고 있다.

의학 분야로 확대하여 보았을 때도 바이오 프린팅 기술에 관한 연구 개발이 활발히 이루어지고 있으며, 특허청 자료에 따르면 바이오 프린팅 관련 특허 신청이 급증하고 있는 것으로 확인된다. 바이오 프린팅은 골격용, 피부/연골용, 장기용 등으로 구분되는데, 각 부위에 따라 채택되는 재료 등에 차이가 있다.

이러한 것들로 미루어보았을 때 향후 직무 환경 또는 직무 범위가 개선되거나 확장될 여지가 있을 것으로 보인다. 치과기공사로써 해당 변화에 적절히 대응할 필요가 있을 것이며, 우리의 직무 범위 등에 대해서도 끊임없이 관심을 이어가야 할 것이다.

참고문헌

강효웅, 곽동주, 김부섭, 김재도, 민병국, 송재상, 윤봉기, 임동천, 조희량, 차성수, 한창식, 허성윤, 현종구 : 이중구조 보철기공학, 지성출판사, 1999.
강응천 외 3명. 세계사와 함께 보는 타임라인 한국사 1. 다산북스; 2013.
고석훈, 권소란, 김명진, 김종화, 박진선, 조종만, 최원석, 황성욱 역 : 심미치과학, 지성출판사, 서울, 2001.
고여준, 김대현 역 : 전치부의 심미와 기능, 신흥인터내셔날, 서울, 2000.
고영무, 김광만, 김경만 역 : 치과재료학, 지성출판사, 1998.
고정치과보철학교수협의회, 고정성 치과보철학 (원리와 임상) 제2판, 대한나래출판사, 2022
곽동주, 노재경, 문희경, 박명자, 선금주, 신무학, 임시덕, 최석순, 최용석 : 치과도재기공학, 정문각, 1996.
국제치과보철학회(ICP)총회 포스터 발표, 2009.
권은자, 김연수, 김장주, 문희경, 박종희, 성환경, 임시덕, 정지선, 황경숙, 황성식: 청구문화사, 2005.
기창덕, 지제근 : 치의학용어사전, 아카데미아, 1999.
김경진 원장, 부산덴타피아치과, 부산대학교 의학전문대학원 의료전문대학원 의료경영학실 부교수 조덕영 임상보고서, 2010. 3.
김명기. 한국치의학의 역사.
김부섭, 박익민 : 치과정밀주조학, 대학서림, 1996.
김석균 : 임상심미치과, 지성출판사, 1992.
김석균 : 치과심미개론, 지성출판사, 1993.
김성욱 : 전치의 심미보철, 미형치과학회, 서울, 1991.
김영수 : 교합학 용어 및 도해, 신흥인터내셔날, 서울. 2000.
김영수 감수 ; Oral rehabilitation, 유림사, 1983.
김웅철 : 치과재료학, 대학서림, 서울, 1986.

김웅철 외 22명: 최신 치과 캐드캠, 지성출판사, 서울, 2010.
김웅철, 이병기, 이태정, 김치영 : 치과도재기공학, 신흥인터내셔날, 1997.
김원태, 김사학, 김의남, 남상용, 노재경, 박효병, 성환경, 정경풍, 차성수 : 치기공재료학, 고문사, 2000.
김종열. 韓國先史時代人 人骨의 個人識別 -主로 齒牙를 中心으로-, 대한치과의사협회지, 1976;14(11);909-917.
김진완 역 : Golden-Gate-System, 지성출판사, 2001.
김진우, 양재호, 이양진 역 : 심미치과학과 세라믹 수복물, 서울, 지성출판사, 2001.
남상국 역 : Metal Ceramics의 이론과 실제, 지성출판사, 1997.
남상국 역 : Porcelain Laminate Veneer 임상, 지성출판사, 1996.
내한치과보철 학회 학회지(영문), 2009. 7.
노재경 : The MILLING, 지성출판사, 서울, 1998.
대한 악기능교합학회 이성복 외, 교합학 용어 및 도해, 신흥인터내셔날, pp.70~71, 2000.
대한심미치과학회 춘계학술대회 포스터 발표, 2007.
대한심미치과학회 춘계학술대회 포스터 발표, 2007.
대한의학협회 : 의학용어집, 도서출판아카데미편집, 서울, 1992.
대한치과보철학회 춘계학술대회 포스터 발표, 2009.
덴타임, Zmatch CAD/CAM data, 2011.
동진근, 진태호, 조혜원, 오상천 : 치과보철학 용어집, 군자출판사, 1997.
두원산기, Arum CAD/CAM data, 2011.
디오 인플런트, I-tero oral scanner data, 2011.
디지털 치과에서의 CAD/CAM, Josef Schweiger.Annett Kieschnick, 대한나래출판사, 2017
Rosenstiel SF, 최신고정성 보철학 제4판, 서울:대한나래출판사, 2008
모리스 스미드 저, 최진환 옮김. 치의학사. 대한치과의사학회; 1966.
문희경 : 관교의치기공학, 청구문화사, 1998.
문희경, 단순교합기에 의한 하악운동의 오차에 대한 실험적 연구, 대한치과기공학회지, 제25권 제1호, 2003.7.
박현식 : 텔레스코프시스템, 국제치의학출판사, 1998.
백승진 역 : IMZ 임플란트, 지성출판사, 1997.
부산덴타피아치과 김경진 원장, 부산대학교 의학전문대학원 의료전문대학원 의료경영학실 부교수 조덕영 임상보고서, 2010. 3.
북경대학교 치과대학 보철과 임상보고서, 2009. 9.
석사학위논문, 1997.
손영석외, 최신치과 implant 보철기공, 참윤, 2010
손향옥, 이태정, 송상섭 : 교합과 교합면 형성, 지성출판사, 2001.
스트라타시스(http://www.stratasys.co.kr)
신기철, 신용철 : 새우리말 큰사전, 삼성출판사, 1980.
신종우 : 치과기공기자재학, 신흥인터내셔날, 1996.
신재의. 논문자료집 한국치의학사 연구. 참윤퍼블리싱; 2005. 2. 기창덕. 增補韓國齒科醫學史. 아카데미아; 1996.
양재호 역 : 고정성 치과보철학(3판), 신흥인터내셔날, 1998.
연세대학교 세브란스병원 치과대학 임상보고서, 2010. 1.

廉熙澤, 李啓完: 最新 鑄造工學, 文運堂, 1991.
오성교합기(osung articulator) : 오성교합기 사용설명서, 서울, 1994.
오세윤, 신상완 : 교합면 형성법, 명문출판사, 1999.
우이형 역 : 원추관, 신흥인터내셔날, 1998.
우이형, 김경선, 윤영희, 정승미, 박현식 역 : 최신 고정성 보철학, 국제치의학출판사, 1997.
우이형, 김사학, 윤영희 역 : 밀링테크닉, 신흥인터내셔날, 1998.
윤인택 역 : 치과접착성 Resin의 기초와 임상, 새로출판사, 1984.
윤창근, 강동완 편저 : 고정성보철학, 청해사, 1994.
윤창근, 오세윤, 이인규, 이병기, 성환경, 정인성, 박효병 : 관교의치기공학, 대학서림, 1993.
윤창근 감수, 관교의치기공학교육연구회 공저 : 2022관교의치기공학 및 실습, 대학서림, 2022.
의사협회지 – 25, 1987.
이근우 : 치과도재–금속학 문제와 해법, 신흥인터내셔날, 1996.
이근우 역 : Art Oral, 신흥인터내셔날, 1999.
이병기 : 치기공기자재학, 지성출판사, 2001.
이병기, 김사학, 김정숙, 박종희, 박효병, 문희경, 성환경, 오세윤, 임시덕, 최석순, 최용석, 황경숙 : 임상크라운 제작법, 신흥인터내셔날, 1998.
이병기, 정인성, 김정숙, 임주환, 이근우, 강동완 : 고급고정성보철학(Ⅱ), 신흥인터내셔날, 2000.
이병기, 조희량, 박명호, 현종구, 박종희, 정종현, 김원태, 성환경, 정인성, 김부섭, 이태정 : 치과보철기공학사전, 대학서림, 1994.
이병태. 단군조선시대의 치과의학에 관한 문헌고찰, 대한치과의사학회지, 1988;9(1):37–78.
이선형, 정헌영 공역 : 고정치과보철학, 지성출판사, 서울, 1995.
이영수, 유광희, 총의치 제작을 위한 두부계측상의 교합평면 설정에 관한 연구, 대한치과.
이인규, 성환경, 이병기, 정인성, 박효병, 박종희, 황성식, 황경숙, 최용석, 김정숙, 임시덕, 김태석, 권은자, 김장주, 이정환: 관교의치기공학, 대학서림, 2008.
李鍾南: 鑄造工學, 普成文化社, 1986.
이종엽 : 레진전장관의 기법, 지성출판사, 1999.
이종엽 역 : Ceramo–metal bridge, 지성출판사, 1996.
이종엽 역 : Ceramo–metal crown, 상아출판사, 1995.
이종엽 역 : 작업용모형의 제작과 교합기장착, 지성출판사, 서울, 1996.
이종엽 역 : 치과도재학Ⅰ, 상아출판사, 1995.
이종엽, 작업용모형의 제작과 교합기 장착, 지성출판사, 1996.
이한수. 韓國齒學史. 서울대학교출판부; 1988.
이태정, 김진완 역 : 치과 도재의 이론과 임상, 지성출판사, 1998.
이태정, 이주헌 : NAT Cone Technique, 국제치의학출판사, 서울, 1998.
임석원, 최정철 편역 : 정밀주조법, 반도출판사, 1991.
정 청 : 교합기의 이론과 실제, 아남출판, 1993.
정인성, 김정숙, 노재경, 문희경, 박종희, 박효병, 성환경, 이병기, 이인규, 임시덕, 최석순, 최용석, 황경숙 : 관교의치기공학(1)(2), 고문사, 1996.

정창모 역 : 최신 임플랜트 보철학, 신흥출판사, 1999.
조광헌 : CROWN & BRIDGE의 임상, 지성출판사, 1997.
조광헌 역 : Crown Bridge의 임상, 서울, 지성출판사, 1997.
조광현 택 : 齒科補綴 ATLAS, 한림각, 1984.
㈜ 씨이피 테크(http://www.ceptech.co.kr)
최진환, 한국치의학계개관, 대한치과의학사연구회지, 1960;1.
최대균, 이성복 역 : 보철수복을 위한 인상채득, 1996.
최부병, 우이형 역 : 최신고정성보철학, 2판, 지성출판사, 서울, 1995.
최성미, 한국인의 수평기준면과 교합평면의 기울기에 관한 연구, 조선대학교 대학원.
최영훈 : 색채학개론, 미진사, 1985.
최해명 역 : 치과금속도재학의 기법(1)(2), 지성출판사, 1995.
Korber, 치과보철학 제1권, 유림사, 1992.
하이덴탈, Zirkozhan CAD/CAM data, 2011.
한국과학기술한림원 : 영한·한영과학기술용어집, 도서출판 아카데미아, 1998.
한국기계연구원(www.kimm.re.kr)
한국기술, 3D system data, 2011.
한국치과의사학 (韓國齒科醫史學)강의 개발, 이주연 외, 대한치과의사학회치과의료정책연구원
한창식, 민병국, 윤봉기 : 치과기공학용어, 정문각, 1996.
한창식, 허남기, 김연미 : 최신 치과임플란트, 지성출판사, 2001.

Makoto Yamamoto : Metal-ceramics(Principles and methods), Quintessence Publishing Co., Inc., Chicago, 1985.
Masahiro Kuwata : Color atlas of ceramo-meal technology(Ⅰ), Ishiyaku Euro-America Inc., St. Louis, 1988.
Masahiro Kuwata : Color atlas of ceramo-meal technology(Ⅱ), Ishiyaku Euro-America Inc., St. Louis, 1988.
Masahiro Kuwata : Theory and practice for ceramo-metal restorations, Quintes-sence Publiching Co., Inc., Chicago, 1980.
DAWSON PE. : Evaluation, Diagnosis, and Treatment of Occlusal Problems Mosby co. pp.108-110, 1974.
AN EXTRA MOLAR IS IDENTIFIED FOR THE FIRST TIME IN AN ATAPUERCA HOMINID, 22 APRIL 2015.
Ash, Major M. : Wheeler's dental anatomy, physiology and occlusion. 7th ed. W.B. Saunders Co., 1993.
Bauer A. and Gutowski, A. : Gnathology : Introduction to theory and practice. Buch-und Zeitschriften-Verlag. Die Quintessenz, 1980.
Black, G.V. ; Descriptive anatomy of the juman teeth. 3rd ed. The wilmington Dental Manufact. Co., Philadelphia, 1894.
C. A. Sherill, W. J. O'Brein : Ten transverse strength of aluminous and feldspatic porcelains, J. Dent.

Res., 53, 683, 1974.

CovoLM, et al. : Accuracy and comparative stability of three removable die system, J Prosthet Dent., 59:31, 1988.

Craig, R.G., editor ; Restorative dental materials, ed. 6, st. Louis, The C.V. Mosby Co. 1980.

Crown and bridge construction, Jelenko, 1974.

David A. Garber, D.M.D., Ronald E. Goldstein. D.D.S. Ronald A. Feinman, D.M.D. ; Porcelain laminate veneers, Qunitessence books, 1988.

Dawson PE : Evaluation, diagnosis and treatment of occlusal problems, 2nd ed., St. Louis, CV Mosby Co., p.274, 1989.

Dawson PE : Evaluation, Diagnosis and treatment of occlusal Problems, ed 2. St Louis, CV Mosby Co, 1989, pp.410–433.

Del Castillo, E., and Thompson, V.P. ; Electrolytically etched nonprecious alloys ; Resin bond and laboratory. Variables. J. Dent. Res., 61(Special issue A):186, 1982.

American dental association : Dentist's desk reference : materials, instruments, and equipment, 2nd ed., American dental association, Chicago, 100–110, 1983.

E. A. McLean, J. A. Sorensen : Fabrication of conservative ceramic restorations using copy–milling tech–nigue, Quintessence of dental technology, 17, 19–25, 1994.

E. A. McLean, J. A. Sorensen : High–strength alumina crowns and fixed partial dentures generated by copy–milling technolgy, Quintessence of dental technolgy, 31–38, 1995.

Eissmann, Rudd, Morrow ; Dental laboratory proceduress, Mosby Co., 1980.

EOS GmbH (http://www.eos.info)

exiii (http://exiii.jp)

Gerard Chiche and Alain Picault : Esthetics of Anterior Fixed Prosthodonics, Quintessence Publishing Co., Inc., 1994.

H. F. Eissmann, K. D. Rudd, and R. M. Morrow : Dental laboratory procedure(Fixed Partial dentures), The C. V. Mosby Co., St. Louis. 1980.

Hammad IA, Stein RS : A qualitative study for the bond and color of ceramometals Ⅱ. J Prosthet Dent. 65:169, 1991.

Hobo S. Ichida E. Garcia LT : Osseointegration and occlusal rehabilitaton. Chicago, quintessence. 1989.

Hubertus Spiekerman : Color Atlas of Dental Medicine : Implantology, Thieme Medical Publishers, Inc., New York, 1995.

J. D. Santos Jr. : Occlusion(Principles and concepts) Ishiyaku Euro America Inc., pp.76, 170–174, 1985.

J. F. Johnston, G. Mumford, and R. W. Dykema : Modern practice in dental ceramics, W. B. Saunders Co., Philadelphia, 1–34, 4–13, 157–215, 1970.

J. M. Meyer, W. J. O'Brien, R. Yu : Sintering of dental porcelain enamels, J. Dent. Res., 55, 696, 1976.

J. Prosthodontic. Dent. 81:38–110, 1999.

J. W. McLean : Dental ceramics(Proceedings of the first international symposium on ceramics), Quitenssence Publishing Co., Inc., Chicago, 1983.

J. W. McLean : Dental ceramics, Proceeding of first international symposium of ceramics, Quintessence Publishing Co., Inc., Chicago, 1980.

J. W. McLean : The science and art of dental ceramics(Vol Ⅰ), Quintessence Publishing Co., Inc., Chicago, 1979.

J. W. McLean : The science and art of dental ceramics(Vol Ⅱ), Quintessence Publishing Co., Inc., Chicago, 1980.

J. W. McLean and I. R. Sced : The bonded alumina crown I, The bonding of platinum to aluminous dental porcelain using tin-oxide coatings. Austr. Dent. J. 21, 119, 1976.

Jo, Y.H., Hobo, S., Tkayama ; Occlusion 295-299, 1996.

Johnston : Modern Practice in Crown and Bridge Prosthodontics, W.B. Saunders Co. 4ed. 1986.

Katsumi Tamura : Ceramo-metal crown, Ishiyaku publishing Inc., Tokyo, 1995.

Katsumi Tamura : Essentials of dental technology, Quintessence Publishing Co., Inc., Chicago, 345-392, 1897.

Kurita T, Mizuhashi F, et al. Relationships between the upper central incisor crown forms and degree of labial inclination, overbite, and overjet in Japanese young adults. J Adv Prosthodont, 2020, 12(6):338-343.

Laser Focus World (http://www.laserfocusworld.com)

Max Kornfeld ; Mouth Rehabilitation, clincal and laboratory procedures, 2nd. edi. The C.V. Mosby Co., pp.318-331, 853-855, 1974.

McCormick JT, et al. : Wettability of elastomeric impression materials effect to selected surfactants, Int J. Prosthod., 2:413, 1989.

Melvin L.Moss : Symposium on an alterable DR in Dentistry. Dental Clinics of North America Vol. 19, No. 3, July 1975.

Michael W. Parker, DMD : The significance of occlusion in restorative dentistry. Dental Clinics of North America Vol. 37, No. 3, July 1993.

Moroccan Stone Age hunters' rotten teeth, Science correspondent, BBC News, 6 January 2014.

Monday JJL, Blais D : Marginal adaptation of provisional acrylic resin crown, J. Prosthet Dent., 54:194, 1985.

O. W. Vanblarcom : The glossang of prosthodontic terms 7th edi. Mosby co., pp.57-74 1998.

Okeson JP : Fundamentals of Occlusion and Temporomandibular Disorders. ed 2. ST. Louis, Mosby. 1989.

Philias Roy Garant 지음, 치과의사학 교수협의회 옮김, 전문직 치과의사로의 긴 여정 : 치의학 역사, 대한나래출판사(2018), p.4.

Phillips R. W. : Skinner's Science of dental materials, 8 ed, WB Saunders, Philadelphia, 221, 376, 1982.

Preston JD(ed) : Glossary of Prosthodontic Terms. J Prosthet Dent 58 : pp.713-762. 1987.

Rinchuse D, Kandasamy S. Centric relation: a historical and contemporary orthodontic perspective. J Am Dent Assoc, 2006, 137(4):494-501.

R. W. Huffman & J. W. Regenos : Principles of Occlusion : Laboratory and Clinical manual H & R Press

4th edi., pp.A–26, 1980.

R. W. Phillips : Skinner's science of dental materials, 8th ed., W. B. Saunders Co., Philadelphia, 1973.

Ring, Malvin E. : Dentistry : An illustrated history, Mosby–Year Book, Inc.

Robert DR : Flexible casts used in making indirect interrim restoration, J. prosthet Dent., 68:37, 1992.

Robert, J., and Jack, D. : Effect of oxidataion on ceramometal bond strength J. Prothet. Dent., 47:59, 1982.

Robinson FB, Hovijitra S : Marginal fit of direct temporary crown, J. Prosthet Dent., 47:390, 1982.

Roland Dykema, Charls. J. Goodacre, Ralph W. Phllips : Moden practice in fixed prosthodontics, fourth edition, Saunders, Philadelphia, 1986.

Roland W. Dykema, Charls J. Goodare, and Rolph W. Phillips : Johnston's Modern practice in fixed prosthodontics(Dental ceramic materials, The all ceramic crown), Igaku–shoin, Saunders International Ed., Philadelphia, 1986.

Ronald E. Goldstein : Change your smile, Quintessence Publishing Co., Inc., 1988.

Ronald E. Goldstein : Estheics in dentistry, J. B. Lippincott Co., Philadelphia, 1976.

S. D. Tylman, W. F. P. Malone : Tylman's theory and practice of fixed prosthodontics, 7th ed., The C. V. Mosby Co., Saint Louis, 1978.

S. F. Rosenstiel, M. F. Land, and J. Jujimoto : Contemporary fixed prosthodontics, 2nd ed., The C. V. Mosby Co., St. Louis, 1995.

SchelbE, et al : Compatibility of Type 4 dental stone with polysulfide impression materials, J. Prosthod., 1:32, 1992.

Schütz–Dental corporation, LCV system manual, 1990.

Schuyler, C.H. ; Evaluation of incisal guidance and its influence in restorative dentistry.

Shell, J. S. & Nielisen, J. P. : Study of the bond between gold alloys and porcelain, J. D. Res, 41(6), 1424–1437, 1962.

Shillingburg, Hobo., Whitsett : Fundermentals of Fixed Prosthodontics, Quintes–sence Pub. Co. 2ed. 1981.

Sproull RC : Color matching in dentistryⅡ. practical applications of the organization of color, J. Prosthet Dent. 29:556, 1973.

Stephen F. Rosenstiel, Martin F. Land, Junhei Fjimoto : Contemporary Fixed Prosthodontics, second edition, Mosby, Philadelphia, 1990.

Stephen M. Parel, Daniel Y. Sullivan : Esthetics and osseointegrantion, Taylor Publishing Co., Dallas, 1989.

Thampon. V.P. and Linaditis. G.J. ; Etched casting acid etch composite bonded posterior bridges. Pediatric Dent., 4(1):38–43, 1982.

Thompon, V.P. ; Etched casting rbsin borded retainers ; The Maryland bridge, Dental Lab. Product. Nov.–Des, 1981.

Thompson, V. P. ; Etched casting resin bonded retainers ; The maryland bridge. Dental Lab. Product, Nov–Dec, 1981.

Tooth Worms, Posted on August 2, 2017 by effacedblog, https://effacedblog.wordpress.com/2017/08/02/tooth-worms/
University of Pittsburgh (http://www.mgdb.pitt.edu/node/311)
Von Fraunhofer JA, Spiers RR : Accelerated setting of dental stone, J. Prosthet Dent., 49:859, 1983.
W. J. O'Brien : Recent developments in materials and processes for ceramic crowns, J. A. D. Assoc., 110, 547, 1985.
Weaver RE, Goebel WM : Reactions to acrylic resin dental prosthesis, J. Prosthet Dent., 43:98, 1980.
Wohlers Associates (https://www.wohlersassociates.com)
Wood DP, Elliot RW : Reproducibiliy of the centric relation bite registration technique. The Angle Orthodontist 1994;64(3):211-221.
Yamamoto, M. : Metal Ceramics, Quintessence Co., 110, 1985.

坪井貴志男; Personal communication. Aug. 20, 1981.
山下 敦, 山見俟明; 架工義歯における接着性レジソの應用, 歯科用非貴金屬合金の種類と金屬被着面處理が接着力に及ほすたついて. 補綴誌, 26:3, 584~591, 1982.
田中卓男, 熱田 充; 第1回接着歯學研究會·發足記念講演會, 東京, 1983.
山下 敦, 山見棱明, 石井雅之, 山國 威, 浦本利生; 架工義歯における接着性レジソの研究. その3, 接着性レシン用二シケルクロム合金とその接着强さならぴに接着耐久性たついて. 補綴誌, 26:1118~1127, 1982.
近藤康弘, 浦本利生, 伊藤植樹, 立野義雄, 山下 敦; 歯科用接着材パナピアに對する貴金屬合金被着面處理たついて.
昭和58年度, 日本補綴歯科學會中國四國支部學會, 9月18日 1983.
田種卓男, 熱田 充; 4-META係接着材による金合金の接着-理論と臨床への應用-. 日本歯科評論(479):50~61, 1982.
增原英一; 歯科接着レシンの基礎と臨床(上卷), クインテシセンス, 東京, 1983.
增原英一; 接着性レシンの進步と歯科技術. 第67回 日本歯科補綴歯科學會學術大會特別講演, 1980.
山下敦; 歯と歯科用合金接着する 4-METAレジンによる新しいワラウン·プリツヅ法 第2回 岡山歯學會總會特別講演, 1981.
山下敦, 山見棱明; 架工義歯における接着性レジンの應用, その1, 非貴金屬合金の種類と金屬被着面處理が接着力に及ぽす影響について. 補綴誌, 26:584~591, 1982.
山下敦, 山見棱明; 架工義歯における接着性レジンの應用, その2, Adhesion Bridge(Adhesion Splint)のデザイならぴに臨床術式についつ. 補綴誌, 26:592~598, 1982.
山下敦, 山見棱明, 石井雅之, 山國 威, 浦本利生; 架工義歯における接着性レジンの應用, その3, 接着性レジン用二ツケルクロム合金とその接着强さならぴに接着耐久性について. 補綴誌, 26:1118~1127, 1982.
山下敦著; 歯科接着性レジノの, 基礎と臨床, Quintessence books, Tokyo, 1983.
可知和之, 長畑英一, 保母 須 也; 咬合學 事典, 株式會社書林, 第1版8刷, p.106, 1983.
青木英夫, 崔大均 外 73人 共著; 圖解咬合の 基礎知識(月刊 歯科技工別冊) 醫歯藥 出版株式會社, 1(1):89-97, 1984.
全國歯科技工士教育協議會 編集: 歯冠修復技工學, 医歯學出版株式會社, 1994.
講座 歯科技工 Atlas, 医歯學出版株式會社, 8ed, pp.137-150, 1982.
講座 歯科技工 Atlas, 医歯學出版株式會社, 9ed, pp.51-70, 1982.

長谷川二郎: 歯科鑄造學, 醫歯藥出版株式會社, 1990.
井田一夫: 歯科鑄造 の話, Quintessence books, 1987.
歯科技工, 特集 /歯科鑄造, Vol. 2, No. 5, 醫歯藥出版株式會社, 1974.

https://ucciucci.tumblr.com/post/13348248892/ivory-teeth-with-images-of-a-tooth-worm-and
https://www.reddit.com/r/interestingasfuck/comments/dyuk5b/the tooth worm as hells demon 18th century carved/
httos://effacedblog.wordoress.com/2017/08/02/tooth-worms/
https://dental.uthscsa.edu/dentalhistory/content/june2007.html
16. https://news.iu.edu/live/news/24459-patient-gets-new-nose-tip-from-iu-school-of
https://www.styleitaliano.org/complex-cases-lesson-1-think-architect-act-like-dentist/
https://forestray.dentist/kb/dental-impression/
https://glidewelldental.com/education/chairside-magazine/volume-3-issue-2/taking-the-per-fect-impression
https://dentistry.semums.ac.ir/uploads/22-contemporary%20fixed%20prosthodontics,%205ed.pdf
QUASAR PLUS user manual Optical welding machine, Zhermack
https://www.zhermack.com/public/uploads/XM1801000_quasar_01_16_8L_web.pdf
https://www.primotecusa.com/sites/default/files/us-primotec_phaser_brochure_prt24-ph201-us_www.pdf
https://blog.naver.com/dongamdental/222586884876
https://blog.naver.com/anatole0613/222967539291?photoView=0
https://blog.naver.com/sagedental/223362809380
덴티움 가이드

찾아보기
(Index)

N

O

P

Q

R

S

고정성보철기공학(관교의치기공학)

Fixed Prosthodontic Technology

2025년 8월 30일 초판 발행
2026년 3월 3일 초판 2쇄 발행

공동저자 관교의치기공학교육연구회
권은자 · 김기백 · 김민정 · 김병식 · 김장주 · 김태석
박남규 · 박원욱 · 박정현 · 심정석 · 오선미 · 이완선
이정환 · 전병욱 · 정인호 · 조미향 · 최재우 · 황성식
발행인 윤 진 영
발행처 도서출판 대학서림
주 소 03076 서울시 종로구 혜화로 2길 8
전 화 02) 763-1220, 744-2811
팩 스 02) 744-1210
등 록 1965. 1. 20
번 호 1-88
정 가 55,000원

ISBN 978-89-6940-352-0 93510
www.daihaks.com